国家卫生健康委员会"十三五"规划教材

专科医师核心能力提升导引丛书

供专业学位研究生及专科医师用

内分泌内科学

Endocrinology

第 3 版

主　编　宁　光　邢小平

副主编　王卫庆　童南伟　陈　刚

U0284820

人民卫生出版社

·北京·

图书在版编目（CIP）数据

内分泌内科学 / 宁光，邢小平主编 . —3 版 . —北京：人民卫生出版社，2022.3（2022.12重印）

ISBN 978-7-117-32473-1

Ⅰ . ①内… Ⅱ . ①宁…②邢… Ⅲ . ①内分泌学 Ⅳ . ①R58

中国版本图书馆 CIP 数据核字（2021）第 241520 号

人卫智网	www.ipmph.com	医学教育、学术、考试、健康，购书智慧智能综合服务平台
人卫官网	www.pmph.com	人卫官方资讯发布平台

内分泌内科学
Neifenmi Neikexue
第 3 版

主　　编：宁　光　邢小平
出版发行：人民卫生出版社（中继线 010-59780011）
地　　址：北京市朝阳区潘家园南里 19 号
邮　　编：100021
E - mail：pmph @ pmph.com
购书热线：010-59787592　010-59787584　010-65264830
印　　刷：中农印务有限公司
经　　销：新华书店
开　　本：850×1168　1/16　　印张：42　　插页：4
字　　数：1185 千字
版　　次：2009 年 1 月第 1 版　　2022 年 3 月第 3 版
印　　次：2022 年 12 月第 2 次印刷
标准书号：ISBN 978-7-117-32473-1
定　　价：175.00 元

编　者 （按姓氏笔画排序）

王卫庆　上海交通大学医学院附属瑞金医院

王佑民　安徽医科大学第一附属医院

王桂侠　吉林大学白求恩第一医院

王海宁　北京大学第三医院

叶　蕾　上海交通大学医学院附属瑞金医院

包玉倩　上海交通大学附属第六人民医院

宁　光　上海交通大学医学院附属瑞金医院

母义明　中国人民解放军总医院

邢小平　中国医学科学院北京协和医院

毕　艳　南京大学医学院附属鼓楼医院

毕宇芳　上海交通大学医学院附属瑞金医院

朱　梅　天津医科大学总医院

向光大　中部战区总医院

刘　超　江苏省中西医结合医院

刘礼斌　福建医科大学附属协和医院

关海霞　中国医科大学附属第一医院

汤旭磊　兰州大学第一医院

孙首悦　上海交通大学医学院附属瑞金医院

严　励　中山大学孙逸仙纪念医院

苏　青　上海交通大学医学院附属新华医院

杜建玲　大连医科大学附属第一医院

李　强　深圳大学总医院

李　静　中国医科大学附属第一医院

李　霞　中南大学湘雅二医院

李小英　复旦大学附属中山医院

李长贵　青岛大学附属医院

李玉秀　中国医学科学院北京协和医院

李玉姝　中国医科大学附属第一医院

李艳波　哈尔滨医科大学附属第一医院

杨　涛　南京医科大学第一附属医院

杨　静　山西医科大学第一医院

余学锋　华中科技大学同济医学院附属同济医院

沈飞霞　温州医科大学附属第一医院

张　波　中日友好医院

张力辉　河北医科大学第二医院

张克勤　同济大学附属同济医院

陈　刚　福建省立医院

陈　丽　山东大学齐鲁医院

陈德才　四川大学华西医院

陈璐璐　华中科技大学同济医学院附属协和医院

林　纬　福建省立医院

罗佐杰　广西医科大学第一附属医院

罗湘杭　中南大学湘雅二医院

周智广　中南大学湘雅二医院

郑宏庭　陆军军医大学新桥医院

单忠艳　中国医科大学附属第一医院

赵家军　山东省立医院

钟历勇　首都医科大学附属北京天坛医院

施秉银　西安交通大学第一附属医院

洪　洁　上海交通大学医学院附属瑞金医院

洪天配　北京大学第三医院

秦映芬　广西医科大学第一附属医院

秦贵军　郑州大学第一附属医院

夏维波　中国医学科学院北京协和医院

顾雪疆　温州医科大学附属第一医院　　　童南伟　四川大学华西医院
高　聆　山东省立医院　　　　　　　　　　温俊平　福建省立医院
高　鑫　复旦大学附属中山医院　　　　　　窦京涛　中国人民解放军总医院
高政南　大连医科大学附属大连市中心医院　滕卫平　中国医科大学附属第一医院
章　秋　安徽医科大学第一附属医院　　　　霍亚南　江西省人民医院
彭永德　上海交通大学附属第一人民医院

编写秘书
周丽斌　上海交通大学医学院附属瑞金医院

主　编　简　介

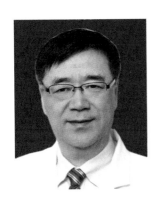

　　宁　光　中国工程院院士。上海交通大学医学院教授，博士生导师。上海交通大学医学院附属瑞金医院院长、终身教授。国家代谢性疾病临床医学研究中心主任，国家卫生健康委员会内分泌代谢病重点实验室主任。上海市内分泌代谢病研究所所长。《中华内分泌代谢杂志》总编辑，*Journal of Diabetes* 共同主编。曾任中华医学会内分泌学分会主任委员，中国医师协会内分泌代谢科医师分会会长。

　　长期致力于内分泌代谢病临床与科研工作，在内分泌肿瘤及糖尿病的诊治与研究领域取得创新性成果。曾获国家自然科学基金委员会国家杰出青年科学基金，入选教育部"长江学者奖励计划"特聘教授等。近年在 *Science*、*JAMA*、*Nature genetics* 等期刊发表 SCI 收录论文 300 余篇，曾四次获国家科学技术进步奖二等奖。

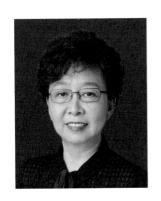

　　邢小平　主任医师，教授，博士生导师。北京协和医院内分泌科教研室主任。中国女医师协会糖尿病专业委员会副主任委员。北京医师协会内分泌科医师分会名誉主任委员，北京医学会骨质疏松和骨矿盐疾病分会主任委员。曾任北京协和医院内分泌科主任。曾任中华医学会内分泌学分会秘书长，中国医师协会内分泌代谢科医师分会副会长。

　　从事内分泌代谢疾病临床和基础研究三十余年。作为主要参加人及分课题负责人参加了国家"九五""十五""十一五"以及美国中华医学基金会（CMB）等科技攻关项目，负责多项国家自然科学基金等课题的研究。作为主要参与人的"胰岛素瘤诊治体系的建立及临床应用"获国家科学技术进步奖二等奖，"原发性骨质疏松病的临床和实验研究"获国家科学技术进步奖二等奖，"维生素 D 的临床和实验研究"获卫生部医药卫生科技进步奖二等奖，"原发性甲状旁腺功能亢进症的诊断和外科处理"获卫生部医药卫生科技进步奖三等奖。

副主编简介

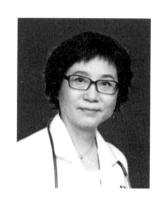

王卫庆 教授，主任医师。上海交通大学医学院附属瑞金医院内分泌代谢科主任。享受国务院政府特殊津贴。中华医学会内分泌学分会候任主任委员，中国医师协会内分泌代谢科医师分会副会长。上海市医学会内分泌专科分会前任主任委员。国家自然科学基金及国家科学技术进步奖二审专家。*Journal of Diabetes*、《中华内分泌代谢杂志》副主编，*Nature Reviews Endocrinology*（中文版）、《中国实用内科杂志》等编委。获第六届全国优秀科技工作者，中国女医师协会五洲女子科技奖。上海市科技精英，上海领军人才，上海市优秀学科带头人，上海市"十佳"医生。曾获 2017 年首届上海"最具影响力医务女性"、上海市三八红旗手等荣誉称号。
从事内分泌代谢病的临床和基础研究，发表研究论文 300 余篇，四次获国家科学技术进步奖二等奖。

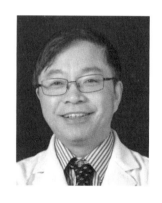

童南伟 教授，博士生导师。1985 年毕业于华西医科大学临床医学系，后分别获该校内科学内分泌专业硕士学位和四川大学内科学内分泌代谢专业临床医学博士学位。现任四川大学华西医院代谢研究中心主任、内分泌代谢科主任。第九届中华医学会内分泌学分会副主任委员。中华医学会内分泌学分会糖尿病学组组长、肥胖学组副组长。中国医师协会内分泌代谢科医师分会常委。《中华内分泌代谢杂志》副主编，《中国临床医生杂志》编委会副主任委员。主编国家卫生和计划生育委员会住院医师规范化培训规划教材《内科学：内分泌科分册》，副主编及参编多本"国家级"规划教材。

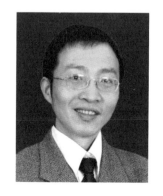

陈　刚 福建医科大学教授，博士生导师，哈佛大学 Joslin 糖尿病中心博士后。福建医科大学临床医学系副主任。国家有突出贡献中青年专家、国家百千万人才、国家卫生计生突出贡献中青年专家、享受国务院政府特殊津贴专家、国家科学技术奖评审专家。中华医学会内分泌学分会委员，通过美国内分泌学会 ESAP 内分泌专科医生考试并获证书，欧洲医学教育联盟（AMEE）会员。
担任国家"十三五"规划教材《内分泌内科学》《内分泌系统与疾病》副主编和《临床诊断学》（英文版）编委；以第一完成人获中华医学科技奖三等奖 1 项。

全国高等学校医学研究生"国家级"规划教材
第三轮修订说明

　　进入新世纪,为了推动研究生教育的改革与发展,加强研究型创新人才培养,人民卫生出版社启动了医学研究生规划教材的组织编写工作,在多次大规模调研、论证的基础上,先后于 2002 年和 2008 年分两批完成了第一轮 50 余种医学研究生规划教材的编写与出版工作。

　　2014 年,全国高等学校第二轮医学研究生规划教材评审委员会及编写委员会在全面、系统分析第一轮研究生教材的基础上,对这套教材进行了系统规划,进一步确立了以"解决研究生科研和临床中实际遇到的问题"为立足点,以"回顾、现状、展望"为线索,以"培养和启发读者创新思维"为中心的教材编写原则,并成功推出了第二轮(共 70 种)研究生规划教材。

　　本套教材第三轮修订是在党的十九大精神引领下,对《国家中长期教育改革和发展规划纲要(2010—2020 年)》《国务院办公厅关于深化医教协同进一步推进医学教育改革与发展的意见》,以及《教育部办公厅关于进一步规范和加强研究生培养管理的通知》等文件精神的进一步贯彻与落实,也是在总结前两轮教材经验与教训的基础上,再次大规模调研、论证后的继承与发展。修订过程仍坚持以"培养和启发读者创新思维"为中心的编写原则,通过"整合"和"新增"对教材体系做了进一步完善,对编写思路的贯彻与落实采取了进一步的强化措施。

　　全国高等学校第三轮医学研究生"国家级"规划教材包括五个系列。①科研公共学科:主要围绕研究生科研中所需要的基本理论知识,以及从最初的科研设计到最终的论文发表的各个环节可能遇到的问题展开;②常用统计软件与技术:介绍了 SAS 统计软件、SPSS 统计软件、分子生物学实验技术、免疫学实验技术等常用的统计软件以及实验技术;③基础前沿与进展:主要包括了基础学科中进展相对活跃的学科;④临床基础与辅助学科:包括了专业学位研究生所需要进一步加强的相关学科内容;⑤临床学科:通过对疾病诊疗历史变迁的点评、当前诊疗中困惑、局限与不足的剖析,以及研究热点与发展趋势探讨,启发和培养临床诊疗中的创新思维。

　　该套教材中的科研公共学科、常用统计软件与技术学科适用于医学院校各专业的研究生及相应的科研工作者;基础前沿与进展学科主要适用于基础医学和临床医学的研究生及相应的科研工作者;临床基础与辅助学科和临床学科主要适用于专业学位研究生及相应学科的专科医师。

全国高等学校第三轮医学研究生"国家级"规划教材目录

| 11 | SAS 统计软件应用（第 4 版） | 主　编　贺　佳 |
| | | 副主编　尹　平　石武祥 |

12	医学分子生物学实验技术（第 4 版）	主　审　药立波
		主　编　韩　骅　高国全
		副主编　李冬民　喻　红

| 13 | 医学免疫学实验技术（第 3 版） | 主　编　柳忠辉　吴雄文 |
| | | 副主编　王全兴　吴玉章　储以微　崔雪玲 |

| 14 | 组织病理技术（第 2 版） | 主　编　步　宏 |
| | | 副主编　吴焕文 |

| 15 | 组织和细胞培养技术（第 4 版） | 主　审　章静波 |
| | | 主　编　刘玉琴 |

| 16 | 组织化学与细胞化学技术（第 3 版） | 主　编　李　和　周德山 |
| | | 副主编　周国民　肖　岚　刘佳梅　孔　力 |

17	医学分子生物学（第 3 版）	主　审　周春燕　冯作化
		主　编　张晓伟　史岸冰
		副主编　何凤田　刘　戟

| 18 | 医学免疫学（第 2 版） | 主　编　曹雪涛 |
| | | 副主编　于益芝　熊思东 |

| 19 | 遗传和基因组医学 | 主　编　张　学 |
| | | 副主编　管敏鑫 |

| 20 | 基础与临床药理学（第 3 版） | 主　编　杨宝峰 |
| | | 副主编　李　俊　董　志　杨宝学　郭秀丽 |

| 21 | 医学微生物学（第 2 版） | 主　编　徐志凯　郭晓奎 |
| | | 副主编　江丽芳　范雄林 |

| 22 | 病理学（第 2 版） | 主　编　来茂德　梁智勇 |
| | | 副主编　李一雷　田新霞　周　桥 |

23	医学细胞生物学（第 4 版）	主　审　杨　恬
		主　编　安　威　周天华
		副主编　李　丰　杨　霞　王杨淦

| 24 | 分子毒理学（第 2 版） | 主　编　蒋义国　尹立红 |
| | | 副主编　骆文静　张正东　夏大静　姚　平 |

| 25 | 医学微生态学（第 2 版） | 主　编　李兰娟 |

| 26 | 临床流行病学（第 5 版） | 主　编　黄悦勤 |
| | | 副主编　刘爱忠　孙业桓 |

| 27 | 循证医学（第 2 版） | 主　审　李幼平 |
| | | 主　编　孙　鑫　杨克虎 |

| 28 | 断层影像解剖学 | 主 编 | 刘树伟 张绍祥 |
| | | 副主编 | 赵 斌 徐 飞 |

| 29 | 临床应用解剖学（第2版） | 主 编 | 王海杰 |
| | | 副主编 | 臧卫东 陈 尧 |

30	临床心理学（第2版）	主 审	张亚林
		主 编	李占江
		副主编	王建平 仇剑崟 王 伟 章军建

31	心身医学	主 审	Kurt Fritzsche 吴文源
		主 编	赵旭东
		副主编	孙新宇 林贤浩 魏 镜

| 32 | 医患沟通（第2版） | 主 审 | 周 晋 |
| | | 主 编 | 尹 梅 王锦帆 |

33	实验诊断学（第2版）	主 审	王兰兰
		主 编	尚 红
		副主编	王传新 徐英春 王 琳 郭晓临

34	核医学（第3版）	主 审	张永学
		主 编	李 方 兰晓莉
		副主编	李亚明 石洪成 张 宏

35	放射诊断学（第2版）	主 审	郭启勇
		主 编	金征宇 王振常
		副主编	王晓明 刘士远 卢光明 宋 彬
			李宏军 梁长虹

36	疾病学基础	主 编	陈国强 宋尔卫
		副主编	董 晨 王 韵 易 静 赵世民
			周天华

| 37 | 临床营养学 | 主 编 | 于健春 |
| | | 副主编 | 李增宁 吴国豪 王新颖 陈 伟 |

38	临床药物治疗学	主 编	孙国平
		副主编	吴德沛 蔡广研 赵荣生 高 建
			孙秀兰

39	医学3D打印原理与技术	主 编	戴尅戎 卢秉恒
		副主编	王成焘 徐 弢 郝永强 范先群
			沈国芳 王金武

40	互联网＋医疗健康	主 审	张来武
		主 编	范先群
		副主编	李校堃 郑加麟 胡建中 颜 华

41	呼吸病学（第3版）	主 审	钟南山
		主 编	王 辰 陈荣昌
		副主编	代华平 陈宝元 宋元林

42	消化内科学（第3版）	主 审	樊代明	李兆申		
		主 编	钱家鸣	张澍田		
		副主编	田德安	房静远	李延青	杨 丽
43	心血管内科学（第3版）	主 审	胡大一			
		主 编	韩雅玲	马长生		
		副主编	王建安	方 全	华 伟	张抒扬
44	血液内科学（第3版）	主 编	黄晓军	黄 河	胡 豫	
		副主编	邵宗鸿	吴德沛	周道斌	
45	肾内科学（第3版）	主 审	谌贻璞			
		主 编	余学清	赵明辉		
		副主编	陈江华	李雪梅	蔡广研	刘章锁
46	内分泌内科学（第3版）	主 编	宁 光	邢小平		
		副主编	王卫庆	童南伟	陈 刚	
47	风湿免疫内科学（第3版）	主 审	陈顺乐			
		主 编	曾小峰	邹和建		
		副主编	古洁若	黄慈波		
48	急诊医学（第3版）	主 审	黄子通			
		主 编	于学忠	吕传柱		
		副主编	陈玉国	刘 志	曹 钰	
49	神经内科学（第3版）	主 编	刘 鸣	崔丽英	谢 鹏	
		副主编	王拥军	张杰文	王玉平	陈晓春
			吴 波			
50	精神病学（第3版）	主 编	陆 林	马 辛		
		副主编	施慎逊	许 毅	李 涛	
51	感染病学（第3版）	主 编	李兰娟	李 刚		
		副主编	王贵强	宁 琴	李用国	
52	肿瘤学（第5版）	主 编	徐瑞华	陈国强		
		副主编	林东昕	吕有勇	龚建平	
53	老年医学（第3版）	主 审	张 建	范 利	华 琦	
		主 编	刘晓红	陈 彪		
		副主编	齐海梅	胡亦新	岳冀蓉	
54	临床变态反应学	主 编	尹 佳			
		副主编	洪建国	何韶衡	李 楠	
55	危重症医学（第3版）	主 审	王 辰	席修明		
		主 编	杜 斌	隆 云		
		副主编	陈德昌	于凯江	詹庆元	许 媛

| 56 | 普通外科学（第3版） | 主　编　赵玉沛 |
| | | 副主编　吴文铭　陈规划　刘颖斌　胡三元 |

57	骨科学（第3版）	主　审　陈安民
		主　编　田　伟
		副主编　翁习生　邵增务　郭　卫　贺西京

58	泌尿外科学（第3版）	主　审　郭应禄
		主　编　金　杰　魏　强
		副主编　王行环　刘继红　王　忠

| 59 | 胸心外科学（第2版） | 主　编　胡盛寿 |
| | | 副主编　王　俊　庄　建　刘伦旭　董念国 |

| 60 | 神经外科学（第4版） | 主　编　赵继宗 |
| | | 副主编　王　硕　张建宁　毛　颖 |

| 61 | 血管淋巴管外科学（第3版） | 主　编　汪忠镐 |
| | | 副主编　王深明　陈　忠　谷涌泉　辛世杰 |

| 62 | 整形外科学 | 主　编　李青峰 |

63	小儿外科学（第3版）	主　审　王　果
		主　编　冯杰雄　郑　珊
		副主编　张潍平　夏慧敏

64	器官移植学（第2版）	主　审　陈　实
		主　编　刘永锋　郑树森
		副主编　陈忠华　朱继业　郭文治

65	临床肿瘤学（第2版）	主　编　赫　捷
		副主编　毛友生　沈　铿　马　骏　于金明
		吴一龙

| 66 | 麻醉学（第2版） | 主　编　刘　进　熊利泽 |
| | | 副主编　黄宇光　邓小明　李文志 |

67	妇产科学（第3版）	主　审　曹泽毅
		主　编　乔　杰　马　丁
		副主编　朱　兰　王建六　杨慧霞　漆洪波
		曹云霞

| 68 | 生殖医学 | 主　编　黄荷凤　陈子江 |
| | | 副主编　刘嘉茵　王雁玲　孙　斐　李　蓉 |

| 69 | 儿科学（第2版） | 主　编　桂永浩　申昆玲 |
| | | 副主编　杜立中　罗小平 |

70	耳鼻咽喉头颈外科学（第3版）	主　审　韩德民
		主　编　孔维佳　吴　皓
		副主编　韩东一　倪　鑫　龚树生　李华伟

71	眼科学（第 3 版）	主　审	崔　浩　黎晓新
		主　编	王宁利　杨培增
		副主编	徐国兴　孙兴怀　王雨生　蒋　沁
			刘　平　马建民
72	灾难医学（第 2 版）	主　审	王一镗
		主　编	刘中民
		副主编	田军章　周荣斌　王立祥
73	康复医学（第 2 版）	主　编	岳寿伟　黄晓琳
		副主编	毕　胜　杜　青
74	皮肤性病学（第 2 版）	主　编	张建中　晋红中
		副主编	高兴华　陆前进　陶　娟
75	创伤、烧伤与再生医学（第 2 版）	主　审	王正国　盛志勇
		主　编	付小兵
		副主编	黄跃生　蒋建新　程　飚　陈振兵
76	运动创伤学	主　编	敖英芳
		副主编	姜春岩　蒋　青　雷光华　唐康来
77	全科医学	主　审	祝墡珠
		主　编	王永晨　方力争
		副主编	方宁远　王留义
78	罕见病学	主　编	张抒扬　赵玉沛
		副主编	黄尚志　崔丽英　陈丽萌
79	临床医学示范案例分析	主　编	胡翊群　李海潮
		副主编	沈国芳　罗小平　余保平　吴国豪

全国高等学校第三轮医学研究生"国家级"规划教材评审委员会名单

15

吴文源　吴忠均　吴雄文　邹和建　宋尔卫　张大庆　张永学
张亚林　张抒扬　张建中　张绍祥　张晓伟　张澍田　陈　实
陈　彪　陈平雁　陈荣昌　陈顺乐　范　利　范先群　岳寿伟
金　杰　金征宇　周　晋　周天华　周春燕　周德山　郑　芳
郑　珊　赵旭东　赵明辉　胡　豫　胡大一　胡翊群　药立波
柳忠辉　祝墡珠　贺　佳　秦　川　敖英芳　晋红中　钱家鸣
徐志凯　徐勇勇　徐瑞华　高国全　郭启勇　郭晓奎　席修明
黄　河　黄子通　黄晓军　黄晓琳　黄悦勤　曹泽毅　龚非力
崔　浩　崔丽英　章静波　梁智勇　谌贻璞　隆　云　蒋义国
韩　骅　曾小峰　谢　鹏　谭　毅　熊利泽　黎晓新　颜　艳
魏　强

前　　言

　　分子和细胞生物学技术的迅猛发展和广泛应用，使内分泌领域从广度到深度，全方位地获得了突飞猛进的开拓和深入，内分泌学的全貌已焕然一新，在许多原先认为不属内分泌的器官组织和细胞中发现了也具有分泌激素样物质的内分泌功能，这使得内分泌领域的研究范围大大地扩展。内分泌学在医学中的地位也从临床内科的一个分支而成为机体内外环境平衡的神经—内分泌—免疫三大调控系统之一，成为渗透医学各个领域的基础医学。具有临床诊断、治疗和预防价值的激素都已通过基因工程的方法进行人工合成，基因转移、基因治疗也从实验阶段转入临床研究及应用阶段，为防治各种内分泌疾病开创了崭新的局面。

　　本书的读者对象为各高等学校内分泌专业及相关专业的临床型及科研型研究生，目的是要在临床型研究生临床技能、临床创新思维的培养过程中起到手电筒、导航系统的作用，注重学生提出问题、分析问题、解决问题能力的培养。在注重解决临床实际的前提下，强调诊疗现状的剖析，必要的地方辅以回顾和展望。

　　本书的编委阵容强大，资历层次较高，来自全国许多重点医学院校和知名医院从事内分泌代谢病学的专家和教授，写作角度独特，基本涵盖内分泌学的基本理论。

　　本书的出版是所有参编人员努力的结果，但由于编写内容较多，时间紧促，尽管在编写中我们是认真、努力的，但书中难免有不足之处，望各位读者不吝赐教，提出宝贵意见，以不断提高本书的质量。

宁　光

2021 年 11 月

目　录

第一篇 总 论

内分泌代谢病学历史悠久，早在《黄帝内经》中就有描述，西方医学之父希波克拉底（Hippocrates）所提出的"体液（humours）学说"已具内分泌学雏形，但直到1905年，激素概念的提出成为现代内分泌代谢病学作为一个学科正式出现的标志。随着现代医学的发展，内分泌代谢病学进展迅速，在生物学和医学中的重要性日益突出，并与其他学科之间有广泛和密切的联系。目前内分泌代谢病学研究和涉及的范围已极大超出经典内分泌代谢病学的原有范畴，并与其他生物医学学科相互渗透、融合，形成一系列内涵迅速扩展的新兴学科，如神经内分泌学、心血管内分泌学、消化道内分泌学、肾脏内分泌学、生殖内分泌学和脂肪内分泌学等。至今，现代内分泌代谢病学已成为一门集人类功能基因组学、分子细胞生物学、遗传流行病学和临床医学为一体的新兴学科。其特点是在以系统生物医学为基点，以转化型医学为理念，运用高通量、高灵敏度的现代分析技术，借助基因组学、蛋白质组学与代谢组学等基础研究方法和分子影像学、遗传流行病学、临床检验学与循证医学等临床研究方法，从分子、细胞、动物、临床乃至群体多个层面进行研究，因而新的激素、新的概念、新的药物、新的技术不断涌现，不仅极大地促进了内分泌代谢病学的迅速发展，而且使内分泌代谢性疾病的诊断和治疗水平明显提高。

一、内分泌学概述

1. 激素和内分泌系统概念的发展 现代内分泌代谢病学的形成并逐渐作为一门独立的学科取得令人瞩目的进展始于19世纪末、20世纪初。美国名医T.Addison是第一个完整描述一种内分泌疾病并把此疾病归因于内分泌腺体的人，1855年他对一种病提出报告："本人注意到本病的特征，是贫血、全身无力、虚弱、心动极微、胃肠障碍，以及与肾上腺病损相伴随的皮肤颜色的特殊变化"。这便是我们现已熟知的疾病：肾上腺皮质功能减退症，又称为艾迪生（Addison）病，鉴于T.Addison的贡献，他被称为"内分泌之父"。

但直到20世纪初，激素概念的提出成为现代内分泌代谢病学作为一个学科正式出现的标志。首先，1901年，Takamine和Aldrich将从肾上腺提取一种纯净结晶物注射于兔，极微量即可见显著升压，故命名为肾上腺素。虽然以后证明此物质不是来源于肾上腺皮质而是髓质，但却是腺体分泌物质提纯的开端。1902年，英国生理学家Bayliss和Starling发现切断神经联系而仅保留血管的狗的游离肠袢的黏膜在接触酸性食糜或酸溶液时可以产生一种物质经血液直接刺激胰腺分泌，故将其命名为"胰泌素"。此项研究的重要意义在于他们发现一个被分泌的物质可以刺激另一腺体的分泌，也即机体内存在着与神经调节相并存的体液调节机制，此即内分泌系统。他们的另一重要贡献在于，他们还根据希腊文"hormoa"（激活）创造了"hormone"（激素）这个名词，并将激素定义为"生产出来通过血液作为中间物起到使人体各部协调的相互作用的物质。"其后经典内分泌学将激素定义为由内分泌器官产生并释放入血液循环，转运到靶器官或组织发挥效应的微量化学物质。根据此激素概念构筑的经典内分泌系统，是以特异性的内分泌腺体为基础的，并且固守经典的血分泌的方式。但目前激素的概念已得到进一步扩展：激素是体内广泛存在的细胞间通信的化学信使，其功能为调节机体代谢，协调机体器官、系统活动并维持内环境稳定，参与细胞生长、分化、发育和死亡的调控。这种扩展的激素概念极大扩大了激素范畴，将所有细胞因子、生长因子、神经递质、神经肽都归为激素。

更重要的是激素的分泌不再局限于经典的内分泌腺体，而是体内许多组织和器官皆具内分泌功能。肾脏是第一个被发现具有内分泌功能的非内分泌器官，如肾素、促红细胞生成素、1-羟化酶和前列环素等皆由肾脏分泌，新近发现肾脏还分泌可调节心脏功能和血压的新型可溶性单胺氧化酶——renalase。长期以来，心脏被认为是一个简单的"动力泵"。自1984年发现心脏分泌心钠素、1988年发现血管内皮分泌内皮素后，人们认识到心脏、血管也有内分泌功能，同时也形成了一门新兴的交叉学科一心血管内分泌学，而且Robert R. Furchgott、Louis L. Ignarro和Ferid Murad三人因证实内皮细胞释放的最小气体分子（NO）也能发挥舒张血管的激素样作用，从而获得1998年诺贝尔奖。目前的研究证实：包括多肽、蛋白质、酶、生长因子、细胞因子、趋化因子、黏附分子、离子通道、信息传递分子和转录因子等在内的大量心血管生物活性物质是维持人体生命活动最重要的物质基础，亦是当前生命科学研究中最活跃、发展最迅速的领域之一。长期以来，脂肪组织一直被认为是仅供能量贮备的终末分化器官。然而，自 1994 年瘦素（leptin）发现后，激起了对脂肪因子（adipokines）研究的热潮。随着众多脂肪因子如脂肪源性肿瘤坏死因子 -α（TNF-α）、脂连蛋白（adiponectin）、抵抗素（resistin）、白细胞介素 -6（IL-6）和内脂素（visfatin）等的发现，脂肪组织旺盛的内分泌功能亦逐渐为人们所认识，脂肪组织已成为体内最大的内分泌器官，分泌百余种生物活性物质，脂肪内分泌学已成为内分泌学的一个新的领域。而且脂肪因子作用的范围、涉及的器官和机制等已大大拓宽和更加深入。

2. **激素的分类及作用方式**　目前激素有多种分类方法，一般按照它们的化学本质，分为五大类：

（1）肽及蛋白质激素：多数下丘脑、垂体激素，甲状旁腺激素、胰岛分泌激素、消化道的内分泌激素均属于此类。

（2）类固醇激素：肾上腺皮质所分泌的皮质醇和醛固酮等所有皮质激素，以及睾丸、卵巢所分泌的雄激素、雌激素、孕激素等均属此类。

（3）胺类及氨基酸衍生物激素：这类激素包括肾上腺髓质激素与甲状腺激素。

（4）固醇类激素：这类激素都是维生素 D_3 的衍生物。

（5）脂肪酸衍生物：包括前列腺素，也称为类花生酸。

激素的作用方式一般有以下几类：

（1）内分泌（endocrine）或称血分泌（hemocrine）：激素分泌后经血液运输至远距离的靶组织而发挥作用。

（2）旁分泌（paracrine）或邻分泌：激素分泌后并不经血液运输，仅由组织液扩散而作用于邻近细胞。

（3）自分泌（autocrine）：细胞所分泌的激素在局部扩散又返回作用于该分泌细胞而发挥反馈作用。

（4）腔分泌（solinocrine）：腔存在于胃肠道、支气管和泌尿生殖系等具有管道结构的器官，其分泌物质可直接作用于管道内膜细胞等并调节其功能。与外分泌所不同的是后者多为酶类。

（5）神经内分泌（neuroendocrine）：一些具有内分泌功能的神经细胞分泌神经激素借轴浆流动运送至末梢而释放，如下丘脑神经元分泌之神经激素经轴突输送到神经垂体再分泌入血。

（6）神经分泌（neurocrine）：主要指突触式分泌，如神经递质由突触前膜分泌并作用于突触后膜。

（7）激素的其他分泌方式：还有如胞质内合成的激素不出细胞，直接运送至细胞核而影响靶基因表达的胞内分泌；激素分泌细胞，胞膜间的隙间连接分泌，以及在病理状态下所出现的双重分泌。

3. **激素的合成、释放与运输**　激素的合成与释放方式有两类，一些激素储存于囊泡中，受到分泌信号的刺激后，囊泡与细胞膜融合，激素从内分泌细胞中释放出来。分泌信号与合成信号可以偶联或单独存在。这类激素经历了合成、储存、释放三个步骤。另一类激素合成后立即释放，不需囊泡与细胞膜融合，它们的分泌信号与合成信号没有明显区别。多肽激素属于第一类，类固醇激素和脂肪酸衍生物属于第二类。囊泡介导的激素释放分为早期事件和晚期事件。早期事件包括将新合成的分泌蛋白转入膜性结构的内质网腔隙，晚期事件涉及将这些蛋白质从内质网腔转运至其他膜性结构的腔隙内，包括高尔基体和随后的分泌颗粒，最后通过分泌颗粒与细胞膜的融合而排除胞外。细胞核内完成 mRNA 前体的转录以及转录后处理形成 mRNA 的过程。包括 RNA 的切割，内含子的切除，外显子的再连接。在 5′ 端进行甲基化鸟苷三磷酸的"帽子"修饰和在 3′ 端加上聚腺苷酸"尾巴"的修饰后，胞质内的 mRNA 随即聚集到核糖体中。来自胞质的游离的核糖体开始翻译编码分泌蛋白的 mRNA，开始的一端密码子在核糖体上编码出一个信号序列，有助于新合成的肽链定位于内质网膜。核糖体与内质网间的跨内质网膜通道的形成为延续的肽链进入内质网腔提供了途径。随着整个肽链进入到内质网腔，在分子伴侣的控制下，多肽链发生折叠，核糖体亚单位被重新释放到游离胞质池中，通道分解或关闭。蛋白质经过翻译后加工形成成熟激素，等待下一步处理。

分泌蛋白质均以囊泡的形式从内质网中的合成场所转运到内质网后的"中介"区域，并进一步从此处转运到高尔基体。在高尔基体中，它们将按顺序从顺面高尔基网转运到中间高尔基堆，再到反式高尔基堆，最终到达反式高尔基网的扁平囊泡。由此处将多肽激素转送到调节性或原生型分泌途径，或者转送到溶酶体进行降解。除了前向转运外，还有通过小管介导的逆向转运，将膜和多肽送回上一级膜性结构。

4. 激素的作用机制 所有的内分泌细胞所分泌的激素均随血液循环于全身，身体所有的细胞均可接触到他们，但是，不同组织细胞对不同的激素反应截然不同，也就是说，大多数激素均有其固定的靶组织或靶器官。研究者还可以注意到，循环在血液中的生理性激素浓度是很低的，通常可以达到纳克甚至皮克单位级，然而，它们引起的生理作用却是巨大的。这些现象都与激素与其高亲和力受体作用的特异性及其级联放大作用相关。

20 世纪 70 年代，Sutherland 揭示出激素作用的"第二信使"学说，为后来的人们探索激素的胞内作用打开了大门。胞外基质内的激素与受体相互作用，活化了一个相联系的效应系统（可在或不在同一分子上），活化作用产生了一个胞内信号分子或第二信使，通过一系列通路，产生了激素的最终效应，如使代谢酶活化，产生蛋白，DNA 和 RNA 的合成，细胞生长分化，细胞转运等。按照激素与其受体的作用部位以及发挥作用的方式将激素分为两类，一类为作用于细胞膜表面的激素，包括神经递质和多肽激素；另一类为发挥转录调控因子作用的激素，即通常称为核受体激素，包括类固醇激素、甲状腺激素以及维生素 D。

近年来，随着分子克隆技术的进步，多数已知的激素膜受体的初级结构得到阐明。人们对于受体在细胞膜上的组成表现，受体与配基的结合及信号传递的特点都有了更深入的认识。作用于细胞膜表面的受体有五大类，第一类：G 蛋白偶联受体，为 7 次跨膜受体，此类受体含有一个胞外氨基端结构域，其后为 7 个跨膜疏水性氨基酸片段，每个片段均穿越双层脂质膜，在第 7 个

跨膜片段后为亲水性胞内羧基端结构域，其末端连有结合 G 蛋白的部位，G 蛋白通过激活腺苷酸环化酶起作用。第二类：酪氨酸激酶受体只有一个跨膜结构域，有一个大的胞外结合区，其后依次为一跨膜片段和一个胞质尾，它本身就具有酪氨酸激酶活性，可进一步激活下游靶蛋白，最终影响细胞的增殖和生长等功能。第三类：酪氨酸激酶偶联受体在功能上类似第二类受体，该类受体不具有内在酪氨酸激酶活性，但可通过与胞内酪氨酸激酶相互作用发挥功能。第四类：鸟苷酸环化酶受体，也是一次穿膜蛋白，膜内段含有鸟苷酸环化酶活性区，通过激活鸟苷酸环化酶起作用。第五类：配体闸门离子通道受体，当配体与受体结合后，通道开放，Na^+、K^+、Ca^{2+} 通过通道，引起膜电位变化或激发蛋白功能，也可通过蛋白磷酸化产生激素作用信号。以上各种受体还可以按照受体分子穿越细胞膜的次数，分为 1 次穿膜、4 次穿膜和 7 次穿膜三种类型。

肽类激素信息在胞内的信号转导通路包括通过胞内第二信使介导的信号通路、受体酪氨酸激酶有丝分裂原活化的蛋白激酶信号传递途径（Ras 连接通路）、细胞因子激活的 JAK-STAT 信号通路以及第二信使介导的细胞膜受体与基因表达调控联系的偶联信号通路等。

跨膜的受体与激素结合，导致受体变构而活化，活化的受体在胞质侧与 G 蛋白结合，并使后者活化，G 蛋白激活腺苷酸环化酶，使 cAMP 生成增加，cAMP 激活了依赖 cAMP 的蛋白激酶（蛋白激酶 A，PKA）。蛋白激酶的调节亚基与催化亚基解离，游离的催化亚基表现出活性，催化胞内蛋白质的磷酸化，产生进一步的生物学效应。

二、内分泌代谢病发展现状及前沿发展方向

1. 我国内分泌代谢病学发展现状和问题 我国的内分泌代谢病学起步于 20 世纪 30 年代，北京协和医院开展了钙磷代谢的研究，结果发表于 *Science* 杂志。50 年代后，天津总医院开展地方性甲状腺肿的防治、上海瑞金医院开始肾上腺及垂体激素的研究，标志着内分泌代谢病学科在中国的建立。在 50—60 年代，中国内分泌代谢病的临床能力已具一定水平，尤其是在因营养和环

境等因素而导致的内分泌代谢病方面做出突出成绩,如地方性甲状腺肿的防治,标志性的成果是碘与甲状腺疾病关系的研究 2005 年发表于 *New England Journal of Medicine* 杂志。最近 10 年,中国临床内分泌代谢学研究取得长足进步,逐渐处于国际前列,在某些方面已处于领先地位,在内分泌肿瘤方面的基因组学研究泛癌症(pan-cancer)尤为突出。但在总体上,与国际先进水平仍有很大差距,这主要表现在:在流行病学方面,非常缺乏全国性的内分泌代谢病的流行病学资料,不论是流行病学调查还是基于医院系统的疾病登记系统皆不健全;在临床上,临床诊治、临床路径和循证医学研究等方面皆不规范,未形成如国外那样的内分泌肿瘤的诊治中心;在临床测试方面,绝大多数的医院不能测定基本的激素,从而导致疾病正确诊断不能完成;在基础研究方面,还仅仅处在初级阶段,激素的作用机制、内分泌代谢疾病发生机制的研究较少,没有体现中国特色的研究实力。

随着我国经济的进一步发展,老龄化的趋势和人民对健康要求的提高,内分泌代谢病学的重要性将进一步凸显。同时随着生活状态、环境以及诊断技术等因素的变化,内分泌代谢性疾病谱发生明显改变。一是随着工业化进程、城镇化进程和人口老龄化程度的加快,一系列代谢性疾病明显增加,如我国糖尿病的患病率由 20 世纪 80 年代初的大约 1% 增加到 2006 年的 9.7%,与此相似,其他代谢性疾病如肥胖、骨质疏松等疾病也明显增加;二是由于环境等外在因素改变而导致疾病发生率明显改变,30 年前,甲状腺疾患以碘缺乏病为主,即地方性甲状腺肿和克汀病,导致不同程度的脑发育障碍。我国自 60 年代在碘缺乏地区实施食盐加碘,并于 1994 年开始普遍食盐加碘,极大遏制了碘缺乏病。但近年碘过量所致甲状腺疾病发病率明显升高,研究证实碘超足量和碘过量分别可致自身免疫性甲状腺炎发病率增高 10 倍和 15 倍、亚临床甲减发病率增高 3.2 倍和 6.6 倍;而甲状腺自身抗体阳性人群甲减发病率增高 6.5 倍和 9.8 倍。发生在 1986 年的切尔诺贝利核电站泄漏事件使当地在 1996—2000 年间的甲状腺癌发病率提高近 4 倍,是环境污染对内分泌器官损伤的最有力例证。因此,国际上"环境内分泌干扰物"对内分泌系统作用的流行病学和临床及基础研究非常受重视,而在国内几乎无此方面的研究。三是由于诊断技术提高而导致疾病发生率明显改变。以往认为原发性醛固酮增多症为少见疾病,在高血压人群中患病率不到 1%。从 20 世纪 90 年代起,普遍采用血浆醛固酮 / 肾素浓度比值(ARR)作为原醛筛查指标,发现原发性醛固酮增多症占高血压的 10%~20%。四是在疾病认识程度上明显变化,其中一个重要进展是疾病的亚临床状态,即临床症状轻微但生化尤其是激素测定异常的一种生化异常状态。理论上,各种激素过多或缺乏疾病皆有亚临床状态,但目前较为肯定并研究较多的是亚临床甲减和亚临床甲亢。不论是亚临床甲亢还是甲减其血清游离甲状腺素(FT_4)和游离三碘甲腺原氨酸(FT_3)水平正常,但亚临床甲亢时促甲状腺激素(thyroid stimulating hormone,TSH)低于正常,而亚临床甲减时 TSH 高于正常。美国科罗拉流行病研究发现所有成人的亚临床甲亢患病率为 2.1%。毋庸置疑,内分泌和代谢疾病的临床研究已取得长足进展和丰硕成果,但与基础研究的进展以及人民健康水平的要求相比,仍有很大距离,有赖于更多的努力。

2. 国内外内分泌代谢病学科发展比较　在发达国家,内分泌代谢病学科正在走向亚学科细分、与相关学科融合、预防与临床诊治结合、基础研究与临床成果相互转化的阶段,而在我国虽有一定萌芽,但系统远未健全。

(1)在亚学科细分方面,在发达国家,首先逐渐形成以内分泌腺体激素分泌功能异常的内分泌亚专业和以慢性非传染性疾病为主的代谢性疾病亚专业,此两类疾病的预防和治疗策略有较大差异,前者以临床诊治为主,逐渐形成区域性的诊治中心;后者以预防和诊治相结合,逐渐将重点转向社区。在我国,亚学科细分的趋势正在形成,但处于相对初级的萌芽阶段。

(2)内分泌疾病涉及的学科众多,因而学科间的融合和交叉趋势明显,在发达国家,在已健全的多学科参与的内分泌疾病诊治小组的基础上,逐渐发展成以腺体为主的临床科室,如内分泌内外科相融合的新型的内分泌科;但目前内分泌代谢科多处于相关学科分工不明,各自为主的状态。

（3）疾病的诊治逐渐向社区和家庭延伸，此趋势在慢性非传染性疾病为主的代谢性疾病更为显著，临床医生在其中所扮演的角色已从单纯的诊治为主转向协调预防和诊治，因而形成以临床医生协调的由社区工作者、统计学家、流行病学家等参与的综合预防和诊治功能为一体的综合防治队伍；但在我国还是以医院内的诊治为主，预防相对薄弱，而且临床诊治和社区预防脱节。

（4）在发达国家，从医学教育体制上已出现所谓的 PhD-MD（科研型医学博士 - 医学博士）的模式，从而极大改变了基础研究和临床实践脱节的局面，使临床和基础研究的转化更为畅通，加速了转化型研究的进程。但在国内，内分泌临床与基础研究甚至与临床实验的脱节非常严重，使得以实验室为基础的内分泌代谢学失去依托，从而丧失了发展基础。除此之外，我国内分泌代谢病学科在发展机制上远远落后于发达国家，首先，经费来源上，发达国家形成了以政府经费为主，以制药企业或基金会经费为辅的资助模式，保证了不同目的、不同层次的研究工作的进行；但在我国，还是以政府投入为主，不仅投入规模小而且多以硬件建设为主，资助模式上以基础研究为主，几乎没有临床、流行病学和数据库建设的经费。第二，发达国家已逐渐形成全国甚至多国参与的研究协作网络，着重于临床研究、流行病学、社区和数据库的建立，因而极大地保护了疾病资源，并得到更具说服力的成果，但国内研究还是一种小而全的以医院为基础的模式，使得我国宝贵的内分泌代谢病资源未能形成合力，而白白浪费。第三，在发达国家，各种内分泌代谢病诊治和预防的指南相对健全，并适时更新，但在我国，指南或共识相对匮乏或陈旧，也造成疾病诊治无指南或共识可依或虽有而不依的情况。第四，最重要的是，对内分泌代谢病的重视不够，不论是重大研究计划或中长期计划中鲜有资助或提及内分泌代谢病。因此，制定我国的内分代谢病学科发展的中长期计划并给予稳定的资助刻不容缓。

3. 内分泌代谢病学科的发展趋势与需求　随着我国经济发展、人口老龄化和城镇化进程的加速，内分泌代谢病的发病率将会明显增加，甚至于出现某些急速发展的国家已出现的局面：经济发展，生活改善，但健康水平却因内分泌代谢病增加而下降。因此，为防止此状况在我国重演，内分泌代谢病学科的建设和发展成为必然，而且内分泌代谢病学的发展也因为适应此需求将出现新的发展趋势。主要表现在以下几方面：第一，内分泌代谢病的预警及预报体系将更加完善。这包括基于群体的疾病发展趋势的预测系统，将会出现全国范围的定期的疾病发病率及患病率的报告系统；基于医院系统的疾病诊疗状况、致残和致死率、药物不良反应的报告系统；基于社区的疾病发生趋势和防治能力的报告系统。第二，以大型临床内分泌中心为主的诊治新技术、新方法研发和转化医学基地，此类临床中心将以疑难和少见病的诊治为主，不断产生和验证新的治疗方案、技术和方法，并使其更加完善，同时肩负着将成熟的方案、技术和方法进行规范化和简便化，并加以推广的责任。第三，将出现以行业协会为主的疾病预防、诊治规范、指南和共识制定的机制，以便使疾病的诊疗更加有依据和规范。第四，将形成内分泌代谢病发病机制研究和药物研发中心，此类中心既有以基础研究为主的创新性研发中心，其职责在于站在科学研究的前沿，以最先进的技术不断探索新的激素、新的物质、新的机制及未知领域，为临床应用做好技术储备；也有与临床更加密切联系的疾病新机制和包括新药物在内的新的干预方法的研究基地，以促进转化型内分泌代谢病学的发展。第五，跳出局限的小实验室的大科学的研究和临床应用将会有大的发展，这表现在临床研究将更多地采用多中心、大样本、长程研究，其研究队伍不仅有临床专家，而且会有统计学专家和临床流行病学专家参与，此种研究将成为循证医学的主要形式及新治疗方案和方法的主要展现形式；组学如基因组学、蛋白质组学和代谢组学等将与临床密切联系，形成新的亚学科如内分泌代谢基因组学、内分泌代谢蛋白质组学等，并成为新的诊治方法、新的生物标志物和新的基于靶点的药物产生的主要来源，并出现基于基因预测、蛋白质预测和代谢组预测的更加个体化的诊治方案；内分泌代谢病学与其他临床学科将会更广泛地融合，形成更具特色的诊治小组或新的学科，如将垂体 - 靶腺作为目标的融合神经外科、泌尿外科、内分泌科、影像学科、病理学科、康复学科的垂体 - 靶腺学科，各专科既有分工又相互合作，疾病的诊治将更加精准而又全面；疾病的诊治将出现关口前移和诊治后移的局面，即疾病诊治更加关注亚疾病状态，同时又出现新的更有效的方法诊治疑难危重疾病。

4. 我国内分泌代谢学面临的挑战与机遇 我国内分泌代谢病学发展面临的挑战主要是：观念、体制和人才，而这同时又是巨大的机遇。在观念上，依旧固守疾病诊疗的老的方式和观念，没有突破旧的诊疗和研究模式；在体制上，在医院内分泌代谢科的运作模式上，未能打破旧体制的束缚，建立多学科合作的新模式，疾病诊治还是局限于分科把守，未能形成以学科群为基础的新的诊疗模式，在研究、发明和临床上更是相互分隔，未能形成产学研相结合的新型的转化型医学体系，因而新的药物、方法的应用周期较长；在投入上不仅规模较小，而且更偏重于短期效应，同时来源较狭小，未能形成短中长期相呼应、临床和基础研究相结合的投入模式。在人才上，不仅在研究、临床等方面的专才不专，更重要的是缺乏全面发展的复合型的领军人才。但也应注意到，如同我国经济的飞速发展一样，我国内分泌代谢病学也在进入快速转型期，更加适应本学科发展的新型的转化医学模式正在形成，成为我国内分泌代谢病学发展的新机遇，只要因势利导，将会变机遇为趋势，迎来我国内分泌代谢病学融入国际，并领先国际的新时期。

5. 我国内分泌代谢病学发展的关键技术和前沿发展方向 在疾病预警和预报方面，建立融合临床流行病学、处理海量数据的以计算生物学为基础的统计学和传统临床内分泌代谢病学为一体的疾病预测和预报系统，在此系统中需要解决的关键技术包括：一是更具代表性的人群队列和反映中国实际状况的抽样人群，二是经循证医学证实的系统化和数据化的内分泌代谢病诊疗体系，三是可处理海量数据的计算生物学为基础的但又简便易行的统计学方法，为解决以上三项关键技术，需培养专门人才和建立相应的专业队伍，并能有效地协同工作，因而应着力于不同的机构或医学中心中扶植和培养专业人才和队伍，并配备相应的硬件建设和给予相应的经费。

在内分泌代谢病的诊断方面，将引入更加反映体内复杂的内分泌系统和代谢状态变化的系统生物医学的理念，运用基因组学、蛋白质组学和代谢组学的先进方法，不仅发现新的激素和生物标志物，而且更清晰地阐明以上激素和生物标志物的群体变化趋势与疾病发生和发展的关系，以达到利用各种组学方法诊断内分泌代谢病，以期更早期探知激素和生物标志物以及群体性的细微改变，从而精确诊断内分泌代谢病的亚临床状态，实现疾病的早期诊断。

发展无创和无毒的激素示踪和腺体显像技术，目前腺体分泌异常的直接获得多为有创的介入方法，而激素示踪多为同位素标记，是有创或放射性损伤，因而限制了临床应用，目前化学发光或其他特异示踪技术已露端倪，同时质谱等用来检测腺体自身变化的显像技术也已出现，因此，用于临床功能性定位的可能性更大，但技术的完善及临床前的评估及初步的临床应用将是实现将此种建立在化学性诊断为基础的物理诊断方法用于临床的关键。

建立基于医院或医学中心的疾病登记制度和生物样本库。登记制度可委托大的医学中心建立并维护，对少见的内分泌疾病进行登记随访，不仅对疾病的诊疗方法进行规范化而且可以了解发病人数、治疗方法的情况，对于制定战略规划和卫生政策亦极有裨益。我国目前是内分泌代谢病的发病大国，但由于缺乏生物样本库，因而并不是疾病资源大国，建立相应的生物样本库不仅可保护疾病资源，而且是探索新的治疗方法的必由之路。因此，建立区域性乃至全国性的生物样本库非常必要。生物样本库的建立可采用虚拟性的，即样本保留在样本采集的单位，但以互联网将建立在各自单位的样本库的数据共享，样本库的建立方法保存方法应统一，以利于规范化。

基于激素分泌机制的靶点药物的开发是今后治疗激素分泌亢进症的有效方法，其关键技术是对激素分泌亢进机制的更深入的了解，尤其是明确关键分子、蛋白和通路，对于代谢性的疾病治疗也将依靠对代谢旁路的了解并由此发现可逆转代谢异常的靶点药物，因此主要的策略是加强基础性研究。

干细胞及腺体移植技术的应用是治疗激素缺乏性疾病的未来发展方向。其关键技术不仅在于免疫抑制方法的发展，而且定向分化并规模化产生的干细胞技术也甚为重要，体外利用组织工程技术产生具有激素间相互调控的腺体并移植体内将是未来治疗激素缺乏性疾病的主要手段。

药物基因组学、药物蛋白质组学和药物代谢组学的深入开展，从而实现真正意义上的治疗个体化。在队列性药物干预实验基础上，开展药物基因组学和药物代谢组学研究，并开发可临床使用的基于芯片的简便易行的方法，从而做到根据药物基因组学和药物代谢组学选择治疗方法，从而提高治疗效率。

三、结束语

随着现代医学的发展，内分泌代谢病学进展迅速，在生物学和医学中的重要性日益显著。它以系统生物医学为基点，以转化型医学为理念，运用高通量、高灵敏度的现代分析技术，借助基因组学、蛋白质组学与代谢组学等基础研究方法和分子影像学、遗传流行病学、临床检验学与循证医学等临床研究方法，从分子、细胞、动物、临床乃至群体多个层面进行研究。在内分泌代谢病领域，新的激素、新的概念、新的药物、新的技术在不断涌现，不仅极大地促进了内分泌代谢病学的迅速发展，而且使内分泌代谢性疾病的诊断和治疗水平显著提高。我们对内分泌代谢病学的未来充满着期盼和憧憬，并期待着更多年轻、新鲜的血液加入到这支生机勃勃的研究队伍中！

（邢小平　宁　光）

第二篇　下丘脑和垂体疾病

第一章 肢端肥大症的历史现状以及展望

第一节 肢端肥大症的医学史

人们对肢端肥大症的了解始于对巨人症患者的研究。有史以来就有关于巨人的传说，到19世纪末20世纪初，人们对巨人症和肢端肥大症的研究进入了高速发展阶段，开始对其病因及治疗进行探讨。正是通过对肢端肥大症的研究，人们对内分泌系统，尤其是下丘脑-垂体轴有了更深的认识，极大地促进了内分泌学的诞生及发展。

一、"肢端肥大症"的发现——定义临床现象

1. 巨人的历史 自古以来，各个民族均有关于巨人的神话传说，而人们关注的最早案例可以说是对古埃及法老 Akhenaten 的研究，他生活在公元前1358年左右，具有肢端肥大面容及偏女性的外观。到18世纪，巨人展览会已成为伦敦及其英国周围国家中十分常见的现象。其中非常有名的是一位叫 Charles Byrne 的爱尔兰巨人，身高2.31米，1783年死后，他的骨骼被伦敦皇家外科学院的 Hunterian 博物馆收藏。正是这具骨骼，对后来人们对巨人症和肢端肥大症的病因探寻作出了巨大贡献。到19世纪，巨人们已广泛参与到博物馆展览及马戏团表演中。随着巨人们越来越走近人们的日常生活，其身上的神秘色彩也逐渐消失无踪，甚至一度被认为只是正常变异。

2. "肢端肥大症"名字的由来 1886年，法国人 Pierre Marie 首次使用"acromegaly"（肢端肥大症）命名这种疾病，并对疾病的临床特征进行了详细描述。其实对于肢端肥大症临床特征的最早描述并非源于 Pierre Marie，而是可以追溯到1567年的荷兰外科医生 Johannes Wier，还有

1772年的 Saucerotte。同时，不同的医师也对该疾病进行了不同的命名。1822年，Alibert 称其为"Géantscrofuleux"；1864年，Verga 称其为"prosopoectasia"，意为"颜面增大"；1869年 Lombroso 称其为"macrosomia"，意为"巨大症"。直到 Pierre Marie 将其命名为"acromegaly"后，对肢端肥大症的命名才归于统一，并被人们广泛接受。

3. 肢端肥大症与巨人症 最初，人们认为肢端肥大症和巨人症是两种完全不同的疾病。Pierre Marie 等确信巨人症是正常发育的变异，而肢端肥大症是一种病理状态。之后有学者提出了不同意见，争论不休。1895年，法国医生和病理学家 Éd-ouard Brissaud 和神经学家 Henry Meige 描述了法国肢端肥大巨人 Jean-Pierre Mazas 的案例报告，并认为肢端肥大症和巨人症可在同一个人中共存。随后人们逐渐达成共识，这两种疾病具有相同的致病机制，但在发病年龄方面不同，在骨骺闭合之前引起巨人症，而在骨骺闭合之后导致肢端肥大症。

二、病因学研究史——探索现象本质

1. 垂体与肢端肥大症 Pierre Marie 等人在他们的文章中对肢端肥大症的临床特征作出了详尽描述，但没有明确其病因。1887年，立陶宛内分泌糖尿病学家 Minkowski 报道在肢端肥大症患者的尸检研究中发现了垂体肿大。1892年，意大利医生 Massalongo 描述了一例肢端肥大症患者垂体肿瘤细胞的颗粒样改变，并首次提出肢端肥大症是由于垂体功能亢进所致。还记得保存在伦敦博物馆的那具骨骼吗？在1909年，被称为现代脑外科之父的 Harvey Cushing，与苏格兰解剖学家和伦敦约翰亨特博物馆馆长 Arthur Keith 爵士一起打开了 Charles Byrne 的头骨，并证明了这个巨人的蝶鞍是增大的。1912年，Harvey Cushing

通过病例回顾分析，发现肢端肥大症患者在行垂体切除术后临床症状得到缓解，进一步证实了垂体疾病是其病因。当然，现在我们知道，垂体外病变也可引起本病，但只占病因的 5% 左右。

2. GH、IGF1 与肢端肥大症　在生长激素（growth hormone，GH）被发现之前的许多年，Harvey Cushing 基于他作为杰出神经外科医生的经验，构思了垂体"生长激素"的存在，并积极推动研究寻找特定的垂体激素，这是非常了不起的。1921 年，Evans 和 Long 将牛的垂体提取物注射到大鼠体内，造成了大鼠的过度生长，证明了牛垂体生长激素提取物对大鼠生长的促进作用。1930 年，Smith 发现将大鼠的垂体切除后，大鼠会停止生长；而将垂体组织再移植到大鼠体内，大鼠又可继续生长。同年，Houssay 和 Biassotti 观察了犬模型中腺垂体提取物的致糖尿病作用，此后的研究还涉及 GH 对葡萄糖、蛋白质、矿物质和脂质代谢的影响，GH 代谢作用被逐渐阐明。李卓皓，一位卓越的华裔科学家，将牛和人垂体 GH 提取分离纯化，描述了其主要结构是一种含有两个硫键的 191 个氨基酸的蛋白质，并最终实现了 hGH 的化学合成。这些发现发生在 20 世纪 40 年代和 50 年代，来自不同物种的 GH 制剂包括动物和人类的 GH 相继被纯化和检测。

1957 年，Salmon 和 Daughaday 在体外研究发现，硫酸盐通过血清整合入软骨不是 GH 的直接影响，而是间接影响，这种所谓的硫酸化因子被称为"生长调节素"。后来发现所谓的生长介素和已被发现的胰岛素样生长因子的结构是一样的，这种物质最终被命名为胰岛素样生长因子 1（insulin-like growth factor，IGF-1）。放射性免疫分析方法的发明直接证实了肢端肥大症患者血清中 GH 和 IGF-1 的水平是增高的，而经过治疗后 GH 和 IGF-1 水平降低。

由此，肢端肥大症的主要病因被阐明，即垂体分泌过多的 GH，导致体内 GH 和 IGF-1 的水平增高，从而引起患者一系列外貌特征及代谢的变化。

三、治疗发展史——解决临床问题

1. 外科治疗史　1892 年，英国利物浦的外科医师 Paul 首次试图通过颞部开颅手术治疗一例男性肢端肥大症患者，虽然手术未能移除肿瘤，但患者的头痛症状得到明显缓解。这也是最早的人们首次对肢端肥大症进行干预治疗的记录。1906 年，Victor Horsley 首次报道了几例经颞骨及额骨成功治疗肢端肥大症的病例。同时，人们发现了另一条可以通向垂体窝的通道——蝶窦。1907 年，Herman Schloffer 首次成功经蝶窦对垂体部位疾病进行了手术。随后很多的医生包括 Harvey Cushing，成功经蝶窦对肢端肥大症患者进行手术治疗。但 Cushing 在 20 世纪 20 年代晚期放弃了这种手术方式，而是选择了经颅手术，因为他认为这样可以更容易到达垂体部位，且能对所有蝶鞍上区的肿瘤进行明确的诊断。之后，大多数神经外科医生也跟随 Cushing 放弃了经蝶窦手术。然而，维也纳的 Oscar Hirsch 和爱丁堡的 Norman Dott 仍坚持提倡使用经蝶窦手术，并将这种方法教授给更多的人。直到 20 世纪 60 年代，神经外科医生开始使用经蝶窦手术切除垂体来治疗乳腺癌和糖尿病视网膜病变，才使经蝶窦手术重返神经外科治疗的舞台。20 世纪 70 年代初，Jules Hardy 通过使用内镜及显微操作选择性地切除垂体的肿瘤部分，并保留正常的垂体结构和功能。至此，选择性的经蝶窦腺瘤切除术成为肢端肥大症的主要治疗手段。

2. 放射治疗史　肢端肥大症的放射性治疗具有悠久的历史，可以追溯到 1909 年法国放射治疗师 Beclere 发表的一篇病例报道，一例患有肢端肥大症 / 巨人症的年轻女性通过反复放疗改善了一些局部肿瘤相关症状（头痛，视觉障碍）。同时，另一位法国放射治疗师 Gramenga 报告了类似的结果。在 20 世纪初期，放射治疗仍然是肢端肥大症的首选治疗方法，这与当时垂体手术技术不成熟，术中、术后高并发症发生率和死亡率有关。随着时间的推移，放射治疗的给药时间表和剂量间隔也在发生变化。1953 年，国际放射性单位和测量委员会引入了吸收剂量的概念，并确定了其单位为 rad。1960 年以后，吸收剂量的 SI 单位称为 gray（Gy）。20 世纪 60 年代随着线性加速器的引入，辐射源也发生了变化。最初的技术涉及二维技术，后被三维技术取代，并且在 20 世纪 90 年代被非共面 3D 立体定向放射技术所取代。1951 年，瑞典神经外科医生 Lars Leksell 引入了质子束放射外科手术和伽玛刀技术。如今，随着神经外科技术和药物研究的进展，垂体放疗在肢端肥大症的治疗中只起到辅助作用。

3. 药物治疗史 在发现 GH 和催乳素的垂体分泌受多巴胺能通路的影响后，多巴胺激动剂被引入作为肢端肥大症的医学疗法。在 20 世纪 70 年代，G. Michael Besser 开始使用多巴胺激动剂溴隐亭治疗活动性肢端肥大症。后来的多巴胺激动剂，如喹高利特和卡麦角林，被证明比溴隐亭更有效，但仍然只对部分患者有价值。

1973 年，Brazeau 等在 *Science* 杂志发表文章，报告在下丘脑分离出的一种多肽，可以抑制垂体分泌 GH，不久之后的研究就发现这种肽显示出更广泛的激素释放抑制作用。1982 年，瑞士化学家 Bauer 及其合作者合成了第一个稳定的生物活性类似物——奥曲肽，之后的临床研究证实了其在肢端肥大症中的有效性，并于 1988 年被美国食品药品监督管理局（FDA）批准用于治疗肢端肥大症。随后，奥曲肽长效制剂问世，并于 1995 年获批。兰瑞肽，另一种稳定的生长抑素类似物，其结合位点与奥曲肽相似，亦有了长效作用制剂（兰瑞肽 autogel）。如今，这两种药物被指南/共识推荐为一线治疗药物。但在临床应用中，仍有一半左右的患者在用药后并不能达到预期效果。随着对生长抑素受体（SSTR）研究的深入，人们意识到奥曲肽和兰瑞肽对 SSTR2 有强的亲和力，但对垂体瘤上表达的另一种受体（SSTR5）作用弱，于是帕瑞肽——对 SSTR1—3 及 SSTR5 均有高亲和力的类似物应运而生，且临床研究也证实，对奥曲肽或兰瑞肽耐药的患者，应用帕瑞肽有效，目前也已被 FDA 批准用于肢端肥大症。

在研究生长抑素类似物的同时，人们还想到了另一种途径，即阻断 GH 的作用。在 20 世纪 90 年代早期，美国分子生物学家 John Kopchick 的研究小组即致力于 GH 受体拮抗剂的开发，于是有了培维索孟，目前用作单一疗法或与其他药物联合用于治疗难治性肢端肥大症。

纵观整个治疗的发展历程，临床医生和科学家们密切配合，在对疾病认识的不断加深中，从实验室到临床，从发现问题到解决问题，周而复始，循环往复，在不停地思考和探索中，力争实现对疾病的全面把控。"没有一个过去史真正是历史，如果它不引起现实的思索，打动现实的兴趣，和现实的心灵生活打成一片"。了解医学史的真正意义，就在于能将其和今日连接，从而创造更好的未来。

第二节 肢端肥大症治疗的现状及展望

肢端肥大症（acromegaly）是一种由于体内 GH 和 IGF-1 的循环水平过多导致的起病隐匿的慢性进展性内分泌疾病，在骨骺闭合之前引起巨人症，而在骨骺闭合之后导致肢端肥大症。这是一种罕见病，报告的患病率 2.8～13.7/10 万，年发病率 0.2～1.1/10 万。然而这些数据很多是来自国家级登记情况，可能存在潜在的选择偏差，实际发病率可能还要高。95% 的病例是由于垂体的生长激素腺瘤所致，其他少见的原因包括异位分泌 GH 或促 GH 释放激素的肿瘤。20 余年来，对垂体巨人症和肢端肥大症的分子和遗传病因的研究不断进展，确定了若干基因突变所致遗传综合征，包括多发性内分泌腺瘤病（MEN）1 型和 4 型、纤维性骨营养不良综合征（McCune-Albright syndrome）、卡尼综合征（Carney complex）、家族性孤立性垂体腺瘤（FIPA）以及 X- 连锁肢端肥大性巨人（XLAG）等。该病以骨骼、软组织、内脏的增生肥大为主要特征，表现为面容改变、手脚趾末端肥大、皮肤粗厚、内脏增大及骨关节病变，还可导致糖尿病、高血压、心脑血管疾病、呼吸系统疾病以及结肠癌等并发症，而升高的 GH 和 IGF-1 水平可作为反映肢端肥大症活动性的指标。

当前肢端肥大症治疗的主要方式仍是以传统的外科手术为主，辅助以放射治疗和药物治疗。近年来，药物研发发展迅猛，研究发现，以生长抑素类似物为代表的药物不仅可以使患者的 GH 和 IGF-1 水平恢复正常，还有可能缩小肿瘤体积。尤其是随着新型药物的进一步研发，肢端肥大症的治疗模式可能也将会随之改变。本节主要围绕为什么要治疗肢端肥大症，肢端肥大症的治疗目标，疾病的主要治疗方式，各种治疗在新共识中的地位和变迁等问题展开讨论，以期引发大家对肢端肥大症的关注与思考。

一、为什么要治疗肢端肥大症——基于疾病不良结局的考虑

由于肢端肥大症缓慢、隐匿性进展的特性，其平均诊断延迟时间约为 10～11 年。虽然随着诊断技术的进步和人们意识的提高，诊断延迟时间呈现下降趋势，但仍有诊断间隔期长达 25 年的报道。GH/IGF-1 的长期过度分泌，使得肢端肥大症患者往往在诊断时就伴随显著的并发症。在一项包括 324 例患者的研究中，分为两组，一组是在 1981—1984 年间诊治的患者，另一组是在 1995—2006 年的患者，两组中最常见的诊断合并症均为高血压、腕管综合征、骨关节炎、糖尿病和睡眠呼吸暂停，且在两组间没有变化。观察研究显示，超过 60% 的肢端肥大症患者出现心肌病、高血压、瓣膜病、心律失常以及导致细胞外液容量增加的水钠潴留，这可能是疾病相关致残和致死的主要原因。同时，在多达 60% 的肢端肥大症患者中观察到椎骨骨折；一半的患者存在糖代谢异常和糖尿病；软组织和颅面骨过度生长导致至少 25% 的患者出现严重的气道阻塞和呼吸系统并发症；患结直肠腺瘤性息肉和癌症（包括结直肠癌、甲状腺癌、肺癌等）的风险亦增加。此外，诊断与治疗延迟与心理社会障碍也有关，包括抑郁、身体形象扭曲和社交退缩。因此，早期诊断和治疗至关重要。已有证据表明，经过适当治疗和生化指标正常化后，肢端肥大症患者的死亡率可恢复到正常人群的水平。

现有的国内外指南或共识建议对所有临床表现为肢端肥大症的患者（如肿瘤占位效应、过度分泌的 GH/IGF-1 全身效应、心血管和代谢特征、呼吸和骨/关节表现以及/或其他内分泌后果）进行筛查。但当肢端肥大症的外观症状已经明显时，往往已非早期，这也是肢大患者垂体往往发现就是大腺瘤，给手术带来困难的原因之一。所以如何早期筛查？《中国肢端肥大症诊治指南（2013 版）》提出，当患者没有明显的肢端肥大特征性表现，而出现两个或以上的下述症状时，需考虑肢端肥大症的可能并进行筛查，包括：新发糖尿病、多发关节疼痛、新发或难以控制的高血压、心室肥大或收缩舒张功能障碍等心脏疾病、乏力、头疼、腕管综合征、睡眠呼吸暂停综合征、多汗、视力下降、结肠息肉和进展性下颌突出。但目前的问题是，这些合并症中有些疾病的发病率是很高的，如 2 型糖尿病、高血压、阻塞型睡眠呼吸暂停综合征（OSAS）等，是否要在这些疾病中进行常规筛查？ACROSAHS 研究是西班牙睡眠转诊中心的一项前瞻性流行病学研究，报道了每 1 000 名有睡眠呼吸暂停症状患者中，肢端肥大症患病率仅为 0.135/1 000。另一项对 507 例 OSAS 患者的前瞻性横断面研究只报道了 1 例肢端肥大症的诊断（患病率为 0.2%）。其他的在 2 型糖尿病和高血压人群中的相关报道也是如此。因此，何时应该在这些疾病中筛查肢端肥大症仍然是要思考和研究的问题。

二、肢端肥大症治疗目标是什么——生化控制与缩小肿瘤并重，减少并发症

肢端肥大症治疗的目的是使 GH 和 IGF-1 水平正常化，消除或减小肿瘤体积，减轻临床症状，降低发生系统性合并症的风险，从而降低死亡率。

1. **生化目标** 肢端肥大症患者中过量的 GH 和/或 IGF-1 导致代谢、心血管和肌肉骨骼合并症，增加心脑血管和呼吸系统异常而导致患者的高死亡率。在《中国肢端肥大症诊治指南（2013 版）》中，生化目标是使 GH 水平控制到随机血清 GH 水平 <2.5μg/L，口服葡萄糖耐量试验（OGTT）时 GH 谷值 <1μg/L，血清 IGF-1 水平下降至与年龄和性别相匹配的正常范围内。

目前认为 IGF-1 水平的正常化是肢端肥大症治疗的关键目标，因为它是疾病控制的最好预测因子。但不同的 IGF-1 检测方法之间存在较大的变异性，因此可能的情况下，在监测同一患者 IGF-1 水平随时间变化时尽可能使用相同的检测方法，并且所选择的检测方法符合公认的性能标准。较新的技术如质谱，比以往的免疫测定更优，但目前还不可能常规开展。

在 2018 年《国际肢端肥大症治疗结局的共识声明》（下文简称"2018 国际专家共识"）中，OGTT 时 GH 谷值的切点降到 0.4μg/L。但这种较低的切点可能不会进一步改善代谢结果，也不会显著影响实现生化缓解的患者百分比，它只是适合于较新检测方法的检测下限。因此无论是

GH 还是 IGF-1，在解读结果时要注意所应用的检测方法。

此外，治疗本身也可能影响对 GH/IGF-1 的评估。在手术后以及使用生长抑素类似物（SSA）治疗的患者中，可以观察到 IGF-1 和 GH 水平的不平行。原因之一是由于 IGF-1 半衰期长，因此术后 IGF-1 水平的下降可能会较 GH 延迟。目前建议在手术后至少等待 12 周再评估 IGF-1 水平。对于使用 SSA 的患者，由于除检测方法外，性别、葡萄糖代谢和 GH 受体多态性等很多因素均可能影响结果，且其临床意义仍有待确定，因此在应用 SSA 治疗的患者中，OGTT 的临床价值有限。培维索孟是 GH 受体拮抗剂，治疗后 GH 水平仍然升高，因此 GH 监测是没有价值的。

2. **肿瘤大小**　减少肿瘤大小和防止肿瘤生长是肢端肥大症和大腺瘤（≥10mm）患者的临床相关目标，因为这些较大肿瘤的存在与不良临床结局独立相关。然而，肿瘤体积测量由于受到以往手术的影响、影像学测量方法的差异以及观察者之间的不一致，难以量化评估。目前大多数评估肿瘤对 SSA 治疗反应的研究，使用 20%～25% 的体积减小界值来定义显著减少。在 2018 年国际专家共识中建议，使用肿瘤单一维度参数的减少例如直径，而不是肿瘤体积，这样做可能更容易测量，并且足以评估有意义的质量变化。这种评估方法值得我们在临床工作和研究中去推广验证。

3. **临床症状与合并症**　目前国外在肢端肥大症患者的评估中研发了两个软件工具，SAGIT 软件以及 ACRODAT（肢端肥大症疾病活动性工具），协助临床医生进行疾病活动性评估。这些程序综合评估患者的主要特征，包括症状和体征、GH 和 IGF-1 水平、肿瘤概况、相关合并症（心血管疾病，糖尿病和睡眠呼吸暂停）以及健康相关生存质量（HR-QOL）。一些研究使用了这些工具，但发现其结果与生化控制并不一致，对不一致的生化和生活质量结果的解释也仍然不清楚，因此临床价值还有待探讨。无论如何，这种工具为临床提供了一个新的评价手段，简单易行，利于量化，特别是现在人工智能到来的年代，值得进一步在实践中去改进和完善，并探索出适合国人的工具。

三、肢端肥大症的手术治疗——一线治疗地位依然稳固

经蝶窦手术仍然是大多数患者的首选治疗手段，除非有以下情况：高手术风险、拒绝手术或有侵袭性的不可切除的肿瘤。由经验丰富的外科医生进行经蝶窦入路手术对垂体微腺瘤和单纯鞍内大腺瘤的有效率约 75%。然而，侵袭性大腺瘤的缓解率要低得多，如鞍上肿瘤的缓解率约为 44.5%，鞍上肿瘤伴视觉损害的约为 33%，伴有鞍旁和 / 或蝶窦扩张的为 41.5%。手术疗效会受到外科医师的经验、肿瘤的大小和侵袭性等多种因素的影响。但与药物治疗相比，它可消除肿瘤对周围组织的压迫，并能使血清 GH/IGF-1 水平迅速下降，从而能实现肿瘤和生化指标的痊愈。但即使在有经验丰富、技术娴熟的神经外科医生的转诊中心，手术治愈率也不能达到患者的约 50%，因此辅助治疗对这部分患者是必要的。

四、肢端肥大症的药物治疗——地位提升，争议不断

目前在各国指南和共识中，药物治疗均占有重要地位，且随着药物治疗的不断进展，使现有的治疗模式也发生了一些转变。常用的药物主要有：生长抑素类似物、多巴胺激动剂、生长激素受体拮抗剂等。

（一）生长抑素类似物或称生长抑素受体配体（ somatostatin receptor ligands，SRLs ）

近 20 年来，生长抑素类似物（somatostatin analogue，SSA）已成为肢端肥大症主要的治疗药物。生长抑素由前体加工成两种生物活性形式，即生长抑素 -14 和生长抑素 -28，抑制 GH 的分泌。目前已确定的生长抑素受体（SSTR）有 1—5，而 GH 腺瘤主要表达 SSTR2 和 SSTR5 两种亚型（占 90%～95%）。

1. **第一代 SSA——药物治疗的首选**

（1）适应证：目前国内外指南或共识均推荐药物治疗作为不适合手术或由于侵袭海绵窦不太可能手术治愈以及术后未缓解患者的一线治疗。对于严重咽部肿胀和睡眠呼吸暂停，或心脏肥大、心脏射血分数降低的患者，术前 SSA 治疗可减少麻醉风险以及严重合并症的手术风险。有报

道,对于侵袭性大腺瘤,术前用药有助于缩小肿瘤体积,增加手术切除的机会。关于是否应该术前常规用药,目前尚不明确。有两项 Meta 分析报告,尤其是在短期随访中,术前 SSA 治疗的手术结果显著改善,但仍有争议。

(2)主要药物及用法:目前临床上主要使用的是长效制剂,包括奥曲肽 LAR(octreotide LAR)和兰瑞肽 autogel(lanreotide autogel)。奥曲肽 LAR 每 4 周肌内注射 20～40mg,而兰瑞肽 autogel 每 4～6 周深部皮下注射 60～120mg。

(3)治疗效果:据报道,奥曲肽 LAR 和兰瑞肽 autogel 的生化控制率约为 55%;然而,使用目前可用的长效制剂严格进行的临床试验数据显示实际控制率较低,为 25%～45%,二者之间没有差别。由于患者选择偏倚、初始 IGF-1 水平、既往手术、不良反应和治疗依从性等均可以影响实际应用中实现生化控制的可能性,因此第一代 SSA 的生化反应可能位于上述两者之间。有报道,接受奥曲肽 LAR 和兰瑞肽 autogel 治疗的患者中,分别有 75% 和 54.1% 的患者肿瘤体积缩小 >20%,但随访期各不相同。当 SSA 作为一线治疗时,肿瘤体积减小的效果更明显。然而,受到研究设计缺乏严谨性、成像技术和测量的异质性以及缺乏对照研究,关于 SSA 对肿瘤大小影响效用的报道有限。

(4)不良反应:SSA 通常具有良好的耐受性和安全性,最常见的不良反应是胃肠道症状,包括恶心、腹泻和腹痛等,其他还包括胆汁淤积和胆石症。此外,SSAs 可能会抑制胰岛素分泌,增加患者发生糖耐量异常或糖尿病的风险。

(5)值得探讨的几个问题

1)如果术前用药,什么时间使用?前文已经提到,对于术前常规用药目前尚有争议。但对于部分瘤体大合并症严重的患者,术前用药可以增加手术机会。但应用多长时间目前没有明确结论。在挪威学者的一项研究中,共包括了 51 例大腺瘤患者,以 IGF-1 降至正常作为治愈的标准,25 例直接手术的患者中仅有 4 例被治愈,但是术前采用药物治疗 6 个月组的 26 例患者中,有 13 例得到治愈($P < 0.02$)。目前基于经济及效果等方面的考虑,大部分中心采用术前用药 3～6 个月。有报道提示,超过 6 个月时肿瘤可能会发生纤维化而使手术变得更困难。

2)哪些指标可以预测疗效?目前尚缺乏设计良好的研究明确这一点。已有的证据显示,性别、年龄、基线 GH 和 IGF-1 水平、肿瘤体积与 SSTR 表达,特别是 SSTR2 和 SSTR5 亚型与药物治疗反应相关。根据病理分析,致密颗粒型肿瘤比稀疏颗粒型腺瘤对 SSA 更有反应;与此相对应,T_2 加权磁共振成像(MRI)上肿瘤呈现低信号与致密颗粒型肿瘤相关,有利于预测治疗反应。

3)耐药如何处理?目前仍缺乏肢端肥大症患者对 SSA 耐药的明确定义,有研究提示,在所有接受 SSA 治疗至少 12 个月的患者中,约有 25% 的患者未能达到疾病控制。在 2018 年国际专家共识中,根据现有的药物和临床证据,对不同情况的患者作出了较为详细的推荐(表 2-1-1),包括换用第二代 SSAs 帕瑞肽、GH 拮抗剂培维索孟或药物联合治疗,以及必要时应考虑立体定向放射外科(SRS)或外科手术干预。但国内目前只有第一代 SSA 和溴隐亭两类药物,对难治性的病例多学科的协作诊疗尤为重要。

4)有没有可能停药?Ramirez 等在 205 例长期应用奥曲肽 LAR 治疗的肢端肥大症患者中,严格遴选了 12 例病情控制良好的患者,将药物剂量逐渐减量至 20mg 每 8～12 周,14 个月后停药,其中 7 例在 1 年内先后出现 GH/IGF-1 上升,但未出现关节痛、多汗、头痛等症状;5 例在最长 1 年半的随访期间生化及临床上均持续缓解。故而认为对那些使用小剂量 SSA 且用药间隔大于 10 周仍稳定控制者可尝试停药,疾病可能持续长时间的缓解。国内还缺乏这方面的资料。

2. 第二代 SSA——有待临床实践验证 帕瑞肽(PAS)是一种新型多靶点的 SSA,与 5 种 SSTR 中的 4 种具有高度亲和力,包括垂体 GH 腺瘤最常表达的 SSTR2 和 SSTR5。在 2014 年,PAS 被美国 FDA 和欧洲药品管理局批准用于治疗肢端肥大症。在一项纳入 358 例肢端肥大症患者的前瞻性研究中发现,帕瑞肽 LAR 比奥曲肽 LAR 更为有效:生化控制率为 31.3% 和 19.2%,IGF-1 降至正常的比率为 38.6% 和 23.6%,但同时帕瑞肽 LAR 组高血糖相关的不良事件(57.3%)较奥曲肽 LAR 组更多(21.7%)。此外,相比接受第一代 SSA 治疗的患者,接受帕瑞肽治疗的患者中发生肿瘤体积减小多于 25% 的更多。除了会出现高血糖外，安全性与第一代 SSA 相似。目前有关帕瑞肽的数据多来自Ⅲ期临床试验，关于其在临床实践中常规使用的数据尚少。

3. SSA 的研发进展——值得期待 目前正在临床研发新的制剂，包括口服奥曲肽胶囊、结合在液晶混合物中的肠胃外奥曲肽和对 GH 抑制具有高选择性的肠胃外多配体 SSA。对奥曲肽 LAR 控制良好的患者口服奥曲肽的Ⅲ期研究表明，转换为口服奥曲肽后，生化控制率得以维持，并且由于给药途径便捷，患者的可接受性和依从性得到改善。

（二）多巴胺受体激动剂（dopamine receptor agonist，DA）——轻症患者的备选

DA 通过与 D_2 受体结合，抑制垂体瘤分泌 GH。溴隐亭作为非选择性 DA，是最早用于治疗肢端肥大症的药物，但是其疗效不如 SSA，且需要较大的药物剂量。卡麦角林（CAB）是选择性 D_2 受体激动剂，半衰期较长（62～115 小时），相比溴隐亭更加有效而且能够更好地被耐受。Sandret 等对已发表的研究进行数据汇总分析发现，150 例单用 CAB 治疗的肢端肥大症患者中，IGF-1 和 GH 降至正常的比率分别为 34% 和 48%，治疗效果与用药剂量以及 IGF-1 基线水平明显相关。DA 副作用包括头晕、恶心、呕吐和直立性低血压等。目前未见有溴隐亭及卡麦角林治疗垂体 GH 瘤导致患者心脏瓣膜受损的临床报道。

目前国外的指南和共识建议将 CAB 用于不能耐受 SSA 的一线药物，或作为 SSA 单药治疗不能完全达标，IGF-1 基线水平仍然轻度升高（正常上限的 1.5～2.2 倍）患者的补充治疗。但我国国内目前还没有 CAB，虽然 2013 年国内指南对此类药物做了推荐，但有关溴隐亭的临床研究较少，且其治疗肢端肥大症所需要的剂量明显大于治疗催乳素瘤所需剂量，但有效性不如 CAB。

（三）生长激素受体拮抗剂（growth hormone receptor antagonists，GHRA）——二线治疗药物

GH 在两个不同的位点与其受体结合，诱导二聚化而激活受体后信号机制。GH 受体拮抗剂培维索孟（PEG）通过与第一个结合位点结合，阻止二聚化和受体后信号转导而发挥作用。PEG 单药治疗在临床试验中使约 90% 患者的 IGF-1 水平正常化；而在真实世界的一项全球非干预性安全监测研究中，PEG 能在 5 年后使 67.5% 患者的 IGF-1 达到正常化。PEG 对垂体肿瘤细胞没有任何直接的抗增殖作用，但肿瘤生长总体上是罕见的，临床试验中垂体肿瘤增大的发生率约为 3.2%。PEG 被批准使用的剂量范围为每天 10～30mg，皮下注射。已知的不良反应包括头痛、感冒样症状、转氨酶升高和注射部位的脂肪萎缩。

在国外指南或共识中，PEG 多作为二线或三线治疗，用于手术失败或是对第一代 SSA 反应较差且伴有血糖升高的患者。国内尚无此药，在 2013 版中国指南中也未作出推荐。

（四）其他药物

有研究显示，雌激素或选择性雌激素受体调节剂（selectivity estrogen receptor modulator，SERM）单独使用或与 SSA 或卡麦角林联合使用，可降低肢端肥大症患者的 IGF-1 水平。但迄今公布的证据有限，而且还应考虑到存在的性别特异性不良反应。

替莫唑胺是一种烷化剂，已被用于治疗晚期神经内分泌肿瘤。虽然没有一致的报道，但 6- 甲基鸟嘌呤 DNA 甲基转移酶（MGMT）（一种 DNA 修复蛋白）的低肿瘤表达可能是替莫唑胺反应的预测标志物。替莫唑胺在局部侵袭性垂体瘤和癌中的经验有限，但在迄今为止最大的队列研究中，证实了 50% 的总体疗效，但需更多的临床证据支持。2018 国际专家共识中推荐替莫唑胺的使用仅应限于具有异常侵袭性或已证实的恶性垂体肿瘤的患者。

（五）药物的个体化选择

虽然第一代 SSA 被推荐为一线治疗，但有约一半以上的患者表现为部分有效或完全抵抗。随着对病因病理的研究深入，对于术后取得了病理组织的患者，可根据其某些特征（SSTR2、SSTR5、DR2 及 AIP 表达情况等）作出更为合理和准确的药物选择（图 2-1-1）。国内由于药物种类更有限，想要实现这一策略还有困难。相信随着我国对于临床急需境外新药获批上市政策的开展，这种情况会有所改变。但至少研究者从这些特征中可以预测到哪些患者可能对 SSA 反应不佳，从而可以采取更为积极的措施以改善预后。

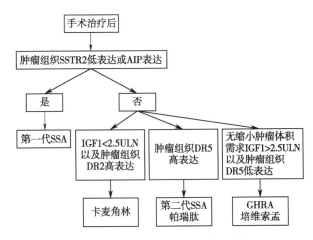

图 2-1-1　端肥大症患者的药物选择

SSTR：生长抑素受体；SSA：生长抑素类似物；ULN：正常范围上限；DR：多巴胺受体；GHRA：生长激素受体拮抗剂

五、肢端肥大症的放射治疗——立体定向放射外科治疗地位显现

放射治疗目前仍然排在治疗的第三位，对于手术后较大残留（或增大）的肿瘤，如果药物治疗不成功或不能耐受或不可用时，应考虑放射治疗。传统的分次放疗（总量约 45Gy，一般在 6 周内给予）临床缓解率差异大，垂体功能减退发生率高，目前只在当其他放射治疗技术无法实施时，作为备选疗法。

新型靶向立体定向放射外科（SRS）技术利用光子（伽玛刀或射波刀放射外科治疗）或质子束进行单剂量放射治疗（射波刀可分割成 3～5 次），达到使靶细胞死亡的目的，同时将对正常组织的辐射剂量降至最低。2014 年美国内分泌学会指南中就建议使用立体定向放射治疗（stereotactic radiotherapy，SRT）而不是常规放射治疗，除非该技术不可用或有明显的残余肿瘤负荷，或肿瘤太靠近视交叉并导致射线暴露超过 8Gy。理想的靶区是一个小型肿瘤（直径 <35mm），且肿瘤不适合手术或存在持续性 / 复发性疾病。最近发表的一项国际多中心回顾性队列研究，共有 371 例 GH 腺瘤患者进行伽玛刀治疗，平均随访 79 个月，结果显示伽玛刀治疗后内分泌指标改善比例和十年持久改善比率分别为 69% 和 59%；出现持久病情缓解的平均时间是治疗后 38 个月；在伽玛刀治疗前停止使用 SSA 是唯一能独立预测持久病情缓解的因素（$P = 0.01$）。尽管目前对 SSA

是否具有放疗保护作用的结果不一致，大多数中心的做法是放疗前至少停用 3 个月。鉴于中国国情，2013 版中国指南并没有对传统放疗和 SRS 做出选择性推荐。

六、各种治疗在新共识中的地位及变迁

随着时间的推移，人们对疾病认识逐渐加深，GH 和 IGF-1 检测方法不断改进，新的治疗方法和方案也在涌现并可用，有关肢端肥大症管理的国际准则和共识声明在很大程度上发生了变化。37 位专家在回顾了自 2014 年内分泌学会指南发布后发表的文献，并结合药物获批的新变化以及临床实践标准和临床意见的新变化，在 2018 年发表了《国际肢端肥大症治疗结局的共识声明》。

（一）各种治疗在新共识中的地位

1. 一线治疗　在可能的情况下，建议由经验丰富的神经外科医生对垂体腺瘤进行手术切除，这是治愈的最佳机会。如果手术禁忌或由于患者特异性和 / 或肿瘤特异性因素而预期成功的可能性较低，则考虑以 SSA 类的药物治疗为主。

对于术后持续性疾病的患者，建议将第一代长效 SSA 作为一线药物治疗；奥曲肽 LAR 和兰瑞肽 autogel 之间的选择取决于可用性、给药方便性和患者偏好。但若术后 IGF-1 水平仅轻度升高（< 正常上限 2.5 倍），可以尝试将卡麦角林作为一线药物治疗。

2. 二线治疗　当一线药物治疗无法实现 IGF-1 水平正常化时，需要附加治疗。

对于使用长效第一代 SSA 作为一线药物治疗后达到部分缓解（GH 和 / 或 IGF-1 降低≥50%）的患者，建议增加剂量和 / 或尝试增加剂量频率；若使用 SSA 期间 IGF-1 水平呈轻 / 中度升高（<正常上限 2.5 倍）时，建议可在继续 SSA 治疗基础上联合卡麦角林治疗。

如果在使用最大剂量的第一代 SSA 后未实现生化控制，建议应根据是否存在临床相关残留肿瘤和葡萄糖耐量降低选择个体化治疗：①如果有手术可切除的肿瘤残余，则在重新开始 SSA 治疗之前进行第二次手术干预；②如果存在不适合切除的临床相关残余肿瘤，建议应从第一代 SSA 转为帕瑞肽 LAR；③如果已经存在临床相关的葡萄糖代谢受损，或在治疗中发生严重的高血糖，

应将治疗更改为培维索孟。

3. 其他考虑因素 如果在二线治疗后仍未达到生化控制，则应酌情考虑立体定向放射手术或再次外科手术干预。替莫唑胺的使用应限于具有异常侵袭性或已证实的恶性垂体肿瘤的患者。

（二）治疗变迁及国内现状

近年来神经外科手术技术发展迅猛，经蝶窦手术一直是目前最主要的首选治疗方法，但对于侵袭性大腺瘤有效率仍然不到50%。随着各类药物的不断研发与临床证据的逐渐积累，药物治疗越来越受到重视与关注。与2014年美国内分泌学会指南相比，2018年的《国际肢端肥大症治疗结局的共识声明》在药物推荐上有了一些变化（表2-1-1）。药物治疗除作为不能手术患者的一线治疗外，部分患者的术前、术后疾病持续以及等待放射治疗起效前均有一定的应用指征。各类药物各有优缺点，第一代的SSA仍是药物治疗的首选，二线药物治疗在2018年共识中的推荐更加详细（表2-1-1），体现了个体化的原则。当二线治疗仍不能控制病情时，新共识的推荐则更为积极，不局限于只是调整药物剂量，而是考虑立体定向放射外科或再次外科手术，这也是基于提高患者结局的考虑。已有研究显示，肢端肥大症充分控制后其死亡率可与一般人群的死亡率相似，

这种持续的获益来自GH和IGF-1水平的正常化，从而改善疾病相关合并症的结局并降低死亡风险。

2013版中国指南与国外指南共识相似，建议对于大多数患者应以手术作为一线治疗。如果手术未能治愈，则应接受药物治疗，但目前国内可用药物有限，正式上市的只有第一代SSA和DA中的溴隐亭。因此在最大剂量的SSA或DA仍不能充分控制病情，指南推荐应根据疾病的临床活动性和生化指标，考虑进行放疗或者再次手术。根据我国自己的临床证据，指南还建议了在选择手术的部分患者中，如果需要缩小肿瘤体积以降低手术难度，提高全部切除机会，或者改善患者的合并症，尤其是心脏和呼吸系统的严重合并症，可于术前用SSA治疗3~6个月，创造手术条件。

七、总结与展望

自100多年前首次发现肢端肥大症以来，经过几代人的不懈努力，人们对疾病的认识不断提高，激素检测方法得到改进，治疗手段和方案迅速发展，使得患者升高的GH和IGF-1水平得以控制，从而降低了疾病死亡率和并发症发生率，改善生存质量。

表 2-1-1　2014 年和 2018 年共识推荐的关键变化

策略	2014 推荐	2018 推荐
治疗途径	未提及	尽可能在多学科团队组成的垂体肿瘤中心
术后持续疾病状态的一线药物治疗	● SSA（奥曲肽 LAR 或兰瑞肽 autogel） ● 卡麦角林，用于 IGF-1＜2 倍正常上限	● SSA（奥曲肽 LAR 或兰瑞肽 autogel） ● 卡麦角林，用于 IGF-1＜2.5 倍正常上限
第一代 SSA 未得到生化控制时的二线药物治疗	部分有效： ● 增加 SSA 剂量或减少间隔时间 ● SSA＋培维索孟 ● SSA＋卡麦角林 无效或者效果差： ● 转换为培维索孟	部分有效： ● 增加 SSA 剂量或减少间隔时间 ● 若 IGF-1 仍轻 / 中度升高，在 SSA 基础上加卡麦角林 无效或效果差并顾虑肿瘤本身： ● 转换为帕瑞肽 LAR 无效或效果差并顾虑到糖调节受损： ● 转换为培维索孟 无效或者效果差，并同时顾虑肿瘤本身和糖调节受损： ● 第一代 SSA 基础上加培维索孟
二线治疗仍未得到生化控制时的治疗	● 调整培维索孟剂量 ● 转换为培维索孟＋多巴胺受体激动剂 ● SSA 基础上＋多巴胺受体激动剂	● 立体定向放射外科或再次外科手术 ● 替莫唑胺用于异常侵袭性或已证实的恶性肿瘤（与神经肿瘤学家密切合作）

前文已经提到，肢端肥大症的治疗已经随着时间的推移而改变，虽然在大多数情况下，垂体外科手术仍然是首选的治疗方法，但随着人们在组织学和分子水平方面的知识扩展，以及对 SSA 有效性和耐药性的新标志物的开发，更加强调个性化治疗方法的重要性，而不只是遵循通用的治疗方案。对于大多数患者来说，肢端肥大症的治疗仍然是有多种方式的，一个多学科的团队对于最佳的疾病管理和结果是至关重要的。

个体化治疗的实现是基于对疾病从病因、发病机制、病理生理到治疗手段的深刻认识，根据患者的特点、疾病的演变以及对特定治疗的反应来优化治疗。一个个体化的疾病管理依赖于各种信息数据的整合，包括患者特征（如年龄）、合并症、GH 和 IGF-1 水平、肿瘤大小和侵袭性、T_2 加权 MRI 特征、介导激素在突变细胞中过表达的转录因子、可能影响药物治疗反应的特定受体表达（例如生长抑素受体中的 SSTR2 和 SSTR5 以及多巴胺 2 型受体 D_2）、细胞周期蛋白和激素颗粒的丰度等，从而优化治疗方案，改善患者的治疗结果和预后，降低经济成本。当然，这尚需要更多的研究来支持这一设想。

在具有多学科合作团队的垂体瘤中心，采用成熟的治疗模式，大多数的肢端肥大症都可能得到充分的治疗。但仍有一部分表现出侵袭性和耐药性的行为，这种所谓的"难治性"GH 腺瘤始终是临床治疗面临的巨大挑战。因为没有被确切定义，因此其发病情况难以估计，但范围在 4.5%～31%。有学者提出当具有下列特征时考虑为难治性：①临床特点：快速生长，诊断时患者年龄小于 30 岁，间断影像随访中肿瘤显著进展或对 SSA 治疗出现抵抗性；②影像特点：累及鞍区以外（尤其是鞍上），包括侵袭海绵窦，表现为 Knosp3—4 级；③病理特点：Ki-67 升高，$p53$ 表达或有丝分裂象符合 WHO 的非典型垂体瘤的标准以及稀疏颗粒状型 GH 亚型，组织病理学分析存在硬膜受侵袭。2017 年，WHO 更新了垂体神经内分泌肿瘤的组织学分型。新的分类中放弃了"非典型腺瘤"的说法，而强调对形态、肿瘤增殖和侵袭状态的评估，以预测和评估侵袭性。其中，除稀疏颗粒状型亚型与侵袭性强有关外，嗜酸干细胞腺瘤、多激素性腺瘤以及多数寂静型生长激素性腺瘤均具有侵袭性。有研究提示，某些遗传因素可能与难治性的腺瘤行为有关，如垂体瘤转化基因 PTTG 的缺失影响 p53—p21 路径的调节，微 RNA 如 mir-183 的失调，生长抑制素受体表达的变异［如增加截断的生长抑素受体 -5（SSTR5TMD4）］等，这些基因变异可能是未来研究的重要领域，可为有肿瘤难治性标志物的研发以及新的靶向治疗提供基础和依据。

（陈　丽）

参 考 文 献

[1] Alexander L, Appleton D, Hall R, et al. Epidemiology of acromegaly in the Newcastle region. ClinEndocrinol (Oxf), 1980, 12（1）: 71-79

[2] De Herder WW. The history of acromegaly. Neuroendocrinology, 2016, 103（1）: 7-17.

[3] Gola M, Doga M, Bonadonna S, et al. Neuroendocrine tumors secreting growth hormone-releasing hormone: pathophysiological and clinical aspects. Pituitary, 2006, 9（3）: 221-229.

[4] Colao A, Grasso LFS, GiustinaA, et al. Acromegaly. Nat Rev Dis Primers, 2019, 5（1）: 20.

[5] Abreu A, Tovar AP, Castellanos R, et al. Challenges in the diagnosis and management ofacromegaly: a focus on comorbidities. Pituitary, 2016, 19（4）: 448-457.

[6] Bengtsson BA, Edén S, Ernest I, et al. Epidemiology and long-term survival in acromegaly. A study of 166 cases diagnosed between 1955 and 1984. Acta Med Scand, 1988, 223（4）: 327-335.

[7] Holdaway IM, Rajasoorya RC, Gamble GD. Factors influencing mortality in acromegaly. J Clin Endocrinol Metab, 2004, 89（2）: 667-674.

[8] Melmed S, Bronstein MD, Chanson P, et al. A Consensus Statement on acromegaly therapeutic outcomes. Nat Rev Endocrinol, 2018, 14（9）: 552-561.

[9] 中华医学会内分泌学分会，中华医学会神经外科学分会，中国垂体腺瘤协作组. 中国肢端肥大症诊治指南

（2013 版）. 中华医学杂志，2013，93（27）：2106-2111.

[10] Dekkers OM，Biermasz NR，Pereira AM，et al. Mortality in acromegaly: a metaanalysis. J Clin Endocrinol Metab，2008，93（1）：61-67.

[11] Zahr R，Fleseriu M. Updates in diagnosis and treatment of acromegaly. Eur Endocrinol. 2018，14（2）：57-61.

[12] Fougner SL，Bollerslev J，Svartberg J，et al. Preoperative octreotide treatment of acromegaly: long-term results of a randomised controlled trial. Eur J Endocrinol，2014，171（2）：229-235.

[13] Shen M，Shou X，Wang Y，et al. Effect of presurgical long-acting octreotide treatment in acromegaly patients with invasive pituitary macroadenomas: a prospective randomized study. Endocr J，2010，57（12）：1035-1044.

[14] Duan L，Zhu H，Xing B，et al. Prolonged preoperative treatment of acromegaly with Somatostatin analogs may improve surgical outcome in patients with invasive pituitary macroadenoma（Knosp grades 1-3）: a retrospective cohort study conducted at a single center. BMC Endocr Disord，2017，17（1）：55.

[15] Cuevas-Ramos D，Fleseriu M. Pasireotide: a novel treatment for patients with acromegaly. Drug Des DevelTher，2016，11（10）：227-239.

[16] Tritos NA，Biller BM. Pegvisomant: a growth hormone receptor antagonist used in the treatment of acromegaly. Pituitary，2017，20（1）：129-135.

[17] Kasuki L，Wildemberg LE，Gadelha MR. Management of Endocrine Disease: Personalized medicine in the treatment of acromegaly. Eur J Endocrinol，2018，178（3）：R89-R100.

[18] Franck SE，Muhammad A，van der Lely AJ，et al. Combined treatment of somatostatin analogues with pegvisomant in acromegaly. Endocrine，2016，52（2）：206-213.

[19] Freda PU，Nuruzzaman AT，Reyes CM，et al. Significance of 'abnormal' nadir growth hormone levels after oral glucose in postoperative patients with acromegaly in remission with normal insulin-like growth factor-I levels. J Clin Endocrinol Metab，2004，89（2）：495-500.

[20] Arafat AM，Mohlig M，Weickert MO，et al. Growth hormone response during oral glucose tolerance test: the impact of assay method on the estimation of reference values in patients with acromegaly and in healthy controls，and the role of gender，age，and body mass index. J Clin Endocrinol Metab，2008，93（4）：1254-1262.

[21] Biermasz NR. Determinants of survival in treated acromegaly in a single center: predictive value of serial insulin-like growth factor I measurements. J Clin Endocrinol Metab，2004，89（6）：2789-2796.

[22] Donoho DA，Bose N，Zada G，et al. Management of aggressive growth hormone secreting pituitary adenomas. Pituitary，2017，20（1）：169-178.

第二章 催乳素的病理生理作用探讨

第一节 高催乳素血症和催乳素瘤

一、历史

在20世纪20年代末和30年代初，许多研究小组发现垂体提取物可以诱导乳汁分泌。Riddle等认识到这种被命名为催乳素（prolactin，PRL）的物质不同于其他已知的促生长或促性腺物质。他们发现，这种PRL刺激了鸽子嗉囊分泌类似乳汁的物质。在接下来的30年里，他们开发了鸽子嗉囊鉴定法，该方法成为PRL的标准检测方法。后来这个PRL检测法被特异性高的放射免疫分析（RIA）取代。

然而，在人类中，由于即使是高度纯化的人生长激素也具有很高的泌乳活性，使用相对粗糙的嗉囊鉴定法无法将人PRL与GH分离。与此同时临床医师观察到，以泌乳和闭经为主要临床表现的垂体肿瘤患者绝大多数没有肢端肥大临床特征，而已确诊的单一先天性GH缺乏的患者产后仍有泌乳功能，提示GH和PRL可能是两种不同激素。在1970年，Frantz和Kleinberg开发出一种敏感的生物测定法，首次能够在产褥期和非产褥期有溢乳症状的女性中测定其PRL水平，然而该方法无法在正常男性中检测PRL。随后，纯化人PRL的出现使RIA技术测定PRL成为可能，最终可以测定正常人血清中PRL的水平。

20世纪30年代初Riddle等首次提出PRL是一种新的腺垂体激素并提出了PRL的检测方法，同时还在鸟类中研究了PRL的生殖生理。与此同时，Ahumada JC等和Krestin等首次发表了泌乳闭经综合征的临床报道。在接下来的20年里，报道了三种不同的临床综合征：

（1）Chiari-Frommel综合征：产后闭经、溢乳、低尿促性素；

（2）Argonz-del Castillo综合征：非产褥期闭经、乳溢和低尿促性素，颅骨X线片上无垂体瘤证据；

（3）Forbes-Henneman-Griswold-Albright综合征：非产褥期闭经、溢乳、低尿促性素和垂体嫌色细胞腺瘤。Argonz-del Castillo综合征和Forbes-Henneman-Griswold-Albright综合征的病因推测是由于PRL的过度分泌导致的。随后Friesen等在一例催乳素瘤患者的血清中用放免法检测到PRL水平升高，将肿瘤部分切除后PRL水平下降，切除的肿瘤在体外可产生PRL。现在由于认识到颅骨X线片对垂体瘤的诊断敏感性差以及和对催乳素瘤病理生理的深入了解，早期用人名综合征来分类PRL疾病的方法变得过时而被淘汰。

二、流行病学

催乳素瘤是最常见的垂体瘤，在成年人中估计患病率为100/100万。然而，最近Beckers等人发现在比利时居民中催乳素瘤的患病率则要高得多，为每71 000名55例（即775/100万）。其患病率随年龄和性别而变化，以20岁至50岁之间的女性最为常见，男女比例约为10∶1。而在50岁以后，两性之间的催乳素瘤患病率是相似的。催乳素瘤在儿童/青少年发病很少见，但仍约占所有垂体瘤的50%，而垂体瘤总体上占颅内肿瘤的不到2%。女性催乳素瘤发病率增加的一个可能的原因是女性的临床表现更为明显，通常表现为典型的闭经泌乳综合征，而男性则可能忽视其阳痿和性欲下降的症状，往往到肿瘤增大出现压迫征象时才得到诊断。然而，比较催乳素瘤生长的临床和病理相关性的研究在两性中都是缺乏的，并且还没有排除该疾病在男性中存在更具侵袭性的临床病程。Delgrange等人提出男性催乳素大腺瘤的生长潜力高于女性,同时多数男性表现为侵袭性催乳素瘤(即巨大、浸润性和恶性催乳素瘤)。

三、PRL 生理功能的新认识

PRL 由腺垂体 PRL 细胞合成和分泌,分子量为 22 000,有 198 个氨基酸。PRL 的主要生理作用是在分娩后刺激产妇的乳汁分泌。在妊娠期间 PRL 分泌增多,并与其他激素(雌激素、孕激素、人胎盘催乳素、胰岛素和皮质醇)一起,促进乳腺进一步生长发育,为产生乳汁做好准备。尽管它在妊娠期具有重要作用,但对人类青春期正常乳腺发育并不起主导作用。妊娠期雌激素促进乳腺发育,减弱 PRL 促进乳汁分泌作用。分娩后,雌激素和孕酮水平下降使得哺乳开始。下丘脑对垂体 PRL 的调节主要起抑制作用,其中多巴胺是最重要的抑制因子。促甲状腺激素释放激素(TRH)是一个强的促 PRL 释放因子,此外血管活性肠肽和 5- 羟色胺亦可刺激 PRL 的分泌。此外目前研究发现 PRL 对机体的免疫功能、行为、能量代谢、焦虑、神经发生、垂体稳态等也有一定的调节作用。近年来发现除了腺垂体能够分泌 PRL(pituitary PRL, pPRL)外,许多垂体外的细胞也可以产生 PRL(extrapituitary PRL, ePRL),ePRL 的生理功能日益受到人们的重视。

(一)垂体外的 PRL(ePRL)

1. **人类蜕膜 PRL 表达** 胚胎着床后,子宫内膜发育形成蜕膜,蜕膜与胎盘相互作用在营养交换、气体交换和废物排泄等方面发挥作用。蜕膜细胞表达 PRL(decidual PRL, dPRL)长期以来被认为是蜕膜化的标志。在妊娠过程中,dPRL 在转录水平抑制 IL-6 和 20α- 羟类固醇脱氢酶(20α-HSD)的表达。20α-HSD 的生理功能是分解孕酮使之变为无活性的代谢产物,降低孕酮水平。在妊娠过程中,20α-HSD 无论是在卵巢组织(产生孕酮的主要组织)还是蜕膜(孕酮的主要作用位点)的作用均被抑制,提示 dPRL 在妊娠过程中起重要作用,保障了妊娠过程所需的孕酮水平。推测 dPRL 其他生理功能包括通过自分泌作用在蜕膜化过程中限制分化程度。目前研究发现 PRL 受体在蜕膜、羊膜和绒毛膜均有表达,且在分娩和生产过程中表达增加,提示 dPRL 可能通过旁分泌和自分泌作用与其受体结合在围产期起

重要作用。目前有关 dPRL 表达的调控机制及其生理功能尚未完全阐明,值得深入研究。

2. **乳腺组织 PRL 表达** 在人类,ePRL mRNA 在正常和肿瘤乳腺组织中表达量很低。在小鼠,Akt 信号通路调节乳腺自分泌 PRL 的产生。乳腺上皮细胞自分泌产生的 ePRL 生理功能除了泌乳之外,在妊娠晚期可能还具有诱导终末分化的功能。乳腺组织自分泌 PRL 的确切生理功能有待进一步研究。

3. **卵巢组织 PRL 表达** 在人类,卵巢组织 PRL 表达量随着年龄的增长逐渐减少。绝经前卵巢组织 PRL 表达量是绝经后的 4~5 倍。目前尚不清楚卵巢组织产生的 PRL 如何通过旁分泌、自分泌调控类固醇激素的合成、卵泡成熟、排卵及黄体功能。

4. **男性生殖器官 PRL 表达** 越来越多的证据表明男性生殖器官存在 ePRL 及其受体,比如前列腺和睾丸。目前尚未知晓前列腺 ePRL 自分泌是否参与前列腺的生长、分化和分泌功能。睾丸间质细胞(又称 Leydig 细胞)和生精细胞表达 PRL 剪切片段,而不是完整的 PRL,推测 PRL 剪切片段在精子生成过程中发挥一定作用,具体机制尚不清楚。

5. **内皮细胞 PRL 表达** 免疫组织化学证实内皮细胞表达 ePRL,研究表明,16-kDa PRL 片段与内皮细胞上的受体结合后可抑制血管生成、诱导内皮细胞凋亡。ePRL 和 pPRL 如何调控内皮功能及二者在心血管疾病发病机制中的作用值得深入研究。

6. **免疫系统 PRL 表达** RT-PCR 和原位杂交技术证实 ePRL 在人类免疫系统的所有组织中均有表达,如胸腺、脾脏、扁桃体和淋巴结。PRL 调节免疫系统的生理机制详见下文。

7. **大脑 PRL 表达** 大脑免疫组织化学发现 ePRL 在大脑的许多区域均有表达。PRL 调节大脑功能的生理机制详见下文。

8. **毛囊和皮肤 PRL 表达** 最近的研究发现毛囊和皮肤表达 ePRL,PRL 直接作用于皮肤调节头发生长周期的时间,ePRL 还可刺激角质形成细胞增殖、调节角质形成细胞产生细胞因子和趋化因子。ePRL 在毛囊和皮肤正常生理功能中的作用有待进一步研究加以明确。

9. **脂肪组织 PRL 表达**　乳腺脂肪组织、皮下脂肪组织和内脏脂肪组织均表达 ePRL，有研究提示脂肪组织 PRL 可能参与肥胖的发病机制。目前还有一些问题有待解决：①脂肪组织中 PRL 的生理功能是什么；②脂肪组织局部的 PRL 如何参与肥胖的发病机制。

10. **耳蜗 PRL 表达**　新近研究发现耳蜗能产生 PRL，且 PRL 受体也在耳蜗中有表达。然而如何调节耳蜗 PRL 的表达及耳蜗 PRL 如何通过自分泌或旁分泌机制与周围细胞和组织相互作用等问题有待进一步研究。

（二）PRL 与神经系统

目前研究表明 PRL 能调节多种神经功能，如行为、摄食、应激和创伤反应、焦虑、疼痛等。PRL 通过结合 PRL 受体发挥生理功能。PRL 受体有三种亚型，分别为 PRLR-L、PRLR-I 和 PRLR-S。神经系统许多部位表达 PRL 受体，如前腹侧核、室旁核、内侧视前核、视前正中核、视上核等。外周血中的 PRL 可以通过血脑屏障或室周结构进入中枢神经系统，从而调节神经系统的功能。外周血 PRL 的主要来源是腺垂体泌乳细胞分泌的 PRL，同时还包括垂体外其他组织分泌的 PRL。尽管目前已知 PRL 能够调节中枢神经系统的许多重要生理功能，一些研究表明钙离子通道、钾离子通道、磷脂酰肌醇 -3- 羟激酶（PI3K）和蛋白激酶 C（PKC）通路可能参与 PRL 调节神经功能，但是确切的分子机制尚未阐明。

（三）PRL 与免疫系统

PRL 受体属于 1 型细胞因子超家族，在免疫系统广泛表达，包括单核细胞、淋巴细胞、巨噬细胞、自然杀伤细胞、粒细胞和胸腺上皮细胞。PRL 与其受体结合后激活下游信号通路调控免疫细胞的增殖、分化、分泌和存活。PRL 可促进固有和适应性免疫应答，PRL 通过 IL-2 受体表达促进 CD4⁻、CD8⁻ 胸腺细胞向 CD4⁺CD8⁺T 细胞成熟。PRL 的水平与 B 淋巴细胞和 CD4⁺T 淋巴细胞的数量成正比。高催乳素血症损害 B 淋巴细胞克隆的清除，降低 B 淋巴细胞激活的阈值，促进自身免疫反应。PRL 能够改变 Th1 和 Th2 型细胞因子的产生，刺激 IL-6 和 γ 干扰素（INF-γ）的分泌，调节 IL-2 的水平。PRL 能增加免疫球蛋白的产生，刺激抗原递呈细胞表达 Ⅱ 类主要组织相容性复合体，支持共刺激分子 CD86、CD80 和 CD40。在高催乳素患者血中能检测到多种自身抗体，如抗心磷脂抗体、抗 PRL 抗体等。PRL 能影响树突状细胞从抗原呈递功能表型向促炎功能表型转变，增强了 α 干扰素（IFN-α）的产生。

四、热点领域探讨

（一）病因

要排除因使用药物、肾功能衰竭、甲状腺功能减退症和鞍区周围肿瘤引起的、有症状的、非生理性高催乳素血症：引起催乳素升高的生理性因素包括妊娠、哺乳、应激、运动、睡眠及使用某些药物。肾功能不全患者催乳素降解受损，中枢催乳素调控状态改变，可以有中等程度的催乳素升高，1/3 肾病患者因催乳素的清除减少和生成增加出现高催乳素血症。透析并不能改变血清催乳素的水平，肾移植后催乳素可以恢复正常。慢性肾病造成的高催乳素血症，可以引起性腺功能减退的症状，溴隐亭治疗可以使得月经周期恢复。部分原发性甲状腺功能减退症患者可以有中度的高催乳素血症，病程长而未治疗或未充分治疗的患者可以引起垂体增生，并进而形成垂体瘤，由此引起的高催乳素血症和垂体增生可以通过左甲状腺素的治疗减轻了 TRH 的刺激而恢复。催乳素分泌受下丘脑分泌的多巴胺调控，非分泌催乳素的垂体瘤或鞍区周围肿瘤如果压迫到垂体柄，也可以造成高催乳素血症。垂体巨大无功能瘤、颅咽管瘤、下丘脑炎性细胞浸润压迫垂体柄或使下丘脑分泌多巴胺神经元受损，均可导致高催乳素血症。在 26 例经组织学确诊的无功能巨大垂体瘤患者，催乳素水平 94μg/L 可以有效区分催乳素瘤和无功能瘤。多巴胺激动剂对垂体柄受压迫患者可以有效降低催乳素水平，改善症状，却对无功能垂体瘤患者未必有效。不到 10% 的特发性高催乳素血症患者可以找到垂体微腺瘤，但极少会发展成大腺瘤。约 30% 的特发性高催乳素血症患者可以自发恢复到正常的催乳素水平。高催乳素患者应排除肢端肥大症，50% 的生长激素腺瘤可以伴有高催乳素血症。

（二）诊断

1. 建议通过单次的血清催乳素测定来诊断高催乳素血症，采血过程应避免过多的血管刺激，不建议作动态的催乳素分泌测定。

2. 对于无症状的高催乳素血症,建议测定巨催乳素。

3. 当发现巨大垂体瘤和催乳素轻度升高这种差异情况,应对血样作连续倍数稀释,可以避免有些放射免疫测定方法的误差而出现催乳素水平过低的假象。

(三)治疗

1. 目前药物治疗是催乳素瘤的一线治疗手段,推荐使用多巴胺激动剂来降低催乳素水平、肿瘤体积,恢复患者的性腺功能。推荐优先选用卡麦角林,比其他多巴胺激动剂更有效地降低催乳素水平,缩小垂体瘤体积。尚不清楚卡麦角林疗效优于溴隐亭的原因,已经发现卡麦角林与多巴胺受体的亲和力更高,而且使用卡麦角林造成的不良反应发生率较低,用药依从性更佳。虽然还没有不同多巴胺激动剂治疗对垂体瘤体积改变的比较研究,不同研究组的观察发现,溴隐亭使得2/3患者的垂体瘤体积缩小约50%,而卡麦角林可缩小90%。注意事项:患者接受多巴胺激动剂治疗开始之后,随访内容应包括:①治疗1个月起定期测定血催乳素,调整药物剂量以期达到血催乳素恢复正常和改善性腺功能减退症状的目的;②每年重复垂体磁共振检查,大腺瘤患者3个月检查一次,其他如开始接受多巴胺激动剂治疗后血催乳素反而持续升高的患者、出现新症状(包括溢乳、视野缺损、头痛或其他激素水平异常)的患者,也应作垂体磁共振检查;③可能压迫到视交叉的大腺瘤患者,应作视野检查;④其他相关检查,如性激素减少引起的骨量丢失,催乳素恢复正常后仍持续存在的溢乳,垂体其他激素测定。

2. 无症状的垂体微腺瘤患者,不必采用多巴胺激动剂治疗。建议对微腺瘤导致闭经的患者采用多巴胺激动剂或口服避孕药。

微腺瘤基本不生长,性腺功能减退而引起的提前绝经女性患者,如果无生育计划,可以用口服避孕药,而非多巴胺激动剂。虽然尚无这两种方案的比较研究,闭经并不是这些接受口服避孕药治疗患者高催乳素血症复发的标志。微腺瘤女性患者如果无生育计划,可以采用多巴胺激动剂或口服避孕药,虽无这两种方案的比较研究,口服避孕药花费较低且不良反应也较少。并未发现

口服雌激素或雌激素/孕激素替代治疗会导致垂体瘤生长。

3. 随访应注意临床症状和生化指标的变化,减药或停药应在持续至少两年之后,患者的血清催乳素必须稳定在正常范围之内且垂体磁共振排除可见的垂体瘤。

注意事项:至少接受多巴胺激动剂治疗两年、血催乳素保持正常且没有可见垂体瘤的患者,可以减药或停药,这些患者的随访应包括:①停药后第1年,每3个月测定血催乳素,以后每年测定1次;②如果催乳素高出正常范围,应行垂体磁共振检查。催乳素微腺瘤的女性患者,在绝经后可以尝试停用多巴胺激动剂。另外,应定期监测垂体瘤体积的变化。

(四)难治性催乳素大腺瘤

1. **药物抵抗的定义** 在多巴胺激动剂治疗(一般是指卡麦角林每周2mg)下未能达到正常的血清PRL水平或未能将肿瘤大小从初始体积缩小至少50%。

2. **多巴胺激动剂药物抵抗的分子机制**

(1)多巴胺2型受体(D_2DR)的改变:大多数对催乳素腺瘤多巴胺耐药性的研究都集中在mRNA和蛋白水平的多巴胺2型受体表达模式上。最近研究提示多巴胺2型受体亚型的不同的表达可能是导致对多巴胺激动剂不同反应的分子机制。此外对12例人类催乳素腺瘤的全外显子测序分析(每日溴隐亭总量15mg,6例被认为有一定反应,6例耐药,12例中11例为催乳素大腺瘤患者)显示正性调节区锌指蛋白2(PR domain zinc finger protein 2,PRDM2)基因的差异表达参与多巴胺耐药的分子机制,与有反应的肿瘤相比,PRDM2在耐药的肿瘤中的表达约降低到20%。PRDM2基因编码的蛋白质是一种主要作用于稳定染色体结构的蛋白质,介导基因表达,并最终发挥肿瘤抑制基因的作用。

(2)转化生长因子-β(TGF-β)通路:TGF-β是一种多功能的细胞因子,也可以调节催乳素细胞的增殖及其PRL分泌。Sarkar等首次发现TGF-β1以类似于多巴胺激动剂的方式,抑制PRL的分泌和催乳素细胞的增殖。TGF-β1抑制催乳素细胞增殖以及PRL合成与分泌,因此恢复局部TGF-β1活性是一个值得探索的治疗多巴胺

激动剂耐药催乳素瘤的新途径。

（3）在遗传综合征的背景下对多巴胺激动剂的耐药：在多发性内分泌腺瘤病1型（MEN1）综合征背景下发生催乳素腺瘤时，似乎对多巴胺激动剂耐药的风险较高，具体分子机制尚不明确。MEN1综合征 MEN1 基因突变患者的催乳素瘤的演变的特点是起病时年龄较轻，生物学行为表现为更倾向于侵袭周围的结构，对多巴胺激动剂的敏感性较低。除MEN1综合征外，催乳素腺瘤也可发生在家族性孤立性垂体腺瘤（FIPA）综合征，在FIPA综合征中 AIP 突变的催乳素瘤与非突变患者相比，对多巴胺激动剂的敏感性较低。

（4）其他与多巴胺激动剂耐药有关的分子途径：一些其他的分子途径也被认为与催乳素瘤中多巴胺激动剂耐药的发生有关，如filamin-A和PRB3的表达，这两种蛋白在多巴胺激动剂耐药分子机制中的作用尚未阐明。

3. 治疗

（1）转而使用另一种多巴胺激动剂：最常见的是对溴隐亭耐药的催乳素瘤患者换用卡麦角林，获得满意的控制效果。对卡麦角林耐药的患者，最常见的药物治疗方法是增加卡麦角林的剂量，但也有部分对卡麦角林耐药的患者改为溴隐亭治疗后获得良好疗效。

（2）催乳素瘤的外科治疗：手术适应证主要针对垂体卒中的患者、对多巴胺激动剂耐药的患者或由患者的个人选择。对不能耐受大剂量卡麦角林或对多巴胺激动剂治疗无效的催乳素瘤患者，建议采用经蝶手术。

（3）放射治疗：对于手术失败、浸润性或恶性催乳素瘤患者，建议采用放射治疗。外放射治疗（external radiotherapy）通常是作为催乳素瘤治疗的三线治疗手段，包括体外放射治疗（适形放射治疗）或立体定向放射外科（SRS）。SRS目前文献报道最多的是伽玛刀放射外科（GKRS），SRS的优点在于更快纠正PRL分泌过多，放射诱导的肿瘤及颈动脉狭窄的发生风险较低。与GKRS相比，适形放射治疗有两个主要缺点：第一是需要5～10年的时间才能达到缓解，在此治疗潜伏期间（period of therapeutic latency）需要其他有效的治疗；第二个缺点是发生副作用的风险，包括垂体功能低下（80%以上的患者）、视神经炎（optic

neuritis）、放射诱发脑肿瘤、脑梗死和／或认知功能障碍。这些副作用平均发生在10～20年后。

4. 对多巴胺激动剂耐药的催乳素瘤的药物治疗

（1）替莫唑胺（temozolomide，TMZ）：在催乳素腺瘤治疗中，TMZ不作为一线治疗，但当肿瘤不受常规治疗（多巴胺激动剂、手术、放射治疗）控制时，TMZ可以作为一线治疗药物。TMZ属于达卡巴嗪衍生（derivative of dacarbazine），作为烷基化化疗物（alkylating chemotherapy），具有亲脂性属性，使其能够穿过血脑屏障，通过插入一个甲基团到DNA碱基（主要是鸟嘌呤）起作用。通过这种方式，TMZ抑制基因转录和细胞复制。2006年首次提出，TMZ作为一种抢救性治疗方案治疗分泌PRL的垂体癌，并随后在难治性催乳素瘤的治疗中进行试验，取得良好疗效。TMZ目前被用作一线化疗药治疗侵袭性和对多巴胺激动剂耐药的催乳素大腺瘤或垂体癌。

（2）其他药物治疗：帕瑞肽（pasireotide）（SOM230）是一种生长抑素类似物，对SSTR1、SSTR2、SSTR3、SSTR5都具有较高的亲和力。帕瑞肽（SOM230）在人类分泌PRL的垂体神经内分泌肿瘤（PiTNETs）细胞的原代培养中抑制细胞分泌PRL。1例对常规治疗疗效不佳的男性催乳素巨腺瘤（uncontrolled giant PRLoma）患者应用111铟（In）-DTPA-奥曲肽进行放射性核素肽受体介导治疗（PRRT）取得满意的效果。此外，最近2例对溴隐亭耐药的催乳素瘤患者，使用二甲双胍与溴隐亭（BRC）联合治疗，使患者PRL恢复正常，联合治疗24个月后肿瘤体积缩小。

5. 对多巴胺激动剂耐药的催乳素瘤的治疗新视角

（1）表皮生长因子（epidermal growth factor，EGF）／表皮生长因子受体（epidermal growth factor receptor，EGFR）系统是一种潜在的治疗靶点：在动物实验模型中，吉非替尼（gefitinib）作为EGFR拮抗剂，可降低大鼠生长激素催乳素细胞GH3细胞系的细胞增殖，减少PRL mRNA的表达，缩小啮齿动物分泌PRL的异种移植瘤的体积以及体内的PRL分泌。在临床试验中，2例对多巴胺激动剂耐药的催乳素瘤患者用拉帕替尼（lapatinib）治疗（每日1 250mg，持续6个月），其中 1 例患者 PRL 水平明显改善（从 311ng/ml 降至 67ng/ml），肿瘤体积缩小；另外 1 例患者 PRL 从 447ng/ml 降至 259ng/ml，然而肿瘤体积没有缩小。

（2）RAF/MEK/ERK 和 PI3K/Akt/mTOR 信号通路：RAF/MEK/ERK 和 PI3K/Akt/mTOR 信号通路是调控细胞生长和生存的重要通路。作为 MAPK 信号通路的下游效应因子的磷酸化形式的 MEK1/2 和 ERK1/2 在催乳素瘤中的表达显著高于正常垂体。最近，1 例对多巴胺激动剂耐药的催乳素腺瘤患者成功使用 mTOR 抑制剂依维莫司（everolimus）5 个月后，PRL 水平和肿瘤体积均显著下降。综上所述，ERK 或 PI3K 通路的药物抑制剂可能成为对多巴胺激动剂耐药的催乳素瘤的一种靶向治疗药物。

（3）免疫治疗：目前在 1 例分泌 ACTH 的垂体癌患者联合使用伊匹单抗（ipilimumab）（细胞毒 T 淋巴细胞抗原 4 抗体，anti-CTLA-4）和纳武利尤单抗（nivolumab）（免疫检查点抑制剂抗体，anti-PD1），观察到有显著的抗肿瘤作用。但是目前尚未有在难治性催乳素瘤或分泌 PRL 的垂体癌中应用免疫治疗的文献报道。

6. 专家共识

（1）多巴胺激动剂治疗是催乳素微腺瘤和催乳素大腺瘤的一线治疗。对卡麦角林（CAB）疗效不佳的患者，应该尝试增加剂量，部分催乳素大腺瘤对高于常规剂量的卡麦角林有反应。预测多巴胺激动剂耐药的临床指标包括：确诊时年龄轻（小于 18 岁），存在 MEN1 或较少见的 AIP 突变，以及巨腺瘤（最大直径超过 4cm）。

（2）建议在治疗开始 4 个月后及后续的 6 至 8 个月后，对患者进行随访，检查 PRL 水平和垂体 MRI，对多巴胺激动剂的疗效进行仔细的评估。

（3）判断多巴胺激动剂是否耐药应该等到卡麦角林治疗 12 个月后。

（4）对多巴胺激动剂耐药的催乳素瘤先进行手术姑息性切除，然后采用立体定向放射治疗。这种治疗策略为临床医生提供了肿瘤组织病理学和免疫组织化学结果及判断肿瘤是否侵袭性行为。当肿瘤表达高水平的生长抑素 5 型受体时，可以尝试使用包括帕瑞肽在内的生长抑素类似物。拉帕替尼的使用可能会引起人们的兴趣，它的有效性在几个多巴胺激动剂耐药的催乳素瘤的病例中已经得到证实。

（5）对没有肿瘤压迫症状或激素异常分泌产生症状的患者，需要定期随访。对于肿瘤进展的患者，需要多学科合作进行管理，给患者提供最佳治疗方案。

（五）妊娠合并催乳素瘤的处理

1. 催乳素瘤女性患者发现妊娠后应尽快停用多巴胺激动剂。在有些正在使用多巴胺激动剂治疗的大腺瘤患者，之前未做手术或放射治疗，如果发现妊娠，可以在接下来的妊娠期间，仍然谨慎地使用多巴胺激动剂。

2. 对于妊娠的催乳素瘤患者，不建议在妊娠期间测定催乳素。妊娠期间，血清催乳素可以升高 10 倍，分娩时更可高达 150～30μg/L。而且，雌激素刺激催乳素细胞增生，垂体体积也可增大 1 倍以上。当妊娠开始时停用多巴胺激动剂，血清催乳素升高，但其后催乳素的升高并不能反映垂体瘤的体积和肿瘤生长活力。另外，并非所有催乳素瘤患者的血清催乳素在妊娠期间升高。妊娠过程本身也可以改善高催乳素血症，因为观察发现产后血清催乳素水平可能低于受孕之前。更有部分患者，高催乳素血症可以在产后自愈。

3. 微腺瘤或垂体内大腺瘤的妊娠患者，不建议在妊娠期间作常规垂体磁共振，除非出现如视野缺损等垂体瘤长大的症状。雌激素会刺激正常垂体内的催乳素细胞增生，这种生理性的垂体生长会造成垂体瘤向鞍区之外发展。同时，高浓度雌激素环境会直接促进催乳素瘤生长。实际上，在一般情况下，鞍区内的催乳素微腺瘤和大腺瘤不会出现增大的症状。一篇包括 457 例微腺瘤的妊娠患者的综述指出，仅 2.6% 的患者出现垂体瘤增大的症状。由于垂体瘤增大而出现症状的风险很低，微腺瘤患者仅需在妊娠期间每 3 个月作一次体检；而大腺瘤增长出现症状的风险则大得多。妊娠前接受过垂体减压手术或垂体放射治疗的患者，妊娠期间出现垂体瘤增长症状的仅占 2.8%，与微腺瘤患者的风险无差异。妊娠前未做手术或放射治疗的大腺瘤患者，垂体瘤增长而出现症状的风险高达 31%。如果发生头痛或头痛症状加重、视野改变，应立即作正规的视野检查和垂体磁共振（避免用钆同位素）。

4. 曾使用多巴胺激动剂治疗而垂体瘤未见

缩小或不能耐受溴隐亭和卡麦角林的催乳素大腺瘤患者,可以考虑在准备妊娠前行手术治疗。

5. 妊娠催乳素瘤患者如出现严重头痛和/或视野改变应作正规的视野检查和磁共振(避免用钆同位素):大多数妊娠的催乳素瘤患者,如果没有头痛或视野改变症状,不必作磁共振和视野检查。未曾进行手术治疗的大腺瘤患者,推荐增加妊娠期间体检次数和作正规的视野检查。

6. 催乳素瘤出现增长症状的妊娠患者,推荐使用溴隐亭治疗。如果垂体瘤在妊娠期间增长而出现占位症状时,治疗措施包括多巴胺激动剂和垂体瘤手术。对此问题尚无对照研究报道,也缺少对这些方案潜在危险的研究。妊娠期间继续使用溴隐亭的报道仅10例左右,没有明确的药物不良反应报告,仅见1例隐睾和1例马蹄内翻畸形。推荐分次服用溴隐亭是因为仅此药有相对较多的报道,对于不能耐受溴隐亭的患者则可使用卡麦角林。如果重新服用多巴胺激动剂仍无法控制垂体瘤增长的症状,则有手术治疗的指征。尚无比较多巴胺激动剂和手术治疗在妊娠期间风险的研究,因此部分内分泌学医师更倾向于使用多巴胺激动剂。如果胎儿已临近足月,应在手术治疗之前考虑引产。

(六) 儿童及青春期催乳素瘤

1. **临床表现** 青春期前儿童催乳素瘤的临床表现为头痛、视力受损、生长发育迟缓和原发性闭经。青春期儿童催乳素瘤最常见的临床表现是性功能减退。月经紊乱是青春期女孩的常见临床表现。头痛和视野缺损是垂体大腺瘤的常见临床表现。在年轻患者要仔细进行乳腺检查,观察是否有溢乳。部分向蝶鞍外生长的大腺瘤患者会出现腺垂体功能减退的临床表现。高催乳素血症常见的并发症为骨密度降低,部分患者出现骨质疏松。

2. **治疗策略** 儿童及青春期催乳素瘤的治疗与成人一致,多巴胺激动剂治疗是一线治疗选择,可以选择使用溴隐亭或卡麦角林。紧急手术指征包括视力丧失、脑积水和脑脊液鼻漏。

五、未来发展

试验性疗法是未来发展的方向之一,主要包括以下内容:

1. **生长抑素类似物** 生长抑素类似物被广泛应用于原发和继发性生长激素瘤的治疗,并已被证明对肢端肥大症的生化和临床控制是有效的。生长抑素类似物能够有效治疗肢端肥大症归因于生长抑素受体亚型2(SSTR2)在生长激素瘤中的高密度表达和生长抑素类似物对该受体亚型的高度亲和力。体外试验中,生长抑素能抑制催乳素瘤细胞分泌催乳素。然而,生长抑素和奥曲肽不能降低患者血清催乳素水平,因此对催乳素瘤并无有效的治疗作用。尽管生长抑素和SSTR2亚型特异性类似物治疗催乳素瘤的效果不佳,但新型生长抑素类似物的引入为那些对标准药物治疗(多巴胺受体激动剂)耐药的催乳素瘤患者打开了新大门。

除了在垂体生长激素瘤中的表达外,多种SSTR亚型也在正常垂体和其他类型的垂体瘤(包括催乳素瘤)中表达。正常垂体主要表达SSTR1、SSTR2和SSTR5。所有5种SSTR亚型在人催乳素瘤中均有发现,其中SSTR5的表达水平最高,而SSTR3和SSTR4的表达最少。虽然在人类催乳素瘤中发现的5种SSTR亚型的丰度在不同的研究中各不相同,但从数量和功能的角度来看,占主导地位的SSTR均为SSTR5。

Shimon等研究比较了SSTR2与SSTR5类似物在体外培养的原代人催乳素瘤细胞中的作用,发现虽然临床上现有的生长抑素类似物奥曲肽和兰乐肽对催乳素瘤细胞分泌催乳素没有抑制作用,但新型选择性SSTR5亚型类似物(BIM 23052和BIM 23268)对6例催乳素瘤中的4例有30%～40%的催乳素分泌抑制作用,其中2例有多巴胺受体激动剂抵抗。Jaquet等通过10例的催乳素瘤体外试验证实了SSTR5激动剂BIM 23268的功能选择性,其对催乳素的分泌有26%～90%的抑制作用,这与SSTR5的转录表达有关。然而,BIM 23268对催乳素分泌的抑制程度并不会优于喹诺酮类药物,且未观察到喹诺酮类加用BIM 23268而增加催乳素抑制作用。因此,为了明确这些药物对多巴胺受体激动剂耐药患者的有效性,进一步开展选择性SSTR5亚型类似物的体内和体外试验很有必要。

新型复合物SOM 230具有广泛的生长抑素受体结合谱,并对SSTR1、SSTR3和SSTR5有高亲和力。相比于奥曲肽,SOM 230与SSTR5受体的亲和力是奥曲肽的 40 倍，这为该药减少催乳素瘤的催乳素分泌提供了理论依据。Hofland 等人发现相比于奥曲肽，SOM 230 无论对混合分泌生长激素、催乳素还是单纯分泌催乳素的垂体瘤都有更强的抑制作用。Murray 等人在 2 例体外培养的原代人催乳素瘤细胞中得到了相似结果（30%～40%）。这些结果提示 SOM 230 将可能在多巴胺受体激动剂耐药的催乳素瘤患者中发挥作用，特别是 SSTR5 高表达的患者。

最后，一些在单分子中同时包含生长抑素和多巴胺结构元素的嵌合体已经被研制出来，它们对 SSTR2 亚型受体和 D₂ 受体都表现出很强的选择性受体激动活性。SSTR 亚型受体和 D₂ 受体在适当配体存在下具有异二聚化作用，而产生一种能增强腺苷酸环化酶抑制活性的杂合受体。虽然已知这两种受体在垂体细胞内同时存在，但其介导抑制生长激素和催乳素分泌的特异性胞内信号通路尚未完全阐明。

SOM 230 最初被用于那些对临床上现有的生长抑素类似物耐药的肢端肥大症患者，目前已在生长激素瘤及生长激素、催乳素混合性垂体瘤的细胞培养中进行了初步测试。生长抑素 - 多巴胺嵌合体 BIM23A387 对 6 例生长激素、催乳素混合性垂体瘤的催乳素抑制率为 73%。嵌合体在抑制催乳素分泌方面，比单独使用 SSTR2 亚型类似物、D₂ 受体激动剂或两者联合应用作用更强。Jaquet 等检测了这些药物对催乳素分泌的抑制作用，发现其最大抑制率为 46%～74%，均优于奥曲肽。然而，这项研究并没有涉及嵌合体与任何现有多巴胺受体激动剂在抑制催乳素分泌方面的直接比较。因此，SSTR-D₂ 受体嵌合激动剂的初步研究结果为进一步探究嵌合体对催乳素瘤患者的作用提供了依据。

2. 针对雌激素 / 雌激素受体的治疗 雌激素可能对催乳素瘤的发生发展有影响。体外和体内试验均表明雌激素能刺激垂体的催乳素分泌和有丝分裂。众所周知，在妊娠期间会发生催乳素细胞增生，除此之外，在变性人（男变女）中也曾报道过几例催乳素瘤，这些病例均接受过药理剂量的非对抗性雌激素治疗，表明雌激素对催乳素细胞具有增殖作用。在人催乳素瘤中，由选择性剪接产生的多种雌激素受体（ER）变异体，包含 ERα

和 ERβ。一种肿瘤特异性剪接变异体 Δ5delER 已在人催乳素瘤中被发现，Δ5delER 在 ERα 的存在下能有效地诱导雌激素反应基因的活性，因而在某些患者中可能具有促进由雌激素调节的肿瘤增殖和 / 或催乳素分泌的病理生理学作用。应强调的是，对于口服避孕药或激素替代疗法的妇女的流行病学研究没有表明雌激素和催乳素瘤的发展有关。雌激素可能对部分催乳素瘤的增长有允许作用，这些催乳素瘤可能在涉及雌激素信号或作用的通路中获得了遗传缺陷。因此，雌激素被认为是垂体生长因子之一，也许可作为抑制激素分泌和细胞生长的治疗靶点。

灭活 ER 或调控雌激素转导信号的策略为减少催乳素过度分泌和控制催乳素瘤的生长提供了一种实验方法。大多数有关选择性雌激素受体调节剂（SERM）对催乳素瘤影响的研究都是在大鼠催乳素瘤细胞株或人催乳素瘤细胞培养中进行的。然而，不同的研究报道他莫昔芬和雷洛昔芬的体外效应并不一致，目前没有关于其潜在用途的明确结论。虽然部分研究显示这些药物对催乳素分泌和细胞增殖有抑制作用，而有些研究却显示其没有任何作用，甚或有刺激作用。最近的两项研究均表明，他莫昔芬和雷洛昔芬对催乳素分泌和细胞增殖有不同的影响。在涉及选择性雌激素受体调节剂的研究中报道的不一致结果可能是由于 SERM 使用剂量、治疗周期的变化以及个体肿瘤的分子行为 / 特征的差异造成的。氟维司群是一种新型雌激素受体拮抗剂，并对雌激素受体没有任何激动活性，能够结合、阻断并降解雌激素受体，在实验中表现出减少催乳素分泌和抗细胞增殖的作用。例如，Heaney 等发现，给予大鼠催乳素瘤（GH3）氟维司群治疗后，催乳素水平降低 88%，肿瘤生长减弱 41%。Kansra 等在体外试验中也发现了相似的结果，虽然仅在非生理条件下（即雌激素缺乏）。一项 8 例巨大侵袭性催乳素瘤患者的短期研究发现，给予 5 天以上他莫昔芬能适度抑制催乳素分泌，并对溴隐亭抑制催乳素分泌有轻微而有意义的增强作用。雷洛昔芬和氟维司群均未进行过体内试验。

第二个实验方法是通过抑制芳香化酶从而降低内源性雌二醇水平，以减轻雌激素对催乳素瘤的促增殖作用。有个例报告报道了阿那曲唑联合使用高剂量的卡麦角林时，其抑制催乳素分泌的作用增强。然而，芳香化酶抑制剂的长期作用尚不明确，慢性雌激素缺乏可能对骨骼产生显著的不良影响。因此，这种治疗方法应在不适合标准治疗的特定情况下考虑使用，尤其适用于那些有证据提示对雌二醇敏感的催乳素瘤患者。

3. **催乳素受体拮抗剂** 目前，催乳素受体拮抗剂作为乳腺癌和前列腺癌的潜在治疗手段正处于研发阶段，基本原理是阻断自分泌的催乳素对乳腺和前列腺的增殖效应。催乳素受体可能是一种理论靶点，可阻断催乳素瘤引起的高催乳素血症所带来的不良外周效应，有学者认为催乳素受体拮抗剂是多巴胺受体激动剂耐药的催乳素瘤患者的潜在治疗药物。然而，无论是在正常还是腺瘤性人催乳素细胞中，催乳素受体拮抗剂对催乳素分泌和细胞生长的作用都是不明确的。催乳素受体在人催乳素瘤中的表达似乎有所上调，但这种改变的功能学后果尚不清楚。在小鼠中，靶向性破坏催乳素受体引起高催乳素血症、催乳素细胞增生，并最终导致了催乳素瘤。关于人类是否存在调节催乳素的分泌和细胞的生长的长反馈环，目前尚无定论。

4. **基因治疗** 基因治疗是未来治疗垂体瘤的一个潜在手段，尽管目前仍处于研究的早期阶段。基因治疗的基本概念以及对垂体组织、腺瘤的临床前研究的总结是近期几篇综述的主题，读者可参阅相关综述以获取更多信息。鉴于催乳素瘤大多是良性微腺瘤，通过现有的药物或外科手术方法即可获得成功而安全的治疗。另外，持续高催乳素血症与死亡率并无相关性，存在激素过度分泌的往往是其他的垂体瘤亚型，因此基因治疗在催乳素瘤的适用性很有限。然而，基因治疗在大型侵袭性催乳素瘤、局部浸润性催乳素瘤术后残留及垂体癌的治疗中起着重要作用。

垂体瘤的临床前基因治疗模型大多采用腺病毒作为载体，因为它们在转染非分裂细胞方面效率很高。目前，许多不同的方案试图通过改变治疗基因传递来治疗垂体瘤。这些治疗基因可分为以下几类：自杀基因/前体药物、毒素、肿瘤抑制因子、凋亡抑制因子、生长抑制因子和特定信号通路抑制剂。与取得基因治疗的成功同样重要的是实现细胞特异性的转基因传递和转基因表达调控。

靶向策略利用转录因子、激素和受体的高度特异化特点，针对特定的垂体细胞类型。通过设置细胞特异性启动子（即人催乳素启动子），已经实现了转基因传递的细胞类型特异性。转基因表达的调控还处于研究的早期阶段，但一些初步研究表明，治疗基因的表达可以是暂时性或情境性的。

目前已有许多特别针对催乳素瘤的临床前体内基因治疗模型，这些模型中大多是基于基因介导的酶前药物治疗方法。该方法中，编码胸苷激酶（TK）的基因被导入至肿瘤细胞，然后系统地给予如更昔洛韦的核苷类似物，肿瘤细胞而后将被胸苷激酶局部转化为细胞毒素。在针对催乳素瘤的基因治疗中，编码胸苷激酶的基因受人催乳素（或巨细胞病毒）启动子调控。其他模型曾利用腺病毒过表达编码酪氨酸羟化酶或显性负性雌激素受体的基因，以抑制小鼠催乳素瘤的生长。总之，这些模型证明了利用基因治疗方法预防肿瘤生长、减少肿瘤体积和降低高催乳素血症的可行性。尽管如此，全身性注射携带细胞特异性治疗基因的腺病毒载体可能无法在垂体引起足够高的转基因表达，从而无法达到治疗效果。全身性给予腺病毒载体只有使用强大的、无处不表达的病毒启动子才能起效，目前若使用含细胞特异性启动子的腺病毒载体则需要直接进行垂体内定向注射。因此，目前似乎只有直接手术进入瘤体或残余瘤注射才具有可行性。在基因治疗成为现实之前，还一些需要解决的问题，包括如何研发更安全有效的基因传递载体、完善调控转基因表达的方法以及发现不需要通过高增殖率才能诱导细胞死亡的特定基因靶点。

5. **神经生长因子** 对于多巴胺受体激动剂耐药同时缺乏 D_2 受体表达的催乳素瘤患者，神经生长因子（nerve growth factor，NGF）被认为是潜在的再分化疗法。这种方法的灵感来源于之前的体外研究，这些研究表明 NGF 有恢复 D_2 受体表达、抑制肿瘤增殖以及消除植入小鼠体内的多巴胺抵抗的催乳素瘤细胞致瘤性的作用。

重组 NGF 治疗已经在其他领域进行了探索应用，包括糖尿病多发性神经病变和 HIV 相关神经病变的治疗等。然而，NGF 治疗在临床上的应用有限，因为是否能将 NGF 安全有效地运输至靶组织是一个具有挑战性的问题。NGF 不能跨越血脑屏障,而且外周注射高浓度 NGF 常伴随难以忍受的副作用。最近,一项针对阿尔茨海默病的Ⅰ期试验进行了有关 NGF 基因传递的研究,该试验将人 NGF 基因修饰的自体成纤维细胞植入前脑,平均随访 22 个月后未观察到 NGF 的长期不良反应。在进一步验证 NGF 的疗效和研发出安全、有效、可接受的治疗垂体瘤的基因传递系统前,NGF 在某些特定病例中可能是一种可行的再分化治疗手段。

6. 分子治疗 近年来,在探究调控垂体激素分泌的信号通路和垂体肿瘤发生相关的潜在分子缺陷方面的进展,为那些对标准治疗反应不佳的垂体瘤患者提供了潜在的治疗靶点。多个因素参与了催乳素瘤的发病和进展。这些遗传学改变的发现或许为发明直接针对肿瘤发生根本过程的有效治疗方法带来希望。

分子治疗学旨在发明一种治疗方法,能调控在肿瘤细胞的生存、增殖或侵袭中起着重要作用的特定因子或细胞通路。虽然在垂体瘤中可以检测到许多遗传变异,但只有一部分基因变异与细胞增殖、细胞存活和肿瘤进展密切相关。靶向治疗发展面临的挑战之一是区分哪些是真正具有致病性的遗传学改变,而哪些是肿瘤发生的继发现象。因此,使用严格的标准和多种科学证据来验证遗传变异与肿瘤发生的因果关系,对于"关键目标"的选择至关重要。尽管这一原则还有待证明,但大多数专家都相信干预肿瘤的引发事件是有效靶向治疗的必要条件。该方法最理想的是发现分子诊断标记,从而判断肿瘤的生长是否受该治疗手段所控制。虽然这一研究领域仍处于早期阶段,但这些技术的前景可能会开启个体化分子医学的新时代,即每个患者都根据潜在的遗传变异进行治疗,而获得更有效的治疗,且毒性更小。

(陈　刚)

第二节　催乳素与糖尿病

一、催乳素———一个生理与病理机制尚待探索的激素

20 世纪 20 年代,生理学家正式命名了催乳素(prolactin,PRL)。1971 年,核医学家首次采用放射免疫法检测到人血清中存在催乳素,随后又成功地进行了人类催乳素的分离、鉴定、分子测序和基因定位。人类 PRL 基因位于第 6 号染色体,PRL 由腺垂体的 PRL 细胞合成和分泌,相对分子质量为 23~24kDa,人类 PRL 是由 198 个氨基酸组成的单链多肽,有 3 个二硫键稳定其结构,啮齿类动物的 PRL 由 197 个氨基酸残基组成,猪、牛的 PRL 有 199 个氨基酸残基。不同哺乳动物 PRL 的氨基酸序列有 60%~100% 的同源性。

PRL 是由位于腺垂体后侧位的催乳素细胞所分泌的一种多肽类激素,是细胞因子超家族的成员。人类分泌 PRL 的细胞占腺垂体细胞总数的15%~20%,妊娠期雌激素可使 PRL 细胞增加到70%。PRL 的合成与分泌主要受下丘脑多巴胺能途径的调节,下丘脑弓状核和室旁核所分泌的多巴胺为主要的 PRL 分泌抑制因子(PIF),多巴胺对 PRL 细胞起着张力性抑制作用,即多巴胺作用于 PRL 细胞表面的多巴胺 D_2 受体,抑制 PRL 的合成与分泌,任何减少多巴胺对 PRL 细胞上多巴胺 D_2 受体作用的生理性及病理性过程都会导致血清 PRL 水平升高。可通过多巴胺受体激动剂如溴隐亭、卡麦角林等逆转无论生理抑或是病理因素导致的催乳素水平增高这一过程。PRL 的分泌可能存在短、超短反馈调节,已在人类、啮齿类等的正常腺垂体和多数垂体瘤中发现 PRL 受体。生理性的妊娠、哺乳、应激和睡眠,以及拮抗多巴胺的药物均可激发 PRL 分泌的增加。

腺垂体分泌 PRL 时受下丘脑多巴胺能神经元的反馈调节。PRL 通过激活下丘脑多巴胺能神经元调节自身分泌,多数下丘脑多巴胺能神经元亚群的催乳素受体在被 PRL 激活后,导致 STAT5核转位,增加神经元的活性。PRL 刺激这些神经元合成与分泌多巴胺,多巴胺水平增高后经垂体门脉系统到达腺垂体 PRL 细胞张力性地抑制PRL 的分泌。血清 PRL 水平短暂升高可引起结节漏斗部多巴胺能神经元的活性增强,长期的高PRL 血症则可降低结节漏斗部多巴胺能神经元的反应性,反应性的高低和高 PRL 血症的持续时间和强度有关。

腺垂体 PRL 细胞分泌 PRL 不仅具有生物节律性,而且呈脉冲式分泌。24 小时内在 9:00 与23:00 之间最低。在睡眠时 PRL 分泌开始增加,

在觉醒之前的 1～2 小时达到高峰，初醒的 1 小时内，PRL 值又很快降低。PRL 的升高发生在非快速动眼睡眠期间，在快速动眼睡眠期间降低。睡眠的节律打乱，PRL 的分泌也受影响。在哺乳类动物，PRL 的生理作用极为复杂，但主要是促进乳腺分泌组织的发育和生长，启动和维持泌乳、使乳腺细胞合成蛋白增多。在人类 PRL 可影响性腺功能，女性卵泡液中生理水平的 PRL 变化可维持与促进女性卵泡的发育过程；但在病理状态下，催乳素瘤和 / 或高 PRL 血症可通过下丘脑 kisspeptin 介导对 HPG 轴功能的抑制，即对下丘脑促性腺激素释放激素（gonadotropin releasing hormone，GnRH）及垂体促性腺激素（FSH、LH）的脉冲式分泌有抑制作用，并可直接抑制卵巢合成雌激素与黄体酮，导致卵泡发育及排卵障碍，临床上表现为月经紊乱或闭经。正常生理水平的 PRL 可增强男性睾丸间质细胞（Leydig 细胞）合成睾酮，在睾酮存在下 PRL 可促进前列腺及精囊生长。但病理状态下，催乳素瘤和 / 或高 PRL 血症却可导致精子质量下降，性功能低下，而出现阳痿和男性不育。PRL 与风湿免疫病可能有密切联系，来源于免疫细胞的免疫反应性 PRL（iPRL）可能具有与来源于垂体的 PRL 具有高度的同源性与相似的功能，而且人类 B 细胞、T 细胞、脾细胞和 NK 细胞均有 PRL 受体，iPRL 和 PRL 共用受体，与受体结合后调节免疫细胞的功能，目前认为可能与风湿免疫病的发病机制有一定的关系。原发性甲状腺功能减退症可使下丘脑促甲状腺激素释放激素（TRH）增加，刺激垂体 PRL 细胞分泌 PRL。

二、催乳素与糖尿病——几个临床现象引出的思考与启示

"催乳素与糖尿病"——一个充满思辨的医学与哲学命题。这两个似乎不太关联的医学概念，内分泌医生在临床实践中却潜心观察到了"催乳素"与"糖尿病"之间可能存在着某种必然的病理生理联系。探索的本能驱使科学家们无论是在基础领域还是在临床实践中均加以潜心地研究。在哺乳类动物，催乳素主要为腺垂体所分泌，其靶腺为乳腺与性腺，促进乳腺分泌组织的发育和生长，启动和维持泌乳、使乳腺细胞合成蛋白增

多，可影响性腺功能。在人类女性卵泡液中生理水平的催乳素变化可维持与促进女性卵泡的发育过程，腺垂体催乳素的合成与分泌受下丘脑多巴胺能状态所调控，其生理作用极为复杂。糖尿病是由于遗传因素与环境因素相互作用，胰岛素分泌相对或绝对缺陷和 / 或胰岛素生物作用障碍而导致以慢性高血糖为特征的代谢性疾病。因此，如若将"催乳素"与"糖尿病"两个概念突兀地关联起来，其间的联系是否存在清晰的病理生理机制？这仍是一个令许多临床内分泌医师感到困惑的临床问题！

然而，在临床内分泌实践中观察到的"催乳素水平变化"与"高血糖"之间确实存在密切关联，这些临床现象蓦然打破了许多临床内分泌医师的思维定势。

因为，临床上观察到非催乳素瘤所致的继发性高催乳素血症与高血糖现象均存在有不同程度的关联。业已知道，常见继发性高催乳素血症原因有生理性、药理性、病理性等，譬如：

（1）生理因素导致的高催乳素血症：日常活动如运动、精神应激、夜间睡眠、进食、性交等各种生理现象，这些生理因素会影响血清催乳素水平，应激性血清催乳素水平的变化也与血糖的波动密切关联。

（2）妊娠期催乳素水平生理性增高与妊娠期血糖的变化也可能有一定的关系：妊娠糖尿病的病因不明，经典的观点认为孕期胎盘催乳素、垂体源性催乳素、糖皮质激素及孕激素等拮抗胰岛素激素水平的升高，导致胰岛素抵抗是主要原因，但有资料表明妊娠糖尿病的发生除与胰岛素分泌及功能异常有关外，可能还与催乳素水平在妊娠期生理性变化有异质性关联。

（3）药物导致的高催乳素血症：任何拮抗或干扰下丘脑催乳素释放抑制因子（如多巴胺）或增强催乳素释放因子的药物均可导致高催乳素血症的发生。如多巴胺受体拮抗剂（抗精神病药）、止吐及胃动力调节剂、抗抑郁药、H_2 受体拮抗剂、大剂量雌激素等。已观察到上述药物导致的高催乳素血症均存在不同程度的糖脂代谢异常。

（4）病理性高催乳素血症：主要有下丘脑或垂体柄病变、原发性甲状腺功能减退症、功能性垂体腺瘤如催乳素腺瘤、GH 腺瘤、ACTH 腺瘤等，

以及异位催乳素分泌等病理性高催乳素血症均可观察到不同程度的胰岛素抵抗与高血糖状态。

这些临床现象归纳起来主要为：①催乳素的分泌受生理相关的应激因素所影响，而应激与高血糖关系密切。②高催乳素血症与妊娠期血糖的变化有一定关联。③抗精神病药和/或抗抑郁药等可导致高催乳素血症与胰岛素抵抗。④垂体 GH 瘤或 GH/PRL 混合瘤所致特殊类型糖尿病，在联合应用多巴胺受体激动剂治疗后，其高血糖的控制较为容易，甚至可停用部分口服降糖药或胰岛素。

因此，仅从临床内分泌的角度来思考，"催乳素"与"糖尿病"之间肯定存在密不可分的潜在联系。换言之，下丘脑多巴胺能与交感神经能的状态（催乳素水平的增高或降低）可能与糖代谢、脂代谢以及嘌呤代谢等慢性代谢性疾病（代谢综合征）存在着密切的内在联系，那么，改善或调节下丘脑多巴胺能状态的药物，如多巴胺受体 D_2 激动剂是否可通过抑制高催乳素血症而改善胰岛素抵抗？或者改善胰岛 β 细胞功能？或者是通过其他的特殊作用机制，如任何干扰下丘脑多巴胺合成、干扰多巴胺向垂体转运或与多巴胺受体作用的任何过程，均可引起多巴胺张力性抑制性调节减弱，而导致高催乳素血症的发生，反之，则会导致催乳素水平的下降。换言之，如通过外源性药物调整下丘脑多巴胺能状态后（催乳素水平的增加或降低）是否可产生有益于糖代谢、脂代谢的临床效应呢？迄今为止，尚不明了下丘脑多巴胺能状态的变化对糖、脂代谢产生的潜在影响。

三、催乳素生理性增高对妊娠期糖代谢的影响——保护因素抑或危险因素

新近的研究显示妊娠糖尿病（gestational diabetes mellitus，GDM）的发生率与糖耐量减低、2 型糖尿病、肥胖症发病率相似。随着社会环境的变化，孕妇的年龄逐渐增大，GDM 发病率也逐年上升，北京地区基于单中心的临床研究发现 GDM 的发生率约为 18.9%，与文献报道相似。妊娠期是一种特殊的生理状态，是内分泌激素剧烈变化的时期，妊娠期母体内分泌激素的变化被认为是维持与调节胰岛 β 细胞功能的重要因素。在妊娠期腺垂体的体积和重量均增加，体积约比妊娠前增加

20%～40%，重量几乎增加 1 倍，PRL 细胞可由妊娠前占腺垂体细胞总数的 15%～20%，上升至妊娠期的 70% 左右。PRL 于孕 7 周就开始升高，并随孕周的增加而逐渐递增，血清 PRL 水平可由非孕时的约 10ng/ml 上升至足月妊娠时的 200ng/ml 左右，妊娠足月时 PRL 水平可为非孕妇女的 20 倍。尽管现认为 PRL 在妊娠期对胰岛 β 细胞有促增殖作用，但在 GDM 发病中的作用机制尚未阐明，在不同的研究中所获结论不同。有研究表明，在具有较高循环 PRL 浓度的妊娠个体，其糖尿病前期和糖尿病患病率较低；德国一项 3 993 名成年人的研究中发现 PRL 浓度与男女糖尿病的患病率均呈负相关；最近的研究显示妊娠期高的血清 PRL 水平与分娩后 3 个月糖尿病的发生风险呈负相关，亦有研究显示 PRL 水平与妊娠期 GDM 发生无关。

迄今为止，妊娠期葡萄糖代谢与妊娠期相关激素，如 PRL、雌激素等的相互作用特征与机制尚未完全明了，PRL 生理性增高对妊娠期糖代谢的影响是保护因素抑或危险因素尚待研究者不断地探索以阐明。业已知道，在孕早期，随着孕周的逐渐增加，胎儿对葡萄糖的需要增加，其葡萄糖的获取途径主要为母体通过胎盘传送，在这阶段母体的空腹血糖大约下降 10%；在妊娠的中晚期时，胎盘分泌胰岛素拮抗激素如雌激素、孕酮等进一步导致胰岛素的敏感性降低，为了维持正常机体糖代谢水平，妊娠的中晚期母体需要胰岛 β 细胞代偿性分泌更多的胰岛素，如失代偿，则会发生血糖水平增高，妊娠期间这种胰岛 β 细胞的代偿性反应被认为是依赖 PRL 促 β 细胞增殖来实现的，即 PRL 与催乳素受体（prolactin receptor，PRLR）在胰岛 β 细胞内诱导一系列下游细胞内的介质，最终促进 β 细胞增殖。PRLR 已被认为是在妊娠期间于胰岛 β 细胞增殖较为重要的受体，而 PRL 是 β 细胞生长和增殖的关键激素。

在妊娠的中晚期，腺垂体分泌的 PRL、TSH 和 ACTH 等均增加，引起糖代谢的改变，而胎盘分泌的激素，如胎盘 PRL 及雌激素、孕激素等也都可能参与糖代谢的调节。既往认为妊娠期胰岛素抵抗的出现和进展与循环水平人胎盘 PRL（human placenta prolactin，HPL）和胎盘生长激素（placental growth hormone，PGH）水平相平行。

因为这两种激素都有很强的分解脂肪和拮抗胰岛素的作用。其中胎盘源性的 PRL 作用最强，一方面促进脂肪分解和糖异生，另一方面降低外周靶组织对葡萄糖的利用使餐后血糖升高。因此，在妊娠期间，母体为维持其自身血糖的稳态，代偿性增加胰岛素分泌，即妊娠期随着胰岛素抵抗逐渐增加，胰岛素敏感性降低约 40%～50%，胰岛 β 细胞代偿性增加 2～2.5 倍的胰岛素分泌。另外，胎盘胰岛素酶也加速了胰岛素的降解，胎盘产生的瘦素和抵抗素与妊娠期胰岛素抵抗有密切关系，胰岛 β 细胞需增加胰岛素分泌量以代偿随孕周增加而不断加重的胰岛素抵抗程度。倘若妊娠期母体胰岛素分泌量的增加不能代偿上述激素导致的胰岛素抵抗，则可能会引起 GDM 的发生。

许多基础研究表明，PRL 可能有促进胰岛 β 细胞增殖的作用。妊娠期大鼠随着 PRL 水平的变化，胰岛 JAK2、STAT5A、STAT5B 的表达水平增高，PRL 不仅可以诱导 PRLR 的表达，PRL 还能使通路活性增加。孕期胰岛 β 细胞的增殖与腺垂体和胎盘所分泌的 PRL 水平增加平行。PRL 对体细胞的分裂和增殖具有直接的作用，是妊娠期胰岛发育、β 细胞增殖及功能调节的重要物质。在 β 细胞中经 PRLR 活化的基因包含两种 5- 羟色胺合成的限速酶的亚型。在孕期 β 细胞中充满 5- 羟色胺和胰岛素，它是神经递质，体外可诱导 β 细胞增殖，可能有影响胰岛 β 细胞生物学功能的重要作用。PRL 受体敲除的小鼠其胰岛 β 细胞数量、胰岛素含量、对葡萄糖负荷的反应性与葡萄糖耐受性减少了约 25%～40%，表明 PRL 信号通路在胰岛 β 细胞发育与功能上起着重要的作用。PRL 与其受体结合后形成三聚体，通过两种信号分子家族，即 JAK 激酶（Janus kinase，JAK）与信号转导及转录激活因子（signal transduction and activator of transcription，STAT）信号通路，尤其是 STAT 信号通路为一条由细胞外至细胞核的信号转导快速通路，STAT3 活化后形成同源或异源二聚体，转运至细胞核内，识别目的序列并结合后，引起靶基因的转录和表达，调控细胞增殖、分化、凋亡等过程。PRL 不仅可以诱导 PRLR 的表达，还能使通路活性增加。

尽管许多临床与基础研究报道 PRL 与 GDM 相关，但这种结论仍未得到证实。妊娠期腺垂体 PRL 生理性分泌增多，在大多数研究中已观察到妊娠期 PRL 水平随孕周的增加而升高，孕晚期 PRL 中位数水平是孕中期 PRL 水平的约 2.5 倍，符合孕期 PRL 生理性的变化，但 GDM 受试者与正常糖耐量（NGT）对照组之间在孕中期、孕晚期 PRL 水平的差异未发现有统计学意义。

四、下丘脑多巴胺能状态对胰岛素敏感性与糖脂代谢的潜在影响——打破临床惯性思维的突破点

在基础研究中，下丘脑多巴胺能状态的变化可以通过催乳素的动态变化来间接了解。业已知道，下丘脑多巴胺能状态的变化对胰岛素敏感性与糖脂代谢可产生显著的影响，但这种影响的作用机制较为独特，可能不是通过多巴胺特异性受体介导，而是通过中枢神经系统多巴胺能和交感神经能的状态而介导其对糖、脂代谢的作用效应。鉴于人类活体脑组织标本研究的不可获得性，多数有关于下丘脑多巴胺能状态对糖、脂代谢的影响机制来自动物基础研究。

生活在野外的哺乳类动物具有难以置信的适应力，在每年当食物缺乏的时候，为了较长时间生存，哺乳动物会在该食物匮乏（短缺）的恰当时期改变代谢状态，即从胰岛素敏感 / 葡萄糖耐量正常转变为胰岛素抵抗 / 葡萄糖耐量低减状态。在转换为胰岛素抵抗状态期间，基础的脂肪分解活动增加以减少（节省）外周肌肉组织对葡萄糖的利用，脂肪氧化转变为主导，在漫长的食物匮乏期间（或季节）肝糖生成与输出增加，以提供充足的中枢神经系统能量来源。当食物获得充足补充后，哺乳动物又恢复逆转为原有的胰岛素敏感 / 葡萄糖耐量正常状态。

所有候鸟与冬眠动物都具有季节性代谢变化特征。这种季节代谢性变化规律受下丘脑视上核和室旁核单胺能浓度变化的调控（下丘脑视上核与室旁核被认为是哺乳动物的节律调节器），这些神经和代谢的变化与"节俭基因"学说（假说）相一致，即在食物匮乏期间，动物暂时转换为肥胖与胰岛素抵抗状态以获得生存的有利条件。

值得注意的是，在哺乳动物季节性代谢转化为胰岛素抵抗状态期间，恰好准确地模拟了 2 型糖尿病的状态：即肌肉和肝脏组织的胰岛素抵

抗、肝葡萄糖输出与葡萄糖生成增加、高血糖产生、脂肪细胞对胰岛素抵抗和脂质分解增加,脂肪氧化加强,血浆游离脂肪酸和甘油三酯的水平增加,肥胖逐渐产生。这些季节性代谢转化规律与人类胰岛素抵抗综合征(代谢综合征)所观察到的代谢组分异常完全一致。

大量的研究证据表明,哺乳类动物在从胰岛素敏感转换为胰岛素抵抗状态过程中,下丘脑视上核与室旁核内源性、节律性多巴胺能与 5-羟色胺能的变化起着重要的作用。室旁核与下丘脑其他神经核团有着多种密切联系,在调节自主神经系统功能、激素分泌、外周组织糖脂代谢以及进食行为过程中起着重要的作用。

多项研究表明哺乳类动物在季节性代谢变化过程中,下丘脑室旁核的 5-羟色胺能与去甲肾上腺能水平和活性明显增强,并与胰岛素抵抗状态相一致,但在转变为胰岛素敏感状态时会显著降低并恢复至正常水平。相反,在胰岛素抵抗状态下下丘脑多巴胺水平偏低,而恢复至胰岛素敏感状态后多巴胺水平亦随之上升至正常。进一步选择性毁坏视上核的多巴胺能神经元后会导致严重的胰岛素抵抗以及非季节性(非冬季)肥胖动物模型。在 Zucker 肥胖大鼠与高热卡诱导的雄性 SD 大鼠都观察到室旁核与下丘脑侧核多巴胺水平的降低。对胰岛素敏感仓鼠与 SD 大鼠的脑室内慢性输注去甲肾上腺素和 / 或 5-羟色胺后导致严重的胰岛素抵抗,糖耐量减低和脂质分解加速。与此相反,对胰岛素抵抗的哺乳动物全身与脑室内给予多巴胺受体激动剂如溴隐亭处理后,可降低室旁核升高的去甲肾上腺素和 5-羟色胺水平,导致肝糖输出 / 葡萄糖生成减少,降低脂肪组织分解,并改善胰岛素敏感性。全身溴隐亭(多巴胺激动剂)给药处理也抑制室旁核对去甲肾上腺素的反应性,而相反,脑室内(三脑室)内输注去甲肾上腺素却拮抗溴隐亭对糖耐量与胰岛素敏感的有益效应。与这些动物研究所观察到的完全相同,2 型糖尿病和肥胖的非糖尿病患者在口服溴隐亭后在不影响体重变化的情况下,也观察到改善血糖与血脂的同样现象。

多巴胺 D_2 受体激动剂溴隐亭改善糖耐量或者治疗 2 型糖尿病的潜在作用机制如图 2-2-1 所示。

综上所述,在脊椎类动物,外周靶组织(脂

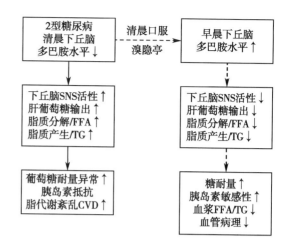

图 2-2-1 溴隐亭改善糖脂代谢的机制

肪、肌肉和肝脏)节律性对胰岛素的反应受中枢神经系统(即视上核、室旁核)节律变化所介导,即脂质分解、肝糖输出、骨骼肌胰岛素的敏感性都暂时受节律性季节性变化的调节,以调整机体脂肪储存 / 肌肉体积的代谢。

但人类的代谢并未像上述脊椎类动物那样呈现出显著的节律波动性 / 季节性变化。那么,上述脊椎类动物在代谢中所呈现的节律性变化原理又怎样应用于人类?而溴隐亭用于治疗 2 型糖尿病又有什么提示或意味呢?抑或又预示着什么呢?下丘脑中枢(SCN 与 VMH)对节律的调节不仅接受来源于视交叉光信号的输入,而且接受来源于整个中枢神经系统其他中枢的信号输入,比如来自外周组织与胃肠道的神经源性刺激、激素信号以及来自循环代谢产物的信号输出。下丘脑在整合所有的信号(信息)产生总的效应(结果)后,在本质上并不需要形成节律性变化。因此,溴隐亭干预处理后可改变下丘脑节律性中枢内的单胺类神经递质水平,从而对糖脂代谢施加显著的影响。

五、抑制 PRL 分泌的多巴胺 D_2 受体激动剂——溴隐亭具有独特的降糖作用

多巴胺 D_2 受体激动剂——溴隐亭(bromocriptine),由于具有独特的从中枢神经系统改善下丘脑多巴胺能状态的作用机制,提高下丘脑多巴胺水平,抑制过度兴奋的交感神经能状态,不通过促胰岛素分泌等传统降糖机制,而是通过抑制肝葡萄糖生成、降低空腹与餐后游离脂肪酸和甘油三酯水平,改善糖耐量异常,增加胰岛素敏感性,

降低空腹与餐后血浆血糖，有益于糖脂代谢。已有较多的基础与临床研究证据提示溴隐亭是一种作用机制独特的新型降糖药。

溴隐亭为一种人工合成的麦角碱衍生物，通过与下丘脑多巴胺 D_2 受体结合并激活该受体，可减少腺垂体催乳素细胞中脱氧核糖核酸和信使核糖核酸的产生，从而直接抑制腺垂体 PRL 细胞合成和释放 PRL，使血清 PRL 水平下降。溴隐亭作为多巴胺受体激动剂在临床上已广泛应用于治疗垂体催乳素瘤、高催乳素血症和帕金森病等疾病。

尽管已有多种不同作用机制的降糖药用于 2 型糖尿病的治疗，但鉴于 2 型糖尿病分子病因学的高度异质性，现有的多种不同作用机制的降糖药即使联合应用仍然难以有效地实现血糖谱的良好控制。因此，探索作用机制独特的新型降糖药势在必行。

迄今为止，有几个 II 期临床研究已完成溴隐亭治疗 2 型糖尿病的临床作用机制研究。在一项小型临床研究中，12 名肥胖伴高胰岛素血症的非糖尿病受试者，在服用溴隐亭 1.6mg/d 两周后检查发现，在体重不受影响的情况下，空腹与餐后血糖（标准餐负荷后）均明显降低，同时伴空腹与餐后血浆胰岛素水平下降 50% 左右。在一个与上述相似的临床研究中，13 名肥胖非糖尿病女性受试者口服溴隐亭 8 周后，在体重无变化的情况下，全天血浆血糖、甘油三酯和游离脂肪酸水平均显著降低，口服溴隐亭后餐后血浆游离脂肪酸与甘油三酯水平的下降与动物研究所观察到的结果完全一致。但未观察到通过胰岛素抑制试验测定到的胰岛素介导的葡萄糖处置能力的改变，因为胰岛素抑制试验主要反映胰岛素所介导的肌肉组织对葡萄糖的处置能力，而餐后血浆血糖水平的改善最有可能是反映胰岛素抑制肝糖输出能力的提高，这种现象与动物研究所观察到的结果亦完全一致。

在一项双盲、安慰剂对照为期 16 周的临床研究中，22 例肥胖的 2 型糖尿病受试者，在服用溴隐亭 16 周后，HbA_{1C} 下降 1.2%，空腹血糖下降 3.0mmol/L（54mg/dl），在血浆胰岛素浓度、体重或体脂比率无改变的情况下，OGTT 平均血糖下降 2.56mmol/L（46mg/dl）。在一个两步法正糖高胰岛素钳夹试验中，尽管在生理胰岛素钳夹步骤

观察到胰岛素最大刺激量达 377mU/ml 时葡萄糖的处置量增加，但于最初的第一步中仍未观察到溴隐亭对胰岛素敏感性的改善，这些结果与胰岛素抑制试验所观察到的结果相一致，并且表明在高胰岛素血症的生理范围内，溴隐亭对骨骼肌胰岛素敏感性无改善作用。然而，肌肉组织在生理状态下，于稳定血浆胰岛素浓度的需求远高于抑制肝葡萄糖输出的最大量的半数，这就难于确定肝脏组织对胰岛素的敏感性是否有改善与提高。在另一个具有挑战性的为期 12 周的研究中，已用胰岛素治疗的 2 型糖尿病受试者被随机分为安慰剂组（$n=11$）或溴隐亭组（$n=21$）（4.8mg/d）。与安慰剂组相比，溴隐亭组在不影响体重的情况下 HbA_{1c} 下降 0.7%，平均血糖浓度下降 8%（7:00～19:00），上述结果与改善胰岛素敏感性相一致，尽管难于确定是肝脏抑或是骨骼肌组织的胰岛素敏感性得到了改善。

在一项小规模（$n=17$）双盲、安慰剂对照的临床研究中，受试者为非糖尿病伴有白天催乳素升高的肥胖患者，与安慰剂加饮食控制（限制 25% 的热卡）组相比，溴隐亭（1.6～2.4mg/d）加饮食控制组（25% 热卡控制）可显著降低体重与体脂含量。但在一项规模稍大（$n=38$）为期 24 周的安慰剂对照研究中，与安慰剂加饮食控制组相比，溴隐亭加饮食控制组未能使肥胖的非糖尿病受试者体重有显著的下降，但非常有趣的是，统计学分析发现伴有白天催乳素水平升高的肥胖受试者（约占所有入组受试者的 1/4）的体重下降比催乳素节律正常的受试者更为显著（分别为 5.7kg、3.0kg）。

目前溴隐亭治疗 2 型糖尿病的有效性临床研究有 4 个，均为有安慰剂对照的 III 期临床研究，评价了溴隐亭治疗 2 型糖尿病的有效性和安全性。所有试验的受试者均排除了有值夜班工作习惯者，溴隐亭均在早晨觉醒 2 小时内服用。这 4 个临床试验包括：①一个为期 24 周的单药治疗研究（$n=159$）；②两个为期 24 周联合磺脲类药物的研究（$n=494$）；③一个为期 52 周联合不同口服降糖药的研究（$n=3\,095$），上述 4 个 III 期临床研究均一致显示在减去安慰剂效应后，溴隐亭可降低 HbA_{1C} 0.5%～0.7%。单药治疗研究组与联合磺脲类组的 2 型糖尿病受试者，在随机化分组前与研

究进行至 6 个月时均接受了早、中、晚餐（7:00、12:00、17:00）的标准餐负荷试验，并分别于标准餐负荷试验前、负荷后 1 小时、负荷后 2 小时采血测定了血清葡萄糖、胰岛素、游离脂肪酸以及甘油三酯浓度。相对于安慰剂，溴隐亭可显著地降低空腹、早餐后、午餐后以及晚餐后血糖浓度，但对血清胰岛素水平与体重无影响，溴隐亭也显著降低空腹和餐后血清游离脂肪酸与甘油三酯浓度。

在一项为期 52 周，随机、双盲、安慰剂对照设计的大型临床研究中，受试者均为服用 1～2 种口服降糖药后血糖控制仍然较差的 2 型糖尿病患者（$HbA_{1C} > 7.5\%$），在上述基础上联合应用溴隐亭治疗。其 HbA_{1C} 平均基线水平为 8.3%，平均年龄为 58 岁，平均体重指数（BMI）为 $33kg/m^2$，男性占 63%。在完成 24 周试验治疗，并服完试验药物 80% 以上的 2 型糖尿病受试者中，减去安慰剂效应后，其 HbA_{1C} 下降范围在 0.6%～0.9%。在安全性研究中发现溴隐亭可降低心血管事件的复合终点达 40%，而不良事件发生频率约为 > 5%，溴隐亭组的不良反应发生率比安慰剂组略多，主要为恶心、头晕、疲乏、头痛、呕吐、腹泻和便秘。总的来说，不良反应一般轻微并很短暂，大多可耐受。溴隐亭组低血糖事件的发生率与安慰剂组相比无差异。

关于药代动力学与剂量的探索性研究：溴隐亭 -QR（溴隐亭快速释放剂型，cycloset）口服后，在 30min 内被快速溶解并吸收。空腹口服血浆浓度在 60min 内达峰。食物可使吸收延迟，在进食时口服血浆浓度达峰延迟至 120min。有较大的肝脏首过代谢清除效应，仅有约 5%～10% 的吸收剂量到达全身循环系统。溴隐亭吸收后 98%以约 6 小时的半衰期通过肠 - 肝循环（胆道）被清除。溴隐亭在肝脏被（特异性 CYP3A4）细胞色素 P450 系统广泛代谢成 20～30 种代谢终产物，但这些代谢终产物的生物活性仍不清楚。新型溴隐亭 -QR 制剂与传统的溴隐亭制剂如佰莫亭有差异。新型溴隐亭 -QR 制剂快速释放后 60min 达峰值，每片 0.8mg，启始剂量为 0.8mg/d，可滴定到最大剂量 4.8mg/d，在晨起 2 小时内一次性顿服。

2 型糖尿病患者在清晨下丘脑多巴胺水平下降，导致交感神经活性的增加。在脊椎类物种血浆催乳素水平的节律变化与下丘脑多巴胺水平和胰岛素敏感性相互一致。偏瘦且葡萄糖耐量正常、胰岛素敏感的人类个体，血浆催乳素浓度的峰值出现在夜间睡眠状态，相反，肥胖且伴胰岛素抵抗的个体，白天血浆催乳素水平升高（约 2 倍），与多巴胺能状态的降低相吻合，在觉醒状态 2 小时内口服溴隐亭可降低升高的催乳素水平，并重新恢复多巴胺能的活性，在不增加血浆胰岛素水平的情况下，降低血浆血糖、甘油三酯和游离脂肪酸的浓度。

无论单独应用溴隐亭还是联合其他口服降糖药治疗 2 型糖尿病患者，溴隐亭均可降低 HbA_{1C} 0.6%～0.7%，以及降低血浆甘油三酯和游离脂肪酸的浓度。为期 52 周的安全性研究中溴隐亭降低心血管的复合终点事件达 40%。溴隐亭的其他优势还包括：不刺激胰岛素分泌而无低血糖出现，对体重影响为中性，在中等程度肾功不全时无须调整剂量，无水肿与慢性心衰发生以及良好的安全性记录。因此，多巴胺 D_2 受体激动剂——溴隐亭为一种具有中枢性机制治疗 2 型糖尿病的降糖药，通过降低交感神经兴奋性，调节下丘脑多巴胺能与交感神经能状态，以一种独特的作用机制来实现糖脂代谢与心血管复合终点事件的获益。但有关溴隐亭治疗 2 型糖尿病的作用机制大多基于动物研究的结论，而临床研究的受试者多数为高加索人种与少数黑种人，目前尚缺乏试验设计良好的前瞻性、随机双盲、安慰剂对照、多中心且以亚裔人种为受试者所完成的临床研究。

（钟历勇）

参 考 文 献

[1] Cincotta AH. Hypothalamic role in the insulin resistance syndrome. In: Hansen B, Shaffrir E (eds). Insulin Resistance Syndrome. London: Taylor and Francis, 2002, 271-312.

[2] DeFronzo RA. Insulin resistance, lipotoxicity, type 2 diabetes and atherosclerosis: the missing links. The

Claude Bernard Lecture 2009. Diabetologia，2010，53：1270-1287.

[3] Borg MA，Sherwin RS，Borg WP，et al. Local ventro-medial hypothalamus glucose perfusion blocks counter-regulation during systemic hypoglycemia in awake rats. J Clin Invest，1997，99：361-365.

[4] Meier AHCA. Circadian rhythms regulate the expression of the thrifty genotype/phenotype. Diabetes Rev，1996，4：464-487.

[5] Pijl H. Reduced dopaminergic tone in hypothalamic neural circuits: expression of a "thrifty" genotype underlying the metabolic syndrome. Eur J Pharmacol，2003，480：125-131

[6] Ernst S，Demirci C，Valle S，et al. Mechanisms in the adaptation of maternal β-cells during pregnancy. Diabetes Manag（Lond），2011，1（2）：239-248.

[7] Wang T，Lu J，Xu Y，et al. Circulating prolactin associates with diabetes and impaired glucose regulation: a population-based study. Diabetes Care，2013，36（7）：1974-1980.

[8] Balbach L，Wallaschofski H，Völzke H，et al. Serum prolactin concentrations as risk factor of metabolic syndrome or type 2 diabetes. BMC Endocr Disord，2013，13（1）：12.

[9] Retnakaran R，Ye C，Kramer CK，et al. Maternal serum prolactin and prediction of postpartum β-cell function and risk of prediabetes/diabetes. Diabetes Care，2016，39（7）：1250-1258.

[10] Freemark M，Avril I，Fleenor D，et al. Targeted deletion of the PRL receptor: effects on islet development，insulin production，and glucose tolerance. Endocrinology，2002，143（4）：1378-1385.

[11] Retnakaran R. Glucose tolerance status in pregnancy: a window to the future risk of diabetes and cardiovascular disease in young women. Curr Diabetes Rev，2009，5（4）：239-244.

[12] Angueira AR，Ludvik AE，Reddy TE，et al. New insights into gestational glucose metabolism: lessons learned from 21st century approaches. Diabetes，2015，64（2）：327-334.

[13] Huang C，Snider F，Cross JC. Prolactin receptor is required for normal glucose homeostasis and modulation of beta-cell mass during pregnancy. Endocrinology，2009，150（4）：1618-1626.

[14] Sorenson RL，Brelje TC. Prolactin receptors are critical to the adaptation of islets to pregnancy. Endocrinology，2009，150（4）：1566-1569.

[15] Flint DJ，Binart N，Kopchick J，et al. Effects of growth hormone and prolactin on adipose tissue development and function. Pituitary，2003，6（2）：97-102.

[16] Law KP，Zhang H. The pathogenesis and pathophysiology of gestational diabetes mellitus: Deductions from a three-part longitudinal metabolomics study in China. Clinica Chimica Acta，2017，468：60-70.

[17] Lappas M，Yee K，Permezel M，et al. Release and regulation of leptin，resistin and adiponectin from human placenta，fetal membranes，and maternal adipose tissue and skeletal muscle from normal and gestational diabetes mellitus-complicated pregnancies. J Endocrinol，2005，186（3）：457-465.

[18] Wang YH，Wu HH，Ding H，et al. Changes of insulin resistance and β-cell function in women with gestational diabetes mellitus and normal pregnant women during mid- and late pregnant period: a case-control study. J Obstet Gynaecol Res，2013，39（3）：647-652.

[19] Miyakoshi K，Tanaka M，Saisho Y，et al. Pancreatic β-cell function and fetal growth in gestational impaired glucose tolerance. Acta Obstet Gynecol Scand，2011，89（6）：769-775.

[20] Chirico V，Cannavò S，Lacquaniti A，et al. Prolactin in obese children: a bridge between inflammation and metabolic-endocrine dysfunction. Clin Endocrinol，2013，79（4）：537-544.

[21] Yu J，Xiao F，Zhang Q，et al. PRLR regulates hepatic insulin sensitivity in mice via STAT5. Diabetes，2013，62（9）：3103-3113.

[22] Wang T，Lu J，Xu Y，et al. Circulating prolactin associates with diabetes and impaired glucose regulation: a population-based study. Diabetes Care，2013，36（7）：1974-1980.

[23] Park S，Kim DS，Daily JW，et al. Serum prolactin concentrations determine whether they improve or impair β-cell function and insulin sensitivity in diabetic rats. Diabetes，2011，27（6）：564-574.

[24] Park S，Kang S，Lee HW，et al. Central Prolactin Modulates Insulin Sensitivity and Insulin Secretion in Diabetic Rats. Neuroendocrinology，2012，95（4）：332-343.

[25] Luiten PG，ter Horst GJ，Steffens AB. The hypothalamus，intrinsic connections and outflow pathways to the endocrine system in relation to the control of feeding

and metabolism. Prog Neurobiol, 1987, 28 (1): 1-54

[26] Morgane PJPJ. Hypothalamic Control of Metabolism. New York: Marcel Dekker, 1980: 519-555.

[27] Oltmans GA. Norepinephrine and dopamine levels in hypothalamic nuclei of the genetically obese mouse (ob/ob). Brain Res, 1983, 273 (2): 369-373

[28] Shimazu T. Neuronal regulation of hepatic glucose metabolism in mammals. Diabetes Metab Rev, 1987, 3 (1): 185-206.

[29] Boundy VA, Cincotta AH. Hypothalamic adrenergic receptor changes in the metabolic syndrome of genetically obese (ob/ob) mice. Am J Physiol Regul Integr Comp Physiol, 2000, 279 (2): R505-R514.

[30] Cincotta AH, Meier AH. Bromocriptine inhibits in vivo free fatty acid oxidation and hepatic glucose output in seasonally obese hamsters (Mesocricetus auratus). Metabolism, 1995, 44 (10): 1349-1355

[31] Jones AP, Pothos EN, Rada P, et al. Maternal hormonal manipulations in rats cause obesity and increase medial hypothalamic norepinephrine release in male offspring. Brain Res Dev Brain Res, 1995, 88 (2): 127-131.

[32] Wang GJ, Volkow ND, Logan J, et al. Brain dopamine and obesity. Lancet, 2001, 357 (9253): 354-357.

[33] Kraszewski KZ, Cincotta AH. Increased responsiveness of ventromedial hypothalamic neurons to norepinephrine in obese versus lean mice: relation to the metabolic syndrome. Int J Mol Med, 2000, 5 (4): 349-355.

[34] Cincotta AH, Luo S, Zhang Y, et al. Chronic infusion of norepinephrine into the VMH of normal rats induces the obese glucose-intolerant state. Am J Physiol Regul Integr Comp Physiol, 2000, 278 (2): R435-R444.

[35] Luo S, Luo J, Cincotta AH. Suprachiasmatic nuclei monoamine metabolism of glucose tolerant versus intolerant hamsters. Neuroreport, 1999, 10 (10): 2073-2077.

[36] Luo S, Meier AH, Cincotta AH. Bromocriptine reduces obesity, glucose intolerance and extracellular monoamine metabolite levels in the ventromedial hypothalamus of Syrian hamsters. Neuroendocrinology, 1998, 68 (1): 1-10.

[37] Luo S, Luo J, Meier AH, et al. Dopaminergic neurotoxin administration to the area of the suprachiasmatic nuclei induces insulin resistance. Neuroreport, 1997,

8 (10): 3495-3499.

[38] Meguid MM, Fetissov SO, Blaha V, et al. Dopamine and serotonin VMN release is related to feeding status in obese and lean Zucker rats. Neuroreport, 2000, 11 (10): 2069-2072

[39] Luo S, Luo J, Cincotta AH. Chronic ventromedial hypothalamic infusion of norepinephrine and serotonin promotes insulin resistance and glucose intolerance. Neuroendocrinology, 1999, 70 (6): 460-465.

[40] Scislowski PW, Tozzo E, Zhang Y, et al. Biochemical mechanisms responsible for the attenuation of diabetic and obese conditions in ob/ob mice treated with dopaminergic agonists. Int J Obes Relat Metab Disord, 1999, 23 (4): 425-431.

[41] Scranton R, Cincotta A. Bromocriptine-unique formulation of a dopamine agonist for the treatment of type 2 diabetes. Expert Opin Pharmacother, 2010, 11 (2): 269-279.

[42] Scranton RE, Farwell W, Ezrokhi M, et al. Quick release bromocriptine improves glycaemic control in patients with diabetes failing metformin/sulfonylurea combination therapy. Diabetologia, 2008, 51: S372-S373.

[43] Cincotta AH, Gaziano JM, Ezrokhi M, et al. Cycloset (quick-release bromocriptine mesylate), a novel centrally acting treatment for type 2 diabetes. Canadian Journal of Diabetes, 2008, 32 (4): 323-323.

[44] Franchi F, Lazzeri C, Barletta G, et al. Centrally mediated effects of bromocriptine on cardiac sympathovagal balance. Hypertension, 2001, 38 (1): 123-129.

[45] Ezrokhi MTY, Luo S, Cincotta AH. Timed dopamine agonist treatment ameliorates both vascular nitrosative/oxidative stress pathology and aortic stiffness in arteriosclerotic, hypertensive SHR rats. Diabetes, 2010, 59 (Suppl 1): 252-OR.

[46] Gillam MP, Molitch ME, Lombardi G, et al. Advances in the treatment of prolactinomas. Endocr Rev, 2006, 27 (5): 485-534.

[47] Melmed S, Casanueva FF, Hoffman AR, et al. Diagnosis and treatment of hyperprolactinemia: An Endocrine Society Clinical Practice Guideline. J Clin Endocrinol Metab, 2011, 96 (2): 273-288.

第三章　垂体性库欣综合征和异位ACTH综合征的鉴别和治疗方案的选择

第一节　垂体性库欣综合征和异位ACTH综合征的鉴别诊断

一、ACTH依赖性库欣综合征鉴别诊断面临的挑战

促肾上腺皮质激素（adrenocorticotropic hormone，ACTH）依赖性库欣综合征（Cushing syndrome）指下丘脑-垂体或垂体以外的某些肿瘤组织分泌过量ACTH和／或促肾上腺皮质激素释放激素（corticotropin releasing hormone，CRH），引起双侧肾上腺皮质增生并分泌过量的皮质醇。临床上以垂体ACTH瘤致库欣综合征常见，又称为库欣病（Cushing disease，CD），占库欣综合征的65%～70%。库欣病常见于20～50岁的成年女性。异位ACTH综合征（ectopic ACTH syndrome，EAS）指垂体以外的肿瘤组织分泌过量具有生物活性的ACTH或ACTH类似物，刺激肾上腺皮质增生并产生过量皮质醇所引起的临床综合征，约占库欣综合征患者总数的5%～10%。国外文献报道最多见病因为肺部或支气管肿瘤，约占50%，其次分别为胸腺及胰腺肿瘤，各约占10%，还可有甲状腺髓样癌、嗜铬细胞瘤、胃肠道及生殖系统、前列腺等部位的肿瘤。国内报道EAS由胸腺类癌、支气管类癌等所致者较多。

二、ACTH依赖性库欣综合征临床特征的鉴别

尽管库欣病和EAS在临床表现上十分相似，仍有一些特点可作为鉴别的线索。库欣病患者女性远多于男性，而EAS男女发病率基本相同，低钾血症也更严重，常伴较严重的水肿、肌无力和肌萎缩。超过95%EAS和近10%库欣病患者会出现低血钾性碱中毒，可能与盐皮质激素过量分泌有关。EAS患者常分泌更高水平的皮质醇，过多皮质醇激活肾脏11β-HSD2酶，从而引起皮质醇诱导的盐皮质激素性高血压（cortisol-induced mineralocorticoid hypertension）。EAS因肿瘤大量分泌ACTH、β-LPH和N-POMC等，患者多有明显的皮肤色素沉着，具有一定的临床提示意义。此外，EAS还可出现一些与肿瘤相关的症状：肿瘤引起的局部压迫症状，如胸腺瘤可有上腔静脉阻塞综合征；肿瘤除了分泌ACTH和其前体外还能分泌其他异源激素如降钙素、生长抑素、胃泌素、胰高血糖素等，引起相应的症状。ACTH依赖性库欣综合征的鉴别没有单一方法，常有赖于联合内分泌动态试验、影像学检查以及有创性检查作综合判定。

三、鉴别ACTH依赖性库欣综合征的内分泌动态试验

（一）血浆ACTH

正常情况下垂体ACTH分泌昼夜变化很大，晨6:00最高，午夜24:00最低。理论上，通常利用放射免疫法检测血浆ACTH水平区分是否为ACTH依赖性库欣综合征。50%库欣病患者9:00血浆ACTH水平位于正常范围［2～11pmol/L（9～52pg/ml）］，其余患者ACTH表现为不同程度的升高。EAS患者血浆ACTH水平升高更明显，通常>20pmol/L（>90pg/ml），甚至>500pg/ml。30%EAS和库欣病患者血ACTH水平存在重叠，因而检测ACTH在鉴别库欣病和EAS的价值有限。已知多种癌肿的肿瘤细胞如类癌等能分泌大量ACTH，所产生的是ACTH的前体物质（pro-ACTH，POMC）。虽然目前无法对这些ACTH前体物质进行常规检测，但其有助于检测异位来源的ACTH分泌。POMC具有免疫活性而生物

活性差，引起的临床症状往往不明显。故当血ACTH值大于200pg/ml而临床库欣症状不显著时，也应考虑为异位性癌肿，宜作进一步检测以查明诊断。

（二）大剂量地塞米松抑制试验

大剂量地塞米松抑制试验（high dose dexamethasone suppression test，HDDST）的基本原理是基于库欣病患者对ACTH负反馈反应被调节至较高的水平，因此库欣病患者不能被小剂量地塞米松抑制试验（low dose dexamethasone suppression test，LDDST）抑制，而可被HDDST所抑制。与基础皮质醇比较，服用地塞米松后48小时的血、尿皮质醇抑制率大于50%判定为阳性反应，考虑库欣病；而EAS多不能达到满意的抑制。大约90%库欣病和10% EAS患者HDDST结果为阳性。库欣病患者对HDDST的抑制反应各不相同，皮质醇被抑制的程度主要依赖于基础皮质醇的分泌速度，基础皮质醇水平较低的患者通常HDDST被抑制的程度更显著。如将尿皮质醇抑制率超过90%作为阳性结果的判定指标，其诊断库欣病患者的特异性可达100%。50%惰性支气管癌肿引起的EAS患者可被HDDST抑制，而某些库欣病患者，尤其是侵袭性生长的ACTH分泌性垂体巨腺瘤患者往往不能被大剂量地塞米松所抑制。HDDST对于鉴别垂体源性和异位ACTH分泌的敏感性为70%～90%，特异性为90%～100%。在目前国内CRH无法获取的情况下，HDDST可作为一种方便有效的鉴别诊断方法。

（三）促肾上腺皮质激素释放激素兴奋试验

促肾上腺皮质激素释放激素（corticotropin releasing hormone，CRH）由一条含有41个氨基酸的肽链组成，1981年Vale从绵羊下丘脑组织中提取获得。绵羊CRH的氨基酸序列中有7个氨基酸残基与人类不同，但其刺激人体释放ACTH的能力更强大。在一些临床中心，联合运用CRH和精氨酸升压素（AVP）能刺激ACTH分泌增加。CRH兴奋试验在上午或下午均可开展。静脉注射1μg/kg或100μg hCRH，采集基础及1～2小时内的血液样本用以检测血ACTH和皮质醇水平。正常人经CRH刺激后ACTH和皮质醇可升高15%～20%，库欣病患者升高幅度更明显，ACTH升高大于50%，皮质醇大于20%。EAS患者对CRH无反应，但也有少数假阳性的报道；同样，超过10%库欣病患者可对CRH无反应。ACTH较基础升高100%以上或皮质醇升高50%，可排除EAS。CRH兴奋试验在鉴别库欣病和EAS的特异性和敏感性可达90%，血皮质醇水平比血ACTH水平具更好的判断价值。

（四）去氨加压素兴奋试验

血管升压素（vasopressin）是刺激ACTH释放的有效促泌剂，通过增强CRH作用来促进垂体释放ACTH和/或与垂体促肾上腺皮质激素细胞表面的血管升压素受体（V₃受体和V₂受体）结合直接刺激ACTH细胞释放ACTH。正常人群及假性库欣综合征患者对去氨加压素（desmopressin，DDAVP）的反应率在0～15%，提示去氨加压素兴奋试验可有效鉴别库欣综合征与假性库欣综合征、正常人群。垂体促肾上腺皮质激素腺瘤细胞表面血管升压素受体（V₃受体）表达增高。研究表明库欣病患者静脉推注DDAVP 10μg后，血皮质醇和ACTH对DDAVP的阳性反应率分别为73%～100%和80%～92%，其诊断库欣病的敏感性为89%，特异性为40%～60%。20%～50% EAS患者会对DDAVP有反应，提示其在ACTH依赖性库欣综合征的鉴别诊断价值有限。

（五）甲吡酮试验

甲吡酮通过阻断11-脱氧皮质醇转化为皮质醇，使血浆皮质醇降低，血浆ACTH水平和尿17-羟皮质类固醇浓度升高。大多数EAS患者对甲吡酮反应很小或无反应。甲吡酮试验最先用于鉴别垂体性库欣病和肾上腺来源的库欣综合征，而以往通过ACTH水平和肾上腺CT扫描可轻易鉴别。甲吡酮试验并不适用于鉴别库欣病和EAS，其对内分泌诊断的意义尚存在争议，仅在其他试验存在争议时可考虑进行。

四、鉴别ACTH依赖性库欣综合征的有创检查

岩下窦静脉取血（inferior petrosal sinus sampling，IPSS）测定中心及外周血ACTH浓度可用来鉴别库欣病和EAS。垂体静脉血液汇入同侧的岩下窦，插管采集此处的血样能有效区分ACTH分泌来源。库欣病患者垂体附近的ACTH浓度较周围静脉高，岩下窦与外周静脉ACTH水平有着明

显浓度梯度。鉴于 ACTH 分泌呈间歇性的特点，为提高诊断敏感度测完基础 ACTH 后常用 100μg 人工合成绵羊 CRH 兴奋促使 ACTH 分泌。岩下窦与外周血 ACTH 比值≥2 或 CRH 兴奋后比值≥3 可诊断库欣病，其敏感性为 96%，特异性为 100%。而 EAS 则没有这种表现。当 HDDST 不能被抑制、CRH 试验无反应或垂体 MRI 扫描无法定位肿瘤时建议进行 IPSS 检查。垂体发育不良或岩下窦血管丛异常分布有时会导致试验结果假阴性，而 EAS 患者有时会出现假阳性结果。有研究发现以双侧岩下静脉窦的 ACTH 差值（IPSG）>1.4 为标准时认为腺瘤偏侧生长，可正确定位 83% 的垂体微腺瘤，而 MRI 仅达 72%。当两者结果矛盾时，手术证实 IPSG 可靠性更大。但亦有研究表明两者至少具有相同的敏感性，同时认为 IPSG 定位错误是因 IRS 间血液分流所致。IPSS 是一种创伤性的检测方法，对技术有着较高的要求，其准确性与操作者的经验技术有关。分段静脉采血测定 ACTH 梯度在确定可能分泌 ACTH 肿瘤区段有一定帮助。

海绵窦比岩下窦静脉更接近垂体，因此有学者提出可于双侧海绵窦取血来代替 IPSS 以获得更高的诊断敏感性和特异性。研究结果显示海绵窦静脉取血在库欣病诊断准确性为 50%，而 IPSS 为 86%。考虑到海绵窦采血有着比 IPSS 更高的风险性和昂贵的价格，目前尚无法完全替代 IPSS 检查。

五、鉴别 ACTH 依赖性库欣综合征的影像学检查

（一）垂体影像学检查

高分辨力薄层 CT、MRI 增强扫描可用于发现库欣综合征的病变部位，为避免误诊的发生应结合影像学检查和生化指标共同判断。生化指标提示库欣病时垂体 MRI 检查的敏感性达 70%，特异性 87%。约 90% 垂体 ACTH 分泌肿瘤为微腺瘤（直径 <10mm）。典型的垂体微腺瘤在增强后呈低密度灶，伴随垂体柄偏移、垂体表面凸起。CT 扫描对于这类小肿瘤的敏感性和特异性都很低（20%～60%）。隐匿性 EAS 患者需进胸腹部、盆腔 CT 或 MRI 扫描用以发现小的分泌 ACTH 癌肿。大部分异位 ACTH 分泌肿瘤位于胸腔和腹腔内，约半数肿瘤在常规胸部 X 线摄片、胸腹部 CT 扫描或 MRI 时即可定位。但棘手的是有时肿瘤不能为常规检查发现，此时 PET 或 PET/CT 在可疑肿瘤部位筛查中有一定帮助。

（二）生长抑素受体显像

引起 EAS 神经内分泌肿瘤可表达生长抑素受体，运用放射性同位素标记的生长抑素类似物可使之显像（常用铟 111 标记的奥曲肽）。生长抑素受体显像（somatostatin receptor scintigraphy, SRS）可检测出几毫米大小的肿瘤病灶，适用于已排除库欣病可能的 ACTH 依赖性综合征患者。因大部分神经内分泌肿瘤都有生长抑素受体 2 型的表达，所以 [111]In 标记的生长抑素被用于 EAS 的定位诊断。

（宁　光）

第二节　库欣综合征药物治疗的发展与展望

一、库欣综合征治疗面临的困境

库欣综合征主要是由于皮质醇长期分泌过多引起的蛋白质、脂肪、糖、电解质代谢紊乱。典型库欣综合征临床上常表现为向心性肥胖、"满月脸"、多血质、痤疮、血压升高、紫纹、月经失调、性功能障碍等，严重者可表现为体重减轻、摄食减少、水肿、肌无力、重度低血钾碱中毒、病理性骨折、精神症状等。由于患者长期处于分解和消耗状态，导致库欣综合征发病率和死亡率大大升高。

库欣综合征合理治疗取决于其病因，对于库欣病而言首选经鼻蝶垂体瘤摘除术，不能手术或手术失败可行垂体放疗、双侧肾上腺切除术或药物治疗。原发性肾上腺增生、腺瘤或癌肿则首选肾上腺病变切除，无法切除者予以药物治疗。库欣综合征的治疗可手术切除原发肿瘤或肾上腺，放射线照射肿瘤发生部位或者垂体，但由于定位诊断困难，手术难度以及复发的危险，对库欣综合征的治疗存在很大的局限性。

（一）经蝶垂体手术是库欣病最有效的治疗手段？

垂体手术作为库欣病一线治疗方案，缓解率维持在 60%～90%。然而超过 25% 患者疾病会

复发，使得库欣病手术治疗的实际缓解率相当低。此外，垂体影像学阴性和大腺瘤患者经蝶手术缓解率更低。对于持续未缓解和复发的库欣病患者有指征行二次垂体手术，但缓解率降低，同时伴有相当程度的腺垂体功能减退。

（二）垂体放疗和双侧肾上腺切除术是否为库欣病治疗最后防线？

术后持续高皮质醇血症者适用垂体放疗，缺点是起效慢，平均起效时间需 2 年。在这期间患者持续暴露于皮质醇过多分泌的有害影响。此外，放疗能诱导垂体功能低下，尽管进行了替代治疗这些垂体功能紊乱的库欣病患者的生活质量是受损的。双侧肾上腺切除术对库欣病而言是一种有效且严峻的治疗方法，需要终身糖皮质激素和盐皮质激素替代治疗，在应激状态下有出现急性肾上腺皮质功能减退的风险。考虑到未控制高皮质醇血症对死亡率影响和放疗、双侧肾上腺切除术存在的缺陷，对手术不成功或不可行的库欣病患者需要有效药物治疗。药物治疗作用目前受限于可选用药物有效性和 / 或严重毒性，妨碍了长期治疗。近年来，新分子靶点被确认作为促肾上腺皮质腺瘤药物治疗。

（三）高皮质醇血症存在哪些风险？

库欣综合征未有效控制时，慢性高皮质醇血症状态引发的多种并发症会导致高致残和致死率。ACTH 依赖性库欣综合征，尤其是库欣病的诊断仍然是难点，常因症状的渐进性发展而延迟。首先，慢性高皮质醇血症能诱导机体产生面部和腹部脂肪堆积，肌肉和皮肤萎缩和骨质疏松；其次，皮质醇过度分泌对脑部产生的主要作用是精神异常和神经认知功能异常。55%～80% 库欣病患者有抑郁和焦虑症状。严重高皮质醇血症会诱导精神病。神经认知功能异常除了表现为睡眠障碍外，还有记忆损伤和执行功能异常。再次，库欣病伴随一系列代谢综合征所有组分，包括超重或肥胖（超过 90% 患者）、高血压（超过 60%～80%）、糖耐量减低或糖尿病（超过 65%）和血脂代谢紊乱（40%～70%）。一系列心血管危险因素及过多皮质醇分泌产生的可能直接心脏毒性效果使库欣病患者更易患冠状动脉疾病、左室肥大、舒张功能紊乱和脑血管疾病。凝血级联系统和纤维蛋白溶解激活，除了动脉血栓危险增加

外，库欣病还与静脉血栓疾病危险增加有关。最后，由于库欣病混杂特征如多毛、性腺功能减退、肾脏结石和易感性增加。

二、药物治疗在库欣综合征中的地位

库欣综合征理想的治疗目标是去除病因及纠正高皮质醇血症。然而手术治疗及放射治疗并不能达到 100% 治愈。由于手术治疗和放疗对于疾病缓解有限，其在临床控制高皮质醇血症广泛应用方面受到限制。仍有相当一部分患者因术后持续高皮质醇血症或丧失手术机会，不能通过手术或放疗得到生化缓解。鉴于高皮质醇血症的危害性，如何扩大其使用范围让更多的患者受益已成为近年来困扰内分泌学界的一道重大的难题。药物治疗长久以来一直作为辅助治疗的手段，通过药物治疗来控制高皮质醇血症，改善病情，在复发或不适合手术患者中的治疗地位越来越受到重视。

三、库欣综合征的药物治疗策略

（一）哪些人群适合应用药物治疗？

1. 库欣病经垂体放疗后，等待放疗效果出现；
2. 垂体手术加垂体放疗，疗效均不好；
3. 病情严重不能耐受手术治疗；
4. 肾上腺癌伴转移，无法手术；
5. 术前准备；
6. 异位 ACTH 综合征病情严重暂时无法找到原发病灶。

（二）库欣综合征药物治疗的分类和相应的作用机制？

库欣综合征的药物治疗可通过控制下丘脑 - 垂体的 ACTH 合成和分泌、阻断肾上腺的异常受体、抑制肾上腺的糖皮质激素的合成和分泌，以及阻断外周糖皮质激素的效应等发挥作用，可作为控制高皮质醇血症的有效选择。根据治疗靶点的不同主要分为三大类：作用于下丘脑 - 垂体药物、作用于肾上腺药物和糖皮质激素受体抑制剂。

1. 作用于下丘脑 - 垂体的药物

（1）多巴胺受体激动剂：腺垂体大部分细胞表达多巴胺受体（dopamine receptor，DR）。原位杂交、RT-PCR 和免疫组织化学发现促肾上腺皮质腺瘤主要表达 D_2 受体。库欣病患者促肾上腺

皮质细胞 D_2 受体表达水平与多巴胺受体激动剂卡麦角林对尿皮质醇的抑制效果呈正相关。人促肾上腺皮质腺瘤表达一定程度 D_2 受体可作为应用多巴胺受体激动剂治疗的潜在靶点。溴隐亭作为多巴胺受体激动剂，能减少腺垂体合成ACTH。超过75% 垂体ACTH腺瘤中都有多巴胺 D_2 受体表达，但临床试验证实溴隐亭只对少数库欣病患者有效。早期研究提出多巴胺受体激动剂溴隐亭短期治疗能降低40% 库欣病患者 ACTH 和皮质醇水平，而目前认为溴隐亭对库欣病治疗效果模棱两可。研究证实卡麦角林短期和长期治疗分别能使 37% 和 30%（治疗周期 >2 年，平均剂量 2.1mg/ 周）库欣病患者尿皮质醇恢复正常。与库欣病患者帕瑞肽长期治疗未产生脱逸现象相比，相当一部分患者出现卡麦角林治疗后的脱逸。有报道 20 例库欣病患者中 5 例患者出现了治疗脱逸。长期卡麦角林治疗在相当一部分库欣病患者中有效。然而卡麦角林对于心脏瓣膜功能的影响仍有存在较大争议。在应用高剂量卡麦角林治疗的帕金森患者中发现瓣膜成纤维细胞 5- 羟色胺 2B 型受体激活引起了心脏瓣膜纤维化。与未治疗患者相比，应用低剂量卡麦角林治疗催乳素腺瘤患者仍观察到较高的瓣膜钙化发生率，但未影响瓣膜功能。

（2）生长抑素类似物（SSA）：生长抑素对于多种腺垂体激素分泌都有抑制作用，特别是 GH、TSH 和 PRL 分泌。生长抑素通过生长抑素受体（SSR）发挥作用。生长抑素受体共分为 5 种亚型，为不同基因所编码。正常腺垂体表达 5 种中的 4 种 SSR 亚型，如 SSTR1、SSTR2、SSTR3 和 SSTR5。生长抑素受体类似物对多种神经内分泌肿瘤均有效。研究发现 ACTH 瘤表达生长抑素受体 SSTR1、SSTR2 和 SSTR5 亚型，应用其配体可进行针对性治疗。促肾上腺激素垂体肿瘤主要表达 SSTR2（相对低水平）和 SSTR5 受体。生长抑素类似物奥曲肽和兰瑞肽为选择性 SSTR2 配体，在库欣病患者对 ACTH 和尿皮质醇分泌没有抑制作用。新型 SSA 帕瑞肽（pasireotide，SOM230）对 SSTR1～3，特别是 SSTR55 有高度亲和性。近期，体内和体外研究评估了帕瑞肽在库欣病患者对 ACTH 和皮质醇分泌的抑制作用。帕瑞肽单药治疗 28 天（100～250μg，每日 3

次），能使 29% 初发或复发库欣病患者尿皮质醇降至正常范围。近期大型双盲多中心 III 期临床试验纳入了 162 例库欣病患者，采用帕瑞肽 600μg 或 900μg，每日 2 次（分别为 82 例和 80 例），治疗在 6 个月时分别使 15% 和 26% 患者尿皮质醇水平恢复正常。所有治疗应答者在最初 2 周内观察到效果，完全应答患者尿皮质醇水平能迅速控制并持续生化缓解超过 1 年。高剂量帕瑞肽（900μg，每日 2 次）治疗 12 个月后可观察到肿瘤缩小。未治疗的库欣病患者中 ACTH 肿瘤相对低表达 SSTR2 是由于循环高皮质醇水平的抑制作用所致。ACTH 肿瘤 SSTR5 相对于 SSTR2 的高表达是由于 SSTR5 对皮质醇抑制作用不敏感。SSTR5 受体作为未治疗库欣病的治疗靶点。药物引起高血糖作为主要不良反应是由于帕瑞肽抑制了肠促胰岛素的分泌。欧洲近期推荐帕瑞肽作为手术失败或无法手术库欣病患者的治疗方案。

（3）其他：5- 羟色胺拮抗剂和 γ- 氨基丁酸（γ-aminobutyric acid，GABA）激动剂。5- 羟色胺拮抗剂赛庚啶（cyproheptadine）作为下丘脑 CRH 和抗利尿激素分泌抑制剂和 GABA 再摄取抑制剂丙戊酸钠（sodium valproate）对降低库欣病患者 ACTH 和皮质醇水平效果有限。

2. 作用于肾上腺的药物　肾上腺皮质表达类固醇合成酶可作为库欣综合征治疗的重要靶点，作用于肾上腺皮质的皮质醇合成抑制剂能明显纠正库欣综合征患者的高皮质醇血症，改善临床症状，疗效呈剂量依赖性，常用的有米托坦、氨鲁米特、美替拉酮、酮康唑。11β- 羟化酶涉及 11- 脱氧皮质醇生成皮质醇的最后步骤，作为重要靶点能被多种肾上腺阻断药物所抑制。除 11β- 羟化酶外，17α- 羟化酶也涉及孕烯醇酮向 17- 羟孕烯醇酮和黄体酮向 17- 羟孕酮转化，作为药物治疗靶点抑制皮质醇和脱氢表雄酮合成。最后，有些药物能抑制参与类固醇激素合成第一步促进胆固醇向孕烯醇酮转化的胆固醇侧链裂解酶（CYP11A1）。

（1）米托坦（mitotane, o, p'-DDD）：米托坦（双氯苯二氯乙烷）是杀虫剂 DDT 的衍生物，能选择性作用于肾上腺皮质网状带和束状带，抑制胆固醇侧链裂解酶（11CYP11A1）、3β- 类固醇脱氢酶、11β- 羟化酶（CYP11B1）和 18- 羟化酶（CYP11B2），直接破坏肾上腺皮质组织使之出血坏死，抑制类固醇激素的合成。米托坦最先用于肾上腺皮质癌以减少皮质醇分泌和诱导肿瘤破坏，之后广泛应用于各种病因所致的高皮质醇血症。米托坦证实在库欣病患者有效。46 例库欣病患者应用米托坦有 38 例（83%）获得缓解，其中 60% 患者复发。米托坦本身的副作用限制了其在库欣病患者中的应用。米托坦在库欣病中的治疗剂量未明，但低于用于肾上腺皮质癌抗肿瘤作用。近期 Baudry 等治疗 76 例系列库欣病，将缓解定义为尿皮质醇水平或高皮质醇血症正常，72% 患者平均治疗 6.7 个月（5.2～8.2 月），缓解时血浆米托坦浓度为（10.5±8.9）mg/L，日平均剂量为（2.6±1.1）g。Baudry 等随访发现血浆米托坦浓度 ≥8.5mg/L 时与正常尿皮质醇水平相关。米托坦通过口服途径，60% 经粪便排泄，40% 累积于肝脏、脑、脂肪和肾上腺组织。初始剂量 500mg 口服，每日 3 次，最大剂量 3 000mg 口服，每日 3 次。起始每隔 1～2 个月检测 1 次米托坦浓度，浓度到达 10～14mg/L 后改为每 3 个月检测 1 次。米托坦起效慢，有消化和神经系统的副作用，须严密监测药物浓度。其特异的抗肾上腺的作用能达到长期有效控制高皮质醇血症，防止库欣病患者因皮质醇降低、ACTH 升高而出现脱逸现象。因其易发生肾上腺功能不全，需行糖皮质激素替代治疗。用药期间需随访临床症状和 24 小时尿游离皮质醇测定。

（2）酮康唑（ketoconazole）：酮康唑最初作为抗真菌药应用，通过抑制多种类固醇激素合成酶（如 11β- 羟化酶、17- 羟化酶和 18- 羟化酶）来减少类固醇激素产生。酮康唑是最常用的抑制肾上腺药物之一。最主要的副作用包括肝脏毒性。治疗期间需要监测肝功能，其他副作用包括男性性功能减退和胃肠道不适。回顾性研究发现（起始口服酮康唑 200～400mg/d，逐渐加量最大 1 200mg/d 直至生化缓解）平均随访 23 个月后，51% 库欣病患者治疗后获得生化缓解。皮质醇合成减少带来临床症状的改善，包括血压下降和血糖降低。所有治疗有应答患者，能在治疗最初 3 个月内获得生化缓解。酮康唑治疗并不昂贵，然而不是在所有国家都适用。酮康唑初始剂量 200mg 口服，每日 2 次，最大剂量 400mg 口服，每日 3 次，不推荐

妊娠期间服用。治疗期间可能会出现肝酶轻度短暂升高，恶心、呕吐、腹痛、发热、乏力，在男性有可能引起男性性功能减退、男性乳房发育、肾上腺皮质功能减退、高血压、甲状腺功能减退、甘油三酯血症少见。质子泵抑制剂能减少酮康唑生物利用率，因此两药不适宜联合应用。

（3）氨鲁米特（aminoglutethimide）：氨鲁米特又称氨基导眠能，通过抑制胆固醇侧链裂解酶活性来抑制类固醇激素的合成，但降低的皮质醇可以刺激 ACTH 的合成和分泌，有拮抗药物的作用。氨鲁米特可拮抗美替拉酮升高雄激素和盐皮质激素的副作用。常用剂量 0.75～1.5g/d，分次口服。但服药期间需用小剂量糖皮质激素，以防止发生肾上腺皮质功能减退危象。氨鲁米特是较强的肝酶诱导剂，使用时应注意药物协同作用。

（4）美替拉酮（metyrapone）：美替拉酮最初抑制皮质醇合成的最后步骤，如 11β- 羟化酶，用于治疗肾上腺肿瘤、异位 ACTH 综合征和库欣病患者。美替拉酮起效快速，发现库欣病患者首剂口服 2 小时内出现皮质醇水平下降。短期美替拉酮治疗多有效，库欣病患者快速抗药性发生较少。大多数患者临床症状得到改善，75% 生化得到控制（平均剂量 2 250mg/d）。美替拉酮显著降低皮质醇的效果伴随着对 ACTH 负反馈抑制的消失，过度刺激肾上腺产生雄激素和盐皮质激素前体（脱氧皮质酮）。多毛、痤疮和盐皮质激素过多症状如低钾血症和高血压限制了美替拉酮的长期应用。美替拉酮应用剂量多在 500～6 000mg/d 之间，可用于治疗妊娠期库欣综合征。美替拉酮对于库欣病患者的治疗效果仍需长程研究来进一步观察。

（5）依托咪酯（etomidate）：衍生物和麻醉药依托咪酯能抑制 17- 羟化酶和 11β- 羟化酶。起效迅速，对于需要迅速控制皮质醇水平且口服药物存在顾虑时，可考虑静脉应用依托咪酯。尽管依托咪酯多用于 EAS 患者，但在库欣病患者中也有应用。经注射途径药物应用剂量维持在 0.03～0.3mg/(kg·h)。通常初始剂量为 0.1mg/(kg·h)，维持剂量 0.03mg/(kg·h)，最大剂量 0.3mg/(kg·h)，每日总剂量不超过 25mg/kg。应用过程中需注意低血压、肌阵挛和镇静作用。

3. 糖皮质激素受体拮抗剂 垂体靶向药物

只对部分库欣病患者有效。肾上腺阻断药物有着较高的有效性，同样也会带来较高的毒性作用。因而需要评估其他可能的治疗手段，包括阻断自身糖皮质激素受体。至今临床上唯一可用的糖皮质激素受体是米非司酮。米非司酮因其潜在抗孕激素作用最早被用作避孕药。在近期开放的多中心试验（SEISMIC 研究）中纳入的库欣病患者中，米非司酮的应用剂量为 300～1 200mg/d。其中 87% 患者临床症状得到明显改善，60% 糖尿病得到改善，38% 舒张压得到改善，体重减轻，臀围减少。米非司酮近期被美国用于手术失败或无法手术合并糖尿病或高血糖的库欣综合征。米非司酮治疗可能会产生严重副作用，如高血压和低钾血症加重以及女性患者出现子宫内膜增生。目前没有明确生化指标可用于调整米非司酮剂量，药物剂量过大可能会导致临床肾上腺皮质功能减退。考虑到药物强的临床有效性和副作用，米非司酮治疗主要用于考虑存在急性并发症的重症高皮质醇（如急性精神异常、严重感染）、垂体腺瘤患者但对手术治愈机会较低者（垂体腺瘤未定位和未见腺瘤者）和等待放疗起效的患者候选治疗，而对长期米非司酮治疗安全性需要额外研究。

（三）以垂体为治疗靶向的新药物及潜在有效新型肾上腺阻断药物有哪些？

在实验库欣病动物模型中发现视黄醇可作为有效的药物治疗选择。近期前瞻性多中心研究在 7 例库欣病患者中应用视黄醇 10mg 到 80mg 治疗 6～12 个月，3 例患者尿皮质醇恢复正常，仅报道了轻度副作用。

LCI699 能有效抑制 11β- 羟化酶和 18β- 羟化酶，目前对于库欣病患者治疗的有效性仍在研究中。初步开放研究中 11 例轻度至重度库欣病患者口服 LCI699 共 10 周，10 例口服 5～10mg 每日 2 次 70 天时 UFC 恢复正常，5 例患者 ACTH 较基线水平升高大于 2 倍。药物耐受良好，副作用包括乏力、恶心和头痛，仅 4 例患者出现药物相关的低钾血症。近期体外人肾上腺皮质细胞原代培养发现药理学浓度的氟康唑能抑制皮质醇产生。这种效果通过抑制 11β- 羟化酶和 17- 羟化酶活性来介导。尽管氟康唑有效性逊于酮康唑（抑制皮质醇分泌 IC50 分别为 67μmol/L 和 0.75μmol/L），它可能成为控制库欣综合征患者高皮质醇血症酮康唑治疗的选择性药物。

四、探讨提高治疗疗效和安全性的其他问题

（1）选择联合药物治疗的优势：首先，联合药物治疗能在可接受时间窗内抑制皮质醇产生，迅速达到生化缓解逆转致残和病死率。达到生化缓解可减少药物剂量或停用其中一种药物；其次，联合治疗允许各联合药物采用较低剂量，减少不良事件发生；最后，联合治疗对 ACTH 肿瘤细胞的 ACTH 分泌有强化效果。大多数 ACTH 肿瘤同时表达 SSTR5 和 D$_2$，联合 SSTR5 和 D$_2$ 靶点药物可对 ACTH 分泌有着额外或协同作用。体外数据发现针对 SSTR5 和 D$_2$ 协同作用可能增加治疗效果。

（2）联合药物治疗的用法：近期报道了 17 例库欣病患者用分段方法以帕瑞肽单药治疗起始（300μg/d 起始，增加到 750μg/d），治疗 1 个月后如 UFC 未恢复正常则联合卡麦角林（隔日服用 1.5mg），继续联合治疗 UFC 仍升高者再加用酮康唑（600mg/d）。第 80 天近 90% 患者获得生化缓解，单用帕瑞肽 29% 患者缓解，加用卡麦角林后另有 24% 患者缓解，三药治疗后 35% 获得额外缓解。有意义的是无论研究核心期还是延长期联合帕瑞肽和卡麦角林治疗均未观察到脱逸现象，这与以往报道长期卡麦角林单药治疗引起的脱逸现象有所不同。

（王卫庆）

参 考 文 献

[1] Isidori AM，Kaltsas GA，Mohammed S，et al. Discriminatory value of the low-dose dexamethasone suppression test in establishing the diagnosis and differential diagnosis of Cushing's syndrome. J Clin Endocrinol Metab，2003，88（11）：5299-5306.

[2] Newell-Price J，Bertagna X，Grossman AB，et al. Cush-

ing's syndrome. Lancet, 2006, 367 (9522): 1605-1617.

[3] Ilias I, Torpy DJ, Pacak K, et al. Cushing's syndrome due to ectopic corticotropin secretion: twenty years' experience at the National Institutes of Health. J Clin Endocrinol Metab, 2005, 90 (8): 4955-4962.

[4] Lindsay JR, Nieman LK. Differential diagnosis and imaging in Cushing's syndrome. Endocrinol Metab Clin North Am, 2005, 34 (2): 403-421.

[5] Kaltsas GA, Giannulis MG, Newell-Price JD, et al. A critical analysis of the value of simultaneous inferior petrosal sinus sampling in Cushing's disease and the occult ectopic adrenocorticotropin syndrome. J Clin Endocrinol Metab, 1999, 84 (2): 487-492.

[6] Colao A, Faggiano A, Pivonello R, et al. Inferior petrosal sinus sampling in the differential diagnosis of Cushing's syndrome: results of an Italian multicenter study. Eur J Endocrinol, 2001, 144 (5): 499-507.

[7] Nieman LK, Biller BM, Findling JW, et al. The diagnosis of Cushing's syndrome: an Endocrine Society Clinical Practice Guideline. J Clin Endocrinol Metab, 2008, 93 (5): 1526-1540.

[8] Hall WA, Luciano MG, Doppman JL, et al. Pituitary magnetic resonance imaging in normal human volunteers: occult adenomas in the general population. Ann Intern Med, 1994, 120 (10): 817-820.

[9] de Herder WW, Krenning EP, Malchoff CD, et al. Somatostatin receptor scintigraphy: its value in tumor localization in patients with Cushing's syndrome caused by ectopic corticotropin or corticotropin-releasing hormone secretion. Am J Med, 1994, 96 (4): 305-312.

[10] Biller BM, Grossman AB, Stewart PM, et al. Treatment of adrenocorticotropin-dependent Cushing's syndrome: a consensus statement. J Clin Endocrinol Metab, 2008, 93 (7): 2454-2462.

[11] Atkinson AB, Kennedy A, Wiggam MI, et al. Long-term remission rates after pituitary surgery for Cushing's disease: the need for long-term surveillance. Clin Endocrinol (Oxf), 2005, 63 (5): 549-559.

[12] Castinetti F, Nagai M, Dufour H, et al. Gamma knife radiosurgery is a successful adjunctive treatment in Cushing's disease. Eur J Endocrinol, 2007, 156 (1): 91-98.

[13] Chow JT, Thompson GB, Grant CS, et al. Bilateral laparoscopic adrenalectomy for corticotrophin-dependent Cushing's syndrome: a review of the Mayo clinic experience. Clin Endocrinol (Oxf), 2008, 68 (4): 513-519.

[14] de Bruin C, Pereira AM, Feelders RA, et al. Coexpression of dopamine and somatostatin receptor subtypes in corticotroph adenomas. J Clin Endocrinol Metab, 2009, 94 (4): 1118-1112.

[15] Godbout A, Manavela M, Danilowicz K, et al. Cabergoline monotherapy in the long-term treatment of Cushing's disease. Eur J Endocrinol, 2010, 163 (5): 709-716.

[16] Feelders RA, de Bruin C, Pereira AM, et al. Pasireotide alone or with cabergoline and ketoconazole in Cushing's disease. N Engl J Med, 2010, 362 (19): 1846-1848.

[17] Colao A, Petersenn S, Newell-Price J, et al. A 12-month phase 3 study of pasireotide in Cushing's disease. N Engl J Med, 2012, 366 (10): 914-924.

[18] Luton JP, Mahoudeau JA, Bouchard P, et al. Treatment of Cushing's disease by O, p'DDD. Survey of 62 cases. N Engl J Med, 1979, 300 (9): 459-464. Castinetti F, Morange I, Jaquet P, et al. Ketoconazole revisited: a preoperative or postoperative treatment in Cushing's disease. Eur J Endocrinol, 2008, 158 (1): 91-99.

[19] Preda VA, Sen J, Karavitaki N, et al. Etomidate in the management of hypercortisolaemia in Cushing's syndrome: a review. Eur J Endocrinol, 2012, 167 (2): 137-143.

第四章 矮 小 症

矮身材是指身高低于同性别、同年龄的正常人群平均身高 2 个标准差者（-2SD）或低于第 3 百分位数（-1.88SD）。如年生长速度＜7cm/ 年（＜2 岁儿童），4 岁至青春期儿童＜5cm/ 年，青春期儿童＜6cm/ 年，为生长速度不足，需引起警惕。

一、矮小症的病因

矮小症的各种病因见表 2-4-1。

二、矮小症的治疗

（一）治疗的意义

①改善患者终身高；②改善患者生存自尊心和自信心；③提高患者社会适应度。

（二）治疗的方法

根据不同的病因制定个体化的治疗方案，包括：①原发病治疗；②促生长药物治疗；③饮食、运动治疗；④其他。

多年来，生长迟缓性疾病的治疗被限定在校正潜在的疾病或激素干预。然而，在过去的 20 年间，生长障碍的治疗扩展为激素替代治疗，包括强化治疗来改善身高，改善体质成分和生活质量。这种扩大治疗范围的后果之一是陷入复杂的伦理困境，关于 GH 开始治疗和中断治疗的合适标准，健康资源的合理配置和"美容内分泌学"需要的生长都是目前值得探讨的问题。

三、生长激素的治疗

（一）回顾

生长激素是由 191 个氨基酸组成，分子量为 22kDa 的蛋白质。其生理功能包括：

（1）促进软骨生长：身高增长主要通过长骨骨干与骨骺之间的软骨板中的细胞分裂增殖实现，GH 通过软骨细胞产生 IGF-1，促软骨细胞增殖，骨生长。

（2）对三大物质代谢的影响：

1）蛋白质代谢：GH 促细胞分裂、增殖、蛋白合成。

2）脂代谢：分解脂肪，抑制脂肪酸的酯化。

3）糖代谢：小剂量降血糖，大剂量导致血糖升高。

表 2-4-1　儿童矮身材病因

非内分泌缺陷性矮身材	家族性：特发性矮身材、体质性青春发育延迟 营养不良性
生长激素缺陷	垂体发育异常：如前脑无裂畸形、视中隔发育不良、腭裂、下丘脑错构胚细胞瘤等 生长激素、生长激素释放激素缺陷 　特发性生长激素缺乏症 　　机制不明、部分患儿可见垂体发育不良 　常染色体隐性遗传 　　Ⅰ型 　　　ⅠA 型 *GH1* 基因缺失 　　　ⅠB 型 *GH1* 及其他基因突变、生长激素释放激素受体基因变异 　常染色体显性遗传 　　Ⅱ型 *GH1* 及其他基因变异 　X 连锁遗传Ⅲ型 转录因子基因缺陷：如 *Pit1*、*ProP1*、*HESX-1*、*LHX3* 等基因突变 生长激素受体缺陷 Laron 综合征 IGF-1 缺陷
颅脑损伤	围产期损伤（臀位产、缺血缺氧、颅内出血等）、颅底骨折、放射线损伤、炎症后遗症等
脑浸润病变	如肿瘤、朗格汉斯细胞组织细胞增生症等
其他	小于胎龄儿、生长激素神经内分泌功能障碍、精神心理性矮身材、染色体畸变、骨骼发育障碍、慢性系统性疾病等

（3）对水、矿物质代谢影响：促进水、钠潴留，钾磷正平衡，肠钙吸收。

（4）有抗衰老，促进脑功能效应，增强心肌功能，提高免疫功能等作用。

1956年，从人垂体中分离和提纯的生长激素（pituitary derived human growth hormone，phGH）问世，并随之应用于生长激素缺乏症（growth hormone deficiency，GHD）的治疗。但由于1984年开始相继报道了应用phGH的患者中出现了数十例克-雅（Creutzfeldt-Jakob）病，研究发现是因为应用了从尸体垂体中提取的GH治疗造成的，从尸体的垂体中提取的GH存在亚病毒颗粒污染，故1985年初phGH被美国FDA禁用。之后数月，生化合成的生长激素被美国FDA核准上市，但因具有较高的抗原性易产生抗体而被很快停用。同年，体外合成重组人生长激素（recombinant human growth hormone，rhGH）成功并上市，使GH的大量临床应用成为可能。基因重组人生长激素的生物合成技术有两种，一种是细菌（原核）重组，另一种是哺乳动物细胞（真核）重组。目前国内外rhGH多采用大肠杆菌分泌型基因表达技术合成，其氨基酸含量、序列及蛋白质结构与天然生长激素相同。

1985年FDA批准rhGH用于生长激素缺乏症（growth hormone deficiency，GHD）儿童的治疗。之后FDA又相继批准rhGH用于一系列非生长激素缺乏症患者矮身材的治疗。

FDA批准生长激素治疗的常见适应证：

1985年，GHD；

1993年，慢性肾功能不全肾移植前；

1996年，特纳（Turner）综合征；

2000年，普拉德-威利（Prader-Willi）综合征；

2001年，小于胎龄儿；

2003年，特发性矮身材；

2006年，*SHOX*基因缺失；

2008年，Noonan综合征（努南综合征）。

（二）现状

近30年来，rhGH在临床应用日益广泛，促生长、改善终身高的作用得到公认。关注矮小儿童的社会和心理危害，希望得到有效治疗，也导致促生长治疗的数量增加。虽然也有一些矮身材出现学习成绩不良、行为问题及社会胜任能力降低的报道，但是数据证实身材本身对生理健康的影响有限，更多的是与心理和社会损害关系更密切。对于许多孩子，考虑生长障碍的原因后进行适当的治疗，需要充分评估患者和家长的关注程度、治疗成功的可能性、治疗的益处、需要的感情投入和金钱资源。

目前GH的临床应用存在以下问题：①随意扩大rhGH应用范围。②疾病诊断不规范。③过度或不规则治疗。④治疗过程中不注意监测等。

欧洲儿科内分泌学会（ESPE）、美国劳森-威尔金斯（Lawson-wilkins）儿科内分泌学会、国际儿科内分泌学会（ISPE）、美国临床内分泌医师学会（AACE）等多个学会制定了GHD以及非生长激素缺乏症矮身材儿童rhGH诊疗指南及共识等。2016年美国儿科内分泌学会药物治疗委员会颁布儿童和青少年生长激素和胰岛素样生长因子1治疗指南：生长激素缺乏、特发性矮小和原发性胰岛素样生长因子1缺乏。

中华医学会儿科学分会内分泌遗传代谢学组于1998年提出《对基因重组人生长激素在临床应用的建议》，2008年制定了《矮身材儿童诊治指南》，以期规范rhGH的临床应用，指导矮身材儿童的诊治，2013中华医学会儿科学分会内分泌遗传代谢学组再次组织修订《基因重组人生长激素儿科临床规范应用的建议》，以期进一步指导rhGH的规范应用。

1. 常见的可用rhGH治疗的主要内分泌遗传病

（1）生长激素缺乏症：GHD是第一个被美国FDA批准可用rhGH治疗的疾病。因GHD的诊断缺乏金标准，在诊断过程中，应综合分析患儿生长发育指标及生化检测结果。

GHD诊断依据：①身高落后于同年龄、同性别正常健康儿童身高的第3百分位数（-1.88SD）或-2个标准差（-2SD）以下；②年生长速率<7cm/年（3岁以下）；<5cm/年（3岁—青春期前）；<6cm/年（青春期）；③匀称性矮小、面容幼稚；④智力发育正常；⑤骨龄落后于实际年龄；⑥两项GH药物激发试验GH峰值均<10μg/L；⑦IGF-1水平低于正常。

（2）特发性矮身材（idiopathic short stature，ISS）：是一组目前病因未明的导致身材矮小疾病的总称。60%～80% 身高低于 2SD 的矮身材儿童符合 ISS 的定义，且该定义包括体质性青春期发育迟缓、家族性矮身材等。因此，ISS 是排他性诊断，在诊断过程中务必根据患者的病史、家族史、临床表现、体格检查、相关实验室检查等排除其他导致身材矮小的原因。

ISS 的治疗标准以生长学指标为主，目前尚无任何生化指标可以决定是否启动 ISS 治疗。ISS 治疗的身高指征因不同国家 / 地区和临床参数而不同。美国等规定 ISS 的治疗标准：身高低于同性别、同年龄、正常健康人群平均身高 2.25SD（<1.2 百分位）；生长激素研究学会、劳森 - 威尔金斯儿科内分泌学会、欧洲内分泌学会推荐的标准为低于平均身高的 -2～-3 标准差积分（SDS），建议开始治疗年龄为 5 岁到青春期早期；国外大部分资料中 ISS 患者 rhGH 治疗的年龄在 3～4 岁以上。

国内推荐用 rhGH 治疗的 ISS 患儿，应满足下列条件：①身高落后于同年龄、同性别正常健康儿童平均身高 2SD；②出生时身长、体重处于同胎龄儿的正常范围；③排除了系统性疾病、其他内分泌疾病、营养性疾病、染色体异常、骨骼发育不良、心理情感障碍等其他导致身材矮小的原因；④ GH 药物激发试验 GH 峰值≥10μg/L；⑤起始治疗的年龄为 5 岁。

（3）小于胎龄儿（SGA）：目前，国内外缺乏统一的小于胎龄儿的诊断标准。不同国家或地区的诊断标准有所不同。大多认为小于胎龄儿是指出生体重和 / 或身长低于同胎龄正常参考值第 10 百分位的新生儿；或指出生体重低于同胎龄正常参考值 2SD 或第 3 百分位的新生儿。国内普遍采用前者作为小于胎龄儿的诊断指标。

FDA 于 2001 年批准 rhGH 用于小于胎龄儿的治疗，但并非所有出生时诊断小于胎龄儿的患儿均需应用 rhGH 治疗。大多数小于胎龄儿在出生 6～12 个月实现追赶生长。2～3 岁时，90% 的小于胎龄儿实现追赶生长。但早产小于胎龄儿可能要经 4 年或 4 年以上身高才能达到正常范围。实现追赶生长包括两层含义：①身长和体重超过同年龄、同性别正常儿童的 -2SD；②生长速率超过同年龄、同胎龄儿童的均值。反之，则称为追赶生长失败。

关于小于胎龄儿患儿起始治疗的年龄，国内外专家并未取得一致意见。美国 FDA 推荐 2 岁小于胎龄儿未实现追赶生长者即可开始 rhGH 治疗。欧洲 EMEA 推荐 4 岁以上身高 SDS <-2.5；生长速度低于同年龄均值；身高 SDS 低于遗传靶身高 SDS 的 1SD 可用 rhGH 治疗。国际儿科内分泌学会和 GH 研究学会推荐 2～4 岁小于胎龄儿无追赶生长，身高 SDS<-2.5 可考虑开始 rhGH 治疗；对于 4 岁以上未实现追赶生长，身高 SDS 为 -2～-2.5 的小于胎龄儿是否应用 rhGH 治疗尚未有统一共识，但大部分专家认为身高 <-2.0 SDS 可考虑 rhGH 治疗。

国内建议小于胎龄儿 rhGH 治疗指征：①出生体重和 / 或身长低于同胎龄、同性别正常参考值第 10 百分位；②≥4 岁身高仍低于同年龄、同性别正常儿童平均身高 2SD。

小于胎龄儿 rhGH 治疗前是否需要评价 GH 分泌状态尚存在争议。小于胎龄儿 GH-IGF-1 轴功能表现不一，典型 GHD 较为少见，部分患儿可出现 24 小时 GH 分泌率降低，IGF-1 及 IGFBP（胰岛素样生长因子结合蛋白）-3 的水平较正常儿童及适于胎龄的矮身材儿童低。若小于胎龄儿生长速率持续下降，出现 GH 缺乏或垂体功能低下的表现时，则应评价 GH-IGF-1 轴功能，必要时进行其他垂体内分泌轴功能评价。

流行病学资料表明，小于胎龄儿成年后发生心血管疾病、代谢综合征、卒中等疾病的风险增加。rhGH 治疗前，根据患儿的情况可考虑进行糖代谢功能检测，以排除合并糖代谢异常等。

（4）特纳综合征（Turner syndrome）：又称先天性卵巢发育不全综合征，是由于全部或部分体细胞中一条 X 染色体完全或部分缺失，或 X 染色体存在其他结构异常所致。其患病率为 1/4 000～1/2 000 活产女婴，是常见的人类染色体异常疾病之一。特纳综合征患者生长迟缓始于宫内，出生身长和体重可在正常低限。部分患者在 18 个月龄左右即出现进一步线性生长速度降低，3 岁后更明显，至青春期时未现正常青春期应有的身高突增。成人身高常低于正常人平均身高 20cm 左右。95% 的特纳综合征患者表现为矮身材。但部分嵌合体或遗传靶身高较高者身高也可位于正常范围。

典型特纳综合征的诊断依据为：①生长发育落后；②性腺发育不全；③具有特殊的躯体特征，如后发际低，面部多痣，蹼颈，肘外翻，乳距宽，盾形胸，第4、第5掌骨短等；④染色体核型分析提示X染色体完全缺失或结构异常。

因生长落后可为特纳综合征患儿青春期前唯一的临床表现，故青春期前生长落后的女孩应常规行染色体核型分析，以排除特纳综合征。特纳综合征患儿生长落后的机制不明，GH-IGF-1轴功能表现不一，患儿的GH激发试验结果可以正常，也可出现GH部分缺乏，因此GH激发试验不需常规进行，但对于生长速率明显偏离Turner生长曲线的患儿，仍应注意下丘脑-垂体轴的功能检查。具有一定骨骼特征的特纳综合征患儿中SHOX基因缺陷相对常见，必要时可行SHOX基因分析。

美国FDA于2003年批准将rhGH用于改善特纳综合征患者成人期身高。证实rhGH可有效增加特纳综合征的成人身高，但身高的获益程度取决于治疗开始时的身高、遗传身高、治疗时的年龄、疗程以及剂量等因素。

rhGH安全性：与特发性生长激素缺乏症、特发性矮身材相比，特纳综合征患者rhGH治疗期间，颅高压、股骨头滑脱、胰腺炎的发生风险增高；可能导致脊柱侧凸的发生和进展以及手脚变大。rhGH治疗可刺激黑色素细胞生长，但不会增加色素痣的数目，也不会刺激其恶变。没有证据表明rhGH治疗增加特纳综合征患者肿瘤的发生风险。大多数研究显示rhGH治疗不会加剧糖代谢异常，但因特纳综合征本身糖代谢异常的风险较高，rhGH是否增加2型糖尿病的风险仍有待进一步研究。

rhGH治疗监测：rhGH治疗需在儿科内分泌医师的指导下进行，并且每3~6个月进行生长发育、性发育、甲状腺功能、血糖、胰岛素、HbA$_{1C}$、IGF-1水平、脊柱侧凸和后凸等监测。建议在rhGH治疗期间，IGF-1水平不宜持续高于2 SDS，若IGF-1>3 SDS，应减量使用rhGH甚至暂停并观察；若IGF-1在2~3 SDS之间，应根据临床情况调整rhGH剂量并注意监测IGF-1水平。若rhGH治疗开始时脊柱异常已经存在，或治疗过程中加重，须与整形外科合作商议治疗对策。部分患者可因rhGH治疗致颅面部比例改变，应定期至口腔正畸科随访。

近年通过分子遗传学研究发现，部分特纳综合征患儿体内可含有Y染色体或有来源于Y染色体的片段，具有该核型的患儿发生性腺恶性肿瘤的危险性增加30%。且发病风险随年龄的增长而明显增加，其中2/3为性腺母细胞瘤，10%为更恶性的内胚窦瘤或胚胎癌，明确诊断后应尽早行双侧性腺预防性切除。具有该种核型的患儿rhGH治疗应非常慎重。

（5）普拉德-威利（Prader-Willi）综合征：Prader-Willi综合征多由于15q11-13父源性缺失、母源性单亲二倍体或sNRPN、NDN、MAGEL2、MKRN3等印记基因异常所引起的一种综合征。临床主要表现为：婴儿期喂养困难、肌张力低下，幼儿期生长落后，肥胖，智力发育障碍，低促性腺激素性腺功能减退。2000年，FDA批准rhGH用于儿童Prader-Willi综合征的治疗。Prader-Willi综合征患儿生长落后的机制不明，部分患儿可出现GH缺乏，IGF-1水平降低，24小时GH分泌减少等。

rhGH治疗前是否行GH激发试验尚存在争议，但治疗前应检测血清IGF-1水平，有助于评价治疗的依从性和敏感性。关于Prader-Willi综合征的起治年龄目前尚未统一，但普遍认为在肥胖发生前（通常2岁左右）开始rhGH治疗是有益的。rhGH治疗对改善Prader-Willi综合征患儿的生长发育、体成分、脂肪利用等多方面有显著效果。但在rhGH治疗的同时，仍应强调饮食控制、生活方式干预等综合治疗。

Prader-Willi综合征患儿易发生扁桃体肥大、腺样体肥大、上气道梗阻，重度肥胖患儿可能并发严重的呼吸功能障碍而致死。在rhGH治疗前，尤应注意检查口咽部、监测呼吸睡眠等相关检查。rhGH治疗并没有增加患儿胰岛素抵抗的危险性，但特别肥胖或体重快速增加的患儿，发展成糖尿病的危险性增加。

严重肥胖、未控制的糖尿病、未控制的严重阻塞性睡眠呼吸暂停、活动性肿瘤、活动性精神病禁用rhGH。

（6）努南（Noonan）综合征：Noonan综合征是一种相对常见、多发先天畸形的综合征。国外患病率1/2 500~1/1 000活产婴，男女发病均等。

主要临床表现为：生长落后、特殊的面部特征、骨骼畸形、先天性心脏病。80% Noonan 综合征伴有先天性心脏病，以右心系统病变为主，如肺动脉狭窄、肥厚型心肌病等。患儿的染色体核型分析正常。目前已经报道的基因异常涉及 *PTPN11*、*KRAS*、*NRAS*、*SOS1*、*RAF1*、*BRAF*、*SHOC2* 等。

Noonan 综合征患儿出生时，身长和体重正常。生后出现生长发育迟缓，青春期发育延迟，无青春期生长突增。Noonan 综合征患儿 GH-IGF-1 轴功能报道不一，37%～45% 的患儿出现生长激素缺乏，也有患儿出现生长激素神经分泌功能障碍或生长激素分泌正常。IGF-1 水平通常较低，*PTPN11* 突变的患儿水平更低。Noonan 综合征生长落后机制不明，可能与 SHP2 负向调控 GHR-JAK2-STAT5 信号通路有关，也有研究认为 PTPN 11 功能获得性突变可引起部分生长激素在受体后水平不敏感。

有报道 Noonan 综合征患儿经 rhGH 治疗后出现心室肥大、肥厚型心肌病、心律失常等。因此，在 rhGH 治疗前及治疗过程中均应注意心脏彩超和心电图检查。

（7）其他：身高受遗传、内分泌、疾病等诸多因素的影响，有明显的种族及个体差异，rhGH 不可用于单纯以改善身高为目的的正常偏矮儿童的治疗，除美国 FDA 推荐的 rhGH 适应证外，国外研究显示中枢性性早熟、先天性肾上腺皮质增生症、先天性甲状腺功能减低症等患者经原发病治疗后，生长落后、预测成人身高受损时（男孩＜160cm，女孩＜150cm）给予 rhGH 治疗可改善生长情况。但尚需更多循证医学依据，不能作为常规临床应用。因目前缺乏科学的心理评估手段，rhGH 也不应用于改善矮身材患儿的心理行为治疗。

2. rhGH 规范化治疗

（1）开始用药的时间：除 GHD 外，其他适应证的起始治疗：

1）ISS 起始治疗的年龄为 5 岁。

2）SGA≥4 岁身高仍低于同年龄、同性别正常儿童平均身高 −2SD 时考虑治疗。

3）目前世界范围内尚未建立统一的特纳综合征开始 rhGH 治疗的最佳起始年龄。共识建议特纳综合征一旦出现生长障碍或身高位于正常女性儿童生长曲线的第 5 百分位数以下时，即可开始 rhGH 治疗。一般在 4～6 岁，甚至可在 2 岁时开始治疗。

4）PWS 的起治年龄目前尚未统一，认为在肥胖发生前（通常 2 岁左右）开始 rhGH 治疗有益。

（2）治疗剂量：在一定范围内，rhGH 治疗存在剂量依赖效应，但治疗剂量并非越大越好。有研究显示低剂量长疗程的治疗可获得更好的终身高。治疗剂量与病种、青春期状态等有关。不同疾病的起始治疗剂量有所不同，GHD 患者剂量较低，特纳综合征、SGA 以及 ISS 的治疗剂量稍大（表 2-4-2）。青春期前治疗剂量稍小，而青春发育期治疗剂量稍大。但最大量不宜超过 0.2U/(kg·d)，美国儿科内分泌学会药物治疗委员会建议 GHD 初始剂量为 0.16～0.24mg/(kg·周)，相当于 0.07～0.1U/(kg·d)，随后的剂量调整需个体化。如果血清 IGF-I 水平高于实验室规定的年龄或青春期正常范围，则应降低 GH 剂量。在青春期，不建议将 GH 剂量增加到每周 0.7mg/(kg·周)。身高增长低于 2～2.5cm/ 年的生长速度，停用 GH 治疗。ISS 建议以 0.24mg/(kg·周) 剂量开始，一些患者要求高达 0.47mg/(kg·周)。建议在治疗和剂量优化后的 12 个月内，对身高 SDS 的益处和心理社会影响进行随访评估。特纳综合征 rhGH 治疗剂量：推荐剂量：0.35～0.47mg/(kg·周)，相当于 0.15～0.2U/(kg·d)。最大量不宜超过 0.47mg/(kg·周)，相当于 0.2U/(kg·d)。治疗过程中可根据患者的生长情况及血清 IGF-1 水平进行剂量调整。关于特纳综合征患者长效 rhGH 的治疗剂量，尚在探索中。

长期超生理剂量的 rhGH 应用尚需要更大样本、远期的安全性监测资料。

表 2-4-2 各种矮小症的生长激素治疗剂量

生长激素缺乏症	治疗剂量	
	μg/(kg·d)	IU/(kg·d)
儿童期	25～50	0.075～0.15
青春期	25～70	0.075～0.2
特纳综合征	50	0.15
PWS	35～50	0.10～0.15
SGA	35～70	0.1～0.2
ISS	43～70	0.125～0.2

（3）治疗疗程：身高 SDS 随着 rhGH 治疗时间的延长而不断改善，为改善成年身高，rhGH 应至少持续 1 年以上，短期特别是半年以内 rhGH 治疗难以达到改善终身高的目的，临床不予提倡。

rhGH 的治疗剂量、开始治疗的年龄、rhGH 的治疗疗程、治疗时身高、患者的骨龄、治疗的依从性、GH 受体及受体后转导途径的效能等均影响 rhGH 的疗效。开始治疗的年龄与疗效呈负相关；rhGH 剂量、治疗时身高、疗程、父母平均身高、骨龄、rhGH 治疗第一年的反应与疗效呈正相关。其中靶身高和第一年身高增长是影响 rhGH 疗效的最主要因素。

（4）停药时机：治疗后身高达正常成人身高范围内（>-2SD），接近成年身高即生长速率 <2cm/年，男孩骨龄 >16 岁，女孩骨龄 >14 岁。

（5）疗效评估：根据患者的治疗效果、体重变化、青春期状态和 IGF-1 水平进行剂量调整，若血清 IGF-1 水平高于正常范围，特别是持续高于 2.5SDS，应考虑减量或停药。

治疗原则：个体化治疗，采用合适的剂量、长疗程、早治疗。

3. rhGH 治疗的安全性监测 重视生长发育指标的监测，重视安全性的监测。

（1）熟悉 rhGH 治疗过程中可能出现的不良反应：良性颅高压、糖代谢的影响、甲状腺功能低下、股骨头滑脱、脊柱侧弯、诱发肿瘤的可能性、色素痣、腺样体肥大、手脚变大等。

长期治疗可降低胰岛素敏感性，增加胰岛素抵抗，部分患者出现糖耐量减低，但多为暂时可逆，极少发展为糖尿病。股骨头滑脱、脊柱侧弯、手脚变大等骨骼改变是由于生长过快所致，而非 rhGH 的直接副作用。

rhGH 具有潜在的致癌性？增加肿瘤新发、复发或继发肿瘤的发生？证据不足。目前资料显示 rhGH 治疗不会增加无肿瘤患者新发恶性肿瘤（如白血病、中枢神经系统肿瘤或颅外恶性肿瘤等）的发生风险。对肿瘤已治愈者，目前的数据未能表明 rhGH 治疗会增加肿瘤的再发风险。rhGH 治疗也不影响脑肿瘤、颅咽管瘤、白血病的复发。有资料显示首次肿瘤为白血病和中枢神经系统肿瘤的患者，rhGH 治疗者发生继发肿瘤的风险增加但随着随访时间的延长，因使用 rhGH

使继发肿瘤发生风险增加的程度越来越小，对此尚有必要进行继续监测。

rhGH 可能增加色素痣的数量、大小，但没有证据显示会增加黑色素瘤的风险。

（2）治疗前严格筛查及治疗过程中密切监测：在 rhGH 治疗前应常规检查甲腺功能、空腹血糖、胰岛素，必要时进行糖耐量、糖化血红蛋白检测、常规进行垂体 MRI 检测。

在 rhGH 治疗的过程中，监测生长发育指标，常规进行生化指标监测；每 3～6 个月监测甲状腺功能、空腹血糖及胰岛素、IGF-1 和 IGFBP-3 水平。

每年监测肝肾功能、肾上腺皮质功能、糖化血红蛋白、骨龄、必要时对部分器质性生长激素缺乏症患儿复查垂体磁共振。每次随访，均应注意检查是否有不良反应的发生

以下情况禁用 rhGH 治疗：活动性肿瘤，活动性精神病、严重肥胖、未控制的糖尿病、未控制的严重阻塞性睡眠呼吸暂停等，布卢姆（Bloom）综合征、范科尼（Fanconi）综合征、唐氏综合征具有肿瘤家族史。

患有中枢神经系统肿瘤、白血病；组织细胞增生症；颅咽管瘤；混合性性腺发育不良、家族性腺瘤息肉症、神经纤维瘤病等慎用 rhGH 治疗；极度肥胖、不能控制的体重增加、胃食管反流，上气道梗阻的患儿，亦应慎用 rhGH 治疗；对糖尿病高发风险的人群要谨慎；不提倡颅部肿瘤在放疗后 2 年内进行 rhGH 治疗。

严格掌握适应证、规范治疗、治疗过程中规范监测是坚持 rhGH 科学、合理、有效应用的重要保障。

（三）展望

1. 国内 rhGH 制剂有冻干粉针剂和水剂，长效 rhGH 制剂 2014 年已在临床上使用，目前正在进行长效 rhGH 在特纳综合征和 ISS 适应证的临床研究。对使用 rhGH 的人进行持续的监测是非常重要的。随着长效 GH 制剂的出现，这一点尤为重要，与每天的 rhGH 注射相比，长效制剂具有非常不同的药效动力学和动力学特征。

2. 目前临床缺乏科学、有效、适合中国矮身材患儿的预测身高评价方法。Bayley-Pinneau（B-P）并不适合中国矮身材儿童身高预测，骨龄落后和提前的程度可影响预测身高的准确性。目前不宜

根据预测身高进行 rhGH 治疗。国内应在大规模生长发育调查的基础上,建立中国儿童身高预测的科学方法。

3. 加强 rhGH 治疗长期随访和国内数据库建设:为更好监测 rhGH 长期治疗的安全性和有效性,国外先后建立了美国国家生长协作研究(National Cooperative Growth Study,NCGS)、辉瑞国际生长数据库(the Pfizer International Growth Database,KIGS)、澳大利亚和新西兰生长数据库(Australian and New Zealand Growth Database,Ozgrow)等,来源于数据库的大样本、长期资料为进一步规范 rhGH 的治疗提供了依据。国内中华医学会儿科学分会内分泌遗传代谢学组于2009年牵头建立了中国 rhGH 治疗矮小患者数据库,数据库的建设在不断的扩大与完善中,期望对中国矮小患者的规范治疗提供数据支持。

4. FDA 2005 年批准 IGF-1 用于严重 PIGFD 的长期治疗(定义为身高和血清 IGF-1 浓度均低于 −3SD,尽管 GH 水平正常或升高)或有 GH 基因缺失的患者,他们在接受 GH 治疗试验后产生了抗 GH 的中和抗体。FDA 进一步规定,IGF-1 不能用于治疗因 GHD、营养不良、甲状腺功能减退或其他原因引起的继发性 IGF-1 缺乏症;因此,它不能替代 GH 治疗。但目前国内尚无此药物。

(秦映芬)

参 考 文 献

[1] Kappy MS,＝Allen DB,Geffner ME. 儿科内分泌学:诊疗与实践. 陈晓波,译. 北京:人民军医出版社,2012.

[2] 中华医学会儿科学分会内分泌遗传代谢学组. 基因重组人生长激素儿科临床规范应用的建议. 中华儿科杂志,2013,51(6):426-432.

[3] 梁雁,罗小平. 高度重视重组人生长激素在儿科临床的规范化应用及安全性监测. 中华儿科杂志,2013,51(6):401-405.

[4] 中华医学会儿科学分会内分泌遗传代谢学组,《中华儿科杂志》编辑委员会. Turner 综合征儿科诊疗共识. 中华儿科杂志,2016,56(6):406-413.

[5] Grimberg A,DiVall SA,Polychronakos C,et al. Guidelines for growth hormone and insulin-like growth factor-i treatment in children and adolescents: growth hormone deficiency, idiopathic short stature, and primary insulin-like growth factor-1 deficiency. Hormone Res Paediatr,2016,86(6):361-397.

[6] Allen DB,Backeljauw P,Bidlingmaier M,et al. GH safety workshop position paper: a critical appraisal of recombinant human GH therapy in children and adults. Eur J Endocrinol,2016,174(2):1-9.

第五章　抗利尿不适当综合征

抗利尿不适当综合征(syndrome of inappropriate antidiuresis，SIAD)，既往称为抗利尿激素分泌不适当综合征(syndrome of inappropriate secretion of antidiuretic hormone，SIADH)，是低钠血症的最常见病因之一，临床主要表现为低钠血症，对该病治疗的目的主要是纠正低钠血症。

低钠血症，即血钠浓度<135mmol/L。按照血钠的水平可以把低钠血症分为轻度(130～135mmol/L)，中度(125～129mmol/L)和重度(<125mmol/L)。当低钠血症发生时，患者的血浆渗透压可以表现有高渗性、等渗性和低渗性等不同的状态。故在治疗上需要依据不同的临床表现来做出准确的判断以决定处理原则，否则可能不仅不能使疾病得到改善，反而还会使低钠血症加重。临床研究表明，在各科住院患者中低钠血症的总发生率为30%～34%，是临床上最常见的电解质紊乱，在许多疾病中都可能伴随出现，也比较容易被临床医生所忽视。急性低钠血症会造成细胞外液的渗透压降低而导致脑水肿、脑疝及低渗性脑病，其病死率可达42%；慢性无症状性低钠血症同样也提示预后不佳，会延长住院时间。

SIAD 是在 1957 年首次被报道的，由于发现了一种新的病理生理状态而被誉为肾脏病学中的一个重要里程碑，其后的研究表明其发病主要与抗利尿激素(ADH)的异常分泌有关。SIAD 约占低钠血症的 1/3，属于细胞外液(主要是指血液循环)容量正常状态下的低钠血症，同时伴有尿钠排出的不适当增多。其病因包括恶性肿瘤、中枢神经疾病、肺部疾病以及使用某些药物(如抗抑郁药物)。低钠血症作为疾病的伴发症，其存在常常提示病情严重和预后不良。目前主要的治疗手段为限制水的摄入、补充高渗盐水和必要时使用袢利尿剂。新型药物如选择性肾血管升压素 V_2 受体拮抗剂托伐普坦(tolvaptan)具有改善低钠血症的作用，对其疗效和安全性有待进一步观察。

第一节　对 SIAD 的发现和疾病的命名

1957 年美国波士顿的新英格兰医学中心的 William B. Schwartz 医师报道了 2 例以支气管肺癌收治的年龄分别为 56 岁和 60 岁的男性患者出现了严重而不可解释的低钠血症和尿钠的排出增多。进一步的检测发现患者的血压和血容量正常，肾功能和肾上腺皮质功能正常；尽管患者血钠和血渗透压水平下降，但尿渗透压一直高于血渗透压，所有这些证据提示可能在此病理生理状态下仍有 ADH 的分泌存在而导致此病发生。在临床观察中发现患者的血钠一直波动在 103～136mmol/L，还发现：①若给患者补钠只能使患者的血钠水平暂时性升高，补充的钠随后会从尿液中排出。②若补充盐皮质激素(去氧皮质酮醋酸盐 deoxycorticosterone acetate，DOCA，20mg/d，或氟氢可的松 5mg/d)以及大量的钠盐，血钠和血渗透压会增加，同时尿钠会减少，但是患者会出现严重的低钾血症。③限制液体的摄入量能明显地保留机体钠的含量，使血钠水平恢复到正常；但是若随意饮水则会造成钠的再次大量丢失而发生低钠血症；在限制液体摄入量的情况下给患者输入高于其血渗透压(血 Na^+ 116mmol/L，渗透压 234mmol/L)的盐水(142mmol/L)，能纠正低钠血症，增加尿量并降低尿的渗透压。当时在持续给予抗利尿激素和水的正常人中观察到亦有低血钠、高尿钠、尿渗透压高于血渗透压等表现，而且在这些个体中若限制液体的摄入则能阻止钠的丢失和纠正低钠血症。故 Schwartz 医师认为这是由于在明显的低钠血症而且血浆渗透压明显下降的情况下本应完全停止分泌的 ADH 还有不适当或异常的分泌，故将此病命名为抗利尿激素分泌不适当综合征（SIADH）。

此后，临床上关于此病的报道逐渐增多，实际上该病的中文翻译名称多种多样，有"抗利尿激素分泌异常综合征""抗利尿激素分泌不当综合征""抗利尿激素分泌失调综合征"等多个提法。需要指出的是该病名所传递和表达的信息并不清晰，在这一点上不同于其他的内分泌疾病如原发性甲状腺功能减退、继发性肾上腺皮质功能亢进等，从病名中就能很好地判断这些疾病病变的位置和哪种激素的异常、激素的分泌是多还是少，所以在这里我们有必要对病名做进一步解释。病名中的"抗利尿激素"实际上指的是一类具有类似血管升压素、包含血管升压素的激素，它们可以增加水潴留促进钠的排出而起到抗利尿作用。病名中"不适当分泌"指的是在正常细胞外液和低钠血症（低渗）情况下此类激素仍持续分泌这种不适当的状态，在这种情况下抗利尿激素的分泌状态不受循环容量、血浆晶体渗透压和动脉血压的调节，所以在血渗透压降低（<275mmol/L）时，尿渗透压没有随之下降，仍在 100mmol/L 以上。故不应该从字面将"不适当"理解为单纯的分泌量过多或过少，而是指抗利尿效应的异常升高。故目前在临床上将此病理生理状态命名为抗利尿不适当综合征（SIAD）。

第二节　对病因和发病机制的认识与目前的研究现状

一、病因

在临床上有多种疾病可以引起 SIAD，其病因可分为五大类，包括恶性肿瘤、中枢神经系统疾病、肺部疾病、药物和特发性。

1. **肿瘤**　恶性肿瘤是引起 SIAD 的最常见病因，主要是肺癌、乳腺癌和头颈部肿瘤。1957年 SIAD 就是在两例肺癌患者中首次报道的，1978年在支气管肺癌患者中检测到增高的抗利尿激素（ADH，检测的是精氨酸升压素 AVP），证实了当年的推测。学者认为能产生 AVP 的肿瘤主要是小细胞肺癌，另外有一小部分是非小细胞肺癌。

小细胞肺癌中 10%～15% 的患者会出现低钠血症，其中有 70% 出现 AVP 水平的增高；但是也有三分之一伴发低钠血症的小细胞肺癌患者没有异位 AVP 分泌。在头颈部肿瘤中有 3% 患者出现 SIAD，这些肿瘤主要在口腔，少见部位为喉、咽、上颌窦和唾液腺。更为少见的肿瘤有嗅神经母细胞瘤、小细胞神经内皮癌、腺样囊性癌和肉瘤。

在肿瘤患者中若出现低钠血症往往意味着病情严重，患者的住院天数会延长，而且 90 天死亡率会增加，此为在肿瘤患者中识别诊断 SIAD 的重要临床意义。

2. **中枢神经系统疾病**　是造成 SIAD 的第二位病因，包括中枢神经功能紊乱、脑外伤、精神病发作等。

3. **肺部疾病**　如急性肺炎、肺结核、粟粒性结核、慢性阻塞性肺疾病、囊性纤维化、呼吸衰竭均会造成 SIAD，这与缺氧、高碳酸血症有关；机械通气可能会加重有肺部疾病患者的 SIAD。

4. **药物**　精神治疗药物，尤其使用卡马西平、奥卡西平、选择性 5- 羟色胺再摄取抑制药（SSRI）药物。SSRI 可造成老年使用者中 30% 患者出现 SIAD，机制为此类药直接作用于肾小管，促进水的重吸收。

5. **特发性**　多见于老年患者，临床上没有找到病因，肺部和中枢神经系统的 CT 和 MRI 正常。推测继发于脑动脉硬化或自主神经受损。

二、发病机制

1. **抗利尿激素（antidiuretic hormone，ADH）与 SIAD**　ADH 又称精氨酸升压素（arginnine vasopressin，AVP）、血管升压素，是一种神经肽激素，由下丘脑的视丘核生成，并由神经垂体分泌至血液内。ADH 分泌受到如下三种机制的调节：渗透压（通过渗透压感受器）、血容量（通过容量感受器）和血压。正常情况下，ADH 释放主要受渗透压的调节。渗透压调节取决于口渴感和肾脏对 ADH 的反应。当血浆渗透压升高 1% 或血容量减少 5%～10% 时，即能刺激 ADH 的释放。反之，当渗透压不高或下降时，正常的生理反应是 ADH 的分泌受抑制。但是在 1957 年首次报道的病例中发现当患者出现低钠血症时仍有尿钠排出增多，当时推测是由于 ADH 不适当的分泌增多所致,其后也得以证实。随着对这类疾病发病机制的不断研究,目前认为 ADH 不适当的分泌是由非渗透压性因素所导致的,包括:①下丘脑室旁核或视上核受到某种特定的刺激会促使神经垂体分泌 ADH;②异位 ADH 分泌;③在极罕见的情况下存在有 V_2 受体的功能激活性突变,从而起到 ADH 样作用。

在早期的研究中发现 SIAD 患者有精氨酸升压素(即 ADH)的分泌增多,后来随着人们对该病认识的逐渐深入,发现只有 1/3 的患者有精氨酸升压素的增多,还有些患者精氨酸升压素的分泌是受抑制的。另外,在某些患者中存在着渗透压调定点的重设(reset osmostat),渗透压感受器对血浆渗透浓度改变的反应正常,但是渗透压调定点发生左移而使促使 ADH 释放的渗透压阈值下调,结果是即使在较低的渗透压水平时 ADH 也会释放,从而造成血钠水平的下降;更罕见的情况是肾源性遗传原因,在婴幼儿期发生正常容量性低钠血症,符合 SIAD 诊断,但血中 ADH 基本测不出或极低,其发病机制是肾小管和集合管编码抗利尿激素受体 2($AVPR_2$)的基因发生了功能激活性突变,导致抗利尿作用异常活化。由于在这些情况下造成低血钠和低血浆渗透压的原因不一定是由于 ADH 的异常分泌所致,所以有学者提出应将 SIADH 更名为抗利尿不适当综合征(SIAD),在最近的指南和文献中 SIAD 逐渐取代了 SIADH。这也是由于在不同类型的 SIAD 中 ADH 的分泌状态不同,故不将 ADH 水平的高低作为该病的诊断依据。

ADH 能调节自由水的重吸收、体液的渗透压、血容量、血压、平滑肌细胞的收缩、细胞增殖和 ACTH 的分泌,这些功能是通过特异性 G 蛋白偶联受体实现的。目前将 AVP 受体分为 V1- 血管受体 1(V_{1A})、V2- 肾受体(V_2)、V3- 垂体受体(V_{1B})等亚型。V_{1A} 存在于许多组织,如脑、垂体、肝脏、子宫、肾、肾上腺等的血管平滑肌细胞上,刺激 V_{1A} 受体能使血管收缩、肝糖分解、血小板聚集、心肌细胞肥大,并能造成情绪的紧张和不安。V_{1B} 亚型对激动剂和拮抗剂的亲和力不同于 V_{1A},主要表达在腺垂体细胞、脑组织,尤其是海马椎体神经元和胰腺,刺激 V_{1B} 亚型受体能促进 ACTH 分泌。V_2 受体表达在肾集合管的主细胞、

血管平滑肌细胞和内皮细胞,刺激 V_2 受体能使得血管扩张、血管性血友病因子(von Willebrand factor,vWF)和Ⅷ因子释放以及水潴留。

AVP 对血管的作用是剂量依赖性的,大剂量时以血管扩张为主,低剂量时可造成血管收缩。上述对 AVP 受体的认识为进一步阐明 SIAD 的发病机制和开发特异性药物奠定了基础。

2. 低钠血症的原因 首先需要说明的是 SIAD 患者为什么会出现低钠血症?为什么血管升压素缺乏或降低(尿崩症)时,血钠水平基本正常,没有明显的高钠血症;而在高血管升压素状态时(SIAD)有明显的低钠血症呢?为什么在低钠血症时还会出现尿钠排出不适当的增多,尿的渗透压增高呢?

这首先要从 ADH 的生理功能谈起。ADH 与肾小管和集合管的上皮细胞管周膜上的 V_2 受体结合后,激活膜内的腺苷酸环化酶,使上皮细胞中 cAMP 的生成增加;cAMP 激活上皮细胞中的蛋白激酶,使得位于管腔膜附近的含有水通道的小泡镶嵌在管腔膜上,增加管腔膜上的水通道,从而增加水的通透性,基侧膜则对水可自由通过。因此,水通过管腔膜进入细胞后自由通过基侧膜进入毛细血管而被重吸收。水的重吸收增加,则尿量减少。当 ADH 缺乏时,管腔膜上的水通道可在细胞膜的衣被凹陷处集中,后者形成吞饮小泡进入胞质,称为内化(internalization)。因此,管腔膜上的水通道消失,对水就不通透,肾小管、集合管对水的重吸收减少,结果排出大量低渗尿。这些含水通道的小泡镶嵌在管腔膜或从管腔膜进入细胞内,就可调节管腔内膜对水的通透性。ADH 的分泌主要受血浆晶体渗透压、循环血容量和动脉血压的调节。渗透压的升高、循环容量的减少及动脉压的下降均能刺激 ADH 的释放。此外,心房钠尿肽可抑制抗利尿激素分泌,血管紧张素Ⅱ则可刺激其分泌。例如,大量饮清水后,血液稀释,晶体渗透压降低,抗利尿素分泌减少,肾小管、集合管对水的重吸收减少,结果排出大量低渗尿,将体内多余的水排出体外,此现象称水利尿(water diuresis)。此外,ADH 还能增强肾髓质集合管对尿素的通透性。口渴感对水 / 电解质代谢的调节是非常重要的。在人类,当需要时可以很好地启动口渴饮水行为,但是当

机体不需要时，却不能很好限制饮水行为，即不会主动限水。当 ADH 下降或缺乏（尿崩症）时，有大量排尿，会造成血浆渗透压和血钠增高，增高的血浆渗透压刺激了口渴感受，使得患者大量饮水，从而保持血钠在正常范围。所以，ADH 缺乏或降低（尿崩症）时临床表现为多尿、稀释性尿、多饮，但血钠基本正常。当 ADH 增多时，有尿渗透压异常和水潴留，水潴留引起容量扩张，稀释了血钠，如果如同高渗能刺激口渴一样，低渗能有效地抑制饮水，就可以使得体液的自然丢失（呼吸、胃肠道和尿液）与食物中的水保持平衡，从而维持正常的血钠浓度。可是，事实上患者的饮水行为并不能被完全抑制，患者仍在按惯常的方式饮水，体液的扩张不仅造成了容量的异常，同时还稀释了血钠造成的血浆晶体渗透压异常。在面对渗透压异常和容量异常同时存在的情况下，机体选择性地启动了以保持容量为主的机制，那么只能通过增加尿钠的排泄来降低容量的扩张，因此进一步加重了低钠血症。以上的机制说明在 SIAD 治疗过程中限制水的摄入的治疗机制和重要性。总的来说，在高 ADH 血症状态下（即 SIAD 时）的主要生化特点是中度体液扩张、低钠血症、尿钠增多、尿渗透压升高。

第三节 SIAD 的临床表现、诊断、鉴别诊断及对诊断方法的评价

SIAD 患者因为基础疾病谱非常广泛，临床表现并无特异性。与低钠血症相关的症状是其主要的临床表现。因此在临床上对低钠血症病因的分析和发病机制的了解对该病的诊断和治疗至关重要。

一、低钠血症的原因和临床表现

SIAD 临床表现与低钠血症的程度与病程密切相关，脑水肿是严重低钠血症的表现之一。①当血钠大于 120mmol/L 时，患者很少出现临床症状；②当血钠降低至 115～120mmol/L，患者会逐渐出现厌食、恶心、呕吐、腹痛、头痛、嗜睡、注意力不集中、记忆力减退、肌肉痉挛、乏力、味觉障碍等不适；③随着血钠进一步降低，小于 110mmol/L 时，临床表现则进一步加重，表现为意识障碍、昏迷、

幻觉、癫痫、锥体外系症状、呼吸暂停、死亡。

低钠血症的实验室检测和意义：血钠的测定方法有火焰光度法和离子特异性电极（ion-specific electrode），目前医院检验科多用后者。如果血钠的测定方法采用的是火焰光度法，可能出现假性低钠血症。其测定原理是：测定钠离子占血浆中的固定比例。如果血浆固体相中有过多的脂质（如甘油三酯）或蛋白（高蛋白血症或异常蛋白增多症）时，由于它们所占比例增加，相对来说，这时的血钠占比是降低的，表现为假性低钠血症，换用离子特异性电极再次测定。

低钠血症的根本原因在于水的摄入超过了肾脏对水的排泄使得血液中水分相对多于血钠。低钠血症与钠缺乏（sodium depletion）有一定的区别，钠缺乏指的是机体总钠量减少，它是引起低钠血症的原因之一。但是，钠缺乏并不一定伴有低钠血症而低钠血症也不一定存在钠缺乏。

低钠血症的类别与发病机制的不同不仅决定了治疗手段的不同，同时还提示不同的临床预后。

二、SIAD 的诊断和鉴别诊断

确定低钠血症的诊断后，接下来是要测定血和尿的渗透压，并同时判断机体细胞外液的状态，这是 SIAD 诊断和鉴别诊断的关键所在。对尿钠浓度的测定也在鉴别诊断中起重要的作用（图 2-5-1）。

1. SIAD 的诊断标准 在诊断前要了解 SIAD 的血、尿电解质和血、尿液渗透压的病理生理特点。现将 SIAD 的诊断标准总结如下：

主要诊断标准：

（1）低血钠（<135mmol/L）并伴有血浆渗透压降低（<275mOsm/kg H$_2$O）。

（2）在血浆渗透压降低时尿渗透压仍然 >100mOsm/kg H$_2$O。

（3）正常血容量。

（4）在正常摄盐饮食下，尿钠浓度 >40mmol/L。

（5）甲状腺和肾上腺功能的正常。

（6）近期未使用利尿剂。

次要诊断标准：

（1）血尿酸 <240mmol/L。

（2）血尿素 <3.6mmo/L，血肌酐在正常低限。

（3）钠的排泄分数［（尿钠×血肌酐）/（血钠×

尿肌酐)×100%]>1%,尿素排泄分数[(尿尿酸×血肌酐)/(血尿酸×尿肌酐)×100%]>55%。

（4）使用等渗盐水（0.9%氯化钠）不能纠正低钠血症。

（5）限制液体摄入，可以纠正低钠血症。

（6）异常的水负荷试验：晨起空腹排尿。测体重后按 20ml/kg 体重饮水，半小时内饮完。正常人 5 小时内可排出饮水量的 80%，尿渗透压 < 血渗透压；SIAD 患者排尿量 <80% 饮水量（通常在 40% 左右），水从尿中的排出不充分（尿渗透压未能低于 100mOsm/kg H_2O）。可以有尿渗透压 > 血渗透压。

（7）血浆的 AVP 水平升高（尽管有血渗透压的下降和细胞液容量的正常）。

临床上应用以上诊断标准时，应注意的是：①尿渗透压 > 血渗透压不是诊断必备条件，但在血浆渗透压降低时尿渗透压仍然 >100mOsm/kg H_2O；②诊断需除外低血容量和高血容量状态；③尿钠浓度测定有助于排除因有效循环血量降低所致的低渗状态；④ ADH 水平不作为 SIAD 诊断标准；⑤在低血钠的同时有血尿酸和血尿素氮的降低，说明循环容量增加造成血液稀释。故在低钠血症的诊断时需考虑有无 SIAD 可能。

2. 鉴别诊断及对相关问题的几点说明

（1）血浆渗透压的测定：可以采用冰点下降法直接测得。另外，在细胞外液中对血浆渗透压起关键作用是钠离子、葡萄糖和血尿素氮，故也可以通过公式计算出血浆渗透压，其结果与冰点下降法测得值有很好的相关性，公式如下：

血浆渗透压（mOSm/kg H_2O）= 2 ×{[Na^+]（mEq/L）+[K^+]（mEq/L）}+ 葡萄糖（mmol/L）+ 血尿素氮（mmol/L）

在低钠血症时，血浆渗透压可以有三种不同的血浆渗透压状态，第一种状态是上面提到的假性低钠血症实际上是等渗性的，可见于：①高甘油三酯血症（TG > 1.7mmol/L）如糖尿病、阻塞性肝病、肾病综合征、急性胰腺炎、家族性高甘油血症；②高蛋白血症（>100g/L）如多发性骨髓瘤、大量应用静脉丙球。其鉴别方法是：用离子特异性电极来测血钠水平，或者直接用冰点下降法测得血浆渗透压，测得的血浆渗透压值高于公式计算得出的血浆渗透压值。第二种状态是高渗性低钠血症，它的产生是由于细胞外液中的溶质过高，将细胞内的水转移至细胞外，也称为易位性低钠血症，最常见的原因是高血糖，所以当血糖每升高 10mmol/L，血钠相应降低 3mmol/L，还见于高张甘露醇的潴留。第三种状态是低渗性低钠血症，其鉴别比较复杂和困难（图 2-5-1）。主要根据细胞外液容量状态和尿钠浓度来鉴别。

（2）细胞外液（extracellular fluid, ECF）容积

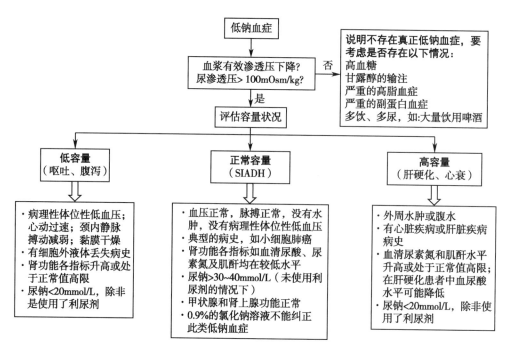

图 2-5-1 SIAD 的鉴别诊断

判断：可以用中心静脉压测定、红细胞比容、血浆蛋白浓度、血尿素氮（BUN）/肌酐（Cr）等多种方法来衡量。在临床实际工作中通常通过体检来评估机体的容量状态，包括颈静脉有无充盈或怒张、有无皮肤的脱水、有无外周水肿、腹水、直立性低血压等体征，ECF 可分为脱水（循环功能障碍、直立性低血压、心动过速）、正常和水肿。容量状态的评估非常重要，即关乎到疾病的诊断，也对治疗具有重要的意义，关系到下一步的治疗是补液还是限液这两种完全相反的治疗手段。

（3）此外，尿钠浓度和尿渗透压的测定也有助于低钠血症的鉴别诊断。

如果低钠血症的患者有脱水、尿钠的排出减少，说明存在肾外钠丢失（呕吐或腹泻），这时尿钠 < 20mmol/L，应采取生理盐水来补充钠和液体。如果低钠血症的患者有脱水，但是尿钠是增多的，尿钠 > 20mmol/L，这说明尿钠的排出增多源自于肾脏本身钠的丢失，可见于应用利尿剂或耗盐性肾炎、醛固酮缺乏、脑耗盐综合征（cerebral salt wasting，CSW）等。在治疗上主要是采用等渗生理盐水补液补钠，同时还要对原发疾病进行治疗。

水肿或腹水等体液容量的扩张并伴有尿钠浓度下降的状态常见于肝硬化和充血性心衰，有效循环容量不足，而导致继发性醛固酮增多，这时主要针对原发病进行治疗。

如果体液容量是正常的，尿钠浓度升高，则提示是 SIAD，主要治疗是限水和补充高渗氯化钠溶液（详细见后）。

如果低钠血症的患者尿钠浓度增高，那么对患者 ECF 容量状态的准确判断对低钠血症病因的鉴别诊断极为重要。但是有时在临床中仅凭借体格检查有时难以分辨 ECF 容量是轻度的减少还是正常。为此，可以通过输注生理盐水后观察血钠和尿钠水平的变化来进行鉴别。SIAD 患者的 ECF 容量是正常的，在输注生理盐水后，尿钠排出会增加，低钠血症不能得到纠正甚至会进一步加重。而 ECF 容量减少并伴有尿钠丢失时（如使用利尿剂、耗盐性肾炎、CSW、艾迪生病等），补充生理盐水后，补充的钠会被保留在体内，排水会增多，尿钠的浓度会下降而血钠水平会升高。在这里需要重点说明的是 SIAD 与 CSW 综合征的鉴别，CSW 有严重的原发性尿钠排出增多，造成了有 ECF 容量减少的低钠血症。其鉴别点是输注等渗盐水不能纠正 SIAD 的低钠血症，但对 CSW 则有效；另外，CSW 患者会突然出现不可解释的尿量明显增多（SIAD 没有），尿钠排出增多，患者多有颅脑外伤（如蛛网膜下腔出血）或脑部手术后，应采用生理盐水或高渗盐水治疗。

第四节　治疗的方法及其疗效的评价

SIAD 治疗的一个主要方面是纠正低钠血症，目前对 SIAD 的治疗大多是基于临床经验所得到的结论，而非随机对照试验。

临床低钠血症的治疗分为急性低钠处理和慢性低钠血症的纠正。尽管低钠血症的患者住院时间会延长、病死率会增加；但是，如果低钠血症的纠正过快或过度，同样会导致死亡率的增加和出现大脑渗透性脱髓鞘综合征（osmotic demyelinating syndrome）。治疗中常常面临的问题是：①低钠血症时 ECF 容量状态的识别；②低钠血症合理的纠正速度；③如何根据疾病的病因和病理生理特点来纠正血钠水平；④根据患者液体的入量和电解质水平的简单公式来计算液体的摄入量。

常规治疗主要包括三个方面：限制水的摄入量、高渗氯化钠溶液的补充和袢利尿剂的使用以及病因治疗。SIAD 的常规治疗流程如图（图 2-5-2）所示。

一、限水治疗

在第一次报道 SIAD 病例时就已经将限水治疗列为主要的治疗方法，其后一直为临床所推荐并广泛采用。通过限水所造成水的负平衡可提升血钠的水平。每日的入量（口服、静脉液体和饮食代谢产物）少于水的出量（皮肤和呼吸道挥发、大便、小便），粗略估计正常人皮肤和呼吸道每日挥发水分 400ml、大便水分 200ml，小便 600ml，总的约为 1 200ml，如果要达到负平衡，每日的水入量需控制在 500～800ml，这对于患者来说可能难以耐受。有学者推荐采用尿/血电解质比值来指导限水量，公式为：（尿钠＋尿钾）/血钠，如果尿电解质相对高，比值大于 1.0，推荐采用最少的

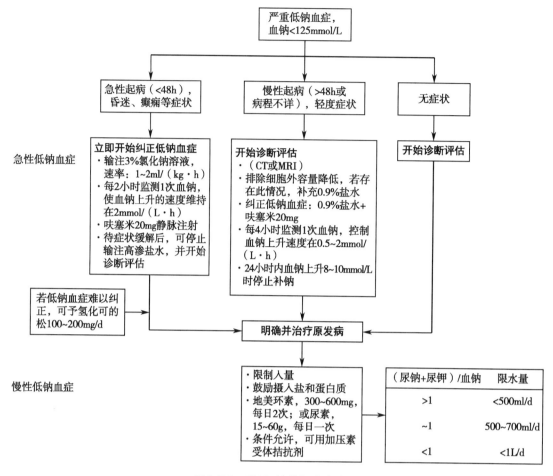

图 2-5-2 SIAD 的常规治疗流程

基本摄入量,或尽量少摄入;如果比值为 0.5,每日摄入量为 1 000ml,即可达到限水作用。

二、高渗氯化钠溶液的补充

1. 如果低钠血症在较短的时间内发生(<48小时)、低钠明显(<120mmol/L)和确定神经系统症状是低钠血症引起的,应给予迅速处理;治疗的目的是消除脑部症状。可使用 3% 氯化钠高渗盐水以 2ml/kg 体重 1 次或多次静脉输入(间隔 5～10min 再次给予)。以 3% 氯化钠 2ml/kg 输入,可以使血钠立即升高 2mmol/L。如果患者本身已有脑病或肝性脑病而出现神志改变使得诊断困难,补充上述剂量的氯化钠也不会加重病情。但要注意的是如果对治疗没有反应,一定要考虑脑部症状是否继发于其他原因如缺氧、高 / 低碳酸血症、低灌注。随着补钠治疗的进行,脑功能会得到改善。但是,若低钠血症的纠正过快则会出现大脑渗透性脱髓鞘综合征。目前尚没有关于低钠血症时安全有效的补钠速度的前瞻性研究。

比较保守和推荐的方案是:每小时升高钠 1～2mmol/L,头 24 小时升高 8mmol/L,头 48 小时升高 14mmol/L,72 小时升高 16mmol/L。

可以使用袢利尿剂,如呋塞米以抑制肾小管上皮细胞对钠、氯的重吸收,阻碍肾髓质高渗状态的形成,使肾小管内水的重吸收受阻,从而抑制 ADH 的作用。而噻嗪类利尿剂会使尿钠排出多于自由水从而加重低钠血症而不宜选用。一般来说,血钠浓度达到 125mmol/L 时已可消除低钠血症的相关性症状,血钠达到这一水平后即使不再给予高渗氯化钠溶液而只是适当地控制水的入量,血钠会在数天内逐渐恢复到正常水平。因此,不需通过输注高渗氯化钠溶液的方法快速地将血钠浓度提升到正常水平。如果仍然无法纠正,目前有特异性药物使用(见后)。

尽早进行尿的检查,在补钠前,测定尿钠、尿钾、尿素、尿酸、尿渗透压;在治疗过程中至少在 0、6 小时、24 小时和 48 小时测血钠水平。为了监测水平衡,需要记录尿量并测定尿钠、尿钾的排泄。

2. 如果慢性起病、症状轻，治疗也相应缓慢。过度激进的治疗会造成新的问题。动物实验显示，重度低钠血症大鼠如血钠纠正过快，可引起弥漫性脑细胞坏死。而轻度低钠血症即使提升很快亦不发生这种情况。在考尼伐坦（非选择性 AVP V_1 和 V_2 受体拮抗剂）的临床试验中对补钠速度过快进行了界定，达到以下条件之一即表明补钠过快：①头一天血钠提升 >12mmol/L；②总血钠提升 >24mmol/L；③血钠 >145mmol/L；④血钠上升后又减少，或为短暂性维持。

三、对原发病的治疗

对原发病的治疗视具体情况而定。

四、传统治疗所面临的问题

1. 限水是 SIAD 治疗的最重要的基础治疗，对患者和医生来说，常规限水的治疗在实际工作中实施起来有赖于患者的密切配合，患者很难长期维持限水这样的生活方式；并且一旦出现病情变化如恶心、呕吐、腹泻、因病情需要服用某些药物（利尿剂）等造成出入水量上有变化和体内 AVP 分泌改变时，则治疗上更显棘手。

2. 对于限水、补高渗液治疗方案的治疗反应有一定的不确定性，需要严密监测血、尿电解质。

3. 其他的药物，如锂剂、地美环素、尿素都存在着副作用较大、疗效不确定、临床不耐受等，现在基本上很少使用。

五、对 SIAD 中低钠血症的特异性治疗

长期以来在临床上除了限水补钠外，一直缺乏一种特异性强专门针对排水治疗的有效药物来治疗 SIAD。早在 1960 年人们尝试开发肽类 AVP 受体拮抗剂（vasopressin receptors antagonists，VRAs），但是它们口服生物活性低，半衰期短的缺陷，限制了其应用。1991 年研发的非肽类 AVP 受体拮抗剂，克服了上述不足，并在健康人体内产生了水排泄作用。目前研发的几个非肽制剂包括口服、静脉剂型，它们对 AVP 受体亚型的选择性不同。这类药物一般作为 SIAD 的二线治疗用药。

1. **非选择性 AVP V_1 和 V_2 受体拮抗剂**　考尼伐坦（conivaptan）为静脉制剂。考尼伐坦是非选择性 AVP V_1 受体和 V_2 受体拮抗剂，对 V_{1A} 受体和 V_2 受体有抑制作用，对 V_{1B} 无作用。是第一个被美国 FDA 批准用于改善低钠血症的药物，适用于正常血容量和高血容量的低钠血症。动物实验中观察到对 AVP V_1 受体和 V_2 受体均有较高的亲和力，对两者的选择依赖于浓度和结合性竞争，对 AVP V_1 受体的亲和力高于 V_2 受体 10 倍，为可逆性结合。在体内，通过肝脏细胞色素 P450（CYP3A4）代谢，也是 CYP3A4 的潜在抑制剂。正因如此，和其他通过 CYP3A4 代谢途径的药物有比较强的药物间相互作用而出现副作用，肝、肾功能不全者慎用。不良反应为：注射部位疼痛、红斑、静脉炎和肿胀；因其有 V_{1A} 受体作用，相对于选择性 V_2 受体拮抗剂，对有心衰的低钠血症更有益。

2. **选择性血管升压素（V_2 受体）拮抗剂**

（1）托伐普坦（tolvaptan）：口服剂，已获 FDA 批准用于症状性和严重性低钠血症（血钠 <125mmol/L）。用法为 15～60mg，每日 1 次。该药已在中国上市。

（2）利昔伐坦（lixivaptan）：为口服剂。目前还处于临床试验阶段，主要用于有心衰的低钠血症。

托伐普坦是选择性血管升压素 II 型受体（简称为 V_2 受体）拮抗剂，是世界上首个口服普坦类药物，且是我国已获批的 V_2 受体拮抗剂。与 AVP V_2 受体的亲和力比精氨酸升压素（AVP）高 1.8 倍，与 V_{1A} 受体的亲和力要高 29 倍。可用于治疗由于肝硬化、心衰、SIAD 所导致的高容量性和正常容量性低钠血症，并可改善患者的高容量状况。不良反应有口干、渴感、眩晕、恶心、低血压等。

目前认为血管升压素拮抗剂是低钠血症治疗领域中的突破，但是这类药物是否优于传统治疗方案，从疗效上可能需要头对头的研究。目前对 SIAD 慢性低钠血症，血钠水平在 120～132mmol/L，被认为是血管升压素受体拮抗剂的适应证。缺乏在血钠低于 120mmol/L 使用血管升压素受体拮抗剂的临床经验。在目前发表的数据中所有 VRAs 临床试验中尚无神经系统渗透性脱髓鞘综合征的报道。但此类药物价格昂贵，限制了其临床使用。此外，FDA 提示，使用托伐普坦存在不可逆肝损害的潜在风险，应用时应监测肝功能指

标，连续用药时间不应超过 30 天，且禁用于肝病患者；用药期间一旦发现肝功能受损征象，应立即停药。

SIAD 的诊断方法和治疗手段的确立多来自临床观察性研究，目前低钠血症的共识或指南中，关于 SIAD 的循证证据有限。在将来的工作中需要有更适用和精细的标准，能更早期识别 SIAD，从而提高医生对低钠血症的识别和正确处理能力。

（余学锋　刘喆隆）

参 考 文 献

[1] Hawkins RC. Age and gender as risk factors for hyponatremia and hypernatremia. Clin Chim Acta, 2003, 337 (1-2): 169-172.

[2] Hoorn EJ, Lindemans J, Zietse R. Development of severe hyponatraemia in hospitalized patients: treatment-related risk factors and inadequate management. Nephrol Dial Transplant, 2006, 21 (1): 70-76.

[3] Ayus JC, Achinger SG, Arieff A. Brain cell volume regulation in hyponatremia: role of sex, age, vasopressin, and hypoxia. Am J Physiol Renal Physiol, 2008, 295 (3): 619-624.

[4] Baran D, Hutchinson TA. The outcome of hyponatremia in a general hospital population. Clin Nephrol, 1984, 22 (2): 72-76.

[5] Schwartz WB, Bennett W, Curelop S, et al., A syndrome of renal sodium loss and hyponatremia probably resulting from inappropriate secretion of antidiuretic hormone. Am J Med, 1957, 23 (4): 529-542.

[6] Morton JJ, Kelly P, Padfield PL. Antidiuretic hormone in bronchogenic carcinoma. Clin Endocrinol (Oxf), 1978, 9 (4): 357-370.

[7] Anderson RJ, Chung HM, Kluge R, et al. Hyponatremia: a prospective analysis of its epidemiology and the pathogenetic role of vasopressin. Ann Intern Med, 1985, 102 (2): 164-168.

[8] Schrier RW, Sharma S, Shchekochikhin D. Hyponatraemia: more than just a marker of disease severity. Nat Rev Nephrol, 2013, 9 (1): 37-50.

[9] Leaf A, Bartter FC, Santos RF, et al., Evidence in man that urinary electrolyte loss induced by pitressin is a function of water retention. J Clin Invest, 1953, 32 (9): 868-878.

[10] Berghmans T, Paesmans M, Body JJ. A prospective study on hyponatraemia in medical cancer patients: epidemiology, aetiology and differential diagnosis. Support Care Cancer, 2000, 8 (3): 192-197.

[11] Odell WD, Wolfsen AR. Humoral syndromes associated with cancer. Annu Rev Med, 1978, 29: 379-406.

[12] Doshi SM, Shah P, Lei X, et al. Hyponatremia in hospitalized cancer patients and its impact on clinical outcomes. Am J Kidney Dis, 2012, 59 (2): 222-228.

[13] Nair V, Niederman MS, Masani N, et al. Hyponatremia in community-acquired pneumonia. Am J Nephrol, 2007, 27 (2): 184-190.

[14] Hill AR, Uribarri J, Mann J, et al., Altered water metabolism in tuberculosis: role of vasopressin. Am J Med, 1990, 88 (4): 357-364.

[15] Breuer R, Rubinow A. Inappropriate secretion of antidiuretic hormone and mycoplasma pneumonia infection. Respiration, 1981, 42 (3): 217-219.

[16] Farber MO, Roberts LR, Weinberger MH, et al. Abnormalities of sodium and H2O handling in chronic obstructive lung disease. Arch Intern Med, 1982, 142 (7): 1326-1330.

[17] Kaskavage J, Sklansky D. Hyponatremia-associated rhabdomyolysis following exercise in an adolescent with cystic fibrosis. Pediatrics, 2012, 130 (1): e220-e223.

[18] Moyses ZP, Nakandakari FK, Magaldi AJ. Fluoxetine effect on kidney water reabsorption. Nephrol Dial Transplant, 2008, 23 (4): 1173-1178.

[19] Bourque CW, Oliet SH. Osmoreceptors in the central nervous system. Annu Rev Physiol, 1997, 59: 601-619.

[20] Wade CE, Keil LC, Ramsay DJ. Role of volume and osmolality in the control of plasma vasopressin in dehydrated dogs. Neuroendocrinology, 1983, 37 (5): 349-353.

[21] Schrier RW. Water and sodium retention in edematous disorders: role of vasopressin and aldosterone. Am J Med, 2006, 119 (7 Suppl 1): S47-S53.

[22] Coyle S, Penney MD, Masters PW, et al. Early diag-

nosis of ectopic arginine vasopressin secretion. Clin Chem, 1993, 39(1): 152-154.

[23] Fujiwara TM, Bichet DG. Molecular biology of hereditary diabetes insipidus. J Am Soc Nephrol, 2005, 16(10): 2836-2846.

[24] Robertson GL. Regulation of arginine vasopressin in the syndrome of inappropriate antidiuresis. Am J Med, 2006, 119(7 Suppl 1): S36-S42.

[25] Fenske W, Störk S, Blechschmidt A, et al. Copeptin in the differential diagnosis of hyponatremia. J Clin Endocrinol Metab, 2009, 94(1): 123-129.

[26] Thibonnier M, Conarty DM, Preston JA, et al. Molecular pharmacology of human vasopressin receptors. Adv Exp Med Biol, 1998, 449: 251-276.

[27] Ali F, Guglin M, Vaitkevicius P, et al., Therapeutic potential of vasopressin receptor antagonists. Drugs, 2007, 67(6): 847-858.

[28] Young WS, Li J, Wersinger SR, et al., The vasopressin 1b receptor is prominent in the hippocampal area CA2 where it is unaffected by restraint stress or adrenalectomy. Neuroscience, 2006, 143(4): 1031-1039.

[29] Folny V, Raufaste D, Lukovic L, et al., Pancreatic vasopressin b receptors: characterization in In-R1-G9 cells and localization in human pancreas. Am J Physiol Endocrinol Metab, 2003, 285(3): E566-E576.

[30] Antoni FA. Vasopressinergic control of pituitary adrenocorticotropin secretion comes of age. Front Neuroendocrinol, 1993, 14(2): 76-122.

[31] Gardner DG, Shoback DM. Greenspan's Basic &Clinical Endocrinology. 9th ed. New York: McGraw-Hill Medical, 2011: 122-124.

[32] Janicic N, Verbalis JG. Evaluation and management of hypo-osmolality in hospitalized patients. Endocrinol Metab Clin North Am, 2003, 32(2): 459-481.

[33] Ellison DH, Berl T. Clinical practice. The syndrome of inappropriate antidiuresis. N Engl J Med, 2007, 356(20): 2064-2072.

[34] Berl T, Robertson GL. Pathophysiology of water metabolism//Brenner BM(ed.). The Kidney. Philadelphia: Saunders, 2000, 866-924.

[35] Furst H, Hallows KR, Post J, et al., The urine/plasma electrolyte ratio: a predictive guide to water restriction. Am J Med Sci, 2000, 319(4): 240-244.

[36] Sterns RH, Nigwekar SU, Hix JK. The treatment of hyponatremia. Semin Nephrol, 2009, 29(3): 282-299.

[37] Adrogue HJ, Madias NE. Hyponatremia. N Engl J Med, 2000, 342(21): 1581-1589.

[38] Ghali JK, Farah JO, Daifallah S, et al. Conivaptan and its role in the treatment of hyponatremia. Drug Des Devel Ther, 2009, 3: 253-268.

[39] Verbalis JG. Vasopressin V2 receptor antagonists. J Mol Endocrinol, 2002, 29(1): 1-9.

[40] Yamamura Y, Ogawa H, Chihara T, et al. OPC-21268, an orally effective, nonpeptide vasopressin V1 receptor antagonist. Science, 1991, 252(5005): 572-574.

[41] Risvanis J, Naitoh M, Johnston CI, et al. In vivo and in vitro characterisation of a nonpeptide vasopressin V(1A) and V(2) receptor antagonist(YM087) in the rat. Eur J Pharmacol, 1999, 381(1): 23-30.

[42] Schrier RW, Gross P, Gheorghiade M, et al. Tolvaptan, a selective oral vasopressin V2-receptor antagonist, for hyponatremia. N Engl J Med, 2006, 355(20): 2099-2112.

[43] Gross P. Clinical management of SIADH. Ther Adv Endocrinol Metab, 2012, 3(2): 61-73.

[44] Spasovski G, Vanholder R, Allolio B, et al. Clinical practice guideline on diagnosis and treatment of hyponatraemia. Eur J Endocrinol, 2014, 170(3): G1-G47.

第三篇 甲状腺疾病

第一章　碘营养与甲状腺疾病的流行病学

碘是甲状腺合成激素的重要成分，也是甲状腺细胞生存和工作的微环境。碘缺乏和碘过量都会引起甲状腺形态和功能的改变。由于各国自然碘资源和诊断标准差异，甲状腺疾病的患病率和病谱呈现了复杂的变化。所以在诸多影响甲状腺疾病的因素中，碘营养成为最重要的影响因素之一。因为普遍食盐加碘（universal salt iodization，USI）的补碘方式涉及所有国民，所以它又成为公众关注的公共卫生问题。本文主要介绍实施 USI 以来碘营养和甲状腺疾病的流行病学变化和两者之间的相互关系。

一、碘营养的演变和现状

1. 碘与甲状腺激素　健康成人体内碘储存量 20mg。其中 70%～80% 储存在甲状腺。甲状腺之外的碘池储存 250μg 左右。细胞外液的碘浓度约为 10～15μg。

甲状腺合成甲状腺激素需要通过甲状腺细胞表面的钠碘转运体（sodium iodine sympoter，NIS）摄取碘。碘被甲状腺过氧化物酶（thyroid peroxidase，TPO）氧化、有机化，结合到甲状腺球蛋白（thyroglobulin，Tg）并介导碘化酪氨酸偶联，产生甲状腺激素。血液中碘主要以碘离子的形式存在，在肾脏几乎全部可以被滤过，至少 90% 摄入的碘经尿液排出，仅有 10% 经粪便、汗液和皮肤蒸发的途径排出。所以通常用尿碘浓度（urine iodine concentration，UIC）反映碘摄入量。成人甲状腺每天需要碘 100μg 即可以满足生产甲状腺激素的需要。碘摄入量的 84.2% 来自食盐、13.1% 来自食物，2.7% 来自饮水。所以碘化食盐的浓度和摄入量决定了碘营养状况。

2. 碘营养的评估　2001 年世界卫生组织（WHO）、联合国儿童基金会（UNICEF）和国际防治碘缺乏病理事会（ICCIDD，现在称 IGN）提出

的碘营养标准。成人的碘摄入推荐量是 150μg/d。按照每天尿量 1 500ml 计算，UIC 是 100μg/L（表 3-1-1）妊娠妇女的碘摄入量增加至 225μg/d，以 UIC 表示是 150μg/L。通常以学龄儿童的尿碘中位数（median of urine iodine，MUI）评估一个地区的碘营养状况（表 3-1-2）。

表 3-1-1　WHO、UNICEF 和 ICCIDD 推荐的
碘摄入推荐量标准（2001 年）

年龄	碘摄入量/(μg·d⁻¹)
0～6 岁	90
6～12 岁	120
>12 岁	150
妊娠或哺乳妇女	200

表 3-1-2　WHO、ICCIDD、UNICEF 碘营养状况
评价标准（2001 年）

碘营养状况	尿碘中位数/(μg·L⁻¹)	副作用
重度（severe）碘缺乏	<20	碘缺乏病
中度（moderate）碘缺乏	20～49	碘缺乏病
轻度（mild）碘缺乏	50～99	碘缺乏病
碘充足（adequate）	100～199	
碘超足量（more than adequate）	200～299	易感个体发生 IIH
碘过量（excessive）	≥300	发生 IIH 和 AITD

注：IIH——碘致甲状腺功能亢进症；
　　AITD——自身免疫性甲状腺疾病。

3. 国际碘营养的现状　以食盐碘化为主要措施，1990 年联合国儿童大会提出的在全球消除碘缺乏病的目标已经基本实现。截至 2016 年，按照国际防治碘缺乏病权威组织提出的标准，111 个国家达到碘充足（MUI 100～299μg/L）；30 个国家仍然是碘缺乏（MUI＜100μg/L）（21 个轻度碘

缺乏、9 个国家中度碘缺乏）；10 个国家是碘过量（MUI>300μg/L）。

目前家庭碘盐已经覆盖 128 个国家。其中 37 个国家 > 90% 家庭食用碘盐，52 个国家 50%~89% 家庭食用碘盐，39 个国家家庭食用碘盐 <50%。总的来说，现在世界上 70% 的家庭食用碘盐。而 1990 年仅有 10% 的家庭食用碘盐。

从 1920 年起，美国的碘营养一直是充足的。根据 2003~2004 年美国 FDA 的资料，每人的碘摄入量是 139~353μg/d。根据美国国家营养调查（NHANES）的资料，1990 年与 1970 年比较，成人的 UIC 下降 50%。这个时期的育龄妇女和儿童 UIC < 50μg/L 的比例增加了 4 倍（从 4% 增加至 15%）。NHANES（2009—2010）显示美国仍然是碘充足国家（MUI 144μg/L）。但是美国妊娠妇女的碘营养到达碘充足地区的边缘（MUI 153μg/L）。NHANES（2007—2010）资料首次证实美国妊娠妇女的 MUI < 150μg/L，属于轻度碘缺乏人群。美国碘摄入量减少的原因是无强制性补碘法规、碘化食物的含碘量减少，以及减少食盐摄入量防治高血压的政策实施。

4. 中国的碘营养演变　我国曾经是碘缺乏病的大国。根据国家地方病防治部门 20 世纪 70 年代的调查结果，我国 29 个省、直辖市、自治区都存在碘缺乏病。病区县 1 762 个，4.25 亿人口生活在碘缺乏病地区。病区县的碘缺乏程度轻、中、重度不等。

我国采取食盐加碘方式防治碘缺乏病大致经历四个阶段。

第一阶段是从新中国成立初期至 1978 年，这个阶段食盐加碘没有立法，仅是在碘缺乏地区实施食盐加碘；

第二阶段是从 1979 年至 1995 年，这个阶段我国立法在碘缺乏地区实行食盐加碘（不是普遍食盐加碘）。据 1992 年末统计，经过 13 年的在碘缺乏病区实行食盐加碘，全国已经有 5 亿人口食用碘盐。地方性甲状腺肿患者从 1984 年的 3 500 万人下降至 700 万人，甲状腺肿的患病率为 7%。1995 年的国家级碘缺乏病监测结果显示，我国居民的 MUI 164.8μg/L，处于国际权威组织规定的碘足量的范围（100~199μg/L）。当时的家庭碘盐中位数仅为 16.2mg/kg（表 3-1-3）。

第三阶段是 1996 年至 2010 年，这个阶段是我国立法实行普遍食盐加碘阶段。《中国 2000 年消除碘缺乏病规划纲要》规定："全国所有食用盐（包括牲畜用盐）全部加碘，合格碘盐食用率达到 95%""市场只允许销售加碘食盐"。食盐碘含量的国家标准（GB 5461—1992）规定："加工为 50mg/kg；出厂不低于 40mg/kg；销售不低于 30mg/kg；家庭用户不低于 20mg/kg。"1996 年国务院发布《食盐专营办法》，1996 年起普遍食盐加碘的法规正式实行。实行普遍食盐加碘以后 1 年后，我国居民的尿碘中位数上升 1 倍，MUI 达到 330.2μg/L，家庭碘盐含量上升 1 倍，中位数达到 37mg/kg；1999 年国家级监测结果为：MUI 306μg/L，家庭碘盐中位数 42.3mg/kg（表 3-1-3）。根据上述的国际权威组织提出的碘营养标准，我国居民 1997 年和 1999 年的碘摄入量都已经达到碘过量的标准（>300μg/L）。与此同时，全国内分泌专业临床医生普遍反映甲状腺疾病的发病率显著增高。

2000 年 11 月，国家防治碘缺乏病管理部门首次修改了食盐加碘的标准，颁布了新国标（GB 5461—2000）。新国标规定碘盐的含量标准调整

表 3-1-3　我国实行普遍食盐加碘前后的国家防治碘缺乏病监测结果

年份	补碘政策	学龄儿童 MUI/（μg/L）	家庭食盐碘含量 /（mg/kg）	家庭合格食盐使用率 /%	甲状腺肿患病率 /% 触诊检查	B 超检查
1995	碘缺乏地区补碘	164.8	16.2	39.9	20.4	—
1997	普遍食盐加碘	330.2	37.0	81.1	10.9	9.6
1999	普遍食盐加碘	306.0	42.3	88.9	8.8	8.0
2002	普遍食盐加碘	241.2	31.4	88.9	5.8	5.1
2005	普遍食盐加碘	246.3	—	90.2		5.0
2016	各省食盐加碘	199.75	22.8	95.37		3.5

为（35±15）mg/kg，每公斤食盐碘含量可以在20～50mg。新国标首次提出了食盐碘含量的上限。2002年全国碘缺乏病监测结果显示居民的尿碘中位数下降至MUI 241.2μg/L，碘盐中位数31.4mg/kg。2005年的全国碘缺乏病监测结果：平均MUI为246μg/L，甲状腺肿患病率4.0%。

第四阶段从2011年至现在。2011年国家再次修订食盐加碘标准（GB 26878—2011）。新法规的食盐加碘浓度降低为20～30mg/kg。允许各省在这个浓度范围浮动30%。各省可以根据本地区碘资源自然状况决定本省的食盐加碘浓度。2015—2016年，国家卫生健康委员会委托中华医学会内分泌学分会（CSE）启动全国碘营养和甲状腺疾病调查项目（简称TIDE）。调查历时2年，项目覆盖31个省市自治区，80 937人口。儿童MUI 199.75μg/L，甲状腺肿患病率3.5%；成人MUI 177.89μg/L，甲状腺肿患病率1.17%。根据儿童MUI调查结果，16个省（包括其他省级行政区）碘充足，11个省碘超足量，4个省碘过量，没有碘缺乏的省份。成人的碘营养17.82%碘缺乏、40.12%碘充足、23.23%碘超足量、18.74%碘过量。

回顾我国居民碘摄入量的演变，可以看出：我国实行普遍食盐加碘法规以后，经历了6年的碘过量，8年的碘超足量，6年的碘充足，目前处于碘充足的状态（表3-1-3）。

二、碘营养与甲状腺疾病

甲状腺细胞几乎作用于所有的有核细胞，影响它们的生长和能量代谢。所以甲状腺疾病多发常见，累及全身各个系统。甲状腺疾病可以分类为功能异常（甲亢、甲减等）、形态异常（甲状腺结节、甲状腺癌等）和炎症（甲状腺自身免疫、甲状腺炎等）三个部分。碘营养属于营养学和公共卫生领域。因为碘摄入量与甲状腺疾病关系密切，也收入本章节的范围。

1. **碘缺乏病** 根据碘缺乏的程度，碘缺乏病（iodine deficient disorder，IDD）可以分类为轻度、中度和重度（表3-1-2）。最近联合国儿童基金会（UNICEF）提出认定碘缺乏地区的新标准：UIC＜50μg/L的比例超过20%。否定过去的UIC＜100μg/L即为碘缺乏地区的传统观点。碘缺乏病的危害是地方性甲状腺肿、克汀病、智力损伤，生长迟缓、新生儿甲减、流产和婴儿死亡率增加。甲状腺激素对于胎儿和婴儿期的神经发育特别重要。这个时期的碘缺乏可以导致出生后代的神经精神发育缺陷。严重的碘缺乏地区智力评分平均降低12分，随着补碘治疗，IQ可以获得改善。所以碘缺乏病被称之首个可以预防的智力障碍疾病。成人的轻中度碘缺乏增加毒性甲状腺肿的患病率，因此增加甲亢的发病率。

2. **碘过量** 碘过量和碘缺乏都能引起甲状腺功能的改变。碘过量的定义是UIC＞300μg/L。大多数个体能够耐受1 100μg的高碘摄入。急性高碘摄入抑制甲状腺激素的合成，称之为沃尔夫-契可夫效应（Wolff-Chaikoff effect）效应。如果正常人持续摄入高碘，数天后甲状腺能够从这个效应逃逸。这个过程是通过钠碘转运体（NIS）调节实现的。NIS位于甲状腺细胞的基底膜，运送碘进入甲状腺细胞。碘性甲亢（iodine-induced hyperthyroidism，IIH）也称为Jod-Basedow现象。常发生在碘缺乏地区、具有弥漫性甲状腺肿和结节性甲状腺肿的个体。实行USI的初期，历史上碘缺乏地区的甲亢发病率增高。但是这种增加是一过性的，3～5年以后发病率回落到补碘前的水平。相反在桥本甲状腺炎等存在甲状腺激素合成隐性障碍的个体，他们不能从沃尔夫-契可夫效应逃逸，以至发生碘性甲减。此外碘摄入量的增加也诱发和加重甲状腺自身免疫。

20余年以来，128个国家引进了食盐碘化防治碘缺乏病，成功地控制了碘缺乏病。值得注意的是欧洲采取的缓慢小剂量的补碘方法。欧洲许多国家研究显示，根据补碘前的碘营养、食盐碘化的强度，调查结果的差异很大。有明确的证据表明补碘增加甲状腺自身免疫，其机制是复杂的。可能是由于甲状腺球蛋白（Tg）被过度碘化，通过抗原决定簇的变化导致免疫原性增强。丹麦的研究显示，即使是小量缓慢的碘化，甲状腺过氧化物酶抗体（TPO-Ab）的阳性率也增加（从14.3%增加至23.8%）。甲状腺自身免疫破坏导致临床甲减患病率增加20%。从38.3/10万增加至47.2/10万。这种增加在青年和中年人群、中度碘缺乏地区表现突出。波兰的研究发现强制性食盐加碘后甲减患病率增加。女性从1.4%上升至2.1%，男性从 0% 上升至 0.3%。冰岛的老年人群研究显示，在高碘摄入地区，高 TSH 血症（>4.0mIU/L）患病率 18%，而低碘摄入地区仅有 3.8%。在日本沿海的北海道地区，非自身免疫的甲减患病率是 12.1%，而内陆地区仅有 2.3%。甲减升高的原因可能与进食高碘含量的海藻有关。澳大利亚、孟加拉和意大利等国都报告食盐碘化后甲减患病率增加。与 1999 年的调查结果比较，中国的 TIDE 研究报告的临床甲减和甲状腺抗体的阳性率没有增加（表 3-1-4）。对这个结果的解释是经过长期的补碘，甲状腺和免疫系统适应了碘环境的变化。如同碘性甲亢的变化一样，临床甲减和甲状腺抗体阳性率都恢复到补碘前的水平。

表 3-1-4　中国补碘前后甲状腺癌组织类型变化

甲状腺癌组织类型	补碘前	补碘后	P 值
PTC	61.2%	87.4%	<0.001
FTC	25.9%	4.0%	<0.001
ATC	7.1%	2.1%	<0.05

3. 甲状腺功能亢进症　甲状腺功能亢进症（hyperthyroidism，简称甲亢）是甲状腺毒症（thyrotoxicosis）的一个类型，指的是由于甲状腺腺体功能亢进症引起的甲状腺毒症，原因有 Graves 病、高功能腺瘤、结节性甲状腺肿伴甲亢等。根据病情的轻重，甲亢又可以分类为临床甲亢和亚临床甲亢。后者具有血清 TSH 减低，但是血清 T_4、T_3 正常。临床甲亢的患病率 0.2%～1.3%。早在 1977 年，英国的 Whickham 研究 20 年随访报告甲亢的发病率 100～200/10 万。女性和男性患病率分别为 2.7% 和 0.23%；2002 年美国的 NHANES-Ⅲ 报告临床甲亢和亚临床甲亢分别为 0.5% 和 0.7%。欧洲国家的甲亢患病率为 0.75%，发病率是 51/10 万。意大利 1999 年的 Pescopagano 研究报告，在一个碘缺乏的农村社区，甲亢的患病率是 2.9%，主要是毒性甲状腺结节引起。中国 TIDE 项目研究显示，临床甲亢的患病率为 0.78%，比较 1999 年显著下降（1.68%）。其中 Graves 的患病率为 0.53%，占甲亢患病率的 67.9%。亚临床甲亢的患病率是为 0.44%。

碘摄入量与临床甲亢呈现 U 型曲线的关系。即碘缺乏和碘过量都引起甲亢的患病率显著增加。其 OR 值分别为 1.53 和 2.05。但是 Graves 病仅与碘缺乏相关（OR 值 1.77），与碘过量无关（OR 值 0.83）。亚临床甲亢患病率为 0.44%，比较 1999 年显著下降（3.06%）。侯新等对中国 Graves 病 54 个家系，322 例家庭成员的 8 年随访，没有发现碘摄入量增加对甲亢发生有影响。

碘性甲亢（IIH）是指由于碘摄入量增加引起的甲亢。多发生在碘缺乏地区和老年人群。其机制可能是碘缺乏引起的甲状腺自主功能结节在接受补碘以后出现功能亢进。此型甲亢症状较轻，病程呈现一过性。碘缺乏地区补碘后发生的甲亢在 3～5 年可以自主恢复，甲亢的发病率恢复到补碘前的水平。IIH 的报告主要来自澳大利亚、津巴布韦等国家。实施食盐碘化之后，这些国家毒性结节性甲肿患病率增加、合并心血管疾病增加。结节性甲状腺肿老年患者对碘化食盐特别易感。

胺碘酮（amiodaron）是临床常用的抗心律失常药物，目前仍在使用，它每片含碘 75mg，每天 300mg 的胺碘酮可以摄入碘 9mg。该药在体内的半衰期至少 100 天。在碘缺乏地区，胺碘酮诱发的甲亢大约占甲亢患者的 10%。男女比例 3∶1。北美的发生率 3%，日本的发生率是 5.8%。胺碘酮对甲状腺影响分为两型。1 型是碘性甲亢；2 型是碘性甲减。

4. 甲状腺功能减退症　甲状腺功能减退症（hypothyroidism）简称甲减，分类为原发性和继发性。原发性甲减指病变发生在甲状腺的甲减，继发性指病变发生在下丘脑或者垂体的甲减。根据甲状腺损伤的程度，甲减又分类为临床甲减和亚临床甲减。后者 TSH 升高，FT_4 正常。在碘充足地区，甲减的患病率 1%～2%。它随着年龄增长，85 岁以上的人群亚临床甲减可以达到 7%。女性男性比例是 10∶1。临床甲减的患病率在欧洲为 0.2%～5.3%，美国为 0.3%～3.7%。英国的 Whickham 二十年随访研究显示自发性甲减的发生率是 3.5～5.0/1 000。血清 TSH>5.2mIU/L 和抗体阳性是发生甲减的危险因素。中国医科大学 IITD 五年随访研究的结果显示，碘超足量和碘过量促进甲状腺抗体阳性的个体发生甲减；美国 NHANES-Ⅲ 报告的甲减患病率为 4.6%。巴西的一项研究证实白种人甲减的患病率高于黑人（1.6%∶0.59%）；中国的亚临床甲减患病率从 1999

年的 3.22% 上升至 2010 年的 16.7%，反映了经过普遍食盐加碘纠正碘缺乏后的变化。印度获得了与中国相似的结果。2013 年印度的一项多中心研究显示，甲减的患病率达到 10%。各个城市的患病率差异很大。Kolkata 报告印度最高的患病率为 21.67%。TIDE 项目报告的临床甲减患病率为 1.02%，与 1999 年比较没有增加（1.04%）。临床甲减的原因有自身免疫性甲状腺炎（AIT）、甲状腺手术和 ^{131}I 治疗。其中 AIT 占 80% 以上。TIDE 项目调查没有发现碘过量与临床甲减的关系，但是碘缺乏仍然是临床甲减的危险因素（OR 1.19）。

TIDE 报告亚临床甲减的患病率比较 1999 年显著升高。世界各国的 TSH 参考值通常为 0.3～4.0mIU/L。但是 TIDE 项目的血清 TSH 参考值骤升至 0.7～7.04mIU/L，比 1999 年显著增高（0.30～4.80mIU/L），推测 TSH 的升高可能与我国长期补碘有关。韩国学者最近报告的国家营养调查的 TSH 参考值为 0.62～6.84mIU/L，与我们的参考值极其相似。他们认为两国的共同背景是碘摄入量增加。TIDE 项目研究发现，甲状腺抗体阴性的亚临床甲减患病率与血清 TSH 水平强烈相关。而在甲状腺抗体阳性的亚临床甲减缺乏这种相关。这个结果进一步说明 TSH 增高的原因是长期补碘的结果。我们的实验研究显示，高碘饮食处理大鼠 24 周，大鼠垂体的 TSH 含量显著增加，2 型脱碘酶活性因为泛素化被显著抑制。因此 T_4 向 T_3 的转换减少，T_3 对 TSH 的抑制作用减弱，形成高 TSH 血症。高 TSH 血症给甲状腺学界带来困惑。首先是 TSH 参考值的上限如何确定？其次是高 TSH 血症的后果是什么？它与甲状腺癌发病率的升高相关吗？这些问题都亟须我们回答。

5. 自身免疫性甲状腺炎 自身免疫性甲状腺炎（autoimmune thyroiditis，AIT）包括桥本甲状腺炎（Hashimoto thyroiditis，HT）、萎缩性甲状腺炎、产后甲状腺炎、无痛性甲状腺炎等。AIT 的主要标志是 TPO-Ab 阳性和甲状腺球蛋白抗体（TgAb）阳性。甲状腺 B 超显示低回声。甲状腺穿刺结果证实血清抗体阳性与甲状腺淋巴细胞浸润显著相关。但是大约有 20% 的 AIT 患者抗体阴性。与 1999 年对比，TPO-Ab 阳性率轻度增加；TgAb 阳性率轻度增加。欧美国家普遍认为碘摄入量增加是甲状腺自身抗体的危险因素。但是 TIDE 项目没有显示碘摄入量与抗体的相关关系。相反，我们发现碘缺乏是 TPO-Ab 阳性（OR 1.19）和 TgAb 阳性（OR 1.20）的危险因素。碘超足量是 TPO-Ab 的保护因素（OR 0.90）。这个现象与前述碘性甲亢的现象一样，它也是一过性的改变。经过长期补碘，机体免疫系统和甲状腺的调节机制已经适应碘摄入量增加的变化，所以甲状腺抗体阳性率出现了平台期。碘与甲减和抗体阳性的关系提示我国居民的碘摄入量是合理和安全的。

6. 甲状腺结节 甲状腺结节触诊的患病率是 4%～7%；影像学检查的发现率是触诊的 10 倍；成人甲状腺尸检的检出率是 50%～70%。女性与男性比例 4:1。各种影像学检出率为：超声 20%～70%，CT 25%，MRI 16%～18%、PET 1.0%～2.3%。超声是检查结节恶性度最敏感的方法。CT 主要用于评估结节周围组织受累的情况。一项来自 18 项研究 55 000 例的 PET 检查资料显示，虽然甲状腺结节的检出率仅有 1%，但是他们的 33% 是恶性的。PET 的标准摄取值（SUV）和形态是重要的。一般认为弥漫式摄取是良性结节，而局灶性摄取者有 30%～50% 是恶性的。

甲状腺结节患病率增长最快。从 1999 年的 9.86% 上升至 2016 年的 20.43%。普遍认为这是 B 超分辨率增加和筛查频度增加的结果。这种增长与碘摄入量无关。因为 TIDE 项目显示碘超足量（OR 0.84）和碘过量（OR 0.71）都是甲状腺结节的保护因素，但是碘缺乏是甲状腺结节的危险因素（OR 1.29）。

7. 甲状腺癌 甲状腺癌是近年来发病率增长最快的恶性肿瘤之一。国家恶性肿瘤登记中心的资料显示，2000—2003 年我国甲状腺癌的年变化率（annual percentage change，APC）是 +4.9%，但是 2004—2011 年的 APC 急剧增长为 +20.1%。同期的甲状腺癌死亡率的 APC 仅有 +1.6%。这种肿瘤发病率与死亡率分离的现象肿瘤学界称之为"过度诊断"。造成过度诊断的原因主要是甲状腺 B 超分辨率的改进和甲状腺结节筛查频度增加。非甲状腺疾病死亡病例的尸检证实隐匿性甲状腺癌的检出率为 11.5%。也就是说，目前治疗的甲状腺癌仅是实际存在的甲状腺癌的 1/1 000。2014 年韩国国家卫生部门在成人人群普查甲状腺癌，当年即诊断和治疗甲状腺癌 4 万余例。其中甲状腺微小癌占 60% 以上。与以前的韩国国家甲状腺癌登记率比较，增加了 15 倍，被肿瘤学界称为甲状腺癌"海啸"。

甲状腺癌的诱因包括放射暴露、肥胖、环境污染和碘摄入量。碘摄入量与甲状腺癌发生的关系仍不明确。碘缺乏可以诱发甲状腺肿瘤和甲状腺癌，主要是滤泡性甲状腺癌（follicular thyroid carcinoma，FTC），不是乳头状甲状腺癌（PTC）。这个观点已经获得动物实验的证实。限制金黄地鼠（Golden hamster）、SD 鼠等动物的碘摄入量，引起甲状腺增生和结节性甲状腺肿，小部分动物发生甲状腺癌，所有的甲状腺癌都是滤泡性甲状腺癌。雌性动物甲状腺癌的发病率是 18%，雄性动物罕见发生（图 3-1-1）。

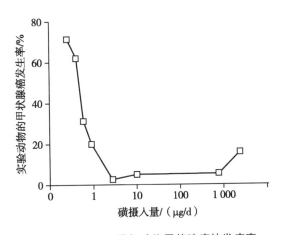

图 3-1-1　碘摄入量与动物甲状腺癌的发病率

碘过量与甲状腺癌的关系存在争论，比较公认的观点是：碘摄入量增加引起乳头状甲状腺癌比例增高，但是不引起总患病率增加。碘摄入量增加与未分化甲状腺癌比例减少相关（表 3-1-2）。碘缺乏与滤泡性甲状腺癌增加相关。Zimmermann 对 15 项碘与甲状腺癌关系的 Meta 分析结果显示，碘过量是甲状腺癌的保护因素（OR 0.73）。我国学者 Cao 等对 4 974 例甲状腺癌的 Meta 分析结果显示，碘过量（UIC ＞300μg/L）减少甲状腺癌的危险（OR 0.74）。每周食用海鱼大于 3 次也是甲状腺癌的保护因素（OR 0.72）。但是我国另外一项 Zhao 等分析 2 041 例甲状腺癌资料显示，碘超足量（UIC 200～299μg/L）和（UIC ＞300μg/L）与女性乳头状甲状腺癌相关（OR 值分别为 1.46 和 2.31）。总之，基于尸检甲状腺癌的高患病率，甲状腺癌患病率逐年升高的趋势难以改变，关键在于如何处理这些甲状腺癌，特别是甲状腺微小癌。

三、妊娠碘营养与甲状腺疾病

1. 妊娠期碘需要量　妊娠期妇女对碘的需求量增加近 50%，这与以下因素有关：

（1）从妊娠早期开始，母体血清中的人绒毛膜促性腺激素（hCG）即开始增加，8～11 周达高峰，以后逐渐下降。由于 hCG 与 TSH 有相似的结构，也与母体的 TSH 受体结合，使甲状腺激素合成增加。

（2）妊娠早期至中期，母体雌激素水平升高，导致甲状腺素结合球蛋白（thyroxine binding glob-ulin，TBG）增加，使得 TT_3 和 TT_4 浓度增加，故甲状腺激素合成增加以维持 FT_3 及 FT_4 的水平。

（3）妊娠 20 周之前，胎儿甲状腺不能独立合成甲状腺激素，而是依赖于母体的甲状腺激素和碘营养供给。在妊娠 20 周以后，胎儿自身合成甲状腺激素的碘来源仍然依赖于母体。

（4）胎盘表达 II 型脱碘酶和 III 型脱碘酶，形成局部的微环境。由于高度的酶活性，尤其在妊娠后半期，胎盘中的甲状腺激素脱碘作用增强，大量碘被消耗。

（5）从妊娠早期开始，肾小球滤过率（GFR）增加，肾脏的碘清除也增加。

2. 妊娠期碘摄入量标准　为满足妊娠期基本碘需求，2001 年，美国医学研究所（IOM）提出了妊娠妇女碘膳食许可量（RDA）为 220μg/d。2007 年，WHO 技术顾问小组、联合国儿童基金会（UNICEF）、国际防治碘缺乏病理事会（ICCIDD）颁布的普通人群碘推荐摄入量（RNI）为 150μg/d，而妊娠妇女为 250μg/d，以满足其增加的碘需求（表 3-1-5）此后，美国内分泌学会（TES）、美国甲状腺学会（ATA）也推荐 250μg/d 这一剂量，说明 WHO 的推荐得到了广泛认可。

同时，为了避免碘过量，IOM 规定碘摄入量的安全上限为 1 100μg/d，而 WHO、ATA、欧洲食品药品安全局建议的安全上限是 500μg/d，以避免碘过量引起的甲状腺功能异常的风险。但 WHO 已声明该标准的支持证据较弱。中国医科

表 3-1-5 妊娠妇女碘营养分类（WHO）

人群	碘营养状况	尿碘中位数 /（μg/L）
妊娠妇女	碘缺乏（insuffcient）	<150
	碘充足（adequate）	150～249
	碘超足量（more than adequate）	250～499
	碘过量（excessive）	≥500
普通成人	碘缺乏（insuffcient）	<100
	碘充足（adequate）	100～199
	碘超足量（more than adequate）	200～299
	碘过量（excessive）	>300

大学在碘充足地区进行的大型横断面研究"妊娠早期妇女亚临床甲状腺功能减退的筛查和干预研究"（简称 SHEP 研究）中，7 190 名妊娠早期（<8 周）妇女的甲状腺功能异常与尿碘浓度（UIC）呈 U 型曲线，UIC 150～249μg/L 组的甲减、低 T_4 血症的患病率最低，血清 TSH 值最低。该结果支持 WHO 的推荐量（UIC 150～249μg/L）是妊娠妇女的最佳碘摄入量。UIC>250μg/L 亚临床甲减和低 T_4 血症的患病率增加；UIC<100μg/L 甲状腺抗体的阳性率显著增加。

3. **妊娠碘缺乏对后代智力的危害** 甲状腺激素对胎儿和新生儿神经元移行、神经胶质分化、髓鞘形成、突触传递和神经元可塑性尤为重要，因此碘缺乏与其神经、智力损害密切相关，最严重者是克汀病（智力损害伴聋哑、痉挛、斜视的持续疾病状态）。经过全球范围的补碘，克汀病已经被有效控制。目前的研究重点是轻中度碘缺乏（MUI 50～150μg/L）的妊娠妇女。轻中度碘缺乏时，母体甲状腺可通过自身调节降低 T_4 合成，而保持 T_3 合成相对稳定，由于 T_3 的负反馈调节，TSH 水平不升高，从而导致了低 T_4 血症。

Qian 等 Meta 分析纳入了 37 项中国研究，包含 12 612 名中国研究对象。他们发现暴露于严重碘缺乏环境的儿童有明显的智力损害，IQ 分数降低 12.45 分，而母亲孕前、孕期充足补碘使后代 IQ 分值提高 8.7 分。另外一项前瞻性研究纳入了 1 361 名荷兰孕妇，观察到妊娠早期低 T_4 血症未得到纠正的孕妇，其后代可能有智力发育和运动发育的延迟，在后代 1～2 岁时相关评分降低 8～10 分，表明母体妊娠早期低 T_4 血症对后代神

经系统发育有不良影响。英国"埃文河地区母亲和后代纵向研究"（ALSPAC）中纳入了 14 541 名孕妇、13 988 名儿童，妊娠早期轻中度碘缺乏妇女（MUI 91.1μg/L，UI/Cr 中位数 110μg/g）后代的语言 IQ 分数、阅读准确度和阅读理解能力下降。Abel MH 等分析了"挪威母亲与儿童队列研究"（MoBa）中的 77 164 对母亲与后代的数据。其中 1 725 名儿童诊断为注意力不集中症（ADHD）。在未补碘的孕妇中（MUI 61μg/L），低碘摄入组（<200μg/d）的后代 ADHD 评分增高，此外，在 MoBa 的 33 047 对母子中，低碘孕妇的后代 3 岁时语言能力受损、行为异常、精细活动障碍以及 17 个月龄时不能独立行走的风险更高。这提示母亲轻中度碘缺乏可能对后代神经发育、认知功能造成一些细微损害。荷兰是碘充足国家，在他们的 Generation R 研究中（研究对象大体上为碘充足，MUI 229.6μg/L，UI/Cr 中位数 296.5μg/g），纳入的 1 156 对母子中，妊娠早期低尿碘妇女（UI/Cr 低于第十百分位数，48.6～136.1μg/g）后代的自控力、语言记忆力、综合执行力受损，但这些均属于亚临床异常，而在运动、情绪控制、计划组织能力方面与对照组相比没有统计学差异。但在 Generation R 的另一项随访研究中，纳入 1 525 对母子，孕早期阶段（妊娠 18 周以内）低尿碘孕妇（UI/Cr 小于 150μg/g，UI/Cr 中位数 119.3μg/g）的后代 6 岁时非语言 IQ 分数及语言理解力没有显著性降低。需要注意的是，上述研究中英国属于轻度碘缺乏国家，而挪威、荷兰是碘充足国家，所以在后组国家中观察到的结果不尽相同。因此研究碘充足地区母体轻中度碘缺乏与后代认知能力的关系非常必要。

四、小结

碘营养与甲状腺疾病是甲状腺学界和地方病学界的热点领域。经过二十余年的食盐加碘，包括中国在内的全球碘缺乏病得到有效的控制，这个功绩应当受到充分肯定。TIDE 项目的结果显示，与 1999 年的调查结果比较，我国的甲状腺疾病患病率没有增加。这个结果说明，我国国民现在的碘摄入量范围是安全有效的（表 3-1-6）。分析碘摄入量与甲状腺疾病患病率的关系，碘缺乏的危险显著大于碘过量。所以，我国必须坚持食

表 3-1-6　我国四次大型流行病学调查患病率

甲状腺疾病	1999 年 (3 761)	2007 年 (3 813)	2010 年 (15 008)	2016 年 (78 470)
临床甲亢 /%	1.68	1.52	0.90	0.78
亚临床甲亢 /%	3.06	1.18	0.70	0.44
Graves 病 /%	1.25	0.89	0.60	0.53
临床甲减 /%	1.04	0.24	1.10	1.02
亚临床甲减 /%	3.22	3.51	16.70	12.93
TPO-Ab 阳性 /%	9.81	9.52	11.50	10.19
TgAb 阳性 /%	9.09	9.10	12.60	9.70
甲状腺肿 /%	13.99	8.16	2.9	1.17
甲状腺结节 /%	9.86	4.35	12.8	20.43

注：括号内数值为样本量。

盐加碘的法规，它不仅可以防治碘缺乏病，也可以降低甲状腺疾病的发病率。对于目前出现的高 TSH 血症和高发的甲状腺癌需要进一步的研究和应对。

目前的国民碘营养的主要危险是碘缺乏病的死灰复燃。国家已经取消了食盐专营的计划体制，加之心血管学界提倡减少食盐的摄入量，可能会造成居民碘摄入量的进一步下降。必须强调我国本身是一个碘缺乏病的国家，现在适宜的碘营养状态是实行食盐加碘政策带来的，自然碘资源缺乏的现状是不可能在短期改变的，一旦食盐加碘的法规弱化，碘缺乏病可能会死灰复燃。所以必须加强居民碘营养的监测，巩固食盐加碘的成果，保护国民的甲状腺健康。

（滕卫平）

参 考 文 献

[1] World Health Organization. Assessment of iodine deficiency disorders and monitoring the elimination: a guide for programme managers. 2nd ed. Geneva: WHO, 2001.

[2] Pearce EN, Andersson M, Zimmermann MB. Global iodine nutrition: where do we stand in 2013. Thyroid, 2013, 23（5）: 523-528.

[3] 马泰，卢倜章，于志恒. 碘缺乏病. 北京：人民卫生出版社，1981.

[4] Sun D, Codling K, Chang S, et al. Eliminating iodine deficiency in China: achievements, challenges and global implications. Nutrients, 2017, 9（4）: 36.

[5] Taylor PN, Albrecht D, Scholz A, et al Global epidemiology of hyperthyroidism and hypothyroidism. Nat Rev Endocrinol, 2018, 14（5）: 301-316.

[6] Teng W, Shan Z, Teng X, et al. Effect of iodine intake on thyroid diseases in China. N Engl J Med, 2006, 354（26）: 2783-2793.

[7] Jeon MJ, Kim WG, Kwon H, et al. Excessive iodine intake and thyrotropin reference interval: data from the Korean National Health and Nutrition Examination Survey. Thyroid, 2017, 27（7）: 967-972.

[8] Li N, Jiang Y, Shan Z, et al. Prolonged high iodine intake is associated with inhibition of type 2 deiodinase activity in pituitary and elevation of serum thyrotropin levels. Brit J Nutr, 2012, 107（5）: 674-682.

[9] Fisher SB, Perrier ND. The incidental thyroid nodule. CA Cancer J Clin, 2018, 68（2）: 97-105.

[10] Chen WQ, Zheng R, Baade PD, et al. Cancer statistics in China. CA Cancer J Clin, 2016, 66（2）: 115-132.

[11] Lee YS, Lim H, Chang HS, et al. Papillary thyroid microcarcinomas are different from latent papillary thyroid carcinomas at autopsy. J Korean Med Sci, 2014, 29（5）: 676-679.

[12] Ahn HS, Kim HJ, Welch HG. Korea's thyroid-cancer "epidemic" — screening and overdiagnosis. N Engl J Med, 2014, 371（19）: 1765-1767.

[13] Cao ZL, Peng XD, Xie JP, et al. the relationship between iodine intakeand the risk of thyroid cancer a meta-analysis. Medicine, 2017, 96（20）: e6734.

[14] Zhao H, Li H, Huang T. High urinary iodine, thyroid autoantibodies, and thyroid-stimulating hormone for papillary thyroid cancer risk. Biol Trace Elem Res, 2018, 184（2）: 317-324.

[15] Zimmermann MB, Galetti V. Iodine intake as a risk factor for thyroid cancer: a comprehensive review of animal and human studies. Thyroid Res, 2015, 8: 8.

[16] World Health Organization/International Council for the Control of the Iodine Deficiency Disorders/United Nations Children's Fund（WHO/ICCIDD/UNICEF）.

Assessment of the iodine deficiency disorders and monitoring their elimination. World Health Organization, Geneva. 2007.

[17] Shi X, Han C, Li C, et al. Optimal and safe upper limits of iodine intake for early pregnancy in iodine-sufficient regions: a cross-sectional study of 7,190 pregnant women in China. J Clin Endocrinol Metab, 2015, 100(4): 1630-1638.

[18] Qian M, Wang D, Watkins WE, et al. The effects of iodine on intelligence in children: a meta-analysis of studies conducted in China. Asia Pacific J Clin Nutr, 2005, 14(1): 32-42.

[19] Bath SC, Steer CD, Golding J, et al. Effect of inadequate iodine status in UK pregnant women on cognitive outcomes in their children: results from the Avon Longitudinal Study of Parents and Children(ALSPAC).

Lancet, 2013, 382(9889): 331-337.

[20] Abel MH, Ystrom E, Caspersen IH, et al. Maternal iodine intake and offspring attention-deficit/hyperactivity disorder: Results from a Large Prospective Cohort Study. Nutrients, 2017, 9(11). pii: E1239.

[21] Ghassabian A, Steenweg-de Graaff J, Peeters RP, et al. Maternal urinary iodine concentration in pregnancy and children's cognition: results from a population-based birth cohort in an iodine-sufficient area. BMJ Open, 2014, 4(6): e005520.

[22] Shan Z, Chen L, Lian X, et al. Iodine status and prevalence of thyroid disorders after introduction of mandatory universal salt iodization for 16 years in China: A cross-sectional study in 10 cities. Thyroid, 2016, 26(8): 1125-1130.

第二章　甲状腺功能亢进症

甲状腺功能亢进症(hyperthyroidism)简称甲亢，是指甲状腺组织功能亢进、产生和分泌甲状腺激素过多引起以机体多系统兴奋性增高和代谢亢进为主要表现的一组内分泌疾病。关于甲亢的称谓，还有一个名词叫甲状腺毒症(thyrotoxicosis)，甲状腺毒症更多是指由于血液循环中甲状腺激素过多引起的代谢异常和临床表现。有甲状腺毒症者不一定有甲状腺组织功能亢进，如亚急性甲状腺炎患者可因甲状腺组织破坏而使甲状腺激素释放至血液而引起甲亢症状，但甲状腺组织功能并不亢进。故任何原因导致血液循环中甲状腺激素水平升高引起甲亢表现者均可称为甲状腺毒症，而甲状腺功能亢进症者往往甲状腺组织也增生、功能亢进。国内常用"症状性甲亢"一词来表述有甲亢临床表现而甲状腺组织功能不亢进者。

引起甲亢的原因很多，最常见的是格雷夫斯病(Graves disease)，占所有甲亢的 85% 以上。该病是由爱尔兰医生 Robert Graves 于 1895 年报道，故大部分文献称为 Graves 病。由于 Karl A. von Basedow 也报道过本病，部分欧洲文献中也称为巴泽多(Basedow)病。实际上最早报道本病的是英国医生 Caleb Parry，故有人也把本病称为 Parry 病。Graves 病为自身免疫性疾病，系机体产生了针对甲状腺组织成分促甲状腺激素受体抗体(TRAb)所引起。TRAb 与 TSH 受体结合后模拟了 TSH 作用引起甲状腺组织增生和功能亢进，不断产生甲状腺激素释放入血。引起甲亢的其他原因包括结节性甲状腺肿伴甲亢，甲状腺自主性高功能性结节或腺瘤、亚急性甲状腺炎、产后甲状腺炎等。这些疾病引起甲亢的原因为甲状腺结节或腺瘤因某种原因导致其功能自主而不受 TSH 调节、产生过多甲状腺激素，或甲状腺破坏释放出较多甲状腺激素所致。

Graves 病的临床表现包括甲状腺肿大、高代谢表现及浸润性突眼和胫前黏液性水肿等。由于有少部分患者可无高代谢表现，甚至可出现甲低，故有时用 Graves 甲亢来表示 Graves 病伴有高代谢表现，以与无高代谢者相区别。

本章就 Graves 病发病机制的研究进展、诊断难点及临床治疗的变迁与挑战等作一介绍。

第一节　Graves 病病因探索的硕果与瓶颈

尽管 Graves 病的基本治疗方法近 70 年来没有大的变化，但在病因及发病机制的研究方面取得了重要进展。揭示 Graves 病病因的奠基人应该是新西兰的科学家 Adams 和 Purves，他们于 1956 年用当时检查 TSH 的方法对 Graves 病患者的血清进行了研究。该方法是将 TSH 注射到体内观察 ^{131}I 标记的甲状腺激素水平变化，通常注射 TSH 后会引起血中 ^{131}I 标记的甲状腺激素水平升高，高峰在 2~3 小时。Adams 等将 Graves 甲亢患者的血清注射到豚鼠体内后发现血中 ^{131}I 标记水平持续升高，在 16~24h 达高峰。这是人类首次发现 Graves 甲亢患者血中有类似 TSH 的物质，由于作用时间明显长于 TSH 故称长效甲状腺刺激物(long-acting thyroid stimulator，LATS)。当初曾以为 LATS 来自垂体，但很快确定为非垂体分泌。进一步的研究证实 LATS 为血清中的 γ 球蛋白，是一种针对 TRAb，由于该抗体与 TSH 受体结合后刺激甲状腺组织增生和功能亢进，故也称为促甲状腺激素受体刺激性抗体(thyroid stimulating hormone receptor-stimulating antibody，TSAb)，或称为甲状腺刺激性免疫球蛋白(thyroid stimulus immunoglobulin，TSI)。这些研究结果确定了 Graves 病的自身免疫性质，也即属于自身免疫性疾病，同时也揭示了一些特殊的临床现象。

Graves 甲亢在临床表现上有较大的个体差异，部分患者病情会自发缓解或转为甲减，或甲亢与甲减交替出现。这些均与 TSAb 在血清中的消长有关，还发现部分患者体内有阻断 TSH 和 TSAb 刺激活性的抗体，称促甲状腺激素刺激阻断性抗体（thyroid stimulating hormone-stimulation blocking antibody, TSBAb），或称为甲状腺阻断免疫球蛋白（thyroid blocking immunoglobulin, TBI），这些患者甲亢与甲减的交替出现由 TSAb/TSBAb 的净作用所决定。对本病自身免疫的认识也使对某些胎儿和新生儿甲亢的临床诊断与治疗发生了重要变化。TRAb 可通过胎盘进入胎儿体内，引起胎儿甲亢，这些胎儿生后即为新生儿甲亢，由于新生儿自身并不产生 TRAb，母体来的 TRAb 随时间推移而代谢，约 1 个月后基本消失，故这种类型的新生儿甲亢约 1 个月后自行好转。女性 Graves 甲亢患者如果怀孕期间 TRAb 持续高滴度，要警惕引起胎儿和新生儿甲亢的可能。

在 LATS 发现 30 年后 Graves 病的特异性抗原 TSH 受体被成功克隆，这是 Graves 病研究的另一个重要的里程碑性进展。TSH 受体为 G 蛋白偶联受体家族成员，为由 764 个氨基酸组成的糖蛋白，受体由胞外段、七个穿膜袢组成的跨膜片段及与 G 蛋白结合的胞内袢所构成。TSH 受体可通过受体分子内裂解形成 A 和 B 二个亚单位（也称为 α 亚单位和 β 亚单位），二个亚单位之间以二硫键连接（图 3-2-1）。裂解后 A 亚单位脱落下来，而 A 和 B 亚单位之间还有一个 C 肽段自行降解。Graves 病的自身抗原是 A 亚单位，分解而脱落的 A 亚单位即是激活也是加重自身免疫反应的自身抗原。TSH 受体克隆成功又推动了 Graves 病的研究，尤其在制备 Graves 病动物模型方面取得了重大进展。在 TSH 受体克隆出之前也有很多模型方面的研究，但均不完善。第一个真正的 Graves 病动物模型由 Shimojo 等于 1996 年报道，他们选用 AKR/N（H-2k）小鼠作为实验动物，RT4.15HP（鼠成纤维细胞）作为免疫细胞。该细胞稳定表达 MHC-II 类分子和人类 TSHR。小鼠腹腔注射稳定表达人 TSHR 的 RT4.15HP 细胞 6 次后，90% 小鼠体内产生了 TSHR 抗体，15%～25% 的小鼠甲状腺激素水平升高，TSAb、甲状腺结合抑制性免疫球蛋白（thyroid binding inhibitory immu-

noglobulins, TBII）阳性及甲状腺弥漫性肿大，甲状腺细胞增生，而对照组无一例发生。Ando 等选用远交系中国仓鼠作为实验动物，选用稳定表达人类 TSHR 的中国仓鼠卵巢细胞（CHO）为免疫细胞腹腔注射，辅以明矾和 Th2 佐剂百日咳毒素（pertussis toxin, PTX），2 周 1 次，共 6 次。结果有 80% 小鼠产生了 TBII，70% 小鼠的血清中出现了 TSAb，但仅有 1 只发展成为甲亢。用表达 TSHR 的腺病毒免疫动物制备的 Graves 病动物模型是迄今为止最成功的 Graves 病动物模型。此方法是由 Nagayama 等于 2002 年报道的。选用 BALB/c、C57BL/6、CBA/J、DBA/1J 和 SJL/J 品系小鼠为实验动物，以编码 TSHR 全长的腺病毒为载体，采用肌内注射，3 周免疫 1 次，共 3 次。8 周后 55% 的雌性和 33% 的雄性 BALB/c 小鼠和 25% 雌性 C57BL/6 小鼠诱导出甲亢，T_4 水平明显高于对照组，所有 T_4 升高的动物都表现为 TSAb 阳性，且 TSAb 值与 T_4 水平呈明显正相关。84% 的雌性和 56% 的雄性 BALB/c，75% 的 C57BL/6 甲状腺阻断性抗体（TBAb）阳性。而 CBA/J、DBA/1J 和 SJL/J 小鼠均未诱导出甲亢，除 SJL/J（H-2s）组 TBII 活性较高外，其余两组无 TSHR 抗体产生。Chen 等通过表达 TSH 受体 A 亚单位的腺病毒（Ad-TSHR289）和裂解 C 肽后的具有 TSH 受体 A 和 B 亚单位的腺病毒（Ad-TSHR-D1NET）免疫 BALB/c 小鼠，并以表达 β- 半乳糖的腺病毒免疫小鼠作对照。结果显示，Ad-TSHR289 组 8/10 小鼠血 T_4 水平增高，而 Ad-TSHR-D1NET 组仅 1/10 小鼠血 T_4 增高；Ad-TSHR289 组血 TSAb 活性明显高于 Ad-TSHR-D1NET 组（$P < 0.002$），而 TBAb 活性在 Ad-TSHR289 组明显低于 Ad-TSHR-D1NET

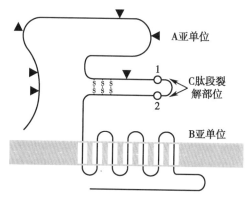

图 3-2-1 甲状腺刺激素结构图示

组。该研究证明 TSHR A 亚单位具有更强的免疫活性,诱导的 Graves 病发病率更高。作者单位所在实验室于 2006 年用表达 A 亚单位的腺病毒(Ad-TSHR289)免疫 BALB/c 小鼠成功制备了 Graves 病模型。在此基础上又探索在新生期诱导免疫耐受预防 Graves 病的可能,给出生后 24h 内的小鼠分别在皮下和腹腔注射不同剂量的 Ad-TSHR289,小鼠成年后再诱导 Graves 病。结果显示大剂量 Ad-TSHR289(10^10)免疫组成功预防了 Graves 病的发生,TRAb 阴性,甲状腺激素正常。这是人类历史上首次利用免疫学方法成功预防了 Graves 病的发生。

目前认为自身抗原 TSH 受体提呈给自身反应性 T 细胞,促使其激活和增殖,进而刺激 B 细胞产生针对 TSH 受体的抗体。Graves 病甲状腺外表现,如眼病及胫前黏液性水肿等也因自身免疫所致。很多研究证实眼球后组织及胫骨前皮下组织均有 TSH 受体表达。

尽管目前已有足够的证据说明 Graves 病为自身免疫性疾病,但这些研究结果并没有给临床 Graves 病的防治带来明显的改善。目前对导致 Graves 病起病的初始环节仍不清楚,针对免疫抑制的治疗也未对 Graves 甲亢的预后带来影响。有些器官移植后长期接受免疫抑制治疗的患者也发生了 Graves 病。故对 Graves 病发病机制的研究仍然任重而道远。

第二节　Graves 病诊断的难点与解决方案

随着诊断技术的发展,Graves 病的诊断也取得了长足发展,大部分 Graves 病的诊断并不难,但某些症状性甲亢、桥本甲状腺炎合并甲亢、选择性垂体对甲状腺激素抵抗及 TSH 受体突变所致甲亢等易与 Graves 甲亢相混淆。

一、症状性甲亢的诊断与鉴别诊断

亚急性甲状腺炎、寂静性甲状腺炎(或产后甲状腺炎)及桥本甲状腺炎等疾病在某一阶段因甲状腺组织破坏、甲状腺激素释放增多而引起甲亢表现,甲状腺组织本身功能并不亢进。有些患者可因临床表现不典型或未对病史进行仔细询问而易误诊为 Graves 甲亢。这类甲亢的共同特点为:①病史相对较短,病前可有上呼吸道感染或妊娠史;②甲状腺质地韧。亚急性甲状腺炎可有甲状腺疼痛、压痛及发热、乏力等全身症状;③甲亢症状持续一段时间后减轻、消失或转为甲减;④甲状腺核素显像示甲状腺显影差或不显影;⑤甲状腺穿刺细胞学检查可见较多淋巴细胞,并有滤泡细胞的嗜酸性变等改变。如为亚急性甲状腺炎还可见多核巨细胞等肉芽肿的特征。

临床诊断有疑问时也可随访观察一段时间,甲亢症状会逐渐减轻或消失。如怀疑亚急性甲状腺炎可试用糖皮质激素治疗,效果显著。

二、桥本甲状腺炎合并甲亢

桥本甲状腺炎合并甲亢指桥本甲状腺炎与 Graves 甲亢并存,起病时临床有典型甲亢表现和实验室检查结果,同时血中 TPO-Ab 和 TgAb 阳性滴度较高,甲状腺质地偏韧,对抗甲状腺药物反应良好。如果手术或放射性碘治疗可发生永久性甲减。如行甲状腺活检可同时有甲亢和桥本甲状腺炎两种病理改变。Graves 甲亢病史较久者往往 TPO-Ab 和 TgAb 阳滴度也较高,故 Graves 甲亢病史较久者 TPO-Ab 和 TgAb 检查对二者鉴别诊断意义较小。

三、选择性垂体对甲状腺激素抵抗

选择性垂体对甲状腺激素抵抗是甲状腺激素抵抗综合征中的一种,本症垂体对甲状腺激素不敏感,致垂体与甲状腺激素的反馈调节失衡,垂体对甲状腺激素反应的调定点升高,TSH 与高水平的甲状腺激素保持相对平衡。由于外周组织对甲状腺激素的反应正常,故临床表现为甲亢,血液循环中甲状腺激素水平升高,但 TSH 不降低。甲状腺肿大,促甲状腺激素释放激素(TRH)兴奋试验呈正常或过度反应,TSH 不能被 T_4 抑制,但可被大剂量 T_3 抑制,免疫学指标阴性。与本病鉴别的疾病为垂体 TSH 细胞瘤,垂体 TSH 细胞瘤也表现为甲亢,TSH 不降低或升高,甲状腺肿大,但 TSH 瘤可有视野缺损,TRH 兴奋试验大部分 TSH 无反应,垂体影像学检查可发现垂体瘤(通常为大腺瘤)。诊断本病的核心为 T_3、T_4 升高但 TSH 不降低,垂体影像学检查阴性。本症 TSH 测定很重要，普通 TSH 测定不能诊断本病。我国已有多例报道。

四、TSH 受体激活性突变所致非自身免疫性甲亢

TSH 受体激活性突变所致非自身免疫性甲亢极易误诊为 Graves 甲亢。本病由 Duprez 等于 1994 年首次报道。其发病的分子基础为 TSH 受体突变，突变的 TSH 受体呈持续激活，引起甲状腺肿大和功能亢进，但缺乏自身免疫证据，无浸润性突眼及胫前黏液性水肿。分散发和家族遗传性两种。临床有甲状腺肿大及甲亢，儿童患者表现为甲状腺弥漫性肿大，随着病程进展可出现多发性结节。家族遗传性者相对多见，为常染色体显性遗传，有非自身免疫性甲亢家族史。散发性者甲亢常较重，在新生儿期或婴儿期发病；而家族性者起病较晚，甲亢表现较轻。停药、非清甲性同位素治疗或部分甲状腺切除后很快复发。治疗应行甲状腺全切/同位素治疗，之后替代治疗。我国香港学者报道了一个家系 10 例患者，4 例男性、6 例女性。先证者为一位 8 岁女孩，2 岁时就诊断为甲亢。疑似病例可通过对 TSH 受体基因分析来确诊。

第三节 临床治疗的变迁与挑战

一、历史沿革

甲状腺功能亢进症（甲亢）的现代治疗始于 70 多年前。在此之前进行了很长时间的探索，最早试用的药物有洋地黄制剂、铁剂及莨菪碱等。20 世纪初曾一度用 X 线来治疗甲亢。甲亢的手术治疗最早可回溯到 1820 年记载的甲状腺动脉结扎术。后来采用分步甲状腺大部或次全切除术，完成一例手术需数月时间，这是因为麻醉及止血技术都较落后，最初的手术也未使用碘剂进行准备。随着麻醉、碘剂的应用及止血等技术的发展，甲状腺大部或次全切除术才趋于成熟。在很长一段时间内手术治疗是甲亢的主要治疗手段。

20 世纪 40 年代在用硫氰酸盐治疗高血压的过程中有的患者发生了甲减及黏液性水肿，这导致了硫脲类及咪唑类抗甲状腺药物的问世。该类药物的作用机制为抑制甲状腺过氧化物酶，该酶抑制后进入甲状腺的碘离子不能被氧化成活性碘，因而阻止了酪氨酸的碘化；另一方面还可抑制碘化酪氨酸的偶联，从而妨碍甲状腺激素的合成。但对已经合成的甲状腺激素无作用，故用药后显效较慢，服用数周、甲状腺内贮存的激素消耗完后方能充分显示作用。几乎与抗甲状腺药物同时用于治疗甲亢的另一有效方法是放射性碘（^{131}I）。70 多年来，抗甲状腺药物、^{131}I 及手术作为治疗甲亢的三种主要方法沿用至今。

抗甲状腺药物一直是治疗甲亢的主要手段。临床常用的药物为甲巯咪唑和丙硫氧嘧啶（Propylthiouracil, PTU）。卡比马唑（甲亢平）和甲巯咪唑同属于咪唑类，但卡比马唑在体内经水解后方转化为甲巯咪唑而发挥作用。甲巯咪唑的效能是 PTU 的 10 倍，故甲巯咪唑的用量为 PTU 的十分之一。此外，甲巯咪唑为长效制剂，半衰期约为 6 小时，而 PTU 约为 1 小时。基于上述特点，甲巯咪唑的临床疗效优于 PTU。其服药方法为，开始大剂量，甲巯咪唑 10mg（PTU 100mg）每日 2～3 次，T_3、T_4 正常后逐渐减量。长久以来认为抗甲状腺药物最大的缺点为治愈率较低，约为 50%，停药后约一半患者会复发，但再次治疗仍然有效。常见的副作用有粒细胞减少、皮疹。粒细胞减少多可通过减少抗甲状腺药物剂量、加服一般升白细胞药而得以纠正。皮疹可给予一般抗过敏药治疗，但严重皮疹或发生剥脱性皮炎者需停药，改用其他治疗方法。白细胞减少也是 Graves 病的表现之一，故治疗之前白细胞的多寡并不影响治疗方法的选择，但对这类患者采用药物治疗时更应严密监测白细胞的变化。抗甲状腺药物少见的副作用为肝功损害，甲巯咪唑多引起胆汁淤积性黄疸，停药后可恢复。PTU 可引起急性肝细胞坏死。Williams 等于 1997 年回顾分析了首次报道 PTU 引起严重肝损害后 50 年间 PTU 引起严重肝损害的英文资料。从 Medline 上检索到资料完整的 PTU 所致肝严重损害病例 28 例，加上作者报道的 2 例共 30 例。该 30 例以女性较多，女：男为 8.3：1，其中 8 例死亡。以后又陆续有报道因应用 PTU 发生严重肝损害导致死亡或进行肝移植者。过去认为甲巯咪唑有致皮肤缺损及后鼻孔闭锁等致畸作用，而 PTU 无此副作用；另 PTU

通过胎盘较少，故整个妊娠期间建议服用PTU；PTU进入乳汁的量也较甲巯咪唑为少，故哺乳期妇女也建议服用PTU。观察显示甲巯咪唑的致畸作用主要发生在妊娠的前三个月，另也有因PTU引起皮肤缺损等副作用的个案报道。基于此，美国甲状腺协会于2011年发布的妊娠和产后甲状腺疾病指南中提出了抗甲状腺药物在妊娠期间使用的新模式。新指南提出，在妊娠前三个月建议使用PTU，之后换为甲巯咪唑。虽然PTU进入乳汁的量可能少于甲巯咪唑，但中、小剂量时二者差别是不大，故哺乳期间服用中、小剂量抗甲状腺药物时，甲巯咪唑和PTU均可。抗甲状腺药物很少见而严重的副作用为粒细胞缺乏，因粒细胞缺乏而引发的严重感染可导致患者死亡。本症过去预后很差，随着高效抗生素的使用及粒细胞集落刺激因子等新药的问世，其预后已明显改观，如果诊断较早，绝大部分患者有望治愈。

^{131}I最初在临床使用时人们一直担心其放射辐射影响，因此早期适应证局限于中、老年患者、长期药物治疗无效、停药后复发及手术后复发者。并将青少年患者列为禁忌证。通过长时间的观察及大量病例积累发现，^{131}I治疗并不会引起甲状腺癌及白血病等肿瘤的风险升高，也未发现不良的遗传效应。从^{131}I引入治疗甲亢后医务工作者们一直在寻找能够治愈甲亢而又不引起甲减的剂量评估方法。但遗憾的是大部分^{131}I治疗后患者最终以甲减为结局。通过烦琐而费时的方法计算的剂量大部分最终仍然变为甲减，故^{131}I治疗甲亢又派生出了另一种简单的治疗方法，即固定剂量，患者就诊时诊断明确后给一固定剂量^{131}I（如5mCi），一定时间后复查，如仍甲亢可再次给予固定剂量治疗。还有采用更为简捷的方法，即一次给予消融剂量的^{131}I，之后即可开始甲减的治疗，这样还可避免日后对甲减可能的延误诊治。^{131}I治疗的绝对禁忌证为妊娠和哺乳期的妇女，主要是担心对胎儿和新生儿甲状腺的影响。

手术治疗一直是治疗甲亢的主要方法。主要用于甲状腺明显肿大，抗甲状腺药物治疗无效或停药后复发，甲亢合并甲状腺癌或可疑结节等。结节性甲状腺肿伴甲亢和甲状腺自主性高功能腺瘤应优先考虑手术治疗。手术治疗的并发症为喉返神经损伤、甲状旁腺功能减退。由于甲状腺手术的专业化趋势及技术的进展使甲亢手术的预后极大改善，并发症的发生率明显下降。甲状腺手术也存在切除过多发生甲减、切除少不能治愈甲亢或很快复发的问题。即使手术后当时甲状腺功能正常者，不少患者在日后会复发。故现在倾向于甲状腺次全切除术，保留甲状腺组织2～4g，术后根据甲状腺功能情况补充甲状腺激素。某些患者需要行甲状腺全切，如同时有严重浸润性突眼，认为全切可清除体内的自身抗原，阻止或减缓自身免疫反应。拟诊为TSH受体基因突变所致甲亢者也应全切。

二、治疗模式的重大转折

20世纪70年代和80年代来自临床观察的报道认为，抗甲状腺药物治疗甲亢的治愈率明显下降，达25%～30%，其原因与碘摄入过多有关，包括食用含碘食物增多及食盐加碘等。加之抗甲状腺药物可能的粒细胞缺乏及肝脏损害等副作用，使人们对抗甲状腺药物的信心降低，并又一次把目光聚焦到了^{131}I上。上面已述及，^{131}I治疗中最大的担心——辐射损伤并没有在大量的临床观察中证实，来自动物实验方面的研究也证实，常规剂量的^{131}I治疗对人体所造成的影响和一次胃肠造影差不多。虽然甲减是^{131}I治疗不可避免的副作用，但现代医学的发展使甲减很容易被诊断，特异性和敏感性很高的高敏TSH测试方法的应用使甲减在很早期就可被诊断，用以治疗甲减的左甲状腺素半衰期长达1周，每日1次服药即可保持稳定的血药浓度，如果病情稳定每年进行1～2次生化监测即可。故越来越多的患者被推荐接受了^{131}I治疗。尤其在美国和加拿大将^{131}I列为成人甲亢的首选治疗，而且很多患者接受了大剂量的^{131}I很快转为甲减。许多青少年患者甚至儿童患者也接受了^{131}I治疗。

^{131}I治疗方法简单，易于操作，这在一定程度上解决了抗甲状腺药物疗程长、治愈率低、复发率高的问题。^{131}I治疗主要是通过放射性碘释出的β射线破坏甲状腺细胞，为不手术的手术。故很多需要手术的患者也是适合^{131}I治疗的。但治疗后发生的需要终身治疗的甲减仍然是其主要的副作用。近年来有报道显示抗甲状腺药物治愈率又有所升高，因碘摄入引起的甲亢治愈低的问题

也随时间推移而减轻，而且有报道显示规律治疗其治愈率可达80%左右。在美国学者主张将^{131}I作为Graves甲亢治疗的第一选择时，在美国和加拿大之外的其他地区尽管接受^{131}I治疗者在逐渐增多，但抗甲状腺药物治疗一直是甲亢的主要治疗方法。最近的监测显示在美国接受抗甲状腺药物治疗的患者也在逐渐增多。可能随着在世界范围内食盐加碘对甲亢发病及治疗的影响随时间延长而减弱的情况下，抗甲状腺药物在包括美国在内的全球范围内有可能再次成为甲亢的主导治疗。随着我国经济实力进一步增强及卫生条件的改善，可使大部分甲亢患者在早期得以诊断和治疗，这也为提高其治愈率提供了一定条件。

碘是甲状腺激素合成的原料，碘摄入的多少对甲状腺疾病有一定影响。全球范围内经历了由严重缺碘、地方性甲状腺肿及克汀病广泛流行到世界范围内实行普遍食盐加碘政策后全面遏制了地方性甲状腺肿及克汀病的过程。但普遍食盐加碘后对甲状腺病的疾病构成产生了一定影响，主要为自身免疫性甲状腺病，桥本甲状腺炎和Graves病，发病率升高，甲状腺癌的总体发病无影响，但乳头状甲状腺癌发病增多，滤泡性甲状腺癌发病下降。同时也使Graves病的临床治愈率有所下降。但对自身免疫性甲状腺疾病的发病及Graves病临床治疗效果的影响随时间延长而减弱或消失。

三、Graves甲亢的免疫学治疗

Graves甲亢为自身免疫性疾病，目前三种主要的治疗方法都可治愈甲亢。可能的机制为：实验研究显示抗甲状腺药物有一定的调节免疫作用；^{131}I治疗者其放射性碘释出的β射线也可破坏甲状腺内的淋巴细胞；手术治疗者移除自身抗原可减轻自身免疫反应。但这些都不是真正意义上的免疫学治疗，也缺乏足够的证据。糖皮质激素是治疗自身免疫性疾病最常用的药物且对大多数自身免疫性疾病有效，在Graves甲亢治疗中糖皮质激素也有很多直接和间接的使用，有学者也进行了专门观察分析。Werner等于1965年报道了对5例Graves甲亢单纯行泼尼松治疗的临床观察资料，剂量为1mg/kg，治疗3个月。1例无效，其余4例有效，其中1例停药1个月后复发，另3

例维持甲状腺功能正常2.5至4个月。Mori等对5例Graves甲亢经抗甲状腺药物治疗甲状腺功能正常但甲状腺肿大仍较明显者给予短期（3个月）倍他米松治疗，结果显示甲状腺均有不同程度的缩小，故认为可提高甲亢治愈率。Kubota等于2005年进行了较为严密的临床研究，将Graves甲亢合并浸润性突眼作为实验组：在使用抗甲状腺药的同时给予甲泼尼龙1g静脉输注，连续3天，间隔4天后再次冲击治疗，连续3个周期后改为泼尼松口服，15mg/d，连用3个月；对照组仅用抗甲状腺药物治疗甲亢。抗甲状腺药物治疗2年后停药观察其甲亢复发情况，结果显示，抗甲状腺药物加激素治疗者其甲亢缓解率为40.98%，而单用抗甲状腺药物治疗者甲亢缓解率为48.5%，二者差异无统计学意义。这一结果说明大剂量糖皮质激素冲击治疗及随后的泼尼松治疗并不会给甲亢抗甲状腺药物治疗的总体预后带来益处。这一结果与大部分临床观察是相一致的，许多Graves眼病患者接受了糖皮质激素治疗，但并未发现其甲亢的治愈率有所提高。

最近我国学者观察了甲状腺局部注射地塞米松对临床治愈率的影响。有206例新诊断的Graves甲亢患者纳入研究，所有患者先用大剂量甲巯咪唑治疗，并根据甲状腺功能逐渐减量。6个月后随机分为两组，一组为单一的甲巯咪唑治疗，另一组在甲巯咪唑治疗的基础上加用地塞米松甲状腺内注射治疗3个月，第一个月每周注射2次，双侧甲状腺每次注射5mg，第二个月每周注射1次，第三个月每月注射2次。地塞米松的剂量第一、二、三个月分别为80、40和20mg，累积剂量140mg。之后继续甲巯咪唑治疗9个月停药，所有患者继续随访2年。在随访过程中单纯甲巯咪唑治疗组51%患者复发，而加用地塞米松组中只有7.2%复发。显示在甲巯咪唑治疗的基础上加用地塞米松甲状腺局部注射可显著提高Graves甲亢的治愈率。

近年来有学者尝试应用新型靶向免疫抑制剂来治疗Graves甲亢。利妥昔单抗为一种单克隆抗体，是全球第一个被批准用于临床治疗非霍奇金淋巴瘤的单克隆抗体。该抗体与B淋巴细胞膜上的CD20结合，可引起B细胞溶解。细胞溶解的可能机制包括补体依赖的细胞毒性（CDC）

和依赖抗体的细胞毒性（ADCC）。最初被用于治疗 Graves 眼病显示出一定效果，在应用中观察到可降低甲状腺自身抗体。后用于 Graves 甲亢的临床治疗，但因其明显的副作用，如免疫复合物型血清病、结肠炎、虹膜睫状体炎、多发性关节炎等而终止。

四、展望

抗甲状腺药物、放射性碘及手术治疗作为甲亢的三种治疗手段共同存在和发展了七十多年。这三种方法无一种是完美无缺的，每一种方法都有各自的优缺点。但通过漫长的临床应用及观察和研究，每一种方法从最初应用到现在都发生了重大变化并趋于完善。针对不同病人的个体情况选择合理的治疗方法均可取得良好结果。但抗甲状腺药物疗程长、停药后有部分病人复发，放射性碘及手术后易发生甲减均为其缺点。基于 Graves 病的自身免疫特点，对免疫异常的环节进行干预和治疗有可能是从根据上预防和治疗本病的最终途径。近来有学者采用合成的小分子拮抗剂阻断 TSAb 与 TSH 受体的结合，探索治疗 Graves 病的新方法，已在实验研究中取得了较好效果。在新生期诱导免疫耐受预防 Graves 病的发病已在动物研究中取得成功。相信在不久的将来人们会找到更好的预防和治疗本病的方法，把 Graves 病对人类的危害降到最低。

（施秉银）

参 考 文 献

[1] Kashiwai T，Hidaka Y，Takano T，et al. Practical treatment with minimum maintenance dose of anti-thyroid drugs for prediction of remission in Graves' disease. Endocr J，2003，50（1）：45-49.

[2] Adams DD. Pathogenesis of the hyperthyroidism of Graves' Disease. Br Med J，1965，1（5441）：1015-1019.

[3] Nagayama Y，Rapoport B. The thyrotropin receptor 25 years after its discovery：new insight after its molecular cloning. Mol Endocrinol，1992，6（2）：145-156.

[4] Shimojo N，Kohno Y，Yamaguchi K-I，et al. Induction of Graves-like disease in mice by immunization with fibroblasts transfected with the thyrotropin repector and a class Ⅱ molecule. Proc Natl Acad Sci USA，1996，93（20）：11074-11079.

[5] Ando T，Imaizumi M，Graves P，et al. Induction of thyroid-stimulating hormone receptor autoimmunity in hamsters. Endocrinology，2003，144（2）：671-680.

[6] Nagayama Y，Kita Furuyama M，Ando T，et al. A novel murine model of Graves' hyperthyroidism with intramuscular injection of adenovirus expressing the thyrotropin receptor. Immunol，2002，168（6）：2789-2794.

[7] Chun-Rong C，Pichurin P，Nagayama Y，et al. The thyrotropin receptor autoantigen in Graves disease is the culprit as well as the victim. Clin Invest，2003，111（12）：1897-1904.

[8] 伍丽萍，施秉银，郭丽英，等. 在雌性小鼠制备 Graves 病动物模型. 中华内分泌代谢杂志，2006，22（4）：388-391.

[9] Wu L，Xun L，Yang J，et al. Induction of murine neonatal tolerance against Graves' disease using recombinant adenovirus expressing the TSH receptor A-subunit. Endocrinology，2011，152（3）：1165-1171.

[10] Dumitrescu AM，Refetoff S. The syndromes of reduced sensitivity to thyroid hormone. Biochimica et Biophysica Acta，2013，1830（7）：3987-4003.

[11] Duprez L，Parma J，van Sande J，et al. Germline mutations in the thyrotropin receptor gene cause nonautoimmune autosomal dominant hyperthyroidism. Nat Genet，1994，7（3）：396-401.

[12] Liu Z，Sun Y，Dong Q. A novel TSHR gene mutation （Ile691Phe）in a Chinese family causing autosomal dominant non-autoimmune hyperthyroidism. J Hum Genet，2008，53（5）：475-478

[13] Williams KV，Nayak S，Becker D，et al. Fifty years of experience with p ropylthiouracil - associated hepatotoxicity：what we learned. J Clin Endocrinol Metab，1997，82（6）：1727-1733.

[14] Stagnaro-Green A，Abalovich M，Alexander E，et al. Guidelines of the American Thyroid Association for the diagnosis and management of thyroid disease during pregnancy and postpartum. Thyroid，2011，21（10）：1081-1125.

[15] Shapiro B. Optimization of radioiodine therapy of thyrotoxicosis: what have we learned after 50 years. J Nucl Med, 1993, 34(10): 1638-1641.

[16] Lind P. Strategies of radioiodine therapy for Graves' disease. Eur J Nucl Med Mol Imaging, 2002, 29Suppl 2): S453-457.

[17] Wartofsky L. Low remission after therapy for Graves disease. Possible relation of dietary iodine with antithyroid therapy results. JAMA, 1973, 226(9): 1083-1088.

[18] Solomon BL, Evaul JE, Burman KD, et al. Remission rates with antithyroid drug therapy: continuing influence of iodine intake. Ann Intern Med, 1987, 107(4): 510-512.

[19] Vitti P, Rago T, Chiovato L, Pallini S, et al. Clinical features of patients with Graves' disease undergoing remission after antithyroid drug treatment. Thyroid, 1997, 7(3): 369-375.

第三章 甲状腺相关性眼病

甲状腺相关性眼病（thyroid-associated oph-thalmopathy，TAO）是由多种自身免疫性甲状腺疾病引起的眼部损伤，居成人眼眶疾病的首位，从发现至今已有200余年的历史。过去TAO命名较多，有Graves眼病、甲状腺眼病、内分泌性突眼、恶性眼球突出和浸润性突眼等。1786年Parry首先描述了弥漫性毒性甲状腺肿和眼球突出。1825年Graves报告了1例甲状腺功能亢进女性患者，眼球突出，睑裂闭合不全，暴露上方巩膜，此后凡是伴有眼部病变的甲状腺功能紊乱以他的名字命名为Graves病。由于TAO最常见于Graves病，约有25%～50%的Graves病患者可伴有TAO，故很多人直接将TAO称为Graves眼病（Graves ophthalmopathy，GO），严格来说这不是很合适。因为GO只是TAO的一种类型，即甲亢型眼病。而TAO除了可发生于甲亢患者外，还可发生于不同甲状腺功能状态的患者中，包括甲亢、甲减和甲状腺功能正常者，而后者往往在之后的随访中出现甲状腺功能异常。故1991年，Weetman提出，应将其称为甲状腺相关性眼病。因该命名强调了眼病与多种甲状腺疾病的关系，较为合理，逐渐被广大学者们所接受。不同患者临床表现差异较大，多数表现为双侧性，但也有部分患者单侧或不对称性发病。本病发病后部分病例可自发减轻，约14%病例眼征继续恶化。由于TAO的早期诊断和治疗与预后直接相关，且病情严重程度不同，治疗方案的选择也不同。故只有对该病发病机制、病程发展、临床特征、活动性评估等有一定的认识，才能早期诊断、合理治疗，获得满意的疗效。

第一节　甲状腺相关性眼病的临床病理表现、诊断及应思考的问题

一、临床表现

TAO患者的临床表现主要体现在因甲状腺功能异常导致的全身症状以及因眼部病变引起的眼部症状，全身症状取决于甲状腺功能状况。多数TAO是由Graves病所致，表现为甲状腺功能亢进症，如怕热、多汗、易饥多食、体重减轻、心慌等基础代谢率增高的表现。若甲状腺功能正常则可能无任何全身异常征象。甲状腺的改变表现为不同程度的肿大，但甲状腺肿大的程度与眼病的轻重有关联性。

TAO常见的眼部症状有眼内异物感、眼痛、眼胀、畏光、流泪、复视、斜视、视力下降等。眼部典型体征有上睑挛缩、眼睑水肿、球结膜充血水肿、眼球突出、眼球活动受限等。不同TAO患者临床表现可不一，可双眼受累或单眼受累，双眼受累者，双眼病变程度也可不一致。

1. 眼睑挛缩，上睑迟落的表现　眼睑挛缩是最常见的体征，发生于90%以上的TAO患者。上下眼睑均可受累，多为上眼睑。此时患者可表现为眼裂增宽，瞬目减少，眼睛炯炯发亮。嘱患者眼球向下转动时上眼睑不能跟随下落，露出白色巩膜，即冯·格雷费征（von Graefe's sign）。

2. 软组织炎症的表现　TAO活动期，眼眶组织大量炎性细胞浸润，异常分泌细胞因子，刺激球后成纤维细胞合成和分泌大量高渗亲水性的糖胺聚糖（glycosaminoglycan，GAG），引起软组织肿胀，眶内内容物增加，静脉回流受阻，导致局部充血水肿。患者可有眼部不适、胀痛、异物感、畏光、流泪等症状，眼部体征有球结膜充血水肿，眼

睑、泪腺、泪阜充血肿大，严重者，水肿的球结膜可突出在眼裂之外。

3. **眼球突出的表现** 眼球突出指眼球突出度 > 18mm 或两眼突出度相差≥2mm，一般用突眼计测量。个体间眼球突出度存在差异，在判断患者是否有眼球突出时要考虑发病前的眼球突出度和两眼突出度差值。部分患者眼睑挛缩表现眼裂增大，似眼球突出，但测定眼球突出度并无真正突眼。眼球突出多为双侧，也可以单侧，可先后发病。部分患者因眼球突出后，眼睑闭合不全常导致角膜炎、角膜溃疡等严重并发症。

4. **眼外肌受累，眼球运动受限的表现** 患者可单条眼外肌受累，也可多条眼外肌受累。根据眼外肌受累的条数及程度，临床表现不同，可表现为复视、凝视、眼球活动受限。某个方向的运动受限多表明其拮抗肌存在病变，如下直肌病变，眼球向上转动受限，这是由于下直肌挛缩所致。据统计，眼外肌受累最常见的为下直肌，其次为内直肌、上直肌、外直肌。早期病变及时治疗后可逆转，随着病变的发展，逐渐变成持续性。

5. **视神经病变的表现** 视神经病变是 TAO 最为严重的临床表现，目前认为主要原因是由于眼外肌肿大及眶内软组织体积增加导致眶尖拥挤，压力增大，对视神经造成压迫。患者多有视力减退、视野缩小或有病理性暗点；眼底检查可见视盘苍白水肿，视网膜渗出，视网膜静脉迂曲扩张。若不予处理，任其进展将导致失明。

二、病理表现

TAO 的病理改变主要为免疫炎性反应及眼眶脂肪组织的增加。眶内多种软组织（特别是眼外肌组织）炎性细胞浸润，主要集中在眼外肌的肌腹，表现为组织水肿，淋巴细胞浸润，成纤维细胞大量增生，GAG 沉积在组织间质中，因渗透压的作用，吸收水分，引起间质水肿，眶组织体积增加，最终肌肉纤维化，导致眼球活动障碍。而眼眶脂肪组织的增加是 TAO 患者眼球前突的最直接原因之一。病变早期眼眶脂肪一般不受影响，随病情进展，眶脂肪水肿增生伴有炎性细胞浸润，晚期脂肪组织间疏松的结缔组织隔增厚加宽，脂肪组织相应退变质地变硬。CT 检查发现 87% 的 TAO 患者眼外肌肥大和 / 或眼眶结缔组织、眼眶脂肪容积增加，大多数患者兼有这两种表现，但其中部分患者以其中一项为主。据此，将 TAO 分为 3 种类型：①眼外肌明显肿大、眼眶脂肪容积正常；②眼外肌无明显肿大，眼眶脂肪容积明显增加；③眼外肌肿大，眼眶脂肪增加。

用不同方式观察 TAO 病理表现如下：

（一）大体标本

对 TAO 患者眼外肌大体标本观察发现，眼眶结缔组织和脂肪组织增加，眼外肌肌肉肥大、充血、水肿，肌腹明显增粗，为正常的 3~8 倍，质地较硬，无弹性；眼外肌颜色改变与不同病程阶段有关，有的苍白、粉红，有的褐色或深红，夹杂有白色的纤维条纹，被动牵拉明显受限。

（二）光镜下观察

TAO 间质改变的共同特征是肌纤维间质水肿、增宽，不同程度的炎性细胞浸润、水肿和纤维化；细胞外基质蛋白过多沉着，主要是胶原和 GAG。阿辛蓝染色显示肌纤维间质中含有少许硫酸基和较多羧基的 GAG。肌纤维改变则表现为大部分肌纤维横断面肥大，大小不均匀，呈圆形、梭形或不规则形，部分肌纤维周界不清，肌纤维变性，核 0~4 个不等，位于胞质中，胞质中可见空泡。阿辛蓝染色可见 GAG 浸润部分肌纤维，肌纤维间可有脂肪细胞存在。

（三）电镜下观察

对活动期患者的眼外肌进行电镜观察发现，肌纤维破坏，主要异常包括：Z 线溶解，线粒体异常，核异位和脂滴扩大；眼肌从轻度破坏到广泛坏死，破坏区被胶原代替。间质毛细血管增加，胶原纤维增加。但也有发现肌纤维间虽有大量的成纤维细胞，而胶原纤维数量却无明显异常，只是间距增宽。不同时期眼外肌的病理改变不同，TAO 患者早期仅有肌原纤维形态的改变，伴随成纤维细胞的增生；随着病情进展，有的肌原纤维被完全破坏，呈玻璃样变或者完全被胶原纤维替代，导致晚期眼外肌广泛纤维化。

问题是为何 TAO 患者有些表现为眼眶组织炎症为主，而有些则是表现为脂肪组织增生为主。另外，TAO 的眼外肌组织标本无法像某些器官可以通过穿刺来获得，故对其是否处于病变活动期，及其病理特征对治疗决策的影响只能通过其他途径来判断。

三、影像学及实验室检查

目前临床上用于 TAO 影像学检查的有超声、CT、MRI、核素扫描，这些检查在诊断价值方面有什么不同？临床与科研中采用哪一种检查更可靠？如何判断眼病是处于活动期还是静止期？

A 超可根据眼外肌回声强度，精确测量眼肌的厚度，为 TAO 提供定量诊断依据。TAO 在疾病活动期眼外肌肿胀，A 超提示眼肌厚度增加。当疾病进入静止期，眼外肌纤维化，A 超提示眼外肌厚度不变或减小。在 A 超下所测量的眼肌前后肌鞘之间所有反射波的平均高度与前巩膜峰的比值可计算眼肌反射率（EMR），可用来判断 TAO 活动性。在 TAO 活动期，由于眼肌水肿和淋巴细胞浸润，EMR 较低，而后期眼肌纤维化，EMR 较高。但 A 超由于是一维图像，无法显示病变形态、位置等，很难直观分析软组织的情况，故应结合其他手段综合判断。

B 超对组织结构的显示是由强弱不等的回声组成的二维图像，可准确形象地显示病变的位置、形态、边界等，同时，根据回声的特性可以较准确地判断病变的组织结构。且由于操作简单，易重复，无放射性，价格便宜等优点广泛应用于临床。利用 B 超检查可清楚显示眼外肌的厚度，评估病变程度。反复多次的检查，可以观察病情变化、治疗效果和及时发现视神经受损等病变。但在测量上，由于上、下直肌与斜肌有交叉，检查时上、下直肌厚度测量值可能偏大，同样外直肌与部分下斜肌止端也有交叉，也会影响外直肌厚度的测量，且其图像需人工定位测量，缺乏客观标准，故其准确性难免受超声医生及测量方法的影响。

彩色多普勒超声可将血流情况以彩色的形式叠加在 B 型灰阶图上，从而实时显示眶内重要血管的血流信号，并可定量测量血流速度、阻力指数等。通过探测眼动脉（OA）、视网膜中央动脉（CRA）以及眼上静脉（SOV）的血流动力学变化，可对 TAO 的活动度进行评估。TAO 患者的 OA 和 CRA 收缩峰值速度、舒张末期血流速度与 TAO 活动性呈正相关，即 CAS 评分增高时，血液流速增快，而阻力指数则降低。

眼眶 CT 分辨率较高，可从不同层面清晰地显示眶内软组织和眼眶骨性结构，是 TAO 的一种简单有效的检查方法。TAO 在 CT 图像上可表现为单眼或双眼、一条或数条眼外肌肌腹呈梭形肥大，肌腱及肌附着点正常。对于眼外肌肿大、眶内压增高导致的视神经损害，亦可在 CT 上反映，图像显示眶尖拥挤，明显的眼球突出，眼外肌增粗，眼上静脉扩张，视神经增粗和泪腺前移等表现。需注意的是，有时下直肌高度肿胀，横轴位 CT 扫描显示为眶尖部类圆形软组织密度肿块影，易误诊为肿瘤，但冠状位 CT 扫描能较好地显示为肥大的下直肌，故常规 CT 横轴位和冠状位结合扫描可有效避免误诊。应用 CT 三维重建技术可直观地显示眼外肌形态，为眼外肌病变程度判断及眼眶肿瘤的鉴别诊断提供客观依据。

眼眶 MRI 可观察和定量测量突眼度、眼外肌大小及视神经轴的变化，灵敏度及分辨率均优于 CT。TAO 炎症初期，眼外肌充血、水肿，炎性细胞浸润，MRI 表现为眼外肌 T_2 信号增高，超过正常肌肉组织水平，此时肿胀可不明显；炎症中期，炎症细胞产生大量 GAG，造成水分聚积，肌腹部肥大，MRI 可见眼外肌明显肿胀，T_2 信号明显增高。但眼眶的背景基质主要是由脂肪组织组成，在常规 MRI 成像上也表现高信号，可干扰对眼肌水肿的判断。而短反转时间反转恢复序列（STIR sequence）成像可以抑制眼眶内脂肪组织及眼外肌内的脂肪信号，从而避免了脂肪产生的化学位移伪影干扰病变的显示，加强含水组织的信号，使病变组织显示更加清晰，有利于眼肌水肿的判断。利用 STIR 技术获得的信号强度比值（SIR）与 TAO 临床活动性评分（clinical activity score，CAS）有很强的关联性，活动期显著高于稳定期，可为 TAO 的活动性评估提供客观、量化的指标。MRI 另一个优点是对软组织分辨率高，能检查出临床不易检出的隐蔽病变部位，如眼睑、泪腺、上睑提肌等眼眶组织的改变。此外，MRI 可以作为 TAO 球后放射治疗疗效预测的重要手段，信号强度比值越高，疗效越好。但因费用昂贵，检查时间长，不做首选。

核素扫描是利用带放射标记的生长抑素类似物奥曲肽能与眼眶内淋巴细胞和成纤维细胞表面表达的生长抑素受体结合，而淋巴细胞与成纤维细胞在 TAO 炎症中发挥重要作用，活动期两者在眼眶内浸润多,稳定期则较少。因此可以通过测定眼眶内奥曲肽吸收率来推测 TAO 的活动分期,活动期 TAO 患者眼眶奥曲肽摄取率明显高于非活动期。^{67}Ga 扫描也是常用的方法,由于炎症导致毛细血管通透性增加,^{67}Ga 能以镓转铁蛋白复合物的形式透过毛细血管壁,被炎症区中性粒细胞和乳铁蛋白摄取,并可在体外扫描中显像。^{67}Ga 扫描已在临床中广泛应用于炎症性病变的检测和严重程度的评价。炎症活动期,^{67}Ga 摄取率高,非活动期则低,且眼眶部 ^{67}Ga 摄取率和 CAS 评分也有很好的相关性。

关于化验检查的选择及其意义方面,因 TAO 患者 90% 伴有甲亢,通常可测定全套甲状腺功能,包括血清 TSH、TT$_3$、TT$_4$、FT$_3$、FT$_4$ 来协助诊断,评估病情及指导治疗。TAO 属器官特异性自身免疫病,故自身抗体检测有一定的诊断意义,尤其是对单侧突眼、甲状腺功能正常的突眼。但对于高度怀疑 TAO 而甲状腺功能正常患者,自身抗体阴性也不能排除诊断。目前临床上通常检测的自身抗体有 TRAb、TgAb、甲状腺过氧化物酶抗体(thyroid peroxidase antibody,TPO-Ab)。TAO 中重要的病理表现为 GAG 在眶后组织中的聚集,从而出现上睑挛缩、眼球突出、复视等各种临床表现。透明质酸(HA)是 GAG 的主要成分,活动期 TAO 患者尿 GAG 和血 HA 值均高出静止期 TAO 患者 2～3 倍,血尿 GAG 测定可为 TAO 诊断和活动性评估提供依据,但其水平所受影响因素较多,目前并未应用于临床。

四、诊断及鉴别诊断

(一)诊断

伴有甲亢的 TAO,根据典型的甲亢症状及眼部临床表现,一般诊断较容易。不典型病例,尤其是甲状腺功能正常者,常需通过相应的实验室检查、影像学检查等综合考虑后做出诊断。关于 TAO 的诊断涉及疾病的诊断标准、疾病严重度及活动度的评判等三个方面。

1. TAO 诊断标准 被推荐作为 TAO 诊断的有 Bartley 诊断标准及 Frueh 诊断标准。Bartley 诊断标准是目前最为全面的诊断标准,即强调了眼病与甲状腺功能异常的关系,也包含了甲状腺功能正常的 TAO 患者的临床特征,已被大部分学者所公认。患者有眼睑挛缩,合并以下体征或检查结果之一,并排除其他原因后,即可诊断。

(1)甲状腺功能异常:患者血清中 TT$_3$、TT$_4$、FT$_3$、FT$_4$ 水平升高,TSH 水平下降;

(2)眼球突出:眼球突出度≥20mm,双眼球突度相差 >2mm;

(3)眼外肌受累:眼球活动受限,CT 发现眼外肌增大;

(4)视神经功能障碍:包括视力下降、瞳孔反射、色觉、视野异常,无法用其他病变解释。如无眼睑挛缩,除必须具备甲状腺功能异常外,还应有眼球突出、眼外肌受累或视神经功能障碍中的一个,并排除其他眼病引起的类似体征,才可诊断 TAO。

Frueh 诊断标准符合以下三条诊断标准中的任何一个都可以诊断:

(1)患者有甲状腺病史,眼球突出大于 20mm,眼睑挛缩、眼裂增大 11mm 以上,眼外肌受累,至少有一条眼外肌为限制性病变,CT 检查提示单眼或双眼眼外肌肥大。

(2)眼球突出、眼睑挛缩、眼外肌受累 3 个体征同时出现,至少有两个体征是双眼性的。

(3)眼球突出、眼睑挛缩,CT 检查发现眼外肌增粗,3 个体征至少有两个体征在一眼出现。

2. 关于 TAO 严重程度分级 目前应用最广泛的是 1969 年 Werner 提出,后在美国甲状腺学会(ATA)建议和修改形成的较完善的 Graves 眼病分级,即 NOSPECS 分级(表 3-3-1),其主要根据 TAO 损害的范围和程度进行分级,分为 0 到 6 级,0 和 1 级为非浸润性,2～6 级为浸润性。每一级又再分为无(0),轻度(a),中度(b),重度(c)。

0 级和 1 级处于疾病的早期,可无任何症状和体征。当病变累及软组织时,临床出现眼睑肿胀、结膜充血水肿、眼部疼痛等表现。眼眶组织由于炎性细胞浸润、分泌炎症因子及 GAG,导致眶内组织容积增大,压力增大,引起眼球突出。病变继续进展,累及眼外肌,眼外肌肿胀、挛缩,导致眼球活动受限,同时肿大的眼外肌及增生的脂肪组织进一步加重突眼。严重的突眼常致眼睑闭合不全,角膜暴露,引起角膜干燥,发生炎症而导致角膜炎、角膜溃疡或穿孔,TAO 发展至 5 级。当眼外肌增厚,尤其是眶尖部增厚,视神经受到

表 3-3-1　NOSPECS 分级

分级	定义	英文缩写
0 级	无症状，无体征	N: no signs or symptoms
1 级	只有体征，无症状	O: only signs
2 级	软组织受累（有症状及体征） 0: 无;; a 轻度; b: 中度; c: 重度	S: soft-tissue involvement
3 级	眼球突出 0: 无; a: 大于正常上限 3～4mm; b: 大于正常上限 5～7mm; c: 大于正常上限 8mm	P: proptosis
4 级	眼外肌受累 0: 无; a: 各方向极度注视时运动受限; b: 运动明显受限; c: 单或双眼固定	E: extraocular muscle involvement
5 级	角膜受累 0: 无; a: 角膜点染; b: 角膜溃疡; c: 角膜薄翳、坏死穿孔	C: corneal involvement
6 级	视神经受损 0: 无; a: 视力为 0.63～0.5; b: 视力为 0.4～0.1; c: 视力 <0.1～无光感	S: sight loss

压迫，出现视力下降、视野缺失、视神经萎缩，此时是 TAO 最严重的临床表现，达到 6 级。但并非所有 TAO 患者临床病程都是从 0 向 6 级顺序典型发展，有些病例只有其中的一项或几项临床表现，说明了 TAO 患者临床表现的多样性，是 TAO 诊断中的难点。

另一种被广泛采用的是欧洲 GO 专家组（EUGOGO）对 TAO 严重性分级的最新建议为：

（1）轻度 TAO：患者眼睑挛缩 <2mm，眼球突出（超过同种族、同性别正常值上限）<3mm，轻度眼眶软组织受累，一过性或无复视，闭眼无角膜外露，眼病对患者的生活质量影响小。

（2）中、重度 TAO：眼睑挛缩 ≥2mm，眼球突出（超过同种族、同性别正常值上限）≥3mm，中或重度眼眶内软组织受累，间断或持续性复视，轻度角膜外露。尽管眼病尚未影响患者视力，但对患者的生活和工作有很大影响。

（3）极重度 TAO（威胁视力）：患者出现甲状腺相关性眼病的视神经病变和/或角膜受损，应立即采取干预治疗措施。

3. 疾病活动度的评估　1989 年 Mourist 根据 TAO 典型的炎症症状和体征如红、肿、热、痛的基础上提出了一个临床活动性评分共 10 项，每项计 1 分，评分 ≥4 分时为活动期（表 3-3-2）。1992 年国际 4 个甲状腺学会联合提出的判断 TAO 活动的评分方法（CAS）推荐了 7 分法的临床活动性评

分标准。该分法较 10 分法更为简便易行，达到 3 分判断为疾病活动，积分越多，活动度越高。但两种评分方法都受到主观因素的影响，有时与眼病病理状态并不一致。

表 3-3-2　TAO 临床活动度 10 项评分表

症状	表现
疼痛感	眼球或球后疼痛或压迫感 眼球上抬、左右、向下凝视时疼痛，运动痛
红肿	眼睑发红、充血 结膜弥漫性充血 眼睑水肿 球结膜水肿 泪阜水肿
功能障碍	1～3 个月内突眼度增加 2mm 以上 1～3 个月内眼球向任何方向活动度下降 5° 以上 1～3 个月内视力下降（斯内伦视力表下降一行）

TAO 临床活动度 7 项评分标准

（1）自发性球后疼痛；

（2）眼球运动时疼痛；

（3）眼睑红斑；

（4）眼睑水肿；

（5）结膜充血；

（6）泪阜肿胀；

（7）结膜水肿。

问题是仅通过上述临床症状和体征评分结果并不能十分准确判断 TAO 活性，还需联合其他辅助检查，如眼眶 A 超、眼眶 MRI、核素扫描及测定血中 HA、自身免疫抗体、免疫调节分子等方法来综合评价眼病的活动性，指导治疗方案的选择。

（二）TAO 鉴别诊断

尽管目前 TAO 的诊断方法颇多，但仍有一部分患者诊断不清或无法确定诊断：例如有的患者双侧或单侧眼球突出，甲状腺功能正常，影像学检查未发现眼外肌肥厚，如何诊断？单侧眼外肌肥厚，眼部无任何眼睑的征象如无上睑挛缩或迟落，如何诊断？临床和影像学检查无法确定其眼外肌肥厚是因 TAO，还是肌炎型炎性假瘤时，如何诊断？这部分患者可能需要长期临床观察，才能得到比较正确的诊断。

非 TAO 眼睑挛缩：眼睑挛缩主要有神经源性、肌源性或机械性等原因引起，可见于脑积水、帕里诺（Parinaud）综合征、颌动瞬目综合征（Marcus Gunn 综合征）、中脑疾病等，眼外伤、眼睑手术等亦可引起眼睑异常，这些疾病除眼睑挛缩外，均有其自身的特点，根据病史和体征可鉴别。

非 TAO 眼外肌增大伴眼球突出：主要与眼眶炎性假瘤、眼眶肌炎、眶内肿瘤、颈动脉海绵窦瘘等疾病鉴别。这些疾病可引起眼外肌增厚和眼球突出，但有原发病的临床表现、体征、实验室检查、影像学特征，且一般多无眼睑挛缩，详细询问病史、体检可作出鉴别诊断。

（1）眼眶炎性假瘤：起病突然，疼痛明显，眼睑、结膜充血水肿严重，眼球运动受限，眼眶 CT 显示眼外肌受累，肌腹和肌腱不规则增粗，泪腺可受累肿大。而 TAO 在 CT 图像上表现眼外肌增粗，但肌腱一般正常，故可鉴别。

（2）眶内肿瘤：大多数可在眶缘触及肿块，多为单侧，影像学检查可显示眶内类圆形占位，边界清，密度较高，眼外肌多正常，多方位的扫描有助于鉴别诊断。

（3）颈动脉海绵窦瘘：可有头部外伤史，因颈动脉高流量、高压力流入海绵窦而发病。常伴麻痹性内斜视，外展受限，眼睑肿胀、球结膜充血水肿，眼球突出，眼眶可扪及搏动，听到杂音。CT 上可见静脉怒张，眼外肌仅轻度增粗。

第二节 甲状腺相关性眼病发病机制的研究现状及思索

研究证实，TAO 是一种器官特异性的自身免疫性疾病，目前已知与遗传、环境、自身免疫紊乱等因素有关，但确切的发病机制尚不清楚。比如为什么甲状腺疾病严重度与眼病的严重度不成比例？到底是什么因素启动了眼病的发生？为什么有些患者两眼病变并不对称？在病理上为什么有些是眼眶后脂肪组织增生为主而有些病例是眼眶眼外肌肌肉肥大、充血、水肿为主？要解答这些问题，还需要对自身抗原、免疫细胞、眶内成纤维细胞、前脂肪细胞、细胞因子等做更深入的研究。

一、遗传因素在 TAO 发病中的作用

遗传因素在 TAO 发生中起一定的作用。1983 年，Bothers 首先提出 HLA-DR 抗原可能是甲状腺自身免疫病的关键因子。HLA-DR 主要参与抗原的加工和提呈，调控免疫应答中免疫细胞间的相互作用。大量的研究表明 HLA 与 TAO 存在相关性，但种族之间有差异，美国白人 TAO 患者主要与 *HLA-DRB1*0304*、*HLA-DQB1* 02* 和 *HLA-DQA1*0501* 相关；而非洲裔美国人是 *HLA-DR3*020*、*HLA-DQA1*0501*；日本人是 *HLA-B35*、*HLA-B46*、*HLA-A2*；南非黑人是 *HLA-DR1* 和 *HLA-DR3*；中国 TAO 患者主要与 *HLA-B46*、*HLA-DR9*、*HLA-DQB1*0303* 相关。尽管 TAO 患者存在不同的 *HLA* 基因改变，但是 HLA-DR 抗原的改变在这些患者中更多地被检测到，而且 HLA-DR 抗原的表达存在器官特异性。

近年，一些小样本病例-对照研究发现了其他数个易感基因位点，包括细胞毒性 T 淋巴细胞抗原 4（*CTLA-4*，2q33）、肿瘤坏死因子（*TNF*，6p21.3）、γ 干扰素（*IFN-γ*，12q14）、细胞间黏附分子-1（*ICAM-1*，19p13）和促甲状腺激素受体基因（*TSHR*，14q31）等。

但由于缺乏 TAO 大量样本特征性的研究，这些结果可能存在假阴性或假阳性的结果，均需要更多的研究来重复其结果。

二、环境因素在 TAO 发病中的作用

据统计，Graves 病的女性发病率远高于男性，女／男之比为 4∶1 到 8∶1。但 TAO 中女／男比率下降，为 1.8∶1 到 2.5∶1。其中吸烟就是引起 TAO 女／男比率下降的原因之一。吸烟是 TAO 发生的一个危险因素。研究表明，吸烟可促进 TAO 的发生，加重 TAO 病情进展，使免疫抑制剂治疗与放射治疗的疗效显著降低，并增加放射性碘治疗 Graves 病后眼病恶化的危险。并且，吸烟者 TAO 的严重程度与每天吸烟的数量多少有关。吸烟的剂量效应：每天吸烟 1～10 支，其复视或突眼的相对风险为 1.8；每天吸烟 11～20 支，其风险为 3.8；每天吸烟大于 20 支，其相对风险将达到 7.0；但对于已戒烟者，即使曾经吸烟大于 20 支／d，其风险也不会很显著。吸烟引起 TAO 发病的原因尚不清楚，推测可能通过直接作用引起眼眶组织局部缺氧，释放氧自由基，改变循环中的致炎因子和抗炎因子的水平及尼古丁和焦油等成分刺激成纤维细胞 HLA-DR 的表达，增加糖胺聚糖的产生等起作用。

三、免疫因素在 TAO 发病中的作用

机体在正常情况下不会对自身组织细胞产生免疫反应，但在遗传、环境因素条件下，免疫耐受状态被打破，自身反应性 T 细胞、B 细胞作用于眼部组织细胞，产生一系列炎性反应，引起大量的细胞外基质和脂肪堆积在眶周间隙，最终导致 TAO 发病。已有研究发现自身抗原、免疫细胞、眶内成纤维细胞、细胞因子等都是该病发病过程中的重要因素。

1. 自身抗原在 TAO 发病中的作用 TAO 是一种器官特异性自身免疫性疾病。关于其致病原因，甲状腺和眼球后组织的共同抗原学说普遍为大家所接受。目前研究较多的是促甲状腺激素受体（thyroid stimulating hormone receptor，TSHR）。TAO 患者眶内组织 TSHR 表达增高，活动期 TSHR 水平往往升高，通过 hTSHR 特异性抗血清和 Graves 病患者的血清免疫杂交试验证实，hTSHR 或相关蛋白的免疫反应导致 TAO 发生。

除 TSHR 外，胰岛素样生长因子 1 受体（insulin-like growth factor-1 receptor，IGF-1R）是 TAO 另外一个重要的自身抗原。1993 年 Weightman 等发现 IGF-1 结合位点对人眼眶成纤维细胞的高亲和性，之后研究者开始注意到 IGF-1R 与其自身抗体和 TAO 的联系。最近的研究显示，TAO 患者眼眶成纤维细胞比正常人成纤维细胞具有更高水平的 IGF-1R，用 IGF-1 或者 GD-IgG 处理这些表达 IGF-1R 的成纤维细胞后不仅产生了对 T 细胞的活化和趋化有明显诱导作用的趋化因子，如 IL-16，而且也产生了透明质酸。因此认为 IGF-1 是脂肪形成过程中的一个有力的刺激物，故可以推断 TAO 患者血清中针对 IGF-1R 的抗体作用于成纤维细胞，使其分泌更多的透明质酸或向脂肪细胞分化。Douglas 等还发现 TAO 患者的 T 淋巴细胞和 B 淋巴细胞同成纤维细胞一样，往往表达 IGF-1R，在大多数 TAO 患者都能检测到抗 IGF-1R 抗体，只有极少数非 TAO 患者才出现这种抗体。故可以推断 IGF-1R 介导了 TAO 的发生发展。

此外，近年来不少研究表明眼外肌中也存在自身抗原，其可能与 TAO 发生有关。研究相对较多的有原肌球调节蛋白（G2s）、黄素蛋白。

尽管在 TAO 发病过程中发现了不少新的自身抗原抗体，但它们在 TAO 致病机制中可能起不同的作用，主要致病抗原还有待于确认，目前得到较多认同的自身抗原是 TSHR。众多针对眼肌蛋白的抗体可能是自身免疫反应损害的继发性结果，而不是致病因子。在 TAO 的发病启动因素方面尚有许多难以解释之处，导致眶后组织 TSHR 表达增高的具体机制也有待进一步研究来明确。

2. 免疫细胞的致病作用 对 TAO 患者球后浸润的单个核细胞免疫组织化学研究发现，眼外肌间质和球后结缔组织中有淋巴细胞浸润，主要是 T 淋巴细胞，还有少量 B 淋巴细胞。多数学者认为 TAO 是一种由自身抗原引起的以细胞免疫为主的特异性自身免疫性疾病。TAO 活动期以 Th1 免疫反应为主，静止期以 Th2 免疫反应为主。Th1 细胞通过促进细胞毒性 T 细胞及巨噬细胞的活化与增殖，介导细胞毒效应，参与细胞免疫应答，表达和分泌 IFN-γ、IL-1、IL-2 和 TNF-α 等细胞因子，刺激球后成纤维细胞增殖、分化为成熟脂肪细胞，并分泌高渗亲水性的 GAG，使眶周组织及眼外肌组织水肿，最终导致突眼。在静止

期，Th2 细胞辅助 B 淋巴细胞增殖活化，产生抗体，介导球后组织的纤维化，并抑制 Th1 型细胞因子的产生，改善急性炎症损伤。

除了 T 淋巴细胞，B 淋巴细胞对于 TAO 的发生也是必不可少且十分关键的。B 淋巴细胞可识别自身抗原，产生自身抗体，引起体液免疫应答。有学者将 TAO 患者球后组织移植给严重联合免疫缺陷小鼠（无成熟的 T、B 淋巴细胞），结果发现大多数移植小鼠血浆可检测到 TSAb，而在移植非 TAO 患者球后组织的对照小鼠的血浆中则未检测到。进一步研究在这些 TAO 患者球后组织中分离出了自身抗体，这些抗体是由眼球局部浸润的 B 淋巴细胞产生。B 淋巴细胞不仅作为分泌抗体的浆细胞的前体存在，还可作为抗原呈递细胞，将抗原呈递给自身反应性 T 淋巴细胞，引起 T 淋巴细胞的活化，产生大量细胞因子，诱发细胞免疫应答。B 淋巴细胞缺陷可导致无法完成针对 TSHR 的自身免疫的 T 淋巴细胞反应。

3. **眼眶成纤维细胞（orbital fibroblasts，OF）在 TAO 发病机制中的作用** 自 1987 年 Bahn 等在体外成功培养 OF，它在 TAO 发病机制中的作用越来越受关注。OF 作为靶细胞和效应细胞，被认为是影响眼外肌肥厚和脂肪组织增生的主要细胞。OF 存在着多种自身抗原的表达，当识别这些抗原的自身反应性 T 淋巴细胞通过循环或细胞表面的黏附分子浸润 OF 时，与这些抗原相互作用，使 T 淋巴细胞及巨噬细胞激活，分泌多种细胞因子，细胞因子又作用于 OF，使其增殖并分泌大量的 GAG，并产生细胞因子和化学分子，异位表达 HLA-Ⅱ类分子、细胞黏附分子和热激蛋白等，引起局部炎性反应的发生，GAG 具有强的亲水力，引起球后组织和眼外肌的水肿、变性，最终导致突眼等临床表现。目前研究表明，OF 存在至少两种亚型，用一种表面糖蛋白即胸腺肽-1（Thy-1）来描述 OF，可分为 Thy-1$^+$ 和 Thy-1$^-$ 的 OF，Thy-1$^+$ 的 OF，如肌束膜成纤维细胞，在转化生长因子-β（transforming growth factor-β，TGF-β）作用下可以分化为肌成纤维细胞，通过产生 IL-6、IL-8 等细胞因子以及细胞外基质，能促进炎症的产生和眼部纤维化，但它们脂肪化的能力有限。而 Thy-1$^-$ 的 OF 在细胞因子 IL-6、激活的 TSHR 和过氧化物酶体增殖物激活受体（PPARγ）

等的适当刺激下，能够分化成为成熟的脂肪细胞，与 TAO 患者眼眶脂肪细胞数量增加有关。成纤维细胞所处的微环境和表型不同，可分化成肌成纤维细胞和脂肪成纤维细胞。Thy-1$^+$ 和 Thy-1$^-$ 的成纤维细胞的相对比例以及暴露于 TGF-β 的程度可能决定了疾病的发展方向。部分解释了临床病理表现是眼外肌肥大还是眶后脂肪膨胀以及纤维化的程度。OF 在 TAO 的发病机制中，源于血浆的自身 B 淋巴细胞产生抗体与眼眶成纤维细胞结合并使之活化是 TAO 发病的关键。对眼眶成纤维细胞活化途径、信号通路的深入研究将对治疗 TAO 更具有靶向性提供依据，也将是今后能获得治疗上突破的关键。由此可见，眼眶成纤维细胞在 TAO 发病机制上尚有很多值得研究的空间。

4. **眼眶脂肪细胞增多的机制** TAO 患者眼眶脂肪组织增多可以引起眼球突出，是引发 TAO 患者眼部症状的重要原因之一。对 TAO 患者进行眼眶 CT 扫描，发现大多数患者的眼外肌只是轻度肿大，眼外肌改变程度与眼球突出度并不相称，在这些病例中眼眶脂肪增多是眼球突出的主要原因。脂肪组织的增加，不但可直接导致眼眶压增高、眼球突出、视力损害，而且脂肪组织本身作为一种新的内分泌器官，分泌多种脂肪细胞因子、生长因子及蛋白分子等，其中部分因子和蛋白分子参与了 TAO 的发生和发展。

眼眶脂肪组织属于结缔组织，它充填于眼球和眼眶之间，起到缓冲压力、保护眼球的作用，由成熟的脂肪细胞所组成，一般不再增殖。在生理情况下，脂肪细胞保持相对静止；在病理情况或受到一定条件的刺激后，调节脂肪生成的转录因子激活相关基因，成纤维细胞、脂肪干细胞经前脂肪细胞最后分化为成熟的脂肪细胞，导致脂肪组织的异常增生。由此可见眼眶成纤维细胞、脂肪干细胞的分离和培养为研究 TAO 提供了很好的细胞模型。近年研究发现 TAO 患者眼眶脂肪组织的异常增生可能与 PPARγ 及 TSHR 有关。

过氧化物酶体增殖物激活受体（peroxisome proliferator-activated receptor，PPARγ）是促进脂肪生成的重要的转录因子之一。PPARγ 的增高可能与 TAO 患者眼眶脂肪组织的异常增生有关。PPARγ 的水平可作为评估 TAO 患者病情活动程度的一个指标。临床上有报道在服用 PPARγ 激动剂罗格列酮后出现 TAO 复发及加重的病例，停药后则眼球疼痛减轻，PPARγ 的激动剂可以刺激眼眶前脂肪细胞 TSHR 的表达，TSHR 反过来又促进了脂肪的生成。眼眶成熟的脂肪细胞和正在分化的前脂肪细胞表达有功能性的 TSHR 蛋白，体外培养的眼眶前脂肪细胞分化时，TSHR 的表达增加。成熟脂肪细胞的 TSHR mRNA 水平是未分化前脂肪细胞的 10 倍。以逆转录病毒载体将激活的突变型 TSHR 转入到人的眼眶前脂肪细胞中，促进了前脂肪细胞的分化，说明 TSHR 存在人眼眶脂肪组织中，它在前脂肪细胞的分化中起重要作用。眼眶脂肪组织除了作为结缔组织起到充填眼眶间隙、缓冲外力保护眼球的作用外，还可以作为内分泌器官来调节自身和其他组织的功能。脂肪细胞通过自分泌或旁分泌，分泌出多种细胞因子和生物活性物质，其中包括瘦素、脂连蛋白、抵抗素、肿瘤坏死因子 -α（tumor necrosis factor-α，TNF-α）、IGF-1、IL-6、IL-8 等，这些因子在脂肪组织与其他组织之间的信息传递以及控制自身体积等方面发挥作用，可见脂肪细胞在 TAO 的病理过程中也可能起着重要的作用。

进一步深入研究眼眶脂肪细胞在 TAO 发生和发展中的作用，明确眼眶脂肪组织异常增殖的始动因素，了解眼眶前脂肪细胞分化的关键转录因子及其转导通路，可通过抑制眼眶脂肪异常生成来减少眼眶脂肪的容量，为 TAO 的治疗提供新的治疗靶点。

5. 细胞因子的致病作用　与其他的自身免疫性疾病相似，TAO 患者体内也存在着多种细胞因子异常表达，如 IL-1、IL-4、IL-6、INF-γ 等。紊乱的细胞因子作为细胞间的信号传递分子，通过多种途径导致 TAO 的发生、发展。IL-1 由球后浸润的单核细胞、激活的 T 细胞及局部的成纤维细胞产生，分泌的 IL-1 又作用于眼眶成纤维细胞，不仅刺激其合成和分泌大量的 GAG，并可诱导热激蛋白 72、细胞间黏附分子 1（ICAM-1）等表达，促进氧自由基产生，进而放大眼眶局部炎性反应，导致水肿和最终的纤维化。IL-4 可刺激 TSH 依赖的 cAMP 产生，并刺激活性 B 淋巴细胞和抗体的生成，介导了晚期球后组织的纤维化。许多实验发现 TAO 患者球后浸润的 T 淋巴细胞有

INF-γ 表达，INF-γ 可刺激球后组织 MHC-Ⅱ类分子表达，使其将自身抗原提呈给自身反应性 T 淋巴细胞，导致组织损伤。IL-6 是 T 淋巴细胞和 B 淋巴细胞的激动剂，通过刺激眼脂肪 / 结缔组织中 TSHR 的表达，在 TAO 的发病中起重要作用。

6. 氧化应激作用　活性氧（ROS）可损伤蛋白、核酸及脂质，生成硫代巴比妥酸反应物、8- 羟化脱氧鸟苷（8-OHdG）、丙二醛（MDA）等物质。组织、血清中的抗氧化酶，如超氧化物歧化酶（SOD）、谷胱甘肽过氧化物酶以及非酶类抗氧化物，如谷胱甘肽（GSH），可清除活性氧，保护组织免受损伤。TAO 患者眼眶局部的自身免疫性炎性反应可影响 ROS 代谢及抗氧化酶活性，使 ROS 生成增多，进而加重组织损伤。

第三节　甲状腺相关性眼病的治疗策略及评价

关于 TAO 的治疗，临床上尚未形成统一的治疗方法。对 TAO 发病机制的深入认识，新的治疗方法开始应用于临床，但治疗效果不能令人满意。不同 TAO 患者病情和对治疗效果的反应个体差异较大，故临床上应强调个体化治疗。根据患者疾病严重程度和活动性，判断患者是否需要治疗，并制定合适的治疗方案。

一、治疗流程

TAO 的治疗方案主要根据眼部病变的严重程度及活动性而确定。TAO 病情严重程度评估，现在常用的评价标准为 NOSPECS 标准和 EUGOGO 分级标准。活动性评估主要使用 CAS 评分，此外可结合眼部 A 超、MRI、生长抑素受体显像、血尿 GAG 测定等综合评估活动性。大多数 TAO 患者仅有轻微的眼部症状或体征，且多数可自发缓解，只需局部对症及支持治疗缓解症状，无须特殊处理。但若 TAO 病情进展，症状或体征严重，常需药物、放射和 / 或外科手术等进一步治疗。对于中重度活动性 TAO 患者，可以应用免疫抑制药物或球后放射治疗，而非活动性但症状或体征明显者，可考虑手术治疗。所有患者均应戒烟，积极纠正甲状腺功能紊乱，并定期监测眼部病变。中国甲状腺疾病诊治指南中关于突眼的治疗

建议与欧洲 Graves 眼病专家组提出的 TAO 治疗共识相类似。

2016 年欧洲 Graves 眼病专家组提出的 TAO 治疗共识中制定的流程图如下(图 3-3-1)。

二、治疗策略及评价

阻止疾病的继续进展,改善症状及体征,避免出现或加重角膜及视神经病变,尽可能保护和恢复视力,改善容貌。

(一) TAO 患者治疗甲亢方案的选择

大多数 TAO 患者伴有不同程度的甲亢,其可在 TAO 前、后或同时发生。甲状腺功能亢进和甲状腺功能减退都会影响 TAO 的进程。因此,TAO 患者应优先考虑迅速恢复和稳定维持甲状腺功能。但究竟以抗甲状腺药物(ATD)、放射性碘还是手术治疗甲亢,每种方式与相应 TAO 患者预后的关系如何,目前尚存在一定争议。

ATD 可以调节机体的免疫功能,用 ATD 治疗者不仅可以有效地控制甲亢,其突眼表现也能明显改善。但药物剂量不宜太大,甲亢的控制也不宜操之过急,而且,在使用 ATD 过程中可适当加用甲状腺片或左甲状腺素等制剂,特别是对突眼显著者。因为在治疗中若出现促甲状腺激素水平升高,可能增加球后组织促甲状腺激素受体,导致眼病加重。

放射性碘(^{131}I)治疗是控制甲亢的一种有效措施,也是目前欧美等国家应用最广泛的治疗甲亢的方法,已有 60 多年的历史。但在治疗伴有 TAO 的甲亢患者时,放射性碘治疗应十分慎重,由于放射性 ^{131}I 会引起甲状腺抗原释放增加、激活累及眼眶的自身免疫反应,在部分患者身上可能引起眼病的发生或使已发生的眼病进一步恶化。报道显示,约 15%～35% 的患者经过放射性碘治疗后其眼病加重,尤其在 ^{131}I 治疗前眼病越严重,则 ^{131}I 治疗后眼病的转归越差。目前认为 TAO 放射性碘治疗后恶化的原因在于,TRAb 水平在放射性碘治疗后升高,而在手术或硫脲类药物治疗期间 TRAb 水平往往会下降,但放射性碘同时给予糖皮质激素或许可以预防眼眶病恶化。2018 年 ETA 指南建议:如果存在轻度 TAO,或存在与 TAO 发生或进展相关的危险因素,接受 RAI 治疗时应采用类固醇激素预防,但是否有必要为预防眼病的加重而常规采用类固醇激素的预防性应用则有争论。

对于甲状腺切除术是否加重 TAO 也有很多争议。从眼病的发病机制上考虑,甲状腺和眼球后组织存在共同抗原,甲状腺全切可以去除自身反应 T 淋巴细胞和自身抗原,对 TAO 治疗有益。有研究显示甲状腺全切患者在术后眼球突出的进展程度小于甲状腺次全切除患者,但行甲状腺全

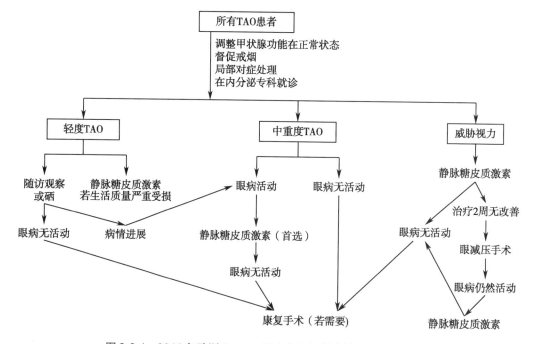

图 3-3-1 2016 年欧洲 Graves 眼病专家组提出的 TAO 治疗流程

切术的患者与行甲状腺次全切除术的患者眼眶病的 3 年后改善情况相似（而甲状腺全切组的手术并发症发生率更高），而甲状腺切除术似乎不影响 TAO 的自然史。故是否行甲状腺切除术及全切次全切的选择目前仍有争议。

需注意的是，甲亢应逐步控制，过快控制甲亢，会使 TSH 水平迅速升高，反而不利于眼病的治疗。

2018 年欧洲甲状腺管理协会专家组提出的 TAO 甲亢的治疗建议如表 3-3-3。

表 3-3-3 2018 年 ETA 指南中建议存在 TAO 的甲亢治疗方案

GO 的严重程度和活动性	抗甲状腺药物	放射性碘	全甲状腺切除术
轻度非活动期	是	是①	是
轻度活动期	是②	是③	是
中重度非活动期	是	是①	是
中重度活动期	是	否	否
视力威胁	是	否	否

注：①：在选定的病例中使用糖皮质激素预防。
②：补充硒 6 个月。
③：必须糖皮质激素预防

（二）TAO 的预防保护

TAO 患者除常规的免疫抑制、放疗、手术等治疗外，可根据病情需要，加强眼局部的支持治疗，包括配戴墨镜；眼睑闭合不全者，睡觉时为避免角膜暴露，可戴眼罩；使用人工泪液及其他眼药水滴眼、眼膏；遮盖复视眼或棱镜矫正复视等，从而进一步改善眼部症状，提高治疗效果。

（三）免疫抑制剂的选择及其疗效评价

TAO 为自身免疫性疾病，药物主要通过免疫抑制来阻断疾病进展，改善眼部症状，主要对炎症反应阶段即活动期有效。针对 TAO 的免疫抑制治疗方案有多种，目前尚未形成统一的认识，对于出现的新药，其临床疗效和安全性尚待进一步考察。

1. 糖皮质激素 糖皮质激素（GCs）是公认的 TAO 治疗疗效确切可靠的方法。主要作用机制是抗炎及免疫抑制，包括干扰 T 淋巴细胞、B 淋巴细胞功能，减少中性粒细胞、单核细胞、巨噬细胞在炎症区域聚集，抑制介质包括细胞因子和黏附分子的释放。此外，还可抑制眶内成纤维细胞合成和分泌 GAG，减轻眼眶水肿。糖皮质激素可全身或局部（球后或结膜下注射）给药，全身给药又可通过口服和静脉两种途径。

口服给药用于治疗活动性 TAO 已有 50 余年，其有效性已被众多临床研究所证实，且方法简便、费用低廉，是临床应用最广泛的方法。一般采用大剂量、长程治疗方案，起始剂量通常为泼尼松 80～100mg/d 或 1mg/(kg·d)，随后可根据临床症状改善评估结果逐渐减量，一般持续 2～4 周后开始减量。减量宜缓，首次减量不宜超过原用量的 1/3，以后可根据病情每 1～2 周减量 1 次，1 次减少 5～10mg，最小维持剂量维持数月。在减量期间或停药后出现复发者需延长维持治疗时间。口服激素治疗对软组织炎症、近期眼外肌受累疗效较好。由于口服给药激素用量大，维持时间长（通常需数月），因而带来一定的副作用及并发症，且减量过快或停药后可能出现复发。

近几年，临床开始倾向于静脉途径给药法治疗。静脉冲击治疗能有效缓解重度突眼，降低自身抗体滴度，与口服用药相比，具有疗效快、效果佳、副作用少及不易复发的优点。几项随机临床试验发现，静脉治疗的患者的反应率约为 70%～80%，而口服治疗的患者的反应率为 50%。因此，对于中度至重度和活动期 TAO，首选静脉注射 GCs。2016 年起 EUGOGO 指南建议将静脉注射高剂量的 GCs 作为中度以上和活动期 TAO 的一线治疗。

目前静脉用药的剂量、用药间隔及疗程均未统一，可以参照指南的推荐意见。EUGOGO 指南中推荐对于大多数中度至重度和活动性 TAO 使用中等剂量给药方案，即开始剂量为 0.5g，每周 1 次，持续 6 周，然后是 0.25g，每周 1 次，持续 6 周（累积剂量 4.5g）。而高剂量方案，即开始剂量为 0.75g，每周 1 次，持续 6 周，然后为 0.5g，每周 1 次，持续 6 周（累积剂量 7.5g）。在一项随机临床试验中，对中、重度和活动性 TAO 患者在同一时间段内使用了三种不同的甲泼尼龙累积剂量（7.47g、4.98g 和 2.25g），结果显示所有剂量均显著降低 CAS，但最高剂量组总体视力改善更佳。然而，最高剂量与更大的不良事件频率有关，故高剂量方案应给予严重病例使用，即中、重度谱范围内最严重的病例。但当出现甲状腺功能异常性视神经病变（DON）时应立即使用非常高剂量的静脉注射 GCs（连续 3 天或第 1 周隔天使用 500～1 000mg 的甲泼尼龙），如果在 2 周内没有反应或反应差，应立即进行眼眶减压。静脉注射 GCs 的累积剂量不应超过 8.0g。在用激素前应常规评估患者的肝脏功能等机体的状况，有近期病毒性肝炎、严重肝功能障碍、严重心血管疾病或精神疾病证据的 GO 患者不应静脉注射 GCs；糖尿病和高血压在开始治疗前应得到很好的控制。

既往也有学者试用糖皮质激素脉冲治疗方案，其方案为：甲泼尼龙 12.5mg/kg，滴注时间长达 10 小时以上，每月 1 次，共 3～6 次，静脉冲击治疗间歇期予口服强的松 0.5mg/kg，以防止间歇期病情的加重，在最后一次甲泼尼龙冲击治疗后，口服泼尼松在 4 周内逐渐减量并停用。但缺乏随机对照试验研究证据。

长期大剂量激素应用可引起明显的不良反应，包括医源性库欣综合征、消化道溃疡、骨质疏松、股骨头无菌性坏死、免疫抑制继发感染等。尤其静脉甲泼尼龙冲击治疗剂量累计达 10～24g 可诱发严重急性肝损，并有致死亡的病例报道。目前应用甲泼尼龙出现肝损的机制尚不明确，其机制可能与糖皮质激素对肝细胞的直接毒性或诱发了病毒性肝炎，或在药物停用后引起免疫系统的再激活而诱发了自身免疫性肝炎有关。

由于全身给药的副作用大，不少患者难以耐受而中止治疗。球后糖皮质激素注射治疗疗效弱于全身治疗，但副作用明显减轻。球后注射治疗可以明显改善眼球活动、复视，减轻眼外肌水肿。目前球后注射的主要制剂为曲安奈德，因其半衰期长，作用强而持久，每隔两周注射一次，可获得较好的疗效，患者易于接受，依从性好。但毕竟是有创性治疗，注射时会出现一过性球结膜水肿、复视，注射后出现眶周出血，中毒性视神经病变及面部皮下组织萎缩等并发症，严重者甚至引起眼球破裂。

虽然糖皮质激素是 TAO 治疗的最经典方法，但目前尚未形成一个统一的治疗方案，针对不同患者病情严重程度及活动性应给予不同的给药方案并在治疗过程中密切监测激素不良反应的发生。

2. 免疫抑制剂 免疫抑制剂在 TAO 治疗中的应用已有较长历史，临床上常用的免疫抑制剂有环孢素、环磷酰胺、硫唑嘌呤、甲氨蝶呤等，这类药物可通过抑制细胞毒性 T 淋巴细胞活性，抑制单核细胞与巨噬细胞的抗原表达，激活抑制性 T 淋巴细胞，抑制细胞因子产生而影响体液免疫与细胞免疫。

环孢素在治疗自身免疫性疾病中的作用和地位已经得到确认，临床观察显示其对缩小肿大的眼外肌、减轻突眼、改善视敏度、使眼球总积分下降有一定疗效，但其治疗 TAO 的总体效果仍尚有争论。单用有效率仅 20%，与糖皮质激素联用效果优于单用任何一种药物，特别是对单用激素抵抗以及病变持续活动需要长期干预的患者，可减少激素用量，减轻药物副作用。环孢素剂量不宜过大，一般 3～5mg/（kg•d），其副作用包括高血压、肝损、血肌酐升高、多毛症等，停药后症状可消失，一般不推荐单独用于治疗 TAO。

霉酚酸酯（MMF）是另一种具有免疫抑制作用的药物，通过消耗 T 淋巴细胞和 B 淋巴细胞中的鸟苷核苷酸来实现。由于这一特性，有对 MMF 在活动性、中度至重度 TAO 患者中作为单一治疗和联合 GCs 治疗进行的研究，但疗效不确切。最近 EUGOGO 小组发表了 MINGO 试验的结果，该试验随机选择了活动性的中到重度 TAO 患者分别接受静脉 GCs 治疗，与 MMF 联合静脉 GCs 治疗。两组患者均按 EUGOGO 目前推荐的即静脉注射 GCs，12 周内共注射 4.5g 甲泼尼龙。霉酚酸盐每日 2 次，每次 360mg。分别于 12、24 和 36 周进行眼部评估。此实验结果显示在静脉 GCs 中加入 MMF 对治疗的初始反应和复发率没有影响，但延长治疗时间可能会有好处，且发现联合治疗有改善生活质量和眼部症状的迹象。这些有些矛盾的结果可能与一系列因素有关，目前仍需要开展一项大样本的多中心随机对照试验（RCT），以了解 MMF 对 TAO 的潜在用途。

其他免疫抑制剂如环磷酰胺、硫唑嘌呤、甲氨蝶呤等对 TAO 均有一定作用，但其疗效尚需进一步评价，一般需与糖皮质激素合用，适用于对其他治疗无反应者及放疗禁忌者。至于新型免疫调节剂 CFZ533 和 ATX-GD-59 等在 TAO 治疗中的地位和作用，目前尚缺乏有价值的临床资料，对其应用需持慎重态度，对于哪一种免疫抑制剂疗效更好有待 RCT 研究去证实。另外，在临床上必须做好药物不良反应的监测,定期检查血常规、肝功能等。

3. 其他药物

(1)硒:硒作为硒半胱氨酸被合并到几种硒蛋白中,这些硒蛋白在维持细胞氧化还原状态方面发挥着重要作用。体内和体外研究表明,TAO的发病机制可能与活性氧种类的增加有关。在一项试验中,研究了补充硒对轻度TAO的影响,发现补硒后整体视力与生活质量有所改善,且延缓TAO进展。由于参与该研究的医学中心位于相对缺硒地区,尚不明确富硒地区能否得出类似结果,而在长期不活跃的轻度TAO中,没有证据表明硒是有效的。2016年开始欧洲甲状腺协会推荐病程较短的轻度眼眶病患者可接受6个月的硒治疗。

(2)生长抑素类似物:生长抑素类似物不仅可用来评估TAO活动性,同时也是TAO治疗中疗效较为肯定的一种新的治疗方法。其通过直接或间接阻断IGF-1对组织的作用减少GAG的合成;抑制T淋巴细胞释放淋巴因子,抑制细胞因子的活性,使球后成纤维细胞的sICMA-1表达及细胞DNA的合成减少,减轻炎症反应,从而改善眼部症状。目前临床常用的生长抑素类似物有奥曲肽(octreotide)和兰瑞肽(lanreotide)。临床研究显示,应用奥曲肽0.1mg,每日3次,连续3个月皮下注射治疗后,患者症状可有明显改善,尤其对减轻软组织炎症、消除眼病症状效果更优,治疗后同时伴有血中ICAM-1浓度的下降。但奥曲肽的半衰期短,每日需多次注射,给治疗带来不便,现已有奥曲肽微球的长效制剂。兰瑞肽是近年研制的一种新型的长效生长抑素类似物,一般单次用量30mg,每2周1次,疗程3个月,疗效与奥曲肽相当。生长抑素类似物不良反应较少,仅在治疗的前几周出现轻度胃肠道反应,如恶心、呕吐、腹痛、腹泻、胃肠胀气等,随着治疗时间的延长,这些症状也逐渐减轻。由于治疗费用昂贵,且缺乏长期临床应用经验,目前尚未推广。

(3)细胞因子拮抗剂:细胞因子在TAO的发病中起关键作用。它启动并维持球后组织的免疫级联反应,最终导致软组织水肿、突眼等临床表现。细胞因子拮抗剂不仅可以显著抑制细胞因子的活性,而且可以阻断由IL-1、TNF-α、IFN-γ介导的人白细胞抗原(HLA-DR)表达及眶内成纤维细胞GAG的合成,从而减轻炎症反应和局部水肿。有关可溶性细胞受体、天然或合成的细胞因子拮抗剂以及抗炎细胞因子治疗TAO的研究仍在进行中。目前治疗TAO临床唯一使用的细胞因子拮抗剂是己酮可可碱(pentoxifylline)。Balazs等静脉使用己酮可可碱200mg/d治疗10例中度TAO患者,共10天,后继以口服治疗10周,其中8例球后软组织肿胀改善,而突眼及眼外肌厚度改善不明显。治疗有效者的血GAG、TNF-α水平下降。需注意的是由于缺乏对照,研究例数少,需进一步的临床试验评估其疗效。

(4)CD20单抗:CD20阳性细胞作为抗原递呈细胞和抗体生成细胞的前体细胞,直接或通过T淋巴细胞间接作用于球后成纤维细胞,促进其增殖和表达炎症因子,在TAO的发生发展中起非常重要的作用。故在TAO早期阶段减少B淋巴细胞,并阻断其与CD20结合、抑制抗体产生可能对TAO有益。利妥昔单抗(Rituximab,RTX)过去用来治疗B淋巴细胞非霍奇金淋巴瘤,近来用于类风湿性关节炎和红斑狼疮的治疗。有两项评估利妥昔单抗治疗眼眶病的前瞻性试验,但其结果不一。这两项研究中患者的疾病严重程度和病程有所不同,其中显示利妥昔单抗有效的试验在病程早期予以治疗,且纳入的重病患者较多;而阴性结果的试验针对的是表现较轻、处于病程较晚期的患者。两项研究均显示利妥昔单抗不良反应发生率高,包括新发视神经病变和输液反应。根据迄今为止发表的证据,利妥昔单抗不能替代静脉注射甲泼尼龙脉冲治疗,但可能在皮质类固醇抗性病例中发挥作用,故2016 EUGOGO指南中推荐将利妥昔单抗仅作为中重度TAO静脉注射激素反应不满意患者可选择的其他治疗方法之一。且利妥昔单抗价格昂贵,限制其在临床广泛应用,故临床上需根据患者病情活动、严重程度及经济能力等情况选择性使用。图3-3-2显示中度至重度TAO患者的一线治疗方法,以及治疗反应缺失或不完全情况下的选择。

(5)放射性药物:^{99}锝-亚甲基二膦酸盐(^{99}Tc-MDP)是同位素Tc标记的二膦酸盐化合物,其主要的作用机制为通过+4价态的Tc得失电子,清除人体内的自由基,保护人体内超氧化物

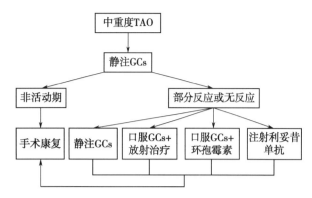

图 3-3-2　2016 年 EUGOGO 指南对中重度 TAO 患者治疗建议

歧化酶（superoxide dismutase，SOD）活力，防止自由基对组织的破坏；二膦酸盐可通过抑制前列腺素的产生和组胺的释放起抗炎作用。两者螯合后能够通过抑制眼球后多种细胞因子产生，抑制成纤维细胞的活性，减少免疫调节因子 ICAM-1、HLA-DR 的过度表达，从而调节免疫功能。但临床观察显示整体疗效不如激素，但 ^{99}Tc-MDP 对激素及其他免疫抑制剂禁忌或不能耐受的患者提供了新的治疗方案。

（6）大剂量静脉注射免疫球蛋白（IVIg）：大剂量静脉注射免疫球蛋白可能通过抑制受体而对免疫活性细胞进行下调，抑制细胞因子的释放及其对细胞因子受体的调节，溶解免疫补体，通过抗独特型抗体阻断抗原决定簇等多种机制发挥作用。但由于所需的剂量大、治疗费用昂贵，临床上使用受到一定限制。

（7）teprotumumab：眼眶成纤维细胞不仅表达促甲状腺激素受体，还表达胰岛素样生长因子 1 受体（IGF-1R）。在 TAO 患者的眼眶成纤维细胞和淋巴细胞中 IGF-1R 常表达升高。teprotumumab 是一种与 IGF-1R 细胞外部分结合的人类单克隆阻断抗体。IGF-1R 通常在细胞水平协同增加促甲状腺激素的作用。其未来的可获得性不明，现已被美国 FDA 视为孤儿药、快速通道药物和突破性治疗药物。有研究显示 teprotumumab 单抗是一种安全有效的治疗活动期 TAO 的药物，但尚需待 RCT 研究来证实其疗效。

（8）其他：有报道雷公藤和秋水仙碱分别通过抑制 IFN-γ 诱导的成纤维细胞增殖和抗炎，减少黏附分子、炎症因子表达，抑制成纤维细胞和淋巴细胞功能和增殖，对 TAO 也有一定治疗作用。

（四）血浆置换疗法

血浆置换可迅速清除或减少与本病相关的抗原、自身抗体、循环免疫复合物及其他对 TAO 有致病作用的体液免疫因素，达到治疗目的。但目前对其确切疗效仍难以肯定，单用血浆置换治疗的疗效为一过性，临床上常需配合使用糖皮质激素或免疫抑制剂。一般 5～8 天内行血浆置换四次，置换出血浆共 10L，代之以稳定的血浆蛋白溶液。在末次置换后，加用泼尼松 40mg/d 和硫唑嘌呤 100mg/d，3～4 周后逐渐减至维持量，总疗程 3 个月。适用于严重急性进展期，其他治疗方法无效的患者。

（五）眼眶放射治疗

眼眶放射性治疗的机制是非特异性抗炎作用，利用眶内浸润的淋巴细胞对射线具有高度敏感性的特征，对眼局部进行照射，抑制淋巴细胞活性，改变辅助/抑制 T 淋巴细胞的比例，减少细胞因子的释放，从而发挥局部非特异性免疫抑制和抗炎症作用。

常用的方案是采用直线加速器，放射总剂量是每只眼 20Gy，在 2 周内分 10 次照射。放射治疗对 TAO 的各种眼部表现均有效，总有效率约为 60%，对软组织改变和视神经病变及新近的眼外肌受累疗效较好，但对改善眼球突出、复视效果欠佳，特别是眼外肌受累时间长，病程处于后期的患者，故对治疗时机的选择十分重要。目前主张眼眶放射治疗应在疾病的早期，尤其是疾病的活动及进展期进行效果更好。适用于中重度活动性 TAO 患者。

与糖皮质激素相比，眼眶放射治疗具有无全身副作用、并发症少、疗程短、可在门诊进行等优点，适合于 TAO 活动期糖皮质激素不耐受患者。但其起效缓慢，一般需数周后才发挥效应，且在治疗的初始 2 周内可因局部急性放射性损伤，引起眼部症状加重，故合并暴露性角膜炎和视神经受累的患者不宜单独采用球后放疗。目前推荐放疗和糖皮质激素的联合应用，既可提高疗效，缩短疗程，又可减少球后放疗短期内出现的局部放射性炎症损伤及糖皮质激素用量，减轻药物副作用。联合治疗可能比单用其中一种治疗更有效。如果采用联合治疗，优选静脉给予糖皮质激素。

放疗的主要并发症是白内障和放射性视网膜

病变。长期的放疗后随访未见相关肿瘤的发生，但仍不建议小于 35 岁的患者进行球后放疗治疗。视网膜病变与接受的照射剂量有关，总量 20Gy 一般认为是安全的照射剂量。但在糖尿病视网膜病变和高血压眼底病变的患者中放射性视网膜病变的发生率高，是球后放疗的禁忌证。

（六）手术治疗

TAO 早期病变处于活动期时，主要为淋巴细胞浸润、成纤维细胞激活、合成和分泌 GAG，糖皮质激素、免疫抑制剂、球后放射治疗能有效抑制炎症反应，从而改善患者眼部症状并阻碍病程发展。但在疾病后期，胶原纤维增生取代淋巴细胞浸润，组织纤维化形成和脂肪沉积，一旦形成纤维硬化后便对药物或放射治疗不敏感。此时患者若出现严重视神经病变、斜视、眼睑挛缩等表现，则需考虑手术治疗。

手术治疗的首要目的是解决视神经病变。手术时机的选择十分重要。急性期如患者的视神经病变和暴露性角膜溃疡对视力造成严重威胁，且大剂量糖皮质激素冲击治疗无效，可紧急行眼眶减压术。眼病后期，因眼外肌纤维化造成的非对称性眼球运动障碍而导致的复视，在病情稳定后，可考虑行整形手术。除了进展性视神经病变和暴露性角膜溃疡对视力造成严重威胁时需紧急手术，一般手术治疗需要甲状腺功能控制在正常范围内，病情稳定 6 个月以上才能实施，否则会影响手术效果。

1. 眼眶减压术 通过去除眼眶的部分骨性结构，扩大眼眶内空间，解除对软组织和视神经的压迫，改善视功能，减轻突眼。虽然该手术方法对 TAO 的致病因素无影响，但对眼球突出以及静脉回流障碍引起的眼部症状改善有效。

（1）适应证：药物或放疗无法控制的突眼；因眼球突出导致暴露性角膜炎或角膜溃疡；因眼外肌肥大在眶尖部引起压迫性视神经病变、视野缺损、视力和色觉损害；患者强烈要求改善因眼球突出导致的外观改变。

（2）手术并发症：眼眶减压术的手术并发症主要包括视力丧失、脑血管意外、复视、眼球移位、眼球突出不缓解、上眼睑退缩加重、眶上神经麻痹、眶下神经麻痹、眶内感染、鼻窦炎、脑脊液漏、结膜炎等。手术并发症与手术方式的选择有

十分密切的关系。

2. 整形手术 整形手术包括眼外肌手术和眼睑手术，用来矫正内外科治疗无效的复视或眼睑挛缩，不仅有助于恢复容貌，且能保护患者的眼睛。

（1）眼外肌手术：旨在减轻复视，但手术不可能减轻所有注视位的复视，主要是使患者在眼原位和向下注视位获得双眼单视及预留眼球向下拉和内收的可能。多数患者一次手术能获得较满意效果，但仍有少数患者病情进展，更多的眼外肌纤维化导致复视复发。

（2）眼睑手术：目的在于减轻角膜暴露导致的症状，保护角膜，矫正眼睑位置改善外观。手术一般要求病情稳定 6 个月以上后进行，如需同时行眼眶减压术或眼外肌手术，则眼睑手术要放在最后。术后因角膜暴露导致的眼部症状可明显改善，但部分患者仍可能有双眼睑位置不对称。

三、治疗展望

由于病变不同时期免疫抑制治疗、放射治疗或手术治疗的疗效不同，以及病变轻重所采取的治疗方法不同，因此正确评判 TAO 的活动性和病情严重程度是临床合理治疗 TAO 的基础。对于中重度活动期患者尚可采取联合治疗方法，如糖皮质激素联合免疫抑制剂，静脉甲泼尼龙冲击联合球后放疗等，提高治疗效果，减少副作用发生和停药后的复发。

尽管 TAO 是临床医生处理较为棘手的疾病，但早期发现、正确判断患者的病情，及时采取合理的治疗措施，多数患者的病情能够得到有效的控制，避免致残，生活质量得到提高。

TAO 是一种器官特异性的自身免疫性疾病，目前确切的发病机制尚不清楚，涉及遗传、环境、自身免疫紊乱等多种因素。它会显著降低受影响患者的生活质量，应该与 Graves 病一起考虑，对所有 Graves 病患者的初始评估应包括 TAO 的评估。当 TAO 出现时，应特别注意疾病活动、疾病严重程度以及对患者生活质量的影响。近年来，许多学者致力于 TAO 发病机制及治疗新靶点的研究。由于在 TAO 的发生与发展过程中免疫机制起主导作用，针对免疫细胞、细胞因子及 PPARγ 途径的药物，已成为治疗 TAO 的研究热

点。相关学者已经探索了一些二线选择以及一些有希望解决 TAO 自身免疫机制的新药物，从 TSHR 到 IGF-1R，从 IL-6R 和 TNF-α 等细胞因子机制到调节性 T 细胞（Treg）等。未来有希望让我们更好地了解每种治疗方法的好处，以及每种治疗的副作用的生物学"代价"。相信随着对 TAO 发病机制的不断深入了解，在不久的将来，我们定能攻克 TAO 这一难题。

（沈飞霞）

参 考 文 献

[1] Weetman AP. Thyroid-associated eye disease: pathophysiology. Lancet, 1991, 338(8): 25-28.

[2] Bartalena L, Pinchera A, Marcocci C. Management of Graves' ophthalmopathy: reality and perspectives. Endocr Rev, 2000, 21(5): 168-199.

[3] Burggasser G, Hurtl I, Hauff W, et al. Orbital scintigraphy with the somatostatin receptor tracer ^{99m}Tc-P829 in patients with Graves' disease. J Nucl Med, 2003, 44(10): 1547-1555.

[4] Konuk O, Atasever T, Unal M, et al. Orbital gallium-67 scintigraphy in Graves' ophthalmopathy. Thyroid, 2002, 12(7): 603-608.

[5] Bartley GB, Gorman CA. Diagnostic criteria for Graves' ophthalmopathy. Am J Ophthalmol, 1995: 119(6): 792-795.

[6] Frueh BR. Graves' eye disease: orbital compliance and other physical measurements. Trans Am Ophthalmol Soc, 1984, 82(1): 492-598.

[7] Van Dyk HJ. Orbital Graves' disease. A modification of the "NO SPECS" classification. Ophthalmology, 1981, 88(1): 479-483.

[8] Bartalena, L, Baldeschi L, Dickinson A, et al. Consensus statement of the European Group on Graves' orbitopathy(EUGOGO)on management of GO. Eur J Endocrinol, 2008, 158(1): 273-285.

[9] Mourits MP, Prummel M F, Wiersinga WM, et al. Clinical activity score as a guide in the management of patients with Graves' ophthalmopathy. Clin Endocrinol (Oxf), 1997, 47(1): 9-14.

[10] Vaidya B, Kendall-Taylor P, Pearce SH. The genetics of autoimmune thyroid disease. J Clin Endocrinol Metab, 2002, 87: 5385-5397.

[11] Stan Marius N, Bahn RS. Risk factors for development or deterioration of Graves ophthalmopathy. Thyroid, 2010, 20(7): 777-783.

[12] Bahn RS, Heufelder AE. Pathogenesis of Graves' ophthalmopathy. N Engl J Med, 1993, 329(10): 1468-1475.

[13] Bahn RS, Dutton CM, Natt N, et al. Thyrotropin receptor expression in Graves' orbital adipose/connective tissues: potential autoantigen in Graves' ophthalmopathy. J Clin Endocrinol Metab, 1998, 83(3): 998-1002.

[14] Wakelkamp IM, Bakker O, Baldeschi L, et al. TSH-R expression and cytokine profile in orbital tissue of active vs. inactive Graves' ophthalmopathy patients. Clin Endocrinol(Oxf), 2003, 58(1): 280-287.

[15] Weightman DR, Perros P, Sherif IH, et al. Autoantibodies to IGF-1 binding sites in thyroid associated ophthalmopathy. Autoimmunity, 1993, 16(1): 251-257.

[16] Pritchard J, Han R, Horst N, et al. Immunoglobulin activation of T cell chemoattractant expression in fibroblasts from patients with Graves' disease is mediated through the insulin-like growth factor I receptor pathway. J Immunol, 2003, 170(12): 6348-6354.

[17] Smith TJ, Hoa N. Immunoglobulins from patients with Graves' disease induce hyaluronan synthesis in their orbital fibroblasts through the self-antigen, insulin-like growth factor-I receptor. J Clin Endocrinol Metab, 2004, 89: 5076-5080.

[18] Douglas RS, Gianoukakis AG, Kamat S, et al. Aberrant expression of the insulin-like growth factor-1 receptor by T cells from patients with Graves' disease may carry functional consequences for disease pathogenesis. J Immunol, 2007, 178(5): 3281-3287.

[19] Kaspar M, Archibald C, De BA, et al. Eye muscle antibodies and subtype of thyroid-associated ophthalmopathy. Thyroid, 2002, 12(3): 187-191.

[20] Pawlowski P, Wawrusiewiczkurylonek N, Eckstein A, et al. Disturbances of modulating molecules(FOXP3, CTLA-4/CD28/B7, and CD40/CD40L)mRNA expres-

sions in the orbital tissue from patients with severe graves' ophthalmopathy. Mediators Inflamm, 2015, 2015（5）:: 340934.

[21] Han R, Smith TJ. Induction by IL-1 beta of tissue inhibitor of metalloproteinase-1 in human orbital fibroblasts: modulation of gene promoter activity by IL-4 and IFN-gamma. J Immunol, 2005, 174（5）: 3072-3079.

[22] Bahn RS, Gorman CA, Woloschak GE, et al. Human retroocular fibroblasts in vitro: a model for the study of Graves' ophthalmopathy. J Clin Endocrinol Metab, 1987, 65（4）: 665-670.

[23] 罗清礼. 重视有关眼眶脂肪组织在甲状腺相关眼病中作用的研究. 中华眼科杂志, 2006, 42（12）: 1057-1059.

[24] Smith TJ, Koumas L, Gagnon A, et al. Orbital fibroblast heterogeneity may determine the clinical presentation of thyroid-associated ophthalmopathy. J Clin Endocrinol Metab, 2002, 87（1）: 385-392.

[25] Gianoukakis AG, Khadavi N, Smith TJ. Cytokines, Graves' disease, and thyroid—associated ophthalmopathy. Thyroid, 2008, 18（9）: 953-958.

[26] Bartalena L, Baldeschi L, Boboridis K, et al. European Groupon Graves Orbitopathy: The 2016 European Thyroid Association/European Group on Graves' Orbitopathy guidelines for the management of Graves'orbitopathy. Eur Thyroid J, 2016, 5（1）: 9-26.

[27] Shiber S, Stiebel-Kalish H, Shimon I, et al. Glucocorticoid regimens for prevention of Graves' ophthalmopathy progression following radioiodine treatment: systematic review and meta-analysis. Thyroid, 2014, 24（10）: 1515-1523.

[28] Kahaly GJ, Bartalena L, Hegedüs L, et al. 2018 European Thyroid Association Guideline for the Management of Graves' Hyperthyroidism. Eur Thyroid J, 2018, 7（4）: 167-186.

[29] Weber KJ, Solorzano CC, Lee JK, et al. Thyroidectomy remains an effective treatment option for Graves' disease. Am J Surg, 2006, 191（3）: 400-405.

[30] Järhult J, Rudberg C, Larsson E, et al. Graves' disease with moderate-severe endocrine ophthalmopathy-long term results of a prospective, randomized study of total or subtotal thyroid resection. Thyroid, 2005, 15（10）: 1157-1164.

[31] Tallstedt L, Lundell G, Tørring O, et al. Occurrence of ophthalmopathy after treatmentfor Graves' hyper-

thyroidism. The Thyroid Study Group. N Engl J Med, 1992, 326（26）: 1733-1738.

[32] Perros P, Kendall-Taylor P. Medical treatment for thyroid-associated ophthalmopathy. Thyroid, 2002, 12（3）: 241-244.

[33] Zang S, Ponto KA, Kahaly GJ. Intravenous Glucocorticoids for Graves' Orbitopathy: Efficacy and Morbidity. J Clin Endocrinol Metab, 2011, 96（2）: 320-332.

[34] Stiebel-Kalish H, Robenshtok E, Hasanreisoglu M, et al. Treatment modalities for Graves' ophthalmopathy: systematic review and meta analysis. J Clin Endocrinol Metab, 2009, 94（8）: 2708-2716.

[35] Marcocci C, Watt T, Altea MA, et al. Fatal and non-fatal adverse events of glucocorticoid therapy for Graves' orbitopathy: a questionnaire survey among members of the European Thyroid Association. Eur J Endocrinol, 2012, 166（2）: 247-253.

[36] Bartalena L, Krassas GE, Wiersinga W, et al. Efficacy and safety ofthree different cumulative doses of intravenous methylprednisolone for moderate to severe and active Graves' orbitopathy. J Clin Endocrinol Metab, 2012, 97（12）: 4454-4463.

[37] Le Moli R, Baldeschi L, Saeed P, et al. Determinants of liver damage associated with intravenous methylprednisolone pulse therapy in Graves' ophthalmopathy. Thyroid, 2007, 17（4）: 357-362.

[38] Ebner R, Devoto MH, Weil D, et al. Treatment of thyroid associated ophthalmopathy with periocular injections of triamcinolone. Br J Ophthalmol, 2004, 88（11）: 1380-1386.

[39] Dickinson AJ, Vaidya B, Miller M, et al. Double-blind, placebo-controlled trial of octreotide long-acting repeatable（LAR）in thyroid-associated ophthalmopathy. J Clin Endocrinol Metab, 2004, 89（12）: 5910-5915.

[40] Wémeau JL, Caron P, Beckers A, et al. Octreotide （long-acting release formulation）treatment in patients with graves' orbitopathy: clinical results of a four-month, randomized, placebo-controlled, double-blind study. J Clin Endocrinol Metab, 2005, 90: 841-848.

[41] Krassas GE, Kaltsas T, Dumas A, et al. Lanreotide in the treatment of patients with thyroid eye disease. Eur J Endocrinol, 1997, 136（4）: 416-422.

[42] Salvi M, Vannucchi G, Currò N, et al. Efficacy of B-cell targeted therapy with rituximab in patients with active moderate to severe Graves' orbitopathy: a randomized

controlled study. J Clin Endocrinol Metab, 2015, 100（2）: 422-431.

[43] Stan MN, Garrity JA, Carranza Leon BG, et al. Randomized controlled trial of rituximab in patients with Graves' orbitopathy. J Clin Endocrinol Metab, 2015, 100（2）: 432-441.

[44] Smith TJ, Kahaly GJ1, Ezra DG, et al. Teprotumumab for thyroid-associated ophthalmopathy. N Engl J Med, 2017, 376（18）: 1748-1761.

[45] Bradley EA, Gower EW, Bradley DJ, et al. Orbital radiation for graves ophthalmopathy: a report by the American Academy of Ophthalmology. Ophthalmology, 2008, 115（2）: 398-409.

[46] Stiebel-Kalish H, Robenshtok E, Hasanreisoglu M, et al. Treatment modalities for Graves' ophthalmopathy:

systematic review and meta analysis. J Clin Endocrinol Metab, 2009, 94（8）: 2708-2716.

[47] Wiersinga WM, Prummel MF. An evidence-based approach to the treatment of Graves' ophthalmopathy. Endocrinol Metab Clin North Am, 2000, 29（2）: 297-319.

[48] Marcocci C, Bartalena L, Tanda ML, et al. Comparison of the effectiveness and tolerability of intravenous or oral glucocorticoids associated with orbital radiotherapy in the management of severe Graves' ophthalmopathy: results of a prospective, single-blind, randomized study. J Clin Endocrinol Metab, 2001, 86（8）: 3562-3567.

[49] Baldeschi L, Lupetti A, Vu P, et al. Reactivation of Graves' orbitopathy after rehabilitative orbital decompression. Ophthalmology, 2007, 114（7）: 1395-1402.

第四章 甲 状 腺 炎

第一节　有关甲状腺炎分类认识的回顾和展望

甲状腺炎（thyroiditis）是一组多种病因引起的甲状腺炎症。其共同特征是甲状腺滤泡结构破坏，可伴有甲状腺功能正常、升高或减低，而且甲状腺功能可以由一种状态转化为另一种状态。甲状腺炎的鉴别通常依据临床表现、起病急缓、家族史、是否伴有前驱症状或其他自身免疫性疾病等，不同病因的甲状腺炎这上述表现可能重叠，所以，在甲状腺炎分类上经历了模糊混乱到逐渐统一的过程。

一、如何对甲状腺炎进行分类

甲状腺炎的分类多种多样。按起病的急缓分为急性、亚急性、慢性甲状腺炎（表 3-4-1）；根据病因分为感染性（包括细菌、真菌、原虫、蠕虫等）、de Quervain 甲状腺炎、自身免疫性和其他甲状腺炎（放射、直接创伤等因素）。病理学常将甲状腺炎分为化脓性、肉芽肿性、淋巴细胞性和纤维性甲状腺炎等（表 3-4-2）。

从以上分类可以看出，甲状腺炎分类不统一，难以记忆。分析分类困难的原因：第一，甲状腺炎命名混乱。如桥本甲状腺炎，又称之为慢性淋巴细胞性甲状腺炎、慢性自身免疫性甲状腺炎、淋巴结样甲状腺肿；亚急性甲状腺炎又称之为痛性亚急性甲状腺炎、de Quervain's 甲状腺炎、巨细胞性甲状腺炎、亚急性肉芽肿甲状腺炎、假肉芽肿性甲状腺炎。表 3-4-3 详列了同一甲状腺炎的不同命名。第二，对甲状腺炎病因的认识不足。例如，由于亚急性淋巴细胞性甲状腺炎的病因不清，所以，最初被归类为亚急性甲状腺炎。虽然两病在临床过程上有相似之处，如典型表现

表 3-4-1　甲状腺炎的分类

急性甲状腺炎
细菌性（化脓性甲状腺炎）
病毒性（如猫抓热病毒感染，少见）
真菌性
亚急性甲状腺炎
亚急性肉芽肿性甲状腺炎（de Quervain 甲状腺炎）
亚急性假性肉芽肿性甲状腺炎
亚急性淋巴细胞性甲状腺炎
产后甲状腺炎（postpartum thyroiditis）
散发性无痛性甲状腺炎（sporadic type of painless thyroiditis）
亚急性痛性甲状腺炎
巨细胞性甲状腺炎
慢性甲状腺炎
慢性淋巴细胞性甲状腺炎（chronic lymphocytic thyroiditis，CLT）
桥本甲状腺炎（Hashimoto thyroiditis）
萎缩性甲状腺炎（atrophic thyroiditis）
木样甲状腺炎（Riedel thyroiditis）
纤维性甲状腺炎
其他甲状腺炎
放射性甲状腺炎
外伤性甲状腺炎
结节病
淀粉样变

表 3-4-2　根据病理进行的甲状腺炎分类

慢性淋巴细胞性甲状腺炎
桥本甲状腺炎
亚急性淋巴细胞性甲状腺炎
产后甲状腺炎
散发性无痛性甲状腺炎
亚急性肉芽肿性甲状腺炎（de Quervain 甲状腺炎）
微生物性甲状腺炎
化脓性甲状腺炎
急性甲状腺炎
慢性纤维性甲状腺炎（Riedel 甲状腺炎）

表 3-4-3　甲状腺炎不同的命名

甲状腺炎同义词桥本甲状腺炎
慢性淋巴细胞性甲状腺炎
慢性自身免疫性甲状腺炎
淋巴结样甲状腺肿

无痛性产后甲状腺炎
产后甲状腺炎
亚急性淋巴细胞性甲状腺炎

无痛性散发性甲状腺炎
寂静散发性甲状腺炎
亚急性淋巴细胞性甲状腺炎

痛性亚急性甲状腺炎
亚急性甲状腺炎
亚急性（de Quervain's）甲状腺炎
巨细胞性甲状腺炎
亚急性肉芽肿甲状腺炎
假肉芽肿性甲状腺炎

化脓性甲状腺炎
感染性甲状腺炎
急性化脓性甲状腺炎
发热性甲状腺炎
细菌性甲状腺炎

Riedel's 甲状腺炎
纤维性甲状腺炎

经历甲状腺毒症期、甲状腺功能减退期和甲状腺功能正常期三阶段，在疾病早期，甲状腺激素水平升高而甲状腺摄碘能力下降，提示甲状腺本身结构的破坏。但是，随着对两病病因和病理上的了解，目前已经明确将亚急性淋巴细胞性甲状腺炎归因为自身免疫破坏，甲状腺病理表现为淋巴细胞浸润、生发中心形成；而亚急性甲状腺炎与病毒感染有关，甲状腺病理为肉芽肿形成。

目前更倾向于将甲状腺炎概括分为两种类型：一种是疼痛型，与甲状腺疼痛或触痛相关的甲状腺炎；另一种是无痛型的甲状腺炎。疼痛型甲状腺炎由感染、放射损伤或外伤引起；无痛性甲状腺炎由自身免疫、药物或特发性纤维化所致。在所有甲状腺炎中常见的形式是桥本甲状腺炎、亚急性肉芽肿性甲状腺炎、产后甲状腺炎和药物引起的甲状腺炎（如胺碘酮，α 干扰素，IL-2 或锂制剂），表 3-4-4 列出了按照疼痛型和无痛性甲状腺炎的分类及其特点，并据此归纳出疑诊甲状腺炎的诊断流程（图 3-4-1）。

二、自身免疫性甲状腺炎分类的演变和分歧

1912 年日本青年医生桥本（Hakaru Hashimoto）通过观察四例妇女的甲状腺手术病理，首次描述了一种从未报告过的病理特点，即甲状腺没有胶质蓄积，而是表现为大量的淋巴细胞浸润，形成淋巴样滤泡和间质改变。这种病理改变不同于碘缺乏导致的甲状腺肿大和木样甲状腺炎。时隔二十余年，1939 年英国著名甲状腺外科医生 Cecil Joll 在他的综述中首次使用了"Hashimoto thyroiditis"（HT）的名称，由此，具有这种病理改变的疾病被命名为桥本甲状腺炎。临床上 HT 患者多表现为甲减，但是在病理上 HT 和 Graves 病两者有很多的相似之处。1956 年，NoelRose 和 Ernest Witebsky 将甲状腺提取物给兔子注射，发现这些兔子产生了甲状腺球蛋白抗体，并且甲状腺有淋巴细胞浸润，和 HT 极其相似。1958 年，Ivan Roitt 及其同事在 HT 患者的血清中检测到甲状腺球蛋白自身抗体。由于当时认为 HT 是一种罕见的疾病，很难获得患者的血清，所以没有进一步的研究。1959 年，Belyavin 和 Trotter 首次报告了抗甲状腺微粒体抗体（thyroid microsomal antibody, TMA）。直到 1985 年，研究才证明 TMA 的成分是甲状腺过氧化物酶，故更名为甲状腺过氧化物酶抗体（thyroid peroxidase antibody, TPO-Ab）。桥本发现 HT 已经 100 余年，目前人们对 HT 的认识越来越深入，桥本甲状腺炎只是自身免疫性甲状腺炎（autoimmune thyroiditis, AIT）最常见的类型。HT 有狭义和广义的解释。狭义的 HT 是指伴甲状腺肿的 HT 甲状腺炎；广义是所有的 AIT 或者慢性淋巴细胞甲状腺炎。

AIT 是一组由遗传因素、环境因素共同作用的自身免疫性疾病。从病理上曾定义为甲状腺内淋巴细胞浸润和甲状腺滤泡的破坏。但是，随着人们对 AIT 的认识，目前认为 AIT 共同特征是血清中存在针对甲状腺的自身抗体以及甲状腺内有淋巴细胞浸润，而甲状腺滤泡细胞破坏可有可无。

临床上 AIT 分类的演变也是人们对疾病认识的过程。我们可以从《威廉姆斯内分泌学》对 AIT 的分类看到这种变化。表 3-4-5 是第 9 版《威廉姆斯内分泌学》（1998 年）对 AIT 的分类。按照

表 3-4-4　甲状腺炎分类及其特点

类型	病因	发病年龄/岁	性别比例（女:男）	病程	病理	甲状腺功能	24小时摄碘率	TPO-Ab	患病率或发病率
疼痛型									
亚急性肉芽肿性甲状腺炎	感染（病毒）	20~60	5:1	亚急性	巨细胞，肉芽肿	毒症、减退或先毒症后减退最终正常	<5%	低滴度或阴性	(4~5)/1万
化脓性甲状腺炎	感染（非病毒）	儿童，20~40	1:1	急性（非细菌性的也可表现为亚急性）	脓肿形成	正常	正常	阴性	非常罕见
放射性或创伤性甲状腺炎	甲状腺实质结构破坏	所有年龄	—	急性	—	毒症、减退、正常	<5%	阴性或可能阳性	1%（GD ¹³¹I 治疗后）
无痛型									
桥本甲状腺炎	自身免疫	所有年龄，30~50岁高峰	8~9:1	慢性	淋巴细胞浸润、生发中心、纤维化	毒症、正常或减退	正常或减低	高滴度持续存在	5%~10%
产后甲状腺炎	自身免疫	产后1年内	—	亚急性	淋巴细胞浸润	毒症、减退或先毒症后减退最终正常	<5%	高滴度，持续存在	5%~7%的产后妇女
亚急性淋巴细胞性甲状腺炎	自身免疫	所有年龄，高峰在30~40岁	2:1	亚急性	淋巴细胞浸润	毒症、减退或先毒症后减退最终正常	<5%	阳性，持续	(10~15)/1万
胺碘酮、IFN-α、IL-2等药物诱导甲状腺炎	炎症	所有年龄	—	急性或亚急性	—	亢进或减退	增强或减低	<10%	10%~15%
锂盐诱导甲状腺炎	自身免疫	所有年龄	—	急性或亚急性	—	先毒症后减低或正常	减低	33%	13/10万
木样甲状腺炎	纤维化	30~60岁	3~4:1	慢性	纤维化	正常或减低	正常或减低	阳性	尚无确切数据

AIT 的共同特征来看，Graves 病也包括在 AIT 的分类之内。

上述 AIT 的分类分型之间有重叠，显得烦琐。AIT 有不同的临床表现，甲状腺可以肿大、正常或萎缩；甲状腺功能可以亢进、正常或减低，而且在疾病的不同阶段可以自发转化。《威廉姆斯内分泌学》自第 10 版以后不再采用上述 AIT 的分类，同时也不再对 AIT 进行分类。

DeGroot 主编的《内分泌学》（2016 版）提出了 AIT 的临床病理分型，该分型被学术界广泛接受。它的特点是既延续了 AIT 的历史，又反映了最新进展。例如纤维变异型就是过去的萎缩性甲状腺炎（atrophic thyroiditis，AT）或原发性黏液性水肿（primary myxedema）。分型也收入了近年新发现的 IgG4 相关性甲状腺炎和桥本甲状腺毒症以及药物相关的自身免疫性甲状腺炎等（表 3-4-6）。由于 Graves 病的甲状腺功能亢进和 TSH 受体抗体的特点，该分型没有包括 Graves 病，而是与 AIT 并列，被称为自身免疫性甲状腺病（autoimmune thyroid disease，AITD）。但是两者共有的甲状腺自身免疫的病理基础决定了两个疾病密切相关。表 3-4-7 总结了 6 个 AIT 亚型临床特征。

最新出版的第 9 版全国统编教材《内科学》将 AIT 分为五种类型：①桥本甲状腺炎，是 AIT

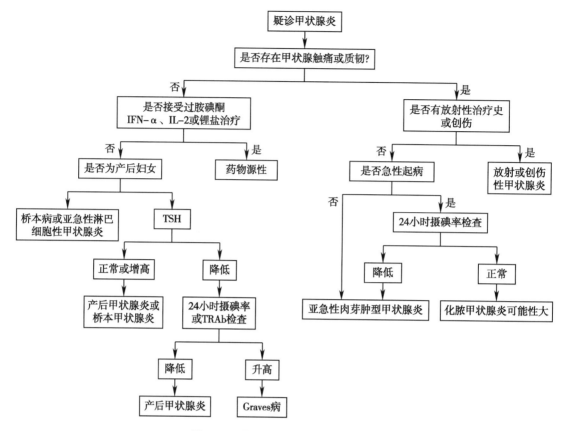

图 3-4-1 疑诊甲状腺炎的诊断流程

表 3-4-5 自身免疫性甲状腺炎的分类

1 型 AIT （1 型桥本甲状腺炎）
 1A：甲状腺肿型
 1B：非甲状腺肿型
2 型 AIT（2 型桥本甲状腺炎）
 2A：甲状腺肿型（经典桥本病）
 2B：非甲状腺肿型（原发性黏液性水肿，萎缩性甲状腺炎）
 2C：一过性加重的甲状腺炎（如产后甲状腺炎）
3 型 AIT（Graves 病）
 3A：甲状腺功能亢进的 Graves 病
 3B：甲状腺功能正常的 Graves 病
 3C：甲状腺功能减退的 Graves 病

表 3-4-6 自身免疫性甲状腺炎的分型

一、原发性
1. 经典型（Hashimoto' thyroiditis, HT）
2. 纤维变异型（atrophic thyroiditis, AT）
3. 无痛性甲状腺炎（painless thyroiditis）
 产后甲状腺炎（postpartum thyroiditis, PPT）
 局灶性甲状腺炎（focal thyroiditis）
4. IgG4 相关型（IgG4-related thyroiditis）
5. 青少年型（juvenile thyroiditis）
6. 桥本甲状腺毒症（Hashitoxicosis）
7. 桥本脑病（Hashimoto encephalopathy, HE）

二、继发性
1. α 干扰素（interferon-α）
2. CTLA-4 阻断抗体
3. 癌疫苗

的经典类型，甲状腺显著肿大，50% 伴临床甲减。②萎缩性甲状腺炎（atrophic thyroiditis, AT），过去也称为特发性甲状腺功能减低症、原发性黏液性水肿。甲状腺萎缩，大多数伴临床甲减。TSBAb 与 AT 引起的甲减有关。③甲状腺功能正常的甲状腺炎（euthyroid thyroiditis, ET），此型甲状腺炎仅表现为甲状腺淋巴细胞局灶浸润，甲状腺自身抗体（TPO-Ab 或 / 和 TgAb）阳性，但是甲状腺功能正常。④无痛性甲状腺炎（painless thyroiditis），也称安静性甲状腺炎（silent thyroiditis），这个名称是相对于亚急性甲状腺炎的疼痛特征命名的。此类甲状腺炎有不同程度的淋巴细胞甲状腺浸润。部分患者发展为永久性甲减。⑤产后甲状腺炎（postpartum thyroiditis，PPT）发生在妇女产

表 3-4-7　六个 AIT 亚型的临床病理特征

	经典型（HT）	纤维变异型（AT）	IgG4 相关型	青少年型	桥本甲状腺毒症	产后甲状腺炎
发病高峰/岁	40～60	60～70	40～50	10～18	40～60	20～40
女性/男性	12:1	10:1	3:1	6:1	5:1	仅在女性
甲状腺肿	常见	无	存在	存在	明显肿大	轻度肿大
甲状腺功能	50% 甲减	90% 甲减	甲减或者亚甲减	甲减或亚甲减	甲亢	甲亢和甲减
甲状腺B超	低回声	低回声	显著低回声	低回声	高回声	低回声
24 小时摄碘率	不定	减低	未知	减低或者正常	增加	降低
甲状腺纤维化	存在	严重	存在	无	存在	无

后。约有 20% 的 PPT 发展为永久性甲减。⑥药物性甲状腺炎，也属于无痛性甲状腺炎，胺碘酮、IFN-α 和 IL-2 等药物都屡有报道。⑦桥本甲状腺毒症（Hashitoxicosis）：临床表现为桥本甲状腺炎，但是病程中甲亢和甲减交替出现。促甲状腺激素受体刺激性抗体（TSAb）占优势时发生甲亢；促甲状腺激素刺激阻断性抗体（TSBAb）占优势时发生甲减。

三、自身免疫性甲状腺炎的发病趋势及其影响因素

桥本甲状腺炎作为自身免疫性甲状腺炎最常见的类型发病率明显升高。Caturegli 及其同事回顾分析了约翰斯·霍普金斯医院 1889 年到 2012 年 14 867 例甲状腺手术切除标本的病理资料，他们发现 1942 年在巴尔的摩首次描述桥本甲状腺炎，这比桥本发现这种疾病晚了 30 年；桥本甲状腺炎的发病率从 1943 年到 1967 年明显升高；至 1992 年呈现平稳态势；最近 20 年出现另一个发病高峰的趋势（图 3-4-2）。意大利也有类似的报道，1975 年到 2005 年桥本甲状腺炎的发病率增加了 10 倍。相对年轻化、男性发病增多、低抗体滴度成为新特点。发病率升高可能与甲状腺功能的测定增加导致疾病早期发现有关。但是，不可否认的事实是环境因素起到很大的作用，吸烟和碘是两种与 HT 关系最为密切的环境因素。

吸烟是 Graves 病发生发展的危险因素。与之相比，吸烟却对 HT 有明显的益处。大量的流行病学研究发现，吸烟降低甲状腺自身抗体水平和甲状腺功能减退的发生风险。吸烟对 HT 的保护作用机制尚不清楚。通过自身免疫性甲状腺炎

的实验模型，发现烟草中的氨基生物碱——安那他品可能通过作用于天然免疫炎症小体通路改善疾病状态。

碘对自身免疫性甲状腺炎的影响概括来说，碘超足量和碘过量主要使具有自身免疫遗传背景或甲状腺自身抗体阳性的易感人群发生甲状腺功能异常的危险性增加。碘缺乏地区的甲亢病因主要是结节性甲状腺肿和 Graves 病，碘充足地区甲亢的原因主要是 Graves 病。补碘对甲亢发病率的影响取决于补碘前碘缺乏的程度和补碘的时间。碘缺乏的程度越重，补碘后甲亢的发生率越高。补碘后 3 年之内发生甲亢的危险性增大。对 1985—1999 年在波兰甲状腺疾病诊所接受甲状腺细针穿刺的 35 000 例患者的统计分析发现，1992 年实行普遍食盐加碘后自身免疫性甲状腺炎的发病率由 1.5% 上升至 5.7%。

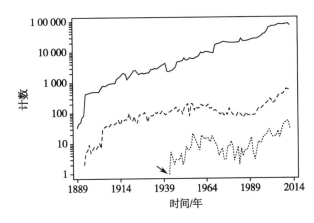

图 3-4-2　1889 年 5 月到 2012 年 10 月约翰斯·霍普金斯医院病理科年手术标本数量

点线：桥本甲状腺炎；破折线：甲状腺手术；实线：所有外科手术标本数量；箭头所示为 1942 年首次在该院病理科报告

我国自 1995 年开始实施普遍食盐加碘。1999—2004 年,中国医科大学附属第一医院"碘致甲状腺疾病(IITD)"课题组对平均尿碘中位数(MUI)分别为 84μg/L、243μg/L 和 651μg/L 的辽宁、河北的三个地区 3 761 例居民进行为期 5 年的前瞻性随访,没有发现 Graves 病发病率的差别,其原因考虑与调查地区为轻度碘缺乏以及调查的时间为补碘 3 年后有关。碘超足量地区和碘过量地区的亚临床甲状腺功能减退症的发病率分别为 11.3 倍和 12.6 倍升高;自身免疫性甲状腺炎的发病率分别为 4.4 倍和 5.5 倍升高。碘超足量和碘过量能够导致甲状腺功能正常单纯 TPO-Ab 或 TgAb 阳性的人群发生 TSH 异常的危险性增加。

在 2010 年,全国十城市碘与甲状腺疾病调查发现,与国内 1999 年横断面结果和国际的大多数文献比较,大多数甲状腺疾病患病率没有增加。甲状腺抗体的阳性率无变化,由于自身免疫导致的亚临床甲减和临床甲减并未随着碘摄入量的增加而增加。碘摄入量对甲状腺自身免疫以及甲状腺功能的远期影响,需要长期的人群随访观察。

(单忠艳)

第二节　亚急性甲状腺炎处理中的难点、争议和建议

一、疾病名称变迁

亚急性甲状腺炎(subacute thyroiditis,SAT)是一种自限性甲状腺炎症性疾病。1825 年第一例该病患者被诊断,1895 年 Mygind 首次对这一疾病进行了描述,共描述了 18 个"单纯 akuta 甲状腺炎"病例,这些患者患病前甲状腺均正常,患甲状腺炎后没有脓肿形成。1904 年,Fritz de Quervain 从病理学角度阐述了这种甲状腺炎;1936 年 de Quervain 和 Giordanengo 对该病进行了进一步的重申,认为巨细胞和肉芽肿样改变是该病独特的病理表现。因此,SAT 也被称为 de Quervain 甲状腺炎。SAT 还被称为亚急性肉芽肿性甲状腺炎、巨细胞性甲状腺炎、亚急性疼痛性甲状腺炎、亚急性非化脓性甲状腺炎、假肉芽肿性甲状腺炎、假结核性甲状腺炎、肉芽肿性甲状腺疾病等,但最常称为 SAT 或 de Quervain 甲状腺炎。

二、病因及发病机制尚未完全阐明

普遍认为 SAT 与病毒感染密切有关,但并没有找到病毒感染引起 SAT 的直接证据;有上呼吸道感染的前驱病史,病毒感染的症状,季节性发病,以及发病具有一定的流行趋势等都只是病毒感染的间接证据。一些病例报道 SAT 可能是由腮腺炎病毒引起,有一定流行趋势;部分亚急性甲状腺炎患者中发现高滴度的腮腺炎抗体,偶尔 SAT 与腮腺炎或睾丸炎伴随出现;部分 SAT 患者甲状腺组织中可培养出腮腺炎病毒。这些表明流行性腮腺炎病毒似乎是 SAT 的一个独立致病因素。但据报道,SAT 也与其他病毒性疾病有关,包括腺病毒、EB 病毒、柯萨奇病毒、巨细胞病毒、流感病毒、埃可病毒、肠道病毒、麻疹病毒、人类免疫缺陷病毒(HIV)、H_1N_1 流感病毒等。这些均支持病毒感染是发生 SAT 的原因。病毒引起甲状腺炎可能是细胞毒性 T 淋巴细胞识别病毒和细胞抗原组成的复合物,导致滤泡细胞破坏造成的,目前没有一种因素是引起 SAT 的真正病因。SAT 也可发生于非病毒感染之后,如 Q 热和疟疾等。

自身免疫是否在 SAT 发病机制中扮演角色有较大分歧。SAT 不属于自身免疫性疾病,70% 以上患者血清中甲状腺自身抗体是正常的。但部分患者血清中确实可以检测到甲状腺自身抗体。SAT 患者血清中 TgAb 的抗原表型主要为 A 区,A 区在自身免疫性甲状腺疾病和非自身免疫性甲状腺疾病均有表达,也就是说大部分 SAT 患者的自身免疫是非特异的,而不是甲状腺的自身免疫性反应。TSBAb、TSAb、TPO-Ab 等抗体的产生,考虑与甲状腺炎症性破坏,释放大量抗原,触发自反应性 B 淋巴细胞暂时性产生抗体有关,SAT 诱导的自身免疫通常是一过性的。接种流感疫苗接种后,患者出现 SAT,提示免疫改变可能是发生 SAT 的因素。

遗传缺陷是导致 SAT 的潜在因素。SAT 与 HLA-B35 阳性的相关报道最多:有 70% 的 SAT 患者 HLA-B35 阳性;HLA B35 单倍型杂合子的同卵双胞胎常患 SAT;家族性 SAT 患者的 HLA-B35 阳性,说明 SAT 有明显的遗传易感性;HLA-B35 阳性个体发生 SAT 没有季节性。还有 SAT 患者 HLA B15/62 阳性及 HLA B67 阳性的报道,且 HLA

B67 阳性个体在夏天或秋天更易发生 SAT。近来研究表明 SAT 与 *HLA-B18:01* 和 *DRB1*01* 以及 *HLA-C04:01* 存在联系，有个案报道具有自身免疫背景的个体流感疫苗接种后出现 SAT，说明具有遗传易感性的个体在病毒感染后更容易患 SAT，新近报道，SAT 复发的风险取决于 HLA 单倍型，*HLA-B18:01* 和 *HLA-B35* 共同阳性是 SAT 易复发的决定因素。免疫遗传因素在 SAT 的发病中具有重要作用。

三、临床表现各异

男女发病比例 1:4 到 1:7，大部分中年人发病（30～50 岁），儿童很少患病。

一般可表现为低热、咽喉痛、肌痛、关节痛和周身不适等流感样症状。典型的临床表现为轻度至中度发热，有时会出现高热，体温高于 40.0℃，颈前部甲状腺区域疼痛；颈部疼痛通常先出现在一侧，然后迁移至另一侧，也可仅局限于一侧；疼痛可向同侧下颌、耳部、枕部或是胸部放射，疼痛可因转颈或吞咽加重。SAT 症状可在 3～4 天内达到高峰，1 周内缓解或消失，更典型的是起病缓慢，1～2 周达到高峰，症状波动持续 3～6 周，个别患者几个月内症状反复发作。触诊时，甲状腺触痛明显、质地硬、明显肿大，两侧甲状腺可以对称，也可以不对称。50% 的患者在疾病早期阶段出现甲状腺毒症表现，紧张、心动过速、心悸、体重减轻等。

关键注意下列不典型 SAT 或少见的临床表现。少数患者可能无明显颈部疼痛。个别患者出现吞咽困难、呼吸困难，主要因为肿大的甲状腺压迫食管或气道所致。大约一半的患儿和 2/3 的成人甲状腺弥漫受累。有四分之一的成人有甲状腺结节，受侵犯的甲状腺偶尔会出现表面皮温升高或红斑。很少发现颈部淋巴结肿大。部分病例仅表现为发热，而缺乏其他典型的临床特征。个别患者会出现精神症状，如焦虑、易冲动、失眠、兴奋、躁狂、抑郁；极为罕见的情况会出现精神失常和急性精神错乱。Graves 病（Graves disease, GD）患者甲状腺功能亢进时可引起精神异常，SAT 患者甲状腺毒症期也可出现精神异常，临床上若遇到类似情况，排除其他常见导致精神异常因素后，应进行甲状腺疾病相关指标检查，明确是否存在甲状腺疾病及疾病分型，以免漏诊。甲亢危象主要见于 GD，但 SAT 患者也可发生甲状腺危象。另有两篇报道妊娠早期发生 SAT。

美国甲状腺学会和美国临床内分泌学家协会制定的指南将 SAT 的自然病程分甲状腺毒症、甲状腺功能正常、甲减、甲状腺功能恢复正常四个阶段，整个病程大概会持续 6～12 个月。甲状腺毒症阶段因甲状腺滤泡上皮破坏和滤泡的完整性丧失，使已合成的甲状腺激素大量释放入血，T_3、T_4 明显升高抑制 TSH，由于滤泡的破坏，TSH 无法使甲状腺增加碘的摄入，致使放射性碘的摄取率（radioactive iodine uptake, RAIU）降低，这一阶段通常持续 2 个月；之后为持续 1～3 周的甲状腺功能正常阶段；由于甲状腺不能摄取碘，之前合成的甲状腺激素释放殆尽，新合成的甲状腺激素不足导致甲减，进入甲减阶段，大概持续数周至数月；最后，甲状腺功能逐渐恢复正常，重新合成甲状腺激素，进入甲状腺功能恢复正常阶段。我国甲状腺诊治指南将 SAT 的病程分为甲状腺毒症、甲减、甲状腺功能恢复正常三个阶段，没有甲状腺功能正常阶段。两个指南没有原则差异。

四、有助于诊断及鉴别诊断的实验室和特殊检查

1. 非特异性 一般检查常有阳性发现外周血白细胞计数正常或轻度升高，中性粒细胞或淋巴细胞也可增多，可出现正细胞性贫血。红细胞沉降率（ESR）明显增快，常高于 50mm/h，甚至高于 100mm/h。血 C 反应蛋白（CRP）常显著升高。

2. 血清甲状腺激素水平与 RAIU 或 ^{99m}Tc 甲状腺扫描时甲状腺摄取率的特殊镜像改变非常重要。SAT 甲状腺毒症阶段，血清 T_3、T_4 升高，TSH 受抑制，外周脱碘酶活性下降可引起 T_4 向 T_3 转化减少，T_3/T_4 小于 20；此时，甲状腺滤泡被大量破坏，摄碘能力明显受限，RAIU 或 ^{99m}Tc 甲状腺扫描时甲状腺的摄取率均明显降低（核素扫描甲状腺不显影或呈冷结节）。之前合成的甲状腺激素释放殆尽，新合成的甲状腺激素不足导致 SAT 进入甲减阶段时，血 T_3、T_4 降低，TSH 升高，而 RAIU 或 ^{99m}Tc 甲状腺扫描时甲状腺的摄取率略降低或可恢复正常。SAT 进入甲状腺功能恢复正常阶段，RAIU 或 ^{99m}Tc 甲状腺扫描时甲状腺的摄

取率则正常或轻度升高（增强）。

个别患者在甲状腺毒症期出现 RAIU 轻度升高，检测其血清中 TRAb 和 TSAb 活性明显升高，推测 TRAb 和 TSAb 持续存在可能是 RAIU 轻度升高的原因。

3. **甲状腺超声检查地位似有提升**　常规超声检查示甲状腺增大，炎症区域甲状腺呈现片状低回声；有报道称 SAT 患者甲状腺低回声面积与甲状腺炎症的程度及甲状腺激素水平呈正相关。SAT 炎症区域的片状低回声，可掩盖同一部位共存的乳头状癌，建议 SAT 患者康复后复查甲状腺超声，治疗后随访中出现大于 1cm 的低回声区应警惕甲状腺恶性病变，可通过活检进行评估，以免将甲状腺癌漏诊。彩色多普勒超声示炎症区域血流信号减弱或消失，这点对普通超声鉴别诊断有困难的病例是有帮助的。超声弹性成像显示 SAT 患者甲状腺弹性指数明显下降（硬度增加），对 SAT 的诊断、治疗效果监测及不同类型甲状腺炎的鉴别有帮助。

美国甲状腺学会和美国临床内分泌学家协会制定的指南及我国甲状腺疾病诊治指南中将 RAIU 的检测作为确诊 SAT 的指标，但日本甲状腺协会亚急性甲状腺炎诊断指南中将超声下表现——甲状腺疼痛部位低回声作为确诊 SAT 的必备指标之一，而未采用 RAIU 作为确诊指标。目前有多项研究使用超声检查来确诊 SAT。超声检查简便易行，对 SAT 的诊断也有重要价值；RAIU 具有高度的特异性、灵敏性、无创性、简便实用性等特征，但是其诊断率仍未达到 100%；RAIU 和超声检查这两种方法究竟哪种方法对确定诊断更有价值，还需要进行大样本的随机对照试验来验证。如果诊断有困难，将两种方法结合，可能会大大提高 SAT 的确诊率。

4. **甲状腺细针穿刺细胞学(fine needle aspiration and cytology, FNAC)检查评价**　SAT 早期典型 FNAC 细胞学图片可见大量多核巨细胞、上皮细胞样肉芽肿、不同程度炎性细胞浸润（淋巴细胞、巨噬细胞、中性粒细胞）、滤泡上皮细胞退行性变、污秽的背景（由细胞碎片、裸露及退化的细胞核、厚重的胶质组成），其中一种或几种的表现缺失并不排除 SAT，晚期往往见不到典型表现。

SAT 是自限性疾病，病程中甲状腺可以表现为结节样增大，缓解后结节可以消退，诊断本病通常不常规行 FNAC 检查。但细针穿刺活检具有诊断价值，当与其他疾病难于鉴别时需行 FNA。有时 SAT 肿大的甲状腺被误认为新生物或甲状腺恶性肿瘤，或是甲状腺旁肿大的淋巴结，需行 FNAC 明确诊断；其他甲状腺疾病具有类似 SAT 的临床表现，需要行 FNAC 进行鉴别诊断。如果怀疑 SAT 与甲状腺恶性肿瘤共存，行 FNAC 可避免漏诊。触痛局限于某个独立的结节或是局部区域，细针穿刺有助于鉴别囊肿性出血或是肿瘤出血或局限性急性化脓性甲状腺炎（acute suppurative thyroiditis，AST）。若 SAT 患者出现声音嘶哑，需要除外淋巴瘤或未分化型甲状腺癌，最好行细针穿刺取病理明确。

5. **SAT 可伴有其他甲状腺相关指标变化**　甲状腺滤泡的破坏使血清中 Tg 水平明显升高，Tg 水平与甲状腺破坏严重程度呈正相关，但不被作为确诊 SAT 的指标。SAT 患者血清中通常检测不到 TgAb、TPO-Ab、TRAb，但个别患者血清中可一过性出现较低滴度的上述抗体。这些抗体可能是由 B 细胞致敏产生，也可能是通过 T 辅助细胞介导产生。

五、SAT 的诊断

依据典型的临床表现（急性起病、发热等全身症状，甲状腺疼痛、肿大、质硬等），结合实验室检查及特殊检查很容易诊断 SAT。不典型病例，只要想到 SAT，进行相关检查，诊断 SAT 亦并不困难。

六、鉴别诊断非常重要

由于 SAT 系自限性疾病，治疗原则及方法明显不同于其他甲状腺疾病，因此，诊断 SAT 时与下列疾病的鉴别诊断尤为重要。

1. **急性化脓性甲状腺炎**　急性化脓性甲状腺炎是甲状腺化脓性感染，起病迅速，病情急剧发展，往往是全身化脓性感染的一部分，在儿童中更为常见，也表现为痛性甲状腺肿大，但局部或邻近组织会有红、肿、热或波动感，全身感染中毒症状更明显，血中性粒细胞升高更显著，而无甲状腺毒症表现。化脓部位的甲状腺核素摄取能力低下（也可表现为冷结节），但感染部位以外的甲状腺组织核素摄取能力正常。甲状腺功能正常，甲状腺相关抗体阴性。甲状腺超声检查示化脓性感染征象或可见液性暗区（脓汁的特殊回声）。

2. **结节性甲状腺肿或甲状腺腺瘤出血**　突然出血时可伴甲状腺疼痛，出血部位可伴波动感，但是无全身感染中毒症状及甲状腺毒症表现，ESR 不升高，甲状腺超声对诊断有帮助。

3. **桥本甲状腺炎**　本病少数可以有甲状腺疼痛、触痛，活动期 ESR 也可轻度升高，并可出现短暂甲状腺毒症和摄碘率降低，但是无全身感染症状，血清 TgAb、TPO-Ab 滴度明显增高。常规超声检查两者均可表现为低回声，但超声弹性成像显示 SAT 患者甲状腺比桥本甲状腺炎更硬。FNAC 检查可资鉴别。

4. **无痛性甲状腺炎**　本病是桥本甲状腺炎的变异型，是自身免疫性甲状腺炎的一个类型。有甲状腺肿，临床表现经历甲状腺毒症、甲减和甲状腺功能恢复 3 期，与 SAT 相似。但本病无全身感染症状，无甲状腺疼痛，ESR 不增快，FNAC 检测可见局灶淋巴细胞浸润。

5. **伴有低碘摄取率的甲状腺毒症**　Graves 病应用外源性碘、碘诱发甲亢、医源或人为甲状腺毒症、恶性病变浸润甲状腺（甲状腺淋巴瘤）、异源性高分泌甲状腺组织（卵巢甲状腺肿，实体转移甲状腺癌）等可以表现为甲状腺毒症伴 RAIU 降低，仔细询问病史、甲状腺相关抗体检测、核素扫描及必要时 FNAC 检查等有助于鉴别。

七、SAT 治疗及治疗药物选择上的争议

对于明确诊断 SAT 的患者除了注意休息，保持情绪稳定外，SAT 治疗目的就是缓解疼痛和减轻甲状腺毒症症状。主要使用水杨酸制剂或非甾体抗炎药（nonsteroidal anti-inflammatory drug，NSAID）或糖皮质激素控制炎症、减轻疼痛，应用 β 受体拮抗剂减轻甲状腺毒症表现。

对于临床症状较轻的患者一般首先选用解热镇痛药物。我国甲状腺疾病诊治指南推荐：轻度 SAT 患者一般选用乙酰水杨酸（1～3g/d，分次口服），NSAID（如吲哚美辛 75～100mg/d，分次口服）或环氧酶 -2 抑制剂。与我国指南相似，美国甲状腺协会和美国临床内分泌专家协会的管理指南推荐：轻中度 SAT 患者抗炎药物通常首选阿司匹林或 NSAID。一般需要治疗 1～20 周疼痛临床症状

才能完全缓解，平均需 5 周。也有报道除了非常严重的 SAT 外，均应使用 NSAID 治疗，主要是考虑糖皮质激素治疗 SAT 的周期明显长于 NSAID。

中重度 SAT 患者或 NSAID 治疗无效，需给予口服糖皮质激素治疗，通常在 24～48 小时内可以迅速缓解疼痛、发热的症状。但糖皮质激素治疗 SAT 的起始剂量没有定论。我国的诊治指南推荐泼尼松剂量 20～40mg/d，但也有使用泼尼松 25～60mg/d 作为起始剂量，美国甲状腺协会和美国临床内分泌专家协会的管理指南推荐泼尼松 40mg/d 作为治疗 SAT 的起始剂量。一项回顾性研究中，泼尼松起始剂量 40mg/d，维持治疗 1～2 周，然后 2～4 周内逐渐减量停药，或根据临床治疗反应相应延长治疗时间，泼尼松治疗组（平均 8 天）与 NSAID 治疗组（平均 35 天）相比疼痛缓解更快，日本一项前瞻性研究中，治疗 SAT 使用的泼尼松龙起始剂量为 15mg/d，每两周减量 5mg，结果发现 80% 的患者在 8 周内症状改善，且几乎没有观察到泼尼松龙的副作用，所以他们认为起始剂量 15mg/d，每两周减量 5mg 的治疗方案对于日本人来说是安全有效的。这项研究中患者的复发率及需要延长泼尼松龙治疗时间的患者比例与以往大剂量泼尼松治疗 SAT 相似，提示小剂量泼尼松与大剂量泼尼松治疗 SAT 同样有效。近期日本一项回顾性研究同样观察到泼尼松龙起始剂量 15mg/d 治疗 SAT 是安全有效的，且缓解 SAT 症状明显优于 NSAID，泼尼松龙治疗组中出现严重不良反应及复发率与 NSAID 治疗组无差异。糖皮质激素的副作用是剂量依赖性的，如果能够使用小剂量糖皮质激素即可缓解症状，并且在短时间内停药，将明显减少糖皮质激素的副作用，不失为治疗 SAT 最理想的方法，应进一步研究以确定糖皮质激素的最低有效剂量。按日本 SAT 患者平均体重 55.27kg、泼尼松龙起始剂量 0.27mg/kg 体重计算，对于欧洲人来说相当于 20mg/d 起始，根据体重来调整泼尼松龙的剂量（泼尼松龙 0.27mg/kg）应该是有必要的。但是日本、中国或是欧洲、美国等地区，由于种族差异，可能对泼尼松治疗的敏感性可能不同，需要的剂量也可能不同，小剂量还是大剂量泼尼松治疗 SAT，还有待不同地区、不同种族、更大样本量、更多的临床研究来验证。

小剂量泼尼松治疗 SAT 可以迅速缓解症状，副作用少，永久性甲状腺功能减退症的发病率较低，与使用 NSAID 相比，治疗 SAT 选用泼尼松可能会是一个更好的选择。

糖皮质激素治疗 SAT 过程中，宜缓慢减少剂量，总疗程不少于 6~8 周；过快减量、过早停药可使病情反复，泼尼松治疗期间的 SAT 复发率与泼尼松剂量降至 5mg/d 所需天数相关，但与泼尼松的起始剂量无关，新近研究发现 HLA-B35 与 HLA-B18:01 同时阳性的 SAT 患者更容易复发，针对这部分患者可能需要加大起始治疗剂量，放慢药物减量速度；停药或减量过程中病情反复者使用糖皮质激素仍然有效。

泼尼松龙起始剂量 10mg/d 联合夏枯草 1.4g/d 治疗 SAT，泼尼松龙（PSL）每 3 周减量 5mg，这种治疗方案比起始剂量泼尼松龙 20mg/d 的治疗方案对发热、缓解疼痛、减轻甲状腺肿大更有效，复发率更低，泼尼松龙与夏枯草联合应用治疗 SAT，可以减少泼尼松龙剂量，并且获得理想的治疗效果，为 SAT 治疗提供了更好的选择，既往亦有报道中药联合西药治疗 SAT 获得良好效果的报道，但是缺乏高质量的研究来保证中药治疗 SAT 的有效性和安全性。

甲状腺局部注射地塞米松和利多卡因合剂是一种新的治疗 SAT 的方法，比口服泼尼松治疗症状缓解更快，复发率和不良反应更少，安全性和有效性还需要更多研究来评估。

SAT 很少接受手术治疗，当表现不典型，FNAC 不确定或怀疑是恶性肿瘤时会进行手术治疗。美国梅奥诊所的经验表明，如果对临床上不确定的甲状腺结节进行手术切除是安全的，死亡率低。如果经验丰富的细胞病理学医生，结合超声和 FNAC 结果，进行认真的临床评估，有可能减少不必要的手术。

早期甲状腺毒症阶段是由于甲状腺滤泡细胞破坏，已经合成的甲状腺激素大量释放引起，不需要使用抗甲状腺药物；早期的甲状腺功能减退症通常都是一过性的，甲状腺毒症阶段过后也很少使用左甲状腺素治疗（由于 TSH 降低不利于甲状腺细胞恢复）。明显甲减者短期、小量使用左甲状腺素。永久性甲减者才需长期左甲状腺素替代治疗。

八、预后和结局比较乐观

1. SAT 后甲减多为一过性　SAT 是一种自限性疾病，3~6 个月后可以自行缓解，不留并发症，20%~56% 的患者毒症阶段过后会出现一过性甲减，大部分患者在发病 12 个月内甲状腺功能可恢复正常，很少发生永久性甲减（发生率仅 0.5%~15%）。

糖皮质激素的应用与永久性甲减的关系尚有争议。长期随访发现使用糖皮质激素治疗甲减发生率高于未用激素者，但也有报道糖皮质激素治疗后永久性甲减的发病率较低，究竟糖皮质激素治疗后永久性甲减的发病率如何变化，还需要更多的研究来证实。某些迟发型甲减患者 TSBAb 阳性，可能是 SAT 触发了自身反应性 B 淋巴细胞造成的。

在一项对 252 例 SAT 患者的回顾性研究中，5.9% 的患者诊断为永久性甲状腺功能减退，这些患者病初超声均提示双侧甲状腺低回声，提示双侧甲状腺低回声是 SAT 后发生甲状腺功能紊乱的潜在预测指标，但没有发现实验室检测指标对预后有预测作用。Schenke 等的研究发现永久性甲减患者甲状腺体积相对较小。长期随访监测 SAT 患者甲状腺功能，警惕发生迟发型甲减是非常重要的。

2. SAT 的复发率低　仅有 1%~4% 的 SAT 患者会复发，少数复发数次，通常发生在确诊后 1 年内。然而，也有报道几年后复发的。复发时的表现与第一次发病时相似，可再次使用糖皮质激素治疗。

3. SAT 与 Graves 病　SAT 后可发生 Graves 病，但非常少见，通常都是在 1 年内发生，但也有报道 SAT 后 7~8 年，甚至 11 年后发生 Graves 病。SAT 后发生 Graves 病患者同时具有 SAT 和 Graves 病易感基因（HLA-B35 和 HLA-DR3）；SAT 发生 7 年后发生 Graves 病的患者同时具有 SAT 和 Graves 病易感基因（HLA-B35 和 HLA-BW46），SAT 以甲状腺破坏为特点，甲状腺损伤可能导致抗原释放或表达，从而导致抗体的产生，在大约 2% 的患者中，SAT 可能触发自反应性 B 淋巴细胞产生 TRAb，导致 TRAb 相关的甲状腺功能障碍。具有遗传易感性个体在 SAT 后容易发生 Graves

病。SAT 后如果甲状腺激素水平持续升高，应该警惕是否发生 Graves 病。

（杜建玲　于嘉澍）

第三节　评析慢性淋巴细胞性甲状腺炎的发病、临床及实验室诊断

慢性淋巴细胞性甲状腺炎（chronic lymphocytic thyroiditis，CLT）又称为慢性自身免疫性甲状腺炎（chronic autoimmune thyroiditis，CAT），包括桥本甲状腺炎和萎缩性甲状腺炎（atrophic thyroiditis，AT）。具有甲状腺肿的 CLT 一般称为桥本甲状腺炎，而 AT 被认为是桥本甲状腺炎发展到晚期，腺体萎缩的结果。IgG4 阳性桥本甲状腺炎、桥本甲亢以及木样甲状腺炎均属于桥本甲状腺炎的亚型。CLT 在病程中可发生一过性甲状腺滤泡细胞破坏加重表现为无痛性甲状腺炎或发生于产后 1 年内的产后甲状腺炎。1912 年，日本学者桥本策首次在其研究论文中描述了四例甲状腺肿患者手术标本的典型组织学表现：弥漫性淋巴细胞浸润和甲状腺纤维化，伴有不同程度的甲状腺滤泡细胞萎缩和嗜酸样变。其后的学者们逐渐认识到这类以淋巴细胞性甲状腺肿为特征的疾病，并将其命名为"桥本病"。1956 年，Roitt 及同事在 HT 的患者血清中首次发现甲状腺球蛋白抗体（TgAb），奠定了 HT 是一种器官特异性自身免疫病的基础。自此，HT 已经从一个罕见疾病变成最常见的自身免疫性疾病，即一类常见的自身免疫性甲状腺病，也是原发性甲状腺功能减退症最主要的原因。

一、CLT 发病机制

CLT 发病通常认为是有遗传背景（携有易感基因）的个体被环境因素所触发，其发生机制包括免疫耐受遭受破坏和淋巴细胞在甲状腺的聚集。这种作用可导致甲状腺自身免疫的不同表型，如产生甲状腺自身抗体，临床可表现为以甲减为主的 HT 和甲状腺功能亢进的格雷夫斯病（Graves 病，GD），两者均属于 AITD。

1. **遗传因素**　针对 AITD 的遗传学研究方法与其他多基因复杂疾病类似，包括：候选基因方法、全基因组连锁分析、全基因组关联分析（GWAS）以及全基因组测序等。目前确定与 HT 或者与 AITD 相关的基因主要集中在免疫调节基因和甲状腺特异性抗原相关基因两大类中。人类白细胞抗原（human leukocyte antigen，HLA）与 GD 和 HT 均相关。一项在中国汉族人中进行的病例 - 对照研究显示 HLA-B46 是 HT 的易感基因。HLA-DR3、DR5、DQ 等不同位点的等位基因也有报道与 HT 和 / 或 GD 相关，但其中既有易感基因也有保护基因，并且在不同种族中研究结果不同。除了 HLA 抗原决定簇，其他免疫调节基因 CTLA-4 基因、调节性 T 细胞相关的 CD25 基因、Foxp3 基因、CD40 基因、PTPN22 基因的单核苷酸多态性（SNP）也与 AITD 相关。例如，一项 Meta 分析显示 CTLA-4A 的 49G SNP 在东亚及白种人中均与 HT 相关。此外还有研究发现细胞因子相关基因 IL-1、IL-6、IL-12B、IL-17F、STAT3 等与 AITD 相关，但有待更多及更大样本量的研究来证实。甲状腺自身抗原相关基因包括甲状腺球蛋白（Tg）基因，甲状腺过氧化物酶（TPO）基因及促甲状腺激素受体（TSHR）基因等。尽管 AITD 的遗传学研究已经取得很多进展，但作为一类复杂疾病，现阶段仍没有哪一个基因能确定疾病在人群中的易感性及发生频度。究竟携带多少条易感基因才能导致 CLT 或 GD，基因与基因之间如何发挥相互作用，带有这些易感基因是否带来疾病表现型的变化，携带的易感基因通过哪些机制导致疾病的发生发展，这些仍是亟待研究的课题。

2. **环境因素**　环境因素可能在遗传易感个体中促进 CLT 发展。从 1979 年到 2009 年，奥地利的甲状腺切除标本中 HT 比率显著升高，说明遗传因素外，环境因素的改变可能是 HT 发病的诱因。首先，卫生条件的改善可能使人类免疫系统更倾向于发生过敏反应和自身免疫病。其次，微量元素的变化。随着补碘消除碘缺乏病，各国家及地区碘摄入量普遍升高。碘摄入量增加是 CLT 发病进展为甲减的一个重要因素。我国的一项流行病学前瞻研究显示随着碘摄入量的增加 CLT 的患病率和发病率显著增加。过量碘引起甲状腺自身免疫的机制考虑以下几个方面：碘过量引起甲状腺细胞的过氧化损伤；诱导细胞凋亡；碘增加 Tg 的免疫源性。微量元素硒也与甲状腺疾病关系密切，硒参与了甲状腺激素的合成、活

化和代谢过程。另外，硒对免疫系统也有重要的影响，硒缺乏可能对包括细胞免疫和体液免疫在内的机体免疫功能都会造成不利的影响。缺硒地区 HT 患病率高，硒补充治疗可以降低 HT 患者血清 TPO-Ab 水平。但是，Meta 分析显示硒治疗不能改善 TSH 水平以及超声形态，因此推荐硒用于治疗 CLT 为时尚早，仍然需要高质量、大样本量的随机对照试验研究。铁缺乏干扰甲状腺代谢，TPO 是合成甲状腺素的关键酶，只有在结合血红素（含铁）后才能在甲状腺细胞的顶端表面活化。HT 患者经常伴有缺铁，铁治疗甲状腺功能受损的贫血女性可改善甲状腺功能，而甲状腺素和铁一起可以更有效地改善铁缺乏。育龄期女性 CLT 患者应该筛查铁状态。

营养素维生素 D 与免疫的关系日益被关注，一些研究显示维生素 D 缺乏与 HT 相关。虽然维生素 D 缺乏到底是 HT 的病因还是结果尚不明确，但是鉴于对维生素 D 缺乏者补充维生素 D 安全可行，因此 HT 患者可检测 25- 羟维生素 D[25（OH）D] 水平，不足者进行补充，监测血钙水平。

随着对环境污染的认识，人们开始关注环境内分泌干扰物（EDC）对人体内分泌系统的影响。EDC 包括工业用品，如多氯联苯（PCB）、二噁英等；农用化学用品，如杀虫剂、除草剂等；药用环境激素；植物雌激素等。已有报道多种 EDC 能影响甲状腺激素的分泌和调节，生育期女性和男性暴露于 PCB 后甲状腺自身抗体阳性率升高。此外，吸烟、酒精、压力、妊娠以及一些药物使用，如碘剂、干扰素，免疫检查点抑制剂如 CTLA-4 单抗、抗 PD-1 单抗以及抗 CD52 人源化单克隆抗体等可能在遗传易感个体中促进 HT 的发展。

3. 自身免疫调节网络 CLT 为一种器官特异性自身免疫性疾患。许多证据显示，本病的自身免疫病程始发于辅助性 T 细胞（CD4）针对甲状腺抗原特异性活化。其始动机制尚未清楚，可能的假说有两个：一个是病毒或细菌感染，因其含有与甲状腺类似的蛋白，产生交叉反应，诱发甲状腺特异性 T 淋巴细胞的活化；另一个是甲状腺上皮细胞向辅助性 T 淋巴细胞提呈自身抗原。一旦自身反应性 CD4+ T 淋巴细胞被活化，则会刺激自身反应性 B 淋巴细胞聚集于甲状腺组织，分泌抗甲状腺自身抗体。主要针对三种靶抗原产生抗体：甲状腺球蛋白、甲状腺过氧化物酶和促甲状腺激素受体。自身抗体通过抗体依赖细胞介导的细胞毒性作用以及自身抗体改变靶细胞功能，共同损伤甲状腺。CLT 是体液免疫和细胞免疫共同作用的结果。浸润的淋巴细胞和甲状腺上皮细胞均能产生高水平的细胞因子、主要为 IFN-γ、TNF-α 以及 IL-1 等为主的辅助性 T 淋巴细胞（Th）1 型细胞因子，它们调节炎症细胞和甲状腺细胞之间的相互作用，放大级联反应。在多种细胞因子的协同作用下，甲状腺上皮细胞表达 MHC II 类抗原和细胞间黏附分子 -1（ICAM-1）等协同刺激信号，成为抗原提呈细胞，触发并维持自身免疫反应。过去认为 CD8+T 淋巴细胞以及杀伤性 T 淋巴细胞（CTL）是 HT 的效应细胞。后来又有许多研究显示调节性 T 细胞（Treg）及新型效应性 T 淋巴细胞—Th17 细胞表达及功能异常，以及相关的细胞因子 IL-6、TGF-β、IL-17、IL-22、IL-23、IL-10 等可能参与了 CLT 发病及进展。总之 CLT 是研究自身免疫性疾病免疫调节网络的一个较好疾病模型，然而其免疫学发病机制仍然需要更多研究。Tg 及弗氏佐剂联合免疫诱导的实验性自身免疫性甲状腺炎小鼠动物模型，具有遗传背景的肥胖鸡（OS 鸡）模型以及碘诱导的自发自身免疫性甲状腺炎 NOD-H2h4 小鼠模型等为 CLT 的研究提供了理想的动物模型。

二、病理表现

典型 HT 的病理表现是：甲状腺坚韧，肿大。正常的滤泡结构广泛地被浸润的淋巴细胞、浆细胞及其淋巴生发中心代替。甲状腺滤泡孤立，呈小片状，滤泡变小，萎缩，其内胶质稀疏。残余的滤泡上皮细胞增大，核染色质增多，细胞质因充满线粒体而嗜酸性染色呈粉红色，最具特征性，称为 Hurthle 细胞（或嗜酸细胞），代表损伤性上皮细胞。腺体纤维化程度不等，间质内可见淋巴细胞浸润。发生甲减时 90% 的甲状腺滤泡被破坏。有人认为萎缩性甲状腺炎是 HT 发展的终末期甲状腺萎缩。

慢性淋巴细胞性甲状腺炎和乳头状甲状腺癌的手术标本或细针穿刺细胞学检查中发现两者共患的现象比较普遍。美国约翰斯·霍普金斯医院 100 年来 HT 的手术标本中发现乳头状甲状腺癌达 26.6%。但是在一部分 PTC 患者中，腺体内虽然没有典型的 HT 患者具有生发中心的淋巴滤泡，但存在少量散在的淋巴细胞浸润，被称为慢性非特异性甲状腺炎。这种非特异性炎症到底是 HT 的早期表现，还是对肿瘤的炎症反应仍然不清楚。PTC 和 HT 间的关系也成为目前研究的热点。

三、CLT 临床表现

CLT 多见于女性，好发年龄 30～50 岁，发展缓慢，缺乏特异性临床表现，不少患者临床症状缺如。HT 患者最典型的临床表现是甲状腺肿大和甲状腺功能减退。但是，甲状腺不大甚至萎缩、甲状腺功能正常或甲状腺激素水平升高并不能除外 CLT。CLT 患者还可同时伴有其他自身免疫异常，因此 CLT 患者的临床表现呈现异质性。

1. **甲状腺肿大** 当 CLT 患者出现甲状腺肿时平均病程已达 2～4 年。肿大的甲状腺质地韧如硬橡皮，多为双侧弥漫性肿大，很少与周围粘连，触诊表面可光滑、结节样或细粒感。肿大程度轻重不等，还可表现为单叶或局部肿大，因此常与结节性甲状腺肿难以鉴别。甲状腺不肿大甚至萎缩并不能除外 CLT。

CLT 患者全身症状不明显，局部压迫症状亦不明显，常有咽部不适感，甲状腺罕见疼痛，偶有轻压痛。如果甲状腺出现明显疼痛应警惕合并淋巴瘤。此时需要细针抽吸细胞学检查（FNAC）或手术活检来鉴别。当存在明显的结节或甲状腺肿体积增大迅速时也需要活检来鉴别。

2. **甲状腺功能变化** 甲减常常是 CLT 的首发症状。亚临床 CLT 患者，血清 TPO-Ab 和 / 或 TgAb 升高，但仅有 TSH 升高 T_4 正常的亚临床甲减，或者甲状腺功能完全正常。还有患者可出现一过性甲状腺毒症的临床表现，为炎症破坏引起的一过性甲状腺激素释放增多。少部分患者可伴有眼征甚至发生甲状腺相关性眼病。亚临床 CLT 患者甲状腺功能会逐渐下降，更易发展成临床甲减。在英国的 Whickham 研究中，亚临床甲减和高 TPO-Ab 浓度者以每年 5% 的比率进展为临床甲减。经过 20 年随访，25% 的甲状腺炎患者自发恢复，但另有 33% 进展为甲减。在中国的碘致甲状腺疾病（IITD）研究中也发现 TPO-Ab 阳性且 TSH 升高者，5 年随访时进展为甲减的比率显著

增高，且高碘摄入是进展为甲减的促进因素。该前瞻研究中也同样发现在初次调查时确诊的伴有临床甲减的 20 例 HT 患者，5 年后 55% 甲状腺功能自发恢复正常，另有 20% 转变为亚临床甲减，提示 HT 患者并非都发展为甲减，已经出现甲减的患者也有甲状腺功能恢复正常的可能性。

CLT 患者为什么甲状腺功能变化会呈现多样性仍是个未解的课题。同样的甲状腺肿大，血液中同样存在高水平的 TPO-Ab 或 TgAb，为什么在不同患者会表现为甲状腺功能正常或严重的甲减？同一个患者为什么在抗体水平变化不明显的情况下，不同时期甲状腺功能不同？这些问题尚无确切答案。此外，促甲状腺激素受体抗体（TRAb）中的阻断甲状腺激素作用的甲状腺激素受体阻断性抗体（thyrotropin receptor blocking antibody，TBAb）在小部分 CLT 患者中阳性，与甲状腺功能减退相关，可能导致萎缩性甲状腺炎。

3. **其他异常** CLT 与甲状腺的原发性大 B 细胞淋巴瘤相关。通常发生在 50 到 80 岁的女性，为非霍奇金淋巴瘤，局限于甲状腺内。一项研究中，119 例淋巴瘤患者均患有 HT，可能是甲状腺内 B 细胞受到长期慢性的刺激最终形成恶性克隆。分化型甲状腺癌与 HT 的关系也开始受到关注，研究发现 HT 患者中分化型甲状腺癌发病率增高，甲状腺自身抗体与 DTC 相关。

CLT 还是Ⅰ型和Ⅱ型自身免疫性多内分泌腺综合征的一个表现，常与其他多种免疫异常相伴随。Ⅰ型主要表现是甲状旁腺功能减退、艾迪生病、慢性皮肤黏膜念珠菌病，HT 发生于 10%～25% 的病例。Ⅱ型主要异常是 AITD、1 型糖尿病和艾迪生病。其他包括卵巢早衰、淋巴细胞性垂体炎、白癜风、斑秃、乳糜泻、恶性贫血、浆膜炎、重症肌无力；HT 在以上任意一种疾病的患者中均高发。

CLT 还易伴发类风湿性疾病，如类风湿性关节炎、系统性红斑狼疮、干燥综合征、风湿性多肌痛、巨细胞性动脉炎、复发性多软骨炎和系统性硬化病。其他疾病，包括慢性活动性肝炎、原发性胆汁性肝硬化、疱疹样皮炎和自身免疫性血小板减少症等也与 CLT 或甲状腺自身抗体阳性相关。特纳综合征的患者患 CLT 风险显著增加。

患不孕症女性的 TPO-Ab 阳性比率升高，特

别是子宫内膜异位症的患者。临床流行病研究还显示 TPO-Ab 阳性与自发流产或辅助妊娠失败相关。女性患者 HT 还与乳腺癌相关。TPO-Ab 在这些疾病中到底是致病原因或仅是一种疾病的标志物仍不明确。这些相关的原因不清，推测可能与神经内分泌系统与免疫系统间的相互作用有关。血清甲状腺自身抗体阳性率在健康的百岁老人中反而显著降低，提示远离 HT 可能对抗衰老。

四、实验室检查

1. 甲状腺自身抗体 TPO-Ab 和 TgAb 是 CLT 的标志性抗体及重要诊断指标。TPO-Ab 的自身抗原为 110kD 的甲状腺过氧化物酶（TPO）。TPO 有多种异构体，存在异质性，具有多种不同抗原决定簇。TPO-Ab 是一组针对不同抗原决定簇的多克隆抗体，以 IgG 型为主。最早期，通过免疫荧光染色发现甲状腺自身抗体的存在。随后，通过半定量被动鞣酸红细胞血凝试验检测到甲状腺微粒体抗体（TMAb），用粗甲状腺细胞膜提取液做抗原，因此称为 TMAb，抗原纯度低包含 Tg 等杂抗原，假阳性和假阴性均较高，可进行半定量分析。目前采用放射免疫分析、免疫化学发光和酶联免疫吸附分析（ELISA）等测定方法，以天然人 TPO 纯化物到基因工程重组 TPO 分子或片段为抗原，灵敏性、特异性均明显提高。检测结果以 IU/ml 表示，国际参考标准 MRC66/387 是一组含高浓度 TPO-Ab 的患者血清库，用于校正不同试剂盒测定的 TPO-Ab 浓度。尽管如此，目前 TPO-Ab 测定方法间的变异仍然比较显著，批间变异达 3.2% 到 19% 不等，检测的灵敏度也从 0.3～20IU/ml 不等。

美国临床生化科学院（National Academy of Clinical Biochemistry，NACB）建议，甲状腺抗体的正常值范围应从 120 例正常人确定。正常人标准：①男性；②年龄 < 30 岁；③血清 TSH 水平 0.5～2.0mIU/L；④无甲状腺肿大；⑤无甲状腺疾病的个人史或家族史；⑥无非甲状腺的自身免疫性疾病（如系统性红斑狼疮、1 型糖尿病等）。因此，各实验室应该建立自己的抗体正常值。

研究显示 CLT 患者的 TPO-Ab 水平与甲状腺内淋巴细胞浸润程度及超声回声改变正相关。因此，TPO-Ab 是 CLT 的血清学标志物，是诊断

CLT 的敏感指标。另一方面，TPO-Ab 还与甲状腺功能损伤相关。其机制可能是：ADCC 作用；补体依赖的细胞毒性（CDC）作用；与 TPO 结合抑制酶的活性，影响甲状腺功能。

TgAb 是最早发现的甲状腺自身抗体，是一组针对 Tg 不同抗原决定簇的多克隆抗体，以 IgG 型抗体为主，也有 IgA 和 IgM 型抗体。Tg 是 660kD 的可溶性高分子糖蛋白，具有高度异质性，免疫结构复杂。TgAb 检测方法的演变与 TPO-Ab 相似且测定方法间的变异更大于 TPO-Ab。不同试剂盒应用相同的国际参比血清（MRC 65/93）进行单位校正。各实验室同样要建立自己的正常参考值。TgAb 的病理意义仍不明确，可与 TPO-Ab 同时存在或单独存在，两者虽有相关性，但相关系数不到 0.5。TgAb 的滴度与甲状腺功能减退、甲状腺肿等的程度并不相关。有假说提出 TgAb 和 TPO-Ab 可能代表了 CLT 免疫反应的早期和晚期不同阶段。但是在诊断 HT 中多认为 TgAb 与 TPO-Ab 有同等的诊断价值，可作为 TPO-Ab 的补充。

在 CLT 的诊断中如何建立合理、有意义的阳性切点仍在探索中。当临床上以 NACB 方法建立抗体的阳性切点值（cut-off points）时，发现在完全正常的人群中存在低水平的 TPO-Ab，此种低水平阳性的 TPO-Ab 的意义并不明确。中国 IITD 调查组的研究发现，TPO-Ab 处于较低水平的阳性人群经过 5 年随访并未增加甲状腺功能异常的风险，提示以现有试剂盒检测到的低水平阳性 TPO-Ab 和 / 或 TgAb 可能并不具有临床意义。妊娠期母体对胎儿的免疫妥协作用，妊娠期间的抗体滴度显著减低，诊断 HT 的甲状腺自身抗体阳性切值应发生变化，目前国际上尚无公认的妊娠期抗体正常值范围。这些疑惑仍需要丰富的、大样本流行病学和临床研究资料来帮助解决。

虽然随访研究显示甲状腺功能正常伴 TSH 升高的 TPO-Ab 阳性患者每年以 4.3% 的比例进展为临床甲减。但是，临床上也经常观察到患者即使存在高水平的 TPO-Ab，也未表现为甲减的情况。将补体结合的 TPO-Ab 转移到猴体内，并不能使猴发病，从母体接受了 TPO-Ab 的婴儿也并未发生永久性甲减。抗体水平（抗原决定簇、抗体亚型）、淋巴细胞浸润程度与甲状腺功能的关

系究竟怎样？这些问题都有待进一步研究。

2. 甲状腺超声检查 超声检查因其无创、实时、可重复操作、超声仪的分辨率提高及超声弹性成像新技术在甲状腺疾病中的应用，在甲状腺疾病诊断中具有重要的地位。经典 CLT（HT）的超声表现为甲状腺弥漫性肿或结节性肿，腺体常呈低回声或回声不均匀，表现为各种由小（增生）到大（甲状腺肿）的颗粒状物或散在的结节状物，腺体变形表面不规则。当伴发甲状腺结节时应注意结节的回声、形状、边缘、微小钙化、甲状腺外淋巴结的超声变化等情况，注意恶性结节的征象，因为临床上发现 HT 与乳头状癌的伴发越来越常见。超声还用来引导甲状腺细针穿刺或粗针活检。

3. 甲状腺细针穿刺细胞学 细针穿刺细胞学（FNAC）是 CLT 较准确的诊断方法。CLT 的 FNAC 标本镜下可见上皮细胞和炎性细胞。炎性细胞主要为淋巴细胞、浆细胞等。滤泡细胞成团片状排列，有较大的多形性。滤泡细胞嗜酸性变（Hurthle 细胞）为 HT 特征性的改变，滤泡细胞胞质较宽，HE 染色呈鲜艳的红色，背景较多淋巴细胞。纤维化病变明显时也可呈干抽，有时需要反复多次穿刺。FNAC 在诊断 CLT 中并不常规应用，仅当伴有可疑的甲状腺结节或怀疑淋巴瘤时进行该检查，甚或做粗针穿刺组织学检测。

五、诊断

目前为止 CLT 没有统一的诊断标准。慢性淋巴细胞性甲状腺炎伴有甲状腺肿大时通常称为 HT。若遵从 20 世纪首次提到 HT 时的描述，对于甲状腺无肿大甚至萎缩的患者称为 CLT 可能更合适。1975 年 Fisher 等提出 HT 的五项诊断标准：①甲状腺弥漫性肿大，质韧，有结节，表面不平；② TPO-Ab 和 TgAb 阳性；③ TSH 升高；④甲状腺核素扫描呈放射性分布不均；⑤过氯酸盐排泄试验阳性。上述 5 项中有 2 项符合可拟诊 HT，具有 4 项可确诊。在美国 ATA 的成人甲减指南中指出：HT 是成人甲减的最常见病因，AITD 的最主要病理表现是甲状腺内反应性淋巴细胞浸润，循环血清中出现甲状腺自身抗体 TPO-Ab 和 / 或 TgAb。许多 HT 患者生化学上甲状腺功能正常、但是 75%HT 患者甲状腺抗体阳性，患者一旦抗体检测阳性，很少转阴。日本甲状腺学会 HT

（CLT）诊断指南提出的诊断标准为：弥漫性腺体肿大的临床表现，且没有任何其他病因（如 GD），加以下任一项：①甲状腺微粒体抗体阳性或 TPO-Ab 阳性；② TgAb 阳性；③细胞学证实甲状腺内淋巴细胞浸润。《中国甲状腺疾病诊治指南》（2007 年版）中指出：凡是弥漫性甲状腺肿大，质地较韧，特别是伴峡部锥体叶肿大，不论甲状腺功能有否改变，均应怀疑 HT。如血清 TPO-Ab 和 TgAb 阳性，即可诊断 HT，FNAC 检查有确诊价值，伴临床甲减或亚临床甲减进一步支持诊断。我国指南中还提出：如果临床以甲减首诊，触诊和超声检查甲状腺无肿大或萎缩，血清 TPO-Ab 和 TgAb 阳性，可诊断 AT。在 Caturegli P 和 Rose RN 等的综述中提到纤维化型 HT，局限在腺体内的纤维增生将滤泡紧紧包裹、分隔，最终导致腺体萎缩，临床表现为老年原发性黏液性水肿，为 HT 的晚期阶段，可能就是 AT 的病理表现。

目前临床比较一致的意见是：血清 TPO-Ab 和 / 或 TgAb 阳性，应考虑诊断 CLT，即使患者甲状腺功能正常以及无甲状腺肿大的患者偶然发现的 TPO-Ab 阳性。超声可以发现甲状腺肿大，腺体弥漫性低回声或回声不均，对诊断 HT 有提示意义。细胞学对确诊具有价值，但并非必要标准，临床较少应用。

CLT 之所以没有统一的诊断标准与 CLT 患者所表现的多样的临床症状有关，也与目前的临床检测水平有关。TPO-Ab 及 TgAb 检测的灵敏性和特异性仍有待提高，经病理证实的 HT 患者，约 10% 抗体阴性。一些患者存在的低水平抗体升高是否具有临床意义也有待探讨。对单纯 TgAb 抗体阳性是否具有与 TPO-Ab 同等的诊断意义仍有异议。临床研究中由于应用的 CLT 诊断标准不同，导致关于 CLT（HT）患病率和发病率的报道差异较大。滕卫平等报告的我国第一个大样本流行病学调查（IITD 研究）中以 TPO-Ab > 100IU/ml 且伴有临床或亚临床甲减为诊断标准的 CLT 患病率和 5 年累积发病率分别是 1.65% 和 0.86%，随碘摄入量增加而增加。以同样诊断标准，施秉银等报告的中国西部地区 CLT 的患病率是 2.8%，缺硒地区患病率更高。一项德国研究，以抗体阳性伴超声低回声为诊断标准，CLT 患病率是 1.2%。美国第三次国家健康和营养调查依据生化证据每 1 000 健康志愿者中有 46 例甲状腺自身抗体阳性的甲减,甲状腺功能正常人群中 TPO-Ab 阳性率女性为 14.6%,男性为 8.6%。2011 年中国十城市甲状腺疾病调查显示普通人群中 TPO-Ab 阳性率为 11.5%,显著高于 10 余年前的 IITD 研究(9.81%)。

六、CLT 的治疗

本病尚无针对病因的治疗措施。当出现甲减时给予左甲状腺素治疗,使甲状腺功能维持正常。对于亚临床甲减的患者,当 TSH > 10mIU/L 时,未来进展成临床甲减的可能性较大,对血脂、心脏功能也存在不良影响,应给予甲状腺激素治疗。对于 TSH 在正常值上限到 10mIU/L 之间时是否给予治疗,争议较大。我国指南推荐:如果有甲减症状、血脂异常或动脉粥样硬化性疾病应予治疗;欧洲指南建议,对于没有症状的 TSH 小于 10mU/L 的 70 岁以上患者,观察,每 6 个月监测 1 次。对于妊娠期 CLT 亚临床甲减患者应立即给予左甲状腺素治疗。甲减的治疗在不同年龄和不同特点的人群中设定目标不同。维持碘摄入量在安全范围(尿碘 100~200μg/L)可能有助于阻止甲状腺自身免疫破坏进展。仅有甲状腺肿、无甲减者一般不需要治疗。甲状腺肿大明显者可考虑左甲状腺素抑制治疗,但效果不肯定。压迫症状明显、药物治疗后不缓解者,可考虑手术治疗。但是手术治疗发生术后甲减的风险高。

关于治疗的争议包括:是否需要给予免疫调节药物治疗。HT 的本质是甲状腺自身免疫异常,但结果是甲减,鉴于甲减治疗简单、有效,因此免疫调节治疗在普通 HT 患者中并没有迫切的需要。糖皮质激素虽然能降低甲状腺自身抗体水平,但考虑到其获益风险比,几乎不用于经典型 HT 的临床治疗。微量元素硒在体内具有调节免疫、抗氧化、参与甲状腺激素合成等功能,临床研究发现,补硒 3 到 6 个月可以显著降低 HT 患者 TPO-Ab 水平,特别是 TPO-Ab 水平较高者(TPO-Ab 大于 350IU/L),但是当停用硒制剂后,抗体水平可能再次升高。应用硒制剂也不能改善甲状腺功能和超声表现。因此硒制剂对一般 HT 患者的治疗并无显著意义。但对于那些与 TPO-Ab 相关的不孕、反复自发流产及辅助妊娠失败的患者,

短期硒干预可能有一定意义。此外,研究报道,给予孕妇注射免疫球蛋白能降低 TPO-Ab 水平,降低抗体水平,降低流产发生率,但也缺乏高质量临床对照研究。临床对照研究显示对于甲状腺功能正常 TPO-Ab 阳性进行辅助生殖妇女,给予左甲状腺素治疗并未改善妊娠结局。

七、特殊类型的 CLT

1. 桥本甲亢　HT 患者可并发 GD。GD 可能先发或后发于 HT,可能源于两病间共同的甲状腺自身免疫背景。在一项研究中对促甲状腺激素受体刺激性抗体(TSAb)阳性的 GO 患者进行活检,发现共存的慢性淋巴细胞性炎症,证明了二者共病。梅奥诊所的 Fatourechi V 等 1971 年回顾分析了做过甲状腺手术的一组甲亢患者,其中一些患者甲状腺组织病理可见大量淋巴细胞、浆细胞、生发中心、嗜酸性变的 Hürther 细胞等典型 HT 的表现;局部或混合并存滤泡细胞乳头状、高柱状增生等 Graves 病的典型表现。据此"桥本甲亢"的概念被提出,即指患者具有甲状腺功能亢进的临床特征以及 Graves 病甲亢和 HT 的双重病理表型。桥本甲亢在甲状腺功能亢进阶段几乎和 Graves 病无法区分,包括甲状腺放射性碘吸收率增加和促甲状腺激素受体抗体阳性,同时存在高水平的 TPO-Ab 和 / 或 TgAb。其临床诊断比较困难,当 GD 患者伴有较高水平 TPO-Ab 时是否诊断桥本甲亢?这个 TPO-Ab 的诊断切点是多少,尚没有研究证据支持,必要时需要穿刺病理。一般甲状腺功能亢进的症状相对较轻且甲状腺功能亢进阶段比较短暂,对抗甲状腺药物反应敏感,治疗过程中易出现甲状腺功能减退。宜小剂量起始抗甲状腺药物,甲状腺功能检测宜频繁,以及时调整药量。

2. IgG4 阳性桥本甲状腺炎　IgG4 相关性疾病(IgG4-RD)是一类原因不明的慢性、进行性的自身免疫病,患者血清 IgG4 水平明显升高,受累脏器有大量淋巴细胞和 IgG4 阳性浆细胞的浸润,并伴有组织纤维化而发生肿大或结节性、增生性病变。2009 年,日本学者最先提出 HT 的一种特殊类型－IgG4 阳性 HT,临床上与 IgG4-RD 相关,病理特征是淋巴浆细胞浸润,纤维化程度重且侵袭至甲状腺包膜外,甲状腺中 IgG4 阳性

浆细胞增加以及血清 IgG4 浓度升高。诊断标准是，超过 20 个 IgG4 阳性浆细胞 / 高倍视野和大于 30%IgG4 阳性 /IgG 阳性浆细胞的比例。IgG4 阳性 HT 诊断主要仍依赖术后病理染色，尚缺乏无创及统一的诊断标准，因此报道的 IgG4 阳性 HT 发生率从 12.6% 到 42.4% 不等。与非 IgG4 阳性甲状腺炎相比，IgG4 阳性 HT 的临床特点是：年龄偏低、女性与男性比例较低甚至男性更多见、病情进展迅速、亚临床甲状腺功能减退、甲状腺自身抗体水平更高、超声上更明显的弥漫性低回声以及更易合并乳头状甲状腺癌。糖皮质激素是目前 IgG4-RD 的主要治疗药物，对 IgG4 阳性 HT 也有较好疗效，能够减轻疼痛、缓解压迫、延缓纤维化，并可能避免不可逆的甲状腺功能减退。Riedel 甲状腺炎也属于 IgG4-RD 谱，但是否与 IgG4 阳性 HT 为同一种类型仍在讨论中。

3. Riedel 甲状腺炎　Riedel 甲状腺炎（RT）也称为木样甲状腺炎、慢性侵袭纤维性甲状腺炎、慢性硬化性甲状腺炎等。Bernhard Riedel 于 1896 年首次描述两例患者具有坚硬的甲状腺肿和气管压迫症状。因 RT 组织病理学上存在嗜酸细胞、单核细胞浸润、血管炎、表明受累组织中存在一种独特的自身免疫反应刺激性纤维化，且抗甲状腺自身抗体阳性，因此 RT 也被认为是 HT 的一种变异类型。此外，研究发现 RT 甲状腺内存在 IgG4 阳性浆细胞、血清 IgG4 水平升高，可能也属于 IgG4-RD。一些专家认为，RT 不是原发性甲状腺疾病，而是全身性疾病，多灶性纤维硬化的局部表现。约翰斯•霍普金斯医院的研究报告 8/20 的 RT 患者伴有其他 IgG4 相关疾病如腹膜后纤维化、IgG4 相关胰腺炎等。但是，IgG4 阳性浆细胞比例与 RT 病程负相关。在 Mayo Clinic 的 57 000 例甲状腺手术标本中，RT 占 0.06%，估计人群发病率约 1.06/10 万。

RT 的组织学诊断标准如下：

（1）全部或部分甲状腺的纤维炎症改变；

（2）纤维化延伸至甲状腺囊外，侵袭邻近的解剖结构；

（3）炎症细胞浸润，没有巨细胞、淋巴滤泡、肿瘤细胞或肉芽肿组织；

（4）闭塞性静脉炎；

（5）没有形成肿瘤。

对于患有甲状腺浸润性肿块、局部压迫症状应怀疑 RT，特别是同时存在低血钙。手术干预解除压迫，并取得组织病理学以排除恶性肿瘤确诊 RT。但应避免广泛手术导致并发症风险增加。甲状腺素替代治疗甲减，根据需要补充钙和维生素 D，给予糖皮质激素等抗炎药物。血清 IgG4 测定具有潜在诊断价值，但是 IgG4 在诊断和治疗决策中的地位，抗炎治疗的最佳时机和持续时间，RT 和 IgG4 阳性 HT 的关系等问题有待进一步研究。

（李玉姝）

第四节　对无痛性甲状腺炎检出和诊断的思考

一、无痛性甲状腺炎的基本概念——老概念新认识

（一）无痛性甲状腺炎是较常见的内分泌疾病

无痛性甲状腺炎（painless subacute thyroiditis，PST）是一种较常见的内分泌疾病，其临床特点为轻中度的甲状腺毒症和甲状腺肿、甲状腺 ^{131}I 摄取率降低、促甲状腺激素受体抗体阴性。其甲状腺功能紊乱的病程通常为一过性的而不需治疗。其包括产后发病型和散发型两种亚型。

（二）无痛性甲状腺炎的命名

无痛性甲状腺炎是自身免疫性甲状腺炎的一种类型，属于自限性疾病。1971 年由 Hamburger 首先报道了 1 例无痛性甲状腺炎患者。本病具备淋巴细胞性甲状腺炎和亚急性甲状腺炎的共同特点，但又不完全相同。因此，还被称为"无症状性甲状腺炎""安静型甲状腺炎""亚急性淋巴细胞性甲状腺炎""无痛性亚急性甲状腺炎""亚急性非化脓性甲状腺炎"等，而产后型无痛性甲状腺炎（产后状腺炎）是由 Amino 于 1976 年首先提出。本病病因不清，其发病机制仍未明确，可能与自身免疫功能紊乱、病毒感染及妊娠有关。但并未发现患者有病毒抗体，作为一种自身免疫性疾病，其在短期内可以自行恢复的机制尚不能清楚。

（三）无痛性甲状腺炎的流行病学

任何年龄均可发病，以 30～50 岁为多，女性高发，男女之比为 1:2 到 1:5。文献报道，产后甲状腺炎在全球范围内的患病率大约为 5%

（1%～22%）。一项在加拿大多伦多地区进行的研究，调查了 1 372 妇女，5.7% 发生了产后甲状腺炎，0.22% 发生了产后 Graves 病，0.07% 的产后甲状腺毒症是由于毒性结节性甲状腺肿。而另一项对 1 040 名伊朗孕妇进行的调查发现，11.4% 发生了产后甲状腺炎，仅有 1% 发生了产后 Graves 病。对 641 名西班牙孕妇的观察显示，产后甲状腺炎的发病率为 7.8%，产后 Graves 病的发病率为 1.5%，而毒性甲状腺腺瘤相关的产后甲亢发病率为 0.5%。根据日本学者的报道，在普通妇女中，产后 Graves 病的患病率为 0.5%，而产后甲状腺炎的患病率也为 0.5%。

（四）无痛性甲状腺炎的发病机制

其病因及发病机制仍未明确，可能与自身免疫功能紊乱、病毒感染及妊娠有关，有短暂、可逆的甲状腺滤泡细胞破坏及局灶性淋巴细胞浸润。产后甲状腺炎是由于免疫反弹所致甲状腺滤泡细胞被破坏而引起甲状腺功能波动，其甲状腺毒症并非真正甲亢所致，为一种破坏性甲状腺毒症。根据目前研究结果，其发病机制涉及以下几个方面，而且那些可引起甲状腺细胞表面自身抗原表达的外在环境因素，包括病毒感染、严重应激、食物中碘含量过多、一些药物的作用（α 干扰素和胺碘酮）以及大量的环境化学污染物，均可促进其发病。

1. **遗传因素** 本病发病有遗传倾向，与人类白细胞抗原（HLA）-DR3 等相关，20%～25% 患者一级亲属存在自身免疫疾病。

2. **自身免疫** 首先，80% 产后发病型和 50% 散发型无痛性甲状腺炎患者中血清 TPO-Ab 阳性。其次，淋巴细胞浸润是本病最显著的病理学特征。最后本病可与其他自身免疫病共存，如干燥综合征等。国外还报道胸腺瘤切除后可引发无痛性甲状腺炎的发病。

3. **妊娠** 目前认为产后甲状腺炎的发病是原已存在的亚临床甲状腺炎在产后由于免疫反弹所致，诱发了具有潜在甲状腺自身免疫病倾向的妇女发病，70% 产后甲状腺炎患者于第二次分娩后出现复发。研究发现催乳素可诱导甲状腺细胞表面对细胞间黏附分子 -1、共刺激分子 B7.1 和甲状腺过氧化物酶高表达，因此产后哺乳刺激产生的催乳素被认为可能是产后甲状腺炎发生的重要致病因素。

4. **高碘负荷** 无痛性甲状腺炎患者尿碘显著高于 Graves 病患者。高碘饮食引发无痛性甲状腺炎的机制可能为：①直接引起甲状腺损伤。②增加甲状腺球蛋白的免疫原性。③诱导或增强甲状腺滤泡细胞表达肿瘤坏死因子（TNF）-α 等细胞因子。

5. **药物** 胺碘酮、α 干扰素、白细胞介素 -2、TNF 及锂剂等药物均可引起无痛性甲状腺炎。长期的胺碘酮治疗（> 24 个月）可导致 TPO-Ab 显著升高。α 干扰素可导致无痛性甲状腺炎的甲状腺毒症期发生并使其延续。

6. **吸烟** 尽管研究报道有争议，吸烟还是被认为产后甲状腺炎发生的独立危险因子。烟草中的硫氰酸盐抑制碘转运，是甲状腺过氧化物酶的竞争底物。吸烟还可影响免疫系统，使肺单核吞噬细胞功能改变，产生较多细胞因子。

7. **其他相关因素** 妊娠过程本身可增加女性发生无痛性甲状腺炎的发生风险（OR4.6）。甲状腺超声显示低回声改变（OR1.7）和血清 TPO-Ab 水平升高（OR1.8）、分娩次数也均是本病发生的独立危险因素。另外，罹患其他自身免疫病如系统性红斑狼疮、慢性病毒性肝炎、1 型糖尿病、多发性硬化的妇女发生产后甲状腺炎的风险显著增加。还有报道，颈部淋巴瘤放射治疗数年后发生了产后甲状腺炎。

二、无痛性甲状腺炎的病程划分和诊断——及时识别突显重要

（一）无痛性甲状腺炎的自然病程和临床特点

其临床病程与亚急性甲状腺炎相似，但无甲状腺疼痛及触痛。无痛性甲状腺炎最典型的临床过程：

（1）甲状腺毒症期：可有心悸、多汗等类似"甲亢"症状，通常发生于产后 1～3 个月，持续数月（1～3 个月，最长可达 5 个月），血中 TT_4/FT_4 和/或 TT_3/FT_3 水平升高，而血 TSH 水平降低，但甲状腺对同位素的摄取明显降低。

（2）正常甲状腺素血症期：甲状腺毒症症状基本消失，血中 TT_4/FT_4 和/或 TT_3/FT_3 水平回落到正常，而血 TSH 水平可仍低，此期持续数周。

（3）低甲状腺素血症（即甲状腺功能减退）期，可持续 1～6 个月，表现为甲减症状，如怕冷、水肿、

便秘等，并且血甲状腺激素水平低于正常，血清TSH于初期可为低值，然后逐渐升至正常，之后可明显增高，但此期对同位素的摄取可仍低下。

（4）恢复期：临床症状消失，甲状腺功能和同位素摄取均恢复正常，通常在起病一年内均可恢复正常。不同患者经历的阶段和表现症状的严重程度各不相同，部分患者不进入甲减期，而甲状腺功能直接恢复正常。若甲减期持续6个月以上，发生永久性甲减的可能性较大，大约一半的产后甲状腺炎患者会发生永久性甲减。通常上述整个病程不超过一年，但复发率较高。

患者有如下病史和临床表现，则提示可能患有无痛性甲状腺炎：

（1）发病前无前驱感染病史，如无发热、血沉通常不快、血白细胞无明显升高。

（2）全身甲状腺毒症表现轻微，无典型甲亢症状或症状轻微，很少出现房颤或低血钾性周期性瘫痪。

（3）可存在甲状腺结节、甲状腺肿大，但无疼痛或触痛，甲状腺部位无血管杂音。

（4）无眼球突出或胫前黏液性水肿。

（5）甲状腺毒症时间相对较短，为一过性，甚至在首诊开出化验单至复诊看报告的间隔期内症状和体征较快改善。

（6）甲状腺毒症期患者甲状腺摄 ^{131}I 率明显下降，尤其24小时摄碘率可在3%以下，同位素扫描呈现甲状腺浓聚放射性功能明显下降，彩超提示甲状腺内血流流速、流量无增加。

（7）于产后3～12个月时出现甲状腺毒症均应注意排查是否为产后无痛性甲炎。

（二）无痛性甲状腺炎的分型

无痛性甲状腺炎有散发和产后发病两种类型，后者约占10%，称为产后甲状腺炎。对于分娩后1年内（通常产后2～4个月内）出现怕热、心悸、易怒及乏力等症状，尤其是妊娠前或妊娠初期已表现为血清高滴度的 TPO-Ab 或 TgAb 者，应注意明确有无产后甲状腺炎。孕早期血清 TPO-Ab 阳性被认为是最好的预测产后甲状腺炎发生的体液指标，大约三分之一至一半的 TPO-Ab 阳性孕妇会发生产后甲状腺炎。散发性无痛性甲状腺炎可以发生在任何年龄和时间，包括药物（如锂剂、α 干扰素）诱导的无痛性甲状腺炎。

三、无痛性甲状腺炎的辅助检查——崭新认识已经浮现

（一）血甲状腺激素水平检测

随着甲状腺滤泡细胞破坏，先出现甲状腺毒症期，血液循环中 FT_3、FT_4 升高，TSH 降低。随后 FT_3、FT_4 逐渐下降，TSH 逐渐升高，最终血 FT_3、FT_4、TSH 水平恢复正常，表明进入恢复期。但国外研究显示：当甲状腺毒症出现时，可能出现垂体抵抗，严重时 TSH 可能不降低。

（二）血 T_3/T_4 比值

研究已表明，以血 TT_3/TT_4 < 20ng/μg 为切点值来诊断包括无痛性甲状腺炎在内的破坏性甲状腺毒症有较高的灵敏度和特异度，也是诊断和鉴别本病的关键检查之一。Graves 病时 T_3 产生增加，T_3/T_4 比值升高，而甲状腺炎（包括无痛性甲状腺炎和亚急性甲状腺炎）所致破坏性甲状腺毒症时该比值下降。但是，TT_3、TT_4 的测定可受血液中 TBG 的量以及蛋白与激素结合力的影响而变化，如妊娠、雌激素、急性病毒性肝炎、先天因素等可导致 TBG 升高，雄激素、糖皮质激素、低蛋白血症等可导致 TBG 降低。而 FT_3、FT_4 测试不容易受以上因素影响，以 FT_3/FT_4 值代替 TT_3/TT_4 来对甲状腺毒症进行鉴别的研究受到关注。2005年 Jaeduk 等报道 FT_3/FT_4 在区别无痛性甲状腺炎与 Graves 病方面仍有较多重叠，但当 FT_4 水平较高时[> 69.3pmol/L（5.4ng/dl）]，存在较好的 FT_3（pg/ml）/FT_4（ng/dl）切点来鉴别无痛性甲状腺炎（≤2.4）和 Graves 病（>2.4）。

（三）血清甲状腺自身抗体检测

超过半数无痛性甲状腺炎患者血 TPO-Ab 阳性，约1/3患者 TgAb 阳性。少数患者血中存在 TSAb 或 TSBAb，也具有诊断价值。但甲状腺自身抗体阳性与甲状腺功能之间关系尚不确定，不作为必备诊断条件。但是甲状腺自身抗体阴性的妇女产后甲状腺炎的发病率很低。

血 TRAb 阳性通常被用来作为诊断 Graves 病的重要依据。但是 5%～10% Graves 病患者 TRAb 阴性，而一些无痛性甲状腺炎患者也表现为 TRAb 阳性。这是因为利用免疫学方法测定的 TRAb 中可能即包含 TSAb，也可能包含 TSBAb 和中性抗体（TNAb），后二者并不会导致甲亢的发生。

（四）甲状腺摄碘-131试验与核素扫描

甲状腺摄碘-131试验是经典反映甲状腺功能状态的非实验室检查方法。国外研究显示，摄碘（^{131}I）率并不受近期碘摄入量的影响，因此在测摄^{131}I率时不需要限制碘摄入量。由于^{131}I可以通过乳汁排泌，因此哺乳期妇女进行该试验后至少2天内应该吸出并弃去乳汁。但根据《临床核医学的患者防护与质量控制规范》（GB 16361—2012）^{131}I使用活度达到150mCi（1Ci = 3.7 × 10^{10}Bq）时需中断哺乳。对于哺乳期不能行^{131}I检查者，可行高锝（^{99m}Tc）扫描。^{99m}Tc半衰期短，对哺乳影响相对较小。根据上述防护标准，^{99m}Tc甲状腺显像后需中断哺乳4小时，但是GB 16361—1996版要求需停止哺乳12小时。^{99m}Tc甲状腺扫描显像不仅能反映甲状腺功能，而且直观显示甲状腺受累范围及程度，灵敏度高，并减少辐射损伤。无痛性甲状腺炎患者由于甲状腺细胞被自身免疫反应所破坏以及炎症状态下吸收无机碘及碘的有机化障碍导致甲状腺摄碘率降低，其在甲状腺毒症期24小时摄^{131}I率降低，一般为5%左右，尤其当呈现出分离现象时，对临床诊断最为重要。当进入甲减期和恢复期时，对^{131}I的摄取逐渐恢复正常，甚至高于正常人。而Graves病患者摄^{131}I率升高，伴有高峰提前，即使服用抗甲亢药物数天或摄食含碘食物或药物后，其所致摄^{131}I率的降低也不会达到无痛性甲状腺炎患者甲状腺毒症期的低水平，有助于两者鉴别。一般本病患者^{99m}Tc扫描时核素摄取率远低于正常水平，甲状腺轮廓显示不清或不显影，图像呈弥漫或部分稀疏，伴有或不伴本底增高。但也有少数患者就诊时已处于非甲状腺毒症期，^{99m}Tc的摄取不降低，判断结果时需结合病史综合考虑。甲状腺摄碘率与核素扫描是诊断和鉴别无痛性甲状腺炎最关键的检查。应重视选择这些检查的指征，包括初诊甲状腺毒症、不伴有典型甲状腺疼痛和压痛以及甲状腺激素轻中度升高的病例。另外，新型SPECT/CT定量参数能从甲状腺功能正常的患者中帮助区别出破坏性甲状腺炎患者，提示这一手段确实值得临床应用，它们不能预测破坏性甲状腺炎的疾病进展，因为这些参数的水平与血T_3水平并不相关，但是因为它们与血TSH水平相关，是可以预测后期是否发生甲减的唯一指标。虽然放射性碘摄取是评价甲状腺功能的标准检查方法，^{99m}Tc扫描目前已广泛被用于鉴别破坏性甲状腺毒症与Graves病，主要因为后者更加简单易行和方便。^{99m}Tc扫描一直利用二维系统进行摄取的定性分析，这使其准确度受到影响，目前因为SPECT/CT的出现并使用新的γ相机成像技术，可采用衰减校正、散射校正、准直器探测反应校正（collimator-detector response correction）和分辨率恢复（resolution recovery）进行定量分析。由于SPECT/CT目前包括摄取百分比（% uptake）和标准摄取值在内的定量测定指标的准确性，其目前检查效率与PET的水平相当。

（五）甲状腺彩色超声（彩超）

多数无痛性甲状腺炎患者彩超提示，甲状腺一叶或双叶轻度肿大，可有单个或多个片状低回声，形态不规则，边界不清，后方无衰减，其内光点粗，分布不均，彩色血流不丰富，双叶受损比单叶受损的比例高，但后者的病程短；也有患者的甲状腺超声显示为弥漫性改变声像。而且研究发现，产后甲状腺炎超声的变化可能与其预后有关，在产后6个月时如仍表现为低回声的患者，在产后12个月时有30%甲状腺功能不能恢复正常。Kamijo通过超声多普勒血流检测技术，对Graves病和无痛性甲状腺炎患者的血流指数（vascularity index，VI，即某一区域血流信号产生的彩色像素占该区域像素总和的百分比）进行研究，发现所有VI≥80%者最终确诊为Graves病，而VI≤50%者最终诊断为无痛性甲状腺炎。虽然甲状腺下动脉在临床中常被使用，但从血管检测的角度，甲状腺下动脉的位置深并且变异较大，尤其在东方人中，有时定位较困难。甲状腺上动脉位置表浅，很容易定位，而且此血管的位置很少发生变异。因此，甲状腺上动脉收缩期峰血流速度平均值（STA-PSV）可能更适合作为评价甲状腺内血流状态的理想指标。而且甲状腺彩色超声中血流变化可被用来代替甲状腺核素摄取检查，主要是目前还缺乏一致的诊断切点值。一项回顾性研究报道，如果将STA-PSV 50.5cm/s作为Graves病与甲状腺炎进行鉴别的切点值，其敏感性为81.04%而特异性为96.08%。我国学者的另一项研究发现，Graves病患者STA-PSV为（84.8±27.9）cm/s，无痛性甲状腺炎患者STA-PSV为（26.3±9.3）cm/s，二者鉴别诊断的截断值为 53.6cm/s，敏感性为 86%，准确率为 100.0%，具有重要的临床应用价值。还有一项研究提示甲状腺下动脉峰血流速度超过 40cm/s 支持 Graves 病，否则支持破坏性甲状腺炎。但是也有学者发现利用甲状腺下动脉峰血流速度可能不能区别。

（六）弥散加权成像

弥散加权成像（diffusion weighted imaging，DWI）是评价组织微观水扩散的一种技术。表观扩散系数（ADC）是由弥散加权成像的定量参数，描述组织中水分子运动的快慢，进而获得组织微观结构的病理生理变化和特点。Meng 等研究表明 ADC 值与 ^{131}I 或 ^{99m}Tc 摄取率和血 TRAb 水平呈正相关；ADC 值诊断性能优于 TRAb，当 b = 1 000s/mm^2 取最佳 ADC 临界值 1.837×10^{-3}mm^2/s 时敏感性和特异性分别为 96.1%、91.9%，而 TRAb 评估的敏感性和特异性分别仅为 88.2%、75.7%。还发现无痛性甲状腺炎患者甲状腺本身的 ADC 值低于 Graves 病，这种现象主要是因为前者甲状腺内淋巴结细胞浸润更明显，细胞结构更紧凑，因此可用来被辅助区别临床上初发甲状腺毒症的病因。另一项国外学者的研究发现，如果将 ADC 值定在 1.45×10^{-3}mm^2/s 作为区别 Graves 病和无痛性甲状腺炎的切点值，ROC 曲线下面积为 0.934，准确率为 83.8%，敏感性为 95.8%，特异性为 61.5%。甲状腺内 ADC 值与血清 TRAb 和 Tc-99m 摄取明显正相关（$r = 0.57$，$P = 0.001$；$r = 0.74$，$P = 0.001$）。甲状腺 DWI MRI 成像目前也被其他研究发现可很好辅助鉴别 Graves 病与无痛性甲状腺炎的诊断。

（七）甲状腺空芯针穿刺和组织学检查

无痛性甲状腺炎患者可见淋巴细胞呈弥漫性或局灶性浸润，但较桥本甲状腺炎轻，无生发中心或弥漫性纤维化，没有嗜酸性细胞（又称 Hurthle 细胞或 Askanazy 细胞，其为桥本甲状腺炎的病理特征），几乎无淋巴滤泡形成。

四、无痛性甲状腺炎的诊断及鉴别诊断应思考的问题——不忽视简单常见的问题

（一）诊断

无痛性甲状腺炎的诊断应依据以下几个方面综合判定：①应根据病史考虑是否存在遗传因素、自身免疫、病毒感染以及高碘、胺碘酮、α 干扰素等导致无痛性甲状腺炎的诱因。②无痛性甲状腺炎的病程短，常表现为一过性甲状腺毒症，高代谢症状（如怕热、多汗、体重下降、心悸等）通常较轻或缺如。对于部分被诊断为"甲亢"而给予抗甲亢药物治疗后甲状腺功能很快恢复正常甚至出现甲减者，需要注意是否为无痛性甲状腺炎患者。③体检时甲状腺通常无或轻度肿大，无疼痛或触痛，质地偏韧。④典型无痛性甲状腺炎患者甲状腺功能检查呈现甲状腺毒症期、甲减期、恢复期一系列自行恢复的动态变化，但也有部分患者不出现甲减，极少数患者甲减不能完全恢复，发生永久性甲减。⑤甲状腺彩超一般血流不丰富。⑥甲状腺摄碘率和甲状腺 ^{99m}Tc 扫描显示核素摄取与血甲状腺激素水平呈分离现象。这是目前鉴别无痛性甲状腺炎与 Graves 病最简便而有效的方法。⑦必要时行甲状腺穿刺活检，可发现甲状腺内淋巴细胞浸润。但是当临床表现怀疑产后甲状腺炎时，合理安排检查利于诊断和鉴别诊断。此时由于哺乳而一定程度上限制了甲状腺摄碘 -131 试验与核素扫描的使用，这时血 T_3/T_4 比值、TRAb、甲状腺超声检测到的收缩期峰血流速度、甲状腺 MRI 弥散加权成像等检查可以考虑。另外产后 3 个月内较 6 个月后更易患的是产后甲状腺炎而不是 Graves 病。

（二）鉴别诊断

以甲状腺毒症起病的无痛性甲状腺炎与其他能引起甲状腺毒症的疾病进行鉴别，对于选择正确的治疗方案也是必不可少的。

1. Graves 病 无突眼、甲状腺肿大不显著的 Graves 病很难与无痛性甲状腺炎鉴别，因误诊而采用抗甲亢药物治疗可导致甲减发生率增高。

Graves 病的症状及体征不同于无痛性甲状腺炎。一般不仅无明确的前驱上呼吸道感染病史或颈部疼痛症状，而且常有明显的心悸乏力、怕热多汗、大便溏泄、多食善饥、体重减轻等甲状腺毒症症状。Graves 病患者通常甲状腺双叶增大，可闻及血管杂音或触及细震颤，可伴有突眼或胫前黏液性水肿。

在 FT$_4$ 水平较高时，应用 FT$_3$/FT$_4$ 可能有助于区分 PST 与 Graves 病；否则应用 TT$_3$/TT$_4$ 更合适，Graves 病患者 TT$_3$/TT$_4$ > 20，显著升高；无痛性甲状腺炎患者 TT$_3$/TT$_4$ < 20。

有学者报道无痛性甲状腺炎患者的平均尿碘（UI）浓度显著高于 Graves 患者。无痛性甲状腺炎患者 UI/FT$_4$ 及 UI/TT$_3$ 显著高于 Graves 病患者。提示 UI/FT$_4$ 和 UI/TT$_3$ 有利于鉴别诊断。

未经治疗的 Graves 病患者 TRAb 阳性率 >95%，对诊断特异性较高，而只有少数无痛性甲状腺炎患者 TRAb 阳性。研究表明，TRAb≤0.8U/L 时可诊断为无痛性甲状腺炎，当 TRAb≥3.0U/L 时可诊断为 Graves 病，1.5U/L 可作为临界值（灵敏度为 96.2%，特异度为 94.6%）。

碱性磷酸酶（ALP）是一种胞外酶，几乎存在于机体的各个组织，但以骨骼、牙齿、肝脏、肾脏含量较多。T$_3$ 作为 ALP 的一种刺激因子，可促进 ALP 释放。这对首次就诊患者的鉴别诊断相当重要，Graves 病患者 ALP 显著升高，与无痛性甲状腺炎患者有明显差异。血 ALP 升高在 Graves 病患者中出现比率为 68.8% 而无痛性甲状腺炎患者中仅为 19%。

Graves 病患者红细胞中的碳酸酐酶 - 同工酶 I（CA I）和锌浓度均下降，而甲状腺组织破坏造成的暂时性甲状腺毒症（亚急性甲状腺炎或无痛性甲状腺炎）则不会引起 CA I 和锌浓度显著变化。由于 CA I 与锌浓度有很大相关性，仅测定锌浓度即有助于鉴别。

甲状腺摄碘率是目前临床上鉴别无痛性甲状腺炎与 Graves 病的重要方法。Graves 病的甲状腺摄碘率增高伴高峰前移。无痛性甲状腺炎最特征性的表现是在甲状腺毒症期 24 小时摄 ^{131}I 率降低，^{131}I 摄取率与甲状腺激素水平呈分离现象。甲状腺放射性核素扫描可辅助诊断。无痛性甲状腺炎的甲状腺显示边界欠清晰，放射性分布稀疏或未见显影；而 Graves 病的甲状腺轮廓清晰，核素摄取增强。要避免将无痛性甲状腺炎误诊为 Graves 病，通常应进行摄 ^{131}I 率或甲状腺显像检查。

如果核素检查有禁忌，利用超声检测甲状腺上动脉收缩期峰血流速度也有助于鉴别是破坏性甲状腺毒症还是 Graves 病，前者降低而后者明显升高。甲状腺 MRI 弥散加权成像中 ADC 降低提示为无痛性甲状腺炎，而在 Graves 病时该指标升高。必要时还可行甲状腺穿刺活检，以鉴别 Graves 病、无痛性甲状腺炎及桥本甲状腺炎。

2. 亚急性甲状腺炎 亚急性甲状腺炎与无痛性甲状腺炎的症状、体征及实验室检查极为相似，可依以下几点鉴别：①亚急性甲状腺炎常有呼吸道等病毒感染前驱症状，而后者少见。②亚急性甲状腺炎患者甲状腺疼痛明显且有压痛，疼痛可向耳部放射，而后者甲状腺不痛亦无压痛。绝大多数亚急性甲状腺炎患者血沉加快，常大于 50mm/h，而后者患者血沉一般正常或轻度增高。③亚急性甲状腺炎活组织检查（活检）示甲状腺有肉芽肿形成，而后者为淋巴细胞浸润。④亚急性甲状腺炎甲状腺核素显像失去正常形态，模糊不清呈"毛玻璃"状。而后者甲状腺显像可见甲状腺轮廓，边界欠清晰，放射性分布稍显稀疏。

3. 桥本甲状腺炎 桥本甲状腺炎摄 ^{131}I 率比无痛性甲状腺炎患者明显升高，甲状腺自身抗体滴度更高，甲状腺扫描有不规则浓聚或稀疏，绝大多数发展为永久性甲减。甲状腺活检常有特征性生发中心、淋巴滤泡形成及纤维化，可见 Askanasy 细胞，非自限性疾病。

4. Plummer 病 血中甲状腺激素水平无明显差异，但 Plummer 病患者血中甲状腺自身抗体通常为阴性，Plummer 病甲状腺核素扫描显示甲状腺病变部位"热结节"。

5. 其他原因产生的甲状腺毒症 例如口服甲状腺激素所致药物性甲状腺毒症阶段，使用胺碘酮、西地碘含片等含碘药物所致甲状腺毒症阶段，详细询问病史对于诊断非常重要。

值得思考的是，无痛性甲状腺炎患者可能出现特殊的临床表现，例如虽然甲亢轻微，但仍可能表现为短暂的焦虑等精神症状。甲状腺毒症阶段也可能出现瘫痪，主要表现为肌无力和低血钾，当甲状腺功能改善后，软瘫症状可不再发作。因此，对有特殊临床表现的甲状腺毒症患者必须引起重视，不能忽略对无痛性甲状腺炎的诊断，及时治疗十分重要。

五、无痛性甲状腺炎的治疗和预后——树立不过度治疗的理念

应限制长期或突然大剂量摄碘。在甲状腺毒症阶段，以对症治疗（如可给予肾上腺素 β 受体拮抗剂）为主，但是通常不推荐给予抗甲状腺药物进行治疗。糖皮质激素可用于治疗较严重或需短期内控制的甲状腺毒症，应避免减量或停药过

快出现病情反复。甲减期一般不需要治疗，如症状明显或持续时间久，也可短期小剂量应用甲状腺激素，甲状腺功能恢复正常后仍需定期监测甲状腺功能。产后甲状腺炎的甲减期症状严重者可以给予左甲状腺素治疗，在治疗 6～12 个月后，可以尝试逐渐减小剂量；对于有意再次妊娠、已妊娠或正在哺乳的妇女不应减小左甲状腺素治疗剂量，并需在妊娠、分娩和产后监测甲状腺功能变化。如果未接受左甲状腺素治疗，则需每 4～8 周监测 TSH 水平直到甲状腺功能恢复正常。同位素或手术治疗一般属于禁忌。但是对一些反复出现无痛性甲状腺炎诱导的甲状腺毒症者，也可考虑在疾病的恢复期进行放射性碘消融治疗或甲状腺手术治疗。

对于年龄在 50 岁以上女性，尤其是有家族史或甲状腺自身抗体阳性者，如需使用锂剂、胺碘酮等可致无痛性甲状腺炎的药物时，应更频繁地监测甲状腺的大小形态和功能。微量元素硒的补充以及 ω-3 脂肪酸的摄入被报道可能预防产后甲状腺炎的发生。对具有稳定饮食习惯的孕妇调查显示，多吃鱼者较多吃肉类食品的妇女血 TPO-Ab 和 TgAb 水平以及阳性率均明显降低。

（李　静）

第五节　产后甲状腺炎的临床认识和治疗

一、产后甲状腺炎的研究史和患病率

有关产后阶段甲状腺疾病的记载，可以追溯到 1825 年。当时 Caleb Hillier Parry 医生报道了一名妇女在产后 3 个月发生甲状腺功能亢进症（简称甲亢）。1888 年，Horatio Bryan Donkin 医生也报道了 1 例产后 7 个月发生严重甲状腺功能减退症的病例。在这些零星出现的病例报道之后，1948 年，新西兰的家庭医生 Roberton 首次总结了一组妇女（219 例，483 次妊娠）的产后甲状腺疾病发生情况。这些次妊娠之中，有 36% 发生了产后甲减。此后该领域的研究沉寂到 20 世纪 70 年代，日本学者网野信行研究组再度开展对日本妊娠女性的前瞻性观察。1982 年，他们报告其妊娠女性队列中，5.5% 于产后发生甲状腺功能异常，并首次提出了产后自身免疫甲状腺功能异常（postpartum antoimmune thyroid dysfunction，PATD）的新概念，其中包括产后甲状腺炎（postpartum thyroiditis）。这一研究结果发表在国际权威杂志《新英格兰医学杂志》上。随后，产后甲状腺炎的相关研究逐渐受到了各国学者的关注。

不同文献报告的产后甲状腺炎患病率由 1.1% 至 21.1% 不等。如何看待如此之大的患病率差异？分析其原因，主要在于：

（1）产后随访的频度不同：因为产后甲状腺炎的甲状腺功能改变多为一过性，所以不难理解产后密集随访（如每月 1 次）必然会比长间隔随访（如每半年 1 次）发现更多的产后甲状腺炎病例。

（2）产后随访持续的时间不同：部分研究随访至产后 6 个月，因此可能会比随访至产后 1 年的研究漏诊一些病例。

（3）产后格雷夫斯病的干扰：对于仅出现产后甲状腺毒症相的病例，由于哺乳期甲状腺放射性核素使用受到限制，加上高敏感性和准确性的 TRAb 检测尚未完全普及，因此有时难以与产后格雷夫斯病区分，这部分病例可能导致误诊或漏诊产后甲状腺炎。

（4）环境因素的差异：例如地区的碘营养状态。碘缺乏地区补充碘剂可能不会影响产后甲状腺炎的发生，但碘充足地区补充碘剂则可能增加产后甲状腺炎的患病率；碘过量是产后甲状腺炎发生的危险因素之一。

（5）研究对象是否合并其他免疫性疾病：患有其他免疫性疾病的女性更易罹患产后甲状腺炎；在产后甲状腺炎患者中，25% 伴有 1 型糖尿病，25% 伴有慢性病毒性肝炎，14% 伴有系统性红斑狼疮，44% 有格雷夫斯病病史。因此，解读产后甲状腺炎的流行病学资料时，一定要注意了解研究队列的纳入标准、随访情况，分析其中存在的偏倚，才能正确认识其患病率情况。

我国女性产后甲状腺炎的患病率由中国医科大学首次报道，这也是目前仅有的我国女性大样本产后甲状腺炎的流行病学资料。该研究于碘足量地区进行；队列纳入标准为：孕足月产妇，自诉无甲状腺疾病现患史和既往史，并且分娩前检测甲状腺功能正常；队列中 80%（488/610）接受随访至产后 6 个月（每 3 个月随访 1 次）；产后甲状

腺炎的诊断标准为产后 6 个月内出现 TSH 异常（根据是否伴有甲状腺激素水平的异常，分为临床产后甲状腺炎和亚临床产后甲状腺炎），同时 TRAb 阴性。该研究报告临床和亚临床产后甲状腺炎的患病率分别是 7.1% 和 4.7%。

二、产后甲状腺炎定义及其解析

目前被广泛认可的产后甲状腺炎的定义为：分娩前甲状腺功能正常，在产后第一年发生的甲状腺功能异常。产后甲状腺炎是自身免疫性甲状腺炎的一种。按照《威廉姆斯内分泌学》中自身免疫性甲状腺炎的分类，产后甲状腺炎属于 2C 型，即"一过性自身免疫性甲状腺炎"。典型病例表现为产后先发生一过性甲状腺毒症（多发生于产后 2～6 个月，中位发生时间为产后 13 周），接着出现一过性甲减（常出现于产后 3～12 个月，中位发生时间为产后 19 周），之后甲状腺功能逐渐恢复正常。

但是，并非所有产后甲状腺炎病例均出现如此典型的双相性甲状腺功能改变，超过半数的病例仅有甲状腺毒症或仅有甲减的单相改变。另外，并非所有产后甲状腺炎病例的甲状腺功能改变均为一过性——病程中的甲状腺毒症源自免疫炎症破坏甲状腺细胞、甲状腺激素释放入血，故能够自发缓解；但甲减相能否恢复受制于被免疫炎症破坏的细胞能否回归正常功能或被代偿，因此部分产后甲状腺炎患者在产后 1 年时仍处于甲减状态，甚至以后也不再恢复而成为永久性甲减（文末彩图 3-4-3）。还有一点值得注意：产后甲状腺炎不仅仅发生于正常分娩后，也会发生于流产后，但此方面的资料尚为数寥寥。

三、对产后甲状腺炎病因学机制的认识

产后甲状腺炎是一种自身免疫异常所致的疾病，可有甲状腺抗体（如甲状腺过氧化物酶抗体和甲状腺球蛋白抗体）升高、T 型淋巴细胞异常、补体活跃、免疫球蛋白（IgG）亚型 -1 水平增高、自然杀伤细胞活性增高及人类白细胞抗原表型异常等。产后甲状腺炎的发生实质上反映了妊娠期间机体的免疫抑制在产后消失（"免疫反跳"），因此也可将产后甲状腺炎的发生归纳为潜在的自身免疫性甲状腺炎在妊娠的因素影响下转变为显性甲状腺功能异常。

近年来，有报道在自身免疫甲状腺疾病的女性患者体内发现了胎儿细胞，引出了"胎儿微嵌合体"致病学说，即指胎儿的免疫细胞可穿过胎盘、到达母体甲状腺，并诱发自身免疫反应。这是否能够成为产后甲状腺炎发病机制的另一种解释，目前尚缺乏足够的证据，但作为一种推测，"分娩后母体免疫妥协消失→甲状腺内的胎儿免疫细胞被激活→诱发移植物 - 宿主反应→活化母体自身反应性 T 细胞→发生产后甲状腺炎"的过程确实有一定合理性，有待进一步的研究证实。

产后甲状腺炎的病因研究领域中，还有一片很有研究价值的天地，即产后垂体炎和产后甲状腺炎的发病机制异同点。这两种针对内分泌器官的产后自身免疫性疾病，究竟仅仅是源于妊娠对机体免疫系统的普遍性影响，还是有其他内在的联系，还是个待解的问题。

四、产后甲状腺炎的临床症状、治疗时机和治疗药物

产后甲状腺炎患者的临床表现不明显、不特异。在甲状腺毒症阶段，既可无临床症状，也可出现易怒、怕热、手颤、易疲劳和心悸等高代谢症状；在甲减阶段，症状表现从无到怕冷、皮肤干燥、精力不足和注意力不集中等，差异也很大。产后甲状腺炎的某些症状与产后正常生理表现和产后抑郁难以区分。因此，单凭症状难以确诊产后甲状腺炎，需结合甲状腺相关实验室检测结果。

对于产后甲状腺炎的治疗时机和治疗药物，由于伦理原因，目前尚无前瞻性随机对照试验。临床上，往往根据疾病的病程阶段和患者的临床表现选择随访观察或药物治疗的方案。鉴于产后甲状腺炎的甲状腺毒症均为自限性，故应以随访观察为主（每 1～2 个月复查甲状腺功能），不推荐应用抗甲状腺药物（如甲巯咪唑和丙硫氧嘧啶）干预，有症状者可选用 β 肾上腺素受体拮抗药。处于甲减阶段的产后甲状腺炎患者，如果无症状或症状轻微，可每 1～2 个月监测甲状腺功能；如果症状明显或计划再次受孕或患者有治疗意愿，则可用左甲状腺素治疗。因为产后甲状腺炎患者的甲减可能是一过性，也可能持续存在，故在左甲状腺素治疗至甲状腺功能正常 6～12 个月后，

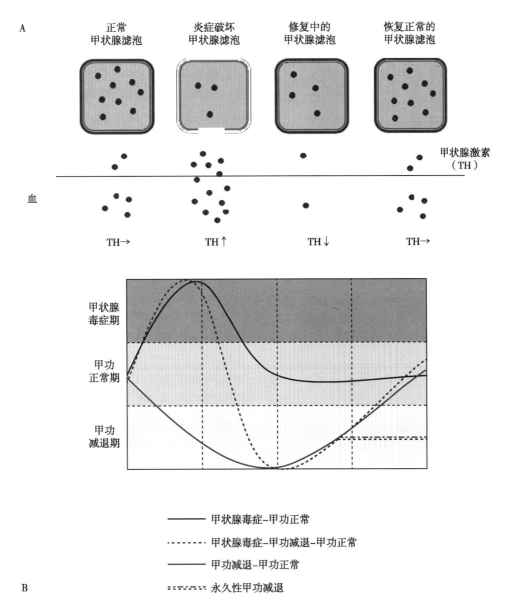

图 3-4-3　产后甲状腺炎的甲状腺功能改变
A. 产后甲状腺炎典型甲状腺功能改变成因示意图；B. 产后甲状腺炎患者可能出现的甲状腺功能变化示意图

可以尝试逐渐减小剂量，跟踪观察左甲状腺素的治疗效果和减量反应，直至停药。但是，下述情况下不能贸然尝试减量或停药：有意愿再次妊娠或已再次妊娠者，应维持 TSH < 2.5mIU/L；哺乳期女性，应维持甲状腺功能于正常水平。图 3-4-4 所示为美国甲状腺学会指南中推荐的产后甲状腺炎治疗路径图。

五、产后甲状腺炎的临床意义

对于一种有自限性、多数患者仅需随访观察的疾病，为什么我们还要关注？这就牵涉到产后甲状腺炎的临床意义。

1. **产后甲状腺炎是产后甲状腺毒症的最主要病因**　产后阶段甲状腺毒症并不少见，其中超过 90% 源自产后甲状腺炎。在中国医科大学的调查中，产后甲状腺炎甲状腺毒症的患病率为 9.4%，而产后 GD 相关的甲状腺毒症患病率仅为 0.6%。认识到产后甲状腺炎是产后甲状腺毒症的最主要原因这一事实非常重要，因为产后甲状腺炎带来的甲状腺毒症能自发缓解，仅需随访观察或短期应用 β 肾上腺素受体拮抗药，而无须应用抗甲状腺药物治疗。由于产后甲状腺炎的病程中，甲状腺毒症阶段后往往跟随一段甲减期，应用抗甲状腺药物治疗可能加重甲减。如果在产后甲状腺炎

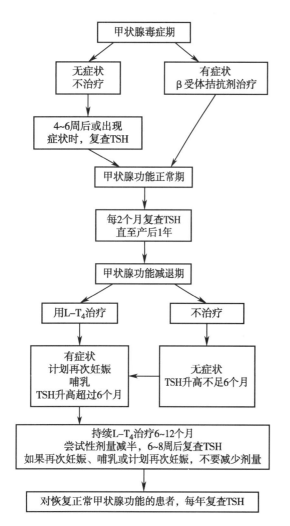

图 3-4-4 美国甲状腺学会指南中推荐的产后甲状腺炎治疗路径图

的甲状腺毒症阶段应用破坏性的抗甲状腺治疗（如放射性碘），将造成不可逆的甲状腺破坏，可导致永久性甲减。因此，对于育龄妇女因甲状腺毒症就诊时，一定要仔细询问患者的生育史，对发生在产后（或者流产后）1年内（尤其是半年内）的甲状腺毒症，需要考虑产后甲状腺炎的可能，切忌不分具体情况地应用抗甲状腺治疗，尤其是破坏性的抗甲状腺治疗。

当然，尽管少见，产后阶段的甲状腺毒症也要考虑到产后 GD 的可能。特别是在妊娠前曾患有 GD 的女性，由于产后"免疫反跳"，GD 复发的概率较未妊娠者增高。与产后甲状腺炎造成甲状腺滤泡细胞破坏、甲状腺激素释放入血造成甲状腺毒症不同，产后 GD 导致的甲状腺毒症是由于 TRAb 刺激甲状腺组织合成过多的甲状腺激素。因此，产后 GD 有抗甲状腺治疗的指征。

那么，如何鉴别产后甲状腺炎和产后 GD 呢？既往 GD 史者、甲状腺毒症发生于产后 6 个月以上，有特征性体征（如甲状腺弥漫性肿大伴血管杂音、内分泌性突眼等）者、TRAb 明显升高，更倾向于诊断产后 GD（新发或复发）。通过甲状腺超声检测动脉血流速度，也有一定鉴别意义，因研究显示 GD 患者甲状腺上、下动脉峰值血流速度明显高于产后甲状腺炎的甲状腺毒症者。如果确实必要，可进行甲状腺放射性核素显像检查以协助诊断，产后 GD 甲状腺摄取核素的能力升高或正常，而产后甲状腺炎摄取能力减低。由于 [123]I 和 [99m]Tc 的半衰期较短，比 [131]I 显像更适合哺乳期女性，[123]I 或 [99m]Tc 扫描数日后即可重新开始哺乳。

2. 产后甲状腺炎可能发展为永久性甲减 产后甲状腺炎中发生甲减的时间常出现于产后 3～12 个月，其中部分将发展为永久性甲减，需要终生左甲状腺素替代治疗。有关产后甲状腺炎的流行病学研究几乎无一例外地关注了永久性甲减的问题，但在随访年限上有长短之差。国外的数据显示：在产后 1 年时，约 10%～20% 的患者发展为永久性甲减，这一百分率在最近一项对 169 例产后甲状腺炎患者的前瞻性研究中，甚至增加到 54%；而在产后 5～8 年时，约有 50% 的患者发展为永久性甲减。我国已有的相关数据为 2 年随访结果，显示产后甲状腺炎永久性甲减的发生率为 20.8%。

鉴于产后甲状腺炎对甲状腺功能的这种远期影响，对患病者进行长期随访不仅重要，也非常必要。尤其是 TPO-Ab 滴度明显增高、在产后甲状腺炎病程中曾出现较严重的甲减、多产、高龄妊娠以及有流产史者，因为这些因素明显增加永久性甲减的发生概率。根据国内外相关指南的推荐，有过产后甲状腺炎病史的女性应每年检查 TSH，以评估是否发生永久性甲减，及时诊断并给予替代治疗。应教育患者如果有再次妊娠的计划，则必须在备孕时进行甲状腺功能检测，以免因为未诊治的甲减危及母体孕产期安全和胎儿生长发育。

六、产后甲状腺炎高危人群的筛查和预防

认识产后甲状腺炎的过程中，学者们观察到有些因素有助于预测这一特殊类型自身免疫性甲

状腺疾病的发生，具有这些因素的妊娠女性，即为产后甲状腺炎的高危人群。首当其冲的危险因素是TPO-Ab，尤其是妊娠早期（妊娠12周内）的TPO-Ab，目前被认为是预测产后甲状腺炎发生的最佳指标，因为此时TPO-Ab水平尚未受到妊娠期免疫抑制的明显干扰。综合分析10项研究的结果显示，妊娠早期TPO-Ab阳性者，33%～50%会发生产后甲状腺炎；随着抗体滴度升高，产后甲状腺炎的患病风险也随之上升；这些妊娠女性产后甲状腺炎的发生率较TPO-Ab阴性者高30余倍。但是，TPO-Ab预测产后甲状腺炎的阳性预测值仍比较低（平均为0.57）。另外一个确切的危险因素是既往有产后甲状腺炎病史。即使其在第一次产后甲状腺炎病程中甲状腺功能完全恢复正常，这样的女性仍有高达70%的概率在下一次分娩后再患产后甲状腺炎。

即便产后甲状腺炎可能仅带来一过性的甲状腺功能改变，但是我们仍会关心是否能够预防、怎样才能预防这种疾病，毕竟顺利、健康地度过

产后阶段是每个育龄女性的愿望。学者们想到的预防方法包括妊娠期间对TPO-Ab阳性的女性补充碘剂和补充左甲状腺素。但是，研究显示这两种干预均不能达到预期目的。另一种预防方法——硒制剂似乎有效。在意大利进行的研究中，每天口服200μg硒较安慰剂明显降低了产后甲状腺炎的发生率。但是，这并不等于我们可以在临床中推广这一方法，原因包括：第一，硒的预防作用仅有意大利的这一项研究，不足以成为临床应用的循证依据。第二，硒制剂的补充需要结合基础硒营养状态，对于基础硒缺乏人群，硒制剂治疗安全性较高；基础硒并不缺乏的人群，硒制剂带来的益处有待商榷，甚至可能带来不良反应（如糖尿病发病率增加）。第三，硒制剂预防或治疗自身免疫性甲状腺病属于适应证外用药，对于妊娠人群这个特殊群体，适应证外用药需格外谨慎。

（关海霞）

参 考 文 献

[1] 廖二元. 内分泌学. 第2版. 北京：人民卫生出版社，2010.

[2] Aleksic Z, Aleksic A, Mitov V, et al. Amiodaron treatment and thyroid autoimmunity markers. Hell J Nucl Med, 2008, 11（2）：105-109.

[3] Alexander EK, Pearce EN, Brent GA, et al. 2017 Guidelines of the American Thyroid Association for the Diagnosis and Management of Thyroid Disease During Pregnancy and the Postpartum. Thyroid. 2017, 27（3）：315-389.

[4] Alfadda AA, Sallam RM, Elawad GE, et al. Subacute thyroiditis: Clinical presentation and long term outcome. Int J Endocrinol, 2014（2014）：794943.

[5] Altay FA, Güz G, Altay M, Subacute thyroiditis following seasonal influenza vaccination. Hum Vaccin Immunother, 2016, 12（4）：1033-1034.

[6] Amino N, Mori H, Iwatani Y, et al. High prevalence of transient postpartum thyrotoxicosis and hypothyroidism. N Engl J Med, 1982, 306（14）：849-852.

[7] Amino N, Tada H, Hidaka Y. Postpartum autoimmune thyroid syndrome: a model of aggravation of autoimmune disease. Thyroid, 1999, 9：705-713.

[8] Ando T, Davies T. Clinical Review 160: Postpartum autoimmune thyroid disease: the potential roleof fetal microchimerism. J Clin Endocrinol Metab, 2003, 88（7）：2965-2971.

[9] Syrenicz A. Etiopathogenesis and diagnostics of autoimmune thyroid diseases. Thyroid Res, 2015, 8（Suppl 1）：A26.

[10] Arao T, Okada Y, Torimoto K, et al. Prednisolone Dosing Regimen for Treatment of Subacute Thyroiditis. J UOEH, 2015, 37（2）：103-110.

[11] Bartalena L, Bogazzi F, Pecori F, et al. Graves' disease occurring after subacute thyroiditis: report of a case and review of the literature. Thyroid, 1996, 6（4）：345-348.

[12] Bekkering GE, Agoritsas T, Lytvyn L, et al. Thyroid hormones treatment for subclinical hypothyroidism: a clinical practice guideline. BMJ, 2019, 365：l2006.

[13] Benbassat CA, Olchovsky D, Tsvetov G, et al. Subacute thyroiditis: clinical characteristics and treatment out-come in fifty-six consecutive patients diagnosed

between 1999 and 2005. J Endocrinol Invest, 2007, 30(8): 631-635.

[14] Benvenga S, Trimarchi F. Changed presentation of Hashimoto's thyroiditis in north-eastern Sicily and Calabria (southern Italy) based on a 31-year experience. Thyroid, 2008, 18(4): 429-441.

[15] Bindra A, Braunstein GD. Thyroiditis. Am Fam Physician, 2006, 73(10): 1769-1776.

[16] Blonde L, Witkin M, Harris R. Painless subacute thyroiditis simulating Graves' disease. West J Med, 1976, 125(1): 75-78.

[17] Buzduga CM, Costea CF, Dumitrescu GF, et al. Cytological, histopathological and immunological aspectsof autoimmune thyroiditis: a review. Rom J Morphol Embryol, 2017, 58(3): 731-738.

[18] Caruso G, Attard M, Caronia A, et al. Color Doppler measurement of blood flow in the inferior thyroid artery in patients with autoimmune thyroid diseases. Eur J Radiol, 2000, 36(1): 5-10.

[19] Caturegli P, De Remigis A, Chuang K, et al. Hashimoto's thyroiditis: celebrating the centennial through the lens of the Johns Hopkins hospital surgical pathology records. Thyroid, 2013, 23(2): 142-150.

[20] Caturegli P, De Remigis A, Rose NR. Hashimoto thyroiditis: clinical and diagnostic criteria. Autoimmun Rev, 2014, 13(4-5): 391-397.

[21] de Bruin TW, Riekhoff FP, de Boer JJ. An outbreak of thyrotoxicosis due to atypical subacute thyroiditis. J Clin Endocrinol Metab, 1990, 70(2): 396-402.

[22] De Groot L, Abalovich M, Alexander E, et al. Management of thyroid dysfunction during pregnancy and postpartum: an Endocrine Society clinical practice guideline. J Clin Endocrinol Metab, 2012, 97(8): 2543-2565.

[23] DeGroot LJ, Jameson JL. Endocrinology. 7th ed. Philadelphia: W.B. Saunders Company, 2016.

[24] Desailloud R, Hober D. Viruses and thyroiditis: an update. Virol J, 2009, 6: 5.

[25] Di Bari F, Granese R, Le Donne M, et al. Autoimmune abnormalities of postpartum thyroid diseases. Front Endocrinol, 2017, 8(1): 166.

[26] Donkol RH, d Nada AM, Boughattas S. Role of color Doppler in differentiation of Graves' disease and thyroiditis in thyrotoxicosis. World J Radiol, 2013, 5(4): 178-183.

[27] Hennessey JV. Riedel's Thyroiditis: A Clinical Review. J Clin Endocrinol Metab, 2011, 96: 3031-3041.

[28] Engkakul P, Mahachoklertwattana P, Poomthavorn P. Eponym: de Quervain thyroiditis. Eur J Pediatr, 2011, 170(4): 427-431.

[29] Farwell AP. Subacute thyroiditis and acute infectious thyroiditis. In: Braverman LE, Utiger RD(eds). The Thyroid. A Fundamental and Clinical Text. Ninth edition. Philadelphia: Lippincott Williams & Wilkins, 2005.

[30] Fatourechi V, Aniszewski JP, Fatourechi GZ, et al. Clinical features and outcome of subacute thyroiditis in an incidence cohort: Olmsted County, Minnesota, study. J Clin Endocrinol Metab, 2003, 88(5): 2100-2105.

[31] Friedrich N, Schwarz S, Thonack J, et al. Association between parity and autoimmune thyroiditis in a general female population. Autoimmunity, 2008, 41(2): 174-180.

[32] Fujii S, Miwa U, Seta T, et al. Subacute thyroiditis with highly positive thyrotropin receptor antibodies and high thyroidal radioactive iodine uptake. Intern Med, 2003, 42(8): 704-709.

[33] Hay ID. Thyroiditis: a clinical update. Mayo Clin Proc, 1985, 60(12): 836-843.

[34] Greene JN. Subacute thyroiditis. Am J Med, 1971, 51(1): 97-108.

[35] Guan H, Li C, Li Y, et al. High iodine intake is a risk factor of postpartum thyroiditis: result of a survey from Shenyang, China. J Endocrinol Invest, 2005, 28(10): 876-881.

[36] Hamburger JL. Subacute thyroiditis: diagnostic difficulties and simple treatment. J Nucl Med, 1974, 15(1): 81-89.

[37] Hashimoto K, Mori M. Guidelines for the diagnosis and management of thyroid disease and their utility. Nihon Rinsho, 2012, 70(11): 1857-1864.

[38] Duininck TM, van Heerden JA, Fatourechi V, et al. de Quervain's thyroiditis: surgical experience. Endocr Pract, 2002, 8(4): 255-258.

[39] 中华医学会内分泌学分会, 中华医学会围产医学分会. 妊娠和产后甲状腺疾病诊治指南. 中华内分泌代谢杂志, 2012, 28(5): 354-372.

[40] 中华医学会内分泌学分会《中国甲状腺疾病诊治指南》编写组. 中国甲状腺疾病诊治指南: 甲状腺炎. 中华内科学杂志, 2008, 47(9): 784-788.

[41] 中华医学会内分泌学分会《中国甲状腺疾病诊治指南》编写组. 中国甲状腺疾病诊治指南. 中华内科杂志, 2007, 46(10): 876-882.

第五章　甲状腺结节的鉴别诊断

一、概述——甲状腺结节的流行备受关注

甲状腺结节（thyroid nodule）是指各种原因导致甲状腺内出现一个或多个组织结构异常的团块。虽能触及，但在超声检查中未能证实的"结节"，不能诊断为甲状腺结节。体检未能触及，而在影像学检查偶然发现的结节称作"甲状腺意外结节"。甲状腺结节在各个年龄段的男女人群中均可见到，但在中年女性中较多。甲状腺结节有良性与恶性之分，良性的甲状腺结节主要包括结节性甲状腺肿、甲状腺腺瘤等；恶性的甲状腺结节则以甲状腺癌为主，另外还包括甲状腺淋巴瘤、转移瘤等。近年来，随着高清晰超声诊断技术的普及和应用，甲状腺结节发病率由触诊发现的3%～7%增至20%～76%。85%～95%的甲状腺结节为良性。虽然恶性结节仅占5%～15%，但流行病学显示近年来甲状腺癌的发病呈攀升趋势，因此要高度关注。

二、临床表现——诊断甲状腺结节不容忽视

绝大多数甲状腺结节发病隐匿，较少有明显的症状和体征，常常是通过体格检查或自身触摸或影像学检查而发现。鉴别甲状腺结节的良恶性，以及治疗和随访管理要综合临床表现、影像学检查、实验室结果和细胞学证据。所以甲状腺结节的临床表现不容忽视。

（一）甲状腺肿大

甲状腺结节最常见的临床表现是颈部压迫感和影响美观。甲状腺体积、重量的增加是其共同特征，但肿大是渐进的。患者常不知其发生的时间，一般在地方病调查、体检时才被发现，但甲状腺Ⅱ度以上肿大者是可以自行发现的。

（二）压迫症状

1. **气管受压**　由于甲状腺在解剖上包绕气管的前面和两个侧面，因此肿大的甲状腺可压迫气管，出现堵塞感、憋气及呼吸不畅；当气管直径缩小到正常的1/3时，可出现呼吸困难，患者常不能平卧，老年人则更明显。巨大的甲状腺肿长期压迫可造成气管狭窄、弯曲、变形、移位或软化，诱发肺气肿及支气管扩张的发生，严重者可导致右心室肥大。在重度缺碘地区，极少数的新生儿甲状腺肿大而导致新生儿窒息。查体时可听到气管喘鸣音，类似"笛音"。

2. **食管受压**　肿大的甲状腺将气管推向一侧而压迫食管，有的肿大腺体可伸入气管与食管之间，造成吞咽困难。

3. **喉返神经受压与声音嘶哑**　喉返神经受压与声音嘶哑是肿大的甲状腺压迫喉返神经所致。早期表现为声音嘶哑、痉挛性咳嗽，晚期可失声；另一种原因是由于静脉受压，引起喉黏膜水肿，使发声沙哑；但喉返神经受压出现声音嘶哑应注意除外甲状腺癌的可能。

4. **颈交感神经受压**　颈交感神经受压可以出现同侧瞳孔扩大，严重者出现霍纳综合征（眼球下陷、瞳孔变小、眼睑下垂）。

5. **静脉受压**　上腔静脉受压引起上腔静脉综合征，使单侧面部、头部或上肢水肿；胸廓入口处狭窄可影响头、颈和上肢的静脉回流，造成静脉充血，当患者上臂举起时这种阻塞表现加重，患者还可出现头晕，甚至发生晕厥；甲状腺内出血可造成伴有疼痛的急性甲状腺肿大，常可引起或加重阻塞、压迫症状。

6. **其他**　异位甲状腺，如胸骨后甲状腺，当过度肿大时，压迫颈内静脉或上腔静脉，造成胸壁静脉怒张或皮肤瘀点，挤压肺部，造成肺扩张不全；舌下的甲状腺肿可使舌抬高，影响进食和

说话，但这些症状一般非甲状腺功能异常所致。

（三）并发症

气管软化是由于肿大的甲状腺长期压迫气管所致，质地坚硬或钙化的甲状腺结节直接压迫气管是造成软化的主要因素。患者的主要症状是呼吸困难（71.6%），甚至不能平卧（16.4%），半数以上患者还有心悸、气促等心血管系统症状。

甲状腺结节是否会转变成甲状腺癌呢？最新研究表明，甲状腺良性结节与甲状腺癌在遗传进化上完全不相关，甲状腺癌更倾向于从正常甲状腺直接发展而来。此间专家倡导建立基因诊断体系，以实现精确诊断。

三、检查方法的合理选择及在甲状腺结节鉴别诊断中的应用

甲状腺结节的诊断和治疗涉及多学科，病变的早期发现涉及内分泌科、超声科及影像学科，良性恶性结节的评估需要内分泌科、超声科和病理科共同完成，结节的治疗和随访管理则涉及外科、内分泌科和核医学科，可见甲状腺结节的规范性诊疗需要多学科协作，而内分泌科的作用贯穿始终，是协作的基础。在鉴别甲状腺结节的良恶性时，要综合临床表现、影像学检查、实验室结果和细胞学证据。甲状腺细针穿刺细胞学检查（fine needle aspiration cytology，FNAC）是性价比最高的方法。

1. 询问病史与体格检查时应重视的问题　绝大多数甲状腺结节发病隐匿，较少有明显的症状和体征，常常通过体格检查或自身触摸或影像学检查而发现。临床上，发现甲状腺结节后必须对甲状腺及其周围的淋巴结仔细检查和评估，并收集完整的病史资料。下述病史和体格检查结果是甲状腺癌的危险因素：①童年期头颈部放射线照射史或放射性尘埃接触史；②全身放射治疗史；③有分化型甲状腺癌（differentiated thyroid cancer，DTC）、甲状腺髓样癌（medullary thyroid cancer，MTC）或多发性内分泌腺瘤病（multiple endocrine neoplasia，MEN）2 型、家族性多发性息肉病、某些甲状腺癌综合征的既往史或家族史；④男性；⑤结节增长迅速；⑥伴持续性声音嘶哑、发音困难，并可排除声带病变（炎症、息肉等）；⑦伴吞咽困难和呼吸困难；⑧结节形状不规则、与周围组织粘连固定；⑨伴颈部淋巴结病理性肿大。越来越多的研究发现，下列 4 种情况甲状腺结节恶性变的可能性相同：孤立性甲状腺结节、多结节性甲状腺肿、临床上可触及的结节、意外甲状腺结节（即偶然瘤）。另外，现有资料提示，甲状腺小结节和甲状腺大结节具有一样的侵犯性，能侵犯甲状腺包膜、周围淋巴结，故认为结节大小不是判断其是否具有侵犯性的指标。

2. 血清学检查的现状及意义　虽然绝大部分甲状腺结节功能正常，但促甲状腺激素（TSH）仍被推荐为必测项目。多数权威指南提出，发现甲状腺结节后应首先行 TSH 测定，如果 TSH 低于正常，下一步行甲状腺核素显像，以判断结节是否为功能性。因为除极少数的甲状腺滤泡性腺癌表现为热结节外，功能性结节绝大多数均为良性病变。因此，显像确定为功能性者一般不需要再行细胞学检查。如果 TSH 正常或增高，应做甲状腺超声或 FNAC。甲状腺结节恶性程度与 TSH 呈正相关，即使 TSH 在正常范围也是如此，故把 TSH 作为甲状腺恶变的独立危险因子。甲状腺球蛋白、甲状腺球蛋白抗体及其他甲状腺自身抗体的测定对良恶性甲状腺结节鉴别的价值尚不能确定。如果有 MTC 或是 MEN2 家族史，应检测基础降钙素（calcitonin，CT）水平，如果升高，提示甲状腺髓样癌（MTC）的可能。这些患者应排除是否患有嗜铬细胞瘤。应对 B 超提示为恶性的甲状腺结节患者常规进行血清降钙素检测。

3. 甲状腺超声检查对良恶性结节的鉴别价值及困惑　甲状腺超声（thyroid ultrasound）对甲状腺结节良恶性的鉴别价值优于计算机体层成像（CT）和 MRI。超声有很强的分辨率，可以发现 2～3mm 的结节，并具有高敏感、方便、无创等优势，据报道 B 超诊断恶性的敏感性为 87%～93%。结合彩色多普勒超声、超声弹性成像、超声造影与传统超声，可进一步提升鉴别诊断的准确率，超声引导下穿刺活检是术前评估良恶性结节的敏感性和特异性最高的方法，而超声引导下的消融技术则可用于治疗。

在甲状腺结节的诊断程序中，高分辨超声检查是目前敏感性最高的检查方法，可测量结节的大小、确定结节的内部结构等。如何在超声下观察甲状腺结节？重点是注意结节内部的回声、边

界、钙化、血流等。首先就是结节的内部结构，囊性结节（尤其纯囊性结节）、海绵状结节多为良性，而实性结节需要警惕恶性可能。甲状腺结节回声包括多种，其中恶性结节多表现为极低回声、低回声，且内部不均质，而良性结节多表现为等回声、高回声。恶性结节由于呈浸润性生长，边界模糊，而分化良好的结节一般边界很清晰。恶性结节的边缘多不规则，分刺、毛刺或者分叶样，此外，纵横比大于 1 的结节高度怀疑是恶性。需理清的是，边缘不规则跟边界不清不是一个概念。美国甲状腺学会 2015 年版甲状腺结节指南指出，边缘不规则指结节与腺体实质分界清晰、边缘为不规则的小分叶状，浸润性或毛刺样，而边界不清指的是结节与腺体实质之间的界面很难界定。由于具备快捷、经济、无创、可重复性等优点，超声检查目前被认为是诊断甲状腺结节的首选手段，对于甲状腺结节的定位和大小的估计明显优于其他方法。近年来，随着超声影像技术的发展，超声检查采用灰阶超声、彩色多普勒血流显像、超声造影及弹性成像技术（ultrasonic elasotography，UE），对甲状腺结节的诊断及鉴别诊断提供了更有力的依据。

某些超声征象有助于甲状腺结节的良恶性鉴别。中华医学会关于《甲状腺结节和分化型甲状腺癌诊治指南》指出，下述超声改变的甲状腺结节几乎全部为良性：①纯囊性结节。②由多个小囊泡占据 50% 以上结节体积、呈海绵状改变的结节，97% 为良性。而以下超声征象提示甲状腺癌的可能性大：①实性低回声结节。②结节内血供丰富（TSH 正常情况下）。③结节的形态和边缘不规则、晕圈缺如。④微小钙化、针尖样弥散分布或簇状分布的钙化。⑤同时伴有颈部淋巴结超声影像异常，如淋巴结呈圆形、边界不规则或模糊、内部回声不均、内部出现钙化、皮髓质分界不清、淋巴门消失或囊性变等。

指南同时指出，通过超声检查鉴别甲状腺结节良恶性的能力与超声医师的临床经验有关。

4. 甲状腺核素显像的临床意义　依据结节对放射性核素的摄取能力评价结节的功能，将结节分为"热结节""温结节""冷/凉结节"。^{123}I 或高锝酸盐对于甲状腺结节都是有用的显像物质，但大多数专家更偏向于应用 ^{123}I 处理患者。^{123}I 或 ^{99m}Tc 检查提示高功能的结节几乎均为良性，这些病变占所有结节的比例不到 10%。偶尔会有 ^{99m}Tc 显像为高功能性结节，而 ^{123}I 为低功能者。那些 ^{123}I 或 ^{99m}Tc 显像表现为低摄取或正常摄取的结节也通常为良性，但是不能排除恶性的可能。因此，除了高功能结节，甲状腺扫描不能区分良恶性。

然而，在有些情况下，甲状腺扫描是有意义的，包括：①判断甲亢患者是否是高功能结节；② FNAC 提示可疑滤泡肿瘤的甲状腺结节的功能状态；③区别多发性甲状腺结节的功能状态。此外，当触诊难以鉴别结节的特征，尤其是多发性结节尚存疑问、甲状腺不规则或胸骨后甲状腺肿，放射性核素甲状腺扫描有助于诊断。锝-99m-甲氧基异丁基异腈双时相法对甲状腺恶性结节的确诊率有所提高，其阳性预测值为 47.5%，但有较好的阴性预测值（96.9%），即如果扫描阴性则恶性可能性极小。核素的另一种扫描——^{18}F-葡聚糖正电子发射计算机体层显像仪（PET/CT）虽然可以提高甲状腺恶性结节的诊断率，但其敏感性和特异性并不理想，且因价格昂贵而较少在临床使用，只在诊断颈部不明原发灶的转移癌时才被选用。

5. MRI 和 CT 检查的优势及不足　MRI 和 CT 检查因价格昂贵而且判断结节的性质不如超声检查敏感，故不推荐常规使用。但当怀疑甲状腺结节位于胸骨后、巨大甲状腺肿导致气管压迫、甲状腺癌侵犯气管及喉时，可进行 CT 或 MRI 评估结节和周围组织的关系。

（1）CT 优势及不足：

1）优势：对操作者的经验依赖性小；可对中央组淋巴结、上纵隔组淋巴结和咽后间隙组淋巴结进行观察；可对胸骨后甲状腺病变、较大病变及其与周围结构的关系进行细微观察；通过观察强化程度可对滤泡性病变进行初步判断；有利于观察环状钙化内部与周围甲状腺组织的关系，判断病变良恶性，有利于预测孤立性粗钙化的良恶性。

2）不足：射线暴露；价格相对较高；软组织分辨率较低，不适用于最大径≤5mm 结节及弥漫性病变合并结节的患者；碘过敏、甲状腺功能亢进及术后短期内需行 ^{131}I 治疗是 CT 检查禁忌证；无法对淋巴结内微转移及最大径＜5mm 的淋巴结性质进行判断。

甲状腺良恶性结节的 CT 征象：良性结节——边界清晰、形态规则、有囊变，增强后边界较平扫清晰、高强化；恶性结节——边界模糊、形态不规则、有"咬饼"征及微钙化，增强后边界较平扫模糊。颈部淋巴结转移的 CT 征象：高强化（CT 值 ≥40HU）、淋巴结最小径/最大径≥0.5、有囊变、微钙化、簇集状淋巴结（同组淋巴结≥3 枚），淋巴结大小的阈值同超声。

（2）MRI 优势及不足：

1）优势：对操作者的经验依赖性小；无射线损伤；对中央组、上纵隔组和咽后间隙组淋巴结的判断较好；通过多方位、多参数成像，可更好地观察胸骨后甲状腺病变、较大病变与周围结构的关系、病变内囊变和出血等情况；可通过动态增强扫描、磁共振弥散加权成像等功能成像对结节良、恶性进行较准确评估。

2）不足：分辨率不高，仅适用于最大径 >1cm 的结节检查；MRI 检查禁忌证较多，如病情危重、幽闭恐惧症及有心脏起搏器者；对钙化不敏感，影响对良、恶性结节和淋巴结转移的判断；检查时间长，易受呼吸和吞咽动作影响。

良、恶性结节的 MRI 征象：良性结节——边界清晰、形态规则、有囊变，增强后边界较平扫清晰、高强化，速升速降型的灌注曲线、较高的表观扩散系数（apparent diffusion coefficient，ADC）。恶性结节——边界模糊、形态不规则、"咬饼"征、增强后边界较平扫模糊、渐进型的灌注曲线、较小的 ADC 值。

6. 超声引导下细针抽吸细胞学(fine needle aspiration cytology guided by ultrasound，FNAC) 的诊疗作用和意义 甲状腺 FNAC 是一种快捷、准确、安全、创伤小的检查方法。1930 年，Martin 等首先报道了粗针抽吸活检诊断甲状腺疾病。但因粗针有并发症，且有针道癌的报道，从而限制了其发展。至 20 世纪 80 年代，Yokozawa 等采取 FNAC，未见针道癌的报道，并发症也大为减少，自此，FNAC 的临床应用日趋广泛。目前在美国，FNAC 已被列为临床上诊断甲状腺结节最精确的首选方法，已经成为评估孤立性甲状腺结节和多发性结节性甲状腺肿的基石。FNAC 是一种需要技术和经验的操作，病理读片也同样重要。如果操作得当，假阴性发生率低于 5%，假阳性率不足 1%。尤其对乳头状甲状腺癌的诊断准确率最高。但对滤泡样良恶性结节的诊断，被称为 FNAC 的禁区，因为滤泡样癌的诊断需要血管、淋巴管及包膜的侵犯情况，在 FNAC 中却不能发现。甲状腺超声检查提示直径≥1cm 结节及临床或超声提示恶性病变者，无论结节大小均为 FNAC 的适应证。

目前，美国《甲状腺结节诊断和治疗临床实践指南》已把甲状腺细针穿刺细胞学活检作为甲状腺结节诊断的首选方法。FNAC 的诊断准确性取决于多种因素，包括穿刺操作者的经验、涂片标本的制备、细胞病理学家的诊断经验等。

7. 基因检测及肿瘤标志物 近年来，基因诊断技术的进步也提高了 FNAC 诊断的准确性。应用分子生物学手段可检测穿刺细胞中 *BRA* 等基因突变，如果查到突变，则乳头状甲状腺癌可能性很大。据报道，在 10%～16% 的常规细胞学检查不能确定的病例中，应用基因检查可获得正确诊断。

RET 基因筛查对于甲状腺髓样癌家族、内分泌综合征 MEN2A 及 MEN2B 的直系亲属亦有重要意义，可以早期发现微小的髓样癌，或作为家族成员预防性甲状腺切除的依据。不仅如此，确定鉴别良恶性甲状腺结节并评估预后的特异性肿瘤标志物，建立确实可行的检测手段，一直是研究的热门领域，对甲状腺肿瘤患者的诊断及治疗具有重要意义。在今后的医疗活动中尽可能研究和实施甲状腺肿瘤标志物的检测，并结合其他实验室及影像学检查来帮助鉴别甲状腺结节的性质。

四、治疗的抉择和随访策略

（一）非手术治疗

1. TSH 抑制治疗 对于无症状、无临床和超声恶性风险、FNAC 为良性甲状腺结节的患者，随访即可。绝大多数的良性结节不需要任何治疗。在碘缺乏地区，推荐补充碘。亚临床甲状腺功能低下的病例可以适当用左甲状腺素替代治疗。甲状腺癌做次全或全切除术后患者应终身服用甲状腺素片或左甲状腺素，以治疗甲状腺功能减退及抑制 TSH。补充甲状腺素的剂量，应根据 TSH 水平来调整。具体治疗方案可参见 TSH 抑制治疗章节。

2. **^{131}I 治疗** 主要用于治疗有自主摄取功能并伴有甲亢的良性甲状腺结节。出现局部压迫症状或位于胸骨后的甲状腺结节，不推荐 ^{131}I 治疗。妊娠期或哺乳期是 ^{131}I 治疗的绝对禁忌证。^{131}I 治疗后，约 10% 的患者于 5 年内发生甲减，随时间延长甲减发生率逐渐增加。因此，建议治疗后每年至少检查 1 次甲状腺功能，如发现甲减，要及时给予甲状腺素替代治疗。

^{131}I 也是 DTC 术后治疗的重要手段之一。^{131}I 治疗包括两个层次：一是采用 ^{131}I 清除 DTC 术后残留的甲状腺组织（^{131}I ablation for thyroid remnant），简称 ^{131}I 清甲；二是采用 ^{131}I 清除手术不能切除的 DTC 转移灶，简称 ^{131}I 清灶。

目前对术后 ^{131}I 清甲治疗的适应证尚存争议，主要问题集中于低危患者是否从中获益。结合 ATA 的推荐、国内的实际情况和临床经验，建议对 DTC 术后患者进行实时评估，根据 TNM 分期，选择性实施 ^{131}I 清甲治疗。总体来说，除所有癌灶 < 1.0cm 且无腺外浸润、无淋巴结和远处转移的 DTC 外，均可考虑 ^{131}I 清甲治疗。妊娠期、哺乳期、计划短期（< 6 个月）内妊娠者和无法依从辐射防护指导者，禁忌进行 ^{131}I 清甲治疗。

^{131}I 清灶治疗适用于无法手术切除、但具备摄碘功能的 DTC 转移灶（包括局部淋巴结转移和远处转移）。治疗目的为清除病灶或部分缓解病情。清灶治疗的疗效与转移灶摄取 ^{131}I 的程度和 ^{131}I 在病灶中的滞留时间直接相关，还受到患者年龄、转移灶的大小和部位，以及病灶对 ^{131}I 的辐射敏感性等因素的影响。年轻患者获得治愈的可能性较大，软组织和肺部的微小转移灶易被清除；已形成实质性肿块的转移灶或合并骨质破坏的骨转移，即使病灶明显摄取 ^{131}I，清灶治疗的效果也往往欠佳。高龄、伴随其他严重疾病或无法耐受治疗前甲减者，不宜采用 ^{131}I 清灶治疗。位于关键部位的转移灶（如颅内或脊髓旁、气道内、性腺旁转移等），如果无法手术，即使病灶显著摄取 ^{131}I，也不适合 ^{131}I 清灶治疗，而应采用其他方法处理。

（二）手术治疗

1. FNAC 为良性的甲状腺结节 下述情况下甲状腺结节可考虑手术治疗：①出现与结节明显相关的局部压迫症状；②合并甲状腺功能亢进，内科治疗无效者；③肿物位于胸骨后或纵隔内；④结节进行性生长，临床考虑有恶变倾向或合并甲状腺癌高危因素。因外观或思想顾虑过重影响正常生活而强烈要求手术者，可作为手术的相对适应证。良性甲状腺结节的手术原则为在彻底切除甲状腺结节的同时，尽量保留正常甲状腺组织。建议慎重使用全 / 近全甲状腺切除术式。后者的适应证为结节弥漫性分布于双侧甲状腺，导致术中难以保留较多正常甲状腺组织。术中应注意保护甲状旁腺和喉返神经。

2. 甲状腺癌 甲状腺癌中 90% 以上为 DTC。DTC 起源于甲状腺滤泡上皮细胞，主要包括乳头状甲状腺癌和滤泡性甲状腺癌，少数为 Hurthle 细胞或嗜酸性细胞肿瘤。大部分 DTC 进展缓慢，近似良性病程，生存率很高，但某些组织学亚型的 DTC 容易发生甲状腺外侵犯、血管侵袭和远处转移，复发率高、预后相对较差。这些组织学亚型包括，乳头状甲状腺癌的高细胞型、柱状细胞型、弥漫硬化型、实体亚型和滤泡性甲状腺癌的广泛浸润型等。低分化型甲状腺癌也属于 DTC 范畴，此类肿瘤相对少见，有岛状、梁状或实性结构，但不具备典型的细胞核特点，且至少有下列三个形态学特征之一：核扭曲，核分裂象 ≥3 个 /10 高倍镜视野，坏死。该类型肿瘤的临床生物学特点为高侵袭性、易转移、预后差，是目前 DTC 治疗的难点之一。DTC 的治疗方法主要包括手术治疗、术后 ^{131}I 治疗和 TSH 抑制治疗。其中，手术治疗最为重要，直接影响本病的后续治疗和随访，并与预后密切相关。

（三）妊娠期甲状腺结节的诊疗策略

妊娠期甲状腺结节患者要详细询问病史、完善体格检查、测定血清 TSH 和颈部超声。甲状腺超声可确定甲状腺结节是否存在、声像特点、监测其发展变化、评估颈部淋巴结是否受累等，同时为是否进行 FNAC 检查提供依据。FNAC 是妊娠期一项非常安全的诊断方法，可以在妊娠期任何时段进行。如果 TSH 水平降低，并持续到妊娠 16 周之后，甲状腺结节 FNAC 可以推迟至产后进行；如果 TSH 水平未降低，应根据结节的声像学特征决定是否做 FNAC；如果甲状腺结节良性的可能性大，可以推迟在产后进行 FNAC。

妊娠期间禁忌甲状腺核素扫描和 ^{131}I 治疗。

妊娠早期发现的 DTC 应该进行超声监测，如果妊娠中期甲状腺结节仍然保持稳定，或者是在妊娠后半期发现的结节，手术可以推迟到产后。妊娠早期如果发现暂不手术的 DTC，每 3 个月复查甲状腺超声，监测肿瘤的增长速度。给予左甲状腺素抑制治疗，治疗目标是控制血清 TSH 在 0.1～1.5mU/L。

如果 DTC 在妊娠 24～26 周前持续增大，或者发生淋巴结转移，推荐手术治疗。DTC 的手术时机应当选择在妊娠 T_2 期后期，以降低母亲及胎儿的并发症；在妊娠 T_1 期手术麻醉易影响胎儿器官形成和引起自发性流产；在妊娠 T_3 期手术易发生早产。虽然甲状腺切除术在妊娠中期可以安全进行，但是对于非侵袭性分化型甲状腺癌患者，更建议在分娩后进行手术。同时，还应考虑术后母亲甲减或者甲状旁腺功能减退的风险。

妊娠期新诊断的髓样癌或未分化癌对妊娠带来的影响尚不清楚。然而，治疗延迟很有可能产生不利结局。因此，在评估了所有的临床因素后，应该强烈考虑手术。FNAC 不能确诊的甲状腺结节，如果没有肿瘤迅速增大或者淋巴结转移，不需要给予左甲状腺素治疗，也不需要进行手术；如果临床上怀疑有侵袭，可以考虑手术治疗。

对于已经手术治疗的甲状腺癌患者，妊娠后的主要问题是保持妊娠前的 TSH 抑制水平，防止出现甲减。定期监测血清 TSH，每 2～4 周 1 次，直至妊娠 20 周。TSH 稳定，可每 4～6 周监测一次。

甲状腺结节是甲状腺常见病症之一，其良恶性鉴别和规范化诊治始终是甲状腺学科的重点。以超声为主的影像学检查是甲状腺结节良恶性初步鉴别的主要手段，而多学科协作则为甲状腺结节的良好疗效提供了可靠保障。

（李艳波）

参 考 文 献

[1] 中华医学会内分泌学分会、中华医学会普通外科学分会、中国抗癌协会头颈肿瘤专业委员会、中华医学会核医学分会. 甲状腺结节和分化型甲状腺癌诊治指南. 中华内分泌代谢杂志, 2012, 28(10): 779-797.

[2] 白耀. 甲状腺病学基础与临床. 北京: 科学技术文献出版社, 2003.

[3] Hegedus L. Clinical practice. The thyroid nodules. N Engl J Med, 2004, 351(17): 1764-1771.

[4] Belfiore A, La Rosa GL, La Porta GA, et al. Cancer risk in patients with cold thyroid nodules: relevance of iodine intake, sex, age, and multinodularity. Am J Med, 1992, 93(4): 363-369.

[5] Cappelli C, Castellano M, Braga M, et al. Aggressiveness and outcome of papillary thyroid carcinoma(PTC) versus microcarcinoma(PMC): a mono-institutional experience. J Surg Oncol, 2007, 95(7): 555-560.

[6] Boelaert K, Horacek J, Holder RL, et al. Serum thyrotropin concentration as a novel predictor of malignancy in thyroid nodules investigated by fine-needle aspiration. J Clin Endocrinol Metab, 2006, 91(11): 4295-4301.

[7] 中国抗癌协会甲状腺癌专业委员会. 甲状腺癌血清标志物临床应用专家共识(2017 版). 中国肿瘤临床, 2018, 45(1): 7-13.

[8] Salvatore G, Giannini R, Faviana P, et al. Analysis of BRAF point mutation and RET/PTC rearrangement refines the fine-needle aspiration diagnosis of papillary thyroid carcinoma. J Clin Endocrinol Metab, 2004, 89(10): 5175-5180.

[9] 张纯海, 高识, 朱灏宇, 等. ^{99m}Tc-MIBI 显像在甲状腺结节诊断中的应用研究. 中国实验诊断学, 2008, 12(12): 1560-1561.

[10] 中华医学会放射学分会头颈学组. 甲状腺结节影像检查流程专家共识. 中华放射学杂志, 2016, 50(12): 911-915.

[11] Yokozawa T, Fukata S, Kuma K, et al. Thyroid cancer detected by ultrasound-guided fine-needle aspiration biopsy. World J Surg, 1996, 20(7): 848-853.

[12] 李文波, 朱庆莉, 张波, 等. 超声引导下细针吸取细胞学检查对甲状腺结节的诊断价值. 中国医学科学院学报, 2010, 32(5): 77-80.

[13] Salvatore G, Giannini R, Faviana P, et al. Analysis of BRAF point mutation and RET/PTC rearrangement refines the fine-needle aspiration diagnosis of papillary

thyroid carcinoma. J Clin Endocrinol Metab，2004，89（10）：5175-5180.

[14] Rydlova M，Ludvikova M，Stankova I. Potential diagnostic markers in nodular lesions of the thyroid gland：an immunohistochemical study. Biomed Pap Med Fac Univ Palacky Olomouc Czech Repub，2008，152（1）：53-59.

[15] Cooper DS，Doherty GM，et al. American Thyroid Association（ATA）Guidelines Taskforce on Thyroid Nodules and Differentiated Thyroid Cancer，The American Thyroid Association Guidelines Taskforce. Revised management guidelines for patients with thyroid nodules and differentiated thyroid cancer. Thyroid，2009，19（11）：1167-1214.

[16] Luster M，Clarke SE，Dietlein M，et al. Guidelines for radioiodine therapy of differentiated thyroid cancer. Eur J Nucl Med Mol Imaging. 2008，35（10）：1941-1959.

[17] Schlumberger M，Challeton C，De Vathaire F，et al. Radioactive iodine treatment and external radiotherapy for lung and bone metastases from thyroid carcinoma. J Nucl Med，1996，37（4）：598-605.

[18] 李晓曦. 2016年美国临床内分泌医师协会《甲状腺结节诊断和治疗临床实践医学指南》解读. 中国实用外科杂志，2017，37（2）：157-161.

[19] Volante M，Landolfi S，Chiusa L，et al. Poorly differentiated carcinomas of the thyroid with trabecular，insular，and solid patterns：a clinicopathologic study of 183 patients. Cancer. 2004，100（5）：950-957.

[20] Mazzaferri EL，Jhiang SM. Long-term impact of initial surgical and medical therapy on papillary and follicular thyroid cancer. Am J Med，1994，97（5）：418-428.

[21] Bilimoria KY，Bentrem DJ，Ko CY，et al. Extent of surgery affects survival for papillary thyroid cancer. Ann Surg，2007，246（3）：375-381.

[22] 丁榕，范建霞. 美国甲状腺学会《2017年妊娠及产后甲状腺疾病诊治指南》解读. 中华围产医学杂志，2017，20（3）：165-169.

[23]《妊娠和产后甲状腺疾病诊治指南》（第2版）编撰委员会，中华医学会内分泌学分会，中华医学会围产医学分会. 妊娠和产后甲状腺疾病诊治指南（第2版）. 中华内分泌代谢杂志，2019，35（8）：636-665.

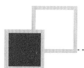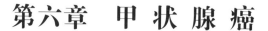

第六章　甲　状　腺　癌

第一节　甲状腺滤泡上皮细胞癌

甲状腺癌按照细胞起源可以分为两大类：甲状腺非髓样癌（non-medullary thyroid cancer，NMTC），源自滤泡上皮细胞，占95%；甲状腺髓样癌（medullary thyroid carcinoma，MTC），源自甲状腺滤泡旁细胞（即 C 细胞），占5%。NMTC有四种组织亚型：乳头状甲状腺癌（papillary thyroid carcinoma，PTC），占85%；滤泡性甲状腺癌（FTC），占11%；Hurthle（嗜酸）细胞癌，占3%；未分化癌，占1%。本节重点讨论FTC。

FTC包含三个亚型：①微小浸润型滤泡癌，仅发生包膜侵犯；②包膜内血管浸润型滤泡癌；③广泛浸润型滤泡癌。Hurthle细胞癌较为罕见，是一种具有乳头状核特征的非浸润性甲状腺滤泡性肿瘤（non-invasive follicular thyroid neoplasm with papillary-like nuclear feature，NIFTP），一般边界清楚或具有包膜，细胞增大，胞质含有嗜酸性颗粒。也有学者认为Hurthle细胞癌为FTC的重要的组织学变异，理论上可以归类到FTC。

FTC与PTC又统称为分化型甲状腺癌（DTC）。FTC作为第二大类甲状腺癌，与PTC比较，具有显著差异。

（1）组织学特征：PTC通常由分化良好的上皮细胞组成，具有鲜明的核型特征。然而，FTC缺乏典型的核型特征，细胞学检查往往不易甄别，这就意味着FTC的术前诊断相比PTC困难得多，很多FTC初诊时肿瘤体积几乎是PTC体积的2倍。

（2）侵袭转移特征：多数PTC生长较缓慢，虽然30%～80%的PTC患者在初诊时即存在颈部淋巴结转移，但预后较好。而FTC尽管颈部淋巴结转移相对较少，但更容易发生血行传播的远

处转移。据报道，初诊时 FTC 远处转移率可达到10%。由此可见，与PTC比较，FTC较易发生远处转移，预后更差。因此，如何实现FTC的早期诊断，选择合理的手术方式，术后如何监测病情，是临床医生面临的一个重要问题。

一、流行病学特点与潜在的危险因素

甲状腺癌是最常见的内分泌系统肿瘤，近年来，其发病率在全球范围内呈现激增势头，成为增长速度最快的恶性肿瘤之一。美国的调查数据显示，2014年甲状腺癌新发病例数约为2009的1.7倍。预计到2030年，甲状腺癌可能会成为继乳腺癌、前列腺癌和肺癌之后的第四大肿瘤。韩国的最新流行病学数据显示，甲状腺癌发病率已列于韩国女性恶性肿瘤的首位。我国的形势同样不容乐观。据报道，2007—2011年间，我国甲状腺癌发病率以每年平均4.5%的速度递增。按照我国不同省市最新的流行病学数据，甲状腺癌在女性恶性肿瘤中排名第1至第6位之间，甲状腺癌已经成为我国女性发病率增长最快的恶性肿瘤。根据美国流行病检测和最终结果（surveillance，epidemiology，and end results program，SEER）数据，1980—2009年期间，美国FTC的发病率为女性1.19/1万，男性0.55/1万，我国目前没有相关的调查数据。

甲状腺癌中，PTC发病率增长最快，尤其是癌灶直径<1cm的甲状腺微小乳头状癌。与之相比较，FTC包括Hurthle细胞癌的增长率不是很明显，甚至有所下降。究其原因，一方面是病理诊断标准的变迁。1950—1960年期间，PTC和FTC的鉴别主要基于肿瘤乳头状或滤泡状的生长模式，当时，FTC是最常见的病理类型。然而，1977年Chem和Rosai指出，核形态是区分PTC和FTC的最重要标志。参照这一标准，从前很

136

多被诊断为 FTC 的患者其实为滤泡性乳头状甲状腺癌（follicular variant papillary thyroid cancer，FAPTC）。自此，PTC 的发病率开始超过 FTC。另一方面，FTC 的发病率下降还与碘补充有关。随着对碘缺乏危害的重视，很多国家和地区开始对居民常规补充碘盐。随后人们发现，碘盐的补充增加了 PTC 的发病率，减少了 FTC 的发病率，两者发病率呈现相反的变化。

甲状腺癌发病率的急剧增加引发了人们的思考：甲状腺癌是否存在过度诊断的问题？诚然，甲状腺癌的发生率增加可能与诊断手段的进步有关，然而，这并不是唯一的解释。环境因素、生活方式和某些疾病也与甲状腺癌的发病相关。女性甲状腺癌的发病率是男性的 2～4 倍，说明性别可能是甲状腺癌发病的危险因素之一。尽管儿童青少年是恶性甲状腺结节的危险因素，但实际上与成人比较，儿童青少年甲状腺癌发病率很低。除了已经被广泛接受的放射线暴露因素，吸烟、肥胖、糖尿病等因素也与甲状腺癌发病相关。火山岩地区人群甲状腺癌发病率升高。环境因素例如长期暴露于有毒化学物质阻燃剂、农药、杀虫剂等，也增加甲状腺癌的发病率。

二、发病机制：遗传变异与 FTC 发病

甲状腺癌的发生与发展是遗传因素与环境因素共同作用的结果。其中，遗传变异，例如基因点突变、染色体重排、基因表达变化、微 RNA 变异等在其中发挥重要作用。这些遗传变异可以导致基因表达、蛋白质功能以及信号传导系统出现异常，从而刺激甲状腺滤泡上皮细胞出现增殖、侵袭或其他癌变特征，最终导致甲状腺癌的发生。

FTC 患者常出现 RAS 点突变和过氧化物酶体增殖物激活受体（PPARγ）染色体重排。RAS 点突变见于 30%～40% 的 FTC。20%～30% 的良性滤泡腺瘤可以出现 RAS 点突变，预示可能为一种癌前病变，有进展为滤泡癌风险。配对框 8（PAX8）-PPARγ 融合导致的染色体重排可见于 30%～35% 的 FTC。根据报道，大约 17% 的 FTC 会出现端粒酶反转录酶（telomerase reverse transcriptase，TERT）启动子变异，TERT 启动子变异度为 10%～35%。在 FTC 的个别亚类，TERT 启动子变异与 RAS 突变有关联。促甲状腺激素受体（TSHR）变异见于极为罕见的高功能 FTC。另外，还有少数 FTC 患者出现磷脂酰肌醇 -4,5- 二磷酸 -3 激酶催化 α 亚单（PIK3CA）突变（发生率 <10%）和 PTEN 基因突变（发生率 <10%）。FTC 患者也有出现微 RNA 表达异常的，包括 miR-181、miR-200 家族上调，miR-199 家族下调。

三、诊断

甲状腺癌的早期诊断是决定治疗方式和影响预后的关键因素。在多学科专家的共同努力下，结合临床症状与体征，目前甲状腺癌的诊断已经形成了影像学诊断 - 细胞病理学诊断 - 分子水平诊断的全方位立体网络。如前所述，与 PTC 比较，FTC 的早期诊断更加困难，往往需要结合多种方式全方位分析判断。

（一）临床表现

FTC 最常见的临床体征为单个无痛性甲状腺结节。广泛浸润型 FTC 患者常出现明显的颈部包块，而微小浸润型 FTC 患者常因无意间发现的颈部包块就诊而得到确诊。压迫症状包括声音嘶哑、吞咽困难、颈部压迫感等。少数情况下会出现甲状腺毒症的相关表现。FTC 可以通过血行传播而发生远处转移。15%～27% 的 FTC 患者出现肿瘤的远处转移，超过 46% 的 FTC 患者组织学上发生广泛的血管浸润。最常见的远处转移部位为肺和骨骼系统，特别是肩胛骨、胸骨、颅骨和髂骨。然而，其他软组织和罕见部位也可出现远处转移，如眼睛。初诊时，颈部淋巴结的转移发生率为 2%～8%，远低于 PTC。但如果纳入广泛浸润型 FTC，其颈部淋巴结的转移发生率将升至 17%。Hurthle 细胞癌的颈部淋巴结转移发生率为 17.7%～33.5%。

（二）影像学检查

1. **超声检查** 随着甲状腺超声检查工作的日趋规范化，目前我国绝大多数医院均采用了甲状腺癌的 TI-RADS 分级或改良 TI-RADS 分级法，甲状腺结节的超声下良、恶性鉴别工作取得了长足的进步。然而，仅依靠超声技术鉴别 FTC 与其他类型的甲状腺肿瘤，仍然十分困难。

甲状腺滤泡腺瘤和 FTC 的超声表现相似度很高。滤泡腺瘤和滤泡癌超声下均可表现为单个边界清楚的实性等回声结节，或者边缘带有

晕环的低回声结节，与皮肤表面平行，没有淋巴结增大。然而，如果出现以下超声表现，单发结节、低回声、不连续或不规则的厚晕环、边界不清晰，则提示滤泡癌的可能性更大。国内有学者报道，甲状腺超声检查发现无囊性变的大结节（通常>3cm），内部回声不均匀，周边无晕环或晕环厚薄不均，结节内出现钙化，应警惕 FTC 的可能。在明显包膜浸润的 FTC 患者，超声可以显示肿瘤突起，该征象特异度高达 99.4%。因为这种情况十分罕见，其敏感性仅为 7.1%。微小钙化（砂粒小体）更常见于 PTC，FTC 少见。PTC 和 FTC 均可出现病灶边缘粗钙化。

2. CT、MRI 与 PET/CT 扫描　CT、MRI 与 PET/CT 对判断甲状腺结节的良恶性价值不及 B 超，对 FTC 的鉴别诊断意义也不大。然而，作为重要的影像学检查手段，CT、MRI 与 PET/CT 在甲状腺癌的术前评估检查中仍具有独特优势。由于甲状腺组织血流丰富，与毗邻组织密度差异明显，CT 平扫即可清楚显示甲状腺，CT 增强扫描和薄层 CT 扫描显示病灶更清晰，对定位较小肿瘤价值较大。CT 可以评估甲状腺肿瘤的浸润范围，观察肿瘤与毗邻组织的关系，初步判断肿瘤是否存在淋巴结转移。另外，CT 还可以定位胸骨后甲状腺病变。MRI 显示软组织有优势，可以评估甲状腺肿瘤病灶范围及与毗邻组织的关系，通过 MRI 动态增强扫描和 DWI 功能成像，可对甲状腺结节的良、恶性鉴别提供一些依据。由于 MRI 检查时间较长，扫描甲状腺时容易受呼吸及吞咽动作影响，因此应用不及 CT 广泛。PET/CT 价格昂贵，并不推荐作为甲状腺肿瘤的常规影像学检查手段，当考虑肿瘤术后复发、转移以及评估侵袭性或转移性 DTC 患者 ^{131}I 治疗疗效时，可以考虑使用。

（三）细胞学检查

甲状腺细针穿刺细胞学检查（fine needle aspiration biopsy，FNAB）对甲状腺结节的良恶性鉴别具有重要价值。FNAB 是甲状腺结节初始评估的重要方法，其敏感度达 89%～98%，特异度可达 92%。超声引导下 FNAB 的取材满意度和诊断准确率更高。由于 FNAB 操作简单、创伤小、诊断意义较大，目前在我国各级医院广泛开展。

关于甲状腺结节进行 FNAB 的指征，2012 版《甲状腺结节和分化型甲状腺癌诊治指南》有如下描述：凡直径大于 1cm 的甲状腺结节，均为 FNAB 检查指征。FNAB 不作为常规检查的情况有：①具有自主功能的"热结节"；②纯囊性结节；③根据超声检查已高度怀疑为恶性结节。直径小于 1cm 的甲状腺结节，不推荐常规行 FNAB 检查，但如存在下述情况，可考虑超声引导下 FNAB：①超声提示结节有恶性征象；②伴颈部淋巴结超声影像异常；③童年期有颈部放射线照射史或辐射污染接触史；④有甲状腺癌或甲状腺癌综合征的病史或家族史；⑤ ^{18}F- 氟代脱氧葡萄糖（^{18}F-FDG）PET 显像阳性；⑥伴血清降钙素水平异常升高。2015 年版美国甲状腺学会（American Thyroid Association，ATA）《成人甲状腺结节与分化型甲状腺癌诊治指南》对于 FNAB 检查指征更加保守：①对于原发灶直径＜1cm，超声检查不合并高风险超声特征和颈部转移淋巴结时，推荐随访至原发灶＞1cm 后再行 FNAB 检查；②如果超声检查考虑颈部转移淋巴结来源于甲状腺癌，推荐对颈部可疑淋巴结行 FNAB 检查及洗脱液 Tg 检测；③甲状腺滤泡癌直径＜2cm 时很少发生远处转移，提示高回声结节直径至少＞2cm 才考虑行 FNAB 进一步检查。

PTC 具有典型的细胞核特点，包括细胞核增大、重叠，呈毛玻璃样，伴有核沟、核内假包涵体等，这些特点为细胞学诊断提供了充足的依据。然而，与之相比较，FTC 缺乏典型的细胞学特征，导致 FNAB 对 FTC 的诊断十分困难。另外，从细胞学角度甲状腺滤泡腺瘤和滤泡癌无法鉴别，因为两者的区别主要在于是否存在包膜和血管浸润，只有在组织学标本中发现甲状腺包膜或局部血管浸润或周围组织浸润和 / 或发生转移才能确认为 FTC。而这些特征细胞样本均不可能具备。据报道，20%～30% 的甲状腺结节患者 FNAB 结果不确定，直接导致 80% 的良性病变做了不必要的外科手术治疗。2009 年，Bethesda（the Bethesda System For Reporting Thyroid Cytopathology，TBSRTC）诊断系统把细胞学诊断分为六级：Ⅰ级，不能诊断 / 不满意；Ⅱ级，良性；Ⅲ级，意义不明的非典型细胞 / 意义不明的滤泡性病变；Ⅳ级，滤泡性肿瘤 / 可疑滤泡性肿瘤；Ⅴ级，可疑恶性；Ⅵ级，恶性。可见，Bethesda 诊断系统将甲状腺滤泡性病变分为Ⅲ级和Ⅳ级病变两大类。Ⅲ级病变的恶性病变风险大约为 5%～15%，通常建议 3～6 个月后重复 FNAB。Ⅳ级病变的恶性病变风险估计为 15%～30%，Bethesda 诊断系统第 1 版的临床建议为进行诊断性腺叶加峡部切除术，并建议进行分子水平检测协助诊断。Hurthle 细胞癌的细胞病学诊断关键点在于细胞样本中 Hurthle 细胞的数量和特征，包括 Hurthle 细胞数量占比＞50%～75%、少胶质、不典型增生、血管浸润等。

（四）分子诊断技术

如前所述，FTC 缺乏典型的临床表现和超声检查特点，诊断十分困难，同时也是 FNAB 细胞学检查的相对"暗区"。因此，新的诊断方法必将成为 FTC 诊断中重要的补充手段。随着现代分子生物学的不断进步，分子诊断和分子病理在甲状腺癌的诊断领域中的地位越来越重要。分子诊断技术不仅使人们对甲状腺癌的发病分子机制有了更深入的了解，而且在甲状腺癌的早期诊断与鉴别诊断中发挥了重要作用。结合传统诊断技术，分子诊断技术的应用有力促进了甲状腺癌的规范化临床处置的进步，改善了患者的预后。

1. MMP2、MMP9 及 galectin-3 MMP2 与 MMP9 同属基质金属蛋白酶（matrix metalloproteinase，MMP）家族成员，参与了多种肿瘤的浸润与转移的病理过程。有研究发现，以免疫组织化学法检测甲状腺癌手术切除标本和活检组织标本 MMP2 与 MMP9 水平，结果发现，MMP2、MMP9 与 FTC 发生浸润与转移密切相关。而且，滤泡腺瘤在最初恶变形成微小浸润的早期病变阶段，即可出现 MMP2 与 MMP9 表达水平的升高。比较 MMP2 与 MMP9 两种分子，研究者发现 MMP2 检测特异性高于 MMP9，而 MMP9 检测灵敏度高于 MMP2。

半乳凝素 3（galectin-3）属于凝集素家族成员，在甲状腺癌组织中高丰度表达。据研究，以免疫组织化学法检测 PTC 样本中的 galectin-3 含量，发现 galectin-3 呈现较高水平表达，对 PTC 的鉴别诊断具有一定的应用价值。然而，galectin-3 在 FTC 诊断中的应用尚存在一定的争议。一些研究报道，galectin-3 是可以作为微小浸润型 FTC 的分子生物学标志物。另一些研究尽管观察到 galectin-3 在 FTC 中表达量不高，但因为其特异性好，因此认为也可以将其作为 FTC 的鉴别分子生物学标志物之一。

2. 分子生物学检测技术为早期甄别甲状腺恶性肿瘤提供了可能性 考虑到遗传变异在甲状腺癌的发病机制中发挥重要作用，2015 年版 ATA 指南强烈推荐利用基因测序技术，联合检测基因突变和重组，包括 *BRAF*、*RAS*、*RET/PTC*、*PAX8/PPARγ*，认为这种方法可以进一步提高诊断的敏感性。具体而言：①对 FNAB 诊断意义不明的细胞非典型性病变或滤泡性病变患者，诊断敏感性提高到 63%～80%；②对 FNAB 诊断滤泡性肿瘤或可疑滤泡性肿瘤患者，18%～39% 的标本至少存在一个分子靶标阳性结果，提示恶性风险 87%；③对 FNAB 诊断可疑恶性患者其甲状腺癌诊断阳性预计值＞95%，而当联合检测表现为全阴性时，仅 28% 的患者为甲状腺癌。另外，一些遗传变异还显示出对预后的预测价值。例如，*TERT* 启动子突变可作为 DCT 无瘤生存和死亡风险的独立风险因素。而当 *TERT* 启动子突变与 *BRAF* 突变同时发生，甲状腺癌可能具备更高的侵袭性及复发风险。

利用蛋白质组学和代谢组学分析，也可以检测一些生物标志物，辅助甲状腺癌的病理分型。烯醇化酶（enolase）1、丙糖磷酸异构酶（triosephosphate isomerase）、组织蛋白酶（cathepsin）D、丝切蛋白（cofilin）1、增殖细胞核抗原（proliferating cell nuclear antigen，PCNA）、copine 1 和热激蛋白（HSP）27 可以区分 FTC 和正常甲状腺组织。而膜联蛋白（annexin）A2、cofilin 1、PCNA 和 HSP27 可以用于鉴别 PTC 和 FTC。

四、治疗

关于甲状腺癌的治疗策略，目前国内外指南逐渐趋于保守。2015 年版 ATA 指南提出的 DTC 初始治疗目标为改善生存，减少疾病持续存在、复发的风险以及并发症，准确分期和疾病危险分层，减小治疗相关的并发症和过度治疗。具体到 FTC，一般认为，低侵袭度 FTC 远处转移的风险较小，患者往往无须甲状腺全切术和术后 ^{131}I 治疗。相反，因为广泛侵袭的 FTC 初始诊断时或术后随访阶段远处转移风险高，往往需行甲状腺全切术，术后常辅以 ^{131}I 治疗及 TSH 抑制治疗。部分难治性肿瘤还需要考虑其他治疗方法。

（一）外科手术

1. FTC 的外科手术术式选择问题　考虑到 FTC 和 Hurthle 细胞癌通常是甲状腺腺叶切除后才能诊断，因此 2015 年版 ATA 指南建议把甲状腺腺叶切除作为单发、细胞学检查不明确的甲状腺结节的选择性外科处理方法。在细胞学检查和超声影像提示恶性征象时，如肿瘤 >4cm，存在肿瘤特异性体细胞变异，甲状腺癌家族史、颈部放射线暴露个人史，应考虑甲状腺全切。确定为恶性肿瘤，术后需行 ^{131}I 治疗的患者也应考虑甲状腺全切术。

一些回顾性研究探讨了外科术式选择与 FTC 预后的关系。一项研究纳入 324 例微小浸润型 FTC 患者，入组患者平均年龄≥45 岁，多因素分析发现，与甲状腺全切术比较，甲状腺腺叶切除术患者无远处转移生存率更低（OR =2.9，95%CI 1.2～8.9）。微小浸润型 FTC 患者单独甲状腺腺叶切除和甲状腺腺叶切除后改甲状腺全切术联合 ^{131}I 治疗比较，其他几项相关研究未观察到无病生存率差异；同时，两种外科术式比较，肿瘤≤1cm 的微小浸润型 FTC 患者总体生存率、癌症特异性生存率亦无明显差异。还有几项研究观察了 Hurthle 细胞癌的外科治疗策略。一项纳入 62 例 Hurthle 细胞癌患者的队列研究发现，甲状腺全切术是癌症特异性生存率改善的唯一预测因素。另外一项回顾性研究发现，甲状腺全切术与改善的癌症特异性生存率相关，但因肿瘤复发而再次手术是癌症特异性生存率降低的独立预测因素。

术中病理检查有助于确定外科手术范围，从而避免二次手术。一项研究纳入 309 例滤泡肿瘤患者，术中冰冻切片提示阳性预测值（positive predictive value，PPV）为 100%，阴性预测值（negative predictive value，NPV）85.9%，准确度为 86.7%，敏感度为 29.6%。对于 FTC 和 Hurthle 细胞癌而言，与微小浸润型癌比较，术中病理检查对广泛浸润癌的价值更大。

2. 外科治疗术中喉返神经保护问题　喉返神经损伤是甲状腺外科手术的严重并发症之一。最理想的状态是术中实现可视情况下喉上神经外支的解剖和保护，如若不行，则应在解剖甲状腺上极时紧贴甲状腺被膜，或骨骼化甲状腺上血管蒂，以避免喉上神经损伤。然而，这些方法均不能在术中确认喉返神经功能的完整性。近年来，术中神经监测（intraoperative neuromonitoring，IONM）技术的应用使术中喉返神经保护进入可操控阶段。间断性 IONM 技术可以帮助外科医师术中快速定位识别喉返神经，减少喉返神经暂时性或永久性损伤发生概率。连续性 IONM 较间断性 IONM 更加先进，实现了全程、实时监控，快速定位，应用前景光明。

3. 外科治疗术中甲状旁腺的保护问题　甲状旁腺损伤是甲状腺外科手术的另一种严重并发症。术中甲状旁腺损伤的主要原因包括甲状旁腺挫伤、血供障碍及误切，导致术后暂时性或永久性甲状旁腺功能减退症。据报道，甲状腺术后暂时性和永久性甲状旁腺功能减退症的发生率分别为 14%～60% 和 4%～11%。暂时性甲状旁腺功能减退症会造成一过性低钙症状，但绝大多数为可逆的。永久性甲状旁腺功能减退症则会造成永久性的低钙症状，需要终身治疗，严重威胁着患者的术后恢复及生活质量。因此，术中妥善避免甲状旁腺损伤，是外科医师需要高度重视的问题。2015 年，中国医师协会外科医师分会甲状腺外科医师委员会专门针对该问题出版了一部专家共识，对手术操作原则及注意事项给出了一些推荐意见。并推荐应用纳米碳甲状旁腺负显影辨认技术帮助术中辨认及保护甲状旁腺。

4. 外科治疗新技术的应用

（1）微创甲状腺手术：随着社会的进步和生活水平的提高，越来越多的患者不再单纯满足治疗疾病，而是对术后颈部瘢痕顾虑重重。为了满足患者对甲状腺手术"美容"方面的要求，近些年来，先后涌现了一批微创新技术，如腔镜甲状腺手术、机器人外科手术系统辅助甲状腺手术等。其中，腔镜甲状腺手术依据手术入路可以分为颈部入路和非颈部入路两种，较传统手术方式术后瘢痕更小，且位置更加隐蔽。

（2）新能量设备在甲状腺外科领域的应用：随着甲状腺外科的不断发展，顺应时代要求，外科器械创新方面也取得了长足进步。与传统的单极电刀比较，双极电凝镊、超声刀、LigaSure 血管闭合系统等新型能量器械的涌现使手术操作更加方便快捷，手术的安全性也显著提高。

（二）选择性放射性 ^{131}I 治疗

放射性 ^{131}I 治疗可以清除残余的甲状腺，辅助治疗潜在的微小残留癌灶甚至远处转移病灶，是甲状腺癌术后重要的辅助治疗方法。

一些回顾性研究观察了 FTC 术后 ^{131}I 治疗与预后的关系。一项纳入 251 例微小浸润型 FTC 患者的研究和另一项纳入 239 例 Hurthle 性细胞癌患者的研究均没有发现术后 ^{131}I 治疗与癌症特异性生存率存在关联。有四项纳入了高危 FTC 和 Hurthle 性细胞癌患者（高分期，广泛浸润 FTC）的研究发现，术后 ^{131}I 治疗改善了生存率。还有一项研究发现术后 ^{131}I 治疗改善了远处转移患者的生存率。

尽管放射性碘治疗是 FTC 远处转移患者的有效治疗手段，但分化不良的 FTC 放射性碘治疗效果不佳。一项研究纳入 444 例远处转移的 DTC 患者，其中仅有 11.5% 的 FTC 患者在放射性碘治疗后获得完全缓解。分化不良 FTC 摄取碘不良与降低的生存率独立相关。因此，针对放射性碘治疗效果欠佳的 FTC 患者，必要时考虑其他可行的治疗方法。对于单个有症状或风险高的病灶，可以考虑局部治疗。远处骨转移患者可行外科切除转移灶以减轻痛苦。局部或远处转移灶的外照射治疗可以提高 FTC 无复发生存率。

（三）左甲状腺素抑制 TSH 的治疗

甲状腺滤泡上皮细胞存在促甲状腺激素受体，TSH 与之结合，可以促进肿瘤细胞的增生，增加甲状腺癌术后复发风险。一项研究发现，与单纯服用补充剂量左甲状腺素治疗的患者比较，微小浸润型 FTC 进行抑制剂量左甲状腺素治疗在肿瘤特异性生存率方面不存在差异，但该研究样本量很小，结果尚存在争议。更多的证据表明，TSH 抑制治疗是甲状腺癌术后重要的辅助治疗手段。使用超生理剂量的甲状腺激素，一方面可以抑制 TSH，减少肿瘤的复发概率；另外一方面，甲状腺癌手术会导致机体甲状腺激素的缺乏，甲状腺激素的应用可以有效预防医源性甲状腺功能减退症的发生。

TSH 抑制治疗的时间一般选择术后或 ^{131}I 治疗后立即开始，以达到早期预防甲状腺癌复发的目的。目前，我国推荐首选左甲状腺素口服制剂。由于干甲状腺片含有一定量的 T_3，且 T_4 剂量不稳定，所以不作为长期 TSH 抑制治疗的首选。临床上有极少数患者在左甲状腺素治疗后出现 T_3、T_4 比例失调的问题，此时可以考虑以干甲状腺片替换部分左甲状腺素来调节甲状腺轴。长期超生理剂量的左甲状腺素抑制治疗也会带来一些潜在的风险，如医源性甲状腺毒症、骨质疏松症、心律失常、心肌缺血甚至心衰。因此，临床医生需要充分考虑治疗风险与获益之间的平衡问题。

（四）分子靶向治疗

部分甲状腺癌患者经传统治疗疗效欠佳，部分侵袭性强及晚期甲状腺癌患者尚缺乏有效的治疗手段，分子靶向治疗为这部分患者带来了希望。近 10 余年以来，人们研发了多种分子靶向治疗药物，并进行了多项临床试验。在针对晚期甲状腺癌患者的临床观察中，人们发现小分子酪氨酸激酶抑制剂（tyrosine kinase inhibitor，TKI）显示出极大的应用潜力。TKI 制剂是全身性放射性碘治疗抵抗的进展性甲状腺癌的有效手段。仑伐替尼是 TKI 制剂的一种。仑伐替尼应用于甲状腺分化癌的随机双盲多中心 3 期研究（即 SELECT 研究）亚组分析显示，仑伐替尼的应用使 FTC 患者获得了更长的无进展生存率（平均 18.8 个月），该数据甚至长于 PTC（平均 16.4 个月）。目前，已经有四种 TKI 制剂被美国 FDA 批准用于晚期甲状腺癌的治疗。

索拉非尼（sorafenib）能同时抑制 B-RAF、VEGFR、RET 及 KIT，是首个口服的多靶点多激酶抑制剂。2013 年 11 月，FDA 正式批准索拉非尼用于治疗晚期碘难治性 DTC，这是第一个批准用于治疗此类疾病的靶向药物。索拉非尼也是经国家药品监督管理局批准的国内首个用于治疗晚期 DTC 的分子靶向药物。仑伐替尼（lenvatinib）能抑制 VEGFR、FGFR、PDGFR、RET 和 KIT 多个信号通路，是口服的多靶点 TKI 制剂。仑伐替尼在临床试验中表现出优于其他靶向药物的良好效果。2015 年 2 月，美国 FDA 正式批准仑伐替尼用于治疗晚期放射性碘难治性甲状腺癌，成为最新的治疗 DTC 的分子靶向药物。目前，中国人群中也启动了以仑伐替尼治疗放射性碘难治性 DTC 的 Ⅲ 期临床试验。国产靶向药物，如安罗替尼、索凡替尼、阿帕替尼的临床试验也显示出良好的应用前景。

（五）外照射治疗

FTC 对放射治疗敏感度较差，因此仅仅局限于一小部分患者应用，如出现以下情况：恶性程度较低、分化较好的 FTC 再次手术治疗存在困难；当甲状腺癌累及气管壁、气管食管沟、喉、动脉壁等重要部位，或者静脉内有瘤栓，手术无法切除干净，因残留癌灶较大，^{131}I 疗效欠佳时。甲状腺外照射剂量通常分为大分割方案和常规分割放疗方案。常规剂量分割方式的具体方法：分次剂量 200cGy，每日 1 次，每周 5 次，大野照射 5 000cGy，然后缩野针对残留区加量至 6 000～7 000cGy。美国头颈学会建议的外照射剂量为：如果存在肉眼残留的病灶，通常给予 70Gy；镜下残留病灶或者肿瘤经手术剔除的区域 66Gy；高危微小病灶残留区域（包括甲状腺床、气管食管沟、Ⅵ区淋巴结引流区）60Gy；低危微小病灶区域（包括未受侵的Ⅲ—Ⅴ区、上纵隔淋巴结）54～56Gy。

五、病情监测与随访

FTC 的复发率平均为 3%～43.5%，广泛浸润性 FTC 复发率更高。Hurthle 细胞癌复发率为 14%～44%。超过一半的复发出现在治疗后 3 年之内，而且 80% 患者在最初诊断后的 6 年之内出现病情进展。远处病灶最容易出现复发（超过85%），但亦可见甲状腺床和局部淋巴结的复发。所以，颈部超声监测 FTC 病情存在一定局限。定期检测血清 Tg 和 TgAb 是甲状腺癌术后病情监测的重要手段，2012 年版中国指南就此有详细的推荐意见。其他影像学检查手段，如放射性核素全身扫描、CT 扫描、胸部 X 线检查和 ^{18}FDG-PET，在病情监测中也有一定价值。Hurthle 细胞癌的癌细胞可以特异性摄取放射示踪物 ^{18}FDG，因此 ^{18}FDG-PET 对 Hurthle 细胞癌的病情监测具有独特价值。^{18}FDG-PET 观察 Hurthle 细胞癌特异性为 95.8%，敏感性为 95.5%。研究发现，^{18}FDG-PET 的摄取量与预后有关联。FDG 每增加一个单位的标准摄取值，则死亡率升高 6%。

区分不同情况，FTC 患者的随访要求也不一样。前 10 年内，每年需要检测血清 Tg 水平和进行颈部超声检查，因为有极少数患者完全缓解 20 年仍可能复发。临床治愈的患者只需要进行阶段性复查，如每 6～12 个月复查 1 次血清 Tg 和颈部超声；生化疾病状态患者也要求阶段性评估血清 Tg 水平观察疾病的发展趋势，如果血清 Tg 水平持续升高，需要增加检测频率，必要时考虑放射性 ^{131}I 治疗。如果血清 Tg 水平下降（这种情况发生率更高），可以仅仅进行随访而不进行干预，这种情况可能与应用抑制剂量的左甲状腺素有关。随着时间的推移，多数患者血清 Tg 最终测不出。

六、总结与展望

FTC 虽然只是 DTC 患者中的一小部分，然而与 PTC 比较，FTC 进展更快，预后更差。FTC 的诊断非常具有挑战性，FNAB 甚至超声检查均存在一定的误诊率，期待分子诊断技术的进一步发展以提供更可信赖的分子标志物。尽管 FTC 和 Hurthle 细胞癌的发生和进展有其自身特点，遗憾的是，迄今为止，并没有专门针对 FTC 和 Hurthle 细胞癌的指导意见或基于循证医学的指南发布。因此，该领域迫切需要更先进的特异性诊断工具和预后评估工具以实现早期诊断。此外，如何拟定个体化治疗方案，最大限度地提高患者生存率也是临床医生面临的重大挑战。

（张军霞　向光大）

第二节　分化型甲状腺癌处理的不同意见

分化型甲状腺癌（differentiated thyroid carcinoma，DTC）是甲状腺癌中最常见的病理类型，主要包括乳头状甲状腺癌和滤泡性甲状腺癌，分别占甲状腺癌的 90% 和 5% 左右。DTC 的治疗以外科治疗为主，辅以术后放射性核素治疗、TSH 抑制治疗，某些情况下需辅以放射治疗、靶向治疗。

一、外科治疗

既往许多指南把甲状腺全切除术作为初始治疗时肿瘤直径超过 1cm 的 DTC 的手术方式，甲状腺全切除术曾经在 DTC 治疗中占有主导地位。后续的临床研究发现，没有足够确切的证据表明低危甲状腺癌患者行甲状腺全切术比甲状腺腺叶切除术更利于术后的长期预后，对于肿瘤直径 <4cm 甲状腺癌患者，甲状腺全切除与腺叶切除术的总

体生存率间并无统计学差异，且甲状腺癌手术范围与手术并发症的发生率密切相关。

2015 年版美国 ATA 指南从肿瘤生物学行为的角度对腺叶切除赋予更广泛的适应证。对肿瘤直径为 <4cm、无腺外侵犯、cN0、未接受颈部放疗、无甲状腺癌家族史的低危 PTC 和 FTC 患者，初次甲状腺手术方式推荐甲状腺单侧叶加（或加）峡部切除。2017 版美国国家综合癌症网络（National Comprehensive Cancer Network，NCCN）指南也把无腺外侵犯、cN0 和肿瘤直径≤4cm 的单一病灶作为 DTC 实施甲状腺一侧腺叶加峡部切除的适应证（表 2-6-1）。

颈部Ⅵ区淋巴结被认为是 DTC 最常发生转移的部位，cN1a 和 cN1b 病例应同期进行Ⅵ区淋巴清扫术已达成共识，但对 cN0 患者是否同期行Ⅵ区淋巴清扫术还存在争议。争议的焦点在于预防性中央淋巴结清扫术（PCND）收益风险的不确定性，尤其对于预后良好的乳头状甲状腺癌患者。2017 版 NCCN 指南与 2015 年版 ATA 指南的观点类似，建议仅对于临床明显提示或活检证实

的转移区域实施颈淋巴清扫术。我国《甲状腺癌诊疗规范（2018 年版）》建议对于 cN0 的患者，如有高危因素（如 T3～T4 病变、多灶癌、家族史、幼年电离辐射接触史等），可考虑行中央区淋巴结清扫。对于 cN0 低危者（不伴有高危因素）可个体化处理。

二、放射性核素治疗

^{131}I 治疗 DTC 涵盖了两个概念："清甲"及"清灶"。"清甲"即清除术后残余甲状腺，达到利于通过甲状腺球蛋白（Tg）及 ^{131}I 全身显像监测疾病复发，利于初始分期及长期随诊的目的；"清灶"是采用 ^{131}I 清除无法手术切除的残余、复发及转移性 DTC 病灶，旨在改善疾病特异性生存率及无病生存率。因 DTC 灶的摄碘能力往往明显低于甲状腺残余组织，故"清甲"及"清灶"两者之间不能截然区分和界定，因此各个指南均指出，如在 ^{131}I 治疗前评估中发现有手术指征的残存或复发病灶，或存在大量残余甲状腺及远处转移病灶者，建议首选手术切除残存/复发病灶或补充进

表 2-6-1　各指南推荐分化型甲状腺癌手术切除范围

相关指南	单侧叶加（或不加）峡部切除	甲状腺全切或近全切
2015 年版 ATA 指南	满足以下所有条件： 甲状腺癌直径 <4cm 无腺外侵犯 无淋巴结转移 无头颈放射暴露史 无甲状腺癌家族史 单一病灶	满足以下任一条件： 甲状腺癌直径 >4cm 腺外侵犯 淋巴结转移 远处转移 直径 >1cm 的甲状腺癌双侧病变
2017 年版 NCCN 指南	满足以下所有条件： 甲状腺癌直径 <4cm 淋巴结转移（<5 枚淋巴结，转移范围 <2mm） 无腺外侵犯 无放射暴露史 单一病灶	满足以下任一条件： 肿瘤直径 >4cm 淋巴结转移（>5 枚淋巴结，转移范围 >2mm） 腺外浸润 血管侵犯 双侧病变 多发病灶
《甲状腺癌诊疗规范（2018 年版）》	满足以下所有条件： 肿瘤分级为 T1、T2 的病变 局限于单侧叶 无腺外侵犯 无淋巴结转移 无头颈放射暴露史 无甲状腺癌家族史	满足以下条件之一： 多灶癌 淋巴结转移 远处转移 甲状腺癌家族史 幼年电离辐射接触史 T3—T4 病变

行余甲状腺的切除。

DTC 生物行为温和，预后较好。因此，对 DTC 预后的关注由死亡风险逐渐转向复发风险，2009 版 ATA 指南首次系统地提出了术后复发风险分层的概念，根据术中病理特征如病灶残留程度、病理亚型、被膜及血管侵犯、淋巴转移及术后 Tg 水平和 ^{131}I 治疗后全身显像（post-treatment whole body scan，RxWBS）等权重因素分层，进而决策 DTC 的 ^{131}I 治疗，2015 年版 ATA 指南沿用并改进了该分层方法。美国国家综合癌症网络指南则在 ATA 指南的基础上进一步将血清学 Tg 水平细化至各个分层及 ^{131}I 治疗推荐中（表 2-6-2）。

三、TSH 抑制治疗

TSH 抑制治疗是分化型甲状腺癌术后管理的重要组成部分。1994 年，美国学者公布了 1 355 例

表 2-6-2　各指南分化型甲状腺癌 ^{131}I 治疗建议

不推荐 ^{131}I 治疗	可考虑 ^{131}I 治疗	推荐 ^{131}I 治疗
低危分层（需包括以下全部特征）： 无局部或远处转移 全部病灶已切除	中危分层（具以下特征之一者） 肿瘤微小甲状腺外浸润； 术后 ^{131}I WnS 颈部可见摄碘性转移灶；	高危分层（具以下特征之一者） 肿瘤未完全切除； 远处转移； 术后血清 Tg 提示远处转移；
无肿瘤侵犯局部组织或结构 非侵袭性病理亚型； ATA 2015 Dx/RxWBS 无甲状腺床外的异常放射性摄取； 无血管侵犯； cN0 或≤5 个淋巴结微小侵犯（直径<0.2cm）； 血管微小侵犯（<4 个病灶）的滤泡性甲状腺癌； 局限于甲状腺内，单病灶或多病灶甲状腺乳头状微小癌（包括伴有 $BRAF^{V600E}$ 突变者）	侵袭性病理亚型； PTC 伴血管侵犯； cN1（>5 个淋巴结转移且侵袭最大径<3cm）； PTC 伴甲状腺外浸润和 $BRAF^{V600E}$ 突变的多灶甲状腺乳头状微小癌 具有以下特征之一者： 原发灶直径 2～4cm； 高侵袭性病理亚型； 淋巴管侵犯；	病理检查发现淋巴结转移且其一最大直径≥3cm； 滤泡性甲状腺癌并伴有>4 个病灶的广泛血管侵犯； 具以下特征之一者： 肉眼可见的甲状腺外侵犯； 原发灶直径>4cm； 术后非刺激性 Tg>10ng/ml； 已知/怀疑 DTC 伴远处转移者
包括以下全部特征： 经典性 PTC 病灶直径<2cm； 局限于甲状腺内； NCCN 2017 单灶或多灶； N0/N1（少于 5 个淋巴转移，结内侵犯直径<5mm）； 在无 TgAb 干扰下术后非刺激性 Tg<1ng/ml	颈部淋巴结转移； 多灶性（其中之一直径>1cm）； 术后非刺激性 5ng/ml<Tg<10ng/ml 中危分层（符合以下任一项）： 镜下见肿瘤侵犯甲状腺外软组织； 侵袭性组织学表现（如高细胞、靴钉样、柱状细胞癌等）；	高危分层（符合以下任一项）： 明显的腺外浸润； 癌肿未完整切除； 证实存在远处转移； 术后高 Tg 水平提示远处转移者； 合并较大淋巴结转移（任何淋巴结转移灶直径≥3cm）；
低危分层（符合以下全部）： 无远处转移； 所有肉眼可见肿瘤均被彻底切除； 中国甲状腺癌肿瘤未侵犯周围组织诊疗规范；（2018）肿瘤不是侵袭性的组织学亚型及未侵犯血管； 无甲状腺床外摄碘转移灶显影； 合并少量淋巴结转移（<5 枚转移淋巴结，转移灶最大直径≤0.2cm）； 甲状腺内的滤泡亚型乳头状甲状腺癌；甲状腺内的分化型甲状腺滤泡癌合并被膜侵犯及伴或不伴轻微血管侵犯（<4 处）；甲状腺内微小乳头状癌（包括多灶、伴有 $BRAF^{V600E}$ 突变阳性）	伴血管侵犯的乳头状甲状腺癌； 颈部摄碘转移灶显影； 淋巴结转移（>5 枚转移淋巴结，转移灶最大直径均<3cm）； $BRAF^{V600E}$ 突变阳性的甲状腺内乳头状癌（直径 1～4cm）； $BRAF^{V600E}$ 突变阳性的多灶甲状腺微小癌合并腺外浸润；	甲状腺滤泡癌广泛侵犯血管（>4 处血管侵犯）

DTC 患者的 30 年随访结果，术后应用甲状腺激素治疗显著降低了 DTC 的复发和转移率。这项大样本研究成为日后在 DTC 中广泛实施 TSH 抑制治疗的重要循证医学证据之一。2010 年有学者首次提出：对 DTC 患者，应综合考虑肿瘤的复发风险和 TSH 抑制治疗的副作用风险，制定个体化的 TSH 抑制目标。2012 年中国《甲状腺结节和分化型甲状腺癌诊治指南》中，充分吸纳了循证证据，做出了"基于 DTC 患者的肿瘤复发危险度和 TSH 抑制治疗的副作用风险，设立 DTC 患者术后 TSH 抑制治疗的个体化目标"的推荐。

术后 TNM 分期及复发风险分层主要基于临床及术中病理特征而进行的静态评估，但患者复发及肿瘤相关死亡风险将随着治疗以及疾病自然转归等因素而不断发生变化。因此，根据随访过程中获得的最新数据实时修正 DTC 的分期及复发危险分层，更有助于及时修正后续治疗方案。2015 年版 ATA 指南及我国《甲状腺癌诊疗规范（2018 年版）》均提出，根据甲状腺全切

术及首次 ^{131}I 治疗后随访获得血清学 Tg、TgAb、影像学（颈部超声、胸部 CT 及 ^{131}I 全身显像）等数据，将临床转归细化为四种治疗反应：疗效满意（excellent response，ER）、疗效不确切（indeterminate response，IDR）、生化疗效不佳（biochemical incomplete response，BIR）、结构性疗效不佳（structural incomplete response，SIR），及时调整 DTC 风险分层及后续的随访和治疗。

2015 年版 ATA 指南中，将 TSH 抑制治疗的靶值较前放宽，除复发风险高危和随访时发现结构性疗效不佳者需将 TSH 控制于 <0.1mU/L 外，复发风险中低危者 TSH 抑制目标可设定为 0.1～2.0mU/L，特别是低危者或 TSH 抑制治疗副作用风险较高者，TSH 达到正常低值至 2.0mU/L 均可以接受（表 2-6-3）。

四、甲状腺微小癌的随访观察策略

甲状腺微小癌是指直径 ≤1.0cm 的甲状腺恶性肿瘤，由于大多数甲状腺癌为乳头状甲状腺

表 2-6-3 各指南推荐分化型甲状腺癌的 TSH 抑制治疗

指南	TSH 抑制治疗
ATA（2015 年）	高风险患者或有结构或生化疗效不佳的患者，血清 TSH<0.1mU/L
	中等风险患者或生化疗效不佳患者，同时考虑到最初的 ATA 风险分级、Tg 水平、Tg 变化趋势以及 TSH 抑制治疗的时间及风险，控制血清 TSH 在 0.1～0.5mU/L
	临床和生化检查无疾病或治疗反应不确定，但是有高风险因素的患者，控制血清 TSH 在 0.1～0.5mU/L，持续 5 年，降低 TSH 抑制程度
	低风险度患者或临床和生化检查无疾病或治疗反应不确定的患者，特别是复发风险低者，对颈部治疗有良好或疗效不确切且血清 Tg 低或检测不到，Tg 或 TgAb 没有上升，或接受腺叶切除术的低风险患者，控制血清 TSH 在 0.5～2mU/L
NCCN（2017 年）	已知结构存在癌残留病灶或高复发风险患者，血清 TSH<0.1mU/L
	低风险患者和对初始治疗有疗效满意且在缓解期的患者，血清 TSH 可在稍高于或稍低于参考值范围下限
	有生化证据但无结构性疾病证据的低风险患者（如 Tg 阳性、影像学阴性），血清 TSH 水平维持在 0.1～0.5mU/L
国内指南（2018 年）	高危患者或影像学疗效不满意的患者，血清 TSH<0.1mU/L
	中危患者或已行 I^{131}清甲治疗且低水平 Tg 的低危患者，或未行 ^{131}I 清甲治疗、Tg 水平稍高的低危患者，或血清学疗效不满意的患者，根据初始危险分层、Tg 水平、Tg 变化趋势以及 TSH 抑制治疗的不良反应，控制血清 TSH<0.1～0.5mU/L
	初始评为高危，但治疗反应满意或疗效不明确的患者，TSH 控制在 0.1～0.5mU/L 最多 5 年，并随后降低 TSH 抑制程度
	腺叶切除患者；不论是否已行 ^{131}I 清甲治疗，血清 Tg 未检出的低危患者；复发危险为低危，治疗反应为满意或疗效不确切的患者；疗效满意或疗效不确切且未行 ^{131}I 清甲治疗的患者，颈部超声阴性，Tg 较低或未检出，并且 Tg 或 TgAb 未呈增高趋势；TSH 控制在 0.5～2mU/L

癌,故甲状腺微小癌多指乳头状微小癌(papillary thyroid microcarcinoma,PTMC)。近年来的 SEER (surveillance epidemiology and end results)数据库显示:甲状腺癌的患病率显著增加,其中以 PTMC 的增长为主且增速最快,但是其死亡率并无明显增加。

1993 年,日本学者注意到部分 PTMC 的临床惰性,首先提出用随访观察策略替代立即手术。他们随访 340 例未手术的 PTMC 患者,平均随访时间 72 个月。随访结果是 5 年和 10 年肿瘤生长(>3mm)的比例分别为 6.4% 和 15.6%,5 年和 10 年出现新的淋巴结转移比例分别是 1.4% 和 3.4%。美国学者对 900 例 PTMC 手术病例的长期随访显示,PTMC20 年的复发率为 6%,40 年的复发率为 8%,0.3%(3 例)死于甲状腺癌。

2010 年日本甲状腺肿瘤诊治指南中,认可"观察是低危 PTMC 的处理方案之一"。2015 年版 ATA 指南将需要甲状腺细针穿刺检查的结节最大径线最低值由 0.5cm 提高至 1cm,而 1cm 以下的超声可疑结节,如无甲状腺外侵犯或超声可疑淋巴结,不推荐甲状腺细针穿刺,可行密切的超声随访;对于极低危癌(如无临床显性转移或局部侵袭且细胞学未提示高危亚型的 PTMC),可考虑以监测策略作为立即手术之外的另一选择。2016 年,中国抗癌协会甲状腺癌专业委员会发布了《甲状腺微小乳头状癌诊断与治疗中国专家共识(2016 版)》,推荐对于低危因素的 PTMC 患者,严格选择指征并充分结合患者意愿,可考虑密切观察随访:①非病理学高危亚型;②肿瘤直径 <5mm;③肿瘤不靠近甲状腺被膜且无周围组织侵犯;④无淋巴结或远处转移证据;⑤无甲状腺癌家族史;⑥无青少年或童年时期颈部放射暴露史;⑦患者心理压力不大能积极配合。满足以上全部条件的患者可建议密切观察(同时具备 1~6 属于低危 PTMC)。

五、放射治疗

甲状腺癌对放射治疗敏感性差,放射治疗原则上应配合手术使用,主要为术后放射治疗。

美国头颈协会内分泌外科委员会建议外放射治疗的应用范围:

(1)>45 岁,大块残留或者不能切除的局部病灶且不吸碘者;

(2)彻底切除后且 >45 岁高危的镜下残留患者,以及可能不吸收碘的患者。

中国医学科学院肿瘤医院放疗科外照射的指征包括:

(1)肿瘤肉眼残存明显而且不能手术切除,单纯依靠放射性核素治疗不能控制者;

(2)术后残存或复发病灶不吸碘者。

六、全身治疗

全身治疗对部分放射性碘治疗不敏感并出现远处转移患者有效。化疗对分化型甲状腺癌疗效差,靶向治疗更为重要。

由于难治性分化型甲状腺癌(radioactive iodine-refractory differentiated thyroid cancer,RAIR-DTC)对放射性 [131]I、TSH 抑制剂治疗及放化疗均不敏感,成为临床诊治的难点。靶向治疗是 RAIR-DTC 的一种新型治疗方式,目前美国食品药品管理局已经批准索拉非尼、仑伐替尼、凡德他尼和卡博替尼等四种酪氨酸激酶抑制剂用于晚期甲状腺癌的治疗。其中,仅有索拉非尼获得了国家药品监督管理局的批准。

我国《甲状腺癌诊疗规范(2018 年版)》建议对于进展较迅速的晚期 RAIR-DTC 患者,可考虑使用索拉非尼。2015 年 ATA 指南推荐放射性碘治疗失败、疾病快速进展、发生转移、出现症状性疾病和危及生命并发症的患者考虑使用靶向治疗。

(高 飞 杨 静)

第三节 分化型甲状腺癌的 TSH 抑制治疗

分化型甲状腺癌(differentiated thyroid cancer)患者术后用甲状腺激素制剂抑制促甲状腺激素(TSH)的分泌以减少甲状腺癌复发危险,称为 TSH 抑制治疗(TSH suppressive therapy),为甲状腺癌三大治疗方法之一。TSH 抑制治疗是通过使用甲状腺激素而实现的,因此也称为甲状腺激素抑制治疗(thyroid hormone suppression therapy)。因目前最常使用的甲状腺激素制剂是左甲状腺素钠(L-T_4),故此种治疗亦称为 L-T_4 抑制治疗(L-T_4 suppression therapy)。甲状腺激素抑制治疗与甲状腺激素替代治疗有所不同：前者所用甲状腺激素制剂的剂量往往较大以使血清 TSH 低于正常或处于正常低值，而后者的治疗目标是使血清 TSH 达到正常水平。

一、TSH 抑制治疗的机制

TSH 抑制治疗的理论基础是：TSH 作用于甲状腺癌细胞的 TSH 受体而刺激甲状腺癌细胞的生长，甲状腺激素通过抑制 TSH 的分泌而阻止甲状腺癌细胞的生长。甲状腺癌细胞不仅表达 TSH 受体，且表达的 TSH 受体与 TSH 的亲和力甚至较正常甲状腺细胞更高，TSH 与其结合后诱导的腺苷酸环化酶活性也较正常更高。近年 Franco 等探讨了 TSH 受体信号系统在 $BRAF^{V600}$（一种可诱导乳头状甲状腺癌的 $BRAF$ 基因突变体）转化中的作用，结果显示：相较 TSH 受体正常的 $BRAF^{V600E}$ 小鼠，敲入 $BRAF^{V600E}$ 小鼠和 TSH 受体敲除小鼠杂交的后代（具有 $BRAF^{V600E}$ 突变体但不表达 TSH 受体）虽可出现乳头状甲状腺癌，但成瘤时间长，且瘤体小、恶性程度及侵袭性低，说明在 $BRAF$ 突变诱导乳头状甲状腺癌的过程中有 TSH 受体信号系统参与。

但是也有学者认为，TSH 可能不是甲状腺癌细胞主要的生长因子，在甲状腺癌的发生发展过程中不起重要的作用。其依据有：①在体外细胞研究中，TSH 单独对甲状腺细胞的促生长效应很弱，只有在胰岛素及 IGF-1 存在的情况下 TSH 才能充分发挥其促甲状腺细胞生长的效应；② TSH 和 TSH 受体结合后诱导的主要是促进细胞分化信号而非去分化信号和促生长信号；③甲状腺癌细胞 TSH 受体的表达降低甚至缺如；④ TSH 受体激活性突变患者甲状腺癌的发病率并没有增加；⑤ TSH 受体敲除的小鼠甲状腺可发育到正常大小。这些学者认为，在 TSH 抑制治疗中起作用的可能是甲状腺激素本身而非甲状腺激素对 TSH 的抑制作用。甲状腺激素可能通过垂体瘤转化基因 1（pituitary tumor transforming gene 1，$PTTG1$）而发挥作用。$PTTG1$ 基因与肿瘤的发生发展密切相关，其表达产物可诱导甲状腺细胞增生、去分化和转化，甲状腺癌细胞 $PTTG1$ mRNA 和 PTTG1 蛋白水平均增高，说明 PTTG1 参与甲状腺癌的发生发展。研究显示，T_3 与其核受体结合后可促进蛋白酶体降解 PTTG1 蛋白，从而抑制甲状腺癌细胞的生长。但也有相反的观点，认为甲状腺激素有促进肿瘤的作用。

二、TSH 抑制治疗的获益和风险

（一）TSH 抑制治疗的获益

大量的临床研究显示，血清 TSH 水平不仅与甲状腺癌的风险呈正相关，还与甲状腺癌的大小及进展性有关，体积较大的甲状腺癌其血清 TSH 水平高于体积较小者，Ⅲ/Ⅳ 期甲状腺癌的血清 TSH 水平高于 Ⅰ/Ⅱ 期的甲状腺癌，甚至有学者认为血清 TSH 水平可作为甲状腺结节良恶性的预测因素之一。国内滕卫平等分析了 1 870 例甲状腺结节手术资料，其中 269 例经病理证实为分化性甲状腺癌，相较于血清 TSH1.0～1.9mIU/L 的患者，血清 TSH1.9～4.8mIU/L 的患者分化型甲状腺癌的风险增加 57%（$P=0.038$），血清 TSH>4.8mIU/L 的患者分化型甲状腺癌的风险增加 471%（$P=0.000\,2$），血清 TSH 水平还与甲状腺癌的淋巴结转移和进展程度相关，但与微癌无关，他们据此认为血清 TSH 水平与甲状腺癌的发展有关，但与其发生无关。Kim 等采用病例-对照研究分析了血清 TSH 水平与分化型甲型腺癌的关系，认为高 TSH 水平为分化型甲状腺癌的独立危险因素，TSH 不仅与分化型甲状腺癌的发展有关，也与其发生有关。Fiore 等复习了 2006—2011 年的文献，发现不仅血清 TSH 水平与甲状腺癌相关，而且给予左甲状腺素治疗可降低结节性甲状腺疾病发展为甲状腺癌的风险。

McGriff 等曾对早年的有关临床试验进行 Meta 分析，结果显示甲状腺激素抑制治疗可使主要不良临床事件（包括肿瘤进展、复发及死亡）的风险降低 27%（$P<0.05$）。其他研究亦得到类似的结论。但这些较早的研究有一定的局限性，如手术程度不一致、一些研究因未测定血清 TSH 水平而难以判断是甲状腺激素抑制治疗还是甲状腺激素替代治疗、判断甲状腺癌复发的检查不够敏感。以后一些更细致的研究显示，TSH 抑制治疗获益与否与甲状腺癌的危险性有关。Cooper 等分析了 617 例乳头状甲状腺癌和 66 例滤泡状甲状腺癌的随访资料（平均随访 4.5 年），结果发现：于高危患者严格的 TSH 抑制可使患者获益，而低

危患者并不需要严格的 TSH 抑制。Jonklaas 等随后的研究显示：于Ⅲ/Ⅳ期甲状腺癌患者激进的 TSH 抑制治疗可改善预后，Ⅱ期患者适度 TSH 抑制治疗亦能改善预后，Ⅰ期患者 TSH 抑制治疗不能改善预后。Hovens 等对 366 例分化型甲状腺癌的随访（平均随访 8.85 年）资料做了分析，结果显示：于低危甲状腺癌患者 TSH 抑制到较低的正常参考范围即可，于高危患者则需严格抑制。Ito 等对日本的资料做了分析，结果显示：TSH 抑制治疗可改善 M1 甲状腺癌的预后。Diessl 等对以 157 例有远处转移的甲状腺癌患者为对象，分析了不同 TSH 抑制程度对预后的影响，结果显示：血清 TSH≤0.1mU/L 者的平均存活时间超过血清 TSH>0.1mU/L 者，但血清 TSH≤0.1mU/L 者的平均存活时间较血清 TSH 在 0.03～0.1mU/L 的患者无进一步改善。Diessl 等还发现，血清 FT_3 和 FT_4 水平与甲状腺癌的存活时间呈负相关，但只有血清 FT_3 水平不依赖血清 TSH 水平独立地影响甲状腺癌的存活时间。晚近 Park 等的研究则显示，行甲状腺叶切除术的分化型甲状腺癌患者血清 TSH 抑制到 2.0mU/L 以下的患者与血清 TSH 在 2.0～4.5mU/L 之间的患者相比，无复发生存率（recurrence-free survival）并无差别。Klubo-Gwiezdzinska 等的研究也显示，中、高危分化型甲状腺癌患者不能从 TSH 抑制治疗中获益。

（二）TSH 抑制治疗的风险

1. **TSH 抑制治疗患者血激素谱的特点** TSH 抑制治疗往往需要将患者控制到亚临床甲亢状态，此种亚临床甲亢的甲状腺激素主要来自外部，也称为外源性亚临床甲亢（exogenous subclinical hyperthyroidism）。TSH 抑制治疗引起的外源性亚临床甲亢的血激素谱和内源性亚临床甲亢的激素谱可有很大不同：TSH 抑制治疗患者的血清 TSH 如抑制到亚临床甲亢状态，其血清 FT_4 水平一般高于手术前，甚至高于正常参考范围，而血清 FT_3 水平往往低于手术前甚至低于正常参考范围。

2. **对心血管系统的影响** 心血管系统是甲状腺激素最重要的靶器官，因此 TSH 抑制治疗对心血管系统的影响一直受到高度关注。Biondi 等曾报道，长期接受 TSH 抑制治疗的患者心率较年龄性别匹配的对照组快（$P<0.01$），房性期前收缩发生率增加（$P<0.006$）。超声心动图的结果显示，TSH 抑制治疗者左室质量增加（$P<0.02$），左室收缩功能增强（$P<0.05$）。Biondi 等随后的研究显示，长期 TSH 抑制治疗可降低患者的心脏储备功能及对运动的耐受性，β 受体拮抗剂可改善 TSH 抑制治疗对心脏储备功能及运动耐受性的负面影响。Flynn 等的大样本研究显示，接受 TSH 抑制治疗的患者如血清 TSH≤0.03mU/L 则心血管疾病患病率、死亡率均增加，而血清 TSH 0.04～0.4mU/L 的患者较血清 TSH 正常（0.4～4.0mU/L）者心血管疾病患病率、死亡率无增加，说明 TSH 不宜抑制过低。

3. **对骨骼的影响** 由于甲亢可引起骨质疏松，因此 TSH 抑制治疗对骨骼的影响一直受到关注。Flynn 等的研究显示，接受 TSH 抑制治疗的患者如血清 TSH 抑制过低（TSH≤0.03mU/L）则骨折风险增加。Sugitani 等用随机对照试验研究了 TSH 抑制治疗对女性乳头状甲状腺癌患者骨密度的影响，结果显示，TSH 抑制治疗组在术后 1 年腰椎骨密度即开始降低，而对照组在术后 5 年腰椎骨密度仍无明显降低。于 TSH 抑制治疗组，术后 1 年腰椎骨密度降低主要见于 50 岁以上者，50 岁以下者术后 1 年腰椎骨密度并无降低。这一结果显示 TSH 抑制治疗对 50 岁以上女性可引起骨密度降低，对 50 岁以下女性骨密度并无影响。Turner 等的研究显示，于 70 岁以上患者，TSH 治疗可引起骨折风险增加且具有剂量依赖现象。Reverter 等的研究则显示，于男性分化型甲状腺癌患者，术后长程 TSH 抑制治疗对骨密度并无不利影响，也不增加骨折风险。晚近 Schneider 等的研究亦显示，TSH 抑制治疗不增加骨质疏松风险。看来，TSH 抑制治疗对骨骼的影响可能与年龄、性别及血清 TSH 抑制程度对因素有关：绝经后女性较易受到影响；年龄越大、血清 TSH 抑制程度越显著影响越大。

TSH 抑制治疗对骨骼的影响一般认为系甲状腺激素对骨骼的作用所致。但近年有研究显示，TSH 对骨骼有直接影响，TSH 抑制治疗引起的 TSH 水平降低本身也是尤其骨密度降低的重要原因。

4. **对肿瘤的影响** 很早人们就注意到甲状腺激素与肿瘤的关系。Hellevik 等对 29 691 名无甲状腺疾病病史的人群进行了长达 9 年的前瞻性研究,结果显示:与甲状腺功能正常者相比,血清TSH < 0.5mU/L 者肿瘤风险增加 34%,其中肺癌风险增加 134%,前列腺癌风险增加 97%。如果去除前 2 年发生的肿瘤(可能在基线时已经存在但尚未诊断),则肺癌风险增加 191%,前列腺癌风险增加 160%。提示亚临床甲亢增加肺癌和前列腺癌风险。甲状腺激素和乳腺癌的关系也受到关注。早在 1976 年,Kapdi 等就注意到甲减女性接受甲状腺激素替代治疗者乳腺癌风险显著高于未接受治疗者,且甲状腺激素替代治疗时间越长者这一效应越明显。甲状腺激素对肿瘤的影响可能通过整合素 $\alpha v\beta 3$ 而发挥。整合素 $\alpha v\beta 3$ 为膜蛋白,可与 T_3 和 T_4 结合,被视为甲状腺激素的膜受体,并介导甲状腺激素的非基因组作用。甲状腺激素与整合素 $\alpha v\beta 3$ 结合后可促进肿瘤细胞增生和血管形成,其机制可能涉及 MAPK 和 PI3K 的激活。某些甲状腺激素类似物可发挥抑制垂体TSH 的分泌,但可拮抗甲状腺激素对整合素 $\alpha v\beta 3$ 的作用,可能更适于 TSH 抑制治疗。

三、TSH 抑制治疗的方法

TSH 抑制治疗的左甲状腺素剂量受很多因素的影响,如甲状腺切除的程度、年龄、性别、体重、伴发疾病等。由于脂肪组织并不参与左甲状腺素的代谢,故有些学者建议用瘦体重(lean body mass)来估算左甲状腺素的剂量。对已清除全部甲状腺的分化型甲状腺癌患者,左甲状腺素剂量一般为 $1.5\sim2.5\mu g/(kg\cdot d)$。老年患者甲状腺激素的降解减慢,且对甲状腺激素的耐受性降低,故所需左甲状腺素剂量往往较年轻患者低 20%～30%。左甲状腺素的起始剂量因患者年龄和伴发疾病情况而异。2012 年中国《甲状腺结节和分化型甲状腺癌诊治指南》推荐:对甲状腺已完全清除的年轻患者,可直接启用目标剂量;50 岁以上的患者,如无心脏病及其倾向,初始剂量为 $50\mu g/d$;如患者有冠心病或其他高危因素,初始剂量为 $12.5\sim25\mu g/d$,甚至更少。给予初始剂量后每四周左右测定血清 TSH,根据血清 TSH 测定结果调整左甲状腺素剂量,直至血清 TSH 达到目标水平。中国《甲状腺结节和分化型甲状腺癌诊治指南》推荐:达标后 1 年内每 2～3 个月、2 年内每 3～6 个月、5 年内每 6～12 个月复查甲状腺功能,以确定

TSH 维持于目标范围。值得注意的是,老年患者尤其是合并有冠心病者宜缓慢增加剂量,并严密监测心脏状况。部分患者需要根据冬夏季节血清 TSH 水平的变化调整左甲状腺素用量(冬增夏减)。

左甲状腺素抑制治疗一般将全天剂量顿服。如有漏服,应补足漏服剂量。由于食物可影响左甲状腺素的生物利用度,故左甲状腺素制剂通常于早餐前 30～60 分钟以水佐服。有人比较了早餐前半小时服用和晚餐后 2 小时服用,发现二者并无差异。咖啡对左甲状腺素在肠道的吸收有较大影响,喜饮咖啡的人群尤需引起注意。国外曾有学者报道,患者以浓咖啡佐服左甲状腺素引起左甲状腺素吸收不佳,致使血清 TSH 不被抑制,改用水佐服左甲状腺素后血清 TSH 即恢复。某些疾病会影响左甲状腺素在肠道的吸收,如炎症性肠病、短肠综合征、乳糖不耐受症、幽门螺杆菌感染、慢性胃炎等。某些食物和药物亦能影响左甲状腺素在肠道的吸收,如奶、豆类、纤维素、硫酸亚铁、碳酸钙、质子泵抑制剂、硫糖铝、司维拉姆(sevelamer,一种促进粪磷排泄以治疗高磷血症的药物)、卡马西平、雄激素和雌激素制剂等。因此,左甲状腺素和这类食物或药物应间隔足够时间。中国《甲状腺结节和分化型甲状腺癌诊治指南》推荐:左甲状腺素与维生素、滋补品应间隔1 小时;与含铁、钙食物或药物间隔 2 小时;与奶、豆类食品间隔 4 小时;与消胆胺或降脂树脂间隔12 小时。有少数患者肠道对左甲状腺素吸收不佳,需要皮下使用左甲状腺素或 T_3 针剂。还有少数患者口服左甲状腺素效果不佳并非肠道吸收不良,而是不依从所致,称为假性吸收不良,对这类患者要加强宣教以提高依从性。

TSH 抑制治疗目前一般都采用左甲状腺素制剂。正常情况下,人体内 20% 的 T_3 来自甲状腺,80% 的 T_3 来自甲状腺外 T_4 向 T_3 的转化。甲状腺癌患者在甲状腺全切或次全切除后(尤其在放射碘毁损残存甲状腺后),甲状腺来源的 T_3 缺如,如果仅给予左甲状腺素治疗,可能会引起相对性 T_3 缺乏。Ito 等的研究显示,乳头状甲状腺癌患者在甲状腺全切后的左甲状腺素抑制治疗过程中,TSH 低于术前水平($P < 0.001$),FT_4 水平明显高于术前水平($P < 0.001$),但 FT_3 水平明显低

于术前水平($P=0.029$),说明这种只给予左甲状腺素而不给予 T_3 的治疗方法即使在血清 T_4 水平已超过术前的情况下仍然存在一定程度的 T_3 缺乏。因此从理论上说,T_3、T_4 联合治疗更为合理。但是,临床试验并未显示 T_3、T_4 联合治疗甲状腺功能减退患者较单用左甲状腺素更好。不过,对于 TSH 抑制治疗来说,T_3、T_4 联用是否较单用左甲状腺素更好尚需相关的循证医学证据,但目前尚未见 T_3、T_4 联用和左甲状腺素单用用于 TSH 抑制治疗的头对头研究。临床上观察到部分患者在左甲状腺素治疗过程中如果将 TSH 抑制到预定目标则 FT_4 超过正常,如让 FT_4 达到正常水平则 TSH 难以抑制到预定目标,对于此类患者采取 T_3、T_4 联合治疗(如使用含有 T_3 的干甲状腺片)往往可兼顾 FT_3、FT_4 和 TSH,即在血清 TSH 抑制到预定目标的情况下保持血清 FT_3 和 FT_4 于正常水平。

四、TSH 抑制治疗的血清 TSH 靶标

TSH 抑制治疗的靶标一般以血清 TSH 水平为参照,血清 TSH 的抑制目标视甲状腺癌的危险度而定。但由于血清甲状腺激素水平与此种治疗的副作用有关,且近年也有证据显示血清甲状腺激素水平与肿瘤相关,因此将血清 FT_3 和 FT_4 也列为观察指标似乎是合理的,但目前尚缺乏这方面的循证医学证据。

中国《甲状腺结节和分化型甲状腺癌诊治指南》推荐:对甲状腺癌的危险度和 TSH 抑制治疗副作用的风险进行分层,根据双风险评估的结果决定 TSH 抑制到什么程度(表 2-6-4)。TSH 抑制治疗的副作用风险也分为低危、中危、高危三个层级。低危患者应同时具备以下 10 项条件:①中青年;②无症状;③无心血管疾病;④无心律失常;⑤无肾上腺素受体激动的症状或体征;⑥无心血管疾病危险因素;⑦无合并疾病;⑧如为女

性应未绝经;⑨骨密度正常;⑩无骨质疏松的危险因素。中危患者应具备以下 8 项之 1 项:①中年;②高血压;③有肾上腺素受体激动的症状或体征;④吸烟;⑤存在心血管疾病危险因素或糖尿病;⑥围绝经期妇女;⑦骨量减少;⑧存在骨质疏松的危险因素。高危患者应具备以下 4 项之 1 项:①临床心脏病;②老年;③绝经后妇女;④伴发其他严重疾病。

中国《甲状腺结节和分化型甲状腺癌诊治指南》推荐的基于复发风险和抑制治疗副作用风险分层的分化型甲状腺癌术后 TSH 抑制治疗目标如表 2-6-4 所示。该指南同时指出:TSH 抑制治疗的副作用风险为高中危者,应个体化抑制 TSH 至接近达标的最大可耐受程度,同时预防和治疗心血管和骨骼系统相应病变;对复发危险度为高中危,同时 TSH 抑制治疗副作用危险度为低危的甲状腺癌患者,应定期评价心血管和骨骼系统情况;对复发危险度为低危的患者 5～10 年后如无病生存,可仅进行甲状腺激素替代治疗。

为规避 TSH 抑制治疗副作用的风险,中国《甲状腺结节和分化型甲状腺癌诊治指南》还对治疗期间如何预防骨质疏松进行了推荐:对需要将 TSH 抑制到低于 TSH 正常参考范围下限的分化型甲状腺癌患者(特别是绝经后妇女),评估治疗前基础骨矿化状态并定期监测,监测指标可根据医疗条件酌情选用血清钙/磷、24 小时尿钙/磷、骨转换生化标志物和骨密度测定。由于长期亚临床甲亢是绝经后女性骨质疏松的危险因素,因此绝经后分化型甲状腺癌患者在 TSH 抑制治疗期间应接受骨质疏松初级预防,确保钙摄入 1 000mg/d,并补充维生素 D 400～800U(10～20μg)/d。对未使用雌激素或双膦酸盐治疗的绝经后妇女、TSH 抑制治疗前或治疗期间达到骨质疏松诊断标准者,维生素 D 应增至 800～1 200U(20～30μg)/d,并酌情联合其他干预治疗药物(如

表 2-6-4 基于复发风险和抑制治疗副作用风险分层的甲状腺癌术后 TSH 抑制治疗目标

抑制治疗风险	复发风险			
	初始期(术后 1 年)		随访期	
	高中危	低危	高中危	低
高中危	<0.1	0.5～1.0	0.1～0.5	1.0～2.0(5～10 年)
低危	<0.1	0.1～0.5	<0.1	0.5～2.0(5～10 年)

双膦酸盐类、降钙素类、雌激素类、甲状旁腺激素、选择性雌激素受体调节剂类等）。

中国《甲状腺结节和分化型甲状腺癌诊治指南》对如何预防 TSH 抑制治疗的心血管副作用也进行了推荐：对需要将 TSH 抑制到低于 TSH 正常参考范围下限的分化型甲状腺癌患者，评估治疗前基础心脏情况；定期监测心电图，必要时行动态心电图和超声心动图检查；定期进行血压、血糖和血脂水平监测，必要时可测定颈动脉内膜中层厚度以协助评估动脉粥样硬化的危险性。β受体拮抗剂可使外源性亚临床甲亢引起的心脏舒张功能和运动耐力受损可以得到显著改善，并能控制心血管事件（尤其是心房颤动）的相关死亡率。因此，TSH 抑制治疗期间，如无 β 受体拮抗剂禁忌证，部分患者可考虑给予该类药物预防心血管系统副作用（表 2-6-5）。TSH 抑制前或治疗期间发生心房颤动者，应给予规范化治疗。有心脏基础疾病或心血管事件高危因素者，应针对性地给予地高辛、血管紧张素转换酶抑制剂或其他心血管药物治疗，并适当放宽 TSH 抑制治疗的 TSH 控制目标。

表 2-6-5　分化型甲状腺癌患者 TSH 抑制治疗期间 β 受体拮抗剂的使用指征

分组	TSH < 0.1mU/L	TSH 0.1～ 0.5mU/L
≥65 岁	使用	考虑使用
<65 岁，有心脏病	使用	使用
<65 岁，有心血管疾病危险因素	使用	考虑使用
<65 岁，有甲亢症状	使用	使用

美国甲状腺协会（ATA）制定的《2015 美国甲状腺协会成人甲状腺结节和分化型甲状腺癌管理指南》推荐应用动态的危险分层（治疗反应）来指导疾病的长期随访和治疗决策。ATA 将治疗反应分为四类：疗效满意（excellent response）、生化疗效不佳（biochemical incomplete response）、结构性疗效不佳（structural incomplete response）、疗效不确切（indeterminate response）。疗效满意指的是没有临床、生化或结构上的肿瘤证据（影像学阴性且血清 Tg 水平抑制到 0.2ng/ml 以下或 TSH 刺激的血清 Tg < 1ng/ml）。生化疗效不佳指的是

异常的血清 Tg 水平或 TgAb 升高但没有局部病灶（影像学阴性及血清 Tg > 1ng/ml 或 TSH 刺激的血清 Tg > 10ng/ml 或 TgAb 水平升高）。结构性疗效不佳指的是持续的或新发现的局部或远处转移灶（不论 Tg 或 TgAb 水平如何，只要有结构或功能上的肿瘤证据即视为结构性疗效不佳）。疗效不确切指的是非特异性生化或结构上的异常发现，根据这些发现不能确定是良性还是恶性（影像学无特异性发现，^{131}I 扫描甲状腺床有微弱的摄取，TSH 未刺激的血清 Tg 可以测出但小于 1ng/ml，TSH 刺激的血清 Tg 可以测出但小于 10ng/ml，或在无结构或功能性病灶存在的情况下，TgAb 水平稳定或下降）。

ATA 推荐对于结构性疗效不佳的患者，在没有特别禁忌的情况下，血清 TSH 应长期持续维持在 <0.1mU/L（强烈推荐，中等质量证据）；对于生化疗效不佳的患者，血清 TSH 应维持在 0.1～0.5mU/L 之间，这是考虑到初始的 ATA 危险分层、Tg 水平、Tg 随着时间的走向趋势以及 TSH 受抑的风险共同决定的（弱推荐，低质量证据）；对于治疗反应良好的（临床和生化无瘤状态）或治疗反应不确定但处于高风险的患者，血清 TSH 水平应控制在 0.1～0.5mU/L 之间，并维持 5 年，5 年后在持续的复发监测下可以放宽 TSH 的抑制程度（弱推荐，低质量证据）；对于治疗反应良好的（临床和生化无病状态）或治疗反应不确定，特别是那些复发风险低的患者，血清 TSH 可维持在较低的参考范围（0.5～2mU/L）（强烈推荐，中等质量证据）。对于没有经过残余灶消融或辅助治疗的患者，如治疗反应良好或治疗反应不确定，且颈部超声检查结果正常、血清 Tg 低或测不出、Tg 或 TgAb 没有增高，此类患者血清 TSH 升至较低的参考范围（0.5～2mU/L）（弱推荐，低质量证据）。

五、结语

TSH 抑制治疗是分化型甲状腺癌最主要的内科治疗手段，能降低高危患者的复发率和死亡率。虽然 TSH 抑制治疗的机制仍有争议，但多数学者认为此种治疗系通过降低血清 TSH 水平而发挥其治疗效应。从理论上说，表达有活性 TSH 受体是甲状腺癌对 TSH 抑制治疗有反应的基础。因此，对甲状腺癌行 TSH 受体检测（如免疫组织

化学)并将检测结果作为 TSH 抑制治疗的依据是合理的，但这种策略目前尚未在临床实施。TSH 抑制治疗可降低分化型甲状腺癌的复发风险，改善其预后，但这种治疗引起的外源性亚临床甲亢也会给患者带来潜在的不良反应(尤其是心血管系统和骨骼系统)。临床医生应根据患者具体情况权衡治疗的"利"与"弊"，确定患者最佳的 TSH 抑制目标，进行个体化治疗。TSH 抑制治疗的最佳 TSH 抑制目标应兼顾患者的获益和风险：在降低甲状腺癌复发、转移和肿瘤相关死亡风险的基础上将外源性亚临床甲亢的副作用控制到患者可以耐受的程度。中国《甲状腺结节和分化型甲状腺癌诊治指南》推荐对患者进行肿瘤复发及治疗副作用的双风险评估，根据双风险评估的结果确定患者的 TSH 抑制目标，具有较好的操作性。《2015 美国甲状腺协会成人甲状腺结节和分化型甲状腺癌管理指南》则推荐相对宽松的 TSH 抑制目标。

(苏 青)

第四节 基于风险分层的分化型甲状腺癌术后管理

分化型甲状腺癌(DTC)是发病率最高的内分泌系统恶性肿瘤，也是近年来发病率增长最快的恶性实体肿瘤之一。通常情况下，手术是 DTC 治疗的第一步。由于与其他常见的恶性肿瘤如肺癌和各种消化道恶性肿瘤相比，大多数 DTC 的临床表现相对温和、进展缓慢，患者预后相对较好，能够长期生存，因此长期、合理的术后管理对于降低 DTC 患者疾病相关死亡率、复发率和提高其生活质量也至关重要。

DTC 的术后管理是一个涵盖多个环节的系统工程。当 DTC 患者完成手术治疗后，首先需要进行肿瘤分期和风险分层，以指导后续的治疗和随访计划；随后，部分患者要接受放射性碘治疗和甲状腺激素治疗；所有患者均应在相当长的一段时间内，接受定期随访和监测，对疾病治疗的效果和可能的副作用进行评估，及时发现疾病复发或进展的迹象，必要时完善进一步评估并调整管理策略。随着对 DTC 疾病特点研究的不断深入，相关学者已经认识到，DTC 中既有在疾病早期/隐匿期就诊断并接受手术的低危甲状腺癌，也有进展较快、恶性度较高的难治性 DTC。DTC 的这种临床表现多样性和广谱性，决定了"一刀切"的术后管理方案势必导致诊疗过度和诊疗不足并存。因此，以患者为中心，以风险分层为基础的个体化管理模式应运而生。

一、DTC 的术后风险分层

DTC 的术后风险分层包括死亡风险分层、初始复发风险分层和治疗反应分层。准确的风险分层一方面可以指导正确的初始治疗方案和随访方案，另一方面有助于医患病情交流、学术研究和癌症登记。

1. **死亡风险分层** 根据 DTC 术后获得的临床病理特征，可对患者的肿瘤相关死亡风险进行分层。用于 DTC 死亡风险分层的工具包括美国癌症联合会(AJCC)/原发肿瘤-区域淋巴结-远处转移(TNM)分期和 MACIS(M——远处转移；A——年龄；C——肿瘤是否完全切除；I——肿瘤是否外侵；S——肿瘤大小)评分系统等。与其他类型恶性肿瘤一样，AJCC/TNM 分期最为常用，并纳入专业指南推荐。2017 年，AJCC 颁布了第 8 版甲状腺癌 TNM 分期系统，并宣布于 2018 年 1 月 1 日开始执行(表 2-6-6)。

新版分期的主要更新包括：①将微小腺外侵袭从 T_3 的定义中删除，这种侵袭类型不再影响任何的 T 分期或者整体的 TNM 分期。②颈部 VII 区淋巴结转移的 N 分期由 N_{1b} 转为 N_{1a}；pN_0 定义为发现一个或多个经细胞学或组织学证实为良性的淋巴结。③诊断年龄切点值由 45 岁增长至 55 岁，55 岁以下人群只有 I、II 期之分(根据有无远处转移)。④在 >55 岁患者中，弱化淋巴结转移对 TNM 分期的影响，突出原发灶明显的腺外侵袭(特别是 T_{4a}、T_{4b})对预后的影响。按照新版分期，I、II、III、IV 期患者 10 年疾病特异生存率分别为 98%～100%、85%～95%、60%～70% 和 <50%。AJCC/TNM 分期的更新，突出对年龄和腺外侵袭在 DTC 预后中作用的认识不同于以往，反映出整体而言 DTC 生物学行为较为惰性、疾病特异性死亡率低的特点，能够将不同 TNM 分期患者死亡率差别更好地体现出来；更多患者即使出现淋巴结转移，也被划入死亡风险较低的 I/II

表 2-6-6 第 7 版和第 8 版甲状腺癌 TNM 分期系统比较

版本	分期	肿瘤 T	淋巴结 N	远处转移 M
第 7 版（患者年龄＜45 岁）	I	任何 T	任何 N	M_0
	II	任何 T	任何 N	M_1
第 7 版（患者年龄≥45 岁）	I	T_1	N_0 或 N_X	M_0
	II	T_2	N_0 或 N_X	M_0
	III	T_1 或 T_2	N_{1a}	M_0
		T_3	N_0、N_X 或 N_{1a}	M_0
	IVa	T_1、T_2 或 T_3	N_{1b}	M_0
		T_{4a}	任何 N	M_0
	IVb	T_{4b}	任何 N	M_0
	IVc	任何 T	任何 N	M_1
第 8 版（患者年龄＜55 岁）	I	任何 T	任何 N	M_0
	II	任何 T	任何 N	M_1
第 8 版（患者年龄≥55 岁）	I	T_1 或 T_2	N_0 或 N_X	M_0
	II	T_1 或 T_2	N_1	M_0
		T_{3a} 或 T_{3b}	任何 N	M_0
	III	T_{4a}	任何 N	M_0
	IVa	T_{4b}	任何 N	M_0
	IVb	任何 T	任何 N	M_0

期，从一定角度上，这可以减轻患者对癌症引发死亡的焦虑和过度医疗。

2. **初始复发风险分层** 对于 DTC 患者而言，疾病特异性死亡毕竟仅占少数，术后管理中我们更关注的是复发风险。根据术后获得的临床病理特征，需要进行初始复发风险评估。纳入复发风险评估的因素包括：原发灶病理亚型、血管和腺外侵袭情况和切除完整度，淋巴结转移和远处转移情况，术后 Tg 和放射性碘治疗后显像结果（主要针对甲状腺全切的 DTC 患者）等。复发风险低、中和高危者，预后复发率分别为小于 5%、5%～20% 之间以及大于 20%。需要注意的是，一些并不影响 AJCC/TNM 分期的临床病理特征，对复发风险的评估却很重要，如原发灶有无微小镜下腺外侵袭，肿瘤内是否有血管侵袭，淋巴结转移的部位（N_{1a} 或 N_{1b}）、数量、转移灶大小、有无结外侵袭，手术切缘肿瘤残余与否，是否是高危的病理亚型，术后血清 Tg 水平（主要针对全切患者）等。因此，AJCC 分期较低（即死亡风险低）不等同于复发风险低。

此外，在 2015 年版 ATA 指南中，对初始复发风险分层的更新还突出一个新理念，即同一类别

的病理特征（如淋巴结转移、血管侵袭等）对复发风险的影响强度并不相同，例如：5 个和 5 个以下的微小淋巴结转移（＜0.2cm）由中危降至低危组，而任一淋巴结转移灶大于 3cm 合并／不合并结外侵袭由中危升至高危组；对 FTC 而言，镜下包膜侵袭和少量血管侵袭（＜4 处），仍属于低危组。这一理念在我国的验证和推广，需要更细致的病理诊断和长期的术后随访。

3. **治疗反应分层** 划分死亡风险和复发风险所依据的信息，都来自 DTC 初始治疗阶段获得的静态的、单时点的信息。随着对 DTC 疾病特点的认识不断加深，人们意识到对于 DTC 这类存活期长的恶性肿瘤，仅根据初始治疗时的临床病理特征就给患者打上伴随终生的特定标签，存在很大的局限性。这种局限性会导致术后初期制定的某种治疗或随访策略，面对不同的病情发展走势，变得不再适用，引发诊疗不足或过度。在这样的背景下，美国学者 Tuttle 等人于 2008 年率先提出，应根据随访过程中获得的最新数据实时修订甲状腺癌患者的死亡风险和复发风险分层，连续地、实时地、精准地综合评价患者对治疗的反应，以帮助临床医生提出恰当的治疗方案及

修订后续的随访策略，真正实现个体化管理。经过一系列研究，该团队进一步验证、完善和拓展了这个概念。在2015年版ATA甲状腺癌诊治指南中，认可和采纳了此风险分层系统。根据随访中获得的Tg、TgAb、影像学结果等信息，可将治疗反应划分为疗效满意、疗效不确切、生化疗效不佳和结构性疗效不佳四类。这样做的结果，使得初始复发风险中危和高危者，如果治疗反应良好，也有机会进入低危组，从而改为接受相对宽松的术后管理。由此，需要长期接受比较激进诊疗手段的患者数量进一步减少。

但是，用于动态风险（治疗反应）评估的重要指标Tg，其切点值的准确性和特异性仅在接受甲状腺全切＋放射性碘（RAI）清除残余甲状腺（简称清甲）治疗后的DTC患者中较为明确（TgAb阴性前提下），参见表2-6-7和表2-6-8。对于未进

表2-6-7　DTC患者甲状腺全切手术并RAI清甲后的动态风险分层

相关检查	疗效满意	生化疗效不佳	结构性疗效不佳	疗效不确定
TSH抑制治疗下的Tg水平	<0.2ng/ml	>1ng/ml	任何情况	0.2～1ng/ml
TSH刺激后的Tg水平	<1ng/ml	>10ng/ml	任何情况	1～10ng/ml
TgAb水平	测不到	高于正常	任何情况	稳定或逐渐下降
影像学检查	阴性结果	阴性结果	提示有结构性或功能性病灶	非特异性发现或RAI显像提示甲状腺床有微量核素摄取

注：表中数值均为TgAb阴性情况下。

表2-6-8　2015年版ATA指南中甲状腺全切手术并RAI清甲后的DTC患者动态风险分层的界定及其临床含义

动态风险分层	界定	简短解读	对临床预后的预测	备注
疗效满意	Sup-Tg<0.2ng/ml[a] Sti-Tg<2ng/ml[a] TgAb测不到 影像学阴性	初始治疗后，临床/生化和组织结构上均无疾病持续存在或复发的证据	1%～4%复发 <1%疾病相关死亡	初始ATA复发风险为低危、中危和高危的患者中，分别有86%～91%、57%～63%和14%～16%发生疗效满意。其中，变化最为显著应属ATA中危患者，其复发风险从36%～43%降至1%～2%
生化疗效不佳	Sup-Tg>5ng/ml[a] Sti-Tg>10ng/ml[a] 或TSH水平相似的情况下逐渐升高[a] TgAb水平升高趋势 影像学阴性	甲状腺球蛋白异常升高，但影像学未发现确切病灶证据	至少30%自发发展为NED；再治疗后20%达到NED；20%发展为结构性疾病 <1%疾病死亡	此类患者分别占初始ATA复发风险为低危、中危和高危患者的11%～19%、21%～22%和16%～18%
结构性疗效不佳	影像学检查提示有结构性或功能性病灶	局部病灶持续存在或新发病灶，或发生转移	再治疗后仍有50%～85%疾病持续局部转移和远处转移者的疾病相关死亡率分别高达11%和50%	此类患者分别占初始ATA复发风险为低危、中危和高危患者的2%～6%、19%～28%和67%～75%
疗效不确切	Sup-Tg 0.2～5ng/ml[a] Sti-Tg 2～10ng/ml[a] TgAb水平稳定或逐渐下降 影像学上有非特异性发现，或RAI显像提示甲状腺床有微量核素摄取	生化或组织结构上的发现均不能明确其良恶性	继续随访将有15%～20%被发现出现结构性疾病；其他患者指标保持稳定或自发缓解 <1%疾病相关死亡	此类患者分别占初始ATA复发风险为低危、中危和高危患者的12%～29%、8%～23%和0～4%

注：[a]TgAb阴性情况下；DTC——分化型甲状腺癌；RAI——放射性碘；Tg——甲状腺球蛋白；Sup-Tg——TSH抑制治疗下的Tg；Sti-Tg——TSH刺激后的Tg；NED——无疾病征象。

行甲状腺全切和 RAI 清甲者，由于残留甲状腺组织仍可分泌 Tg，因此难以设定提示异常的 Tg 切点值，通过动态观察 Tg 水平的变化趋势来发现疾病复发和进展的线索可能更有操作性。

二、DTC 术后管理的主要内容

DTC 术后管理的主要内容包括术后治疗和随访。通常将 DTC 手术后的 1 年内称为初治期，1 年之后称为随访期。

DTC 术后治疗包括 RAI 治疗和促甲状腺激素（TSH）抑制治疗。前者目的包括清除残余的正常甲状腺组织（清甲）、清除可能存在的 DTC 病灶（辅助治疗）和 / 或清除明确的 DTC 转移病灶（清灶），提高患者无病生存率，并方便术后应用 Tg 监测复发。而后者意在采用外源性甲状腺激素，在补充甲状腺切除所致的缺乏之外，使 TSH 维持于正常低值或低于正常的程度，从而避免 TSH 刺激 DTC 细胞生长造成残留病灶进展或疾病复发。

DTC 术后需对患者进行长期随访。随访内容包括：评估患者对治疗方案的反应（临床治愈、复发、带瘤生存等）；评估 TSH 抑制治疗是否达标和有无副作用产生；对 DTC 患者的某些伴发疾病（如心脏疾病、其他恶性肿瘤等）病情进行动态观察。

三、根据 DTC 的初始复发风险分层制订术后初治期的管理方案

术后初治期管理的重点在于：确定是否给予 RAI 治疗；设定 TSH 抑制治疗的目标。管理方案抉择的依据为 DTC 的初始复发风险分层。

对于在哪些 DTC 患者中使用 RAI、用多大剂量的 RAI，近十年间争议不断。事实上，受伦理学限制，目前尚无验证不同 RAI 治疗策略有效性的随机对照试验。几项研究指出：RAI 治疗对复发风险为低危的 DTC 患者并未带来明显的无病生存获益；在复发风险低中危患者中，大剂量 RAI 也并未比低剂量更有收效。据此，主张合理使用 RAI、以少博多的理念逐渐占据上风。在 2015 年版 ATA 指南中，原则上不推荐 RAI 治疗用于复发风险低危的 DTC 患者；中危患者可考虑使用 RAI，但剂量下调至 30～100mCi；高危患者仍需要术后给予 RAI 治疗且剂量 >100mCi。学者们认为，这样的理念和实践既有利于发挥 RAI

的作用，又能减少人群辐射暴露和 RAI 潜在的近期和远期副作用。

TSH 抑制治疗的强度也因复发风险而异，同时要兼顾抑制治疗的副作用风险（即亚临床甲状腺毒症时对心脏和骨骼等系统的负面影响）。如果患者复发风险低而甲状腺素治疗的副作用风险较高，则可放宽抑制治疗的 TSH 靶目标。基于美国数据库的分析显示，DTC 术后 TSH 抑制治疗能够改善无病生存率，但极度抑制（TSH<0.1mU/L 甚至是 <0.01mU/L）和中度抑制（TSH 正常下限或稍低于正常）相比，并未带来进一步获益。Wang 等的研究也报道，从预防 TSH 抑制治疗骨代谢副反应角度，低危 DTC 患者 TSH 抑制最佳目标或为 0.9mU/L 或 1.0mU/L 左右。2012 版中国《甲状腺结节和分化型甲状腺癌诊治指南》中，曾提出低危复发风险 DTC 在初治期的 TSH 抑制治疗目标 <0.5mU/L，中高危患者则应 <0.1mU/L。而在 2015 年版 ATA 指南中，DTC 术后初治期的 TSH 抑制治疗的靶值较前放宽，除复发风险高危者需将 TSH 控制于 <0.1mU/L 外，中危者的 TSH 抑制目标可设定为 0.1～0.5mU/L，而低危者或 TSH 抑制治疗副作用风险较高者，TSH 达到正常低值～2.0mU/L 即可以接受。

四、根据 DTC 的初始复发风险分层和治疗反应分层制定术后随访期的管理方案

2012 版中国《甲状腺结节和分化型甲状腺癌诊治指南》中，低危复发风险 DTC 在随访期的抑制治疗目标为 TSH<2.0mU/L，中高危患者目标为 TSH<0.5mU/L。虽然该指南中也提到"长期随访中可使用动态危险度分层模式再次评估患者初始治疗效果并指导后续方案"，但由于当时缺乏足够的循证证据，指南没有给出具体操作的方法。在 ATA 2015 年版指南中，则勾勒出动态风险评估的基本框架，并推荐 DTC 术后初治期末，需要对患者进行治疗反应的评估。然后，根据 DTC 的初始复发风险分层和治疗反应分层制订后续随访期的管理方案。

对疗效满意者，随访期无须 RAI 治疗。应降低随访强度和频率，复查项目以 Tg、TgAb 和颈部超声为主，不必要进行 RAI 全身显像。放宽 TSH 抑制治疗的目标（初始复发风险低危者：正

常下限到 2.0mU/L；初始复发风险中危者：0.5～1.0mU/L 持续 3～5 年；初始复发风险高危者：0.1～0.5mU/L 持续 3～5 年）。值得一提的是，当 TSH 抑制目标放宽至 2.0mU/L 时，意味着非甲状腺全切的 DTC 患者如剩余甲状腺组织仍可合成足够甲状腺激素实现这个目标，则无须额外摄入外源性激素。

生化疗效不佳者多数仍有较好的预后。研究显示即使未采取任何额外治疗，其 Tg 水平也可能逐渐下降。因此，对于这样的 DTC 患者，长期管理方案宜为每 6～12 个月复查 Tg、TgAb 和颈部超声，若血清 Tg 值稳定或逐渐降低，颈部超声未发现结构性病灶，多可在持续 TSH 抑制治疗（抑制目标 0.1mU/L～正常下限）前提下继续观察，此时并不推荐立即探查性手术或 RAI 治疗；若 Tg 或 TgAb 不断升高，则与复发风险密切相关，故应考虑增加随访频率、进行其他检查如 RAI 全身显像和其他影像学，或是给予可能的额外治疗如 RAI 治疗等。

对结构性疗效不佳者，往往病情比较复杂，最好由多学科合作诊治。应根据患者一般情况、肿瘤的大小、位置、增长速度、RAI 亲和力、氟代脱氧葡萄糖（FDG）亲和力和病灶的特定病理改变等多个临床病理因素，权衡利弊，具体问题具体分析，最终决策是否再手术，或是行 RAI、外照射或靶向药物等治疗，或是 TSH 抑制治疗（抑制目标<0.1mU/L）前提下继续观察。

对疗效不确定者，预后介于疗效满意和生化疗效不佳者之间，故 TSH 抑制治疗目标可略有放宽（初始复发风险低危和中危者：正常下限～1.0mU/L；初始复发风险高危者：0.1～0.5mU/L），并进行以颈部超声为主的影像学监测和血清 Tg、TgAb 监测。一旦排除了 DTC 复发的可能，即可将其重新分类为疗效满意并进一步放宽 TSH 抑制治疗目标（抑制目标正常下限～2.0mU/L）、降低随访频率；反之，如果随着时间推移，患者由非特异性发现转为存在可疑病灶（生化或结构性疗效不佳），则应考虑更积极地施行其他影像学检查或病理活检来进一步评估。

五、对进展期碘抵抗性甲状腺癌的治疗

进展期碘抵抗性甲状腺癌仅占全部 DTC 的很小部分。这部分患者常常伴有远处转移，初始复发风险为高危、治疗反应分层归于结构性疗效欠佳。由于传统治疗方法无法奏效，故成为导致 DTC 患者死亡的主要原因。

近年来，甲状腺癌靶向药物的开发取得了很多成绩，使得这一原本束手无策的领域重燃希望。2013 年索拉非尼完成 DECISION 研究。2014 年，业界发表仑伐替尼 SELECT 研究，这两种药物也先后被美国食品药品管理局批准用于进展期碘抵抗性甲状腺癌。除此之外，司美替尼在研究中表现出令人印象深刻的恢复甲状腺癌细胞摄碘能力的功效，有希望帮助碘抵抗性 DTC 患者重获 RAI 治疗的机会。随着对甲状腺癌分子机制认识的不断深入，还有一些新药正处于研发或试验阶段，比如针对 NTRK 基因重排的 TRK 抑制剂 larotrectinib 和 entrectinib，免疫治疗药物 PD-1 抗体帕博利珠单抗（pembrolizumab）和 PDR001 等。联合应用多靶点酪氨酸激酶抑制剂和免疫治疗药物也被列入研究方向。

六、如何更好地实现基于风险分层的 DTC 术后管理

以 DTC 风险分层来指导术后管理是密切结合 DTC 疾病特点而提出的新理念，是向疾病个体化、精确化诊治管理方向迈出的关键、坚实一步。但是，要想提高其临床应用的广泛性和可操作性，必须重视、解决和继续探讨下述问题。首先，诊治 DTC 的医生应重视患者临床病理资料的收集和分析，坚持规范、长期的随访。第二，提高病理学诊断的水平，细化病理报告的内容。第三，对于行非甲状腺全切术或未行 RAI 清甲的 DTC 患者，积极探索其治疗反应分层的合理 Tg 切点。第四，开展多中心、前瞻性研究，验证动态风险（治疗反应）评估系统的临床效能。第五，推广 DTC 术后长期监测的相关辅助检查项目，提高随访中生化（Tg、TgAb 等指标）检测的精准度，以及结构、功能影像学检查的敏感度。最后，积累临床数据，探讨对 TgAb 阳性的 DTC 患者如何进行治疗反应的动态评估。

综上，DTC 术后管理方案的制定，离不开对疾病的风险分层。初始复发风险分层对制定疾病早期的治疗措施至关重要，而持续的治疗反应分

层则有助于实时修订长期管理方案、调整随访周期和决策治疗方法。

（关海霞）

第五节 甲状腺髓样癌

甲状腺髓样癌（medullary thyroid carcinoma，MTC）起源于甲状腺滤泡旁细胞，亦称 C 细胞。C 细胞起源于神经嵴，属于神经内分泌细胞，因此 MTC 的发病机制、病理特征及临床表现均不同于滤泡细胞来源的甲状腺癌。但由于其解剖位置，MTC 常被归类于甲状腺癌，占甲状腺癌的 3%～5%。

一、病因与发病机制

MTC 最关键的分子事件是原癌基因 RET 的激活突变。

RET 基因编码跨膜的酪氨酸激酶受体蛋白，细胞外的钙黏素样蛋白和半胱氨酸富集区域可与配体结合；细胞内的酪氨酸激酶区域可发生磷酸化，激活下游多种信号通路。生理情况下，胶质细胞源性神经营养因子（GDNF）与细胞表面糖基磷脂酰肌醇连接的 GDNF 家族受体 α（GFRα）、RET 结合，形成 RET-GFL-GFRα 复合物，二聚体之后 RET 酪氨酸激酶域激活，发生自身磷酸化，进一步通过激活多种效应蛋白发挥生物学作用。

1993 年 Mulligan 及其同事在遗传性 MTC 患者中首次发现 RET 原癌基因的胚系突变。之后的研究证实 RET 基因点突变与 MEN2 的发生密切相关。超过 95% 的 MEN2A 患者是由于 C634W 突变，导致受体在没有配体的参与下就能以分子内二硫键的方式发生二聚，从而持续处于活化状态，导致髓样癌发生。转基因小鼠也证实了 RET C634W 的转化作用。MEN2B 突变位点通常位于 RET 的细胞内结构域，不仅改变催化活性，而且还改变 RET 的底物特异性。MEN2B 最常见的突变方式是甲硫氨酸替代了第 918 位的苏氨酸（M918T），918 位氨基酸紧挨着酪氨酸激酶的活性区域，M918T 突变可导致活性区域活化，加快自身磷酸化，而激活下游信号通路。另外，约有 65% 的散发型 MTC 患者存在体细胞 RET M918T 突变。同样，转基因小鼠证实 M918T 突变会导致 C 细胞肿瘤和嗜铬细胞瘤。

除 RET 之外，MTC 过度表达血管内皮细胞生长因子受体（vascular endothelial growth factor receptor，VEGFR）、表皮生长因子受体（epidermal growth factor receptor，EGFR）、成纤维细胞生长因子受体 4（fibroblast growth factor receptor 4，FGFR4），这些酪氨酸激酶受体可能参与了 MTC 的发展过程。另外，MTC 细胞中存在频发的等位基因缺失，尤其是 22 染色体长臂，而位于 22q13.1 的 ATF4 可能是参与 MTC 发生的抑癌基因。另外，全外显子组测序发现 18%～80% 没有携带 RET 体细胞突变的散发性 MTC，可能发生 KRAS、HRAS 或 NRAS 体细胞突变。

二、临床表现

本病除合并内分泌肿瘤综合征外，一般临床表现与其他类型甲状腺癌基本相似，但由于与滤泡来源的甲状腺癌细胞起源、诊治原则完全不同，需在术前明确诊断。患者主要表现为甲状腺结节，多数生长缓慢，病程较长。颈部淋巴结转移较多见，转移率高达 75%，且常具有前上纵隔淋巴转移倾向。血清降钙素（CT）水平升高是本病特征性的表现。另外，MTC 患者常伴有胃肠道症状，20%～30% 有顽固性腹泻，转移患者发生率可达 40% 以上，可伴有面色潮红。MTC 除了分泌 CT 之外还会分泌其他生物活性激素，从而引起伴瘤综合征，如异位 ACTH 综合征。

根据遗传特征 MTC 可分为散发性及遗传性两大类。散发性约占 75%，遗传性 MTC 是多发性内分泌腺瘤 2 型（multiple endocrine neoplasia type 2，MEN2）的一个组成部分。

散发性 MTC 发病年龄多为 40～60 岁，遗传性 MTC 常在 20 岁左右或以前发病，患者不仅发生 MTC，其他常见伴发疾病包括嗜铬细胞瘤（pheochromocytoma，PHEO）、甲状旁腺功能亢进症（hyperparathyroidism，HPTH）、皮肤苔藓样淀粉样变（cutaneous lichen amyloidosis，CLA）、先天性巨结肠（hirschsprung disease，HD）等。根据不同的表型组合，遗传性 MTC 可分为 2A 与 2B 两种亚型。

1. MEN2A 约占 MEN2 的 95%，目前认为 MEN2A 包括 4 种亚型：经典 MEN2A、伴有 CLA 的 MEN2A、伴有 HD 的 MEN2A、家族性 MTC。

（1）经典 MEN2A（classical MEN2A）：MEN2A 中最常见的类型，几乎所有的患者均发生 MTC，部分伴发 PHEO 或者 HPTH。PHEO 常为双侧、多中心性且局限于肾上腺。HPTH 无症状或者仅有轻微临床症状，可有 1~4 个腺体受累。95% 患者存在 RET 基因胚系 10 号或者 11 号外显子突变，常见突变密码子为 609、611、618、620 或 634。PHEO 和 HPTH 的外显率取决于 RET 的基因型。

（2）伴有 CLA 的 MEN2A：CLA 的特征病变为皮肤病损，于背部肩胛区尤其明显（大致对应于 T2-T6 位置），典型症状为强烈的瘙痒，阳光曝晒时可改善，有压力时恶化，可先于 MTC 被发现。CLA 几乎仅出现在携带 RET 基因密码子 634 突变的患者中，偶有报道发生于密码子 804 突变的患者。

（3）伴有 HD 的 MEN2A：HD 是由于直肠末端缺乏自主神经节导致的结肠膨胀，病变肠管失去正常蠕动而引起异常强直性收缩、慢性阻塞以及巨结肠。HD 一般在出生后不久就显现，是先天性低位肠梗阻最常见的原因，患者主要表现为儿童期的严重便秘、腹泻、恶心、呕吐等。患者的 RET 基因突变为位于 10 号外显子的密码子 609（15%）、611（5%）、618（30%）或 620（50%）的点突变。有意思的是，MEN2A 为什么能与 HD 共同发生？前者为 RET 基因"功能获得突变（gain-of-function mutation）"，而后者为"功能失去突变（loss-of-function mutation）"。有假说认为是由于肠道神经元前体细胞的 RET 蛋白表达水平低，即使是功能获得性突变也不足以产生营养性反应。

（4）家族性 MTC：患者或其家族成员（或者无家族史的个体患者）仅患有 MTC，而不伴有 PHEO、HPTH 等其他内分泌腺体病变。

2. MEN2B 约占 MEN2 的 5%。该型患者的 MTC 常于婴儿期发病，且具有高度侵袭性，早期即可发生区域淋巴结转移甚至远处淋巴结、器官转移。几乎所有患者均会发生黏膜神经瘤，表现为唇、舌和颊黏膜增厚。65%~75% 患者可见 Marfanoid 体型，表现为体型瘦长，皮下脂肪甚少，肌肉发育差，股骨骺发育迟缓，上下肢比例失调及漏斗胸等，约 50% 可发生 PHEO。另外，患者可发生胃肠道多发节细胞神经瘤病、肠肌丛增厚和节细胞肥大，表现为正常肠鸣音消失、胀气、节段性扩张以及巨结肠。与 HD 不同的是，该病中神经节细胞并未减少或缺失。75% 患者为 RET 基因新生突变（de novo mutation）所致；25% 有家族史。约 95% 的 MEN2B 患者存在 RET 基因密码子 M918T 胚系突变，其余为密码子 A883F 胚系突变。A883F 突变的患者 MTC 的侵袭性可能小于 M918T 突变患者。

三、诊断

1. **血清 CT 和癌胚抗原（CEA）检测** 绝大多数 MTC 患者存在高水平的血清 CT，全球报道的血清 CT 阴性 MTC 不超过 50 例。《甲状腺癌血清标志物临床应用专家共识（2017 版）》推荐对 B 超提示为恶性的甲状腺结节患者常规进行血清降钙素检测。非 MTC 疾病引起的血清降钙素升高多与血钙升高的因素和疾病有关，包括胃泌素升高、甲状旁腺功能亢进、肾功能不全等。以往推荐用高钙刺激试验或五肽胃泌素激发试验来鉴别 MTC 与非 MTC 疾病，但随着 CT 检测灵敏度的升高，多数国家与地区不再推荐使用激发试验。

除诊断价值外，血清 CT 还是一个非常好的预后指标。术前血清基础 CT 水平与淋巴结转移情况具有一定的相关性。术前基础 CT 水平越高，尤其是 CT 超过 200~500pg/ml（正常 <10pg/ml）时，对侧及上纵隔淋巴结转移的风险就越高。术后血清 CT 若降至正常水平则判断为生化治愈；CT 升高提示 MTC 未治愈或复发，超过 150pg/ml 提示远处转移。

CEA 为 MTC 分泌的非特异性生物标志物，可用于人群筛查及术后复发的监测。术后 CEA 倍增时间小于 1 年，MTC 的 5 年复发风险为 100%，5 年及 10 年生存率分别为 43% 和 21%；而 CEA 倍增时间大于 1 年者，5 年复发率显著降低。另外，CEA 显著升高而 CT 升高不明显的患者多数预后不良。

2. **影像学检查** 超声是最重要的检查手段，可显示 MTC 病灶的大小、形态、血供与淋巴结转移情况。所有 MTC 患者均应行颈部超声检查。

对于有广泛颈部病变、局部转移征象或症状，或血清 CT 大于 500ng/ml 者，建议行颈、胸部增强 CT，肝脏增强 CT 或 MRI、中轴骨 MRI、骨扫描及头颅 MRI 等检查来评估是否存在远处转移灶。由于 MTC 细胞生长缓慢，一般情况下不建议行 FDG-PET/CT 检查。^{18}F- 多巴（^{18}F-DOPA）PET/CT 可早期发现远处转移，尤其对于其他影像学检测阴性、CT≥150pg/ml 或 CEA≥5ng/ml 的患者。^{68}Ga PET/CT 对持续或复发 MTC 的定位价值仍需更多的数据验证。

3. **甲状腺细针穿刺活检（Fine-needle aspiration，FNA）** FNA 是分化型甲状腺癌诊断的金标准，但由于 MTC 细胞缺少特殊的细胞形态特征，其检出率仅有 50%。建议联合 FNA 冲洗液中的 CT 检测，文献报道及瑞金医院经验均显示其检出率达到 100%。

4. **分子诊断** 几乎所有的遗传性 MTC 患者携带 RET 胚系突变，1%～7% 的拟诊散发性患者可能实际上为遗传性。因此对于所有 MTC、C 细胞增生、MTC/MEN2 家族史患者均需进行胚系 RET 基因检测，以明确是否存在 RET 胚系突变。对于突变 RET 基因携带者，需进行 MTC、PHEO 与 HPTH 的筛查，并进行相应的遗传咨询，强烈建议一级亲属进行 RET 基因检测。常见 RET 基因型与 MEN2 表型的相关性见表 2-6-9。

四、治疗

1. **手术治疗** MTC 易淋巴结转移、易复发，早期手术切除所有 MTC 病灶是治愈的关键。甲状腺全切加区域淋巴结清扫是 MTC 的标准治疗方案。颈部淋巴结清扫范围至少包括Ⅵ区淋巴结，以及影像学或细针穿刺提示可疑的区域。伴有 PHEO 的患者在甲状腺手术以前需要首先处理 PHEO，以避免甲状腺手术时的心脑血管意外。HPTH 患者建议在甲状腺手术时同时处理受累的甲状旁腺。由于 RET 胚系突变的 MTC 外显率几乎为 100%，而最高危与高危两类基因型的 MTC 恶性程度高不易治愈，血清 CT 可以灵敏地监测肿瘤复发，对于这两类基因型患者，建议进行预防性甲状腺切除术，其中 M918T 突变携带者建议 1 岁之前进行；C634F/G/R/S/W/Y 与 A883F 突变携带者建议 5 岁之前进行。

2. **晚期结构进展性 MTC 的治疗** 与滤泡来源的甲状腺癌不同，C 细胞不摄碘，因而 ^{131}I 治疗无效。传统放化疗有效率低，且副作用较大。目前 FDA 批准了两种酪氨酸激酶抑制剂（tyrosine

表 2-6-9 常见 RET 基因型与 MEN2 的表型相关关系

RET 突变	外显子	MTC 危险等级	PHEO 发病率	HPTH 发病率	CLA	HD
G533C	8	MOD	+	-	N	N
C609F/G/R/S/Y	10	MOD	+/++	+	N	Y
C611F/G/S/Y/W	10	MOD	+/++	+	N	Y
C618F/R/S	10	MOD	+/++	+	N	Y
C620F/R/S	10	MOD	+/++	+	N	Y
C630R/Y	11	MOD	+/++	+	N	N
D631Y	11	MOD	+++	-	N	N
C634F/G/R/S/W/Y	11	H	+++	++	Y	N
K666E	11	MOD	+	-	N	N
E768D	13	MOD	-	-	N	N
L790F	13	MOD	+	-	N	N
V804L	14	MOD	+	+	N	N
V804M	14	MOD	+	+	Y	N
A883F	15	H	+++	-	N	N
S891A	15	MOD	+	+	N	N
R912P	16	MOD	-	-	N	N
M918T	16	HST	+++	-	N	N

注：MOD——中度危险性；H——高危；HST——最高危；+——约 10%；++——20%～30%；+++——约 50%；N——不发生；Y——可发生。

kinase inhibitor，TKI）用于晚期结构进展性 MTC 的治疗，凡德他尼（vandetanib）和卡博替尼（cabozantinib）。国内研发的索凡替尼、安罗替尼等 TKI 类药物已开展 MTC 治疗的临床试验，有望成为新的治疗选择。绝大多数 MTC 细胞增殖缓慢，因此无论选择哪种靶向治疗药物，一定在充分考虑利害关系之后，再予以选择。单纯血清 CT 升高，而未发现 MTC 病灶的患者，不建议行靶向治疗。

3. 其他治疗 孤立脑转移灶是手术切除或外放射治疗的适应证，多发性脑转移者可进行全脑外放射治疗。骨转移患者可进行手术、热消融（射频或冷冻疗法）、骨水泥注射或外放射治疗。大的孤立性肺转移灶应考虑手术切除；而对于外周以及小的肺转移灶，可考虑射频消融；进行性增大的肺多发转移灶应考虑全身治疗。

对于因转移而引起的疼痛、机械压迫或激素过量等体征和症状时，应考虑采用对症以及姑息治疗，包括手术，外放射治疗或全身治疗。

近年来射频消融对于复发淋巴结病灶治疗意义越来越得到关注，但长期获益仍需更多的数据验证。

五、预后

MTC 是一种具有侵袭性的恶性肿瘤，易复发和转移，50% 的患者无法达到生化治愈，10%～25% MTC 可有结构性复发。因此对于复发患者，尤其是反复复发患者的干预方式与时机，需综合判定，谨慎执行。诊断年龄与诊断时疾病分期是独立预后因素。肿瘤分期Ⅳ期（第 8 版 TNM 分期）患者的 5 年无病生存率仅为 52.6%。近年来随着诊疗的规范与新技术的发展，MTC 的预后得到了极大的改善，最近有研究发现高危基因型患者的生存率几乎与中危基因型的患者相同。

（叶 蕾）

参 考 文 献

[1] Navas-Carrillo D，Rodriguez JM，Montoro-García S，et al. High-resolution proteomics and metabolomics in thyroid cancer: Deciphering novel biomarkers. Crit Rev Clin Lab Sci, 2017, 54（7-8）: 446-457.

[2] Acquaviva G，Visani M，Repaci A，et al. Molecular pathology of thyroid tumours of follicular cells: a review of genetic alterations and their clinicopathological relevance. Histopathology, 2018, 72（1）: 6-31.

[3] Haugen BR，Alexander EK，Bible KC，et al. 2015 American Thyroid Association Management Guidelines for Adult Patients with Thyroid Nodules and Differentiated Thyroid Cancer: The American Thyroid Association Guidelines Task Force on Thyroid Nodules and Differentiated Thyroid Cancer. Thyroid, 2016, 26（1）: 1-133.

[4] 中华人民共和国国家卫生健康委员会. 甲状腺癌诊疗规范（2018 年版）. 中华普通外科学文献（电子版），2019，13（1）: 1-15.

[5] Greenblatt DY，Woltman T，Harter J，et al. Fine-needle aspiration optimizes surgical management in patients with thyroid cancer. Ann SurgOncol, 2006, 13（6）: 859-863.

[6] 中华医学会内分泌学分会，中华医学会外科学分会，中国抗癌协会头颈肿瘤专业委员会，等. 甲状腺结节和分化型甲状腺癌诊治指南. 中华内分泌代谢杂志，2012，28（10）: 779-797.

[7] 中国医师协会外科医师分会甲状腺外科医师委员会. 甲状腺手术中甲状旁腺保护专家共识. 中国实用外科杂志，2015，35（7）: 731-736。.

[8] Davies L，Welch HG. Current thyroid cancer trends in the United States. JAMA Otolaryngol Head Neck Surg, 2014, 140（4）: 317-322.

[9] Mazzaferfi EL，Jhiang SM. Long-term impact of initial surgical and medical therapy on papillary and follicular thyroid cancer. Am J Med, 1994, 97（5）: 418-428.

[10] Biondi B，Cooper DS. Benefits of thyrotropin suppression versusthe risks of adverse effects in differentiated thyroid cancer. Thyroid, 2010, 20（2）: 135-146.

[11] Vaisman F，Shaha A，Fish S，et al. Initial therapy with either thyroid lobectomy or total thyroidectomy without radioactiveiodine remnant ablation is associated with very lowrates ofstructural disease recurrence in properly selected patients with differentiated thyroid cancer. Clin Endocrinol（Oxf），2011，75（1）: 112-119.

[12] Roti E, degliUbeni EC, Bondanelli M, et al. Thyroid papillary microcarcinoma: a descriptive and meta-analysis study. Eur J Endocrinol, 2008, 159(6): 659-673.

[13] Yoshida A, Okamoto T. Japanese management guidelines for thyroidtumors 2010. Edited by the Japanese Association of EndocrineSurgeons and the Japanese Society of Thyroid Surgery. KaneharaShuppan, Tokyo. 2010.

[14] 中国抗癌协会甲状腺癌专业委员会(CATO). 甲状腺微小乳头状癌诊断与治疗中国专家共识(2016版). 中国肿瘤临床, 2016, 43(10): 95-98.

[15] Kiess AP, Agrawal N, Brierley JD, et al. External-beamradiotherapy for differentiated thyroid cancer locoregional control: A statement of the American Head and Neck Society. HeadNeck, 2015, 38(4): 493-498.

[16] Brierley J, Sherman E. The role of external beam radiation andtargeted therapy in thyroid cancer. SeminRadiat Oncol, 2012, 22(3): 254-262.

[17] Kiess AP, Agrawal N, Brierley JD, et al. External-beamradiotherapy for differentiated thyroid cancer locoregional control: A statement of the American Head and Neck Society. HeadNeck, 2015, 38(4): 493-498.

[18] Biondi B, Cooper DS. Thyroid hormone suppression therapy. Endocrinol Metab Clin North Am, 2019, 48(1): 227-237.

[19] Franco AT, Malaguarnera R, Refetoff S, et al. Thyrotrophin receptor signaling dependence of Braf-induced thyroid tumor initiation in mice. Proc Natl Acad Sci USA, 2011, 108(4): 1615-1620.

[20] Shi L, Li Y, Guan H, et al. Usefulness of serum thyrotropin for risk prediction of differentiated thyroid cancers does not apply to microcarcinomas: results of 1, 870 Chinese patients with thyroid nodules. Endocr J, 2012, 59(11): 973-980.

[21] Kim HK, Yoon JH, Kim SJ, et al. Higher TSH level is a risk factor for differentiated thyroid cancer. Clin Endocrinol, 2013, 78(3): 472-477.

[22] Fiore E, Vitti P. Serum TSH and risk of papillary thyroid cancer in nodular thyroid disease. J Clin Endocrinol Metab, 2012, 97(4): 1134-1145.

[23] McGriffNJ, Csako G, Gourgiotis L, et al. Effects of thyroid hormone suppression therapy on adverse clinical outcomes in thyroid cancer. Ann Med, 2002, 34(7-8): 554-564.

[24] Jonklaas J, Sarlis NJ, Litofsky D, et al. Outcomes of patients with differentiated thyroid carcinoma following initial therapy. Thyroid, 2006, 16(12): 1229-1242.

[25] 甲状腺结节和分化型甲状腺癌诊治指南. 中华内分泌代谢杂志, 2012, 28(10): 779-797.

[26] Lim H, Devesa SS, Sosa JA, et al. Trends in thyroid cancer incidence and mortality in the United States, 1974-2013. JAMA, 2017, 317(13): 1338-1348.

[27] Holmes D. Thyroid cancer: Incidence trends in the USA. Nat Rev Endocrinol, 2016, 12(6): 312.

[28] Galofre JC. Thyroid cancer incidence: The discovery of the hidden iceberg. Endocrinol Diabetes Nutr, 2017, 64(6): 285-287.

[29] 关海霞, 梁楠. 分化型甲状腺癌的动态风险评估: 从疾病特点出发的新理念. 中国普通外科杂志, 2016, 25(11): 1536-1543.

[30] 中华医学会内分泌学分会, 中华医学会外科学分会内分泌学组, 中国抗癌协会头颈肿瘤专业委员会, 中华医学会核医学分会. 甲状腺结节和分化型甲状腺癌诊治指南. 中华内分泌代谢杂志, 2012, 28(10): 779-797.

[31] Lamartina L, Durante C, Filetti S, et al. Low-risk differentiated thyroid cancer and radioiodine remnant ablation: a systematic review of the literature. J Clin Endocrinol Metab, 2015, 100(5): 1748-1761.

[32] Goffredo P, Thomas SM, Dinan MA, et al. Patterns of use and cost for inappropriate radioactive iodine treatment for thyroid cancer in the United States: use and misuse. JAMA Intern Med, 2015, 175(4): 638-640.

[33] Pryma DA, Mandel SJ. Radioiodine therapy for thyroid cancer in the era of risk stratification and alternative targeted therapies. J Nucl Med, 2014, 55(9): 1485-1491.

[34] Carhill AA, Litofsky DR, Ross DS, et al. Long-Term Outcomes Following Therapy in Differentiated Thyroid Carcinoma: NTCTCS Registry Analysis 1987-2012. J Clin Endocrinol Metab, 2015, 100(9): 3270-3279.

[35] Wang LY, Smith AW, Palmer FL, et al. Thyrotropin suppression increases the risk of osteoporosis without decreasing recurrence in ATA low- and intermediate-risk patients with differentiated thyroid carcinoma. Thyroid, 2015, 25(3): 300-307.

[36] Tomoda C, Sugino K, Matsuzu K, et al. Cervical Lymph Node Metastases After Thyroidectomy for Papillary Thyroid Carcinoma Usually Remain Stable for Years. Thyroid, 2016, 26(12): 1706-1711.

[37] Brose MS, Nutting CM, Jarzab B, et al. Sorafenib

in radioactive iodine-refractory, locally advanced or metastatic differentiated thyroid cancer: a randomised, double-blind, phase 3 trial. Lancet, 2014, 384 (9940): 319-328.

[38] Schlumberger M, Tahara M, Wirth LJ, et al. Lenvatinib versus placebo in radioiodine-refractory thyroid cancer. N Engl J Med, 2015, 372 (7): 621-630.

[39] Ho AL, Grewal RK, Leboeuf R, et al. Selumetinib-enhanced radioiodine uptake in advanced thyroid cancer. N Engl J Med, 2013, 368 (7): 623-632.

[40] Wells SA, Asa SL, Dralle H, et al. Revised American Thyroid Association Guidelines for the Management of Medullary Thyroid Carcinoma. Thyroid, 2015, 25 (6): 567-610.

[41] Machens A, Lorenz K, Weber F, et al. Genotype-specific progression of hereditary medullary thyroid cancer. Human Mutation, 2018, 39 (6): 860-869.

[42] Marx SJ. Molecular genetics of multiple endocrine neoplasia types 1 and 2. Nat Rev Cancer, 2005, 5 (5): 367-375.

[43] Trimboli P, Giovanella L. Serum calcitonin negative medullary thyroid carcinoma: A systematic review of the literature. Clinl Chem Lab Med, 2015, 53 (10): 1507-1514.

[44] Frank-Raue K, Machens A, Leidig-Bruckner G, et al. Prevalence and clinical spectrum of nonsecretory medullary thyroid carcinoma in a series of 839 patients with sporadic medullary thyroid carcinoma. Thyroid, 2013, 23 (3): 294-300.

[45] Allelein S, Ehlers M, Morneau C, Schwartz, K, et al. Measurement of basal serum calcitonin for the diagnosis of medullary thyroid cancer. Horm Metab Res, 2018, 50 (1): 23-28.

[46] Barbet J, Campion L, Kraeber-Bodéré F, et al. Prognostic impact of serum calcitonin and carcinoembryonic antigen doubling-times in patients with medullary thyroid carcinoma. J Clin Endocrinol Metab, 2005, 90 (11): 6077-6084.

[47] Sun Y, Du F, Gao M, et al. Anlotinib for the treatment of patients with locally advanced or metastatic medullary thyroid cancer. Thyroid, 2018, 28 (11): 1455-1461.

[48] Romero-Lluch AR, Cuenca-Cuenca JI, Guerrero-Vázquez R, et al. Diagnostic utility of PET/CT with 18F-DOPA and 18F-FDG in persistent or recurrent medullary thyroid carcinoma: the importance of calcitonin and carcinoembryonic antigen cutoff. Eur J Nucl Med Mol Imaging, 2017, 44 (12): 2004-2013.

第七章 《中国居民补碘指南》解读

中国曾经是世界上碘缺乏病分布广泛、病情较严重的国家之一，据20世纪70年代调查，我国各省、自治区、直辖市（除上海市）均有不同程度的碘缺乏病流行，全国有地方性甲状腺肿患者近3 500万人，地方性克汀病患者25万人。20世纪50年代以来，我国在部分病区开始了食盐加碘，使严重流行的碘缺乏病得到了有效控制，但距离消除还有较大差距。1994年，我国采取了以普遍食盐加碘为主的防治策略。到2015年底，全国94.2%的县实现了消除碘缺乏病的目标。普遍食盐加碘干预措施的实施不仅使我国基本上消除了碘缺乏病，而且极大地改善了人群碘营养不良的状况。此外，我国在部分省份还存在水源性高碘地区和病区，我国对水源性高碘地区实施供应未加碘食盐策略，并且每年对措施的落实情况开展监测，同时对水源性高碘病区实施改水。虽然我国有世界上已知范围最大的水源性高碘地区，但仍是一个自然环境普遍缺碘的国家。因此，碘缺乏病防治是一项长期工作，应坚持不懈。

当前我国居民中一般人群整体处于碘营养适宜的状态，但特殊人群还面临碘营养缺乏的风险。一方面，我国碘缺乏病的防治任务较以前更加艰巨和复杂。首先，由于食盐加碘防治措施得到有效落实，因碘缺乏所致的严重疾病——克汀病和地方性甲状腺肿已较为罕见，群众对碘缺乏危害认识不够，防治意识逐渐淡化；其次，随着盐业体制改革的推进，市场上供应食盐种类增多，居民更容易购买到未加碘食盐。另一方面，我国有世界上已知范围最大的水源性高碘地区，生活在这些地区的居民会受到由于高碘所致的甲状腺肿、亚临床甲状腺功能减退、自身免疫性甲状腺炎等疾病的危害。

为贯彻落实"因地制宜、分类指导、科学补碘"的策略，中华医学会地方病学分会、中国营养学会和中华医学会内分泌学分会共同制定的《中国居民补碘指南》，旨在使大众对补碘有科学、正确的认识，对地方病、营养、内分泌等专业人员在不同地区、不同人群的碘摄入方面进行科学指导，做到既要消除碘缺乏病，又要防止碘过量危害，为防治碘缺乏病和高碘危害提供依据。《中国居民补碘指南》（以下简称《指南》）是我国制定的第一部补碘指南，指南结合了目前我国居民碘营养状况、预防碘缺乏病新进展及相关科学研究新成果，具有鲜明的时代适应性。本文就指南涉及的碘缺乏及碘过量的原因及危害、碘的参考摄入量及评价标准、碘营养状况评价标准、不同人群及特殊地区补碘建议等方面的关键问题进行解读。

一、碘的生理功能及代谢

碘是人体必需的微量元素，在维持机体健康的过程中发挥着重要的作用。健康成人体内的碘总量为20～50mg，平均为30mg。碘的生理功能是通过甲状腺激素完成的。甲状腺激素是人体重要的激素，《指南》强调其生理功能包括以下几个方面：

1. **促进生长发育** 甲状腺激素能够促进发育期儿童身高及体重的增加，促进骨骼、肌肉的生长和性发育。

2. **参与脑发育** 神经系统的发育依赖甲状腺激素，碘缺乏会导致甲状腺激素合成不足，影响神经元分化与发育。在脑发育关键时期（从妊娠开始至出生后2岁）碘摄入不足或碘缺乏会导致不同程度的脑发育迟滞（如地方性克汀病等），即使以后再补充碘或甲状腺激素也不可逆转。

3. **调节新陈代谢** 甲状腺激素对三大物质代谢均有促进作用，通过增加耗氧量、产生能量、影响基础代谢率，维持新陈代谢和保持体温。

4. **对其他器官、系统功能的影响** 甲状腺激素是维持机体基础活动的激素，对心血管系统、消

163

化系统等几乎机体所有系统均有不同程度的影响。

人体中的碘80%以上来自膳食，通常以无机碘化物在胃及小肠上段被吸收入血。甲状腺是富集碘能力最强的器官，24h内可富集摄入碘的15%～45%。血碘被甲状腺摄取后，在甲状腺滤泡上皮细胞内生成甲状腺激素。正常情况下，人体内约90%的碘通过肾脏从尿中排出；10%左右的碘通过唾液腺、胃腺分泌及胆汁等排泄。通过乳汁排出的碘，对婴儿供碘有重要的作用。

二、碘缺乏的原因及危害

《指南》指出碘缺乏的原因是全球广泛性缺碘。据国际权威组织2011年的报告，全球仍然有28.7%的国家和地区存在碘缺乏，涉及人口19亿左右。人体碘元素主要来自各种食物和饮用水。如果食物和饮用水缺碘，就会造成人体缺碘。

碘缺乏病是由于自然环境碘缺乏造成机体碘营养不良所表现的一组疾病和危害的总称，包括地方性甲状腺肿、地方性克汀病、地方性亚临床克汀病以及碘缺乏导致的流产、早产、死产、先天畸形等。

《指南》强调缺碘对人体的损害程度与缺碘的严重程度、缺碘发生的时期及持续时间、个体对缺碘的反应性三方面因素有关：

1. 轻度缺碘即可引起地方性甲状腺肿；缺碘越严重，地方性甲状腺肿发病率越高。当甲状腺肿发展到一定程度时，可导致呼吸困难、吞咽困难和声音嘶哑等症状。

2. 缺碘对各年龄段的人群都有影响，见表3-7-1。《指南》特别指出碘缺乏可导致不良妊娠结局、妊娠期并发症和患儿神经发育障碍。

3. 个体对缺碘的反应性主要表现为性别及年龄差异。一般而言，女性对碘的需求量大于男性，儿童和青春期及妊娠期碘的需求量增加，一旦缺碘，上述人群更容易受到影响。

三、碘过量的原因及危害

2001年，世界卫生组织（WHO）、国际防治碘缺乏病理事会（ICCIDD）、联合国儿童基金会（UNICEF）颁布了不同人群碘摄入推荐量和评价碘营养状况的标准，首次提出了"碘超足量"和"碘过量"的定义。2002年4月在加拿大召开的

表3-7-1　不同生命时期碘缺乏的主要表现

分组	碘缺乏危害
所有年龄组	甲状腺肿 甲状腺功能减退 对核辐射的敏感性增加
胎儿期	流产、死胎、先天畸形、围产期死亡率增加
新生儿期	地方性克汀病，包括智力落后、聋哑、痉挛性瘫痪、斜视、甲状腺功能减退、身材矮小、死亡率增加
儿童和青少年	精神功能受损 体格发育迟缓
成人	精神功能受损 碘性甲亢

国际控制碘缺乏病理事会会议上明确提出了今后的工作目标：从消除碘缺乏病转变为"维持持久的适量碘营养水平"。

碘过量是摄入明显超过人体需要量的碘导致碘营养过剩的状态。碘过量的原因有很多，《指南》提出常见原因有三种：

（1）水源性碘过量：由于外环境饮用水碘含量超标（大于100μg/L）所致。我国是首先发现水源性高碘甲状腺肿的国家。

（2）食源性碘过量：由于食用高碘食物所致。如食用腌制海带的盐及食用这种海带盐腌制的咸菜、食用含碘很高的海橄榄嫩叶及果实以及大量的海带等。

（3）药物性碘过量：由于服用或注射高碘药物或制剂所致。如卢戈氏液、碘化钾、胺碘酮、碘油对比剂均有可能引起碘过量。

《指南》明确指出长期碘摄入过量可导致甲状腺自身调节失衡和功能紊乱，进而导致甲状腺肿、甲状腺功能减退、碘性甲亢及自身免疫性甲状腺炎的发生发展。对大庆地区10万人群的Graves病流行病学调查结果显示，碘摄入量增加是Graves病发生的一个独立危险因素。甲状腺癌是最常见的内分泌肿瘤，在过去的30年里，全世界甲状腺癌患者均在持续性增加。然而，目前关于其发病率增加的解释仍存在争议。一种解释是敏感的检查手段导致了检出率增加，另一种解释是甲状腺癌的发病率确实增加。该《指南》表示目前没有确切的证据表明碘摄入过量与甲状腺癌发病风险的增加有关。然而，有研究显示河

北某高碘地区发现甲状腺癌的发病率显著增加，病理学证实全部是乳头状甲状腺癌（PTC）。1994年 Mazzaferri 等首次提出：甲状腺全切除后应用左甲状腺素抑制血清 TSH 水平，能显著改善 PTC 的生存率。目前研究已经证实 TSH 水平与 PTC 的复发、转移密切相关。血清 TSH 水平随着碘摄入量的增加而升高，持续升高的血 TSH 对甲状腺癌发病率的影响亟须进一步前瞻性研究。

目前临床上比较关注碘缺乏对儿童、青春期及妊娠期的影响，较少关注碘过量对上述人群的不良影响。《指南》特别强调碘摄入过量会增加妊娠晚期亚临床甲减、临床甲减的患病率，且导致一系列不良妊娠结局（流产、死产、胎儿发育迟缓、新生儿甲减等）；同样婴幼儿补碘过量亦可增加亚临床甲减、临床甲减的发病率。

四、碘的参考摄入量与评价标准

甲状腺每天合成甲状腺激素 100μg，需要碘 60μg。美国国家科学院医学研究所（Institue of Medicine，IOM）提出成人碘估计需要量为 95μg/d；推荐的饮食碘摄入量（RDA）为 150μg/d。

碘的参考摄入量主要包括平均需要量（estimated average requirement，EAR）、推荐摄入量（recommended nutrient intake，RNI）、适宜摄入量（adequate intake，AI）、可耐受最高摄入量（tolerable upper intake level，UL）。《指南》给出了我国营养学会推荐碘的参考摄入量（表 3-7-2）。

表 3-7-2　中国居民膳食碘参考摄入量（95μg/d）

人群	EAR	RNI	UL
0 岁	—	85（AI）	—
0.5 岁～	—	115（AI）	—
1 岁～	65	90	—
4 岁～	65	90	200
7 岁～	65	90	300
11 岁～	75	110	400
14 岁～	85	120	500
18 岁以上	85	120	600
孕妇	160	230	600
哺乳妇女	170	240	600

注：4 岁以上儿童碘的 UL 根据体重比值，依据成人碘的 UL 数据计算得来；3 岁以下儿童碘的 UL 缺乏充分资料，现暂无标准。

《指南》指出膳食碘的摄入量主要来源于食物、饮用水及加碘食盐，膳食碘摄入量按照个体或群体平均每人每日的碘摄入量进行评价。评价标准包括碘的 EAR、RNI 和 UL（表 3-7-2）。当群体或个体的碘摄入量低于 EAR，发生碘缺乏的风险可达 50%；当群体或个体的平均摄入量达到 RNI 时，发生碘缺乏的机会在 3% 以下；RNI 和 UL 之间是一个"安全摄入范围"，日常摄入量保持在这一范围内，发生缺乏和中毒的危险性都很小；当摄入量继续增加超过 UL 时，个体出现毒副作用的概率增加，发生碘中毒的概率取决于超过 UL 的程度、持续时间和机体状态（图 3-7-1）。

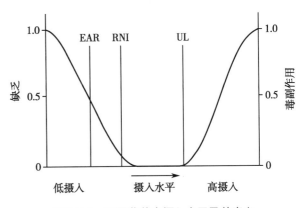

图 3-7-1　微量营养素摄入水平及其意义

五、碘营养状况评价标准

碘营养状况评价指标包括群体指标和个体指标。评价群体碘营养的指标包括人群的尿碘中位数、甲状腺肿大率、新生儿 TSH 筛查阳性率等；评价个体碘营养的指标包括甲状腺容积和血清碘等。《指南》对上述评价指标一一进行了介绍。

1. 群体评价指标

（1）尿碘中位数：我国人群碘营养状况评价指标采用 2007 年 WHO/UNICEF/ICCIDD 提出的基于尿碘中位数的人群碘营养状况评价标准（表 3-7-3）。《指南》特别指出在一般人群总体碘营养状况适宜的情况下，妊娠妇女仍有缺碘的风险。国外研究表明在一些碘充足的发达国家，妊娠妇女仍存在轻微缺碘的风险。因此，临床医生对妊娠妇女碘营养状况需加倍关注。

（2）甲状腺肿大率：根据我国《碘缺乏病病区划分》（GB 16005—2009）标准，采用学龄儿童（8～10 岁）甲状腺肿大率结合水碘和尿碘衡量碘缺乏病病区的严重程度,分为碘缺乏病病区、轻病区、中等病区及重病区。

（3）新生儿 TSH 异常率:指南指出测定新生儿足跟血 TSH 水平,是评价新生儿碘营养水平和甲状腺功能状况的最敏感和可靠的指标。2007 年 WHO/UNICEF/ICCIDD 联合推荐以 5mU/L 作为新生儿 TSH 的切点值,新生儿足跟血 TSH>5mU/L 的比例小于 3% 作为人群碘营养状况正常的判断标准。

2. 个体评价指标

（1）甲状腺容积:甲状腺肿评价标准采用 2007 年 12 月 1 日实施的中华人民共和国卫生行业标准《地方性甲状腺肿诊断标准》（WS 276—2007）。甲状腺容积采用 B 超检测甲状腺大小（左叶和右叶之和）。

（2）血清碘:血清碘属于近期碘营养评价指标,可以反映近期碘营养情况。遗憾的是,我国尚未制定血清碘值的正常范围,在临床上尚不能测定。

表 3-7-3　WHO/UNICEF/ICCIDD 推荐的
人群碘营养状况评价标准

人群	尿碘中位数/($\mu g \cdot L^{-1}$)	碘营养状况
儿童和成人	<20	严重碘缺乏
	20～49	中度碘缺乏
	50～99	轻度碘缺乏
	100～199	适宜
	200～299	大于适宜量
	≥300	碘过量
妊娠妇女	<150	缺乏
	150～249	适宜
	250～499	大于适宜量
	≥500	碘过量
哺乳妇女	≥100	适宜
<2 岁婴幼儿	≥100	适宜

六、碘的补充方式

常用的补碘方法以食盐加碘为主,其他方法包括口服碘油丸、服用含碘药物及营养素补充剂、食用富碘食物等。食盐加碘是 WHO 等国际组织推荐的控制碘缺乏病最安全、最有效的措施。从 2012 年起,我国颁布了新的《食品安全国家标准　食用盐碘含量》（GB 26878—2011）标准,规定食用盐产品（加碘食盐）中碘含量的平均水平（以碘元素计）为 20～30mg/kg,允许波动范围为食用盐碘含量平均水平 ±30%。根据不同省份的碘营养特点,选择的加碘食盐的浓度不同,做到"因地制宜"。另外,《指南》详细列出了常见食物碘含量,为临床医生更好地指导患者饮食提供了帮助。

七、不同人群补碘

依据"因地制宜、分类指导"的策略,《指南》对一般人群和特需人群补碘给出了详细的指导。针对一般人群,由于我国绝大部分地区为碘缺乏地区,一般人群每天从食物中和饮水中获得的碘不能满足人体需求,需要食用加碘食盐额外补碘（除外居住在水源性高碘地区的居民）,以保证摄入的碘能达到一般人群碘推荐摄入量（120μg/d）。

妊娠妇女、哺乳妇女、婴幼儿（出生后至 36 月龄内）等人群属于碘的特需人群,儿童和青少年是碘缺乏病防治的重点人群,在日常生活中这部分人群尤应注意充分补碘（表 3-7-4,表 3-7-5）。①妊娠妇女:妊娠期间需要足够的碘供应,一方面,妊娠妇女对碘的需求量除了包括胎儿生长发育和母亲自身的需要外,还应包括孕妇本身血容量增加和尿排泄量增加的需要;另一方面,妊娠期间由于雌激素变化和代谢增高需要母亲增加甲状腺激素的产出量,使妊娠妇女的碘需要量增加。《指南》建议备孕阶段应食用加碘食盐,怀孕后应选用妊娠妇女加碘食盐或碘含量较高的加碘食盐,并鼓励摄入含碘丰富的海产食物。②哺乳妇女:哺乳妇女对碘的需求量,包括碘从乳汁中的消耗量和乳汁中碘的浓度。哺乳妇女为碘缺乏的高危人群,其碘摄入量与乳汁中的碘含量呈正相关。《指南》建议哺乳期和妊娠期补碘原则一样。③婴幼儿:母乳喂养的婴幼儿,当母亲碘摄入充足时,能满足 0～6 个月龄婴儿需要;7～12 个月龄婴儿可以从辅食中获得部分碘;13～24 个月龄幼儿可从摄入少量的加碘食盐中获得一定量碘。《指南》建议婴幼儿的辅食中应有含碘丰富的海产品。非母乳喂养的婴幼儿饮食主要是乳制品。我国《食品安全国家标准　婴儿配方食品》（GB 10765—2010）规定在婴幼儿奶粉中必须加碘。④儿童和青少年:儿童和青少年时期对碘的需要量增加,应食用加碘食盐。

表 3-7-4 不同人群补碘建议（一）

不同人群	碘来源			
	饮用水（少量）	普通食物	高碘食物	碘盐
一般人群	√	√	—	√
妊娠妇女	√	√	√	√
哺乳妇女	√	√	√	√

表 3-7-5 不同人群补碘建议（二）

不同人群	碘来源			
	饮用水（少量）	乳汁/配方奶	辅食	碘盐
0～6个月龄	—	√		
7～12个月龄	√	√	√（富碘食物）	—
13～24个月龄	√	√	√（富碘食物）	少量
儿童青少年	√	√	√（富碘食物）	√

八、特殊地区人群碘营养建议

碘在自然界含量稀少，除在海水中含量较高以外，在大部分土壤、岩石和水中的含量都很低。碘在自然界中以溶于水的碘化物形式存在，碘分布情况与地理状况、生态植被环境均有关系。《指南》明确指出我国补碘需要"因地制宜，科学补碘"：

（1）水源性高碘地区：生活在此地区的居民，从饮水中已经摄入足量甚至过量的碘，需使用未加碘食盐；而水源性高碘地区改水后，如水中碘含量下降至碘缺乏水平，居民无法从饮水中摄入足够的碘时，需食用加碘食盐。

（2）沿海地区：虽然沿海地区生产海带、紫菜等富碘食物，但当地居民食用频率和食用量都较低，《指南》推荐沿海地区居民亦应食用加碘食盐。

九、甲状腺疾病患者补碘

碘缺乏或碘过量均会影响甲状腺的形态结构和生理功能，导致甲状腺疾病的发生，然而患有甲状腺疾病的人群需要如何补碘呢？《指南》就临床上常见的几种甲状腺疾病给出了具体的补碘建议。

（1）甲状腺功能亢进症：患者甲状腺自主功能亢进，合成和分泌过多的甲状腺激素，血清甲状腺激素水平升高。甲亢患者的甲状腺对碘的生物利用能力较正常人明显增高，如果再给予富碘食物，功能亢进的甲状腺将合成更多的甲状腺激素。因此，甲亢患者应该限制碘的摄入，尽可能减少碘摄入。如果应用放射性碘治疗甲亢，含碘多的食物例如海藻类等应该禁用至少七天。

（2）甲状腺功能减退症：如果甲状腺全部切除或完全破坏所致甲减，摄碘和合成甲状腺激素的器官已不存在或功能丧失，患者需要接受甲状腺激素的替代治疗，因此，食用加碘或未加碘食盐对甲状腺无明显影响。如果为甲状腺腺叶切除或甲状腺组织尚有残留，可以正常碘饮食，包括食用加碘食盐。碘缺乏所致甲减往往发生在碘缺乏地区，食用加碘食盐是最有效的方法。碘过量所致甲减程度较轻，常见亚临床甲减，需查找碘过量原因并对此类患者限制碘的摄入。

（3）自身免疫性甲状腺炎：桥本甲状腺炎是自身免疫性甲状腺炎的主要类型。研究显示，碘摄入量是影响本病发生发展的重要环境因素，碘摄入量增加可以促进功能正常单纯甲状腺自身抗体阳性的患者发展为甲状腺功能异常。因此，建议甲状腺功能正常的自身免疫性甲状腺炎患者适当限碘，可以食用加碘食盐，但适当限制海带、紫菜、海苔等富碘食物的摄入。

（4）甲状腺结节：碘摄入量过多或不足均能使结节的患病率升高，所以要适碘饮食。如果是甲状腺结节有自主功能，导致了甲亢，要限制碘的摄入。《指南》特别指出目前没有发现补碘与甲状腺癌发病率升高之间的相关性，甲状腺癌患者可以正常碘饮食，如果手术后行放射性碘清甲或清灶治疗，治疗前需要低碘饮食。

（5）妊娠期甲状腺疾病：在妊娠前半期，支持胎儿脑神经发育的甲状腺激素主要来自母体。为了保证母体和胎儿的需要，妊娠妇女饮食中所需要的碘要多于非妊娠妇女，在妊娠前和妊娠期间摄入碘充足的妇女可以保证甲状腺内有足够的碘储备，并能适应妊娠期甲状腺激素增多的需要。所以，妊娠期患有甲状腺疾病的患者也要摄取足够的碘，食用加碘食盐是最好的方法。妊娠前有甲亢并低碘饮食的患者，在拟妊娠前至少3个月食用加碘食盐，以保证妊娠期充足的碘储备。妊娠期甲亢患者也要摄取足够的碘，但需定期监测甲状腺功能并及时调整抗甲状腺药物的剂量。妊娠期间应权衡利弊，谨慎地选择会使患者暴露于高碘环境中的诊断措施和治疗药物。

《指南》未给出哺乳期甲状腺疾病妇女的补碘建议。2017年美国甲状腺学会关于《妊娠及产后甲状腺疾病诊断和治疗指南》中指出产妇甲状腺激素水平异常（甲减或甲亢）可降低产乳量并且影响母乳喂养的能力，建议所有哺乳期妇女推荐每日膳食碘摄入量约250μg/d，以保证乳汁中充足的碘。《中国居民补碘指南》。最后就几个补碘相关问题给出了解答：补碘的最佳方法是食用碘盐；购买、食用碘盐应遵循小包装、科学存放及菜品出锅放盐等原则；碘酸钾作为食盐碘强化剂是安全的；目前研究认为食盐加碘与甲状腺癌发生没有关联性。

十、总结

碘元素不仅是合成甲状腺激素的主要原料，而且构成了甲状腺细胞生存和工作的微环境。碘摄入量与甲状腺疾病的关系呈"U"字型曲线，碘摄入过少及过量均可导致甲状腺疾病的增加。适宜的碘营养水平对维持正常的甲状腺功能、脑发育和体格生长至关重要，尤其是特需人群。加强全民，尤其妊娠、哺乳期妇女、婴幼儿、儿童及青少年碘营养状况监测，发现可能存在的碘摄入不当问题，做到"因地制宜、分类指导、科学补碘"，以提高全民素质。

（秦贵军）

参 考 文 献

[1] 中华医学会内分泌学分会，中华医学会围产医学分会. 中国妊娠和产后甲状腺疾病诊治指南. 中华内分泌代谢杂志，2012，28（5）：354-371.

[2] Zimmermann MB, Andersson M. Update iodine status worldwide. Curr Opin Endocrinol Diabetes Obes，2012，19（5）：382-387.

[3] 郑宝山，李社红. 医学地质学：自然环境对公共健康的影响. 北京：科学出版社，2009.

[4] 医学名词审定委员会地方病学名词审定分委员会. 地方病学名词. 北京：科学出版社，2016.

[5] Teng W, Shan Z, Teng X, et al. Effect of iodine intake on thyroid diseases in China. N Engl J Med, 2006，354（26）：2783-2793.

[6] Roti E, Uberti ED. Iodine excess and hyperthyroidism. Thyroid, 2001，11（5）：493-500.

[7] Liu L, Wang D, Liu P, et al. The relationship between iodine nutrition and thyroid disease in lactating women with different iodine intakes. Br J Nutr. 2015，114（9）：1487-1495.

[8] Du Y, Gao Y, Meng F, et al. Iodine deficiency and excess coexist in China and induce thyroid dysfunction and disease: a cross-sectional study. PLoS One, 2014，9（11）：e111937.

[9] World Health Organization. Assessment of iodine deficiency disorders and monitoring their elimination. Geneva：WHO, 2007.

[10] World Health Organization. Assessment of iodine deficiency disorders and monitoring their elimination: a guide for programme managers. 3rd ed. Geneva：WHO, 2007.

[11] Sun D, Codling K, Chang S, et al. Eliminating Iodine Deficiency in China: Achievements, Challenges and Global Implications. Nutrients, 2017，9（4）：361.

[12] 卫生部. 碘缺乏病病区划分：GB 16005—2009. 北京：中国标准出版社，2009.

[13] 中华人民共和国卫生部. 地方性甲状腺肿诊断标准：WS 276—2007. 北京：人民卫生出版社，2007.

[14] 中华人民共和国卫生部. 食品安全国家标准 食用盐碘含量：GB26878—2011. 北京：中国标准出版社，2011.

[15] Ross DS, Burch HB, Cooper DS, et al. 2016 American Thyroid Association Guidelines for Diagnosis and Management of Hyperthyroidism and Other Causes of Thyrotoxicosis. Thyroid, 2016，26（10）：1343-1421.

[16] 中华医学会内分泌学分会. 中国甲状腺疾病诊治指南. 中华内科杂志，2007，46（10）：876-882.

[17] Zimmermann MB, Galetti V. Iodine intake as a risk factor for thyroid cancer: a comprehensive review of animal and human studies. Thyroid Res, 2015（8）：8.

[18] Alexander EK, Pearce EN, Brent GA, et al. 2017 Guidelines of the American Thyroid Association for the diagnosis and management of thyroid disease during pregnancy and the postpartum. Thyroid, 2017，27（3）：315-389.

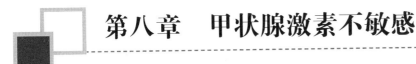

第八章 甲状腺激素不敏感

一、定义

甲状腺激素不敏感也叫作甲状腺激素敏感性下降（reduced sensitivity to thyroid hormone, RSTH），描述的是所有可能干扰甲状腺激素（thyroid hormone, TH）有效性的过程，包括甲状腺激素转运、代谢、作用缺陷。RSTH 最常见的形式是甲状腺激素抵抗（resistance to thyroid hormone, RTH），主要特征是血清游离甲状腺激素水平升高，促甲状腺激素水平正常或不适当升高，常伴有甲状腺肿，没有明显的甲状腺中毒症状和体征。

二、分类

根据甲状腺激素不敏感的机制，可分为以下类别：

1. **甲状腺激素作用缺陷** 甲状腺激素受体缺陷表现为甲状腺激素抵抗。①甲状腺激素 β 受体基因缺陷（resistance to thyroid hormone type β，RTH-β）；②甲状腺激素 α 受体基因缺陷（resistance to thyroid hormone type α，RTH-α）。

2. **甲状腺激素细胞膜转运缺陷**（thyroid hormone cell membrane transport defects，THCMTD） 单羧酸转运体 8 缺陷（monocarboxylate transporter 8，MCT8）。

3. **甲状腺激素代谢缺陷**（thyroid hormone metabolism defect，THMD） 硒代半胱氨酸插入序列结合蛋白 2 缺陷（selenocysteine insertion sequence binding protein 2，SBP2）。

三、发病率和遗传倾向

1. **甲状腺激素 β 受体基因缺陷（RTH-β）** 自 1967 年 Refetoff 等报道第一个家系以来，至今已有 3 000 多例 RTH-β 病例，涉及 1 000 个家系。RTH-β 发病率很低，无性别差异，每 4 万人中大约有 1 例。有家族发病倾向，家族性发病占 85%，散发病例约占 15%。大部分的 RTH-β 均以常染色体显性方式遗传，目前只发现了一个隐性遗传的家族。

2. **甲状腺激素 α 受体基因缺陷（RTH-α）** 1987 年发现 THRA 基因，2012 年报道了第一例 THRA 突变病例，患者是一名生长发育迟缓的 6 岁女孩。至今已报道有 31 例共计 20 种不同的 THRA 基因突变。

3. **单羧酸转运体 8 缺陷（MCT8）** 1944 年首次报道的阿 - 荷 - 杜（Allan-Herndon-Dudley，AHDS）综合征，被认为是性染色体连锁遗传的智力迟钝综合征。2004 年，研究者在 7 个家系的男性中发现了 MCT8 基因突变，表现为严重的精神运动迟缓、低张力症和高血清 T_3 水平。2005 年证实 1944 年报道的 AHDS 是由 MCT8 突变引起。迄今为止，已有超过 250 例 80 种不同的 MCT8 基因突变，涉及 130 个家庭。MCT8 缺陷是一种 X 连锁遗传性疾病。携带 MCT8 缺陷的个体中，只有男性受到影响，女性无症状或只有轻微的甲状腺功能异常。MCT8 的发病率目前尚不清楚。

4. **硒代半胱氨酸插入序列结合蛋白 2 缺陷（SBP2）** 2005 年报道了第一例 SBP2 基因突变。到目前为止，已经发现了 8 个 SBP2 缺陷的家族。SBP2 的遗传方式为隐性遗传，其发病率目前尚不清楚。

四、甲状腺激素不敏感的发病机制

甲状腺激素作用过程中任何干扰都可导致对甲状腺激素不敏感，作用下降，包括甲状腺激素的作用缺陷、细胞膜转运缺陷及代谢缺陷。

在甲状腺激素作用缺陷中最常见的类型是 RTH，RTH 是一种遗传综合征，特点是靶组织对甲状腺激素的反应性降低。大部分 RTH 病例是甲状

腺激素 β 受体基因（*THRB*）的遗传缺陷造成的，被称为"RTH-β"；少部分 RTH 患者有实验室及临床表现，但是无 *THRB* 突变，被称为"非 TR-RTH-β"。此外，编码甲状腺激素 α 受体的基因 *THRA* 的突变会导致一种不同的疾病，称为"RTH-α"。根据靶组织抵抗部位的不同，RTH 分为全身性抵抗（generalized resistance to thyroid hormone，GRTH）、选择性垂体抵抗（pituitary resistance to thyroid hormone，PRTH）和选择性外周抵抗（peripheral resistance to thyroid hormone，PrRTH）。

负责转运甲状腺激素进入细胞的蛋白有：溶质载体家族、有机阴离子转运蛋白家族、氨基酸转运蛋白家族和 MCT 家族。通过构建每一种转运蛋白的基因突变小鼠模型，发现都有其特异性的表现，但目前在临床只发现了 *MCT8* 的突变。*MCT8* 突变为 X 染色体连锁，表现为严重的精神运动障碍伴甲状腺功能检查结果异常。

甲状腺激素通过位点特异性单脱碘的作用被激活和灭活，为其作用部位提供适量的活性激素。脱碘酶需要硒代半胱氨酸协助发挥作用。目前唯一已知的有关甲状腺激素代谢缺陷的基因是 *SBP2*，其编码的蛋白是硒代半胱氨酸插入序列结合蛋白 2。SBP2 失活会阻止硒代半胱氨酸整合进入新合成的硒蛋白，从而改变该蛋白的结构和酶活性，导致脱碘作用缺陷。

（一）甲状腺激素作用缺陷

1. *THRB* 基因突变 1967 年 Refetoff 等发现一些病例有血中甲状腺激素水平过高，但并不出现甲状腺素中毒症状，考虑可能是外周组织对甲状腺激素的作用方面存在缺陷。此后，世界各地也陆续报道了一些同样的病例，并认为它是一种罕见的甲状腺激素抵抗综合征。最初认为甲状腺素抵抗是因为甲状腺素的转运或者代谢缺陷，或者被其他物质拮抗，但是早期的研究发现，这类患者分泌的甲状腺激素本身结构正常，甲状腺激素转运或代谢亦无异常，血中也没有甲状腺激素拮抗物存在。所以推测其发病原因可能是受体方面的缺陷。随着分子生物学技术的进展，特别是从 1986 年 Weinberger 和 Sap 等分别从人胎盘和鸡胚中分离出编码甲状腺激素受体的 cDNA，并对其氨基酸序列进行分析后，人们对此综合征的认识也深入到基因水平，初步揭示出它的分子缺陷及突变本质。

临床上对甲状腺素抵抗家系认识是从研究甲状腺素受体突变开始。在这些家系中，突变类型大多是点突变，如 A229T、M35T、A312T、R315H、R315H、D317H、G327R、L330S、R333W、Q335H、R338L、R338W、G340N、G340R、G342E、G342Q、G345S、T426I、R4429Q、R433H、S437G、M437V、K438E、L445H、P446I、F448T、F448H、P453S、F454C 和 M928L 等。很容易理解的是，由于基因突变导致了基因产物的改变，使 TRHB 与 T_3 的亲和力下降或消失，从而导致转录活性减低。那么，是否还存在显性抑制作用呢？

值得注意的是，在常染色体隐性遗传的家系中，大部分 *THRB* 突变的患者是杂合子。除了点突变，还发现了 TRβ 配体结合结构域完全缺失的家系，但是存在这种突变的杂合突变体不发病。说明发病原因中更为重要的是点突变受体的显性抑制作用，而不是正常功能受体的数量减少。

TRHB 突变导致甲状腺激素抵抗的具体机制是什么呢？首先需要了解 TRβ。TRβ 属于核受体超家族，由单个肽段折叠成的三个调控结构域构成，分别是氨基端结构域、DNA 结合结构域（DNA binding domain，DBD）和配体结合结构域（ligand binding domain，LBD）。TRβ 二聚体的形式存在，形成二聚体的 TRβ 与 DNA 序列甲状腺素反应元件（TRE）结合，TRE 多位于基因的转录起始位点附近。在无 T_3 存在的情况下，该二聚体与辅助抑制子，如核受体共抑制子（nuclear receptor corepressor，NCoR）、维生素 A 和甲状腺激素受体的沉默介质（silencing mediator of retinoid and thyroid hormone receptors，SMRT）结合而处于失活状态，一旦 T_3 进入细胞核与 TRβ 结合，辅助抑制子就与 TRβ 分离，这样 TRβ 就能接纳辅助激活子如类固醇激素受体辅激活剂（the steroid hormone receptor coactivator，SCR）、CREB 结合蛋白（CREB binding protein，CBP）、转录调节因子 -2（transcriptional intermediary factor 2，TIF2）等并发生构型改变，于是启动了靶基因的转录过程。

由于 TRβ 的突变位点位于配体结合结构域，所以 T_3 与突变的 TRβ 的结合力减弱。突变的 TRβ 与正常 TRβ 形成的同二聚体，会干扰正常 TRβ 发挥功能；突变的受体还可以与 RXR 等辅助因子形成异二聚体。但是，突变的 TRβ 的 DNA 结合结构域和负责形成二聚体的氨基酸序列没有变化，所以依然一直占据 TRE，使正常的 TRβ 不能与 TRE 结合。

2. *THRA* 基因突变　2012 年首次报道了 TRα 的基因突变。人 *THRA* 基因位于 17 号染色体，支配心脏、骨骼肌、中枢神经系统、肠的甲状腺激素的信号转导，对心率调整、骨骼成熟、脑特殊区域如小脑、海马等发挥作用具有重要意义。TRα 突变蛋白的致病机制和 TRβ 一致，但是由于 TRα 不参与 TH 的负反馈作用，所以临床表型不同于 *TRHB* 突变。该病患者主要表现为身材矮小、骨骼发育障碍、智力发育障碍、心动过缓、严重便秘。

（二）甲状腺激素转运障碍

1944 年首次报道的阿 - 荷 - 杜综合征，临床表现以精神运动迟缓为突出特点，甲状腺功能特点为血 FT_3、rT_3 显著下降，T_4、TSH 可正常。机制研究发现该综合征患者不存在甲状腺激素受体缺陷，而是由 *MCT8* 突变引起的 X 连锁遗传性疾病。TH 主要通过甲状腺激素转运体进出细胞，其中 MCT8 是最具特异性的甲状腺激素转运体。T_3 进入中枢神经元可通过两种途径，其中一种是转运体 MCT8 转运 T_3 通过血脑屏障，再经 MCT8 或其他载体摄取进入神经元。中枢神经元是甲状腺激素作用的主要场所，该突变可减少神经元对 T_3 的摄取，从而引起神经功能异常。

（三）甲状腺激素代谢障碍

2005 年首次报道导致甲状腺激素代谢障碍的原因——*SBP2* 基因突变。临床医生发现来自三个不同家系的 3 名男孩身材矮小，第四个家系的一名 32 岁的男子患有不育症。所有患者均有甲状腺功能测试异常，表现为血清 T_4 高、T_3 低、rT_3 高、TSH 浓度正常或轻度升高。这种不寻常的甲状腺功能检查结果引导医生进行了深入的研究。

以上患者的临床表现不符合典型的甲状腺激素抵抗或者甲状腺转运蛋白缺陷，并且通过等电聚焦，甲状腺素结合球蛋白和甲状腺激素转运蛋白的测定以及基因测序排除了甲状腺激素抵抗或者甲状腺转运蛋白缺陷。随后的实验结果发现以上家系患者都存在 *SBP2* 基因的突变，脱碘酶的功能受损，导致由 T_4 向 T_3 转换障碍，活性甲状腺素缺乏。临床上发现的 *SBP2* 突变多是错义

突变，完全缺失 *SBP2* 会致死，所以临床上发现的突变都保留了部分硒蛋白活性，临床表现并不严重。但是少数患者的 *SBP2* 功能缺失较严重，临床表型相应的复杂。

五、病理

甲状腺激素不敏感的病理报道较少。目前的信息材料主要来自甲状腺激素抵抗患者的活检或者手术组织。最常见的组织学类型是甲状腺滤泡上皮的增生，有时会伴有乳头增生，在一个病例中还发现了淋巴管浸润。甲状腺外的其他组织的病理改变由于取材例数有限报道较少。电镜下观察一例甲状腺素抵抗患者的横纹肌细胞线粒体肿胀明显；更为严重的病例表现为线粒体呼吸功能缺陷。甲状腺素抵抗患者的皮肤成纤维细胞甲苯胺蓝染色呈现出不同程度的异染性，这一现象也出现在黏液性水肿的患者中。因此推测皮肤的这种病理表现是由于甲状腺素作用缺陷造成。

六、临床表现

1. **甲状腺激素抵抗综合征 β 型**　在甲状腺激素敏感性下降的类型中，甲状腺激素抵抗综合征最为多见，其临床表现无特征性，表现为无症状、甲状腺功能亢进或甲状腺功能减退。RTH-β 的类型及严重程度和疾病的临床表现无相关，即不同的突变会导致不同的临床表现，即使是同一种突变，临床表现的严重程度也各不相同，推测可能是因为突变发生在不同的组织及其抵抗程度不同。其临床表现大致总结如下：

（1）甲状腺肿：甲状腺肿大是最常见的临床表现，由垂体分泌过多的 TSH 长期刺激甲状腺所致，66%～95% 的报道病例中甲状腺均肿大。甲状腺肿大通常是弥漫性的，其大小差异明显，小至 20～25g，大至 400g。甲状腺激素抵抗患者的甲状腺肿具有顽固性，腺体结节性改变和不对称是术后复发性甲状腺肿的常见特征。

（2）心血管系统：RTH-β 也可表现为心血管系统损害。80%～90% 的 RTH-β 患者伴有心动过速，其原因可能与甲状腺激素对心脏的作用是以 TRα 为优势介导有关，有实验表明 TRα1 缺陷的小鼠可出现心动过缓。也有少数患者表现为心律失常，其中房颤较为常见，可能与 TRα 在心房心

肌中占优势有关。

（3）精神障碍：据统计，约 64% 的 GRTH 患者有神经精神异常，患者表现为多动症、学习障碍以及不同程度的智力迟钝，正常人群中多动症和学习障碍的总发生率仅为 3%。Hauser 和他的同事认为注意缺陷多动障碍（ADHD）和甲状腺激素抵抗之间有很强的关联，即全身性甲状腺激素抵抗（GRTH）患者中 ADHD 和一般精神障碍明显增多，可能是因为在婴儿早期甲状腺激素对大脑的作用减弱。然而，目前还不清楚 GRTH 在多动症儿童中的患病率是否也有所增加。一项对照研究的初步数据表明 T_3 疗法可能对甲状腺激素抵抗和注意力缺陷多动障碍患者有作用。

（4）生长发育及骨骼系统：关于 RTH-β 导致的甲状腺激素功能缺陷引起生长迟缓和身材矮小的文献众多。18% 的 RTH-β 患者身材矮小，各年龄段身高发育均低于正常同龄人。RTH-β 患者的生长异常可能是由于甲状腺激素通过生长激素或胰岛素样生长因子对骨骼产生直接或间接影响。需要注意的是，关于患者的其他家庭成员身高的资料非常有限，无法评估其他遗传和环境因素对生长的影响。另外，骨成熟迟缓在该病中也很常见，可表现为骨龄落后，还可表现为骨骼畸形，如翼状肩胛、脊柱畸形、鸡胸、鸟样颜面、舟状颅及第四掌骨变短等异常表现。

（5）耳聋：在部分患者中观察到听力缺陷，主要是传导性听力缺失，其程度不一，重则导致聋哑，轻则只能通过听力测量检测。目前已知 TRβ 仅限于耳蜗；TRα 也存在于前庭，RTH-β 的聋哑症表明了甲状腺激素和 TRβ 在内耳发育中的重要性。这提示我们当婴儿出生时或发育早期阶段出现听力缺陷时，应考虑到 RTH-β 的可能性，需进行进一步检查明确是否为 RTH-β。

由于甲状腺肿、心动过速、多动、伴或不伴发育不良等症状的存在，临床上通常会怀疑甲状腺功能亢进，常造成 RTH-β 误诊漏诊。若出现以下临床表现：①持续高甲状腺激素水平。②矮小、多动症、学习障碍。③儿童或青少年的甲状腺肿。④成人手术切除后复发的顽固性甲状腺肿等，应该进一步进行甲状腺激素功能测定甚至是基因检测以明确有无该病。

2. 甲状腺激素抵抗综合征 α 型　该型较为罕见，为编码甲状腺激素 α 受体的基因缺陷，因甲状腺激素 α 受体不参与下丘脑 - 垂体 - 甲状腺轴的反馈调节，因此患者的表型与 RTH-β 不同，但其表现与先天性甲状腺功能减退的患者相似，主要表现为发育迟缓、身材矮小、骨质成熟迟缓、言语迟缓、学习障碍或智力障碍、严重便秘甚至巨结肠等。

3. 甲状腺激素细胞膜转运障碍　MCT8 基因突变的男性患者，均在婴儿期或儿童期表现出神经发育异常，如低张力，喂养困难，阵发性运动障碍，无法行走及说话，但无甲状腺功能减退的典型症状。女性携带者没有上述任何精神运动异常，但有报道称女性患者存在智力迟钝。

（1）婴儿期早期表现为低张力和喂养困难，随着年龄的增长，会出现明显小头畸形，体重增长滞后，但身高发育正常。

（2）即使患者持续低张力，但仍有进行性肢体僵硬，导致痉挛性四肢麻痹。无目的性运动及特征性的发作性运动诱发性的运动障碍也较为常见，表现为躯体感觉刺激诱发的持续 1min 左右的躯体伸展或弯曲，张嘴等。

（3）肌肉萎缩并无力，头部控制不良，即颈部过于"灵活"。

（4）患者无法独立坐或行走，且认知障碍严重，无言语能力，或仅能发出混乱声音。

4. 甲状腺激素代谢缺陷　目前已确诊的几例患者年龄范围从 2 岁到 16 岁不等。其中两个 SBP2 基因缺陷家族由于身材矮小和骨龄延迟被发现，进一步进行甲状腺功能测试并发现异常。还有 1 例患儿妊娠及分娩皆正常，新生儿筛查显示 TSH 水平升高，T_4 正常高值，发育正常但青春期延迟。该型较为严重的患者，会引起多种硒蛋白缺乏，导致多种异常表现，如睾丸中缺乏硒蛋白会引起无精子症；外周血细胞中硒蛋白减少引发免疫缺陷、硒蛋白 N 相关肌病；皮肤缺乏某种硒蛋白（抗氧化）会引起光过敏；另外还有其他诸如骨发育迟缓、听力障碍、发育迟缓等表现。

七、实验室检查

1. 甲状腺激素抵抗综合征 β 型（RTH-β）　未经治疗的 RTH-β 患者的血清总甲状腺素（TT_4）升高，一般在（18.9±4.6）μg/dl 的范围内，比正常人高 2 倍以上。RTH-β 患者在部分切除甲状腺后，TT$_4$ 水平显著降低，但仍高于正常上限。RTH-β 患者 TT$_4$ 水平与自身免疫性或碘化物诱导的甲状腺毒症患者没有明显差异，但高于产 TSH 腺瘤患者的 TT$_4$ 水平。血清 TBG 水平正常。

RTH 患者的 TT$_3$ 水平也升高，未治疗患者的 TT$_3$ 为（290±95）ng/dl，高出正常平均值 2 至 2.5 倍。经 ^{131}I 治疗后血清 TT$_3$ 水平显著降低，但仍高于正常上限。RTH-β 患者的 TT$_3$ 水平与碘化物诱导的甲状腺毒症患者的 TT$_3$ 水平没有显著差异。但显著低于由自身免疫性甲状腺疾病引起的甲状腺毒症患者的 TT$_3$ 值。

RTH-β 患者的 TT$_4$ 和 TT$_3$ 升高程度通常较为一致，比值略高于正常人群。可借此与自身免疫性甲状腺疾病鉴别，后者血清 TT$_3$ 水平相对于血清 TT$_4$ 水平不成比例增加。

未经治疗的 RTH-β 患者的 rT$_3$ 为（64.8±23.3）ng/dl，高于正常上限，且与 TT$_4$ 的值呈正相关（$r=0.692, P<0.001$），但与 TT$_3$ 无关。通过左三碘甲腺原氨酸（L-T$_3$）或 ^{131}I 治疗可使 rT$_3$ 水平正常。

RTH-β 患者血清中甲状腺球蛋白变化幅度较大。RTH-β 患者 T$_4$ 的代谢产物浓度也可升高，如 3,3′-二碘甲腺原氨酸。

RTH-β 患者 TSH 水平升高。未经治疗的患者 TSH 水平为（3.9±4.5）μU/ml，显著高于正常人群，TSH 的昼夜节律正常。未经治疗的 RTH-β 患者对 TSH 的反应性正常或略增强，且 RTH-β 患者在高甲状腺激素水平条件下，TRH 仍可刺激 TSH 分泌。经抗甲状腺药物、手术或放射性碘治疗的患者血清 TSH 水平升高，且对 TRH 的反应增强。

RTH-β 患者甲状腺对放射性碘的摄取分数升高。未经治疗者的甲状腺 24 小时摄碘率为 48.3%±17.4%，较 TSH 瘤、自身免疫性甲状腺功能亢进及甲状腺毒症患者的 24 小时摄碘率略低。甲状腺累积的碘化物的绝对量增加。

RTH-β 患者需进行其他内分泌功能检测，包括血清皮质醇水平及其昼夜节律变化、睾酮、雌激素、黄体酮、促性腺激素及其对 GnRH 的反应性，胰岛素，GH 及其对胰岛素低血糖、左旋多巴（L-DOPA）和葡萄糖的反应，催乳素及其对 TRH、L-DOPA 和糖皮质激素的反应，肾上腺素、去甲肾上腺素、香草扁桃酸、17-羟皮质类固醇及 17-酮类固醇等。RTH-β 患者的上述指标均未见异常。

通过 X 射线、计算机断层扫描和磁共振成像检查 RTH-β 患者下丘脑、垂体和蝶鞍等部位未发现异常。

2. 甲状腺激素抵抗综合征 α 型（RTH-α） 由于 TRα 不参与下丘脑-垂体-甲状腺轴的反馈调节，所以其甲状腺功能不同于 RTH-β，RTH-α 患者血清 FT$_4$ 水平降低，FT$_3$ 水平为正常上限，rT$_3$ 降低，TSH 水平正常或升高，FT$_3$/FT$_4$ 比值增高。

3. 甲状腺激素细胞膜转运缺陷（THCMTD） THCMTD 患者血清 FT$_4$ 水平正常或降低，FT$_3$ 水平升高，特别是在儿童患者，FT$_3$ 水平显著高于正常上限，rT$_3$ 水平明显降低，T$_3$/rT$_3$ 比率显著增高，TSH 水平正常或略升高，少数可大于 6mU/L。其他血液及尿液检查未见异常，如氨基酸、肉碱和丙酮酸盐等。MRI 检查多无异常，但部分患者可伴丘脑、胼胝体和基底节萎缩。部分患者可于 2 岁前发现髓鞘形成延迟。

4. 甲状腺激素代谢缺陷（thyroid hormone metabolism defect，THMD） THMD 患者血清 FT$_4$ 及 rT$_3$ 水平升高，FT$_3$ 水平正常或降低，TSH 水平正常或轻微升高，多数患者虽表现为生长延迟，但血清 IGF-1 正常，其他激素也未检测到异常，因为存在 SBP2 基因突变，故患者血清硒元素、硒蛋白水平均降低。

八、诊断

甲状腺激素不敏感性患者的基因突变类型多种多样，导致甲状腺激素在转运、代谢方面存在缺陷，以及作用于垂体或周围组织上存在着不同程度的抵抗，因此临床表现复杂多样，即使是同一个体具有相同突变的不同组织在临床表现也会有很大的差异。RTH-β 一般表现为甲状腺功能亢进、甲状腺功能正常或甲状腺功能减退，血清 T$_3$、T$_4$ 水平升高，血清 TSH 水平正常或升高。即使甲状腺激素水平升高，大多数患者的症状却较轻。并且其临床表现缺乏特异性，而且相当一部分的患者没有可觉察的症状和体征，仅有缺乏特异性的实验室改变，因此诊断较为困难。

1. RTH-β 诊断思路和方法 如果实验室检

测到患者 TSH 不受抑制（T_3、T_4 升高，而 TSH 不低），则要考虑本病。复测甲状腺功能仍然显示 TSH 不受抑制，应详细询问家族史，仔细分析患者的临床表现。此外，较典型病例同时伴有智力低下、骨骺成熟延缓、点彩状骨骼、先天性聋哑等，具有家族遗传倾向。然而，该病还不能靠单一的检查来确诊，往往需要联合多项其他功能试验和检查综合评价。

诊断 RTH-β 的标志在于机体显示出对甲状腺激素的低反应性。这种低反应性可以在垂体水平上观察到，表现为 TSH 不升高的情况下游离甲状腺激素水平升高。然而，根据普通测量游离甲状腺激素的方法，血清激素转运蛋白异常的受试者可能会出现异常值。因此目前采用一种公认的测量方法，即在 L-T_3 分级剂量给药的情况下，测定 TSH。这种测量方法同样可以应用于检测外周组织反应性。外周组织对外源甲状腺激素的反应要么是抑制，类似于垂体 TSH 释放的减少；要么是刺激，即外周组织反应标志物升高。例如，血清胆固醇和肌酸激酶对甲状腺激素的反应通常降低，而血清铁蛋白、性激素结合球蛋白、血管紧张素转换酶和骨转换标志物对甲状腺激素的反应通常增加。这些标志物的随机测量通常没有帮助，因为正常值的范围很广。因此，与基线相比，给予 L-T_3 分级干预剂量后血清水平的变化是更准确的激素效应指标。另外，基础代谢率和心率的测量有助于确定甲状腺激素对周围组织的影响。

对疑诊病例应做全面的实验室检查，并给予不同剂量的 L-T_3 以观察患者对甲状腺激素的敏感性，如条件许可，对家族成员尽可能做相同的检查。对于临床诊断病例，最好采集 DNA 标本做 $TR\beta$ 基因突变分析，这样不仅明确分子病因，还可以作为临床诊断提供强有力的证据。

目前，基因诊断是 RTH-β 诊断的最直接和最准确的方法，其他检查需联合多项试验综合评价。RTH-β 大多数为常染色体显性遗传，极少数为隐性遗传，85% 的 RTH-β 由 $TR\beta$ 基因突变所致，迄今 $TR\beta$ 基因突变至少有 160 种。对怀疑 RTH-β 的患者都应行 $TR\beta$ 基因突变检测。但该方法耗费高，难度大，在临床上难以普及，国内基因检测阳性率较国外明显低，并且有大约 15% 的 RTH-β 不存在 $TR\beta$ 基因的结构异常。对于基因检

查未见异常的患者并不能排除 RTH-β 的诊断，还需联合其他试验检查进一步确诊。

2. 其他类型 RSTH 诊断　THCMTD 实验室检查与其他三种类型相反，表现为 T_3 血清浓度升高，rT_3 浓度降低，如果有严重的精神运动障碍及肌张力过低等临床表现则需要考虑该病，MCT8 测序仍是确诊的主要手段。

THMD 患者儿童时期因身材矮小和骨龄延迟而就医，实验室检查主要表现为高 T_4、低 T_3 及高 rT_3，以及正常或者轻度升高的 TSH 时需要考虑此病。

RTH-α 患者实验室检查异常表现为血清 T_4 降低，T_3 临界高水平，rT_3 极低，并伴有正常甚至升高的 TSH 浓度。在迄今为止的报道病例中，游离 T_3 与游离 T_4 的比值较高似乎是一种常见表现。如果临床表现还有显著的骨异常，包括骨龄降低、身材矮小、股骨骺发育不良、颅缝未闭、大头畸形等需要考虑此病。其他少见临床表现还包括胃肠道（从便秘到巨结肠）、心脏（心动过速）、横纹肌和中枢神经系统（从孤独症到精神发育迟滞）等。

九、鉴别诊断

1. 外用药物影响　在左甲状腺素替代治疗时，部分患者 T_4 水平升高，而 TSH 水平可正常（特别是在服用左甲状腺素不久后采血）。某些药物胺碘酮可引起血 T_4 水平升高，血 TSH 亦可正常。通过仔细询问病史和用药史，不难与 RTH-β 鉴别。

2. 急性非甲状腺疾病　某些急性非甲状腺疾病（如脑卒中）可引起 T_4 向 T_3 的转化减少，使得血 T_4 水平升高，TSH 可在正常范围甚至轻度升高。这些变化在数周后可自动恢复。

3. 甲状腺激素运载蛋白异常　甲状腺激素运载蛋白基因突变可引起类似于 RTH-β 的实验室异常，TBG 过量的受试者，其血清 TT_4 和 TT_3 水平均升高，但 TSH 水平正常。但这些个体没有 RTH-β 的临床表现，并且正常游离甲状腺激素浓度的测定也可以很容易地鉴别出这种情况。

4. 垂体 TSH 瘤　垂体 TSH 瘤易与垂体选择性甲状腺激素抵抗（PRTH）混淆。在垂体 TSH 瘤中，TRH 引起的 TSH 反应减弱。相反，在甲状腺

激素敏感性下降和健康的受试者中，TSH 通常会随着 TRH 的升高而升高。垂体 TSH 瘤患者血 α- 亚单位水平显著升高，可有头痛等肿瘤占位的表现，而且垂体影像学检查（MRI 或 CT 扫描）可发现相应的异常。因此，通过 TRH 兴奋试验和神经影像学可以排除垂体 TSH 瘤。但是垂体 TSH 瘤与 RTH-β 同时存在就变得很难鉴别。

5. Graves 病　RTH-β 由于化验结果与甲状腺功能亢进的症状可能一致，该病常被误诊为原发性或继发性甲状腺功能亢进，导致患者不必要地接受抗甲状腺药物治疗。但是 Graves 病血 TSH 显著降低，甲状腺抗体阳性，可与 RTH-β 鉴别。

6. 5′- 脱碘酶缺陷症　由于 T_4 不能转变成 T_3，但一般只有 TT_4 升高，T_3 降低或为正常低值，反 T_3 和 3′5′- 二碘酪氨酸明显升高，甲状腺摄碘率高，TSH 对 TRH 有明显反应，不难鉴别。

7. 甲状腺肿 - 耳聋综合征（pendred syndrome）　甲状腺肿 - 耳聋综合征的三大特征包括家族性甲状腺肿、先天性神经性耳聋及过氯酸盐释放试验阳性，属常染色体隐性遗传病。其缺陷是甲状腺过氧化酶缺乏，造成甲状腺激素合成不足，导致代偿性甲状腺肿，甲状腺功能可为正常，吸碘率表现呈中度亢进。

8. 甲状腺激素自身抗体增多症　甲状腺激素自身抗体（thyroid hormone auto-antibodies，THAAb）是直接针对 T_3 和 T_4 的一类少见的自身抗体。如果待测标本中含有 T_3 抗体，可引起 FT_3 和 TT_3 假性升高；如含有抗 T_4 抗体，可引起 FT_4 和 TT_4 假性升高。在这两种情况下 TSH 都不低，应与 RTH-β 鉴别。但这些个体常有自身免疫性甲状腺疾病的表现，而无 RTH-β 表现，通过放射性免疫沉淀法可测出抗 T_3 或者抗 T_4 抗体。用抗人 IgG 抗体或聚乙二醇沉淀法除去甲状腺激素抗体后，测定结果可恢复正常。

十、甲状腺激素敏感性下降治疗

1. RTH-β 治疗　目前尚无根治方法来纠正 RTH-β 潜在的基因缺陷。不同组织对甲状腺激素的敏感性差异性以及基因多种突变的可能性导致 RTH-β 患者临床症状的严重程度差异很大，治疗需要根据个人情况来评估。多数患者可通过升高 TSH 和甲状腺激素来代偿外周组织甲状腺激素抵抗，以高甲状腺激素水平为代价维持正常代谢状态，此类患者一般无明显的临床症状，无须治疗。

当有甲状腺毒症临床表现时可以用降低甲状腺激素水平的治疗措施，但不建议使用抗甲状腺药物、甲状腺消融等抗甲状腺治疗。这些治疗短期可能有效，但是不能长期降低甲状腺激素水平反而会进一步刺激 TSH 分泌，理论上可能会诱发垂体细胞增生或 TSH 瘤生成，但长期观察接受甲状腺消融治疗的患者，未见垂体肿瘤发生率增高。现在较有效的治疗药物是甲状腺激素类似物，如 3,5,3′- 三碘甲状腺乙酸（triac）、3,3′,5,5′,- 四碘甲状腺乙酸（tetrac）、3,5- 二碘甲状腺丙酸（DITPA）和右旋甲状腺素钠。其中，triac 激素效力低但对 TR 亲和力高，可有效降低 TSH 和甲状腺激素水平，使肿大的甲状腺缩小，改善外周甲状腺激素水平过高引起的甲亢症状，是目前疗效最确切的药。triac 是 T_4 的一种代谢产物，是经过碘化甲腺原氨酸的氧化脱氨生成的醋酸衍生物，结合试验显示，triac 和 T_3 对 TRα1 的亲和力相似，而 triac 对 TRβ 的亲和力是 T_3 的 3～6 倍，而且 triac 的半衰期较短，体内降解快，以上的特性使得 triac 能够有效抑制 TSH 而不增加其对甲状腺外组织的作用。根据文献 triac 每天 1.4～2.8mg，分 2 次口服，可有效降低 TSH 水平。另外，皮质类固醇、多巴胺能药物、生长抑素类似物等药物也可以抑制 TSH 分泌，但长期应用副作用大，抑制 TSH 成功率低，上述缺点限制其应用。另外，RTH-β 有心动过速时和震颤时，可以给予 β 受体拮抗剂，如阿替洛尔治疗，来改善上述症状。

对于那些由于误诊行甲状腺消融术或同时存在免疫性甲状腺疾病导致甲状腺储备功能有限不能完全代偿而出现甲减的患者，应给予甲状腺激素（L-T_3 或左甲状腺素）补充治疗。激素应从小剂量开始，逐渐递增，使 TSH 控制在正常范围，并且达到正常的机体代谢状态。需要注意 TSH 水平正常而组织水平存在甲减的 RTH-β 患者，给予超生理剂量的甲状腺激素时应密切监测甲状腺激素作用的标志物如血清性激素结合球蛋白、胆固醇、铁蛋白、基础代谢率、骨密度和尿羟脯氨酸，以免治疗过度。在儿童中，必须注意生长、骨骼成熟和智力发育，并长期监测骨龄和骨生长。

最近的一项调查显示，患有 RTH-β 的母亲所生的正常婴儿流产率增加，出生体重降低，但是对于 RTH-β 孕妇尚不清楚早期妊娠干预是否合适，治疗标准还没有确定。目前认为可对 RTH-β 孕妇进行基因检测，如果胎儿未携带 TR 基因突变，需要控制 FT_4 不能超过正常上限的 20%，避免低体重儿以及产后 TSH 抑制；如果胎儿携带 TR 基因突变，胎儿与母亲暴露于同样的高水平甲状腺激素，一般无须干预。新生儿常规测量 TSH 和甲状腺激素，这使得婴幼儿更容易被诊断 RTH-β，为早期治疗提供了机会。婴儿甲状腺激素（通是左甲状腺素）治疗的适应证：①血清 TSH 升高水平；②不能以另一种疾病或者缺陷为解释的发育停滞；③不明原因的癫痫发作；④发育迟缓；⑤有生长发育史或者智力发育迟缓的家庭成员。需要注意儿童甲状腺激素抵抗 48%～73% 合并儿童注意力缺陷多动症，需要儿科医生协助诊治，研究表明 $L-T_3$ 或者 triac 治疗都可以改善大部分患有 RTH-β 儿童的 ADHD 症状。

近年人们尝试研发新的治疗方法更好的治疗 RTH-β 患者，如对突变的 TR 高选择性的受体激动剂、甲状腺激素拮抗剂、基因治疗等，但目前治疗效果尚不清楚，需要进一步观察。

2. THCMTD 治疗 MCT8 突变患者导致甲状腺激素水平异常和严重神经功能障碍的机制尚不清楚，目前患者的治疗选择相当有限。

现在多选择对症支持治疗，例如使用支架防止错位挛缩，加强护理防止误吸、应用改善肌张力药物以及抗癫痫等支持治疗。改善甲状腺毒症可选用丙基硫氧嘧啶（PTU）与左甲状腺素联用或甲状腺激素类似物 3,5-二碘甲状腺丙酸（DITPA）。目前尚不清楚 MCT8 缺乏症患者的大脑损伤是否发生在胚胎期，没有明确改善神经功能障碍的药物。

近年来人们尝试研发新的治疗方法，基因治疗通过提供有功能的 MCT8，为治疗神经功能障碍提供希望，目前正在 MCT8 基因敲除小鼠中进行试验。

3. THMD 治疗 SBP2 基因缺陷产生的表型表现为生长迟缓和含硒半胱氨酸酶合成减少引起的甲状腺功能异常，目前没有特异性的治疗。

现在关于 SBP2 缺陷个体试验了两种选择，即给予补充硒或甲状腺激素治疗。由于 SBP2 缺陷个体的血清硒水平低于未受影响的同胞，研究者认为补充硒可以提高硒的整体利用率，也可能有助于硒蛋白的合成，但是 SBP2 缺陷个体并没有从过量的硒补充剂中获益，均未恢复 TH 代谢功能障碍或生长发育迟缓。部分患者尝试使用 $L-T_3$，骨龄与实足骨龄差距的缩小，骨龄有明显的提高，但不能纠正该缺陷的其他表现。

目前人们建立和研究更多的 SBP2 缺陷小鼠模型，以了解该缺陷的病理生理学，为更好的治疗提供基础。

4. RTH-α 治疗 2012 年报道了首例 THRA 突变患者，目前报道有 30 多例患者。对于 THRA 突变患者治疗目前经验不足以做出推荐性的治疗。

某些 THRA 突变病例中，使用左甲状腺素治疗后，虽然不能完全改善代谢状况，但增加了运动协调性，加快了生长，并改善了便秘，但另外一些研究给予标准剂量的左甲状腺素治疗受影响的患者并没有改善任何临床症状。研究干预 T_3 与受体结合的新药可能为 RTH-α 患者治疗提供希望。

（高　聆）

参 考 文 献

[1] Groeneweg S, Peeters RP, Visser TJ. Therapeutic applications of thyroid hormone analogues in resistance to thyroid hormone（RTH）syndromes. Mol Cell Endocrinol, 2017（458）: 82-90.

[2] Safer JD, Colan SD, Fraser LM. Apituitary tumor in a patient with thyroid hormone resistance: a diagnostic dilemma. Thyroid, 2001, 11（3）: 281-291.

[3] Takeda T, Suzuki S, Liu RT. Triiodothyroacetic acid has unique potential for therapy of resistance to thyroidhormone. J Clin Endocrinol Metab, 1995, 80（7）: 2033-2040.

[4] Beck-Peccoz P, Persani L, Calebiro D, et al. Syndromes of hormone resistance in thehypothalamic-pituitary-thyroid axis. Best Pract Res Clin Endocrinol Metab, 2006,

20（4）：529-546.

[5]　Agrawal NK，Goyal R，Rastogi A，et al. Thyroid hormone resistance. Postgrad Med J，2008，84（995）：473-477.

[6]　Refetoff S. Syndromes of reduced sensitivity to thyroid hormone：genetic defects in hormone receptors，cell transporters and deiodination. Best Pract Res Clin Endocrinol Metab，2007，21（2）：277-305.

[7]　Weiss RE，Refetoff S. Treatment of resistance to thyroid hormone-primum non nocere. J Clin Endocrinol Metab，1999，84（2）：401-404.

[8]　Takeda T，Suzuki S，Liu RT. Triiodothyroacetic acid has unique potential for therapy of resistance to thyroid hormone. J Clin Endocrinol Metab，1995，80（7）：2033-2040.

[9]　Weiss RE，Stein MA，Refetoff S. Behavioral effects of liothyronine（L-T3）in children with attention deficit hyperactivity disorder in the presence and absence of resistance to thyroid hormone. Thyroid，1997，7（3）：389-393.

[10]　Anselmo J，Cao D，Karrison T，et al. Fetal loss associated with excess thyroid hormone exposure. JAMA，2004，292（6）：691-695.

[11]　Asteria C，Rajanayagam O，Collingwood TN，et al. Prenatal diagnosis of thyroid hormone resistance. J Clin Endocrinol Metab，1999，84（2）：405-410.

[12]　Radetti G，Persani L，Molinaro G，et al. Clinical and hormonal outcome after two years of triiodothyroacetic acid treatment in a child with thyroid hormone resistance. Thyroid，1997，7（5）：775-778.

[13]　Dulgeroff AJ，Geffner ME，Koyal SN，et al. Bromocriptine and Triac therapy for hyperthyroidism due to pituitary resistance to thyroid hormone. J Clin Endocrinol Metab，1992，75（4）：1071-1075.

[14]　Brenta G，Schnitman M，Fretes O，et al. Comparative efficacy and side effects of the treatment of euthyroid goiter with levo-thyroxine or triiodothyroacetic acid. J Clin Endocrinol Metab，2003，88：5287-5292.

[15]　Ye HF，O'Reilly KE，Koh JT. A subtype-selective thyromimetic designed to bind a mutant thyroid hormone receptor implicated in resistance to thyroid hormone. J Am Chem Soc，2001，123（7）：1521-1522.

[16]　Pappa T，Anselmo J，Mamanasiri S，et al. Prenatal diagnosis of resistance to thyroid hormone and its clinical implications. J Clin Endocrinol Metab，2017，102（10）：3775-3782.

[17]　Takeda T，Suzuki S，Liu RT. Triiodothyroacetic acid has unique potential for therapy of resistance to thyroid hormone. J Clin Endocrinol Metab，1995，80（7）：2033-2040.

[18]　Dumitrescu AM，Refetoff S. The syndromes of reduced sensitivity to thyroid hormone. Biochim Biophys Acta，2013，1830（7）：3987-4003.

[19]　Hennemann G，Docter R，Friesema EC，et al. Plasma membrane transport of thyroid hormones and its role in thyroid hormone metabolism and bioavailability. Endocr Rev，2001，22（4）：451-476.

[20]　Ma S，Hu M，Yang H，et al. Periodic paralysis as a new phenotype of resistance to thyroid hormone syndrome in a Chinese male adult. J Clin Endocrinol Metab，2016，101（2）：349-352.

[21]　Lafranchi SH，Snyder DB，Sesser DE，et al. Follow-up of newborns with elevated screening T4 concentrations. J Pediatr，2003，143（3）：296-301.

[22]　Tajima T，Jo W，Fujikura K，et al. Elevated free thyroxine levels detected by a neonatal screening system. Pediatr Res，2009，66（3）：312-316.

[23]　Agrawal NK，Goyal R，Rastogi A，et al. Thyroid hormone resistance. Postgrad Med J，2008，84（995）：473-477.

[24]　Lee S，Young BM，Wan W，et al. A mechanism for pituitary-resistance to thyroid hormone（PRTH）syndrome：a loss in cooperative coactivator contacts by thyroid hormone receptor（TR）beta2. Mol Endocrinol，2011，25（7）：1111-1125.

[25]　Refetoff S，Weiss RE，Usala SJ. The syndromes of resistance to thyroid hormone. Endocr Rev，1993，14（3）：348-399.

[26]　Kinne A，Schulein R，Krause G. Primary and secondary thyroid hormone transporters. Thyroid Res，2011，4 S1（S1）：S7.

[27]　Guran T，Turan S，Bircan R，et al. 9 years follow-up of a patient with pituitary form of resistance to thyroid hormones（PRTH）：comparison of two treatment periods of D-thyroxine and triiodothyroacetic acid（TRIAC）. J Pediatr Endocrinol Metab，2009，22（10）：971-978.

[28]　Concolino P，Costella A，Paragliola RM. Mutational landscape of resistance to thyroid hormone beta（RTHβ）. Mol Diagn Ther，2019，23（3）：353-368.

[29]　Kaplan MM，Swartz SL，Larsen PR. Partial peripheral resistance to thyroid hormone. Am J Med，1981，70（5）：1115-1121.

[30] Cheng SY，Leonard JL，Davis PJ. Molecular aspects of thyroid hormone actions. Endocr Rev，2010，31（2）：139-170.

[31] Weiss RE，Hayashi Y，Nagaya T，et al. Dominant inheritance of resistance to thyroid hormone not linked to defects in the thyroid hormone receptor a or b genes may be due to a defective cofactor. J Clin Endocrinol Metab，1996，81（12）：4196-4203.

[32] Refetoff S. Resistance to thyroid hormone. In: Braverman LE，Utiger RE，eds. Werner and Ingbar's The thyroid: a fundamental and clinical text，9th ed. Philadelphia: Lippincott，Williams and Wilkins，2005，1109-1129.

第四篇　甲状旁腺和钙磷代谢

第一章 高 钙 血 症

高钙血症（hypercalcemia）是内分泌临床较常见的代谢紊乱之一。据国外统计高钙血症在住院患者中可达 15% 以上，在门诊患者中占 1/500。轻者无症状，仅常规筛查中发现血钙升高，重者可危及生命。近几十年来，欧美国家由于普遍进行血钙筛查，因而其临床谱发生很大变化，无症状患者的数量成倍上升；随着我国医疗水平的提高，目前我国无症状高钙血症患者的数量也有增高趋势，但尚无确切数据。高钙血症最常见的原因为原发性甲状旁腺功能亢进症（甲旁亢）和恶性肿瘤，占总致病原因的 90% 以上。绝大多数门诊患者的高钙血症，包括无症状患者高血钙原因多为原发性甲旁亢，而住院患者的高血钙往往由肿瘤所致，大约 20%～30% 的恶性肿瘤患者特别是晚期恶性肿瘤患者出现高钙血症。按血钙升高水平可将高钙血症分为轻、中和重度，轻度高血钙为血总钙值低于 3.0mmol/L；中度为 3.0～3.5mmol/L；重度时 > 3.5mmol/L，同时可导致一系列较为严重的临床征象，即称高血钙危象。对于无症状的门诊高钙血症患者，可采用逐步诊断的方法，而对于有症状的高钙血症住院患者，在入院时即需对潜在的病因进行全面的筛查以快速诊疗。

一、繁杂的病因

虽然高钙血症的患病率并不高，但导致高钙血症的原因很多，可归纳如下。

1. 甲状旁腺功能亢进症

（1）原发性甲状旁腺功能亢进症：

1）散发性：腺瘤、增生、腺癌；

2）家族性：多发性内分泌腺瘤病（MEN）1 型、2a 型、4 型，甲状腺 - 颌骨肿瘤综合征（HPT-JT）、家族性孤立性原发性甲状旁腺功能亢进症（FIHPT）等。

（2）三发性甲状旁腺功能亢进症。

（3）家族性低尿钙性高钙血症（FHH）。

2. 恶性肿瘤

（1）局部溶骨性高钙血症（LOH）；

（2）恶性肿瘤体液性高钙血症（HHM）；

（3）异位甲状旁腺激素分泌；

（4）不常见的原因。

3. 内分泌疾病

（1）甲状腺功能亢进症；

（2）嗜铬细胞瘤；

（3）肾上腺皮质功能减退症；

（4）血管活性肠肽瘤（VIP 瘤）。

4. 肉芽肿疾病

（1）结节病；

（2）组织胞浆菌病；

（3）球孢子菌病；

（4）结核病；

（5）韦氏（Wegener）肉芽肿病；

（6）放线菌病；

（7）念珠菌病；

（8）嗜酸细胞肉芽肿；

（9）硅植入，石蜡注射。

5. 药物

（1）维生素 D 中毒；

（2）维生素 A 中毒；

（3）噻嗪类利尿药；

（4）碳酸锂；

（5）乳碱综合征；

（6）茶碱。

6. 其他

（1）制动（尤其在生长期儿童或佩吉特病患者）；

（2）急性和慢性肾衰竭；

（3）婴儿期特发性高钙血症；

（4）Williams 综合征；

（5）Jansen 骨骺软骨发育不良；

（6）巴特（Bartter）综合征 1 型；

（7）低碱性酯酶症。

二、发病机制的发现过程——基于临床现象的追寻

由于高钙血症的患者较少、病因繁杂，所以对高钙血症的发病机制探讨经历了较漫长的追寻过程，特别是对恶性肿瘤导致的高钙血症。引起高钙血症的主要介导物包括甲状旁腺素（parathyroid hormone，PTH）、甲状旁腺激素相关蛋白（parathyroid hormone-like protein，PTHrP）、1,25-二羟维生素 D 和细胞因子。大体上，可以分为甲状旁腺相关的高钙血症和非甲状旁腺相关的高钙血症。对每种疾病引起高钙血症的病因和机制简述如下。

（一）甲状旁腺功能亢进症

1. **原发性甲状旁腺功能亢进症（primary hyperparathyroidism，PHPT）** 门诊患者高钙血症的主要病因，因甲状旁腺组织病变引起自主性持续过量的 PTH 分泌，可导致：①破骨细胞数量和活性增加，促进骨吸收，使骨钙释放入血；②促使肾小管对钙重吸收增加；③刺激肾脏合成 1,25-二羟维生素 D[1,25(OH)$_2$D]，从而增加肠道钙的吸收。原发甲旁亢典型表现为高钙血症、低磷血症、密质骨丢失、高钙尿症和慢性高钙血症的临床表现。75%~80% 的 PHPT 是因一个或多个甲状旁腺腺瘤所致，约 20% 是因甲状旁腺组织弥漫增生，罕见情况下可见于甲状旁腺癌（1%~2%）。

约 10% 的 PHPT 病例为家族性或综合征性，遗传性 PHPT 发病年龄往往早于散发性，呈显性遗传，其遗传背景、临床表现、治疗方法与散发性 PHPT 均有所不同，故临床鉴别十分重要。遗传性 PHPT 包括 MEN1、MEN2A、MEN4、甲状旁腺功能亢进症-颌骨肿瘤综合征（hyperparathyroidism-jaw tumor syndrome，HPT-JT）、家族性孤立性原发性甲旁亢（familial isolated primary hyperparathyroidism，FIHPT）、新生儿重症甲旁亢、常染色体显性甲旁亢。

近 70% 的遗传性 PHPT 是由 MEN1 基因突变引起的多发性内分泌腺瘤病 1 型所致，该病呈常显遗传，致病基因 MEN1 编码一种抑癌蛋白——menin 蛋白，人群发生率约为 0.25%。MEN1 典型表现为 PHPT、胰腺神经内分泌肿瘤、垂体肿瘤，其他较少见肿瘤包括肾上腺肿瘤、脂肪瘤、类癌、血管纤维瘤等。

MEN2 是由原癌基因 RET 激活性突变引起，该基因编码一个跨膜酪氨酸激酶受体超家族 RET 蛋白。根据受累组织，MEN2 可分为 3 个亚型，其中仅 MEN2A 可合并 PHPT，最常见病变为甲状腺髓样癌、嗜铬细胞瘤和 PHPT。

MEN4 是因 CDKN1B 基因突变所致，该基因编码 196 个氨基酸的细胞周期依赖性激酶抑制剂 p27^{Kip1}，p27 主要功能为控制细胞从 G$_1$ 期进入 S 期。目前报道的 MEN4 患者，临床除表现为 PHPT 外，还可出现腺垂体肿瘤、十二指肠/胰腺/宫颈神经内分泌肿瘤、肾上腺肿瘤、佐林格-埃利森综合征（Zollinger-Ellison syndrome）、子宫肌瘤等。MEN4 和 MEN1 临床表现相近，对于 MEN1 基因及 RET 基因阴性的 MEN 患者，需考虑到 MEN4 可能。

HPT-JT 综合征较罕见，是因 CDC73 基因突变所致，该基因编码抑癌蛋白 parafibromin 蛋白，该蛋白的表达缺失是鉴别甲状旁腺腺癌和良性甲状旁腺病变的标志。该综合征外显率不高，临床表现多样，包括早发 PHPT（>95%）、颌骨骨性纤维瘤（约 30%）、肾脏病变（如错构瘤、多囊肾、肾母细胞瘤）、早发子宫肌瘤或腺肌瘤样息肉。

2. **三发性甲状旁腺功能亢进症** 血钙水平的降低慢性刺激甲状旁腺引起甲状旁腺增生，即继发性甲旁亢。继发性甲旁亢的其他病因包括肾功能不全（1,25-二羟维生素 D 生成减少、高血磷）、严重维生素 D 缺乏（多因胃肠道吸收不良）、外源性磷补充等。如继发性甲旁亢的病因长期不去除，被过度刺激的甲状旁腺可转为功能自主性病变，即三发性甲旁亢而出现高钙血症。

3. **家族性低尿钙性高钙血症（familial hypocalciuric hypercalcemia，FHH）** 曾被称为家族性良性高钙血症，属常染色体显性遗传，常于 10 岁以前发病，以持续终生无症状性轻度高钙血症为特征，血 PTH 水平正常或轻度升高，尿钙排量与高血钙水平不相适应。约 65% 是因 CaSR 基因失活性突变，20% 以上是因 AP2S1 基因突变所致。大多数 FHH 患者无须治疗，且甲状旁腺切除后高钙血症不缓解。临床上对于年轻（<40 岁）高

钙血症合并正常或轻度 PTH 升高的患者需考虑到 FHH 可能，可询问家族史或给家人检测血钙。因 FHH 的临床和生化特征与散发性 PHPT 患者、尤其是无症状的 PHPT 患者相似，故两者的鉴别存在困难。但因两者的治疗策略不同，鉴别两者非常有必要。尿钙与肌酐清除率比值 [CCR，计算公式：(UCa×SCr)/(SCa×UCr)，单位均为 mg/dl] 可辅助鉴别两者。通常，CCR > 0.02 提示 PHPT（> 90% 可能性）；约 20% FHH 患者可能 CCR > 0.01；当 CCR < 0.01 且维生素 D 水平正常、肾功能正常者提示 FHH（> 95% 可能性），而当 PHPT 患者存在维生素 D 缺乏、肾功能不全时也可能 CCR 水平较低。故建议对高度怀疑 FHH 的患者和 CCR 介于 0.01 和 0.02 之间的患者进行基因筛查。

(二) 恶性肿瘤

恶性肿瘤是高钙血症的最常见原因之一。1921 年，Zondek 等进行了首例报道。1936 年，Gutman 等做了一系列的肿瘤相关高钙血症的报道，这组患者原发病为多发性骨髓瘤和乳腺癌，有肿瘤广泛骨侵犯，作者认为其高钙血症的原因是恶性肿瘤侵犯骨骼所致。

1941 年，当 Albright 报道了一例肾癌合并高钙血症但仅有一处骨转移的患者时，才对恶性肿瘤相关高钙血症的机制进行了假设。Albright 认为单一的骨转移灶不可能导致高钙血症，且他注意到此患者有低磷血症，而不是预期的骨羟磷灰石迅速溶解释放钙磷入血、且高钙血症抑制甲状旁腺从而出现高磷血症，Albright 认为其高钙血症的病因有别于以往描述的乳腺癌和多发性骨髓瘤患者，提示高钙血症可能由于肾癌分泌 PTH 或其他类似于 PTH 的体液因子所致。支持 Albright 体液理论的文章发表于 1956 年，两组未出现骨骼侵犯的恶性肿瘤经手术或其他根治方法治疗后高钙血症被逆转。此后更多报道支持"体液因子理论"。Lafferty 在 1966 年报道了 50 例肿瘤患者体液介导的高钙血症，这些患者在 X 线摄片上未发现骨骼转移，随着肿瘤的切除高钙血症可缓解，组织学主要为肺鳞癌、肾、膀胱、妇科恶性肿瘤。60 年代末，恶性肿瘤相关高钙血症（MAHC）的两种机制被证实：一种类型高钙血症是由于肿瘤骨骼侵犯，定义为局部溶骨性高钙血症（local osteo-lytic hypercalcemia，LOH），另一种类型高钙血症是由于体液介导所致，定义为恶性肿瘤体液性高钙血症（humoral hypercalcemia of malignancy，HHM）。研究证实，无论 LOH 还是 HHM，其导致高钙血症的最终共同途径均是诱导破骨细胞的骨吸收。

癌症患者如果出现高钙血症提示其预后极差，有观察表明，高钙血症出现后 30 天内生存率仅 50%，也有文章认为平均生存率为 4～6 周。据报道 20%～30% 的恶性肿瘤患者在病程中会发生高钙血症，目前随着双膦酸盐的广泛使用，多发性骨髓瘤和乳腺癌患者的高钙血症发生率有所下降。

目前尚无研究能够明确定义肿瘤大小与高钙血症发生的关系，但小的、隐匿性的肿瘤的确罕有发生高钙血症。也有报道认为某些神经内分泌肿瘤，如胰岛细胞瘤可发生高钙血症，但由于体积较小而常被忽略。当患者有肿瘤相关的高钙血症时，仔细寻找可发现肿瘤。但有些肿瘤寻找比较困难，如腹膜后肿瘤（肾癌、淋巴瘤、胰腺肿瘤等）。

高钙血症的发生与肿瘤的组织来源关系很大，但事实上，所有类型的肿瘤都有引起高钙血症的报道，只是某些肿瘤是导致高钙血症的常见类型，如肺癌、乳腺癌、肾细胞瘤、头颈部上皮细胞瘤、卵巢癌、多发性骨髓瘤及淋巴瘤等，国外报道称肺癌及乳腺癌高钙血症发生率约为 24%～28%；而某些肿瘤类型如结肠腺癌、胃腺癌、甲状腺癌和中枢神经系统恶性肿瘤等罕有高钙血症发生。

根据发生机制的不同，将恶性肿瘤相关的高钙血症分为四种类型：①局部溶骨性高钙血症（LOH）；②恶性肿瘤体液性高钙血症（HHM）；③异位甲状旁腺激素分泌；④不常见的原因。

1. 局部溶骨性高钙血症（local osteolytic hypercalcemia，LOH） 由原发于血液系统肿瘤或非血液系统肿瘤骨转移直接侵犯骨骼引起的高钙血症。此类患者占恶性肿瘤相关的高钙血症约 20%。最常见为多发性骨髓瘤、白血病、淋巴瘤和乳腺癌骨转移。

骨侵犯和骨转移部位溶骨原因：第一为瘤细胞产生蛋白分解酶导致骨基质溶解破坏，某些肿瘤类型如燕麦细胞癌、前列腺癌引发的高钙血症与广泛破坏性骨转移有关，但这只是局部溶骨性高钙血症很罕见的原因；第二为溶骨的主要机制——骨内的瘤细胞或被瘤细胞激活的宿主免疫细胞，在骨的微环境下释放某些破骨细胞刺激因子，导致局部破骨细胞增殖，继而促进溶骨。局部释放的破骨细胞激活因子包括甲状旁腺激素相关蛋白（PTHrP）、IL-1、IL-6、肿瘤坏死因子（TNF）-β 即淋巴毒素、TNF-α、转化生长因子（TGF）-α、TGF-β 和前列腺素 E（PGE）等。与 HHM 不同的是 LOH 患者血中 PTHrP 不高。

多发性骨髓瘤大多伴有广泛骨损害，在病程中约 1/3 合并肾小球滤过率受损的患者发生高钙血症。多发散在的溶骨性损害出现在骨髓瘤细胞沉着及聚集部位，常见于脊柱、颅骨、肋骨及长骨近端。破骨细胞聚集在骨髓瘤细胞周围，有原因不明的骨形成受损，溶骨区域无新骨形成表现，血碱性磷酸酶不增加。研究表明骨髓瘤的骨损害是由瘤细胞在骨的微环境中释放局部作用的细胞因子，刺激破骨细胞骨吸收所致，这些骨髓瘤细胞产生的细胞因子包括：TNF-β、IL-1、IL-6 等。目前认为，在骨髓微环境中骨髓瘤细胞和破骨细胞骨吸收之间存在着一个恶性循环，即骨髓瘤细胞越具有侵犯性，破骨细胞骨吸收越明显，而被刺激的破骨细胞本身也可产生细胞因子（如 IL-6），使某些细胞因子产生过剩，促进局部骨髓瘤细胞生长，导致骨髓瘤细胞更具有侵犯性。用破骨细胞骨吸收抑制药物，如双膦酸盐可阻断此恶性循环，减少骨吸收，从而延缓骨髓微循环中骨髓瘤细胞生长。1%～2% 的淋巴瘤和白血病患者可出现高钙血症，据报道与人类嗜 T 细胞病毒 -1（HTLV-1）有关的淋巴瘤可以产生 PTHrP；儿童急性淋巴细胞白血病也可产生 PTHrP。

实验表明，在骨微环境中的某些转移瘤细胞具有不同于原发灶部位的瘤细胞的特性，如有些骨转移灶的瘤细胞可产生 PTHrP，溶骨部位骨髓腔内血中 PTHrP 浓度明显升高，但原发灶瘤细胞并不产生 PTHrP，因此周围血中检测不到升高的 PTHrP。Southby 等的免疫组织化学分析表明 92%（12/13）的乳腺癌骨转移灶含有 PTHrP，而仅 17%（3/18）乳腺癌非骨转移灶含 PTHrP。

这些发现已被乳腺癌转移至骨或软组织病灶的 PTHrP mRNA 原位杂交研究所证实。另外，研究提示作为局部骨吸收因子，乳腺癌患者的 PTHrP 可能以某种方式加速骨转移和转移瘤生长。Guise 等发现在人乳腺癌细胞系表达 PTHrP 水平有高有低，那些大量产生 PTHrP 的细胞比产生量低的细胞更易发生骨转移，而且在骨转移发生后，将会出现一个 PTHrP 诱导的局部恶性循环，即 PTHrP 诱导破骨细胞骨吸收，吸收的骨组织释放 TGF-β，局部释放的 TGF-β 进一步促进肿瘤产生 PTHrP，继而加速骨吸收。用鼠抗 PTHrP（1-34）的单克隆抗体治疗有肿瘤骨转移的小鼠，发现抗体能防止骨转移继续发展，减少骨溶解范围。

一个世纪以前，Paget 认为肿瘤细胞特别易于在某些部位生长，Paget 将这些有利于肿瘤转移的环境称为"适宜的土壤"。骨基质可能就是这样一种环境，因为骨基质含有丰富的生长调节因子，当骨吸收时它们释放出来，可能会改变骨局部微环境中瘤细胞的特性，并且局部骨转换率的增加对肿瘤细胞的生长非常有利。为了证实这些假设，有研究曾用破骨细胞骨吸收活性抑制物利塞膦酸盐治疗经人乳腺癌细胞接种后有骨损害的裸鼠，发现瘤细胞的局部溶骨能力和在骨骼微环境中的生长能力均被完全抑制。进一步的研究是将能够增加骨吸收的 IL-1 注射在小鼠罕有骨转移发生的颅盖骨局部，然后将人乳腺癌细胞系 MDA-231 细胞接种于小鼠左心室，发现在颅盖骨的转移瘤细胞明显增加，提示局部骨转换率的增高为瘤细胞的转移和生长提供了非常有利的条件。

2. 恶性肿瘤体液性高钙血症（humoral hyper-calcemia of malignant tumor, HHM） 约占恶性肿瘤相关高钙血症的 80%，指由于未发生广泛骨转移的实性肿瘤或对肿瘤有反应的其他细胞分泌体液介导因子至血液循环，刺激破骨细胞骨吸收及肾小管钙的重吸收，导致高钙血症。其特征是：很少或无恶性肿瘤骨侵犯或骨转移；肿瘤切除或治愈后高钙血症和其他生化异常可以逆转。目前明确绝大多数 HHM 是由肿瘤分泌 PTHrP 所致，最常见于肺、食管、宫颈、阴道及头颈部的鳞状上皮细胞癌，其他还有肾、膀胱、卵巢及胰腺癌，而乳腺癌可有 HHM，也可有 LOH。多为肿瘤晚期，临床症状明显，预后较差。血液系统肿瘤少见情况下也可产生 PTHrP，如高级别或晚期非霍奇金淋巴瘤、慢性髓系和淋巴细胞白血病及成人T细胞淋巴瘤。

PTHrP广泛分布于正常组织中，对维持胎儿正常的钙稳态起重要作用，但在成人，是PTH而非PTHrP调控钙磷稳态，正常成人血清PTHrP浓度非常低或检测不到。而恶性肿瘤发生时PTHrP基因表达可明显增加，PTHrP可模拟PTH对骨骼和肾脏的作用，其引起的高钙血症可抑制内源性PTH的分泌。

PTHrP是在氨基端与PTH具有类似氨基酸序列的一组蛋白，分子量常大于PTH，能激活PTH受体，由于PTHrP与PTH高度同源性，可产生类似于PTH对骨和肾小管的作用。*PTHrP*基因在正常人体组织广泛表达，在以下方面起较重要的生理作用：①软骨组织分化和软骨内成骨；②皮肤、乳腺、胰岛的生长和分化；③肾远曲小管、乳腺上皮细胞和胎盘的钙转运；④舒张子宫、膀胱、动脉、胃及小肠平滑肌；⑤调节免疫功能等。

PTHrP介导的HHM与原发性甲旁亢相同之处为：均由循环的体液因子导致高钙血症；均使肾磷阈值降低，尿磷排泄增多，出现低磷血症；能增加尿cAMP排泄；促进破骨细胞骨吸收。这些提示了PTHrP的类PTH作用。重要的不同如下：①PTH能有效刺激肾远曲小管钙的重吸收，因此原发性甲旁亢患者仅为轻、中度高尿钙，而大多数HHM患者尿钙排泄显著增加，可能提示PTHrP对肾远曲小管钙重吸收作用较弱；HHM患者通常表现为急性严重高钙血症；②PTH能显著促进肾脏产生1,25-二羟维生素D$[1,25(OH)_2D]$。因此，原发性甲旁亢患者血中$1,25(OH)_2D$明显增加，肠钙吸收也增加，而HHM患者血中$1,25(OH)_2D$及肠钙吸收均减少，原因仍不明确；③原发性甲旁亢时血氯增高、肾小管重吸收HCO_3^-减少致代谢性酸中毒，而HHM患者血氯降低、肾小管重吸收HCO_3^-增加致代谢性碱中毒；④原发性甲旁亢的破骨细胞骨吸收增加，伴有骨形成也增加，两者相互偶联；HHM患者骨活检显示破骨细胞骨吸收显著增强，成骨细胞骨形成反而减少，骨吸收和骨形成之间明显失偶联导致大量的钙从骨骼流到细胞外液，这一显著失偶联的可能源于肿瘤或骨微环境中协同释放的成骨细胞抑制因子或高水平钙离子本身的作用。

正常人或PHPT患者血液循环中无法检测到PTHrP或水平很低。在HHM患者降血钙治疗后PTHrP可能不会下降，但在降低肿瘤负荷后可下降，故测定免疫反应性PTHrP的浓度，可用于观察血中PTHrP水平增高的肿瘤对手术、化疗或放疗的反应。

3. 异位PTH分泌 该情况也被称为异位甲旁亢（曾称假性甲旁亢），由于非甲状旁腺肿瘤分泌PTH导致高钙血症，是恶性肿瘤相关的高钙血症的罕见原因，自1974年至今共报道了40余例，国内暂无相关报道。

早在20世纪40—70年代，由于免疫测定方法的不敏感、不特异，将PTHrP介导的高钙血症HHM都归于异位甲旁亢。80年代测定技术的提高及使用PTH和PTHrP的分子探针发现原先所谓的异位甲旁亢是由PTHrP引发，由PTH介导的异位甲旁亢是非常罕见或不存在的。然而70年代至今报道证实真正的异位甲旁亢是存在的，只是非常罕见；病灶包括肺癌、食管鳞状细胞癌、乳腺癌、结肠癌、肝癌、淋巴细胞性白血病、乳头状甲状腺癌、甲状腺髓样癌、扁桃体鳞状上皮癌、膀胱移行细胞癌、胃癌、神经外胚叶肿瘤、盆腔副神经节瘤、鼻咽横纹肌肉瘤、未分化神经内分泌肿瘤等。应用现代的双位点PTH免疫测定法测得：血浆中有免疫活性的PTH水平升高和/或肿瘤中有PTH mRNA表达。1例患者术中发现卵巢肿瘤切除前后PTH水平有相差5倍的梯度，肿瘤切除后，PTH水平及血钙恢复正常；卵巢手术前先做的颈部探查发现了4个正常的甲状旁腺，切除3个半甲状旁腺对血清钙水平没有影响；此例PTH的mRNA在肿瘤中有丰富表达，而无法检测到PTHrP的mRNA。在该肿瘤中PTH过量表达有双重基础：首先，卵巢癌中*PTH*基因的一个拷贝上游区域存在克隆重排，使得该区域的沉默子失活或者包含了正常卵巢基因的一个启动子区域。第二，*PTH*基因在肿瘤中过表达。相反，在Yoshimoto等的报道中，描述了由小细胞肺癌引起的异位甲旁亢，未发现这样的基因重排或过表达，表达*PTH*的原因还不清楚。

在临床工作中，尚需注意肿瘤同时伴发原发性甲旁亢的可能，发生率约为1‰。

4. 不常见的原因 广义的HHM除PTHrP

所介导外，还包括少数由 1,25- 二羟维生素 D [1,25(OH)$_2$D] 及某些细胞因子介导的高钙血症。

（1）1,25(OH)$_2$D：许多研究提示淋巴瘤细胞可分泌 1,25(OH)$_2$D 促进肠钙吸收；白血病细胞偶可产生 1,25(OH)$_2$D。文献表明某些恶性淋巴瘤患者血中 1,25(OH)$_2$D 水平显著升高，可能与异位 CYP27B1 表达相关，PTHrP 水平也可能升高，淋巴瘤切除或治疗后高钙血症可恢复，1,25(OH)$_2$D 水平降至正常。此外，1,25(OH)$_2$D 可能通过增加 RANK-L 水平来增加破骨细胞活性。

（2）与恶性肿瘤相关的细胞因子：恶性肿瘤及对肿瘤有反应的宿主细胞能够产生一些刺激破骨细胞骨吸收活性的细胞因子，如 IL-1α、IL-1β、IL-6、TNF-β、TNF-α、TGF-α 等。有研究证实 IL-1α、IL-6、TNF-α 和 TGF-α 可导致啮齿类动物高钙血症发生。某些研究认为有些细胞因子如 IL-1α、TGF-α、TNF 可与 PTHrP 同时产生，并联合作用导致高钙血症，但这些联合作用的重要性尚不明确。HHM 患者的骨形成受抑制可能与上述细胞因子和 PTHrP 联合作用有关。

（3）PGE：前列腺素对人的骨吸收作用尚不清楚。20 世纪 70 年代初，体外培养发现 PGE 是破骨细胞骨吸收刺激因子；随后的研究认为，PGE 是乳腺癌骨转移和 HHM 中与骨破坏有关的重要介导因子，乳腺癌细胞与骨联合培养导致的破骨细胞骨吸收能被前列腺素合成抑制剂如阿司匹林和消炎痛所抑制。然而在 80 年代的研究中，用前列腺素合成抑制剂治疗一批乳腺癌骨转移患者，其结果令人失望。偶有报道某些肿瘤患者骨吸收的增加能被消炎痛抑制；此外，在前列腺素产生增多的动物模型中，其他导致骨吸收的因子也可能增加。目前认为，PGE 是 HHM 的罕见或次要的介导因子。

（三）内分泌疾病

1. 甲状腺功能亢进症 甲状腺功能亢进症患者骨代谢活跃，骨形成和骨吸收增加。在甲亢患者，绝大多数患者血钙水平正常，但平均血钙水平高于甲状腺功能正常的对照组。高钙血症是甲亢少见的并发症，仅见于严重甲亢患者；且常为轻度高钙血症，多数患者没有明显临床症状，血 PTH 分泌受抑制，肾小管钙重吸收减少，继而尿钙增多。β 受体拮抗剂能减轻这类患者的高钙血症，随着甲亢的有效治疗，高钙血症能够缓解。如果甲亢合并严重的高钙血症要考虑同时存在原发性甲旁亢。

2. 嗜铬细胞瘤 嗜铬细胞瘤患者可出现轻度到严重的高钙血症，可能机制包括：①最多见与合并原发性甲旁亢的 MEN IIa 型有关；②偶尔也有切除了嗜铬细胞瘤后高钙血症即缓解的报道，近期研究证实嗜铬细胞瘤可产生 PTHrP；③儿茶酚胺介导的甲状旁腺分泌 PTH 致甲旁亢；④儿茶酚胺介导的骨吸收。

3. 肾上腺皮质功能减退症 有报道在原发和继发性肾上腺皮质功能减低患者，尤其在艾迪生病危象时出现轻度高钙血症，机制可能为血容量减少，血液浓缩，血浆白蛋白升高致血总钙增多，有些患者游离钙水平也升高，同时肾小球滤过率降低、近端肾小管重吸收钙减少亦可导致血钙排出减少。也有学者认为可能与糖皮质激素缺乏，拮抗钙质重吸收作用减弱相关，如 PTH、PTHrP、1,25(OH)$_2$D 均受抑制。扩容和糖皮质激素治疗很快就可使血钙恢复正常。

4. 血管活性肠肽分泌肿瘤（VIP 瘤） 为良性或恶性的分泌 VIP 的胰岛细胞肿瘤，其临床特征包括：水泻、低血钾、胃酸缺乏（也称 VIP 瘤综合征，胰霍乱等）。约 50% 的这类患者有高钙血症，偶尔为重度高钙血症。虽然高钙血症可能是 MEN I 中合并的甲旁亢所致，但事实上有些患者在外科手术切除 VIP 瘤后高钙血症也可逆转，提示高钙血症与 VIP 本身或胰岛细胞分泌的其他物质有关。

5. 其他 肢端肥大症、生长激素治疗也可引发高钙血症，作用机制尚不明确。

（四）肉芽肿性疾病

感染性和非感染性肉芽肿性疾病可引起 1,25(OH)$_2$D 介导的高钙血症。非感染性疾病包括结节病、组织细胞增多症（嗜酸性肉芽肿、幼年黄色肉芽肿）、硅或石蜡诱导的肉芽肿、铍中毒、韦氏肉芽肿病和婴儿脂肪坏死。感染性疾病包括结核、念珠菌病、麻风病、组织胞浆菌病等。

约 50% 结节病在病程中可出现高钙尿症；常发生在多病灶和高血清血管紧张素转换酶活性的患者。可能机制是结节病和其他肉芽肿组织中的巨噬细胞或与肉芽肿组织有关的其他细胞产生过量 1,25(OH)$_2$D；有研究在无肾脏的患者，发现在结节样肉芽肿组织而非肾脏组织有 1,25(OH)$_2$D 的过度分泌；去除大块肉芽组织后高钙血症可得到纠正。此外，肉芽样巨噬细胞可表达同肾脏一样的 1α 羟化酶。故肠钙吸收增加，血 PTH 水平受抑制，尿钙排泄增多。既往也有研究认为结节病患者对维生素 D 过于敏感所致，夏季过多接受日照或少量服用维生素 D 均可引发高钙血症。此类患者激素治疗有效，且应限制食物中钙质和维生素 D 的摄取，避免光照暴露。其他可能的机制是骨吸收因子和 PTHrP 的生成增多。真菌感染也被证实可通过肉芽组织过度产生 PTHrP 而引起高钙血症。

(五) 药物诱导高钙血症

1. 维生素 D 中毒 维生素 D 的生理需要量为 400~800IU/d，其有很大的治疗窗，可能是因 24- 羟化酶的调节作用可避免过多 25- 羟维生素 [25(OH)D] 和 1,25- 二羟维生素 D[1,25(OH)$_2$D] 生成。半年内每日服用 10 000IU 已被证明是安全的不会引起高钙血症。一般来说，要引起维生素 D 中毒，每日需服用超过 50 000IU 维生素 D，且通常是因为服药错误所致；测血中 25(OH)D 通常在 200ng/ml 甚至 300ng/ml 以上。在所有使用药理剂量维生素 D 的患者不管血钙值如何，血中 25(OH)D 浓度明显升高。而在维生素 D 中毒的患者血中 1,25(OH)$_2$D 浓度无明显升高，一般为正常或降低。维生素 D 中毒引起高钙血症的机制是高水平的 25(OH)D 激活维生素 D 受体。与普通维生素 D 不同，骨化三醇或其他活性维生素 D 类似物的治疗窗很窄，容易引起高钙血症。维生素 D 中毒使肠钙过量吸收和骨吸收增加形成高钙血症，进而诱导肾小球滤过率减少，尿钙清除减少，从而加重高钙血症。

2. 维生素 A 中毒 维生素 A 的每日允许推荐剂量为 5 000U/d。大剂量维生素 A 摄入(50 000U/d，数周至数月)可导致高血钙，临床罕见。但目前维生素 A 类似物的广泛使用，如用顺式维甲酸治疗痤疮及其他皮肤病，用全反式维甲酸治疗血液系统恶性肿瘤，均可导致维生素 A 中毒性高钙血症的频发。其机制可能为过量维生素 A 刺激破骨细胞骨吸收、抑制骨形成。该类患者多有明显的高钙血症表现。诊断基于有过量维生素 A 服

用史，停止使用维生素 A 后高钙血症可逆转。测定血中维生素 A 及视黄醇有助于诊断。激素治疗可能可以迅速降低血钙水平。

3. 噻嗪类利尿药 该药引起高钙血症的可能机制是限制尿钙排泄，增加远曲小管钙的重吸收。但肾钙的排泄减少仅会使正常人的血钙水平短暂升高，因负反馈可使 PTH 受抑制，血钙水平可恢复正常。然而，在原发性甲旁亢、结节病、过多钙摄入或任何原因引起高钙负荷的患者使用噻嗪类利尿药，会增加血钙水平。

4. 锂盐治疗 接受碳酸锂治疗的患者，在剂量为 900~1 500mg/d 时，约有 5% 发生高钙血症。多数为轻度无症状性高钙血症。其机制是多方面的：①增加尿钙的重吸收；②改变了钙敏感受体的调定点(导致对高钙血症情况下的 PTH 抑制不足)；③直接刺激甲状旁腺释放 PTH。有个案报道提示，终止锂盐治疗则血钙恢复正常，但原因尚不可知。

5. 乳碱综合征 指由于摄入过多的钙剂(每天摄入元素钙 2~8g)和可吸收的抗酸剂导致的高钙血症、高磷血症、代谢性碱中毒和肾功能不全。最早描述于 1923 年，用西皮饮食(sippy diet)即牛奶、铋、钙、碳酸氢钠混合物治疗消化性溃疡，20 天后患者出现头痛、恶心、呕吐、皮肤瘙痒、带状角膜病，检查发现碱中毒、肾功能不全、血钙值升高和尿钙值降低。但许多患者即使摄入过多的钙和碱性药物，也不发生乳碱综合征，因此考虑个体敏感性也是一个很重要的因素。自广泛认识此病以来，同时使用不可吸收的抗酸剂和 H$_2$ 受体拮抗剂治疗消化性溃疡后，此病发生率明显降低。近期，包含有引起乳碱综合征两种因素的碳酸钙频繁用于制酸或作为代谢性骨病如骨质疏松的防治用药，可能会导致此综合征发生率增加。近期就有碳酸钙治疗甲状旁腺功能减退时导致乳碱综合征的报道。据统计，乳碱综合征是引起住院非终末期肾病患者高钙血症的第三大病因。

乳碱综合征的发病机制尚未完全明确。可能为抗酸剂的使用导致碱中毒，与摄入过多的钙剂一道引发高钙血症，使 PTH 受抑制、肾小管腔内过多钙浓缩及血容量损耗，均可增加近曲小管碳酸氢盐重吸收，从而加重碱中毒；碱中毒可抑制尿钙的排泄，并且由于呕吐和高钙血症及高尿钙

可诱发肾性尿崩症导致脱水，同时高钙血症及高尿钙可发生肾间质钙化引起肾功能不全，使尿钙排泄进一步减少，加重高钙血症，造成恶性循环。

6. **氨茶碱及其衍生物** 茶碱可增加局部 cAMP 水平，在治疗慢性阻塞性肺疾病或哮喘时可发生高钙血症，停药后可恢复正常，或可用 β 受体拮抗剂治疗。

（六）其他原因所致高钙血症

1. **制动** 制动多发生脊髓损害、骨折大范围固定和帕金森病患者。高钙血症多发生在年轻或有高骨转换的（如佩吉特病或广泛骨折）患者；且在卧床超过 1 周的住院患者中需考虑到高钙血症的可能。制动导致骨吸收的机制可能是骨细胞分泌的硬骨抑素增加，抑制了骨形成，导致骨分解增加。而骨骼负荷（运动）可抑制硬骨抑素的生成，促进骨形成。2019 年 4 月，美国 FDA 已批准人硬骨抑素单抗 romosozumab 用于治疗有骨质疏松性骨折史、伴多骨折危险因素或经其他治疗方案失败的绝经妇女骨质疏松症；中国也已进入临床试验阶段。制动引起高钙尿症和大量骨丢失较高钙血症更为常见。血 PTH 和 1,25(OH)$_2$D 水平受抑制。双膦酸盐和地舒单抗可用于制动引起的高钙血症和高钙尿症的治疗。

2. **肾功能衰竭** 在横纹肌溶解引起的急性肾功能不全的少尿期，急性高磷血症和钙在肌肉组织的沉积可引起低钙血症。在之后的多尿期，可发生高钙血症，机制是沉积钙的动员或在一些患者中发现的高 1,25(OH)$_2$D 水平。在慢性肾功能衰竭患者，高钙血症可因三发性甲旁亢引起，或在治疗低 PTH 水平的低转换型骨病时发生。

3. **婴儿期特发性高钙血症** 属常染色体隐性疾病。根据突变的基因不同分为两型，1 型是 CYP24A1 基因突变所致，2 型是 SLC34A1 基因突变所致。1 型发病机制是 CYP24A1 突变使得 24 羟化酶活性受损，1α 羟化酶水平增高，1,25(OH)$_2$D 失活障碍，血清 1,25(OH)$_2$D 水平升高，血清 24,25(OH)$_2$D 水平降低，进而引起高钙血症、高钙尿症和肾钙质沉着。2 型发病机制是 SLC34A1 突变引起钠 - 磷共转运蛋白 Ⅱa（NaPi Ⅱa）活性受损，磷丢失伴 FGF23 水平降低，1α 羟化酶活性增加，血清 1,25(OH)$_2$D 水平升高，引起高钙血症。其多在出生 1 年内发病，临床可表现为发育迟缓、

呕吐、脱水、昏睡，严重时可致命；高钙血症多在 1 岁后自发缓解，少数患者可持续到成年。

4. **Williams 综合征** 是一种因包含了 ELASTIN 和 LIM-KINASE 基因的 7 号染色体杂合微缺失所致的发育异常性疾病，表现有瓣上主动脉狭窄、精灵样面容及智力发育不全、肾钙质沉着、尿路异常和内分泌疾病。在 4 岁前可出现一过性高钙血症，机制尚不清楚。有研究表明，可能是因钙转运体受体电位 C3（TRPC3）通道表达增加致肠钙吸收增加。高钙血症通过饮食可得到控制。

5. **Jansen 骨骺软骨发育不良** 是一种罕见的疾病，特征是软骨内成骨异常，儿童期表现为身材矮小和早发性高钙血症。其发生机制与 PTH-PTHrP 受体基因突变有关，导致该受体在正常或低水平的 PTH 分泌下持续激活。生化提示高钙血症、低磷血症、高 1,25(OH)$_2$D、高碱性磷酸酶和高尿羟脯氨酸，血 PTH 和 PTHrP 多正常或偏低。

6. **Bartter 综合征 1 型** 与钠 - 钾 - 氯共转运体 2（SLC12A1）基因突变有关，临床可表现为代谢性酸中毒、肾性低钾、继发性醛固酮增多症、高钙血症、高钙尿症和肾钙质沉着。

7. **低碱性酯酶症** 是一种罕见的遗传性骨病，主要特征为骨骼和牙齿的矿化障碍及血清碱性磷酸酶活性降低，主要由 ALPL 基因突变所致。临床分 5 型，其中的婴儿型较为严重，多在出生后半年内发病，临床可表现有胸廓佝偻病、颅高压和高钙血症。

三、涉及多系统的临床表现

高钙血症的临床表现涉及多个系统，症状因人而异，与多种因素有关，如血清钙的绝对浓度和上升速度、患者的年龄等。血钙 <3mmol/L 时，大多数患者可无症状或症状较轻；当血钙中等程度升高时，多数患者有症状，某些老年患者甚至出现高钙危象时的临床表现，而有些慢性中度高血钙患者可无明显不适。患者血钙 >3.5~4mmol/L 时，几乎都有明显症状，即出现高钙危象。

除了病因外，对高钙血症临床特征的认识也很重要，因为这决定了是否需积极治疗高钙血症，且可能指导治疗策略。高钙血症最常见的是中枢神经系统、胃肠道、心血管及泌尿系统症状。

由于神经系统正常功能的维持必须有合适的细胞外液钙浓度，因此高血钙时可出现注意力不集中、疲劳、共济失调、嗜睡、抑郁、木僵、甚至昏迷。心血管系统表现为高血压、心动过缓、心律失常、Q-T 间期缩短，对洋地黄过度敏感，心搏骤停。胃肠道表现为烦渴、厌食、恶心、呕吐、便秘、腹痛（胰腺炎及消化性溃疡）。泌尿系统表现为多尿、肾结石、肾钙化、肾小球滤过率下降、高氯性酸中毒、肾功能衰竭。还可有近端肌病、肌无力、带状角膜病、全身迁徙性钙化及脱水。

有学者在 1994 年分析了自 1968 年以来收治的 23 例由原发性甲旁亢（18 例）、恶性肿瘤（4 例）及维生素 D 中毒（1 例）导致的高钙危象，均有不同程度的厌食、恶心、呕吐、便秘，多饮多尿，头晕、记忆力减退、焦虑、精神萎靡、表情淡漠、昏睡，心律失常及心电图异常改变，其中 1 例甲旁亢患者由于未能及时治疗而昏迷死亡。

四、如何寻找病因？

进行高钙血症鉴别诊断前，首先确定高血钙是否真正存在。需多次重复血钙测定以除外实验室误差及止血带绑扎时间过长等人为因素造成的高血钙；还需注意患者有无脱水及血浆蛋白浓度升高。

高钙血症一经确立，便可进行以下鉴别：首先从临床表现观察，由于 90% 以上的原因为原发性甲旁亢和恶性肿瘤，因此临床表现为无症状或慢性过程的很可能为甲旁亢；而高血钙通常是癌症病情恶化的表现，一般高钙血症出现后，病人仅能存活数周或数月，因此如果临床表现重症、急性的，很可能是恶性肿瘤。然后再结合血 PTH 测定来考虑：如果 PTH 测定值高，则诊断为原发性甲旁亢，当然要注意除外恶性肿瘤异位分泌 PTH，但非常罕见；如果 PTH 测定值低，则需根据病史、体征、各种实验室化验及影像学检查仔细筛查恶性肿瘤，确定是否为结节病等其他少见原因导致的高钙血症（图 4-1-1）。

在诊治恶性肿瘤相关的高钙血症时，必须注意肿瘤患者合并其他引起高钙血症的疾病，如 Godsall 等报道的 1978—1984 年一项 133 例癌症合并高钙血症病例分析中，有 8 例患者最终被诊出患有原发性甲旁亢。

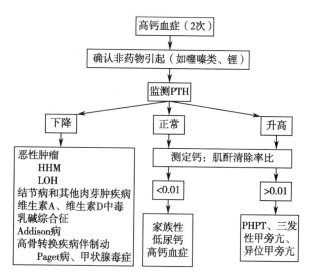

图 4-1-1 高钙血症诊治流程

五、如何治疗高钙血症？

治疗高钙血症最根本的办法是去除病因，如手术、化疗、放疗，控制原发病、立即停止使用导致高血钙的药物、制动患者尽可能增加负重锻炼等。非肿瘤相关高钙血症如 PHPT 患者，在行病变甲状旁腺切除术前，可根据高血钙程度进行降钙治疗。恶性肿瘤相关的高钙血症患者，除了乳腺癌或多发性骨髓瘤外，通常处于疾病晚期，平均生存期不超过 6 个月，故肿瘤相关高钙血症的治疗仅作为过渡措施，目的是争取时间治疗恶性肿瘤。而高血钙危象可危及生命，所以在去除任何病因之前，短期治疗降低血钙、缓解急性症状、挽救生命往往成为当务之急，以便争取时间确定和去除病因。

对高钙血症的治疗取决于血钙水平和临床症状。通常对轻度高血钙，无临床症状的患者，一般不积极采取控制血钙的措施；对有症状、体征的中度高血钙患者，需立即进行治疗，然而对于无症状的中度高血钙，需根据病因决定是否治疗和采取何种治疗，如为可治愈的甲旁亢，则控制高血钙应比对预后很差的恶性肿瘤更为积极。在血钙 >3.5mmol/L 时，不管有无临床症状，均需立即采取有效措施降低血钙。临床上应密切评估生命体征（气道、呼吸、循环）和神经系统症状，行心电图评估、建立静脉通路，监测血生化指标（血钙、血钾、血镁、血磷），停用任何导致高钙血症的药物（如噻嗪类利尿剂或锂剂）包括肠外营养中钙制剂。

（一）扩容、促尿钙排泄

1. **生理盐水** 高钙血症时由于恶心、呕吐、多尿引起的脱水非常多见，血管内容积减少、肾小球滤过率下降、肾素-血管紧张素系统激活，可增加近端肾小管中钠相关的钙重吸收；钙敏感受体的激活可减少钠和氯在髓袢的吸收。这些机制共同限制了肾脏对钙的清除，加剧了脱水、肾脏损害和进行性高钙血症的恶性循环。因此，不论何种原因的高血钙，均需首先使用生理盐水补充细胞外液容量。开始24~48小时每日持续静点3 000~4 000ml，可使血钙降低1~3mg/dl；此后2 000~3 000ml/d。生理盐水的补充一是纠正脱水，二是通过增加肾小球钙的滤过率及降低肾脏近、远曲小管对钠和钙的重吸收，使尿钙排泄增多。但老年病人及心肾功能不全的患者使用时要特别慎重。心功能不好的患者可同时从胃肠道补充盐水。有学者在治疗23例高钙危象患者时均首先补充生理盐水，静脉补充量为2 000~4 500ml/d，同时口服盐水1 000~4 000ml/d，每例盐水入量总计3 000~6 000ml/d。但单纯使用盐水往往不能使血钙降至正常，还必须采用其他治疗措施。

2. **利尿** 细胞外液容量补足后可使用髓袢利尿剂如呋塞米。有基础研究表明，呋塞米和利尿酸钠可作用于肾小管髓袢升支粗段，抑制钠和钙的重吸收，促进尿钙排泄，同时防止细胞外液容量补充过多。髓袢利尿剂的最佳给药剂量尚不清楚。增加髓袢利尿剂剂量可引起其他电解质紊乱。即便高于常规剂量的呋塞米，也不能使高血钙正常化，且在恶性肿瘤相关的高钙血症中效果亦较差，并加速多发性骨髓瘤患者肾小管游离轻链沉积和管型形成。故髓袢利尿剂应在积极补液的患者液体负荷量增多时使用。呋塞米常用剂量为20~40mg静脉注射；当给予大剂量呋塞米加强治疗（80~120mg/2~3小时）时，需注意水和电解质补充，最好能监测中心静脉压、血及尿电解质，以防发生水、电解质紊乱，目前，利尿方法常与抗骨吸收药物一同使用，一般仅用1~3天，在抗骨吸收药物起效后即可停用。由于噻嗪类利尿药可减少肾脏钙的排泄，加重高血钙，因此绝对禁忌。

（二）抑制骨吸收药物的应用

由于破骨细胞骨吸收的增加是绝大多数高钙血症患者最常见和重要的发病机制。因此，目前经常使用阻断破骨细胞骨吸收的药物降低血钙。此类药物的早期使用还可避免长期大量使用生理盐水和呋塞米造成的水及电解质紊乱。

1. **双膦酸盐** 双膦酸盐胃肠道吸收率很低，因此，静脉使用双膦酸盐（BPs）是迄今为止最有效的治疗高钙血症的方法。BPs为骨吸收抑制剂，是无机焦磷酸盐的类似物，含有结合在一个碳原子上的两个磷酸盐基团（P-C-P），这使得其与骨的羟基磷灰石结晶具有很高的亲和力，它们在矿物质表明聚积，然后在骨吸收过程中通过破骨细胞内吞作用将其内化。P-C-P不能被人体任何酶类代谢，以原形从肾脏排出。侧链的替代成分决定了它们与矿盐结合及细胞作用的能力。不同BPs对骨的亲和力顺序为：唑来膦酸＞帕米膦酸二钠＞阿仑膦酸钠＞伊班膦酸钠＞利塞膦酸钠＞依替膦酸＞氯膦酸二钠。目前，因侧链含氮原子BPs的效力和作用时间，已取代第一代非含氮BPs依替膦酸和氯膦酸钠。

在美国，目前有两种双膦酸盐被FDA批准用于癌症相关的高钙血症，即帕米膦酸二钠（pamidronate）和唑来膦酸（zoledronic acid）。

帕米膦酸二钠常用方法是在500ml的0.9%生理盐水或5%葡萄糖溶液中加入60~90mg帕米膦酸二钠，持续静脉点滴2~6小时。对于血钙更高者可使用较高的剂量，对于肾小球滤过率较低者输注时间需延长。如当血清钙＜3.0mmol/L或存在明显肾脏损害时，建议在2~3小时予30mg帕米膦酸二钠；若血钙在3.0~3.5mmol/L时，予60mg静脉点滴4小时以上；当血钙＞3.5mmol/L时，予90mg静脉点滴6小时以上。肌酐清除率（CrCl）在30ml/min以下不建议使用。

唑来膦酸作为第三代双膦酸盐，与帕米膦酸二钠相比，其降血钙作用更快、维持正常血钙时间更持久，且使用方便。通常将4mg唑来膦酸加入100ml生理盐水静脉点滴15分钟以上。有研究发现对于严重或难治性高钙血症的患者使用更高剂量的（8mg）唑来膦酸并无更好的疗效，且较4mg相比死亡率增加。建议根据CrCl减少唑来膦酸剂量：若CrCl在50~60ml/min，建议减量为3.5mg；若CrCl在40~49ml/min，建议减量为3.3mg；若CrCl在30~39ml/min，建议减量为3mg。

予帕米膦酸二钠和唑来膦酸后，血清钙浓度在 2～4 天后下降，在 4～7 天降至最低点。88% 使用 4mg 唑来膦酸者、70% 使用 90mg 帕米膦酸二钠者血清钙在 10 天内恢复正常。在恶性肿瘤相关的高钙血症患者中，使用帕米膦酸二钠后完全缓解期平均 18 天，使用唑来膦酸者完全缓解期约 32 天。

尽管 BPs 安全性良好，但 10%～30% 的患者首次 BPs 静脉输注的 36 小时内可发生急性反应，包括发热、肌痛、关节痛、头痛和流感样症状。这些症状可能与破骨细胞、单核细胞及巨噬细胞释放细胞因子有关，非甾体抗炎药或抗组胺药可缓解症状。偶有一过性白细胞降低、低钙血症及低磷血症。低钙血症常见于甲状旁腺素储备不足、肾功能不全、维生素 D 缺乏、钙摄入量不足和破骨细胞介导的较严重骨吸收（如骨骼肿瘤负荷大或严重的骨饥饿综合征）。此外，帕米膦酸二钠和唑来膦酸大剂量或重复大剂量治疗后均可引起或加重肾功能损害。有报道使用帕米膦酸二钠后出现局灶性肾小球硬化和其他肾小球疾病的报道，使用唑来膦酸后出现急性肾小管坏死的发生。故静脉滴注 BPs 需检测血肌酐浓度，若肾功能恶化或出现蛋白尿则需停药。长期使用 BPs，尤其是用药剂量大、使用频率高的恶性肿瘤患者也可能出现下颌骨坏死（ONJ），其发生率为 1%～10%。但是在急性高钙血症患者，ONJ 并非值得关注的问题。其他罕见副作用包括结膜炎、葡萄膜炎、巩膜炎等。

2. 地舒单抗（denosumab） 骨转移时，肿瘤细胞可分泌细胞因子及生长因子促进细胞 NF-κB 受体激活蛋白配体（RANK-RANKL）通路活化，该通路是破骨细胞分化和激活的中心环节。地舒单抗是一种人源性 RANKL 配体的单克隆抗体，干扰 RANK-RANKL 通路活化，从而抑制破骨细胞成熟、活化和功能。在延缓或预防晚期乳腺癌或其他实体肿瘤和多发性骨髓瘤患者骨骼事件的作用（120mg，每四周一次，皮下注射）优于或不低于唑来膦酸。地舒单抗也已证实在恶性肿瘤相关的高钙血症、包括对 BPs 耐药的患者中有效。在肾功能衰竭的患者，地舒单抗可替代静脉 BPs。常用剂量是每周皮下注射 60mg 持续 1 个月，之后每月皮下注射 60mg。地舒单抗可引起低钙血症，故在维生素 D 缺乏、肾功能不全和甲旁减患者，需定期监测血钙水平。同 BPs 类似，地舒单抗也有发生下颌骨坏死的风险。其他副作用包括骨痛、恶心、腹泻、气短等。

3. 降钙素 可作用于破骨细胞上的降钙素受体，抑制破骨细胞骨吸收，同时能减少肾小管钙的重吸收，增加尿钙排泄。起效快，使用降钙素 2～6 小时内血钙可平均下降 0.5mmol/L，12～24 小时内作用达峰，但不能使大多数患者的血钙水平降至正常。常用剂量为：鲑降钙素 2～8U/kg，鳗鱼降钙素 0.4～1.6U/kg，均为皮下或肌内注射，每 6～12 小时重复注射，停药后 24 小时内血钙回升。降钙素半衰期短，每日需多次注射才能维持血钙水平，同时重复注射同一剂量的降钙素不能达到首次注射的降血钙效果，即多次注射，作用渐弱，不适于长期用药。这种降钙素逸脱现象多出现于使用后的 72～96 小时内，可能与破骨细胞上降钙素受体的快速降调节作用有关。降钙素多适用于高钙危象患者，短期内快速起效可使血钙水平降低，用于双膦酸盐起效过渡期。

降钙素的使用非常安全，少数患者仅有暂时性的轻度恶心、腹痛、肌痛及面色潮红，但亦需警惕过敏反应的可能。将降钙素与双膦酸盐联合使用能够更迅速和大幅度地降低血钙水平。

（三）糖皮质激素

糖皮质激素对于因外源性药物（如维生素 D 中毒）或内源性 1,25(OH)$_2$D 增加的疾病（如肉芽肿性疾病或淋巴增殖性疾病）所引起的高钙血症，可有效地降低血钙。作用机制是通过调节维生素 D 的代谢（抑制 1α 羟化酶和促进 24 羟化酶的活化）和直接抗肿瘤作用。此外，糖皮质激素可抑制细胞因子如 γ 干扰素[可增加巨噬细胞合成 1,25(OH)$_2$D]的分泌，也可抑制肠钙的吸收。常用剂量是氢化可的松 100～300mg/d 静脉点滴，连续应用 3～5 天，或口服泼尼松 40～60mg，每日 1 次。

因过量 1,25(OH)$_2$D 可潜在刺激破骨细胞生成使骨吸收增加，还可促肠钙吸收从而导致高钙血症，因此，此类患者需应用糖皮质激素和 BPs 联合治疗。

（四）拟钙剂

西那卡塞（cinacalcet）是一种拟钙剂，可激活甲状旁腺上的钙敏感受体，从而抑制 PTH 分泌，使血钙降低。该药已被美国 FDA 批准用于甲状旁腺癌患者的高钙血症和无法进行甲状旁腺手术切除的 PHPT 严重高钙血症的治疗。在国内,适应证为慢性肾病持续透析患者的继发性甲旁亢。用药后需动态监测血钙水平,在 1 周内可观察到血钙水平变化。目前仅用于成人。口服给药,剂量为 30mg 每日两次。

(五)其他

1. **透析** 使用低钙或无钙透析液进行腹透或血透,可用于:①已接受透析治疗的高钙血症患者;②急性或慢性肾功能不全合并难治性高钙血症;③无肾功能不全,但严重且难治性高钙血症患者。通常在数小时内起效,作用可持续 2～3 天。

2. **活动** 制动患者的血钙水平取决于骨吸收的速率和肾脏排钙的能力。此类高钙血症常见于儿童或年轻人,但老年人中也可发生。故卧床的患者应尽早活动,以避免和缓解长期卧床造成的高钙血症。若不能进行主动运动,应早期开展被动运动或负重康复锻炼。

(邢小平)

参 考 文 献

[1] Gutman AB, Tyson TL, Gutman EB. Serum calcium, inorganic phosphorus and phospatase activity in hyperparathyroidism, Paget's disease, multiple myeloma and neoplastic disease of the bones. Arch Intern Med, 1936, 57(2): 379-413.

[2] Southby J, Kissin MW, Danks JA, et al. Immunohistochemicallocalization of PTHrP in human breast cancer. Cancer Res, 1991, 50(23): 7710-7716.

[3] Goswami R. Primer on the metabolic bone diseases and disorders of mineral metabolism. Indian J Med Res, 2016, 144(3): 489-490.

[4] Medarov BI. Milk alkali syndrome. Mayo Clin Proc, 2009, 84(3): 261-267.

[5] 邢小平,孔晶,王鸥. 高钙危象的诊治. 临床内科杂志, 2012, 29(9): 590-592.

[6] Godsall JW, Burtis WJ, Insogna KL, et al. Nephrogenous cyclic AMP, adenylatecyclase-stimulating activity, and the humoralhypercalcemia of malignancy. Recent ProgHorm Res, 1986, 42(4): 705-750.

[7] Markowitz GS, Fine PL, Stack JI, et al. Toxic acute tubular necrosis following treatment with zoledronate (Zometa). Kidney Int, 2003, 64(1): 281-289.

[8] Hillner BE, Ingle JN, Chlebowski RT, et al. American Society of Clinical Oncology 2003 update on the role of bisphosphonates and bone health issue in woman with breast cancer. J ClinOncol, 2003, 21(21): 4042-4057.

[9] Andrew FS. Hypercalcemiaassociated with cancer. N Engl J Med, 2005, 352(4): 373-379.

[10] Adams JS, Hewison M. Extrarenal expression of the 25-hydroxyvitamin D-1-hydroxylase. Arch Biochem Biophys, 2012, 523(1): 95-102.

[11] Kallas M, Green F, Hewison M, et al. Rare causes of calcitriol-mediated hypercalcemia: a case report and literature review. J Clin Endocrinol Metab, 2010, 95(7): 3111-3117.

[12] Hewison M, Kantorovich V, Liker HR, et al. Vitamin D-mediated hypercalcemia in lymphoma: evidence for hormone production by tumor-adjacent macrophages. J Bone Miner Res, 2003, 18(3): 579-582.

[13] Karakelides H, Geller JL, Schroeter AL, et al. Vitamin D-mediated hypercalcemia in slack skin disease: evidence for involvement of extrarenal 25-hydroxyvitamin D 1alpha-hydroxylase. J Bone Miner Res, 2006, 21(9): 1496-1499.

[14] Hamzeh N. Sarcoidosis. Med Clin North Am, 2011; 95(6): 1223-1234.

[15] Zhang JT, Chan C, Kwun SY, et al. A case of severe 1, 25-dihydroxyvitamin D-mediated hypercalcemia due to a granulomatous disorder. Clin Endocrinol Metab, 2012, 97(8): 2579-83.

[16] Spindel SJ, Hamill RJ, Georghiou PR, et al. Case report: vitamin D-mediated hypercalcemia in fungal infections. Am J Med Sci, 1995, 310(2): 71-76.

[17] Schlingmann KP, Kaufmann M, Weber S, et al. Mutations in CYP24A1 and idiopathic infantile hypercalcemia. N Engl J Med, 2011, 365(18): 410-421.

[18] Kandil E, Noureldine S, Khalek M A, et al. Ectopic secretion of parathyroid hormone in a neuroendocrine tumor: A case report and review of the literature. IntJ Clin Exp Med, 2011, 4(3): 234-240.

[19] Mary-Anne D，Janine M. An unusual case of malignancy-related hypercalcemia. Int J Gen Med，2013（7）：21-27.

[20] Heaney RP，Davies KM，Chen TC，et al. Human serum 25-hydroxycholecalciferol response to extended oral dosing with cholecalciferol. Am J Clin Nutr，2003，77（1）：204-210.

[21] Araki T，Holick MF，Alfonso BD，et al. Vitamin D intoxication with severe hypercalcemia due to manufacturing and labeling errors of two dietary supplements made in the United States. J Clin Endocrinol Metab，2011，96（12）：3603-3608.

[22] Jones G. Pharmacokinetics of vitamin D toxicity. Am J Clin Nutr，2008，88（2）：582S-586S.

[23] Carroll R，Matfin G. Endocrine and metabolic emergencies：hypercalcaemia. Ther Adv Endocrinol Metab，2010，1（5）：225-234.

[24] Rosner MA，Dalkin AC. Onco-nephrology：the pathophysiology and treatment of malignancy-associated hypercalcemia. Clin J Am Soc Nephrol，2012，7（10）：1722-1729.

[25] Legrand SB. Modern management of malignant hypercalcemia. Am J Hosp Palliat Care，2011，28（7）：515-517.

[26] Sargent JTS，Smith OP. Haematological emergencies：managing hypercalcaemia in adults and children with haematological disorders. Br J Haematol，2010，149（4）：465-477.

[27] Basso SMM，Lumachi F，Nascimben F，et al. Treatment of acute hypercalcemia. Med Chem，2012，8（4）：564-568.

[28] McCurdy MT，Shanholtz CB. Oncologic emergencies. Crit Care Med，2012，40（7）：2212-2222.

[29] Stokes VJ，Nielsen MF，Hannan FM，et al. Hypercalcemic disorders in children. J Bone Miner Res，2017，32（11）：2157-2170.

[30] Zagzag J，Hu MI，Fisher SB，et al. Hypercalcemia and cancer：Differential diagnosis and treatment. CA Cancer J Clin，2018，68（5）：377-386.

[31] Brandi ML（ed）. Parathyroid disorders：focusing on unmet needs. Basel：Karger，2019，51：77-90.

第二章　原发性骨质疏松

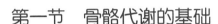

第一节　骨骼代谢的基础

一、概述

骨骼是人体特殊的系统，它构成了人体的构架，赋予了人体的基本形态，且具有保护、运动、代谢等功能。为了不断地适应功能的需要，骨组织对生物力学和代谢调节信号的应答贯穿于整个生命过程中。骨塑建改变骨骼的大小、形态以适应负载。骨重建是协调破骨细胞及成骨细胞以修复损伤并维持骨量的过程。

二、多种骨细胞参与骨发育和骨重建

骨组织是动态变化的组织，由具有不同功能的细胞维持骨结构、生物化学和力学的稳定，同时这些细胞在调节矿物盐内环境的稳定方面也起重要的作用。骨组织包括五种主要的细胞类型：骨原细胞（osteoprogenitor cell）、成骨细胞（osteoblast）、破骨细胞（osteoclast）、骨细胞（osteocyte）和骨衬里细胞（bone lining cell）。

（一）骨原细胞

多潜能的干细胞具有自我更新的能力，可在组织的微环境中再生出多种细胞系，在适当的刺激下干细胞可以产生骨原细胞。骨髓基质细胞中含有增殖能力强大的细胞，后者可形成单细胞集落（CFU-F）。这些集落现被称为间充质干细胞（mesenchymal stem cell，MSC）。在体内的 CFU-F 具有形成骨、软骨、脂肪和纤维组织的能力，但是其中仅有 15% 的 CFU-F 具有与骨形成细胞相关的特性。

成骨细胞刺激因子 -1 具有趋化形成骨原细胞的作用，刺激集落形成，并且增加碱性磷酸酶阳性细胞的百分比。IL-11 在小鼠体内的过度表达可以使密质骨增厚，骨密度增加，骨生物力学特性增强，碱性磷酸酶阳性细胞数量增多。一些生长因子（如胰岛素样生长因子和结缔组织生长因子）和肽类激素（如甲状旁腺激素和生长激素）具有更广泛的作用，不仅可以刺激 MSC 和骨原细胞的增殖，而且还促进成骨细胞的分化。

MSC 定向分化为组织特异性的细胞系受多种因素调节，如形成蛋白、信号通路以及转录因子等。经典的 Wnt/β-catenin 信号通路在启动骨骼发育方面起着重要的作用，包括间接地介导骨形成和成骨细胞分化的相关基因表达。Wnt 从胚胎期骨骼发育到成年期骨重建的整个骨形成过程都扮演着重要的角色。体外试验也证实，Wnt 信号在软骨发育中也具有重要的作用。但是在骨骼发育的不同阶段，Wnt 对于成骨细胞分化的刺激或抑制作用还存有争议。骨形成蛋白（BMP）属于转化生长因子 -β（TGF-β）家族成员，如 BMP-2、BMP-4 和 BMP-7 等都是促进骨形成的因子，并且目前已经应用于临床，用来促进骨折的愈合。总体上来说，在骨的微环境中，细胞外基质的堆积，成骨细胞合成的细胞因子、生长因子、非胶原蛋白等使得骨原细胞不断增多，同时 BMP 通过转录因子激活合成骨基质的基因，促进成骨细胞的分化和成熟。

（二）成骨细胞

成骨细胞细胞核较大，高尔基体发达，具有大量的粗面内质网，其主要功能是合成和分泌类骨质和非胶原蛋白。成骨细胞特异性基因的表达也参与了细胞外基质的合成以及基质的矿化过程，并成为反映成骨细胞分化不同阶段的标志物。在成骨细胞分化的不同阶段都有不同的特异性基因表达，而在其成熟阶段也会出现凋亡。Ⅰ型胶原、碱性磷酸酶、骨桥蛋白、骨钙素、骨涎蛋白和 PTH/PTH 相关蛋白受体的表达在前体细胞分化

和骨基质成熟和矿化阶段分别呈现相应的改变。一般来说，碱性磷酸酶和 PTH/PTH 相关蛋白受体是成骨前体细胞的早期标志物，其表达在成骨细胞成熟和基质沉积阶段上调；在成骨细胞转化为骨细胞阶段则下调。而骨钙素则是一个晚期的标志物，仅仅在成熟的成骨细胞其表达才会上调。

成骨细胞具有 PTH 受体、雌激素受体、维生素 D 受体等，因此很多类固醇或多肽类激素、生长因子和细胞因子不仅调节骨原细胞向成骨细胞分化，同时也调节成骨细胞的活性和凋亡，影响骨的发育和重建。这种调节作用并不是只作用于某个环节，而是作用于多个环节，在不同的阶段或者是在不同的骨组织这种作用可能是双相的甚至是相反的。因此，一种因子可能促进骨原细胞的增殖，同时也刺激或抑制随后的分化步骤。例如，PTH 促进骨原细胞的生长，同时抑制成骨细胞和骨细胞的凋亡，但是有研究证实 PTH 受体过度表达对不同部位的成骨细胞起着不同的作用，在增加小梁骨和骨内膜的成骨细胞活性的同时，也抑制骨外膜的成骨细胞活性。体外研究证实，糖皮质激素促进人和大鼠骨髓基质细胞向成骨细胞分化，但是治疗剂量的糖皮质激素对骨形成却有抑制作用，因为可以诱导成骨细胞和骨细胞凋亡，从而在某种程度上加重了骨质疏松。

（三）骨细胞

骨细胞是成骨细胞分化的终末阶段，主要用于支撑骨的结构，保持骨的完整性，感知骨的机械应力。骨细胞是骨组织中数量最多、寿命最长的细胞。骨细胞最显著的形态学特征是位于陷窝内，同时伸出一些细胞外突起连接到小管。这些小管不仅与胞质相连，而且与邻近的细胞相互作用，使骨细胞得以生存，并帮助类骨质矿化。在骨组织中，虽然骨细胞的碱性磷酸酶染色是阴性的，但是骨细胞还可以产生大量的骨钙素和一些与细胞突起相关的骨基质蛋白。骨细胞能够产生某些基质分子来保持细胞间的黏附性，调节矿物质的沉积，同时保持陷窝内相对封闭的空间，以利于代谢物质通过小管网络进行弥散。此外，骨细胞含有溶酶体空泡，具有一定的溶骨功能，同时也具有某些吞噬细胞的特征。

骨细胞可以存活数十年，但是老年的骨组织中可以见到空的陷窝，提示骨细胞可能已经凋亡。细胞间联系的中断会导致骨细胞凋亡，并且骨组织也会被吸收。细胞凋亡对于骨骼的发育，骨组织的生长和更新都是非常重要的。但是，骨细胞凋亡对于骨结构却是有害的。体内试验证实，卵巢切除或者糖皮质激素诱导的骨量减少小鼠中凋亡细胞数量的增多与骨丢失相关。用于治疗骨质疏松的药物，双膦酸盐和雌激素，不仅可以抑制骨吸收，而且可以抑制成骨细胞和骨细胞的凋亡。此外，生理范围内的负重可以减少大鼠的骨细胞凋亡。骨细胞和成骨细胞间的直接联系对于维持骨结构和生理信号的应答，以及对骨形成和骨吸收具有重要意义。

（四）破骨细胞

破骨细胞是体内唯一吸收骨的细胞，是单核/巨噬细胞系家族中的一员。两种细胞因子对于破骨细胞的形成非常重要，即 NF-κB 受体激活蛋白配体（receptor activator of NF-κB ligand，RANKL）和巨噬细胞集落刺激因子（M-CSF）。生理情况下，这两种蛋白都是由骨髓间质细胞和成骨细胞产生的。RANKL 作为 TNF 超家族的一员，是破骨细胞生成的关键因子。M-CSF 对于破骨细胞前体的增殖、存活和分化具有重要意义。此外，细胞骨架的重排也需要有效的骨吸收过程参与，而 M-CSF 在这方面也起着一定的作用。

骨吸收的关键步骤是破骨细胞在它本身与骨基质之间形成微环境，这个微小的空间被质子泵（H^+-ATPase）和 Cl^- 通道酸化，使局部的 pH 达到 4.5 左右，从而使骨中已矿化的物质动员，暴露有机质（主要为 I 型胶原），并随后被溶酶体酶和组织蛋白酶 K 所降解。

除了 RANKL 和 M-CSF 以外，其他一些蛋白分子在破骨细胞的生理过程中也起着重要的作用。如骨保护素（OPG）是 RANKL 的诱骗受体，由间充质细胞起源的细胞所分泌。促炎症细胞因子抑制 OPG 的表达，同时促进 RANKL 的表达，其净作用就是造成破骨细胞的生成和功能大幅度地增加，因此临床上 TNF-α、IL-1、PTH 和 PTHrP 升高，也会造成严重的骨丢失。

破骨细胞可表达细胞膜分子 ephrin（肝配蛋白）B2，而其受体 EphB4 表达于成骨细胞。体内和体外的研究表明破骨细胞 ephrinB2 与其受体成骨细胞表达的 EphB4 结合发挥促进成骨细胞分化的作用，而成骨细胞表达的 EphB4 与破骨细胞直接接触后可以抑制前破骨细胞的生成。这种破骨细胞和成骨细胞直接接触的介导分子 EphB4 和 ephrinB2，可能为偶联机制的一种新解释。

最近研究表明，众多细胞在破骨细胞的生理学方面具有重要的作用。T 细胞不仅在雌激素缺乏，而且在炎症性疾病（类风湿性关节炎、炎性肠病、牙周疾病等）中也起着重要的作用。无论破骨细胞前体还是不同的淋巴细胞亚群，如 T 细胞、B 细胞和 NK 细胞，都起源于相同的间充质干细胞，因此介导免疫反应的受体和配基也调控破骨细胞前体的成熟和成熟的破骨细胞吸收骨组织。间充质细胞介导了细胞因子和前列腺素对破骨细胞的作用，而且这些细胞位于密质骨和小梁骨上，这也正是造血干细胞所存在的位置。造血干细胞和成骨细胞相邻，多种受体和配基介导的作用可以在两种细胞间同时起效。首先，间充质细胞分泌多种细胞膜结合因子和可溶性因子，使多潜能破骨细胞前体存活并增殖。其次，骨髓中多种干细胞在激素和生长因子的作用下产生大量的蛋白分子，调节造血干细胞成为有功能的破骨细胞。

（五）骨衬里细胞

骨衬里细胞多存在于未发生重建的骨表面，以往认为是以无活性的形式存在。但在某些情况下，如 PTH 或机械应力的刺激，骨衬里细胞可以逆转成为成骨细胞。此外，骨衬里细胞可以在发生骨重建的小梁骨表面产生特殊的分隔而发挥作用。

三、骨基质——核心架构，砥砺前行

骨是人体内最大的结缔组织，但与其他结缔组织不同，骨基质是唯一通过骨转换不断更新的结缔组织，需不断地进行重建和矿化。

（一）胶原

骨基质纤维网状结构的基本成分是 I 型胶原，由 3 条螺旋链组成，大部分为两条 $α_1$ 链，另一条是与 $α_1$ 链结构相似、但基因不相同的 $α_2$ 链，极少情况下由三条 $α_1$ 链形成。胶原 α 链的特征包括甘氨酸 - 脯氨酸 - 羟脯氨酸的重复序列，以及一些翻译后的修饰，包括：①某些赖氨酸残基的羟化。②赖氨酸或羟赖氨酸的糖基化。③分子内

或分子间的共价键等。这些尿中排出的骨衍生交联肽可以作为反映骨吸收的指标。虽然骨基质主要由 I 型胶原组成，但是在骨形成的某些阶段也可以发现一定数量的 III 型胶原、V 型胶原等，并且这些类型的胶原参与调节胶原纤维的粗细。

（二）无定形基质

非胶原蛋白占骨组织中蛋白总量的 10%～15%。骨形成细胞可以分泌非胶原蛋白分子。这些蛋白分子可以被降解为蛋白多糖、糖基化蛋白、与细胞黏附作用相关的糖化蛋白和 γ- 羧基蛋白。这些蛋白不仅调节矿物质的沉积，而且也参与了成骨细胞和破骨细胞的代谢调控。

蛋白多糖是一种由蛋白和多糖结合的大分子复合物，其多糖主要为氨基葡聚糖，结合在蛋白构成的核心骨架上。在骨形成的开始阶段，会产生大量的硫酸软骨蛋白多糖、多功能蛋白聚糖、氨基葡聚糖和透明质酸，并参与成骨。

骨形成的标志之一是合成大量的碱性磷酸酶，并主要结合在细胞表面，再由细胞表面剪切下来存于骨基质中。在骨细胞中碱性磷酸酶的主要功能尚不完全清楚，但是敲除组织特异性的碱性磷酸酶可以导致钙化异常，说明其在矿化过程中的重要意义。

（三）无机盐

骨组织的成分使它具有力学支撑、保护机体和维持内环境稳定的功能，但是其成分随着年龄、解剖部位、饮食和健康状况而有所变化。一般而言，无机盐占成年骨组织总量的 50%～70%，有机质占 20%～40%，水占 5%～10%，脂质不到 3%。95% 骨基质中的无机盐是细针状羟磷灰石结晶，沿胶原纤维长轴规则排列并与胶原纤维紧密结合，其含量和结构决定了骨组织的力学硬度和承重强度。骨组织矿物盐中含有大量的杂质（碳酸盐、镁、磷酸盐）和空穴，但是这些碳灰石结晶的可溶性更好，使骨组织成为钙、磷和镁离子的储存库。

四、骨的矿化——完美升华，刚柔并进

骨矿化（bone mineralization）是无机矿物质有序地沉积在骨的有机质基质中，使钙磷等形成羟磷灰石并与有机质形成骨质的过程。I 型胶原是骨组织中有机基质的主要成分，使骨组织具有

一定的弹性和韧性，同时也决定了其组织结构。无论是胶原还是非胶原蛋白都会影响骨矿化和骨重建。负责骨形成、修复和重建的细胞对体内的激素水平、力学和其他外源性信号产生应答。细胞膜上的脂质不仅参与离子的内流，而且也直接参与了矿化过程。细胞内和细胞外基质中的水分对于维持骨组织特性和营养供应十分重要。

骨矿物质首先沉积在胶原纤维间的空隙中。软骨细胞和成骨细胞释放的"细胞外基质小泡"可以使钙、磷堆积，并促进初级矿化。同时，这些小泡还含有大量的酶降解周围基质中抑制矿化的因子。此外，这些小泡还含有蛋白、酸性磷酸酯、钙以及无机磷可以促进磷灰石的形成。一般认为，当晶格的重要组成成分——这些无机离子聚集成串并形成结晶后，它们可以聚集形成相对稳定的初级结晶核。随后更多的离子或离子串继续堆积使结晶逐渐增大。结晶可以从多个角度进行堆积，可以形成"纽结"状，即次级结晶核，有利于结晶呈指数倍的快速增长。大分子结晶可以改变晶核的生长方向，随着结晶的增加，这些大分子与结晶的表面结合，从而阻断一个或多个方向的增长，进而调节结晶的大小、形状甚至结晶的数量。结晶中的离子增多或者结晶的聚集都会使结晶的直径变大。随着骨的成熟，矿物质结晶变得越来越大，杂质含量也越来越少。

这些骨矿结晶的生长也受沉积的胶原基质调节。与矿物质结晶结合的非胶原蛋白可以调节结晶的大小和形状，同时这些蛋白对募集破骨细胞聚集在羟磷灰石结晶表面也非常重要。当羟磷灰石结晶生长时，很多饮食或药物都可以影响这些结晶的成分。一些杂质进入晶体后，会使结晶变小、可溶性更大，但是氟化物被整合到结晶内却可以使结晶体积增大，并降低羟磷灰石的可溶性。这是补充氟化物可以治疗骨质疏松的原因之一，因为结晶越大，越不易被破骨细胞吸收。另一种治疗骨质疏松的药物——双膦酸盐，可以结合到羟磷灰石的表面，不仅使羟磷灰石不被溶解，而且还可以改变破骨细胞的活性。因此，双膦酸盐结合的结晶虽然体积变化不大，但是更加稳定。四环素和其他荧光物质作为钙的螯合剂，对新形成的矿化表面具有很强的亲和性，可以用来测量骨形成速率，但是由于新形成的结晶比较

小，它们的表面与体积之比相对较大，标记的总量也相应较高。

当"异物"离子进入骨羟磷灰石晶格后，会改变骨的一些特性。比如，在矿化沉积延迟的低磷软骨病患者，结晶会明显增大；而在骨转换受损的骨硬化患者，结晶较小，不易于被吸收；在骨吸收超过骨形成的骨质疏松患者中，较大的结晶才会保存下来。骨基质中矿物质结晶的大小和分布会影响骨的力学特性。骨强度不仅取决于骨的空间结构，而且也取决于其他的影响因素。骨强度与单位面积内骨量——骨密度有关，但是骨密度并不能反映骨组织内部的空间结构、矿物质含量和结晶的特性。骨组织内结晶的数量过少或体积过小都会影响骨的力学特性。但是也应注意到，骨组织内结晶的数量过多或体积过大也会影响骨的力学性质，如氟骨症的患者，骨组织会变脆，也不能承重。因此，要想获得理想的骨强度，骨组织中结晶的大小和分布与矿物质含量同样重要。

五、骨的发生——滴水石穿，浑然天成

在骨组织形成的部位，间充质细胞聚集，并为将来形成骨做准备。在细胞聚集的过程中，细胞外基质发生了很大的变化，使细胞与细胞之间建立联系，激活一些信号通路，并以此来调节细胞的分化。间充质细胞在聚集分化的过程中，可以分化为两种细胞，一种是成骨细胞，另一种是软骨细胞。间充质细胞分化为成骨细胞的部位，是日后发生膜内成骨的部位，如颅骨的顶骨、上颌骨和下颌骨，以及长骨的骨膜下层。软骨内成骨见于关节形成和负重的骨，如四肢骨、躯干骨、颅底骨等。间充质细胞分化为软骨细胞，先形成软骨组织随后再被骨组织所代替。间充质细胞发育成为成骨细胞或软骨细胞受经典的 Wnt 信号通路调节。

（一）膜内成骨

在膜内成骨的区域，一些细胞因子诱导 Wnt 信号，后者使间充质细胞中的 β-联蛋白（β-catenin）水平增高，从而诱导成骨细胞表达促进其分化的基因，同时抑制软骨细胞分化的基因转录。其中一种非常重要的转录因子是 CBFA1/RUNX2，并且再诱导另一种转录因子——OSX 的表达。这两种转录因子对于间充质细胞分化为成骨细胞都

是非常关键的。

膜内成骨主要发生在富含血管的间充质细胞聚集区，最早形成骨组织的部位称为骨化中心。间充质细胞分化为成熟成骨细胞，继而合成分泌类骨质，成骨细胞被埋入其中成为骨细胞，最后类骨质矿化而完成膜内成骨的基本过程。当骨组织生长的时候，也需要产生大量的毛细血管，这是膜内成骨的一个重要部分，其中重要的促进血管产生的因子，血管内皮生长因子（VEGF-A）由血管内皮细胞和成骨细胞共同表达，并与这两种细胞上的受体都可以结合，从而在促进血管生成的同时促进骨形成。

（二）软骨内成骨

软骨细胞的分化和软骨的形成主要发生在β-catenin 低水平的间充质细胞中，使得 SOX9 等转录因子表达上调。结果间充质细胞聚集区中心的细胞增大变圆，细胞器如内质网和高尔基体产生并分泌大量的蛋白，从而使细胞外基质中由富含 I 型和 III 型胶原，转变为富含 II 型、IX 型和 XI 型胶原。这些软骨胚芽同步发育，并随着时间的推移越来越与骨组织的大小和形状相似。正常情况下，这些软骨组织最终被骨组织所代替，即使没有后期的骨形成，它们已经具备了骨的雏形。

与膜内成骨不同，软骨内成骨则主要出现在不含有血管的间充质细胞聚集区。试验证明在无血管的间充质细胞聚集区的软骨组织中过度表达促进血管生成的因子，如 VEGF-A 可以抑制软骨细胞的分化。软骨胚芽在开始发育时是没有血管的，但其中的软骨细胞可以表达低水平的 VEGF-A，这种低水平的 VEGF-A 虽然不足以刺激包绕软骨组织的软骨外膜中的毛细血管侵入，但是对于发育中的软骨细胞增殖却至关重要。完全抑制软骨细胞中 VEGF-A 的表达，则会导致大量的软骨细胞死亡。

在软骨内成骨的过程中，无血管区中心的软骨细胞停止增殖并分化为肥大的细胞（该过程需要 Wnt 信号的参与并上调细胞中的 β-catenin 水平）。同时软骨外膜的间充质前体细胞分化为成骨细胞，并围绕肥大的软骨细胞（骨干）形成骨领。肥大的软骨细胞高表达 CBFA1/RUX2，从而使下游的基因表达，这些基因在体积较小的增殖期软骨细胞中是不表达的。其中 VEGF-A 和结缔组织生长因子在肥大的软骨细胞中表达大量增加。这两种因子对于血管的入侵，成骨细胞前体细胞以及吸收软骨 / 骨的细胞从软骨外膜进入肥大的软骨区是非常重要的。这种血管入侵导致初级骨化中心的形成，其特征就是肥大的软骨被骨髓和小梁骨所代替。一旦 VEGF-A 表达失活，初级骨化中心就不能形成，说明 VEGF-A 在软骨内成骨的过程中也是非常重要的。

六、编织骨及板层骨——情同手足，同气连枝

骨组织是组织严密、排列有序的致密结缔组织。在其形成过程中，呈现出物理特性完全不同的骨组织，即编织骨和板层骨。

（一）编织骨

编织骨（woven bone）为非成熟骨或初始骨。由不规则性的胶原和陷窝状骨组织组成。其胶原纤维粗短，纵横交错，排列不规则；细胞成分多，矿化不规则。生理情况见于胚胎、新生儿和生长骨的干骺端区域，病理情况见于骨折后骨痂、骨骼炎症、骨肿瘤、代谢性骨病等。编织骨比板层骨处于更活跃的代谢状态，生长期的干骺端区域的编织骨，通常经过再吸收，最终被板层骨所取代。

（二）板层骨

长骨由骨皮质和骨松质构成。长骨表面一层致密而坚硬，称为骨皮质，见于长骨的骨干和扁平骨的表层。内层和两端是不规则的线状或片状骨质结构，称为骨小梁。骨小梁在干骺端丰富，但在骨干相对稀疏，相互连接构成疏松的海绵状而称为骨松质。这两种骨都具有板层状结构，称为板层骨（lamellar bone）。板层骨为成熟骨，其胶原纤维排列规则，矿化规则，许多胶原纤维穿过板间区，从而增加骨对机械应力的抵抗。

七、骨的塑建——精雕细琢，鬼斧神工

人体骨骼由 213 块骨头组成，每一块骨头都是由塑建形成，并由重建而更新。根据所在部位不同，每块骨都具有一个或多个功能，如支撑结构、运动、保护重要脏器和维持矿物质内环境的稳定等。所谓骨的塑建是指骨的形成以及由破骨细胞和成骨细胞进行的整形。比如，在生长期的骨或由于力学负荷改变成人骨的外形。对于成年

人来说，特别是骨松质，骨的塑建不像骨重建那样频繁，但是在甲状旁腺功能减退和肾性骨病的患者发生率会升高。促进骨形成的药物，如甲状旁腺激素也能够刺激骨的塑建。

八、骨的重建——除旧更新，新陈代谢

骨重建是由破骨细胞和成骨细胞的一系列先后活动完成，并受骨细胞的调节。骨重建的速度和骨吸收与骨形成之间的平衡在不同的解剖部位、不同的年龄和疾病状态下会有所变化。骨吸收与骨形成偶联、彼此紧密联系，单独的骨重建不会发生骨形态和大小的变化。了解骨重建的基本知识能够帮助理解年龄相关性骨组织的改变和代谢性骨病的发病机制以及药物治疗的作用机制。

（一）骨免疫学说（osteoimmunology）的提出

骨和免疫系统都由复杂组织组成，各自调节骨骼和机体对入侵病原微生物的反应。骨和免疫细胞的相互作用包括以下几方面：①成骨细胞参与造血干细胞（HSC）的调节，HSC 负责血细胞和免疫细胞的生成；②破骨细胞与髓系前体细胞同源，髓系前体细胞负责巨噬细胞和髓系树突状细胞的生成，体外实验中起抗原呈递作用的树突状细胞在分化很久后仍然具有转化为破骨细胞的能力；③多种具有免疫细胞功能的介质包括细胞因子、趋化因子、生长因子能够调节成骨细胞和破骨细胞的活性，在绝经后骨质疏松和炎症状态下（类风湿性关节炎、口周疾病和炎性肠病等），免疫细胞和细胞因子可能与骨量和骨转换的变化直接相关。

骨免疫学评估健康和疾病状态下骨骼和免疫系统的相互作用，许多免疫调节信号参与了骨代谢的调节，同样许多骨源性蛋白如骨桥蛋白也具有免疫调节作用。伴随骨免疫学研究领域的扩展，目前发现固有免疫和获得性免疫系统都在骨重建过程中发挥重要的作用。在骨和骨髓微环境中，T 淋巴细胞和 B 淋巴细胞、肥大细胞和巨噬细胞通过不同途径影响成骨细胞、骨细胞和破骨细胞的活性。免疫细胞活化造成的后续调节机制的变化在绝经后骨质疏松和炎症性疾病造成的骨量减少中是非常明确的。内部或者外部刺激造成促炎症因子包括 RANKL、TNF-α、IL-1、IL-6、M-CSF 等的变化，这些炎症因子微环境变化造成系统/局部的骨量减少。最近发现的破骨细胞-相关受体（OSCAR），可以在破骨细胞、单核细胞、粒细胞、巨噬细胞和单核细胞源性树突状细胞表达。OSCAR 可作为破骨细胞分化的共刺激调节因子、树突状细胞成熟和存活的调节因子。OSCAR 在骨和免疫系统的表达进一步证实了其在骨免疫系统中的重要作用。

（二）骨吸收与骨形成

骨重建是维持骨组织代谢和力学功能的重要机制。骨微损伤主要由连续过度承载或者机械性损伤如暴力撞击或外源性植入造成。骨微损伤是一把双刃剑，一方面骨微损伤得不到及时修复会导致进一步传播扩大，弱化骨的作用产生新的微损伤；另一方面能够分散能量以抵抗脆性骨折的发生。通过骨重建可以进行自我修复、自我调整和自我更新，维持自身的新陈代谢。其主要过程由骨吸收与骨形成来完成。

骨吸收（bone resorption）是破骨细胞移除骨基质和骨矿物质的过程。部分特异性的骨细胞可以感知骨的机械应力而通过炎症介质传递信号，或许局部免疫细胞数量和活性变化造成局部微环境的改变，使得静止的骨表面转换为准备重建状态。该阶段包括从血液循环中的单核巨噬细胞系统募集单核破骨细胞前体，渗入骨衬里细胞层，以及单核细胞融合成多核的破骨细胞前体。有证据表明，虽然一部分重建主要发生在需要修复的部位，但是大多数部位的重建可能还是随机发生的。前破骨细胞细胞膜上的整合素受体与骨基质中的 RGD 多肽结合，使前破骨细胞粘附于骨表面，并在细胞和骨基质之间产生一个环状的封闭区。在这个环形区内，破骨细胞就制造出一个吸收骨的独立间隔。破骨细胞的形成、激活和功能均受局部的细胞因子，如 RANKL、IL-1、IL-6 和集落刺激因子（CSF）以及激素如 PTH、1,25 二羟维生素 D_3 [1,25(OH)$_2$D$_3$]和降钙素的调节。

破骨细胞通过细胞膜上的特殊类型质子泵将质子转运到吸收的封闭区以显著地降低 pH 值，甚至可达到 4.0。随着吸收区局部的酸化，大量的溶酶体酶被分泌出来，如抗酒石酸酸性磷酸酶、组织蛋白酶 K、基质金属蛋白酶和明胶酶等。含有各种酶的酸性溶液可以有效地溶解和消化基

质中的矿物质和有机质,从而在骨松质表面和密质骨的圆管区产生碟形的吸收陷窝——豪希普陷窝(Howship's lacuna)。随着破骨细胞的凋亡和骨吸收停止,继发骨形成。

骨形成(bone formation)是指新骨发生和成熟的过程。吸收陷窝聚集很多单核细胞,也包括破骨细胞吸收骨释放出来的大量骨细胞,成骨细胞前体被募集并为骨形成阶段做好准备,释放出的信号使成骨细胞聚集到吸收陷窝,并形成新骨来填补吸收陷窝。如果没有有效的信号偶联机制,则每一次的骨重建都会造成骨量的净丢失。偶联信号的本质目前尚不清楚,但是也有一些假说。其中之一是在吸收阶段,破骨细胞从骨基质中释放生长因子,这些因子对成骨细胞前体具有趋化作用,并刺激成骨细胞的增殖和分化。这种假说可以解释成骨细胞的正确空间定位和募集到的成骨细胞数量刚好可以满足产生足够量新骨的需要,并随之决定了生长因子的数量。骨基质衍生生长因子,如 TGF-β、IGF-1 和 IGF-2、BMP、血小板源性生长因子(PDGF)、成纤维细胞生长因子(FGF)、EphB4 和 ephrinB2 等都可能是偶联信号因子。

骨形成阶段实际上由两部分组成,即成骨细胞首先合成有机的骨基质,然后再调节基质的矿化。一旦富含胶原的有机质被分泌出来,成骨细胞就启动矿化过程。首先释放膜结合基质小泡,从而使局部的微环境富含钙和磷并有利于矿化,同时降解矿化的抑制因子,如细胞外基质中的焦磷酸盐和蛋白多糖。随着骨形成的进展,成骨细胞被包埋在骨基质中成为骨细胞,但是骨细胞之间和骨细胞与骨表面的细胞间仍然具有联系。每个骨细胞可以感受周围骨组织中的力学变化,并将这些信息传递到骨表面的细胞,必要时启动或者调节骨转换。因此,从这个角度来说,骨组织中的细胞具有神经网络样的特性。一旦成骨细胞完成合成骨基质的任务,大约50%～70%的成骨细胞凋亡,其余的细胞要么被骨基质包埋成为骨细胞,要么继续停留在骨表面成为骨衬里细胞。

(三)骨重建

骨重建(bone remodeling)是指在骨的同一部位少量骨质进行的循环性代谢过程,是为了维持骨的相对稳定状态而进行的骨吸收和骨形成的有序的和偶联的过程。骨内存在两种骨重建:随机性骨重建和靶向骨重建。前者不针对特定的部位,后者针对有微损伤和骨细胞形态学改变的部位。骨重建由一群不同的细胞合作并且按顺序完成,这些细胞被称为基本多细胞单位(basic multicellular units,BMU)。BMU 的活性通常用活化频率(activation frequency)表示。在骨表面上呈分散的灶状分布的细胞活动区域即骨重建单位(bone remodeling unit,BRU)。骨微损伤是如何启动骨重建的呢?骨微损伤可能会造成骨细胞凋亡从而启动骨重建,但不同微损伤类型对骨重建的影响不同:弥散性微损伤不诱导细胞凋亡而启动随机性骨重建;线性微损伤通过诱导细胞凋亡而启动靶向骨重建。

骨重建在四个部位进行,即骨外膜表面、哈弗斯管内表面、骨小梁内表面和骨内膜表面。骨吸收和骨形成的骨量差别叫做骨平衡。密质骨骨外膜的 BRU 产生轻度的正平衡,因此随着年龄的增长,骨外膜周径会逐渐增加。与此相反,密质骨骨内膜的 BRU 则产生轻度的负平衡,因此随年龄的增长,骨髓腔会逐渐增大。骨松质表面也是存在轻度的负平衡,因此随着时间的推移,小梁会逐渐变薄。骨重建的主要功能首先是不断用新骨来更新疲劳的骨组织,使之保持足够的强度,其次骨组织是钙磷的贮存库,用于保持矿物质内环境的稳定。正常情况下成年人每年25%的小梁骨和3%的密质骨通过重建进行替换,维持体内骨稳态并维持骨的力学特性。

骨重建在复杂的调控下有条不紊地进行,仍有众多挑战亟待解决。骨重建中是否存在优势信号通路或信号?在骨重建不同阶段是否存在信号通路或信号表达顺序?在不同的骨组织部位是否存在完全不同的调控机制?仍需要基因组学、蛋白质组学及交叉多学科技术方法进一步揭示其中的奥秘。

(四)影响骨重建的因素

1.骨组织通过外界负荷和内部应力调节机体骨量以及骨量的分布和构造。力学负荷在维持骨稳态中发挥重要作用,骨细胞是主要的感知细胞,它把力的刺激转换成生化信号。随着骨细胞死亡,发生骨重建。生理水平的应力负荷可维持或增加骨量,减少或者丧失应力负荷则造成骨丢失。

2. 骨组织中分布广泛的外周神经和其分泌的神经肽在骨重建中发挥调节作用。研究表明骨折局部 P 物质、降钙素基因相关肽、神经肽 Y 阳性纤维数量显著增加，表明它们与骨重建和骨折愈合关系密切。

3. 内分泌激素如 GH、PTH、降钙素、性激素和 1,25- 二羟维生素 D_3 等均参与了骨重建。雌激素缺乏通过造成骨微环境的单核细胞、T 淋巴细胞和成骨细胞 / 间充质细胞分泌的 TNF-α、IL-1、IL-6 以及 RANKL/OPG 的比值增加而造成骨重建速率增加和骨吸收超过骨形成。雄激素在维持小梁骨和密质骨骨量和骨骼完整性方面发挥重要作用。此外雌激素和雄激素对成骨细胞抗凋亡作用和对破骨细胞的促凋亡作用的失衡也对骨形成和骨吸收的失衡发挥重要作用。1,25- 二羟维生素 D_3 可以增加间充质细胞中 RANKL 的表达，减少 OPG 的基因转录，同时还抑制 PTH 的合成并促进钙的吸收。生理剂量综合作用的结果是抗骨吸收作用，但是很多临床研究证实大剂量的 1,25- 二羟维生素 D_3 促进骨吸收作用超过了促进骨形成的作用。

4. 免疫细胞和炎症介质的变化也可以造成这个复杂交联网络的失衡。免疫细胞功能和数目的变化，以及产生细胞因子的变化能够影响骨重建，其中 TNF-α、IL-1β、IL-6、IL-11 和 IL-17 均增加骨吸收。TGF-β 更多表达于骨中，调节多种细胞的增殖和分化活性，可以直接作用于骨髓巨噬细胞促进破骨细胞生成。

5. "被遗忘的人体器官"肠道菌群与骨代谢的关系日益成为研究热点。伴随年龄的增长，肠道菌群从专性厌氧菌为主变为兼性厌氧菌为主，且致病性变形菌门和杆菌门数量增多而抗炎的乳酸杆菌减少。最终可通过影响肠道 GLP-1、GIP 或 5- 羟色胺的分泌；或通过代谢产生脂多糖促进炎症反应，造成骨形成和骨吸收的失衡。

（朱 梅）

第二节 原发性骨质疏松症病因和发病机制的再认识

原发性骨质疏松症可分为绝经妇女骨质疏松症（postmenopausal osteoporosis，POP；Ⅰ型）、老年性骨质疏松症（senile osteoporosis，SOP；Ⅱ型）、青少年特发性低骨量与骨质疏松症（juvenile idiopathic osteopenia and osteoporosis，JIO）、原发性男性骨质疏松症。JIO 是原发性骨质疏松中的一种特殊类型，特指青少年女性或男性的不明原因骨质疏松症。壮年男性在进入老年期以前发生的不明原因骨质疏松症，又称为原发性男性骨质疏松症。骨质疏松症的病因复杂，不同类型骨质疏松症往往涉及不同的发病机制，这为骨质疏松的防治与诊疗提出了挑战。本章节就原发性骨质疏松症的病因和发病机制进行阐述。

骨骼需有足够的刚度和韧性维持骨强度以承载外力，避免骨折。为此要求骨骼具备完整的层级结构，包括Ⅰ型胶原的三股螺旋结构、非胶原蛋白及沉积于其中的羟基磷灰石。骨骼的完整性由不断重复、时空偶联的骨吸收和骨形成过程维持，此过程称为"骨重建"。骨重建由成骨细胞、破骨细胞和骨细胞等组成的骨骼基本多细胞单位实施。成年前骨骼不断构建、塑形和重建，骨形成和骨吸收的正平衡使骨量增加，并达到骨峰值；成年期骨重建平衡维持骨量；此后随年龄增加，骨形成与骨吸收呈负平衡，骨重建失衡造成骨丢失。

适当的力学刺激和负重有利于维持骨重建，修复骨骼微损伤，避免微损伤累积和骨折。分布于哈弗斯管周围的骨细胞（占骨骼细胞的 90%～95%）可感受骨骼的微损伤和力学刺激，并直接与邻近骨细胞，或通过内分泌、自分泌和旁分泌的方式与其他骨细胞联系。力学刺激变化或微损伤贯通板层骨或微管系统，通过影响骨细胞的信号转导，诱导破骨细胞前体的迁移和分化。破骨细胞占骨骼细胞的 1%～2%，由单核巨噬细胞前体分化形成，主司骨吸收。破骨细胞生成的关键调节步骤包括成骨细胞产生的 NF-κB 受体激活蛋白配体（RANKL）与破骨细胞前体细胞上的 RANK 结合，从而激活核因子 κB（NF-κB），促进破骨细胞分化。破骨细胞的增殖和生存有赖于成骨细胞源性的巨噬细胞集落刺激因子（macrophage colony-stimulating factor，M-CSF）与破骨细胞的受体 c-fms 相结合。成骨细胞分泌的护骨因子（osteoprotegerin，OPG）也作为可溶性 RANKL 的受体，与 RANK 竞争性结合 RANKL，从而抑制破骨细胞的生成。RANKL/OPG 的比值决定了骨吸收的程度,该比值受甲状旁腺素(parathyroid hormone,PTH)、1,25- 二羟维生素 D[1,25-dihydroxyvitamin D,1,25(OH)2D]、前列腺素和细胞因子等的影响。骨吸收后,成骨细胞的前体细胞能感知转化生长因子 -β1(transforming growth factor-β1)的浓度变化而被募集。成骨细胞由间充质干细胞分化而成,主司骨形成,并可随骨基质的矿化而成为包埋于骨组织中的骨细胞或停留在骨表面的骨衬里细胞。成骨细胞分泌富含蛋白质的骨基质,包括 I 型胶原和一些非胶原的蛋白质(如骨钙素)等;再经过数周至数月,羟基磷灰石沉积于骨基质上完成矿化。

一、绝经妇女骨质疏松症

POP 的病因主要是雌激素缺乏,但发病机制尚未完全阐明。导致 POP 的危险因素很多,这些因素作用于成骨和破骨的某些阶段,最终使骨量丢失。显然,单纯的雌激素缺乏只是其中的重要因素而非全部。骨质疏松的危险因素包括不可控制因素和可控制因素两个方面。不可控制因素主要包括人种(白种人及黄种人骨密度低于黑种人,其患骨质疏松症的危险高)、老龄、女性绝经、骨折家族史(尤其父母 65 岁以前有髋部骨折史)等。可控因素包括低体重、性激素缺乏、吸烟、过度饮酒、体力活动不足、钙和维生素 D 缺乏以及药物等。

1. 遗传因素 是否发生骨质疏松症,往往取决于峰值骨量及个体骨丢失的速度,其中峰值骨量(PBM)50%～80% 的程度上取决于遗传因素。原发性骨质疏松的遗传易感性较强,骨质疏松症与脆性骨折的风险基因及其效应可分为以下几类:①效应大的低变异频率基因(如 *LRP5*、*SOST*、*COL1A1*、*COL1A2*、*LEPRE*、*CRTAP*、*PPIB* 等);②效应大的高变异频率基因(似乎很罕见);③效应小的高变异频率基因;④效应小的低变异频率基因(如 *TNFRSF11A*、*TNFRSF11B*、*ESR1*、*SP7*、*LRP4*、*LRP5*、*THFSF11*、*SOST*、*MRRK3*、*ZBTR40* 等);⑤效应中等的高变异频率基因(意义大,应列为研究重点对象,其遗传效应在同卵双生儿中表现得最充分,但鉴定极为困难)。已有研究表明,维生素 D 受体(*VDR*)基因、雌激素受体(*ESR*)基因、降钙素受体(*CTR*)基因、I 型胶原α₁(*COL1A1*)基因以及 *TGF-β1* 基因多态性,均与骨质疏松症相关。

我国汉族绝经女性的骨质疏松可能与国外人种存在不同的遗传背景。硫化物 - 醌还原酶样蛋白(SQRDL)是调节细胞硫化氢水平的重要酶,而骨髓间充质干细胞产生硫化氢,可增强细胞自我更新能力及促进成骨分化。现有证据支持 SQRDL 可能是汉族绝经妇女骨质疏松症的遗传危险因素,在汉族绝经妇女骨质疏松症的病因学中起重要作用。

总体而言,绝经妇女骨质疏松症的遗传因素有待进一步的研究。

2. 增强骨吸收的因素

(1)妊娠期:骨吸收增强导致骨小梁变细、变薄甚至断裂,骨微结构有明显变化。随着孕周延续,母体缺钙易出现腓肠肌痉挛、腰腿痛等表现。虽然正常妊娠对母亲的骨代谢有明显影响,但一般通过代偿不至于发生严重骨丢失;但多次妊娠加上蛋白质、热能、钙和维生素 D 等的摄入不足或其他一些原因,可成为 POP 的高危对象。

(2)哺乳期:催产素刺激成骨细胞分化、骨矿化和破骨细胞形成,因此催产素是一种促进骨形成激素。出生后哺乳需再动用 80g 骨钙,因此骨吸收明显增强。但此后的骨形成加速可使骨量基本恢复正常。骨形成不足引起妊娠相关性骨质疏松症和哺乳相关性骨质疏松症。

(3)雌激素缺乏:性腺类固醇激素为青春期骨骼突发生长的始动因子,生长发育延迟可致 POP。雌激素缺乏使非核受体作用减弱,破骨细胞和成骨细胞生成均增加,骨重建速率升高。加上成骨细胞和骨细胞凋亡,导致骨形成和骨吸收失平衡,骨吸收多于骨形成。

(4)脱氢表雄酮和雄烯二酮不足:在骨细胞上,雄激素可以通过雄激素受体和 P450 芳香化酶两种途径调节骨代谢,同时也可以通过调节骨微环境中的细胞因子、生长因子(包括 IL-6、IGF、TGF-β 和 FGF 等)的产生来调节骨代谢。绝经后妇女的血睾酮及其他雄性类固醇激素均明显下降,血脱氢表雄酮硫酸盐与腰椎、股骨颈和桡骨骨密度呈正相关,而选择性雄激素受体调节剂对男性骨质疏松症有治疗作用。

（5）维生素 D 缺乏 / 不足：慢性维生素 D 不足是骨质疏松常见病因，重度维生素 D 缺乏可导致骨质软化 / 佝偻病。维生素 D 对骨组织具有两重性，生理量 1,25(OH)$_2$D 刺激成骨细胞活性，促进骨形成；大剂量可激活破骨细胞，增强破骨细胞的骨吸收作用。钙和维生素 D 缺乏对细胞增殖、分化的影响途径主要在成骨细胞。成骨细胞增殖分化低下使骨形成减少，骨量不足，儿童或青少年引起佝偻病 / 骨质软化，成人则导致骨质疏松症。

（6）糖皮质激素：长期使用糖皮质激素后，骨松质出现过多脂肪细胞，而成骨细胞缺乏伴骨吸收增强，骨小梁退化和断裂；孔腔扩大、增多而缺乏破骨细胞，骨形成过程延长或缺陷。股骨头骨坏死区可见骨细胞和骨膜细胞大量凋亡。糖皮质激素影响骨代谢的因素包括糖皮质激素制剂、个体的敏感性、性别和年龄、使用途径和方法等。因此，应尽量避免滥用糖皮质激素，必须使用时选择最佳剂量、用法和疗程，并尽可能采用局部制剂。

3. 降低骨形成的因素　骨形成主要由成骨细胞介导。人类约在 30 岁达到一生的峰值骨量（peak bone mass, PBM）。青春发育期是人体骨量增加最快的时期，如因各种原因导致骨骼发育和成熟障碍致 PBM 降低，成年后发生骨质疏松症的可能性增加，发病年龄提前。故 PBM 越高，发生骨质疏松症的可能性越小或发生的时间越晚。因此，影响人体骨量的另一因素是增龄性骨丢失前的 PBM。达到 PBM 年龄以后，骨质疏松症主要取决于骨丢失的量和速度。PBM 主要由遗传素质决定，但营养、生活方式和全身性疾病等对 PBM 也有明显影响。

（1）PBM 较低：PBM 是遗传因素和环境因素共同作用的结果，一般自幼体健、具有健康素质的个体和青春期发育正常者 PBM 较高。决定 PBM 和骨密度的遗传因素包括：①激素受体（维生素 D 核受体、雌激素受体、降钙素受体、β$_3$- 肾上腺素受体、糖皮质激素受体）基因；②细胞因子、生长因子、激素和基质蛋白（TGF-β$_1$、IL-6 等）基因；③骨质疏松症易感基因（11q12-13、11q 等）；④其他基因（载脂蛋白 E、HLA 标志物、Reg1cp 等）。由遗传因素决定的股骨颈几何形状和生物质量存在

种族差异，股骨颈骨折与其他骨折不同，在同等外力作用下，股骨颈是否骨折与其长度、宽度、直径、Ward 三角形状等有关。

（2）降低骨形成的其他因素：①钙和维生素 D 摄入不足；②不良生活方式，如吸烟、酗酒，高蛋白、高盐饮食、维生素 D 摄入不足，以及光照减少等；③体力活动不足；④致骨质疏松药物与放疗。

4. 体成分因素

（1）肥胖与骨密度：研究发现，体重与骨折风险呈负相关，肥胖者的骨密度高于非肥胖者，因而认为肥胖对骨质疏松症有保护作用。但是，反映脂肪与肌肉容量的研究发现，内脏脂肪是影响脊椎骨密度的负性因素，肌肉容量是影响脊椎骨密度的正性因素，内脏脂肪通过炎性脂肪因子介导骨丢失，促进成骨细胞和成纤维细胞合成 RANKL。另一方面，肥胖引起的氧化应激也引起骨丢失和骨强度下降。尽管肥胖 2 型糖尿病患者的骨密度可能正常，但骨折风险升高。

（2）肌量减少：随着增龄，肌量减少伴有低骨量或骨质疏松症。肌量下降使活动能力降低，而体力活动下降、食欲不振和平衡能力差又进一步加重肌肉消耗，形成肌量减少和骨丢失之间的恶性循环。

5. 内分泌激素分泌紊乱

（1）雌激素与维生素 D 和脱氢表雄酮 / 雄烯二酮缺乏：雌激素、维生素 D 和脱氢表雄酮 / 雄烯二酮是促进骨形成的必需激素，增龄引起维生素 D 缺乏和脱氢表雄酮 / 雄烯二酮不足，因卵巢功能衰竭出现雌激素缺乏，并进而引起骨形成不足与骨吸收增强，骨重建偶联失常，骨丢失增多。

（2）卵泡刺激素（follicle-stimulating hormone, FSH）升高：少量的 PTH 刺激骨形成，但绝经期 FSH 升高与骨丢失增多相关，绝经后 5 年内，骨丢失量占绝经后骨丢失总量的 50% 以上。FSH 通过 Gi2α- 偶联的 FSH 受体直接刺激破骨细胞形成和骨吸收，促进受体下游的 RANKL 激酶磷酸化，抑制 NF-κB 与 IκBα，以上三条途径均诱导骨吸收。FSH 也刺激骨髓巨噬细胞释放 TNF-α，导致骨丢失。

（3）PTH 分泌增多：绝经后，部分患者血 PTH 和血钙轻度升高（游离钙升高为主），骨吸收指标明显升高，出现原发性甲状旁腺功能亢进样表现，

符合绝经后原发性甲状旁腺功能亢进症的特点。

6. 肌肉消耗与肌容量降低 骨密度降低与肌肉消耗呈正相关。

7. 骨髓微环境稳态失衡 骨髓微环境稳态对于维持成骨/破骨细胞功能起重要作用，稳态失衡会导致成骨/破骨细胞功能紊乱。在大多数 POP 患者中，调节钙磷代谢的内分泌激素，如 PTH、降钙素、维生素 D 均无显著变化，所以骨丢失不是（或不主要是）这些内分泌激素调节紊乱引起的。绝经前女性的循环性激素和骨骼的活化素（activin）/BMP 旁分泌正常，故骨的细胞分化与骨转换亦正常；围绝经期的抑制素 B 降低，FSH 升高，骨骼的 activin/BMP 作用增强，骨组织细胞分化和骨转换升高。绝经后抑制素 A 与 E_2 减少，骨组织细胞分化和骨转换升高。

IL-6 为一种多功能细胞因子，可促进破骨细胞的分化和活性，刺激骨吸收。单核细胞和巨噬细胞可分泌 IL-6，诱导骨原细胞分化为破骨细胞。TGF-β 和 TNF 促进骨吸收，加速骨丢失。另一方面，随着年龄增加，成骨细胞的 OPG 表达能力下降，骨丢失加速。局部调节网络功能紊乱导致骨丢失的其他依据有：①钙摄入不足、阳光照射少和消化功能减退引起血钙下降，导致轻度继发性甲状旁腺功能亢进；②细胞因子使骨组织对 PTH 的反应敏感性降低；③生长激素脉冲性分泌消失，血清 IGF-1 下降。

8. 成骨血管减少 成骨血管为最近在骨骼系统中鉴定出的一种具有偶联骨形成功能的特定血管亚型。成骨血管这一创新性概念的提出，颠覆了以往认为血管只是供给骨养分的传统观念，具有划时代意义。这些血管位于干骺端或骨内膜动脉网络系统末端，呈柱状或拱桥状，具有产生独特的新陈代谢微环境，调节周围骨祖细胞生长分化，偶联血管生成和骨形成的功能，被称为成骨血管。因其内皮细胞具有 CD31 和 endomucin 强阳性特点，简称 H 型血管。在去卵巢动物模型中，成骨血管形成减少，导致骨吸收大于骨形成，引起骨丢失。

二、老年性骨质疏松症

从骨重建的病理生理变化上看，老年性骨质疏松症（SOP）与绝经妇女骨质疏松症（POP）是不同的。在 POP 患者中，骨丢失主要与破骨细胞骨吸收增强有关。但是，在 SOP 中，骨丢失主要与成骨细胞功能与活性缺陷有关，致骨形成减少，骨小梁穿孔和断裂，脆性明显增加；破骨细胞功能不定，部分老年人的骨吸收常高于骨形成，导致骨丢失和脆性骨折，骨折部位以髋部最多见。多数患者的骨转换率正常或减弱（继发性改变），因此骨小梁在每经历一次重建后变得更薄更细，最后使纤细的骨小梁穿孔、断裂甚至完全消失。密质骨则表现为皮质厚度变薄和孔隙增大、增多。此外，PTH 和维生素 D 的代谢也有特殊性，一般血清 PTH 升高，血清 25- 羟维生素 D 明显降低。

SOP 的病因未明，一般认为与骨骼老龄化及多种环境因素有直接关系，可能主要与氧化应激引起的增龄性骨丢失、增龄性肌肉消耗、性腺类固醇激素缺乏、骨细胞和成骨细胞功能衰退、钙和维生素 D 缺乏、氧化应激 - 脂质过氧化和骨细胞自噬功能障碍、内源性高皮质醇血症及继发性甲旁亢等有关。多种病理生理改变作用于骨组织，引起骨量低下、骨结构退变和骨脆性增高。

1. 增龄性骨丢失 增龄性骨丢失（age-related bone loss，ARBL）一般开始于 40 岁前后，一般女性的骨丢失速度快于男性，并一直持续至最后，骨松质和骨密质的丢失量相当。但到妇女绝经时，由于雌激素水平显著下降，在原来 ARBL 的基础上出现加速性骨松质骨丢失。开始丢失的量较多（约绝经后数年内），随着时间的推移，骨丢失的速度逐渐减缓，但累积的骨丢失量因为性腺甾体类激素缺乏和老年两个或更多因素的叠加而逐年增多，但年龄是引起骨丢失和骨折的关键因素。增龄性骨质疏松的病因机制大约是：①氧化应激；②性腺甾体类激素缺乏引起抗氧化应激功能下降；③脂质氧化增强与 PPARγ 激活（部分与氧化应激有关）；④内源性高皮质醇血症（部分与氧化应激有关）。

2. 增龄性肌肉消耗 随着增龄，由于 GH 和相关生长因子缺乏，引起肌肉减少（sarcopenia），这种现象称为增龄性肌肉消耗（age-related muscle wasting）。老年性骨质疏松患者因为年迈多病和营养不良等原因，肌肉容量减少更为明显，表现为虚弱综合征（frailly syndrome）伴或不伴代谢综合征，肌肉缺乏和骨质疏松症并存。研究发现，老年性骨质疏松症的发病与肌肉和运动功能障碍直接相关。肌肉－骨骼共同组成运动系统，因此骨骼健康与肌肉的关系密切。在临床上，任何原因引起的肌肉疾病将最终导致骨质疏松症（肌病相关性骨质疏松症，myopathy-related osteoporosis）。

3. 骨细胞功能衰退　骨组织的基本多细胞单位是完成骨重塑的功能单元。破骨细胞的寿命为 1～25 天，成骨细胞为 1～200 天，衬里细胞 1～10 年，而骨细胞的寿命最长，可达 50 年之久。骨细胞－骨细胞小管网络系统是骨代谢的重要物质基础，具有生物力学和代谢转换信息传递功能。骨细胞是由成骨细胞转型形成的，老年人在成骨细胞转型和骨细胞生成过程中，细胞容量和细胞器明显减少，最终使骨的代谢转换变慢，骨形成减少。随着增龄，骨细胞的功能也呈进行性减退；骨细胞凋亡后遗留无细胞陷窝（non-osteocyte empty lacunae），同时出现微硬化（micropetrosis）和骨微坏死（micronecrosis），这是 SOP 区别于其他骨质疏松症的重要特点之一。

4. 骨髓间充质干细胞分化异常　研究发现转录因子、非编码 RNA 在骨髓间充质干细胞（BMSC）的成骨／成脂分化过程中起重要作用。衰老时 BMSC、FOXP1、TAZ、miR-188 等转录因子与微 RNA 表达及调控异常，促使 BMSC 向脂肪细胞分化增加，导致骨髓脂肪堆积与增龄性骨丢失；长链非编码 RNABmncr 通过调节 BMSC 成骨微环境影响 BMSC 成骨／成脂分化进程。

5. 性激素缺乏　研究发现，雌激素对女性和男性均有骨保护作用。老年男性的性激素变化逐年加重。男性的雌激素水平与骨密度（BMD）相关；低浓度 E_2 时，密质骨体积 BMD（vBMD）与血 E_2 呈正相关，高浓度时二者无相关（拐点为 E_2 作用阈值），低于该值时骨丢失加速。但在小梁骨中，体积骨密度（vBMD）与 E_2 仍相关，说明小梁骨缺乏阈值现象。此外，老年人因性激素缺乏还可诱发或加重氧化应激和继发性骨丢失。

6. 维生素 D 和钙缺乏　低骨量／骨质疏松症是维生素 D 轻度缺乏或不足的表现之一。血清 25（OH）D 降低引起肌肉虚弱乏力，并增加跌倒和骨折风险。血清 25（OH）D 降低，肠钙吸收减少，PTH 分泌呈代偿性增多，骨骼矿化不良，骨丢失加速。

7. 氧化应激　氧化应激与老年性骨丢失密切相关。衰老时骨髓微环境氧化应激产物明显增加，抑制成骨谱系细胞的增殖分化，促进破骨细胞形成和分化，导致骨丢失。

8. 骨髓微环境因子异常　成骨细胞功能减退的原因与骨髓微环境的细胞因子／生长因子分泌异常有关，其中 IGF-1 是维持成骨细胞功能的关键因子，可激活 mTOR 信号通路招募 BMSC 移行至骨表面分化为成骨细胞。老年人骨髓微环境 IGF-1 减少，导致骨表面的 BMSC 分化为成骨细胞减少，骨形成降低。

9. 骨结构退变与脆性增加　骨结构退变和骨小梁连续性丢失引起力学性能显著下降。肉眼下，密质骨仍致密，但可出现多孔性，小梁骨呈花边状，板状结构消失；光镜下，密质骨和小梁骨均可见 BSU 和类骨质。骨小梁的分支三维结构紊乱，骨小梁呈杆状，变细、断裂、缺失和溶解。密质骨变薄，多孔。以上骨骼结果改变引起骨生物力学性能显著下降，骨脆性增高，容易发生骨折。

10. 成骨血管减少　衰老时成骨血管生成减少，导致骨形成下降，骨量丢失。

三、青少年特发性低骨量与骨质疏松症

JIO 的病因与发病机制未明，可能与以下方面有关：

（1）骨形成和骨吸收平衡被打破：关于 JIO 患者骨吸收的增加或减弱目前尚有争议，主流观点认为骨形成减低是 JIO 的主要病理生理学机制。研究发现 *microRNA-2861*，一个新的调控成骨细胞分化和骨骼形成的基因，可以影响骨发育，并导致青少年骨质疏松症；

（2）青春期生长突增和骨量增加；

（3）骨代谢调节因素失常：研究发现 JIO 在起病初期存在负钙平衡，并对维生素 D 治疗有效果，同时 1,25（OH）$_2$D 的缺乏在 JIO 发病机制中起主要作用；

（4）胶原合成异常。

四、原发性男性骨质疏松症

原发性男性骨质疏松症（primary osteoporosis in men，MOP）是指病因不明的男性骨质疏松症。

1. 增龄性与加速性骨丢失　一般认为，增龄

性与加速性骨丢失属于一种不均一性临床综合征，包括许多病因不一、临床表现各异的疾病或综合征，其中较常见的有 SOP 和 MOP，发病机制依病因不同而异。骨丢失速度和程度一般低于女性，但有些老年男性骨量丢失的速度也相当快，在 65～70 岁前即出现明显骨质疏松（伴或不伴骨折）。

2. **性激素缺乏** 一些资料显示，成骨细胞功能降低，骨组织计量学表现为骨形成缺陷，但大多数病例表现为骨吸收增加，骨形成表面与无骨质疏松症的老年人相似，但骨吸收表面明显增加。由于性激素结合球蛋白 SHBG 升高，血清游离雄激素进一步下降，引起骨质疏松症。骨吸收增加是老年男性骨代谢的重要特点。

3. **维生素 D 和钙缺乏** 维生素 D 缺乏/不足是男性（尤其是老年男性）骨质疏松症的重要病因之一，患者的血清 25（OH）D 降低，肌肉虚弱无力，跌倒和骨折风险增加。维生素 D 缺乏引起肠钙吸收减少，PTH 分泌增多，骨骼矿化不良，骨丢失加速。

第三节 骨质疏松的临床表现、诊断和鉴别诊断思路

一、骨质疏松的临床表现

对多数患者而言，骨质疏松的临床表现就是"无临床表现"，所以它又被称为"静悄悄的疾病"，少数患者可出现临床表现，但这些表现不具有特征性，主要有两大类表现。

1. **慢性疼痛** 如果没有骨折，单纯骨质疏松是否会导致骨痛尚无定论，国外的教科书并不描述骨质疏松患者存在慢性疼痛，这可能是因为骨质疏松患者的慢性疼痛与骨质疏松的关系举证困难。国内学者认为由骨质疏松直接导致的骨痛是极少的，但应该是存在的，因为原发性甲状旁腺功能亢进引起的骨质疏松会导致骨痛，手术切除甲状旁腺腺瘤后血 PTH 水平下降，骨转换活动下降，而骨量尚未明显改善时，骨痛已经消失。所以推测破骨细胞活性亢进导致的骨溶解增强可能是骨质疏松患者骨痛的主要原因。

骨质疏松患者伴有的疼痛最多见的是慢性双侧腰背疼痛，以负重和体位改变时更明显，可呈持续性或间歇性，少数患者伴有下肢放射痛或肋骨痛，更有少数患者为全身骨痛。椎体可以有或无压痛。绝经后女性或中老年人出现的上述表现可以是筛查骨质疏松的指征（因为不管何种原因，这些疼痛多与骨质疏松相伴），但即使骨密度达到骨质疏松的诊断标准，也需要排除能引起上述疼痛的其他疾病后才可诊断为骨质疏松性疼痛。

骨质疏松患者容易伴发腰肌劳损、椎间盘突出或椎管狭窄，这些疾病也可以成为腰背痛、下肢痛的原因；骨质疏松患者的全身疼痛，也可以由自身免疫病引起；其肋骨疼痛，可以由冠心病、胆道系统病、骨肿瘤、肋间神经炎、带状疱疹等所引起，在临床上要仔细甄别。

需要注意的是，突然发生的、较重的椎体或肋骨疼痛多由椎体或肋骨骨折引起。

2. **脆性骨折** 过去也称病理性骨折，指自发性或在微外力作用下的骨折。"微外力"通常指在站立位高度或低于站立位高度摔倒而受到的冲击力。发生脆性骨折的常见部位为胸椎（通常在 T_6 以下）、腰椎、髋部、桡骨、尺骨，其他部位如肋骨、肱骨上端、跟骨等部位也可发生骨折。发生初次骨折以后容易再次发生骨折，所以应该高度重视初次骨折后的骨质疏松治疗。当然，老年人的脆性骨折发生率高，不完全是由骨质疏松所引起的，视力下降、神经系统疾病等非骨骼因素也起了促进作用。

椎体骨折后的形态可分三种：①楔形骨折；②双凹形骨折；③扁平形骨折。每种形态的形成可能取决于骨折时受力的方向。科利斯（Colles）骨折专指桡骨下端的骨折。椎体骨和桡骨下端主要由骨松质（小梁骨）所组成，而骨松质的代谢速度快于密质骨，这可能是椎体骨折和 Colles 骨折更多见于小于 70 岁的绝经后骨质疏松（也被 Riggs 称为 I 型骨质疏松）患者的原因。股骨上端主要由密质骨构成，而密质骨代谢速度比骨松质慢些，这可能是髋部骨折多发生于 70 岁以上老年男女性（也被 Riggs 称为 II 型骨质疏松）的原因。

椎体骨折发生后 85% 的患者会出现局部疼痛及腰背活动受限，少数患者无任何症状，多个椎体压缩性骨折会导致驼背、身高缩短。由驼背导致的肺活量下降、食量下降、活动量减少，可能是椎体骨折患者寿命缩短的原因。但是，如何对

骨质疏松患者的驼背进行矫正，目前还未引起高度重视，这是值得努力的研究方向。

髋部骨折，即股骨近端骨折，大多位于股骨颈或大转子根部，是老年人致死、致残的主要原因之一，某些髋部骨折本身不致命，但骨折后（包括手术后）的并发症如肺梗死、肺炎、压疮可致 5%～20% 的患者于骨折后 1 年内死亡，经过治疗后仅约 20% 患者能完全恢复到骨折前的日常生活能力，其余患者治疗后下肢功能也恢复不完全。

二、骨质疏松的诊断——难以完美的标准

骨质疏松的英文名称为"osteoporosis"，一个多世纪前该词指骨的多孔性，所以该词的本义指骨的微结构改变。

骨的强度由骨量和骨质量（即骨的抗骨折能力）共同决定，骨质量由骨的几何形态、微结构、骨转换、骨矿化程度、骨胶原纤维的排列情况、矿物质与有机物的比例等因素共同决定。但是由于技术限制，目前只能通过测定骨量（以骨中矿物质含量表示）来诊断骨质疏松，测定骨的微结构测量技术尚不够成熟。

骨质疏松的诊断标准于 1993 年由 WHO 确定，该标准依据双能 X 射线吸收法（dual energy X-ray absorptiometry，DEXA）所测的骨量（实际上是骨密度）而定，如果某人的骨密度（BMD）位于同种族、同性别中青年人 BMD 峰值的平均值 ±1 个标准差范围内为骨量正常；比同种族、同性别中青年人 BMD 峰值的平均值降低 1～2.5 个标准差为骨量减少；比同种族、同性别中青年人 BMD 峰值的平均值降低≥2.5 个标准差为骨质疏松；严重骨质疏松指 BMD 符合骨质疏松的诊断标准，且已经发生 1 次或多次脆性骨折。该标准差指中青年人 BMD 峰值的标准差。骨密度通常用 T 值表示，T 值 =（所测骨密度 - 骨密度峰值）/ 中青年人 BMD 峰值的标准差。

该标准制定的背景是基于在绝经后妇女中进行的流行病学研究，该研究发现：同性别中青年人 BMD 峰值呈正态分布，有平均值和标准差（SD），当绝经后妇女 BMD 低于峰值的平均值超过 2.5 个 SD（称为 T 值）时，脆性骨折率明显上升，所以把切割点定在 −2.5SD，而不是统计学常

用的 −1.96SD。然而，该诊断标准存在明显缺陷：①DEXA 所测的为平面 BMD，其 BMD 值容易受骨体积大小、骨质增生所影响，所以有时候难以反映真正的 BMD，单纯依赖此值作诊断可能会造成漏诊或过度诊断。②该标准不适合用于绝经前妇女、男性、青少年和儿童。③许多脆性骨折患者，其骨密度 T 值下降的绝对值不到 2.5SD。

考虑到以上缺陷，2001 年美国国立卫生研究院（NIH）提出了新的骨质疏松诊断标准：骨质疏松是以骨强度减弱导致骨折风险增加为特征的骨骼疾病，骨强度主要反映了骨密度和骨质量的综合。该诊断标准显然弥补了 1993 年 WHO 提出的诊断标准的缺陷，全面涵盖了疏松骨组织的特性，即不但有量的减少，还有质的减退，这为临床诊断提供了理论依据。例如，一位脆性骨折患者即使其骨密度降低没有超过 2.5 个标准差，也可以被诊断为骨质疏松，对这样的患者在以前医生很难作出诊断。但是，该诊断标准只有概念，却没有界定的实际数据。2017 年，中华医学会骨质疏松和骨矿盐疾病分会参考《美国 AACE 骨质疏松诊断和治疗指南（2016）》，制定了我国的骨质疏松诊断标准。

骨质疏松症的诊断标准（符合以下三条中之一者）：

1. 髋部或椎体脆性骨折；

2. DEXA 测量的中轴骨骨密度或桡骨远端 1/3 骨密度的 T 值≤−2.5；

3. 骨密度测量符合低骨量（−2.5<T 值<−1.0）+ 肱骨近端、骨盆或前臂远端脆性骨折。

从上述诊断标准可以看出，该标准比旧标准扩大了被诊断的人群，会增加医疗保险负担，但对患者治疗有利。

三、鉴别诊断——医生心中应该惦记的事情

1. 最基本的工作是要排除或确诊继发性骨质疏松 据国内外以 DEXA 为基础的流行病学调查，绝经妇女骨质疏松症患者只占绝经妇女的 30% 左右，这提示：卵巢功能衰竭并非骨质疏松发生的唯一原因，相伴的很可能还有其他重要原因，因为目前的科学水平尚不能发现绝经妇女和老年性骨质疏松的全部发生机制，所以绝经妇

女骨质疏松症和老年性 OP 都被称为原发性骨质疏松。有明确原因的骨质疏松被称为继发性骨质疏松。

在骨质疏松患者中，原发性骨质疏松占 90% 以上，继发性骨质疏松小于 10%，后者虽然构成比小，但实际上患者绝对数量庞大。医生对每一位骨质疏松患者均要怀疑有继发性骨质疏松之可能，因为从意义上说，继发性骨质疏松有明确的原因，找出继发性骨质疏松患者有利于去除病因，如为恶性疾病所致还可及时治疗以挽救生命；从患病概率而言，许多可导致骨质疏松的疾病如原发性甲状旁腺功能亢进、慢性肾脏病、多发性骨髓瘤、肺癌等多发于中老年人，如按惯性思维简单对待骨质疏松患者则容易造成误诊、漏诊。

2. 哪些人群应该被怀疑为继发性骨质疏松？ 对年轻患者、绝经前妇女、小于 65 岁男性患者、非预期的骨质疏松患者、严重的骨质疏松患者、骨量流失快速进展的患者或已使用常规抗骨质疏松治疗仍有骨量流失的患者，尤其应该检查是否存在导致骨质疏松的病因。

通过一些简单、经济的实验室检查，就可以鉴定出 92% 的继发性原因，这些检查包括：全血细胞计数、血清生化检查、24 小时尿钙排泄量和血中 25- 羟维生素 D 定量。如果要确诊或排除性腺功能减退、甲状腺毒症、腹泻病、皮质醇增多症、肥大细胞病和多发性骨髓瘤，则还需要进一步的检查。如果仍然高度怀疑继发性骨质疏松或在 BMD 正常的情况下发生脆性骨折，则有必要进行四环素双标记后的髂骨活检和骨髓检查，以确定是否存在骨矿化缺陷或骨髓疾病，尤其是非分泌型的骨髓瘤或肥大细胞病。

3. 继发性骨质疏松的常见病因及其导致骨质疏松的机制

（1）慢性肾脏病：慢性肾脏病分为肾小球疾病和肾小管疾病。现在医师们对肾小球疾病都比较警觉，但对肾小管疾病重视还不够，因为肾小管疾病的直接危害没有肾小球疾病大，但实际上许多貌似"原发性骨质疏松"是由肾小管疾病所致。肾小管疾病的临床表现谱很广，疾病轻重程度相差较大，更多的患者无临床表现，骨质疏松可以是其首发或唯一的临床表现，尿中排泄物谱系也多相差较大，有的尿中有电解质、葡萄糖、氨

基酸、氢离子等多种物质排泄异常，有的仅有尿钙或尿磷排出过多。所以应该主张对所有骨质疏松患者在治疗前查 24 小时尿钙定量。

如果是肾小球病变，内生肌酐清除率在 40～70ml/min，即 CKD2 期，骨骼就已经开始出现组织学异常。从血液分析看，在血清钙、磷和 1,25- 二羟维生素 D 浓度变化前，血中 PTH 和利磷因子成纤维细胞生长因子 23（FGF23）就已经升高了。如果阻止继发性甲旁亢，就会看到无动力的（骨转换活动低下的）骨营养不良，这揭示了肾损伤的本身作用是抑制成骨功能。如果 PTH 持续升高，就会出现高转换的骨营养不良，或纤维性骨炎。到 CKD5 期（内生肌酐清除率 <15ml/min），几乎所有患者都会有骨组织学病理性改变。

CKD 的骨骼病变一般都会包括骨质疏松，但往往还伴有其他骨骼病变，如纤维性骨炎、骨软化、骨硬化，所以严重的 CKD 并发的骨骼病变非常复杂，被统称为肾性骨营养不良（ROD）。

肾损伤本身如何抑制成骨功能尚不清楚，现在了解到的是肾损伤导致许多继发性激素分泌异常，这些异常导致骨骼病变：如肾小管 1α 羟化酶表达减少导致体内 1,25- 二羟维生素 D 缺乏，肠道钙吸收减少，PTH 代偿性分泌增加，导致继发性骨质疏松；血磷升高也直接刺激 PTH 分泌；随着 CKD 进展，骨中成骨细胞和骨细胞分泌 FGF23 增加，以促进磷从肾排出；但 FGF23 和缺钙都能抑制骨矿化。总之，ROD 的发病机制十分复杂，许多环节目前还不清楚。

（2）内分泌代谢疾病

1）原发性甲状旁腺功能亢进：持续性 PTH 升高，是骨质疏松发生的典型病因。该病患者几乎所有人都存在骨转换增强，综合作用是破骨功能超过成骨功能。

2）甲状腺功能亢进：甲状腺激素对破骨细胞、成骨细胞功能均具有刺激作用，综合作用是破骨大于成骨，因此，甲状腺激素长期升高会导致骨质疏松。

3）库欣综合征：糖皮质激素对成骨细胞功能的抑制作用很强，所以会导致骨量的下降。

4）性腺功能减退：这主要指过早绝经或男性性腺功能低下，男性激素与雌激素一样对维持骨量很重要。

5）糖尿病：1 型糖尿病容易并发骨质疏松，主要由于胰岛素缺乏及其他因素导致成骨功能低下所致，破骨细胞功能并不增强。

当内分泌疾病临床表现已很明显时，诊断并不困难，容易漏诊的是临床表现不明显的"亚临床库欣综合征""亚临床甲亢""血钙正常的原发性甲状旁腺功能亢进"和"男性部分性雄激素缺乏"。其诊断方法详见本书有关章节。

（3）风湿性或炎症性疾病：人体内慢性炎症的程度可以跨度很大，有学者推测在所谓的"原发性骨质疏松"患者中，一部分人可能由炎症引起，但目前临床上检测炎症的手段尚不够灵敏。理论上，任何自身免疫疾病都可以引起骨质疏松，临床上类风湿性关节炎和系统性红斑狼疮（SLE）更容易引起骨质疏松。炎症细胞释放的细胞因子异常复杂，细胞因子网络紊乱综合导致成骨细胞和破骨细胞功能失去平衡，导致骨质疏松。目前至少已经知道炎症因子白细胞介素 -1（IL-1）、白细胞介素 -6（IL-6）和肿瘤坏死因子 α（TNF-α）能够促进破骨细胞的形成和功能。

（4）血液系统疾病或恶性肿瘤：骨质疏松最常见的恶性病因是多发性骨髓瘤（MM）。骨髓瘤细胞在骨髓中增生，刺激成骨细胞过度表达 IL-6，IL-6 能够刺激破骨细胞，导致骨质疏松及溶骨性破坏。MM 经过骨髓穿刺一般诊断不难。单个骨骼损害称为孤立性骨髓瘤，髓外骨髓瘤的孤立性病变位于口腔及呼吸道等软组织中，这两种情况诊断难度大，因为依靠髂棘骨髓穿刺往往难以作出诊断。另外，肺癌、胰腺癌等恶性肿瘤可以分泌 PTH 相关蛋白（PTHrP），PTHrP 具有 PTH 类似的结构和生物活性，故可以导致骨质疏松。

（5）药物性因素：引起骨质疏松的药物很多，包括糖皮质激素、甲状腺激素、肝素等。导致骨质疏松的药品中最多见药物是糖皮质激素，糖皮质激素被广泛用于慢性非感染性炎性疾病（包括结缔组织病）、过敏性疾病及器官移植，骨质疏松为其最严重的副作用之一，绝经后妇女及 50 岁以上的男性如果全身使用糖皮质激素则骨质疏松发生的风险更高。在相同骨密度的情况下，糖皮质激素性骨质疏松较绝经后骨质疏松患者骨折风险更高，该差别的机制目前还不清楚。

已公认中等到大剂量的糖皮质激素与骨丢失及骨折危险性增高显著相关，糖皮质激素对骨骼的作用呈剂量和时间依赖性，研究证实全身性应用相当于泼尼松 7.5mg/d 以上剂量的糖皮质激素 2～3 个月即可导致显著的骨丢失和骨折危险性增加，长期使用略高于 2.5mg/d 的泼尼松也与骨折危险性增高相关。不过美国风湿病学院 2010 年指南并不推荐使用泼尼松 7.5mg/d 以下患者使用药物预防骨质疏松，其 2017 年指南也是如此，但推荐对使用泼尼松 2.5mg/d 以上、超 3 个月者至少要补充钙（1 000～1 200mg/d）和维生素 D（600～800IU/d）；对使用泼尼松 7.5mg/d 以上、超 6 个月，而且骨密度的 Z 分数低于 -3 或骨密度每年降低≥10% 者，才给予二膦酸盐等药品治疗。

糖皮质激素导致骨质疏松的机制非常复杂，包括：

（1）抑制骨形成：长期应用糖皮质激素可抑制成骨细胞功能，这是最主要的机制。

（2）影响钙稳态：糖皮质激素抑制小肠对钙、磷的吸收，增加尿钙排泄，引起继发性甲状旁腺功能亢进症，持续的 PTH 水平增高可促进骨吸收，这种机制在动物可以看到。

（3）性激素减少：糖皮质激素可降低内源性垂体促性腺激素水平并抑制肾上腺雄激素合成，黄体生成素（luteinizing hormone，LH）水平的降低引起雌激素及睾酮合成减少，协同引起骨质疏松。

（4）其他作用：糖皮质激素引起的肌病及肌力下降也可导致骨丢失。此外，患者本身的炎性疾病也可导致骨质疏松。

（张克勤）

第四节　骨质疏松症的辅助检查及存在的问题

辅助检查的基本目的是将正常人与患者数据切割开，但这仅是统计学专业的传统思维方法。临床医师们发现，许多骨密度尚处于正常人数据范围内的个体，也容易发生脆性骨折，这就说明该个体的骨量不低，但骨质量低。目前骨的质量内涵还不能完全数据化，给统计学的传统方法带来了挑战。

理想的骨质疏松诊断方法应该是既能判断骨量（quantity）、又能判断骨质量（quality）。骨骼基本组成成分是两种：骨矿物质和骨有机物（以胶原为主）。在真正的骨质疏松患者中，这两种成分是同比例降低的，因而在该状态中骨矿物质密度（也称骨密度，BMD）能代表骨量。骨质量包含的要素很多（含骨骼大体几何结构、骨微结构、骨转换率、骨微损伤、骨矿化程度、骨基质胶原/矿物质比率），从体外难以全面分析这些要素并用一种仪器整合这些要素。目前尚不能直接测定骨质量，只有下述的间接反映骨质量的方法。

骨质疏松的辅助检查方法很多，容易使人感到无所适从。但因为改善临床结局（即脆性骨折）是相关工作的出发点，也是工作的目标，所以评价某种方法的优缺点，应该基于其对脆性骨折的预测能力，以及对预防和治疗的辅助决策作用。

判断骨折风险的方法分类叙述如下。

一、判断骨量的技术

骨密度测量技术的共同理论是利用射线穿过身体不同组成成分（如骨矿物质和软组织）具有不同的透射度，通过分析射线减弱程度来计算出骨矿物质密度。近几十年来，骨密度测量技术一直在不断改进：仪器精密度从不稳定到更稳定、测定部位从外周骨到中轴骨，甚至已经可以对骨质量的某些要素（如骨结构）进行分析。骨量测量技术的种类按照发展历史叙述如下。

（一）平面骨密度测定技术

指立体的某块骨组织投影到平面的矿物质密度。

1. 普通 X 线摄片法（radiograph）——粗糙却有价值 X 线摄片并非主要用于测量 BMD，而主要用于观察骨结构。因为只有在骨量丢失达到 30% 以上时肉眼才能从平片上认定 BMD 降低，所以平片对骨密度变化的敏感度低；而且读片医师的主观因素、拍摄电压等因素也会对结果造成很大的影响，所以其用于骨密度变化的评价精确度也不高。因此，该方法不能用于骨质疏松症的早期诊断和疗效评估，但 X 线摄片法操作简便、快速，能对人体各部位进行检查，在缺乏 BMD 测定条件的医疗单位可用于粗略评价骨密度，特别是它对发现各类骨折和对某些代谢性骨病的影像学诊断及治疗效果的评价具有特殊价值。

如果对受检者脊柱进行 X 线摄片，当骨质疏松存在时，可表现为椎体透亮度普遍升高，椎体内骨小梁数目减少、细小、分支减少或消失。由于骨质疏松发生的过程是横行骨小梁减少早于纵行骨小梁减少，所以骨质疏松患者的 X 线片看起来椎体内纵行骨小梁分布更清楚，似栅栏状排列；密质骨亦明显变薄，上、下终板受椎间盘张力和重力影响出现不规则的凹形；椎间隙呈梭形，相对较宽；严重时可有 1 个或 1 个以上椎体压缩骨折，多呈楔形改变，也可以呈双凹征或扁平型压缩。如果对受检者股骨等管状骨进行 X 线摄片，则管状骨表现为皮质变薄，髓腔扩大，干骺端骨小梁减少、稀疏。Singh 认为股骨上端由骨松质组成，骨小梁结构根据所受应力的不同分为 5 组，其中不受应力或受应力少的骨小梁先消失，受应力多的骨小梁则不易消失。据此，Singh 按股骨上端骨小梁消失的程度将骨质疏松分为 6 个等级，即 Singh 指数（又称股骨近端骨小梁形态指数）。

Singh 指数分级如下：

——Ⅵ级为正常；

——Ⅴ级次要骨小梁消失，主要骨小梁和 Ward 三角相对更清晰；

——Ⅳ级主要抗张力骨小梁开始减少，但外侧骨皮质至股骨颈的骨小梁仍有连续性；

——Ⅲ级主要抗张力骨小梁失去连续性；

——Ⅱ级仅存主要抗压力骨小梁；

——Ⅰ级主要抗压力骨小梁明显模糊。

Singh 指数对判断股骨近端骨质疏松的程度有一定参考价值。

过去有人用金属铝制的密度梯度板与骨骼同时受 X 线照射，通过目测，以获得骨骼矿物质的半定量密度（即被摄骨骼在铝梯板的对应位置），虽然该方法比单纯拍 X 线片有进步，但还是很粗糙，难以形成诊断标准，故已经被弃之不用。

2. 单光子 γ 射线吸收法（single photon absorptiometry，SPA） 单光子 γ 射线吸收法是最早用于定量测量骨量的方法。1963 年由美国 Cameron 和 Soreson 首先研制成功。其原理为：放射性同位素 ^{125}I 或者 ^{124}Am 分别发射 27.5keV 和 59.6keV 能量的 γ 射线，因发射的光子只有一种能量，故称单光子 γ 射线吸收法。当发射的光子束穿透肢体（通常为前臂中下段即桡、尺骨中下 1/3 交界处），测量光子穿过肢体被吸收后的强度变化，计算测量密质骨的骨量，包括骨矿物质含量（BMC）、骨密度。骨密度可通过吸收定律 $I=Ie^{-\mu t}$ 获得。光子穿过任何物质后 I 的大小由光子的能量、穿透物质的密度和厚度决定；能量大的光子能够穿透更厚的物质、能量小的光子只能够穿透薄的物质。如 ^{125}I 发出 27.5keV 能量的光子仅可穿透 5cm 厚的软组织，故只能测量手、足、前臂、婴儿和鼠的骨密度，该同位素的半衰期为 60 天，需定期更换放射源。^{124}Am 发出的 60keV 能量的光子，可穿透 30cm 厚的软组织，可测量四肢各处的骨密度，但放射线能量过大，不宜测量鼠和婴儿，其半衰期为 433 年，可用到仪器报废也不需要换放射源。

单光子 γ 射线吸收法只限于测量外周骨（如前臂），不能测量腰椎和髋部等，而腰椎是最早发生骨质疏松部位，髋部骨密度能预测该部位的骨折风险。因此，单光子 γ 射线吸收法既不能用于骨质疏松的早期诊断，又对重点部位的骨折风险没有预测能力，而且由于同位素衰减致放射源不稳定影响了测量的准确度和精密性，现已较少应用。

3. **双光子 γ 射线吸收法（dual photon absorptiometry，DPA）** 出现于 20 世纪 70 年代，是在单光子 γ 射线吸收法的基础上发展起来的，是针对单光子 γ 射线吸收法无法测量受软组织影响较大部位（如腰椎和髋部）而设计的。其原理与单光子骨密度测定基本相同，所不同的是采用高能量和低能量两种不同能量的放射性同位素同时扫描，以校正软组织因素对测量结果的影响，初期是用 ^{125}I 和 ^{241}Mg 两种同位素分别发射两种光子来测量，后由同时发射 100keV 和 44keV 两种光子的一种同位素 ^{153}Gd 所取代。

双光子骨密质测定可用于腰椎、股骨近端等部位骨矿含量测定。与 SPA 一样，该方法受同位素衰变的影响，所以精确度比较差（变异系数为 2%～4%）；核素半衰期短，需经常更换；扫描时间长（如测量腰椎耗时约 30min）；受试者受照放射剂量大（是 SPA 和 DEXA 的 3～5 倍）；费用高，较难普及；目前已被 DEXA 所取代。

4. **单能 X 线吸收法（single X-ray absorptiometry，SXA）** 其原理和 SPA 基本相同，只不过改用 X 线作为放射源取代同位素。因 X 线较同位素放射源稳定，因而提高了测量的准确度和精确性，其变异系数可以小于 1%。由于单能 X 线吸收法只适用于测量外周骨的骨矿含量和骨矿密度，而且为消除软组织对测量的影响，SXA 测量时需将被测部位置于水中，所以该方法现在很少被应用。

5. **双能 X 射线吸收法（dual energy X-ray absorptiometry，DEXA）** DEXA 的出现是骨密度仪的一大革新，双能 X 射线吸收法不同于双能光子吸收法的主要之处是用 X 射线管取代了放射性同位素源，因此不存在放射源衰变等问题，减少了更换放射源及校正参数等烦琐的工序及因换放射源而被迫中止的测量和跟踪疗效观察等问题。双能 X 射线吸收法所用的不同能量 X 射线可以通过两种方法来产生：稀土元素滤波或是快速改变 X 射线管电压的方法。这些方法所产生的多色辐射 X 射线束通过一个过滤器，被分成高和低两个能量峰（如 40kV 和 70kV）。由于 X 线的能量高，故双能 X 线吸收仪的测量速度、准确性和精确性都较双光子吸收仪有很大提高。DEXA 在临床工作及流行病研究中的应用始于 20 世纪 90 年代初，在短短的 20 余年中，双能 X 射线吸收法已经成为最重要的骨密度测量法和最为普遍应用的人体成分测量方法之一。因 DEXA 具有放射性小（1～3uSv）、扫描时间短、测量结果精度高（不同骨骼的长期变异系数为 1.1%～2.5%）、可以测定全身骨骼等优点，所以它所测得的骨密度是目前公认的诊断骨质疏松症的"金标准"。近年来，随着双能 X 线吸收测量仪的软件不断开发和硬件的不断改进，它的功能和应用范围也越来越广泛。除了测定骨密度外，双能 X 射线吸收法还被用于测量骨外部形态以判断是否存在椎体骨折，还可应用于人体软组织成分测量：既可以测定全身又可以测定局部的脂肪及瘦组织质量，有初步研究显示双能 X 射线吸收法也许可以测定乳房密度，从而在乳腺癌的预测和诊断中发挥作用。

理论上，DEXA 可以测定全身骨骼的矿物质密度，实际上，日常工作中用 DEXA 常选用的测定部位为腰椎和股骨。

（1）腰椎骨密度测量：①正位腰椎测量，可以选择的感兴趣区（ROI）包括 L_1—L_4（或 L_2—L_4），并把它作为估计脊柱骨量的测量点。而胸椎不适合进行骨量估计，这是由于有胸骨和肋骨的阻挡。随着年龄的增加，骨密度在每一腰椎上的分布变得不均匀。由于具有腰椎压缩性骨折的椎体或有退行性改变的椎体散布在正常椎体之中，因此有这样的椎体存在时，用骨密度测量就很难推断出整个腰椎的骨密度变化。有时，这种异常出现在腰椎 ROI 区域时，就不能判断该患者是否有骨质疏松或其他骨代谢疾病。②侧位腰椎测量：由于脊柱后 1/3 是棘突、横突、椎弓根等富含密质骨的区域，而骨质疏松又往往首先发生在骨松质区域，因此侧位测量将可除去脊柱的后 1/3 部分。而且，侧位腰椎测量还可以剔除老年人常见的有腹主动脉钙化、椎间盘钙化及腰椎小关节的退行性改变，这些在进行前后位腰椎测量时不易剔除，从而使人们对侧位腰椎测量感兴趣。但遗憾的是：从侧位腰椎测得的 BMD 变异很大，所以目前临床上并不采用侧位腰椎测量法。

（2）股骨近端骨密度测量：除腰椎外，股骨近端是一个主要的研究和测量骨量和骨密度的骨骼区域，应包括股骨颈、大转子、全髋关节。患者如果存在特殊情况，如腰椎异常、髋部异常、过度肥胖或不能平躺，可选用前臂进行测量。

值得注意的是：由于 DEXA 仪器昂贵，为了能在基层普遍开展骨质疏松的诊断和治疗，在缺乏 DEXA 仪器的医疗单位，上述历史上曾经使用过的"旧方法"还有一定的使用价值。

平面骨密度仪的缺点：由于上述平面骨密度仪测量的是立体骨组织投影到平面的单位面积矿盐含量，所以存在这些不足：①测量的是骨皮质和骨松质的综合骨密度，不能区分密质骨和骨松质的 BMD，而在骨质疏松发展过程中，这两个部分的骨量丢失速度是不同步的；②在椎体已存在压缩性骨折、椎体骨质增生、小关节退变、椎间盘狭窄、终板钙化、主动脉钙化的情况下，即使存在骨质疏松，单位面积的 BMD 也会"升高"或"正常"；③前后位厚度薄的椎体骨密度容易被低估，而前后位厚度大的椎体骨密度容易被高估，如某骨质疏松患者椎体骨小梁稀疏，但椎体厚度大，也可能被测为 BMD"正常"。

（二）立体骨密度测量法——定量 CT（quantitative computed tomography，QCT）及存在的问题

定量 CT 是 20 世纪 80 年代研制成功的一种真实的体积骨密度（即立体骨密度）测量技术，可利用 X 线为基础的 CT 扫描技术提供组织的 3D 信息。不同于普通 CT 扫描之处是：QCT 对人体组织和已知羟基磷灰钙含量的体模同时扫描，将 CT 的灰度值转换为羟基磷灰钙值，由此获得骨密度值。研究显示，QCT 测量的骨密度值与灰重存在着良好的直线相关性。QCT 后来又分为专用体模法和无专用体模法。前者将被测体与体模同时扫描，以减少不同扫描仪、不同扫描层次间的变异性；后者以椎旁肌肉和脂肪组织作为内参考标准，去除了对外部体模的需求，从而去除了因人工制造的外部体模的非均一性及体模与被测体相对位置变化对测量结果的影响，因而改进了测量的准确度和精确性。

QCT 是目前唯一能够分别测量骨松质和密质骨骨量的方法，这为骨质疏松的早期诊断、导致骨质疏松不同病因的分析和监测疗效提供了新方法。在测量骨密度的同时，QCT 可以观测骨的微结构，包括骨容积率、骨表面积率、骨小梁厚度、骨小梁间隔、肾小梁长度、连接密度、结构模型参数等。QCT 又分三种测量方法：①体积定量 QCT（volumetric QCT，vQCT）、外周骨 QCT（peripheral QCT，pQCT）和显微 CT（micro-CT，μCT）。vQCT 是在三维空间衡量骨强度的方法，该方法对扫描后的感兴趣区进行表面、体积相关方程的数据分析，并自动定位重建图像，从而了解该区域的骨强度及骨显微结构状况，随着多排螺旋 CT 的应用，多平面重建功能变得容易，使该技术得到了长足的发展。pQCT 是经过特殊设计用于测量末梢骨状况的设备，具有高分辨率的图像三维重建功能，对药物治疗反应敏感，可同时提供骨量和骨强度信息。因该仪器体积小、放射剂量少、价格低，在骨质疏松的诊断、疗效评估、流行病学调查及骨折风险评价等方面可能具有良好的应用潜力。μCT 可直接计算骨体积和总体积之比及其他一些参数，如骨小梁厚度、骨小梁间隔和骨小梁数目等结构参数，这对骨质疏松的早期、明确的病理诊断有了突破性的促进作用，发展潜力巨大。总而言之，QCT 的优势在于它测量的是体积骨密度，消除了 DEXA 等方法测定的面积骨密度的缺陷，即 QCT 测量值不受椎体的大小的影响，脊椎退行性变对测量值的影响也极小；

但目前看来 QCT 的精确度还不如 DEXA，而且用 vQCT 判断骨折风险的研究还极少，pQCT 所测外周骨 BMD 与椎体 BMD 的相关性很弱，pQCT 所测桡骨 BMD 低到什么程度才可以诊断骨质疏松也没有定论。QCT 技术虽然是一个发展方向，但目前还只能用于科研方面，临床应用极少，要常规用于临床工作还有海量的研究要做，至少要在这几方面做大量研究：①通过改进仪器的软硬件、感兴趣区设定的标准化等方法提高测量的精密度；②由于人体老化导致的 QCT 所测 BMD 比 DEXA 所测 BMD 降低速度更快，基于 DEXA 的骨折风险评估不能够套用于 QCT，所以要用 vQCT 做大规模流行病学研究以确定诊断骨质疏松的 BMD 参考值和骨强度参考值；③用 QCT 技术分析骨强度的方法要标准化，而且要经过生物力学实验检验。

二、定量超声及存在的问题

美国 FDA 在 1998 年认可定量超声仪作为一种商售仪器，用于评价骨量减低。定量超声（quantitative ultrasound，QUS）是利用低频率超声波反射和穿透衰减的特性评价骨质的结构信息，所获得数据是超声波传导速度（VOS）和宽带超声波衰减值（BUA）。其中超声传导速率主要受骨密度、骨质量的影响，而振幅衰减值主要由骨密度及骨微结构所决定。QUS 所测的数据可反映骨的密度、微结构等综合特性，与骨折相关。

QUS 的主要优点是无放射性损伤、价廉、方便携带、使用方便，因而适合于基层单位开展骨质疏松的普查，但受检者还需要经过 DEXA 的核实才能够获得确诊。QUS 缺点是仅能够用于测量跟骨、指骨、胫骨和髌骨等外周骨，不能测量腰椎和髋部；重复性远不如 DEXA。虽然 QUS 所测跟骨的 T 值与 DEXA 所测脊椎的 T 值相关性显著，但这两种 T 值的一致性很弱。

三、骨转换标志物分析——可判断当时的骨骼代谢状态

骨骼由骨基质及位于其表面的成骨细胞、破骨细胞和埋藏于骨基质的骨细胞（也叫骨陷窝细胞）所组成。骨基质的多少决定骨量大小，骨基质由有机质（包括 I 型胶原、骨钙素等多种蛋白）及无机盐（主要是钙盐）所组成。骨基质总是处于合成和分解的动态变化中，"旧的骨基质被吸收—新骨形成"这样一个代谢过程被称为骨转换（bone turnover），又叫骨重建（bone remodeling）或骨重塑，无论在密质骨还是骨松质，骨转换的过程是一样的，即破骨细胞受到某种未知因素的吸引，聚集到损伤的或陈旧的骨基质表面，破骨细胞释放氢离子和蛋白酶，对旧骨基质进行溶解吸收，同时被溶解的骨基质释放钙盐及 I 型胶原片段及其他基质蛋白入血，局部骨基质释放出来的蛋白质会吸引成骨细胞聚集于被吸收所形成的骨陷窝表面，成骨细胞释放成熟的 I 型胶原及其他基质蛋白（如骨钙素，IGF-1 等）至骨陷窝，直到骨陷窝被填满，在此过程中成骨细胞还释放原胶原片段入血。

成骨细胞分泌的酶及新基质蛋白，破骨细胞分泌的酶及骨基质溶解所产生的物质被统称为骨转换标志物（bone turnover marker，BTM），在血或尿中可被测到。由于尿中钙含量受饮食钙含量或肾功能影响较大，所以尿钙排量已经不被列入 BTM。

BTM 的种类很多，各有优缺点。为了使各研究结果具有可比性，国际骨质疏松基金会（IOF）推荐全球使用 I 型原胶原氨基端前肽（procollagen type I N-terminal propeptide，PINP）为成骨功能标志物，使用 β-CTX 为破骨功能标志物。

（一）成骨功能标志物

1. **骨特异性碱性磷酸酶（ bone-specific alkaline phosphatase，BAP）** 临床常规生化分析所测的血总碱性磷酸酶由来自肝脏、骨骼、肾脏和胎盘的碱性磷酸酶所组成，BAP 仅来自成骨细胞，但仍然与肝源的 ALP 有 15% 的交叉免疫反应，BAP 的半衰期为 1～2 天，同一个体血浓度的日间波动约 10%，所以 BAP 是相对较稳定的指标。

2. **血 I 型原胶原氨基端前肽（ PINP ）和羧基端前肽（ procollagen type I C-terminal propeptide，PICP）** 成骨细胞先合成 I 型原胶原，I 型原胶原在其氨基端（N 端）和羧基端（C 端）存在延伸肽链，这些延伸肽链（前肽）在原胶原转化为胶原的过程中被特异性的蛋白酶切割而释放入血，所以 I 型原胶原氨基末端肽（PINP）和羧基末端肽（PICP）都能反映成骨细胞功能。它们主

要在肝脏被分解。导致其血浓度升高的因素有：①肝功能不良，②骨外组织的胶原纤维合成旺盛时，③肾功能不全。

血液中 PINP 为三聚体形式（由三聚体胶原转化而来），但很快会在热降解作用下成为单体形式。目前的试剂盒检测的是血液中所有的 PINP 形式，因此被称为总 PINP。

血清或肝素、乙二胺四乙酸（EDTA）抗凝的血浆都可用。标本稳定性：15～25℃可保存 24 小时，2～8℃可保存 5 天，-20℃可保存 6 个月。标本最多可反复冻融 5 次，否则将影响检测结果。其血浓度不受饮食因素的影响。

3. **骨钙素**（osteocalcin，BGP） 骨钙素分布于血液、骨基质、牙本质、血小板和巨核细胞中。由于骨钙素的氨基酸序列富含 γ 羧基谷氨酸，所以骨钙素又被称为骨 γ- 羧谷氨酸包含蛋白（bone gammacarboxyglutamic acid-containing protein，BGP）。骨钙素由成骨细胞合成，一部分分泌入血，另一部分存于骨基质，其含量可以占骨基质的 15%，在骨基质被吸收分解时释放入血。所以，有人认为骨钙素不仅仅反映成骨功能，也反映破骨功能。骨钙素的功能实际上还不清楚，可能是与羟基磷灰石结合后，调节钙晶体的长度，促进骨基质成熟；血小板和巨核细胞中的骨钙素功能更不清楚，这些细胞不分泌骨钙素到胞外。骨钙素在血液中片段很多，用针对全分子和 N-mid 片段的抗体所测的方法才稳定又敏感。由于骨钙素在肾脏被排出，在肾功能不全时可以升高。EDTA 会造成血液 BGP 浓度假性升高，溶血会造成浓度降低。

（二）破骨功能标志物

1. **抗酒石酸酸性磷酸酶 5b**（tartrate-resistant acid phosphatase 5b，TRAP5b） TRAP5b 仅存于破骨细胞中和牙槽骨的巨噬细胞中，无论在体外还是在体内研究中都显示与破骨细胞数量呈正相关。该酶活性相对稳定：血标本在室温可以放 2 天，在 4℃可以放 3 天，在 -20℃可以放 1 个月，在 -70℃可以放几年，但不能反复冻融。

2. **尿吡啶啉**（pyridinoline，PYD）**和脱氧吡啶啉**（dexypyridinoline，DPD） PYD 和 DPD 主要来源于骨组织，但这两种物质均在骨外组织也有分布（表 4-2-1）。由表可以看出，由于关节软骨中不存在 DPD，所以 DPD 比 PYD 骨特异性更高些。

表 4-2-1　PYD 和 DPD 在骨外组织的分布

标志物	骨	肌腱	主动脉	关节软骨	皮肤
PYD	有	有	有	有	无
DPD	有	有	有	无	无

DPD 和 PYD 的共同点：①从骨分解出来后在体内不代谢，全部以原形从尿中排出，故不受肝功能影响。②食物中的 DPD 和 PYD 在肠道不吸收，故其测定值不受饮食因素影响。③留置标本及实验操作均要避免强光照射，否则容易被紫外线所分解。

3. **Ⅰ型胶原羧基端肽**（C-terminal telopeptide，CTX） Ⅰ型胶原降解产物的主要分子片段之一是羧基端肽（CTX）。在骨成熟过程中，C 端肽的 α- 天冬氨酸转变成 β 型天冬氨酸（β-CTX）。血清或尿 β-CTX 水平的增高表明患者的骨吸收程度增加，骨吸收抑制治疗后血清或尿 β-CTX 水平会恢复正常。由于采用了针对Ⅰ型胶原线性羧基端特异性的 8 个氨基酸（EKAHD-β-GGR）的两种单克隆抗体，所以能检测出所有包含这 8 个氨基酸肽段的Ⅰ型胶原降解片段（β-CTX）。

CTX 在 EDTA 抗凝血浆的稳定性优于血清，如 EDTA 抗凝血浆在 20～25℃可保存 24 小时，4～8℃可保存 8 天；肝素抗凝血浆在 20～25℃可保存 24 小时，4～8℃可保存 24 小时；血清在 20～25℃可保存 8 小时，4～8℃也只能保存 8 小时。尿标本在 20～25℃可保存 7 天。上述标本 -20℃都可保存 3 个月，长期保存建议在 -70℃，一次冻融。溶血标本会引起 β-CTX 浓度的增高。

4. **Ⅰ型胶原氨基端肽**（N-terminal telopeptide，NTX） NTX 是Ⅰ型胶原氨基端降解片段，其临床意义与 CTX 相同，但目前仅能测尿标本，所以测定结果的变异较大。

（三）骨转换标志物的临床应用

1. **监测治疗效果** 这是目前最公认的应用价值。BTM 有助于观察抗骨吸收治疗对骨转换的影响，帮助调整药物剂量，预测 BMD 上升和骨折风险的降低，判断患者对治疗的顺应性。

BTM 有助于调整抗骨质疏松药应用的剂量，因为与 BMD 相比，BTM 的变化更快。口服抗骨吸收药会呈剂量依赖性地降低破骨标志物（3个月可见变化），然后降低成骨标志物（6个月可见变化），约1年才能看到BMD升高。药物剂量越大，BTM水平越低，BMD上升越高，这种效果在17β-雌二醇、雷洛昔芬、阿仑膦酸钠、利塞膦酸钠和伊班膦酸钠都可以见到，RANKL抗体皮下注射和静脉用二膦酸盐也是如此。

2. **预测骨折风险** BTM升高可以独立于年龄、BMD和骨折史而预测骨折风险，而且可以预测所有部位的骨折风险。一位在骨量减少阶段（骨质疏松前期）的妇女如果具有高BTM，则其骨折风险与骨质疏松妇女是一样的；如果其BTM水平正常，则其骨折风险与骨量正常的妇女一样较低。BTM测定有助于找出那些接受抗骨质疏松治疗获益最大的妇女。但是也有报道说BTM只有弱的或无明显预测骨折价值。

3. **BTM与骨丢失速率** 有些研究提示BTM与后来的骨丢失速率相关，但在同一BTM水平的人群，个体间的骨丢失速率差别很大。所以对个体而言，BTM水平不能预测骨丢失速率。但总体而言，骨转换水平升高与骨量低、快速骨丢失及显微结构差是相关的。

（四）骨转换标志物的临床应用注意事项

1. **注意标本的稳定性** 相对于体内其他组织的蛋白质，骨转换标志物的稳定性是较高的，如胶原肽段和碱性磷酸酶不易降解，但骨钙素标本保存条件要求高。另外，吡啶啉和脱氧吡啶啉在紫外线下易分解，所以，测定时实验室要避免日光照射，但日光灯照明对其测定结果没有明显影响。

2. **注意水平的节律性** 大多数骨转换标志物的血、尿浓度都存在明显的节律性，主要是24小时节律明显：一般在凌晨浓度最高，上午急剧下降，傍晚达最低。但BAP例外，因其在血液的半衰期长。建议使用早晨6～8点空腹采血的标本或此阶段生成的尿标本，长期随访的标本应在相同的时间段留取，以增加结果的可比性。

3. **注意判断的科学性** 一般来说，大多数骨转换标志物测定值的生物学变异较大，血标本的个体日间血浓度CV为10%，个体日间尿液CV为15%～25%，所以随访患者用血液BTM更可靠。判断某患者BTM是否发生真正变化的计算公式为：最小有意义的变化值（LSC）＝$2.8 \times CV(\%)$，

但该方法还存在5%的假阳性可能。如变化值$< 2.8 \times CV(\%)$，也要注意假阴性可能。

（五）骨转换标志物临床应用存在的问题和争议

BTM临床应用存在的问题：①使用破骨细胞抑制剂治疗后基于骨折风险降低的BTM降低的目标值不清楚；②BTM用于诊断骨质疏松、决定治疗方法和决定二膦酸盐的药物假期时间长短的证据还不足。

BTM产品众多，各单位选用不同的BTM，造成研究结果不一致、没有形成优势品种的局面。主要原因是对每一种产品的研究规模都不够大、观察项目都不够齐全，更缺乏大样本的产品间头对头比较研究。为此，国际骨质疏松基金会（International Osteoporosis Foundation，IOF）和国际临床化学与实验医学联盟（International Federation of Clinical Chemistry and Laboratory Medicine，IFCC）于2011年联合推荐血PINP和血CTX作为全球一致使用的成骨和破骨功能指标。以后统一使用这两个指标有利于获得丰富的、可比较的临床应用经验和解决悬而未决问题。IOF/IFCC主张要采用统一指标的理念，因为2013年的大型临床研究还选用BAP和CTX作为观察指标，显得很不统一，但IOF/IFCC并未解释为什么推荐PINP和CTX而不是别的BTM项目，所推荐的PINP确实是对破骨细胞抑制剂反应最灵敏的指标，而所推荐的CTX灵敏度、精密度在三种破骨功能指标中并非最优，这种不能服众的推荐值得磋商。最近还可见美国用尿NTX做大型临床研究的报告，似可认为是对该推荐的不认可。

各个国家的学术组织对BTM的观点也有差别。代表性的有：

（1）皇家澳大利亚家庭医师学院立场是：BTM在骨质疏松管理中的作用尚未被足够研究，尚无证据显示使用BTM会改善患者的结局，所以现阶段BTM不宜常规用于骨质疏松患者；

（2）英国国家骨质疏松指南写作组：BTM具有帮助评估骨折风险及监测疗效作用（证据达到Ⅰb级），在该领域还需要进一步研究；

（3）美国国家骨质疏松基金会（NOF）对骨质疏松预防和治疗指南指出：BTM在未治疗的骨质疏松患者中可以评估骨折风险，可以预测骨丢失；

用抗骨吸收治疗3~6个月后再复查BTM,可以预测骨折风险的降低。在疗效监测方面:如果用抗骨吸收药3~6个月后BTM降低,或用促成骨药1~3个月后BTM升高,可以预测患者的BMD会有明显升高。

这三种观点分别代表了拒绝、中性和热情支持BTM应用的态度。其中,英国的观点比较中肯,BTM监测疗效的功能应该获得肯定,可以常规用于临床工作,但在预测骨折风险方面还需进一步研究。

四、预测骨质疏松性骨折风险的软件

(一)FRAX软件

WHO推荐的骨折风险预测工具(Fracture Risk Assessment Tool,FRAX),根据患者的临床危险因素及股骨颈骨密度建立模型,用于评估患者未来10年髋部骨折及主要骨质疏松性骨折(椎体、前臂、髋部或肩部)的概率。FRAX工具的计算参数主要包括部分临床危险因素和股骨颈骨密度。

FRAX软件的适用者:具有1个或多个骨质疏松性骨折临床危险因素,未发生骨折且骨量减少者(骨密度为T值 -1.0到 -2.5),可通过FRAX计算患者未来10年发生主要骨质疏松性骨折及髋部骨折的概率。对于FRAX评估阈值为骨折高风险者,建议进行骨密度测量,并考虑给予治疗。

FRAX软件的不适用者:临床上已诊断骨质疏松症(即骨密度r值≤-2.5)或已发生脆性骨折者,不必再用FRAX评估骨折风险,应及时开始治疗。

FRAX软件应用存在的问题:建议给予患者治疗的FRAX阈值,尚存争议,有研究认为不同国家、性别、不同年龄段应有不同的干预阈值。美国指南建议FRAX预测的髋部骨折概率≥3%或任何主要骨质疏松性骨折概率≥20%时,为骨质疏松性骨折高危患者,建议给予治疗;而欧洲部分国家建议FRAX预测的髋部骨折概率≥5%为治疗阈值。

FRAX的其他不足:跌倒是诱发骨折的重要危险因素,但FRAX计算中没有包括跌倒。FRAX的危险因素纳入了糖皮质激素使用史,但没有涉及糖皮质激素的治疗剂量及疗程。FRAX也没有纳入与骨质疏松症相关的多种其他药物。

(二)骨小梁分数

骨小梁分数(trabecular bone score,TBS)是腰椎双能X线吸收仪的纹理指数,它提供骨骼质量的信息,较低的TBS值与绝经后妇女及老年男性的骨折风险增高相关。TBS来自标准的DEXA图像,TBS提供的信息与BMD是互补的。TBS是一定距离的像素间灰度水平差别的平方和,其数值无单位。TBS如果大于1.35为正常,在1.20~1.35间提示为部分退化的骨,小于1.20提示为退化的骨。在同样的BMD值,如果骨小梁分布均匀,则TBS值较高。如果骨小梁断裂,分布不匀,则TBS值较低。所以,TBS是对骨小梁分布情况的总体评价。FRAX软件与TBS联合应用可能提高FRAX的预测骨折能力。

(张克勤)

第五节　骨质疏松症防治药物和需关注的问题

人体内,骨重建终身发生,骨组织不断更新,破骨与成骨这一偶联过程的相对平衡保持着骨骼原有的几何形态、组分、结构和力学特性。一旦这一偶联过程发生失衡,骨吸收过度,将导致骨量的丢失、骨微结构的破坏、骨力学强度的降低,易发生骨折。这是骨质疏松症(osteoporosis,OP)及骨质疏松性骨折(osteoporosis fracture,OF)防治药物的基础。

自20世纪40年代Albright提出绝经妇女骨质疏松症(postmenopausal osteoporosis,POP)激素缺乏学说后,应用雌激素或激素替代疗法被认为是POP干预的主要方法。1962年,Copp首先发现降钙素。鲑降钙素作为治疗OP的第一个多肽类物质,成为20世纪80—90年代初期与雌激素并驾齐驱的治疗OP药物选择。20世纪70年代,双膦酸盐(bisphosphonates,BPs)因能有效控制快速骨丢失而用于多种代谢性骨病的治疗。随后因其快速提高骨密度、降低绝经后妇女新发骨折的风险而广泛用于POP的治疗,随着研究的深入,如今BPs已经成为治疗OP的一线用药。钙剂及维生素D是OP的基础用药。抗OP药物按作用机制可分为骨吸收抑制剂、骨形成促进剂、其他机制类药物及中药。骨吸收抑制剂包

括 BPs、CT、雌激素、选择性雌激素受体调节剂（SERM）、NF-κB 受体激活蛋白配体抑制剂等。骨形成促进剂有甲状旁腺素。其他机制的包括锶盐、抗硬骨素单克隆抗体、活性维生素 D 及类似物等。

一、基础用药——钙剂、维生素 D 是防治 OP 的基本策略

1. 钙剂　钙是骨骼的基本组分。保证足量的钙营养对获得峰值骨量及维持骨健康很有必要。我国人均元素钙摄入量低于 500mg/d。如果从膳食中摄入的钙量相对不足，任何年龄段均应补充钙和维生素 D。《中国居民膳食营养素参考摄入量（2013 版）》每日钙推荐量成人为 800mg 元素钙，50 岁及以上人群为 1 000mg，老年人每日从饮食中获得钙约为 400mg，故每日需补充 500～600mg 元素钙。

钙剂可分为无机钙和有机钙两大类。无机钙主要是碳酸钙，其含钙量高（元素钙含量约占 40%），吸收率高，但需要胃酸溶解，胃酸比较少的人如萎缩性胃炎者不宜选用。常见不良反应为上腹不适和便秘等。有机钙包括柠檬酸钙、葡萄糖酸钙、乳酸钙等，钙的溶解度比较好，但含钙量较低。

常规剂量的钙剂补充，总体上安全性良好。有研究发现，大剂量补钙有增加心血管疾病的发生风险。一项 Meta 分析显示每日膳食钙摄入量大于 1 200mg 时，心血管死亡率开始增加。Bolland 在 5 年的随机对照试验中，将 1 471 名绝经后妇女分为 2 组，一组补充元素钙，1 000mg/d，另一组用安慰剂，结果发现补钙组的心肌梗死多于安慰剂组（$RR = 2.12$，$95\%CI$ 为 1.01～4.40）。然而在补充了漏报的心肌梗死事件后，两组的统计学差异消失。随后，该作者又对 15 个单纯补钙的随机对照试验进行 Meta 分析，再次得出补钙组比安慰剂组心肌梗死风险增加 31%。但现有的绝大多数研究不支持补钙会增加心血管事件。在高钙膳食摄入者中未观察到心血管事件风险的增加。目前还不能对单纯补钙是否增加心血管事件下结论。建议患者补钙时剂量不宜过大（<2 000mg/d），钙剂与维生素 D 合用可能更为安全有效。

补钙对结石的影响存在争议，部分学者认为补钙会使患者尿钙水平增高，肾结石的风险增加，补钙要谨慎。但有临床观察发现，柠檬酸钙不增加结石的风险；碳酸钙制剂还可降低草酸盐类肾结石的发生率。目前将 24 小时尿钙男性 ≤350mg，女性 ≤300mg 作为评估补钙合理安全的指标。

2. 维生素 D　维生素 D 是类固醇的衍生物，属脂溶性物质，主要来自：①阳光照射，皮肤中的 7-脱氢胆固醇经照射转变而来；②从食物摄取（图 4-2-1）。其中 90% 来自日光照射，10% 来自食物。临床上维生素 D 不足可导致继发性甲状旁腺功能亢进，增加骨吸收，从而导致 OP 和 OF。血清 25-羟维生素 D[25（OH）D]水平是反映体内维生素 D 状态最合理的指标，目前国内、国际多数机构和专家认为：血清 25（OH）D<20μg/L 为维生素 D 缺乏，20～30μg/L 为维生素 D 不足，>30μg/L 为维生素 D 充足，<10μg/L 为严重缺乏。维生素 D 的缺乏是个全球化问题，我国绝经后妇女维生素 D 冬季缺乏和不足的发生率是 97.5%，夏季为 86.5%，远高于西方发达国家。

【临床应用】　我国《原发性骨质疏松症诊疗指南（2017）》推荐维生素 D 的剂量成年人为 400IU/d，老年人及缺乏日照的人群为 600IU/d，用于治疗时为 800～1 200IU/d。一般认为老年性 OP 患者的肝肾若正常，可使用普通的维生素 D 制剂，若肝肾功能不正常，可使用活性维生素 D 制剂进行治疗。不推荐使用活性维生素 D 纠正维生素 D 缺乏，不建议一年单次大剂量补充普通维生素 D。当血清 25（OH）D>150μg/L 时可能会出现维生素 D 中毒，引起血钙过高，出现便秘、头痛、呕吐等。安全剂量上限为维生素 D≤4 000U/d。启动维生

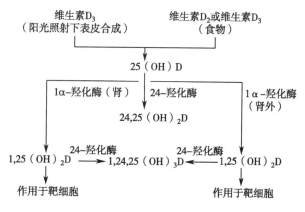

图 4-2-1　维生素 D 的代谢路径

素 D 治疗 3～6 个月，再次监测 25（OH）D 水平以判断疗效和调整剂量。

3. **钙剂和维生素 D 的联合使用**　2014 年，美国国家骨质疏松症基金会的临床医生指南认为，所有 OP 患者每日摄入充足的钙和维生素 D 是一种安全和廉价的防治方法，有助于降低骨折风险。一些临床试验已经证明，同时补充钙和维生素 D 可以降低骨折的风险。单独钙剂或维生素 D 补充对骨折的影响尚未明确，风险却已存在争议。想强调的是目前所有抗骨质疏松症药物注册临床试验中显示的疗效均是试验药物与充足的钙和维生素 D 补充相结合所产生的。

二、抗骨质疏松症的药物

1. **活性维生素 D 及类似物**　维生素 D 在肝脏经 25- 羟化酶的催化形成 25（OH）D，是体内维生素 D 的主要贮存形式，25（OH）D 在肾脏经 1α- 羟化为 $1,25(OH)_2D_3$，是体内维生素 D 的主要活性代谢物，与组织中广泛存在的维生素 D 受体结合，发挥激素样作用。要注意的是维生素 D 作为一种营养补充剂，而活性维生素 D 对骨的作用十分复杂，包括促进钙和磷在肠道的吸收，抑制甲状旁腺激素分泌，促进成骨细胞骨钙素的合成，增加骨量和 BMD，并促进 OF 的愈合，其作用机制仍有待于进一步研究。

骨化三醇是第一个应用于临床的活性维生素 D，是已被阐明的在 40 余种维生素 D 代谢产物中对骨和钙最具有生物作用，服用后不需经过肝脏或肾脏羟化就具有生物活性。阿法骨化醇，1981 年开始作为 OP 的药物而被广泛使用，需要经过肝脏羟化后才具有生物活性。建议 OP 患者服用骨化三醇剂量为 0.25～0.5μg/d 或阿法骨化醇 0.25～1.0μg/d。艾地骨化醇为新型的维生素 D 类似物，由 1,25- 二羟维生素 D_3 的 2β 位置被羟丙基替代而成，与阿法骨化醇相比，半衰期更长，抑制破骨细胞的活性更强，有望成为新型的抗 OP 药物。

对于活性维生素 D 治疗的患者，不能根据 25（OH）D 来判断药物剂量是否足够，应该根据 PTH 水平及骨转换指标判断药物的疗效。对于维生素 D 缺乏者，必要时可联用维生素 D。无论单用还是联合用药，需定期检测患者血清及 24 小时尿钙值，并调整药物剂量，以避免引发高钙血症或高尿钙。

2. **降钙素（CT）**　CT 首先于 1961 年由加拿大的 Copp 报道，20 世纪 80 年代初美国 FDA 因 CT 能抑制破骨细胞、提高椎体骨密度而批准用于治疗 OP。1987 年开始在我国推广应用，目前临床应用较多是鲑降钙素和鳗鱼降钙素（表 4-2-2）。在美国鲑降钙素不是预防 OP 的药物，而用于防止 POP 发生骨折。在日本，一周一次的 CT 治疗也只是为了缓解骨折后疼痛。在最近的几十年，抗 OP 的新药层出不穷，不过 CT 抑制因制动导致的急性骨量丢失并快速缓解骨痛的作用，使其在 OF 围手术期的应用仍有其优势地位。

【作用机制】　CT 能抑制破骨细胞的生物活性、减少破骨细胞数量，对 OP 患者有镇痛、增加活动功能、改善钙平衡、减慢骨量丢失、增加骨量以及降低骨折发生的效果，其缓解骨痛的疗效在 90% 以上，一般用药 1～2 周起作用，3～4 周作用明显。止痛主要是因为其可激活周围和中枢阿片类受体，抑制疼痛介质及增加 β 内啡肽的释放，阻断疼痛感觉的传导和对下丘脑的直接作用，起到双重镇痛的作用。

表 4-2-2　常用的降钙素

药物名称	使用方法	适应证
鳗鱼降钙素	20U/ 支，肌内注射每周一次或 10U/ 支每周 2 次	国家药品监督管理局批准用于治疗 OP 和 OP 引起的疼痛
鲑降钙素	鼻喷剂，200IU 鼻喷每日 / 隔日 1 喷注射剂 50IU/ 支，皮下或肌内注射，每日一次	国家药品监督管理局批准用于预防因突然制动而引起的急性骨丢失和由于骨质溶解、骨质减少引起的骨痛，其他药物无效的 OP 等

【副作用】　CT 可导致过敏反应，其他不良反应包括恶心、呕吐、头晕、面部潮红伴发热等。2011 年 1 月欧洲人用药品委员会（CHMP）发现使用降钙素 6 个月以上者的前列腺恶性肿瘤发生风险有轻微增高。因此于 2012 年 7 月将降钙素鼻喷剂撤出欧洲市场。CT 治疗 OP 一般应不超过 3 个月，必要可采用间歇重复给药。

3. **激素替代治疗（HRT）**　当女性进入绝经

期后，体内雌激素水平急剧下降，骨吸收增加，骨量丢失，诱发 POP。雌激素及雌激素类似物可直接与骨组织中的雌激素受体结合，刺激成骨细胞增殖及胶原合成，抑制破骨细胞分泌骨吸收刺激因子，降低骨转换，抑制骨吸收。其有效性取决于剂量，与使用的类型和给药的途径无关。

应用原则：①绝经早期使用，一般年龄＜60岁；②应用最小的有效剂量；③应用前和应用中应定期进行全面评估。

【临床应用】 妇女健康倡导研究（Women's Health Initiative，WHI）得出的结论：美国健康绝经后妇女使用雌激素联合孕激素治疗 5.2 年，总体健康危险超过获益。WHI 的结果出乎意料，也使 HRT 的应用充满争议。美国医师协会骨质疏松指南（ACP）反对应用雌激素、雌孕激素或雷洛昔芬治疗 POP。2017 年 AACE/ACE 针对 POP 的指南并没有否认激素带来的获益。HRT 主要适用于骨折风险高的相对较年轻的绝经后妇女，特别是伴有潮热、盗汗等绝经症状的患者，可有效降低 50%～80% 的椎体骨折和 25% 的非椎体骨折。若必须连用孕酮，微细化黄体酮被认为是更安全的选择。长期使用（＞5 年）应该要权衡潜在乳腺癌风险增加的可能性。

4. 选择性雌激素受体调节剂（SERM） 雷洛昔芬（raloxifene）为第二代 SERM，选择性作用于不同组织上的雌激素受体，能抑制骨吸收，减少破骨细胞的数量、抑制其活性，而对乳腺组织和子宫内膜无刺激作用。口服 60mg/d，可在一天的任意时间段服用，不需考虑饮食的影响。雷洛昔芬已经被批准用于 OP 的预防和治疗，可降低椎体骨折风险，是否能降低非椎体和髋骨骨折风险尚不明确。在Ⅲ期临床试验中，接受雷洛昔芬治疗的患者患乳腺癌的风险显著降低。AACE/ACE 建议：对于需要降低脊柱骨折风险的患者，可以适当考虑将雷洛昔芬作为首选药物。常见的药物不良反应为潮热轻度增加和小腿的痛性痉挛，最严重的不良反应为静脉血栓。禁用于绝经前妊娠妇女或可能妊娠妇女。苯卓昔芬、拉索昔芬、屈洛昔芬、萘福昔定、阿佐普芬等在研发中。

5. 双膦酸盐（bisphosphonates，BPs）——临床应用最为广泛 BPs 是焦膦酸盐的稳定类似物，它以 P-C-P 基团取代焦膦酸盐结构中的 P-O-P

基团，增加了其对水解酶的稳定性。BPs 与骨骼的羟磷灰石亲和力高，通过与之结合抑制晶体的吸收。第一代 BPs 的特点为不含氮，第二代特点是它含有单一氮原子的脂肪族侧链，抑制骨吸收的能力明显增强，代表药物为帕米膦酸盐、阿仑膦酸盐。第三代 BPs 的特点是它侧链含有杂环，成为异环型含氮 BPs，其抗骨吸收作用更强，其代表药物有：伊班膦酸钠、利塞膦酸钠、唑来膦酸盐（表 4-2-3）。正在研发的 BPs 还有奈司膦酸钠、吡利膦酸钠等。不同的 BPs 类药物抑制骨吸收的效力差别很大，使用剂量及用法也有所差异，BPs 是目前临床上应用最广泛的抗 OP 药物。

【作用机制】 ①直接改变了破骨细胞的形态，从而抑制其功能；②与骨基质结合，直接干扰骨吸收；③在骨表面维持足够的浓度梯度以直接影响破骨细胞活化启动的细胞间过程；④直接抑制成骨细胞介导的细胞因子，如 IL-6、TNF 的产生；⑤特异性结合到骨重建活跃的区域，抑制破骨细胞的活性，从而抑制骨吸收，增加 OP 患者腰椎和髋部骨密度，降低发生椎体、非椎体和髋部骨折的风险。

表 4-2-3 常用的双膦酸盐类药物

药物名称	使用方法	适应证
阿仑膦酸盐	口服：70mg/周或 10mg/d	国家药品监督管理局批准用于 POP、男性骨质疏松；有些国家批准用于糖皮质激素性骨质疏松（GIOP）
利塞膦酸盐	口服：35mg/周或 150mg/月	国家药品监督管理局批准用于 POP、男性骨质疏松；有些国家批准用于 GIOP
伊班膦酸盐	口服：150mg/周 静脉：3mg/3 个月	国家药品监督管理局批准用于 POP
唑来膦酸盐	静脉：5mg/年	国家药品监督管理局批准用于 POP、男性骨质疏松和 GIOP

【临床试验】 骨折干预研究（FIT）入组了 2 027 例具有骨折高风险的绝经后女性，股骨颈骨密度降低且至少有一处椎骨骨折，这些患者随机分配接受安慰剂或是阿仑膦酸盐（剂量 5mg/d，持续 24 个月，在研究的最后 12 个月剂量加至 10mg/d），观察 36 个月后，观察到阿仑膦酸盐组较安慰剂

组新发椎体骨折和髋部骨折风险更低。利塞膦酸钠降低椎体骨折疗效研究（VERT）共入组 2 458 名绝经后女性，至少一处椎骨骨折并且腰椎 T 值评分≤-2.0，随机分组，接受安慰剂或利塞膦酸钠（2.5mg/d 或 5.0mg/d）治疗，结果显示 2.5mg/d 组效果不佳而被停用，5.0mg/d 组新发骨折风险为 11.3%，安慰剂组为 16.3%（P = 0.003），后续研究显示髋部骨折发生风险降低。唑来膦酸盐的地平线研究（HORIZON）纳入了 7 765 例 POP 患者，给予唑来膦酸盐一年一次治疗，观察到 36 个月时唑来膦酸组新发椎体骨折风险较安慰剂组下降 70%（P < 0.001），新发髋部骨折风险下降 41%（P < 0.001）。

BPs 分为口服和静脉两种方式，总体上来说安全性良好，但均要求使用的患者肌酐清除率 > 35ml/min，副作用包括胃肠道反应、流感样症状、肾脏毒性、房颤等，下颌骨坏死和股骨非典型骨折（atypical femur fracture，AFF）为罕见并发症。流感样症状可预先给予非甾体抗炎药。每月静脉使用 BPs 防止肿瘤侵袭的患者下颌骨坏死的概率是 5%，而每年应用 BPs 治疗 OP 的患者下颌骨坏死的比例是 2∶100 000。Dell 首次报道了 AFF 和 BPs 的关系，他认为 BPs 的长时间使用和 AFF 的发生率相关，但这一比例远远低于老年 OP 髋部骨折的预期发病率。有研究表明，亚洲人更易罹患 AFF，应用阿仑膦酸盐发生 AFF 的概率是利塞膦酸盐的 3 倍，应用唑来膦酸盐则很少发生。

6. RANKL 抑制剂——指南新推荐　核因子κB 受体激活物是破骨细胞形成的重要前提，通过对核因子κB 受体激活物进行有效抑制，来减少破骨细胞的形成，避免骨量吸收。地舒单抗（denosumab）为靶向 RANKL 完全人源化单克隆抗体，能阻断 RANKL 和 RANKL 受体结合，抑制破骨细胞骨吸收。地舒单抗已经在美国和欧洲获批，成为 OP 的一线治疗药物之一。地舒单抗 60mg 每 6 个月一次皮下注射。主要的适应证为 POP、骨折风险增加的男性骨质疏松症、芳香化酶抑制剂治疗的乳腺癌所致的骨量丢失及前列腺癌去势治疗所致的骨量丢失。FREEDM、ADAMO 研究结果提示地舒单抗 60mg 较安慰剂组能明显降低骨转换指标，提高密质骨及骨松质的骨密度，并

能降低椎体及非椎体、髋部骨折的风险。2016 年在中国的两项相关临床试验已经完成，可以预见地舒单抗将成为中国治疗骨质疏松药物的新选择。

主要的不良反应皮肤感染（蜂窝织炎）和低钙血症。下颌骨坏死和 AFF 是罕见的不良反应，需要注意防范。体内系统作用广泛，其调控范围包括骨重建、免疫系统以及其他未知的领域，长期使用地舒单抗的安全性还有待观察。

7. 甲状旁腺激素（parathyroid hormone，PTH）类似物——唯一成骨药物　PTH 类似物为促进成骨的药物，特立帕肽（teriparatide）为重组人甲状旁腺激素（rhPTH1-34），它可以刺激成骨细胞增殖、分化、继而增加骨量，2002 年经美国 FDA 批准上市，2011 年在中国被批准用于治疗高骨折风险的绝经妇女骨质疏松症患者。

【临床研究】　FPT 研究（fracture prevention trial）中对 1 637 名已发生过骨折且未接受抗骨吸收药物治疗的绝经后妇女随机分组，分别接受安慰剂、特立帕肽 20μg 或特立帕肽 40μg 的治疗，结果显示特立帕肽 20μg 和 40μg 分别降低 65% 和 69% 的椎体骨折风险与 53% 和 54% 的新发非椎体骨折的风险；增加 9% 和 13% 的腰椎骨密度以及 3% 和 6% 的股骨颈骨密度。一项 Meta 分析结果显示超过 90% 的接受特立帕肽治疗的绝经后妇女，其骨密度较基线增加幅度至少达 3%。目前最新的研究开始探索特立帕肽促进骨折愈合的疗效，在兔子、灵长类、啮齿类动物中进行的临床前研究显示特立帕肽可刺激软痂、硬痂和新骨的形成。

【不良反应】　常见的不良反应包括一过性头痛、恶心、肌痛和高钙血症。在人体三倍以上的剂量特立帕肽治疗 2 年的大鼠试验有 45% 发生骨肉瘤，但相当于人体八倍剂量的特立帕肽治疗猕猴 18 个月并未发现骨肉瘤的发生。临床上是否有致骨肉瘤作用尚有争议。

【禁忌证】　特立帕肽禁用于佩吉特病、儿童、原因不明的碱性磷酸酶升高、骨骼放射治疗史、原发性和转移性骨恶性肿瘤、高钙血症如原发性甲状旁腺功能亢进等。

第二个重组人甲状旁腺激素阿巴洛肽已经于 2017 年 4 月份被 FDA 批准上市用于治疗绝经后骨质疏松。新型的特立帕肽皮贴剂为患者提供了

更加方便的给药方式,PTH 的肺部吸入和鼻喷剂也在进行药物临床试验。

8. 骨硬化素单克隆抗体(sclerostin mono-clonal)　骨硬化素通过与 Wnt 经典信号通路共受体低密度脂蛋白受体相关蛋白 5/6(LRP5/6)结合,以阻断 Wnt 的通路,来抑制成骨细胞分化和矿化。其单克隆抗体通过特异性结合骨硬化素而促进骨形成、抑制骨吸收。目前已经有大量的动物实验表明骨硬化素单克隆抗体能有效治疗 OP。临床试验也表明该药能增高椎体、股骨 BMD,降低骨吸收标志物。2019 年 FDA 批准 evenity 上市,治疗具有高骨折风险的 POP。evenity 每月 1 次,皮下给药,整个治疗疗程为 12 个月。目前的临床研究提示 evenity 安全性尚可。值得注意的是,该药可能会增加心肌梗死、脑卒中和心血管死亡的风险。该药不应在过去 1 年内心脏病发作或脑卒中的患者中使用。在其他心血管风险因素的患者中,应权衡治疗益处是否大于风险。

9. 雷尼酸锶(strontium ranelate)　雷尼酸锶是具有双重作用机制的抗 OP 药物,其在刺激新骨形成的同时抑制骨吸收。2g/d,睡前服用,最好在进食 2 小时后。轻中度肾功能损害不需调整剂量。不推荐在肌酐清除率小于 30ml/min 的患者中使用。在 SOTI 试验及 TROPOS 试验中,雷尼酸锶能有效而且持续降低 POP 的椎体骨折风险和非椎体骨折风险并且提高骨密度。临床前研究显示雷尼酸锶能减少骨吸收,同时刺激骨形成,在动物骨折愈合模型中证实,使用雷尼酸锶可促进骨痂成熟,增强骨组织的机械强度、骨折刚度。鉴于其增加心脑血管疾病和静脉血栓栓塞症的风险以及少见但严重的皮肤过敏反应,指南对其应用进行了严格的限制:建议严重骨质疏松症的男性和绝经后女性以及对其他药物使用有禁忌或不能耐受的患者使用。

10. 组织蛋白酶 K 抑制剂　组织蛋白酶是破骨细胞中表达量最高、溶骨活性最强的一种半胱氨酸蛋白酶,是骨吸收过程的一种关键酶,通过采用组织蛋白酶 K 抑制剂,可对组织蛋白酶活性予以有效抑制。该药市场前景广阔。常用的药物有奥达卡替、ONO-5334。奥达卡替每周口服 1 次 50mg。奥达卡替为期 2 年的 Ⅱ 期临床试验比较了每周口服 1 次安慰剂或奥达卡替 3mg、10mg、25mg 和 50mg 对骨密度和骨转换生化指标的影响,结果显示 BMD 呈剂量依赖性增加,每周 50mg 组 BMD 增加最显著,腰椎骨量增加了 5.5%,双髋部骨量增加了 3.2%,骨转换指标也出现了相应的变化。

11. 维生素 K 类(四烯甲萘醌)　四烯甲萘醌(menatetrenone)是维生素 K_2 的一种同型物,是 γ-羧化酶的辅酶,在 γ 羧基谷氨酸的形成过程中起着重要作用,γ 羧基谷氨酸是骨钙素发挥正常生理功能所必需的。四烯甲萘醌具有促进骨形成,并有一定抑制骨吸收的作用,能够轻度增加骨质疏松症患者的骨量。四烯甲萘醌胶囊口服,每次 5mg,每日 3 次。主要不良反应:胃部不适、腹痛、皮肤瘙痒、水肿和转氨酶轻度升高等,服用华法林者禁用。

12. 中药　系统梳理历代文献发现,以青娥丸、左归丸、右归丸为代表的中药治疗"骨痹""骨萎"一直有其特色。目前以金天格胶囊、强骨胶囊、仙灵骨葆胶囊为代表的中药新药也在临床上得到了广泛地使用,中药具有改善临床症候等作用,降低骨质疏松性骨折的证据尚不足。有肝病的骨质疏松症患者禁用该类制剂。根据骨折三期的辨证理论,早期可活血化瘀、止痛通气、疏经通络,后期填精益髓、疏经通络,但均需要更高级别的证据支持。

三、需关注的问题

1. 抗骨质疏松症药物的联合应用　抗骨吸收药物主要有 BPs、CT、雌激素、SERM 和 RANKL 抑制剂等,这些药物虽均可抑制骨吸收,但作用机制和环节不完全一致,人们探索着将不同的抗骨吸收药物联合使用观察是否有协同作用。尝试最多的是 HRT 和 BPs 的联合使用,但临床试验得出的结果并不一致,对 BMD 的提升作用有限,且联合用药可能增加副作用及考虑药物经济学的因素,目前不推荐 HRT 与二膦酸盐的合用。

加拿大《骨质疏松防治指南》、美国临床内分泌学会《绝经后骨质疏松指南》均不推荐将抗 OP 药物联合应用;中华医学会骨质疏松和骨矿盐疾病分会的《原发性骨质疏松症诊治指南》也不建议相同作用机制的抗 OP 药物联合应用。

考虑到抗骨吸收药物和 PTH 的机制差异,

有研究将这两种药物同时使用。Black 等比较了 PTH1-84、阿仑膦酸盐或是两药联合治疗一年，发现两药联合会降低 PTH 的促骨形成作用，第 2 年时给所有的患者换用了阿仑膦酸盐进行随访，第 2 年结束时发现，原 PTH 组以及原联合组腰椎 BMD 分别升高 12% 和 8%（$P < 0.05$）、股骨颈 BMD 分别升高 4% 和 3%。因此，研究数据并不支持特立帕肽和阿仑膦酸盐的联用。一项 DATA 研究表明每日 20μg 的特立帕肽联合每 6 个月 60mg 的地舒单抗治疗比任何单一药物增加 BMD 的效果更优，但停止使用特立帕肽和地舒单抗后，会导致 BMD 的迅速下降。因此也不推荐特立帕肽和地舒单抗联用。

2. 骨质疏松症的序贯治疗

（1）先使用抗骨吸收药物再用促骨形成药物：在中国，多数患者都先采用抗骨吸收治疗，再换用 PTH。目前有多项研究以评估在特立帕肽之前先应用抗骨吸收药物的影响，如 Eurofors 研究，共纳入 868 例 POP 妇女，结果提示不论患者之前是否应用抗骨吸收治疗，采用特立帕肽治疗 6 个月后，椎体 BMD 均明显增加，治疗 18 个月可以使治疗组的全髋和股骨颈的 BMD 增加。Ettinger 等研究表明阿仑膦酸盐预治疗会延缓特立帕肽最初 6 个月的骨转换标志物和 BMD 的增加。接受雷洛昔芬预治疗的女性与其他研究中初次使用特立帕肽的 BMD 增加幅度类似。OPTAMISE 研究评估先使用阿仑膦酸盐或是利塞膦酸盐对后续特立帕肽治疗的影响，发现利塞膦酸盐预治疗的患者较阿仑膦酸盐预治疗组可以更快地升高 BMD 及骨转换标志物。

（2）先使用促骨形成药物再用抗骨吸收药物：特立帕肽的疗程不能超过 2 年，当其停用时，BMD 会下降，骨折风险会增加，是否能应用抗骨吸收药物进行序贯治疗以保留或继续增加其抗骨折效应。不同研究评估了对特立帕肽治疗结束后换用其他抗骨吸收药物的效果以及对特立帕肽效果的维持作用。在 FPT 研究中，POP 患者平均使用特立帕肽或安慰剂治疗 18 个月，57%～64% 的患者治疗结束后换用了抗骨吸收药物，结果提示特立帕肽组较低的椎体骨折风险可以维持到终止治疗的第 18 月，降低的非椎体骨折风险可以维持到终止治疗的第 30 月。欧洲的特立帕肽观察性研究

也提示在继续使用抗骨吸收药物的情况下，特立帕肽停药后可继续维持对骨折风险的降低作用。

总结目前的临床试验，使用特立帕肽后继续使用抗骨吸收药物可持续升高 BMD 并降低骨折风险；另一方面在特立帕肽之前使用 BPs，特立帕肽仍有效，但会延缓成骨效果。上述的序贯治疗的疗效和安全性均可以接受，但需要更大样本的研究支持。

3. 药物假期

（1）药物假期提出的背景——药物假期是可行的，也是安全的：药物假期提出主要是针对 BPs 而言，其依据：①延长 BPs 治疗没有额外收益；②延长 BPs 治疗可能增加不良事件的发生率。在停用药物之后骨折的风险是否会增加呢？在骨骼上沉积的 BPs 半衰期至少 10 年，当含有 BPs 的骨组织被吸收后，BPs 可通过局部或是全身循环再次结合到骨骼表面，因此理论上停药后 BPs 抑制骨吸收的作用还会持续一段时间，很多的临床研究也证明了这一点。在 FLEX 研究中，受试者规律服用阿仑膦酸盐 5 年后被随机分为 2 组，一组继续规律服药 5 年，为连续治疗组；另一组停药服用安慰剂，为药物假期组。研究结果表明，药物假期组骨折的累计风险为 18.9%，与连续治疗组的 19.0% 并无统计学差异。在形态学方面，椎体骨折上 2 组的差别较小（阿仑膦酸组发生概率 9.8%，药物假期组 11.3%）；在生化标志物方面，连续治疗组的骨转换指标维持在基线水平，而药物假期组在停药 5 年内骨转换指标呈逐渐上升趋势。尽管如此，药物假期组的骨转换指标仍低于未治疗组。因而得出结论，连续应用 5 年阿仑膦酸盐即使进入药物假期，抑制骨吸收的残余效应还可维持至少 5 年。Bone 研究及 HORIZON-PET 研究也得出类似的结论：BPs 的残余效应能够在药物假期中继续抑制患者的骨转换，减少 BMD 下降。因此，在长期应用 BPs 治疗后，药物假期是可行的也是安全的。

（2）药物假期的进入：美国骨质疏松防治委员会推荐——已经接受 BPs 治疗 3～5 年的患者需进行综合评估，根据评估结论决定是否停用 BPs，进入药物假期。这也是《原发性骨质疏松症诊疗指南（2017）》的推荐方案。2016 年 Jordan 等汇总 PubMed/Medline 以及 Embase 数据库中关

于"药物假期"相关文献又对方案进行细化，按照骨折风险高低对患者进行分层，制定个体化治疗方案：对于骨折风险较低或中等的患者，接受3～5年的BPs治疗后可以进入药物假期，但停药期间需每1～3年进行相关评估，包括测定BMD、骨转换指标以及骨折风险的再评估等。而对于那些骨折风险较高的患者，如DEXA检测T值低于-2.5或是近期发生了重要部位骨折或是正在接受大剂量激素治疗的患者，药物治疗则至少需维持10年以上，即暂不考虑药物假期。对于那些药物假期期间骨折风险升高的患者，可考虑改用其他抗OP药物，目前可选择的药物有雷洛昔芬、雌激素、特立帕肽或是地舒单抗等。

（3）重启治疗的药物和对象：值得强调的是在药物假期的评估中，要正确认识双能X射线吸收法测定的局限性，重视骨转换指标的应用。一般3～6个月复查骨转换指标以及1年复查BMD。如果骨转换指标低、BMD稳定，则药物假期继续。骨转换指标增高、BMD下降或存在新发骨折，则提示破骨细胞功能再度活跃，应重新接受抗骨吸收治疗；如骨转换指标水平较低，BMD下降，此时接受抗骨吸收治疗疗效往往不佳，应考虑更改为特立帕肽促成骨治疗。

四、展望

OP是一个日益严峻的公共健康问题，无论是从医生角度还是从患者角度，探索OP的规范化治疗方案都是十分有必要，同时十分迫切。关于疗程问题、长期治疗过程中不同药物治疗的转换及治疗的依从性问题，需要更多的临床数据的支持。相信随着对OP深入而全面的研究，将会涌现更多的新型药物靶点和多样化的防治措施，为广大患者带来福祉。

（霍亚南）

第六节　最新版中国骨质疏松指南要点解读

一、对骨质疏松症的认识

骨骼是一类具有生命活动的器官，既有生长发育，也有衰败死亡。从这种角度讲，骨质疏松症是一种反映骨骼衰败状况的慢性疾病，其性质与临床熟知的慢性肾衰、心衰、肝衰等疾病有相似之处。参照与这些疾病类似的认识思路，骨质疏松症可做如下描述或分类：①按严重程度不同，可以是骨量减少、骨质疏松症和严重骨质疏松症（骨质疏松症伴发骨折）；②反映在疾病进展速度不同上，则有高转换型骨质疏松症（如绝大多数绝经妇女骨质疏松症）、低转换型骨质疏松症（如绝大多数老年性骨质疏松症）、骨转换速度基本正常的骨质疏松症（例如绝大多数特发性骨质疏松症）；③按病因不同可大致分为原发性骨质疏松症、继发性骨质疏松症或不能完全区分原因的骨质疏松症等。

然而，临床研究更集中于关注骨质疏松症引起的骨骼材料学特性的变化。那些已经呈现骨质疏松的骨骼，内部有形材料少（骨量低）、内部结构紊乱（微结构毁损）；骨骼整体质量下降，不再具备健康骨骼所具备的特性：良好的韧性（可弯曲、相对变形）和刚性（抗压、相对不变形）。骨骼的这些材料学特性，可以笼统称之为骨质量。骨质量改变，就是发生骨折的基础。因此，骨质疏松症是一种导致骨折易于发生的疾病，即在相同外力作用下，骨质疏松症患者更容易发生骨折。

其实，从材料学性状改变来研究疾病，已经有许多非常成熟的例子。比如，动脉粥样硬化与血管病变事件，动脉血管硬化是全身性的，病变的血管壁比未发生粥样硬化的血管更加脆弱，也更容易发生血管破裂或闭塞，但哪一支血管或哪一个部位的血管先破裂或闭塞却不能肯定，临床上就可以表现为脑出血、脑梗死、心肌梗死、肺梗死等，从而出现不同的临床表现。骨质疏松症与骨质疏松性骨折恰如血管硬化与血管事件，前者是后者的基础，后者是前者的结果。也就是说，对于骨质疏松症患者而言，骨折并不是一种孤立的偶然事件（而是骨质疏松的必然结果），但哪个部位的骨骼先发生骨折、在什么时候发生骨折才具有偶然性，这与骨折当时骨骼所承受的外力有关。骨质疏松症患者的骨折是在承受较低外力情况下发生的，对于无骨质疏松者，相同的外力并不会导致骨折。因此，临床上可简单地将骨折分为骨质疏松性骨折（低暴力骨折）和非骨质疏松性骨折（暴力性骨折）。很显然，骨质疏松症与骨质疏松性骨折之间具有相对确定的规律性，应运而生的以研究骨骼在抗骨折特性等方面变化规律的学科，就是现代医学中的骨质疏松学。

在临床上，有近 10% 的直接医疗支出用于对骨质疏松性骨折的治疗，即使这样，骨质疏松性骨折的治疗效果仍不令人满意。在医疗技术较为先进的国家和地区，骨质疏松性髋部骨折才仅有 25% 的痊愈率，这也显示出骨质疏松症研究、骨质疏松性骨折干预研究具有广阔的发展空间和重要的医学意义、经济意义及社会意义。

二、骨质疏松症与骨质疏松性骨折发生的规律性

研究骨质疏松症的发生发展规律十分重要。原因在于：①在骨质疏松症发生发展过程中，患者多缺乏明显的临床表现，包括临床症状、体征、一般生化检查等多个方面都是如此。如果明确了骨质疏松症的发病规律，就可以判定患病高危人群，这十分有利于疾病早期预防、诊断和治疗。②有利于帮助临床判定某个个体是否需要进行骨质疏松症的相关（或特异性）检测。③可为骨质疏松症防治提供多方位的思路。

（一）骨质疏松症发病机制

骨骼是一种代谢活跃的组织，骨骼的完整性由不断重复、时空偶联的骨形成和骨吸收过程维持，这个过程称为"骨重建"。成年后骨量的维持有赖于骨形成和骨吸收的平衡，骨形成的下降或骨吸收的增加都可能导致骨重建的失衡，造成骨量的下降，骨质疏松症的形成。各种影响骨代谢的激素和细胞因子，如甲状旁腺素、1,25- 二羟维生素 D[1,25(OH)$_2$D]、前列腺素、细胞因子等都可以通过影响骨形成和骨吸收的平衡，发挥对骨骼代谢的调控。

绝经与增龄是原发性骨质疏松症的两个最主要发病机制。绝经后雌激素水平下降，对破骨细胞的抑制作用减弱，骨吸收增加，骨量丢失增加。同时，雌激素下降会降低骨骼对力学刺激的敏感性，骨骼会出现类似废用性骨丢失的表现。增龄会导致骨髓间充质干细胞向成骨细胞分化能力下降，进一步导致骨形成下降；同时破骨细胞活性升高，骨吸收增加。并且，增龄和雌激素缺乏使免疫系统持续低度活化，处于促炎性反应状态，

同样会导致骨重建的失衡。

与大部分慢性疾病一致，骨质疏松症及其骨折的发生也是遗传因素和非遗传因素相互作用的结果，其中峰值骨量的 60%～80% 由遗传因素决定。非遗传因素包括环境因素、生活方式、疾病、药物等。所以骨质疏松是由遗传 - 环境相互作用的结果。

（二）骨质疏松症风险评估

虽然目前并没有完全阐明骨质疏松症的发生发展规律，但对于促进本病发生发展的相关临床危险因素却逐渐明了。骨质疏松症的危险因素可简单分类为两大类：临床可控制因素和不可控制因素。可控制因素的医学价值不言而喻，那些不可控制因素对于骨质疏松症的临床治疗虽然没有帮助，但可以提醒临床医师对具备这些因素的个体进行骨质疏松症的筛查和骨质疏松性骨折的预防。

临床研究结果显示，骨质疏松症的不可控制因素主要包括性别、种族、老龄、绝经、母系家族史等；而可控制因素较多，包括低体重、性激素水平低下、过度吸烟、过度饮酒与饮咖啡、体力活动少、蛋白质过多或不足、高钠饮食、钙摄入不足、维生素 D 不足、存在影响骨代谢的疾病、应用影响骨代谢的药物等。一般来讲，危险因素越多、存在时间越久、致病因素越强，患病可能性越大。

评估骨质疏松症患病风险的方法较多，这些方法往往敏感性较高（少数方法的敏感性甚至可高达 90%），但特异性较低（差的仅达 40%）。因此，它们仅可用于骨质疏松症的初步筛查，提供诊断线索，对治疗指导作用十分有限。比如，IOF（国际骨质疏松基金会）关于骨质疏松症一分钟测试、亚洲人骨质疏松风险测试（OSTA）等，都是如此。

（三）骨质疏松性骨折的风险评估

如前面所述，骨折的发生存在两大方面的因素：一方面是骨骼自身的抗骨折因素，另一方面是作用于骨骼的致骨折外力因素。通过对两者的综合分析，方可较全面地评估骨折风险。

目前较为公认的骨质疏松性骨折风险评估方法是骨折风险预测工具（FRAX）。该方法根据各个国家或地区流行病学数据，开发了各地骨折风险计算模型。临床医生可需要根据患者的临床特

征推算出 10 年内发生主要部位骨折风险和髋部骨折风险。多个国家的骨质疏松症诊治指南均推荐 FRAX 作为启动抗骨质疏松药治疗的指针。

FRAX 是根据每一个个体的以下临床特征进行计算的：年龄、性别、股骨颈骨密度、体重指数、既往脆性骨折史、父母髋骨骨折史、糖皮质激素使用情况、吸烟、饮酒、合并其他引起继发性骨质疏松的疾病、类风湿性关节炎等。若没有股骨颈骨密度也可以计算。FRAX 未对每一风险因素进行准确的量化分析（如糖皮质激素的剂量、骨折次数、饮酒量等），也没有考虑导致骨折发生的外在暴力因素。此外，部分地区的大型流行病学资料缺乏。所以，FRAX 计算骨质疏松性骨折风险有其局限性。不过，对于无骨密度检查设备的地区或医院，FRAX 仍不失为一种较为有用的治疗指导方法。

跌倒是导致骨折发生的一个最重要的环节，减少跌倒的发生对骨质疏松性骨折的防治起到非常重要的作用。因此，有必要对骨质疏松症或易于发生骨折的患者进行运动指导，并纠正其维生素 D 激素低下状况，增强其平衡能力，降低跌倒风险，从而减少骨折发生。此外，神经 - 肌肉系统功能、意识状态、颅内疾病、镇静药物、视力、环境等都是非常重要的影响跌倒的因素，它们对预防跌倒的作用值得重视。

三、骨质疏松症的临床特征

（一）症状

骨质疏松症患者在疾病早期常常没有特异性症状，患者甚至不会认为已经患病。临床上有一些非特异性的不适感，如乏力、活动能力下降、腰背部酸痛不适、抽筋、怕冷等，可能是骨质疏松症较早期的提示性线索。另外，如果患者已经存在慢性疾病，如慢性阻塞性肺疾病、慢性消化系统疾病、慢性肾脏病等，这些疾病一方面可能加速骨量的丢失，另一方面还可能掩盖由于骨量丢失带来的症状，更可能由于医师和患者将诊治重点放在其他脏器疾病上而忽略了骨量丢失带来的危害。因此，骨质疏松症的早期诊断十分困难，往往需要临床医生根据骨质疏松症的危险因素存在与否、有多少个危险因素等来大致评估，提醒患者可能存在骨质疏松症的情况。如果发生骨折，则可以出现突发剧烈疼痛、平卧及翻身起坐等日常活动受限、骨与关节畸形伴疼痛等一系列症状，这往往是促使患者就诊的直接原因。

临床上，骨折的诊断不难，但要将一次骨折界定为骨质疏松性骨折，则通常需要满足一些特点，包括发生在经典部位，如下位胸椎、腰椎、股骨近端、桡骨远端；属于低暴力骨折，往往发生在正常体位的跌倒、日常活动、轻微外力作用等情况下；严重骨质疏松症往往还存在既往骨折史、多发骨折、骨折家族史等。对于初次骨折更需要仔细分析，判定其是否为骨质疏松性骨折。胸腰椎骨折后，患者还可以出现胸痛、呼吸动度受限、说话音量较低且语速慢、腹胀、腹痛甚至麻痹性肠梗阻等不适。

（二）体征

与临床症状一样，骨质疏松症较少有特殊的体征。它的体征往往是发生骨折以后的表现，如身高降低、骨骼与关节畸形、强迫体位等。国内外的指南也有提出，如身高下降 3cm 以上、驼背等，往往意味着骨质疏松症的存在。

（三）辅助检查

骨质疏松症的辅助检查分为影像学检查和生化检查两大类。

影像学检查包括一些常规的影像检测手段，如 X 线平片、CT、MRI，但最重要的还是骨质疏松症的特异性影像学检查——骨密度的测定。常规方法较利于骨骼结构和基本性状的判定，特异性方法量化了骨骼的"密度"这一物理学性状。两者在骨质疏松症与骨质疏松性骨折的诊断中相辅相成，不可偏废。

骨骼的"密度"这一物理学概念因检测方式的差异，其检测结果被表述为线密度、面积密度和体积密度三种方式。面积密度是由双能 X 射线吸收法（DEXA）测定得到的结果，其测定值可重复性较好，加之检测方法简便易行，故 WHO 推荐在骨质疏松症的诊治过程中，将面积密度作为骨质疏松症的诊断与疗效随访的指标。这一推荐得到了全球各个骨质疏松学术组织的认可。定量 CT（QCT）是一种反映真实骨密度的检测方法，一般认为它能够更敏感地反映出骨量的变化，但其临床研究尚偏少，也暂未达成统一的诊治标准，故临床广泛应用有限。

骨质疏松症的生化检查包括常规的一般生化标志物（血尿钙磷）、骨代谢调控激素、骨转换指标物三类。这些指标对于反映骨组织细胞功能、骨组织代谢状态、预测骨丢失速度、评估骨折风险、协助代谢性骨病的诊断和鉴别诊断以及疗效评价的重要指标有重要的作用。

对于骨质疏松症的诊治而言，血清钙磷、尿钙磷、PTH 与维生素 D、骨形成指标（如 ALP、PⅠNP、BALP、BGP、PⅠCP）、骨吸收指标（如 CTX、NTX、TRAP5b）水平的测定往往是正确诊治的基础，应尽可能完善相关检查。绝大多数原发性骨质疏松症患者的骨转换生化标志物水平往往正常或轻度升高。

四、骨质疏松症的诊断流程

骨质疏松症的临床诊断包括两个方面：一是基于 DEXA 骨密度检测结果，另一是基于骨质疏松性骨折事件。前者在临床上具有更好的可操作性，特别是它具有较为客观和准确量化的特点，因此也是最值得推荐的方法；后者反映了骨质疏松症的严重后果，如果单以骨折来诊断骨质疏松症则不能早期鉴别及预防骨折高风险患者。

基于骨密度检测结果的诊断，也是需要进行仔细鉴别诊断的。切忌一旦发现 DEXA 骨密度 T 值≤-2.5，就立即判定为骨质疏松症。骨质疏松症的基本诊断步骤推荐如下：①骨密度降低是否达到规定的骨质疏松症诊断标准？②骨密度降低是否是骨质疏松症所致？③是否存在导致骨质疏松症的继发因素？④如果是原发性骨质疏松症，分类如何？通过完成这几个步骤，骨质疏松症的诊断即可基本明确。

1. DEXA 骨密度值是 X 线被阻挡的比例的直接反映，任何可能造成 X 线被阻挡的因素都可能影响骨密度值，从而引起骨密度的测定值比实际值升高。比如，检测体位、骨密度本身、骨骼大小、骨骼变形、与骨骼投影重叠的结构（骨质增生、大血管钙化、肌肉与脂肪、肠道内容物等）都是非常重要的因素，它们将导致骨密度检测值升高，骨质疏松症的诊断率下降，假阴性率升高。这种情况可进行定量 CT 检测有助于临床做出正确的判断。

2. 骨密度降低不一定是骨质疏松症，有许多骨骼疾病都可引起骨密度降低。骨软化、骨肿瘤或肿瘤骨转移、甲旁亢、成骨不全症等都可导致骨密度低下，但它们导致骨密度降低的机制却各不相同。骨质疏松症患者骨密度降低表现为骨组织内骨基质与骨矿物质等比例降低；骨软化患者骨密度降低则是骨基质含量相对过多、骨矿物质沉着（骨矿化）不足；骨肿瘤或肿瘤骨转移时的骨密度降低则是骨组织不均一分布或局部骨吸收的结果。骨骼的这些变化，可以通过检测骨转换生化标志物、骨组织计量学、X 线平片、骨活检等方法进行鉴别。

3. 在明确骨密度降低是骨质疏松症的结果后，还需要对导致骨质疏松症的大致原因进行分析。继发性骨质疏松症首要的治疗措施是消除继发因素，这与原发性骨质疏松症的治疗原则大不相同，故这一诊断环节的临床价值十分突出。常见的导致骨质疏松症的继发因素包括：①影响骨代谢的内分泌疾病（性腺、肾上腺、甲状旁腺及甲状腺疾病等）；②影响骨代谢的免疫性疾病（如类风湿性关节炎）；③影响钙和维生素 D 吸收与利用的肠道和肾脏疾病；④骨肿瘤（如多发性骨髓瘤）或肿瘤骨转移等；⑤影响骨代谢的药物（如糖皮质激素、胰岛素增敏剂、质子泵抑制剂、华法林、抗惊厥药等）；⑥其他，如各种先天和获得性骨代谢异常的疾病。

原发性骨质疏松症患者以老年人居多，在这一人群往往合并存在多种慢性疾病或者使用多种药物，对于新诊断为骨质疏松症的患者，其发生骨质疏松症的病因很可能不能明确是否为疾病或药物所致。此时，建议按 WHO 推荐的骨质疏松症诊断标准进行分类即可，即骨量减少、骨质疏松症或严重骨质疏松症。一方面因为指南仅按此种分类方式进行治疗指导，另一方面是由于这些可能的继发因素不能消除。

4. 对于诊断为原发性骨质疏松症的患者，还可进一步分类为特发性、绝经后和老年性骨质疏松症三类。这种分类既有利于统计与科学研究，也将有利于抗骨质疏松药的选择。

目前，并不推荐采用骨折事件作为诊断骨质疏松症的最佳方法，其主要原因有以下几点：①不能作为有效监测患者抗骨质疏松疗效，尤其是早期疗效的指标，即患者在接受抗骨质疏松药治疗过程中，发生骨折不一定代表治疗失败，未发生骨折也不一定代表诊疗成功。②不能准确量化，即有无骨折存在、是否为骨质疏松性骨折、骨折轻重程度等的判断具有一定主观性。③骨折已经是骨质疏松症的不良后果，用骨折来诊断骨质疏松症可能已经延误了最佳的诊疗时机。

但骨质疏松性骨折的发生常被认为是骨质疏松症疾病较为严重的标志性事件。此时需采取更为积极的临床诊疗方案：包括更全面的诊断评估、更积极和有效的治疗方案、更密切的随访管理、更长期的药物治疗疗程等。

五、骨质疏松症的治疗

在国内外指南中，骨质疏松症的治疗常常分为基础措施与抗骨质疏松药治疗两个部分，我国最新版骨质疏松症指南也不例外。这样的治疗分类指导意见意味着两者具备完全不同的临床价值，不能相互替代，但同时又是相辅相成两个部分，组成一个完整的有机统一体（即治疗方案）。

（一）基础措施

就像高血压患者需要低盐饮食、糖尿病患者需要糖尿病饮食及运动治疗等基础措施一样，骨质疏松症的基础措施也被认为是防治本病发生发展及在治疗本病过程中不可或缺的基本条件。这些条件主要包括影响骨骼健康的生活方式、骨骼发育与维护骨代谢平衡的物质需求。

1. 健康的生活方式 既强调保持利于骨骼发育、骨代谢维护的生活方式，比如饮食中摄入充足的元素钙、低盐及优质蛋白饮食、户外负重运动、足够阳光照射等；也强调避免或减少骨骼损害的生活方式，比如限制咖啡摄入、戒烟限酒、避免跌倒等。其中，充足的钙、负重运动、日光照射、跌倒的防护是骨质疏松症及骨折防治过程中尤为重要的几个部分。

2. 满足钙与维生素 D 需求 在骨骼生长发育过程中，骨骼体积不断增加，钙盐也一直不断以相对恒定的比例沉积于骨骼内。钙盐是骨骼最主要的无机盐，是维持骨骼刚性的重要基础。充足的钙摄入对获得理想峰值骨量、减缓骨丢失、改善骨矿化和维护骨骼健康有重要的作用。人在进入中老年以后，由于多种激素的变化以及胃肠道功能改变，产生负钙平衡，骨钙从骨骼中释出增加，骨骼钙盐总量（骨矿含量）逐渐减少，此即骨量丢失的基础。《中国居民膳食营养素参考摄入量》建议，50 岁及以上人群每日钙摄入量为 1 000～1 200mg。需尽可能通过饮食摄入充足的钙，饮食中钙摄入不足时可给予钙剂补充。营养调查显示我国成人每日膳食约摄入元素钙 400mg，故大部分居民需补充元素钙约 500～600mg/d。适宜剂量的钙剂安全性较高，并无增加肾结石和心血管疾病风险的证据。

肠钙的吸收有赖于维生素 D 的作用。并且，充足的维生素 D 可促进骨骼矿化、保持肌力、改善平衡能力和预防跌倒风险。故补充足够的维生素 D 与补充足够的钙同等重要。维生素 D 不足状况在中老年人群较为普遍。一般建议维生素 D 用于骨质疏松症防治时，剂量可为 800～1 200IU/d。对于日光暴露不足和老年人等维生素 D 缺乏的高危人群，建议酌情检测 25（OH）D 水平，以了解维生素 D 的营养状态，指导维生素 D 的补充。

（二）抗骨质疏松药治疗

如前所述，抗骨质疏松药治疗与骨质疏松症的基础治疗是相对独立的两个部分，它们一起构成了骨质疏松症的治疗方案。这一点，国内外的指南具有共性，同时也从另外一个方面表明，抗骨质疏松药是独立于钙剂、维生素 D 而存在的特殊药物。对于抗骨质疏松药，可以参考对其他疾病治疗药物的方式进行理解，如降压药、限盐是高血压病的基础治疗措施，不是降压治疗，降压药的使用才是降压治疗的关键。类似地，抗骨质疏松药的使用才是骨质疏松症治疗的关键所在，这也是此类药物的临床价值所决定的。抗骨质疏松药的临床价值主要体现在能够提高骨密度，降低骨折风险两个方面。当然，降低骨转换指标、改善骨痛等也是评估抗骨质疏松疗效的重要指标。

抗骨质疏松药的选择需关注其适应证、作用机制分类、起始治疗的选择、疗程以及联合用药等几个方面。

中国《原发性骨质疏松症诊治指南（2017）》制定的抗骨质疏松药治疗适应证包括：①发生椎体或髋部脆性骨折者；②DEXA 骨密度（腰椎、股骨颈、全髋和／或桡骨远端 1/3）T 值≤-2.5，无论是否有过骨折；③骨量低下者，若发生过某些部位的脆性骨折（肱骨上段、前臂远端或骨盆），或

FRAX 工具计算出未来 10 年髋部骨折风险≥3% 或任何主要骨质疏松性骨折发生概率≥20%。值得注意的是，每个国家需根据自己的标准划定根据 FRAX 治疗骨质疏松的阈值，我国指南中推荐的 FRAX 阈值更多源于欧美国家的研究结果，是否适用于我国人群还需要更多研究证据。

抗骨质疏松药物通常按照作用机制进行分类，主要包括以抑制骨吸收作用为主的抗骨吸收药物，或以促进骨形成作用为主的促骨形成药物。我国指南还专门在抗骨质疏松药分类中提出了其他机制药物（如活性维生素 D）和中药，与国际公认的分类方式有明显的区别。其中，抗骨吸收药物临床应用最为广泛，其所得到的研究也最为深入，特别是二膦酸盐类药物，近 20 年的研究充分证明其有效性与安全性，适合绝大部分骨质疏松症患者。

明确抗骨质疏松症起始及后续药物治疗的选择流程具有很重要的临床价值，但在各国指南中均未明确涉及。2016 年，美国临床内分泌医师学会和美国内分泌协会关于绝经妇女骨质疏松症的诊治指南中第一次提出依据患者的骨折发生风险及抗骨质疏松药治疗强度进行药物的选择。对于既往无脆性骨折史或中等骨折风险的患者，推荐使用阿仑膦酸钠、地舒单抗、利塞膦酸钠或唑来膦酸这几种具有降低多个部位骨质疏松性骨折的药物（如椎体、髋部和非椎体骨折），伊班膦酸钠和雷洛昔芬作为次选药物，仅用于存在高椎体骨折风险但无髋部或非椎体骨折风险的患者。而对于既往发生过脆性骨折或高骨折风险的患者，首先推荐使用地舒单抗、特利帕肽或唑来膦酸，阿仑膦酸钠和利塞膦酸钠仅作为次选药物。该指南弱化了口服抗骨质疏松药在严重骨质疏松症患者中的使用，虽无头对头的研究直接比较口服和静脉二膦酸盐在降低骨折发生上的差别，但静脉用二膦酸盐的效果强于口服制剂符合临床观察的结果。对于存在胃肠道疾病不能耐受或吸收口服抗骨质疏松药或依从性较差的患者，即使非高骨折风险也应使用静脉制剂。按照骨折发生风险的高低选择相应的抗骨质疏松药也有助于明确临床医师进行临床决策。

抗骨质疏松药治疗的疗程一直是大家关注的热点，也是临床实践中的难点。长期治疗的安全性问题（如下颌骨坏死和不典型骨折）和临床研究的缺乏是长期应用抗骨质疏松药的瓶颈。近几年各国指南开始给出相关建议，总体的原则是个体化治疗，如最新的国内指南提出所有治疗应至少坚持 1 年，在最初 3～5 年治疗期后，应该全面评估后再决定。目前对药物疗程的建议主要是关于二膦酸盐的，因为其他抗骨质疏松药一旦停止使用，疗效就会快速下降。二膦酸盐停用后，其在骨骼内可存在数年或数十年，其抗骨质疏松的作用可能会保持数年。2014 年美国国家骨质疏松基金会指南提出，中等骨折风险的患者使用二膦酸盐 3～5 年后可停药，高骨折风险的患者应继续使用或换用其他药物进行治疗，但可继续使用多久仍然不清楚。2016 年 AACE/ACE 指南提出中等骨折风险患者，使用口服二膦酸盐 5 年或静脉用唑来膦酸 3 年后可给予药物假期；高骨折风险患者，使用口服二膦酸盐 6～10 年或静脉用唑来膦酸 6 年后可考虑药物假期。由于安全性的考虑，特立帕肽的使用疗程建议不超过 2 年。其他抗骨质疏松治疗药物是否就能长期使用，各指南都未给出确切的疗程建议，也还缺乏相应的临床研究。

制定一个合理的骨质疏松症治疗方案，至少需要钙剂、维生素 D、抗骨质疏松药三者同时应用，但是，这并不是抗骨质疏松药的联合使用。联合用药是指两种或两种以上抗骨质疏松药同时用于同一个患者的治疗。不建议作用机制相同的药物联用，因为疗效并不能达到两种药物效果叠加的效应，但不良反应可能增加。序贯治疗方面，推荐使用甲状旁腺激素类似物等骨形成促进剂后序贯使用骨吸收抑制剂，以维持骨形成促进剂所取得的疗效。

总之，有关骨质疏松症的治疗、抗骨质疏松药的使用等尚处于发展过程中，许多问题还没有绝对的循证医学的证据，值得进一步研究。

【疗效评估】 疗效的监测首先应明确什么是成功的抗骨质疏松治疗。2016 年 AACE/ACE 指南建议成功的抗骨质疏松治疗应定义为 BMD 稳定或升高，并且无新发骨折；使用抗骨吸收药物的患者，骨转换指标应不高于绝经前女性的平均水平。在临床随访的过程中，骨质疏松相关症状的改善也可能是治疗有效的重要指标，但尚未纳入指南中。骨质疏松症的核心表现是骨折风险的升高而非单纯是 BMD 或 BTM 的异常，所以合乎逻辑的最佳疗效监测指标应为骨折风险是否降至可接受的范围，但骨折风险的变化对治疗的反应不够敏感，也缺乏相应研究，尚无法在临床中应用。治疗期间有再发骨折或明显骨量丢失的患者应重新评估是否有继发性骨质疏松的因素或考虑换用其他药物。治疗期间发生单个骨折不一定代表治疗失败，但至少表明该患者存在高骨折风险。明确何为成功的抗骨质疏松治疗将有助于临床医师明确治疗靶目标，并且更好进行疗效评估。

【监测方面】 应测定反映治疗效果的相应指标以评估疗效。国内指南建议获取基线的 BMD，改变治疗后每年、效果稳定后每 1～2 年重复骨密度测量。骨密度的连续测定已经成为临床实践中监测疗效的重要手段。可以监测骨转换指标以评估患者依从性和疗效。抗骨质疏松药治疗中，骨转换指标的变化明显早于骨密度。由于大部分椎体脆性骨折发生较隐匿，胸腰椎 X 线或使用 DEXA 骨密度仪测定的椎体骨折评估（VFA）可用于评估无症状椎体骨折的发生。

（三）骨质疏松症治疗过程中的其他问题

1. 康复治疗指南 国内外大多数指南提出了骨质疏松症需要康复治疗的概念，其内容包括治疗方式的选择及对应的疗效等。但是，康复治疗需要具有骨质疏松知识背景的专业医师和技师指导下进行，这在我国的可及性还很低。

2. 骨质疏松性骨折治疗 骨折是骨质疏松症的直接后果，人群中十分普遍。在 20 世纪 90 年代，美国的年骨质疏松性骨折数量已达 150 万例次，我国尚缺乏较准确的数据。积极干预骨质疏松性骨折，有利于早期恢复患者的体力活动，这对患者心理康复和骨质疏松症本身都大有裨益。

骨折联络服务（FLS）管理方式被证实可有效促进多学科联合诊治，及时合理使用治疗骨质疏松症的药物，可显著降低再发骨折的风险。

3. 骨质疏松症患者的长期管理 骨质疏松症是中老年人最常见的一种骨骼疾病，其发生发展隐匿，不容易引起注意和重视。全面预防、治疗和管理骨质疏松症患者是一个尚未明确提上议事日程的艰巨任务，我国指南也还未做出相应的具体建议。其管理的内容至少应该包括骨质疏松症防治教育、骨质疏松症高危人群的筛查与干预、骨质疏松症患者骨代谢指标及骨密度检测、骨质疏松症的基础措施与抗骨质疏松药的规范使用、骨折干预等。

4. 分级诊疗 骨质疏松症作为一种患病人群庞大的慢性疾病，亟须实现患者的分流，建立起完善的基层首诊、双向转诊、急慢分治、上下联动的骨质疏松症分级诊疗模式，以实现不同级别、不同类别医疗机构之间的有序转诊。一级医院主要承担患者的筛查、随访、健康教育及基本治疗。二级医院需负责骨质疏松症的诊断、方案制定，对于病情严重或诊断不明者需及时转诊上级医院。三级医院在明确诊断及制定长期治疗方案后，可将病情稳定者转诊至下级医院进行随访管理。

（陈德才）

参 考 文 献

[1] Wu X, Peters JM, Gonzalez FJ, et al. Frequency of stromal lineage coony forming units in bone marrow of peroxisome proliferators-activated receptor-alpha-null mice. Bone, 2000, 26（1）: 21-26.

[2] Huss R, Lange C, Weissinger EM, et al. Evidence of peripheral blood-derived, plastic-adherent CD34$^{-/low}$ hematopoietic stem cell clones with mesenchmal stem cell characteristics. Stem cells, 2000, 18: 252-260.

[3] Yang X, Tare RS, Partidge KA, et al. Induction of human osteoprogenitorchemotaxis, proliferation, dif-ferentiation, and bone formation by osteoblast stimulating factor-1/pleiotrophin: Osteoconductive biomimetic scaffolds for tissue engineering. J Bone Miner Res, 2003, 18: 47-57.

[4] Donald A. Glass II and Gerard Karsenty. Minireview: *in vivo* analysis of Wnt signaling in bone. Endocrinology, 2007, 148（6）: 2630-2634.

[5] Cohen A, Dempster DW, Recker RR, et al. Abnormal bone microarchitecture and evidence of osteoblast dysfunction in premenopausal women with idiopathic

osteoporosis. J Clin Endocrinol Metab, 2011, 96: 3095-3105.

[6] Marie PJ, Kassem M. Extrinsic mechanisms involved in age-related defective bone formation. J Clin Endocrinol Metab, 2011, 96(3): 600-609.

[7] Li H, Liu P, Xu S, et al. FOXP1 controls mesenchymal stem cell commitment and senescence during skeletal aging. J Clin Invest, 2017, 127(4): 1241-1253.

[8] Xiao Z, Baudry J, Cao L, et al. Polycystin-1 interacts with TAZ to stimulate osteoblastogenesis and inhibit adipogenesis. J Clin Invest, 2018, 128(1): 157-174.

[9] Xian L, Wu X, Pang L, et al. Matrix IGF-1 maintains bone mass by activation of mTOR in mesenchymal stem cells. Nat Med, 2012, 18(7): 1095-1101.

[10] Kusumbe AP, Ramasamy SK, Adams RH. Ramasamy and R.H. Adams, Coupling of angiogenesis and osteogenesis by a specific vessel subtype in bone. Nature, 2014, 507(7492): 323-328.

[11] Ramasamy SK, Kusumbe AP, Wang L, et al. Endothelial Notch activity promotes angiogenesis and osteogenesis in bone. Nature, 2014, 507(7492): 376-380.

[12] Xie H, Cui Z, Wang L, et al. PDGF-BB secreted by preosteoclasts induces angiogenesis during coupling with osteogenesis. Nat Med, 2014, 20(11): 1270-1278.

[13] Diab DL, Watts NB. Diagnosis and treatment ofosteoporosis in older adults. Endocrinol Metab Clin N Am, 2013, 42(2): 305-317.

[14] Riggs BL, Melton LJ. Involutional osteoporosis. N Engl J Med, 1986, 314(26): 1676-1686.

[15] NIH Consensus Development Panel on Osteoporosis Prevention, Diagnosis, and Therapy. Osteoporosis prevention, diagnosis, and therapy. JAMA, 2001, 285(6): 785-795.

[16] Tannenbaum C, Clark J, Schwartzman K, et al. Yield of laboratory testing to identify secondary contributors to osteoporosis in otherwise healthy women. J Clin Endocrinol Metab, 2002, 87(10): 4431-4437.

[17] 中华医学会骨质疏松和骨矿盐疾病分会. 原发性骨质疏松诊疗指南. 中华骨质疏松与骨矿盐疾病杂志, 2017, 10(5): 413-443.

[18] Jager PL, Jonkman S, Koolhaas W, et al. Combined vertebral fracture assessment and bone mineral density measurement: a new standard in the diagnosis of osteoporosis in academic populations. Osteoporos Int, 2011, 22: 1059-1068.

[19] Shepherd JA, Herve L, Landau J, et al. Clinical comparison of a novel breast DXA technique to mammographic density. Med Phys, 2006, 33(5): 1490-1498.

[20] McClung MR, Lewiecki EM, Cohen SB, et al. Denosumab in postmenopausal women with low bone mineral density. N Engl J Med, 2006, 354: 821-831.

[21] Reid IR, Brown JP, Burckhardt P, et al. Intravenous zoledronate acid in postmenopausal women with low bone mineral density. N Engl J Med, 2002, 346: 653-661.

[22] Garnero P, Sornay-Rendu E, Claustrat B, et al. Biochemical markers of bone turnover, endogenous hormones and the risk of fracture in postmenopausal women. The OFELY study. J Bone Miner Res, 2000, 15: 1526-1536.

[23] Gerdhem P, Ivaska KK, Alatalo SL, et al. Biochemical markers of bone metabolism and predition of fracture in elderly women. J Bone Miner Res, 2004, 19: 386-393.

[24] Sornay-Rendu E, Munoz F, Garnero P, et al. Identification of osteoporotic women at high risk of fracture: The OFELY study. J Bone Miner Res, 2005, 20: 1813-1819.

[25] Garnero P, Hausher E, Chapuy MC, et al. New developments in biochemical markers for osteoporosis. J Bone Miner Res, 1996, 11: 1531-1538.

[26] Delmas PD, Licata AA, Reginster JY, et al. Fracture risk reduction during treatment with teriparatide is independent of pretreatment bone turnover. Bone, 2006, 39: 237-243.

[27] Bauer DC, Garnero P, Hochberg MC, et al. Pretreatment levels of bone turnover and the antifracture efficacy of alendonate: The Fracture Intervention Trial. J Bone Miner Res, 2006, 21: 292-299.

[28] Garnero P, Sornay-Rendu E, Duboeuf F, et al. Markers of bone turnover predict postmenopausal forearm bone loss over 4 years: The Ofely Study. J Bone Miner Res, 1999, 14: 1614-1621.

[29] Seeman E, Delmas PD. Bone quality: The material and structure basis of bone strength and fragility. N Engl J Med, 2006, 354: 2250-2261.

[30] Vasikaran S, Cooper C, Eastell R, et al. International Osteoporosis Foundation and International Federation of Clinical Chemistry and Laboratory Medicine Position on bone marker standards in osteoporosis. Clin Chem Lab Med, 2011, 49(8): 1271-1274.

[31] Eisman J, Ebeling P, Ewald D, et al. Clinical guideline for the prevention and treatment of osteoporosis in post-

menopausal women and older men. The Royal Australian College of General Practitioners. www.racgp.org.au. Accessed March 2010.

[32] Cobin RH，Goodman NF，AACE Reproductive Endocrinology Scientific Committee, et al. American Association of Clinical Endocrinologosts and American of Endocrinology Position statement on menopause-2017 update. EndocrPract, 2017, 23（7）: 869-880.

[33] Dawson-Hughes B，Lindsay R，Khosla S, et al. Clinician's guide to prevention and treatment of osteoporosis. National Osteoporosis Foundation. www.nof.org. Accessed March 2010.

[34] McClung MR，Lewiecki EM，Geller ML, et al. Effect of denosumab on bone mineral density and biochemical markers of bone turnover: 8-year results of aphase 2 clinical trial. Osteoporos Int, 2013, 24（1）: 227-235.

[35] Choksi P，Jepsen KJ，Clines GA. The challenges of diagnosing osteoporosis and the limitations of currently available tools. Clin Diab Endocrinol, 2018, 4: 12-24.

[36] Shieh A，Greendale GA，Cauley JA, et al. Urinary N-telopeptide as predictor of onset of menopause-related bone loss in pre- and perimenopausal women. JBMR Plus, 2018, 3（4）: e10116.

[37] 中国营养学会. 中国居民膳食营养素参考摄入量速查手册. 北京: 中国标准出版社, 2014.

[38] Wang X，Chen H，Ouyang Y, et al. Dietary calcium intake and mortality risk from cardiovascular diaease and all casues: a meta-analysis of prospective cohort studies. BMC Med, 2014, 12: 158.

[39] Bolland MJ，Grey A，Avenell A, et al. Calcium supplements with or without vitamin D and risk of cardiovascular events: reanalysis of the Women's Health Initiation limited access dataset and meta-analysis. BMJ, 2011, 342（apr19 1）: d2040.

[40] Bolland MJ，Avenell A，Baron JA, et al. Effort of calcium supplements on risk of myocardial infarction and cardiovascular events: meta-analysis. BMJ, 2010, 341: c3691.

[41] 中华医学会骨质疏松和骨矿盐疾病分会. 维生素D及其类似物的临床应用共识. 中华内分泌代谢杂志, 2018, 34（3）: 187-200.

[42] 中华医学会骨质疏松和骨矿盐疾病分会. 原发性骨质疏松症诊疗指南（2017）. 中华内分泌杂志, 2017, 33（10）: 890-913.

[43] National Osteoporosis Foundation. Clinication's Guide to Prevention and Treatment of Osteoporosis. Washington, DC: National Osteoporosis Foundation, 2014.

[44] Zhao JG，Zeng XT，Wang J, et al. Association between calcium or vitamin D supplementation and fracture in community dwelling older adults: a systematic review and meta-analysis. JAMA, 2017, 318（24）: 2466-2482.

[45] Rossouw JE，Anderson GL，Prentice RL, et al. Risks and Benefits of estrogen plus progestin in healthy women: Principal results from the women's healthy initiative randomized controlled trial. JAMA, 2002, 288: 321-333.

[46] Qaseem A，Forciea AM，Mclean RM, et al. Treatment of low bone density or osteoporosis to prevent fractures in men and women: a clinical practice guideline update from the American College of Physicians. Ann Intern Med, 2017, 166（11）: 818-839.

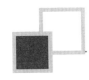

第三章　磷代谢异常引起佝偻病／骨软化症的研究历史和现状

磷是机体的基本元素，在能量代谢、细胞内信号传递、生物膜结构完整、骨矿化及肾脏调节酸碱平衡等方面发挥重要作用。人体内磷代谢的平衡和磷在细胞内、外液中浓度的稳定性，是维护机体正常生理功能的重要因素之一，故调节体液中磷浓度有重大生理意义。血磷浓度受饮食、激素、酸碱度的影响，血磷水平主要受肾脏、骨骼和肠道等器官，以及甲状旁腺激素、1,25-二羟维生素 D 和血成纤维细胞生长因子 23（FGF-23）等因子的调节。磷是构成骨骼矿的羟基磷灰石的主要元素之一，磷代谢异常会引起骨骼的矿化障碍，导致佝偻病或骨软化症。

早在 1872 年即发现磷可以预防和治疗佝偻病，但之后的研究结果并不一致。如在 1908 年的美国医学会会议上报道了磷可以治愈大多数佝偻病（198/200），但也有采用大量的磷仍未见佝偻病好转的报道。本次医学会会议建议采用鱼肝油同时适当的食物营养如增加奶、蛋、牛肉、肉汤等来防治佝偻病。之后，关于磷对佝偻病疗效的争议也在持续。1920 年代的来自芝加哥的研究曾经表明磷可以治愈婴儿佝偻病，加用鱼肝油会更为有效。同期来自纽约的一项研究结果不支持此点，尤其是动物模型表明采用高磷低钙或高钙低磷的食物均可以造成佝偻病的模型。尽管牛奶中磷的含量是人奶的 5 倍，用奶瓶喂养的儿童佝偻病的患病率却较高。因此，缺磷是否是佝偻病／骨软化症的病因，补磷是否可以防治骨骼矿化障碍，一直是一个颇有争议的话题。但是，随着对磷代谢调节认识的加深，随着分子生物学的进展，越来越多的遗传性低血磷性佝偻病的致病基因的确定，目前对磷代谢异常佝偻病和骨软化症的临床和研究逐渐聚焦于先天性磷代谢异常和肿瘤诱发的骨软化症。

以磷代谢异常所致的低磷性佝偻病／骨软化症，通常是指低磷血症导致的骨骼矿化障碍。低磷血症的病因众多，常见的病因如表 4-3-1 所示。一般而言可能源于肠道内磷吸收异常、肾小管磷回吸收异常或细胞内转移。前者常见的原因为饮食中磷缺乏（如长期素食）、磷吸收不良（如小肠疾病腹泻和肠道接受外科手术）和使用药物（如与磷结合的氢氧化铝凝胶）。肾小管磷回吸收异常所致的低磷性佝偻病／骨软化症，常见于各种遗传性低血磷性佝偻病、肿瘤性骨软化症和其他原因导致的肾小管磷回吸收异常（如范科尼综合征）等。多数会表现为低磷血症，部分会伴有活性维生素 D 生成不足，进而导致骨骼或软骨矿化不良。

一、磷代谢异常引起佝偻病／骨软化症的分类的进展

磷代谢异常引起佝偻病／骨软化症，主要是低血磷的佝偻病／骨软化症，其病因分类和发病机制如表 4-3-2 所示，大约包含 14 种，部分类型极为罕见，常见包括：肿瘤诱发的骨软化症（tumor induced osteomalacia，TIO）、X 连锁显性低磷性佝偻病（X-linked hypophosphatemic rickets，XLH）、常染色体显性遗传低磷性佝偻病（autosomal dominant hypophosphatemic rickets，ADHR）、常染色体隐性遗传低磷性佝偻病（autosomal recessive hypophosphatemia，ARHP）和遗传性低磷性佝偻病合并高尿钙症（hereditary hypophosphatemic rickets with hypercalciuria，HHRH）等。其中前 4 种具有相似的临床特征，即由于肾脏磷回吸收障碍所致的低磷血症。生理情况下，低磷血症会刺激肾脏 1α 羟化酶的活性，使体内 1,25-二羟维生素 D_3 的水平升高，但上述 4 种低磷性佝偻病／骨软化症患者血液中活性维生素 D 的水平降低或正常，说明此 4 种疾病可能存在共同的发病机

表 4-3-1　低磷血症的主要原因

肠吸收减少	尿排出增加	细胞内转移
维生素 D 缺乏或抵抗	肾性磷酸盐排泄紊乱	胰岛素增加
营养不良	肿瘤性骨软化	糖尿病酮症酸中毒的胰岛素治疗
日照少, 奶制品摄入不足	家族性低磷酸血症佝偻病	骨饥饿综合征
吸收不良	常染色体显性低血磷佝偻病	急性呼吸性碱中毒
麦胶肠病, 克罗恩病	遗传性低磷性佝偻病伴有高钙尿	肿瘤消耗
胃切除术, 肠切除术, 胃分流术	常染色体隐性低磷血症佝偻病 1 型	白血病危象、淋巴瘤
胰腺炎、慢性腹泻	常染色体隐性低磷血症佝偻病 2 型	败血症
慢性肝病	低磷性佝偻病伴甲状旁腺功能亢进	糖
慢性肾脏病	骨纤维异样增生症	葡萄糖、果糖、甘油
分解代谢增加	皮肤 - 骨骼低磷血症综合征	代谢性酸中毒的纠正
抗癫痫药物	骨声带发育不良	
维生素 D 受体缺陷	低磷性肾结石 / 骨质疏松症 1 型（NPHLOP1）	
维生素 D 依赖性佝偻病 Ⅱ 型	范科尼综合征合并低血磷性佝偻病	
维生素 D 合成缺陷	Raine 综合征	
CYP27B1 基因突变	原发性和继发性甲状旁腺功能亢进	
CYP27A1 基因突变	糖尿病酮症酸中毒（渗透性利尿）	
CYP2R1 基因突变	药物	
营养不良	降钙素、利尿剂、糖皮质激素、碳酸氢盐	
酗酒、厌食、饥饿	急性容量扩张	
含铝或镁的抗酸制剂		

表 4-3-2　低血磷性佝偻病 / 骨软化症的主要病因和发病机制

疾病名称（简写），OMIM	缺陷	主要机制
肿瘤诱发的骨软化症（TIO）	间叶组织肿瘤	分泌过多调磷因子 FGF-23 等
X 连锁显性低磷性佝偻病 / 骨软化症（XLH），307800	PHEX	骨骼中产生过多 FGF-23
常染色体显性遗传低磷佝偻病（ADHR），193100	FGF-23	FGF-23 降解障碍
1 型常染色体隐性低磷佝偻病（ARHP1），241500	DMP1	骨细胞分化不足, FGF-23 分泌过多
2 型常染色体隐性低磷佝偻病（ARHP2），613312	ENPP1	FGF-23 产生过多
3 型常染色体隐性低磷佝偻病（ARHP3），259775	FAM-20C	FGF-23 产生过多
遗传性低磷性佝偻病合并高尿钙症（HHRH），241530	SLC34A3	钠磷共转运蛋白异常, 肾小管磷回吸收障碍
纤维性结构不良（FD），1393200	GNAS	异常增殖的骨骼产生过多 FGF-23
低磷性佝偻病伴甲状旁腺功能亢进（HRHPT），612089	Klotho 异位	增加了 Klotho、FGF-23 及其下游信号
神经纤维瘤（NF），162200	NF1	不明原因的 FGF-23 水平升高
线状皮脂腺痣综合征（LNSS），163200	HRAS	异常增殖的骨骼和表皮痣产生过多 FGF-23
osteoglophonic dysplasia（OGD），166250	FGFR1	异常增殖的骨骼产生过多 FGF-23
低磷性肾结石 / 骨质疏松症 1 型（NPHLOP1），612286	SLC34A1	钠磷共转运蛋白异常, 肾小管磷回吸收障碍
范科尼综合征合并低血磷性佝偻病	多种	肾小管磷回吸收障碍

制。几种主要的低磷性佝偻病/骨软化症和范科尼综合征所致佝偻病/骨软化症的临床特点见表4-3-3。

二、遗传性低血磷性佝偻病的致病基因检测和评述

1. X连锁显性低磷性佝偻病（X-linked hypophosphatemic rickets，XLH，OMIM 307800）　XLH的人群患病率大约为1/2万，是最常见的一种遗传性低血磷性佝偻病，呈X连锁显性遗传。临床表现为生长迟缓和进行性加重的骨骼畸形。患者的症状轻重不一，轻者仅有低磷血症而无任何骨骼异常。绝大多数儿童患者会出现腕部、膝关节部位膨大，下肢呈现弓状畸形。部分患儿表现为出牙延迟甚至牙齿缺失以及囟门关闭延迟。XHL的生化表现为血磷水平显著降低，血1,25-二羟维生素D水平低于正常水平或处于正常低限，这与正常人低磷血症时1,25-二羟维生素D水平反馈性升高相矛盾。原因是XLH患者肾脏1α羟化酶的生成受抑制，从而导致$1,25(OH)_2D_3$的生成减少。

1995年国际合作研究组确定了XLH的致病基因为 PHEX（phosphate regulating gene with homologies to endopeptidases on the X chromosome，X染色体上磷酸盐调节基因中性肽链内切酶）。目前报道的与XLH相关的 PHEX 基因突变至少有330种。北京协和医院夏维波等于2007年报道了存在于中国XLH患者中的3个新发现的 PHEX 基因的突变，之后在261例XLH患者中共检出166种 PHEX 基因突变，包括111种尚未报道的新突变位点。其中，4个突变（P534L、G579R、R747X、c.1645＋1G＞A）可能为 PHEX 基因的"热点突变"位点。PHEX蛋白是单跨膜蛋白，属于膜结合的金属蛋白酶家族，与内肽酶家族具有高度的同源性，通过蛋白分解的方式来调节肽类因子的活性。Hyp小鼠是一种与人类XLH的表现极为相似的小鼠，将正常小鼠的肾脏移植至Hyp小鼠不能纠正Hyp小鼠的低磷血症和高尿磷，将Hyp小鼠的肾脏移植到正常小鼠也不能引起任何磷代谢异常，研究结果显示Hyp小鼠的肾小管磷转运正常；体外研究也表明Hyp小鼠肾小管本身的磷转运无异常。体内体外实验均证明Hyp鼠体内的磷代谢紊乱不是由于肾脏本身的病变所致，小鼠体内中可能存在一种影响磷代谢的因子（调磷因子），这种因子作用到肾小管导致肾小管磷回吸收减少。由此推测在XLH患者体内同样存在着一种具有使尿磷增加的调磷因子。XLH患者由于 PHEX 基因突变，PHEX的内肽酶样活性降低，血清中FGF-23的水解灭活受限或生成增加，使多数XLH患者血FGF-23水平升高。血清中FGF-23升高导致肾小管对磷的回吸收降低，肾磷丢失过多，同时活性维生素D生

表4-3-3　几种常见的低磷性佝偻病/骨软化症的临床特点

	TIO	XLH	ADRH	ARHP	HHRH
生化指标					
血钙	N	N	N	N	N
血磷	↓	↓	↓	↓	↓
血碱性磷酸酶	N/↑	N/↑	N/↑	N/↑	N/↑
甲状旁腺激素	N	N	N	N	↓
25（OH）D	N	N	N	N	N
1,25（OH）₂D	↓	(↓)	(↓)	(↓)	↑
肾功能					
尿磷	↑	↑	↑	↑	↑
尿钙	↓	↓	↓	↓	↑
胃肠功能					
钙吸收	↓	↓	↓	↓	↑
磷吸收	↓	↓	↓	↓	↑

注：↓——降低；↑——增高；N——正常；（↓）——相对于血磷水平降低；N/↑——正常或增高。

成受抑制，影响肠道磷的吸收，进而引起低血磷性佝偻病 / 骨软化症。

随着对该病病理生理机制的深入认识，XLH患者体内肾小管磷回吸收减少，同时由于 1α 羟化酶活性降低进而导致 1,25- 二羟维生素 D 生成不足，目前治疗上强调同时补充磷和活性维生素 D。从小剂量开始逐渐增加，直到最大的剂量。钙三醇 40～60ng/（kg•d），分 2 次服用（一般剂量为 0.25μg，1～2 次 /d）；磷 1～4g，4～5 次 /d。尽量少量补钙或不补钙以免发生肾脏结石或肾脏钙化。以往治疗多采用大剂量维生素 D_2，每日 4 万～20 万 IU，可使骨病好转，但是使用 $1,25(OH)_2D_3$ 或 $1α-(OH)D_3$ 等活性维生素 D 治疗的效果更好。通常使用中性磷溶液来补充磷，其配方是：磷酸氢二钠（$Na_2HPO_4-12H_2O$）73.1g + 磷酸二氢钾（KH_2PO_4）6.4g 加水至 1 000ml，pH = 7.0，100ml 中含磷 779mg，口服中性磷溶液只能使血磷水平短暂升高，服用 1.5 小时后血磷水平达到最高点，4 小时后下降到基础水平，因此磷的补充治疗需每 4 小时服药 1 次，每天至少服药 5 次。为了减少其腹胀、腹泻等副作用，常由小量开始，逐渐缓慢递增。监测血磷水平应在首次服磷后 1.5 小时取血测定。大部分患儿经过适当的治疗，生长速度会加快，下肢畸形好转，骨骼病变可能修复。治疗过程中应注意监测血钙和血磷水平，定期复查肾脏 B 超、骨骼 X 线等，及时调整药物剂量，警惕维生素 D 过量，谨防高钙血症的发生。

目前欧洲、美国和日本等均已经批准了 FGF-23 的单克隆抗体 - 布罗索尤单抗（burosumab）用于治疗儿童和成年 XLH。采用布罗索尤单抗治疗后患者的血磷水平可以达到正常，佝偻病迅速痊愈，身高增长迅速，骨痛等症状明显缓解。我国也以罕见病孤儿药的形式，批准了布罗索尤单抗在国内使用。

2. 常染色体显性遗传低磷性佝偻病（autosomal dominant hypophosphatemic rickets, ADHR, OMIM 193100） ADHR 是低磷性佝偻病中较少见的一种类型，与 XLH 的临床表现相似，也主要表现为低磷血症、下肢畸形和佝偻病及骨软化症的表现。患者的生化表现同 XLH 类似，即血 PTH、血 25- 羟维生素 D 水平在正常范围，而血 1,25- 二羟维生素 D 水平相对于低的血

磷水平可矛盾性降低。有少数受累的女性患者的临床表现出现较晚，容易发生骨折，这在 XLH 中较少见到。还有少数的患者尽管在儿童时期出现低磷血症，但在青春期以后症状可自发缓解。ADHR 临床表型的出现与患者的血清铁水平相关，因此，部分女性患者会在月经量大、妊娠或者产后发病。连锁分析已经表明 ADHR 与染色体 12p13 相关联，人类 FGF-23 基因定位在染色体 12p13 区。2000 年 ADHR 研究协作组将 ADHR 的基因克隆定位为 FGF-23，才首次将 FGF-23 与低磷性疾病联系起来。该研究组在 4 个 ADHR 家系中发现了 3 个 FGF-23 基因突变位点，这些突变使 FGF-23 的水解受到影响。北京协和医院夏维波等首次报道了亚洲的 ADHR 家系，之后收集的 6 个 ADHR 家系中的 20 个成员中分别发现 FGF23 基因上存在 c.526C > T（p.R176W）、c.527G > A（p.R176Q）、c.535C > T（p.R179W）和 c.536G > A（p.R179Q）四种突变。176—179 位点为 FGF23 的水解位点，正是由于该关键部位的 R 被替代（176-RHTR-179），导致 FGF-23 无法被降解。ADHR 的治疗同 XLH，多数患者在佝偻病 / 骨软化症治疗缓解后，可停药。

3. 常染色体隐性遗传低磷性佝偻病（autosomal recessive hypophosphatemicrickets, ARHR）

（1）常染色体隐性遗传低磷性佝偻病 1 型（ARHP1，OMIM 241500）：1976 年 Stamp 和 Baker 报道了父母为近亲婚配的一对兄妹，临床表现为低磷血症、佝偻病、颅缝早闭、骨密度增加和神经性耳聋，维生素 D 治疗效果不好。1977 年 Weir 报道了另一例常染色体隐性遗传低磷性佝偻病患者，同样表现有内耳道狭窄及感觉性听力减退。Lorenz-Depiereux 等在 2006 年报道了 3 个家系，其临床表现和生化特征与 XLH 和 ADHR 非常相似，但是其遗传方式呈常染色体隐性遗传的特征，其临床表现主要为下肢畸形、"O" 形腿、串珠肋，可伴有牙齿缺陷、多发龋齿、颅骨骨硬化、骨密度增加、肌肉附着点病、骨骼疼痛或关节僵直等。此外，患者的血 FGF-23 水平会显著升高。2006 年 Lorenz-Depiereux 等发现导致 ARHR 的突变基因为编码牙齿和骨骼非胶原基质蛋白的基因（DMP1）。牙基质蛋白 1（dent matrix protein 1，DMP1）属于 SIBLING（small integrin-binding ligand，N-linked glycoproteins）蛋白家族。通过直接测序的方法 Lorenz-Depiereux 证实了该 ARHR 家系存在 DMP1 的纯合突变。同年 Feng 等在两个黎巴嫩的 ARHR 家系中也发现了 DMP1 的纯合突变。目前已经报道的突变有第 6 外显子上的缺失突变（1484-1490del）和第 2 外显子上的错义突变（1G＞A）。

（2）常染色体隐性遗传低磷性佝偻病 2 型（ARHP2，OMIM 613312）：ARHP2 是由编码外生核苷酸焦磷酸酶/磷酸二酯酶 1（Ectonucleotide pyrophosphatase/phosphodiesterase 1，ENPP1）基因失活突变引起，导致其编码的外生核苷酸焦磷酸酶/磷酸二酯酶失活。外生核苷酸焦磷酸酶/磷酸二酯酶位于细胞表面，可以产生无机焦磷酸盐，抑制矿化过程。ENPP1 失活突变可导致婴儿全身性动脉钙化（arterial calcification of infancy，GACI）。但是引起其 ENPP1 的失活突变何以仅表现为低血磷性佝偻病，而非为 GACI，其机制尚不清楚，可能与 FGF-23 的分泌增加有关，也有研究发现 ENPP1 基因突变患者血 FGF-23 水平升高，但其机制目前尚不明确。

（3）常染色体隐性遗传低磷性佝偻病 3 型（ARHP3，OMIM 259775）：ARHR3 型，主要表现为低磷血症，高尿磷，牙齿异常，颅内钙化和长骨硬化而非典型的佝偻病，也称为非致死型 Raine 综合征。全外显子测序显示在序列相似家族 20 成员 C（Family with sequence similarity 20，member C，FAM20C）基因存在复合杂合突变。已知 DMP1 的磷酸化有赖于 FAM20C，当 FAM20C 功能缺失时，DMP1 的磷酸化障碍，进而影响 FGF-23 的代谢，导致低血磷性佝偻病。

4. 遗传性低磷性佝偻病合并高尿钙症（hereditary hypophosphatemic rickets with hypercalciuria，HHRH，OMIM 241530） HHRH 是一种少见的遗传性低血磷性疾病，属于常染色体隐性遗传病。该疾病于 1985 年首次在一个贝多因（Bedouin）大家系中被报道，之后又有贝多因散发患者的报道。HHRH 与其他遗传性低磷性佝偻病相似，由于肾脏磷回吸收障碍，导致低血磷症，进而出现佝偻病/骨软化症。HHRH 患者临床表现为骨痛、肌肉无力和生长迟缓，与其他遗传性低磷性佝偻病不同的是，患者血 1,25（OH）$_2$D 水平显著

升高，从而导致高尿钙症和 PTH 水平降低。钠磷共转运蛋白 II 型溶质转运家系 34（SLC34A1-3）基因在磷的稳态中发挥重要作用。小鼠在破坏了钠-磷共转运蛋白 IIa 的基因（Slc34a1，NaPi-IIa 或 Npt2a）后会表现为低磷血症、尿磷排出增加、血 1,25（OH）$_2$D 水平显著升高、血碱性磷酸酶水平升高、高尿钙症和血 PTH 水平显著降低，与人类 HHRH 类似。但是在 HHRH 的患者中并未发现 SLC34A1 突变的致病基因。近期的研究表明造成人类 HHRH 的是 SLC34A3 基因（NaPi-IIc 或 NPT2c）突变，SLC34A3 主要位于人肾脏近曲小管上皮细胞上，因此与其他遗传性低磷性佝偻病不同，HHRH 是由于肾小管本身的病变所致。Lorenz-Depiereux 等和 Shoji Ichikawa 等的研究分别发现了 SLC34A3 存在纯合突变和杂合突变。HHRH 患者的血 FGF-23 水平正常或低于正常，这与 XLH 和 ADHR 不同，进一步说明 HHRH 的病变在肾脏本身。

5. 纤维性结构不良（fibrous dysplasia，FD，OMIM 1393200） FD 是一种罕见的代谢性骨病，主要表现为骨痛、骨骼畸形和脆性骨折。该病发病机制与 GNAS 基因激活突变有关。肾脏漏磷发生在约 50% 的纤维性结构不良患者，然而目前这一现象发生的机制尚不明确。目前有两种推测，一种观点认为由于肾近端小管处 Gsα 蛋白功能激活性突变，引起 PTH 功能亢进导致的低磷血症；另一种观点认为 FGF-23 与纤维性骨营养不良综合征引起的肾脏漏磷密切相关。

6. 低磷性佝偻病伴甲状旁腺功能亢进（hypophosphatemic rickets and hyperparathyroidism，HRHPT，OMIM 612089） 该病是以低磷性佝偻病伴甲状旁腺功能亢进为主要特征的一种疾病，其主要临床表现为甲状旁腺增生及骨骼发育畸形。Brownstein 等通过研究 1 例低磷性佝偻病伴甲状旁腺功能亢进患者发现，在其临近 α-Klotho 处有一基因断点，该基因编码 β-葡萄糖醛酸酶。患者血 α-Klotho 水平、β-葡萄糖醛酸酶活性及 FGF-23 水平均显著增高。FGF-23 水平增高可能由 α-Klotho 水平升高所致，或部分受甲状旁腺功能亢进的负反馈调节所致。

7. 神经纤维瘤（neurofibromatosis，NF，OMIM 162200） NF 是一种良性的周围神经疾病，属于

常染色体显性遗传病。Ⅰ型神经纤维瘤（NF1）常于成年起病，其典型临床表现为高磷酸盐尿及低磷血症，约50%的NF1型患者具有骨骼肌肉系统的表现，其中最常见的是脊柱侧凸、先天性胫骨假关节和一侧肢体的异常生长。关于NF1并发低磷性骨软化的机制，目前尚不明确。有学者认为其与褪黑素有关。Abdel-Wanis等日本学者发现在NF1并发脊柱畸形的患者褪黑素水平低下，褪黑素水平降低可通过增加cAMP、多巴胺、糖皮质激素及降低肾小管Na^+的重吸收4条途径来增加尿磷的排出，进而导致低磷性骨软化的发生。还有部分学者认为与肿瘤分泌的某些调磷因子相关，能够抑制肾小管对磷的回吸收，如FGF-23，但目前尚未证实。治疗方面，口服磷酸盐及维生素D有效。

8. **线状皮脂腺痣综合征**（linear nevus sebaceous syndrome，LNSS，OMIM 163200）　为先天性皮脂腺痣伴有器官系统发育异常，是低磷性佝偻病的一种罕见形式。当前研究推测其遗传方式为常染色体显性遗传，主要的致病基因为发生在体细胞 *HRAS* 或 *GRAS* 的嵌合突变。临床上除佝偻病/骨软化导致骨骼畸形的表现外，还常伴有多发皮肤痣、中枢神经系统发育异常（如智力发育低下及癫痫），亦有报道患者有眼、心脏或泌尿生殖系统发育异常。患者血磷及1,25(OH)$_2$D$_3$水平降低，碱性磷酸酶、尿磷升高，血钙及PTH一般正常，主要特点为肾脏漏磷。有研究发现LNSS患者血FGF-23水平增高，推测其导致低磷性佝偻病的原因与FGF-23相关。治疗同为补充磷制剂和骨化三醇，手术治疗后仅有少数患者低磷性佝偻病得以改善。

9. **osteoglophonic 发育不良**（osteoglophonic dysplasia，OGD，OMIM 166250）　OGD是一种非常罕见的骨骼发育不良疾病，患儿常有肾脏漏磷、颅缝早闭、骨纤维性发育不全、干骺端发育不良、身材矮小等特征，该病尚无中文译名，或可称作"空骨性发育不良"。该疾病是一种常染色体显性遗传性疾病，White等发现OGD患者是由成纤维细胞生长因子受体1（fibroblast growth factor receptor 1，*FGFR1*）基因突变所致，导致其编码的FGFR1受体激活，进而导致高磷酸盐尿及低磷血症。部分患者血FGF-23水平升高，且骨骼病变程度与FGF-23水平和磷酸盐丢失的程度相关，推测OGD患者的骨骼损害是由于FGFR1激活引起的干骺端骺板分泌FGF-23上调所致。

10. **低磷性肾结石/骨质疏松症1型**（hypophosphatemic nephrolithiasis/osteoporosis-1，NPHLOP1，OMIM 612286）　该疾病十分罕见，主要临床表现为低磷血症、肾结石、骨痛、肌无力，还可能伴有骨质疏松。在2例肾脏漏磷导致的低磷血症伴有骨质疏松或肾结石的患者中研究发现编码Na^+-Pi/Ⅱa的 *SLC34A1* 基因存在杂合突变。在1例低磷血症、多发骨折、身材矮小，伴有范科尼综合征样表现的患者中发现 *SLC34A1* 基因纯合突变。因此，该病的遗传方式仍存在争议。小鼠在破坏了编码Na^+-Pi/Ⅱa的 *SLC34A1* 基因后会表现为低磷血症、尿磷排出增加、血1,25(OH)$_2$D$_3$水平显著升高、血碱性磷酸酶水平升高、高尿钙症和血PTH水平显著降低，与人类临床表现相似，说明 *SLC34A1* 突变确实与此类低磷血症伴肾结石的发生有关。

11. **范科尼综合征**　合并低血磷性佝偻病与佝偻病/骨软化症相关的范科尼综合征（Fanconi syndrome）是由于肾小管发生多重吸收障碍所致的低磷性佝偻病/骨软化症。发病机制为肾近端小管广泛性缺陷，影响氨基酸、葡萄糖、磷酸盐、尿酸、钠、钾、碳酸氢根以及蛋白质的重吸收，进而引起低磷性佝偻病/骨软化症。范科尼综合征表现为广泛的代谢异常，包括肾小管酸中毒、低磷血症、低尿酸血症、低钾血症、广泛性氨基酸尿症、低分子量蛋白尿、尿糖增加而血糖正常、血清1,25(OH)$_2$D$_3$正常或降低。患者主要临床表现为低磷性佝偻病/骨软化症、骨骼畸形、身材矮小。其发病可以为常染色体显性遗传、常染色体隐性遗传或X连锁遗传，亦可见散发病例。多种遗传性系统性疾病均可引起范科尼综合征，包括眼脑肾综合征、威尔逊病（Wilson disease）、半乳糖血症、高酪氨酸血症、胱氨酸病等，上述任何疾病损害了肾近端小管的重吸收功能，均可导致范科尼综合征的发生。

三、调磷因子的发现和研究进展

X连锁显性低磷性佝偻病/骨软化症（X-linked dominant hypophosphatemic rickets/osteomalacia，

XLH)、常染色体显性遗传低磷性佝偻病（autosomal dominant hypophosphatemic rickets，ADHR）、常染色体隐性遗传低磷性佝偻病（autosomal recessive hypophosphatemia，ARHR）和肿瘤诱发的骨软化症（tumor-induced rickets/osteomalacia，TIO）的共同特征为由于肾脏磷重吸收减少所致的低磷血症。生理情况下，低磷血症会刺激肾脏1α-羟化酶的活性，使体内 $1,25(OH)_2D_3$ 的水平升高，但上述四种低磷性佝偻病/骨软化症患者血清中活性维生素 D 的水平降低或位于正常水平。说明此四种疾病可能存在共同的发病机制。以往的研究表明 XLH 和 TIO 是由于某种激素的异常机制所致，推测体内可能存在一种磷调节因子，即调磷因子（phosphatonin）。近年来随着对 FGF-23 的认识，人们对低磷性佝偻病/骨软化症的发病机制有了深入的了解。

TIO 相关的肿瘤分泌一种能够降低血磷的物质，研究者们利用这些肿瘤组织为源头寻找调磷因子。研究表明，在 TIO 的肿瘤细胞条件培养液中加入小鼠肾小管上皮细胞，可抑制小鼠肾小管上皮细胞回吸收磷，并且细胞内的 cAMP 浓度不增加，也未检测出 PTH 或 PTH 相关蛋白（PTHrP）增加。因此，推测肿瘤可能释放一种抑制肾小管磷回吸收的调磷因子。Shimada 等构建了来自一个 TIO 肿瘤和毗连正常骨组织的 cDNA 文库，采用底物杂交构建了针对每个文库的特异的探针，将特异的探针分别用于每个文库。共分离出 320 000 个克隆，456 个克隆是 TIO 肿瘤文库所独有的。频繁出现的基因编码蛋白质有：牙基质蛋白质 1（DMP1）、热激蛋白 90（HSP90）、骨联素（OPN）、纤维连接素。同时发现 2 个新的 cDNA，最终确定为细胞外基质磷酸化糖蛋白（matrix extracellular phosphglycoprotein，MEPE）和 FGF-23 等。White 等通过 RNA 印迹证实 TIO 患者的肿瘤中存在 FGF-23 mRNA 的表达，并且经蛋白质印迹法分析检测到 FGF-23 蛋白，这些研究进一步证实了 FGF-23 是调磷因子的假设。进一步的研究将表达 DMP-1 或 MEPE 的中国仓鼠卵巢（CHO）细胞植入裸鼠中不能引起血磷水平降低，而将表达 FGF-23 的 CHO 细胞植入裸鼠体内则出现血磷水平显著降低。这些均提示 FGF-23 是一种调磷因子。

FGF-23 对钠-磷共转运蛋白 IIa（NaPi IIa）的影响：体内磷的调节主要依靠肾脏近曲小管对磷的重吸收，肾小球所滤过的磷大约有 80% 在肾近曲小管经 NaPi IIa 被重吸收。NaPi IIa 缺陷的大鼠近曲肾小管磷重吸收将减少 80%。给小鼠静脉注射 5μg 的全段 FGF-23，血磷可降低 20%～25%，8 小时内肾脏近曲小管 NaPi IIa 蛋白减少；Shimada 等发现，在 FGF-23 转基因小鼠血磷降低、尿磷增加的同时，肾近曲小管内 NaPi IIa 的表达显著降低，而小鼠血中的 PTH 水平并无增加。对 FGF-23 基因敲除（FGF23-KO）小鼠的研究表明，小鼠出生 6 周肾脏的最大磷转运率（TmP/GFR）显著增加，同时其肾脏近曲小管顶端的 NaPi IIa 蛋白水平也显著增加。以上研究均证实 FGF-23 通过影响 NaPi IIa 的表达从而调节磷的重吸收。

FGF-23 对 $1,25(OH)_2D_3$ 生成的影响：正常小鼠静脉补充 FGF-23 后 2h 小鼠血清 $1,25(OH)_2D_3$ 水平显著减少，9 小时时血清 $1,25(OH)_2D_3$ 水平达到最低，而血钙和 PTH 水平无显著变化。上述结果提示 FGF-23 的主要作用之一是调节 $1,25(OH)_2D_3$ 的产生。将表达 FGF-23 的 CHO 细胞植入到无胸腺裸鼠，也观察到长期给予 FGF-23 导致裸鼠血清 $1,25(OH)_2D_3$ 水平及肾脏 1α-羟化酶 mRNA 降低。在 FGF-23 的转基因鼠体内 $1,25(OH)_2D_3$ 水平也明显降低。相反，FGF-23 敲除的小鼠血清中的 $1,25(OH)_2D_3$ 水平显著升高，小鼠出生后 10 天肾脏 1α-羟化酶表达显著增加。因此 FGF-23 是通过抑制 1α-羟化酶的生成，减少 $1,25(OH)_2D_3$ 的生成。

FGF-23 是一种重要的调磷因子。TIO、ADHR、XLH 和 ARHR 患者血清 FGF-23 水平均显著升高。FGF-23 蛋白分子中存在 RXXR 结构，是典型的蛋白分解酶的作用部位。Shimada 等发现 CHO 细胞表达的 FGF-23 除了完整的分子外，还存在起源于 S180 的片段，证明 R179yS180 是 FGF-23 蛋白分解的位点，此处基因发生突变造成精氨酸被其他氨基酸替代，导致 FGF-23 的水解障碍。已经确认的导致 ADHR 的 FGF-23 四个基因突变位点：R176W、R176Q、R179W 和 R179Q。正是由于该关键部位的 R 被替代（176-RHTR-179），干扰了体内 FGF-23 的降解。PHEX 属于蛋白水解酶,能够灭活体内的多肽类激素或循环因子。XLH 患者由于体内 *PHEX* 基因突变,使其蛋白分解的功能丧失,导致其作用底物的堆积。体外研究证明当 PHEX 与 FGF-23 共表达时,可使 FGF-23 的浓度显著降低,说明 FGF-23 可能是 PHEX 内肽酶的底物。近期的研究还表明 XLH 的患者由于 *PHEX* 基因的突变,可能在骨骼的局部增加 FGF-23 的表达,因此 XLH 患者体内 FGF-23 水平可增高。同时 FGF-23 在体内的代谢和灭活又依赖于 PHEX 的作用。ARHR 的患者由于其骨细胞和成骨细胞中的 *DMP-1* 基因突变,在骨骼中也会导致 FGF-23 大量表达和堆积。在 TIO 时,肿瘤组织分泌大量的 FGF-23,超过了体内 PEHX 酶对其灭活的能力,体内 FGF-23 堆积使血中的浓度显著升高。

四、肿瘤诱发的骨软化症(TIO)的研究进展

TIO 是一种罕见的副瘤综合征,患者血磷水平显著降低。自 McCance(1947 年)报道第一例 15 岁儿童患肿瘤引起的骨软化/佝偻病以来,迄今为止已经有 110 多例 TIO 的报道,多数的肿瘤是来源于间叶组织的肿瘤。1980 年,张孝骞教授报道了 1 例中年男性患者,腹股沟间叶瘤所致骨软化,肿瘤切除后血磷很快恢复正常,症状于数月后缓解。TIO 患者临床表现为骨骼疼痛、乏力,部分患者可出现病理性骨折。血生化异常包括肾小管磷重吸收障碍,肾小管最大磷回收/肾小球滤过率(TMP/GFR)降低、低磷血症、25-羟维生素 D 水平正常、血清 1,25-二羟维生素 D 水平降低或血磷水平偏低。

1. TIO 患者血清 FGF-23 的变化 多数作者认为肿瘤相关的佝偻病/骨软化症与肿瘤分泌一种激素样的调磷因子有关,肿瘤切除后患者的低磷血症即被纠正。将肿瘤组织植入小鼠体内可以诱发低磷性骨软化症,说明肿瘤能够分泌一种调磷因子。已有研究证实 TIO 患者血清 FGF-23 水平显著升高。Yamazaki 等发现 TIO 患者血清中的 FGF-23 明显升高,手术切除肿瘤后,血中的 FGF-23 水平迅速降至正常水平,随后血磷逐渐上升至正常水平。有研究在 TIO 肿瘤切除后每隔 30min 测定 1 次血清 FGF-23 的水平,发现 FGF-23

的下降速度非常快,其半衰期在 46～58min。夏维波等对 TIO 患者肿瘤切除前后进行血磷和 FGF-23 监测,发现 TIO 患者术前血 FGF-23 平均为(848.7±1 073.4)pg/ml(中位数 495.9pg/ml,范围 61.8～2 979pg/ml),血清 FGF23 水平在术后 2～6 小时即可降至正常,以后持续维持在正常或正常偏低的水平。术后 3～6 天患者的血磷可以恢复正常。

2. 肿瘤诱发的骨软化症的诊断和治疗技术进展 TIO 肿瘤的病理学类型目前归纳为磷酸盐尿性间叶肿瘤(phosphaturic mesenchymal tumor,PMT)或磷酸盐尿性间叶肿瘤混合结缔组织亚型(phosphaturic mesenchymal tumor mixed connective tissue variant,PMTMCT)。PMTMCT 的病理表现为混合存在的梭形细胞、破骨细胞样巨细胞,组织中可含有丰富的血管、软骨样基质和化生骨。多数为良性肿瘤的间叶组织肿瘤,极少部分为恶性肿瘤。TIO 肿瘤常常是来源于间叶组织的良性肿瘤,多位于骨或软组织内,位置隐匿,生长缓慢,不易被发现。1996 年 Reubi 等发现多种间叶组织来源的肿瘤表达生长抑素的受体,1999 年 Nguyen 等报告可用生长抑素受体显像发现致骨软化症的肿瘤,以后陆续有报道。近年来,北京协和医院对 94 例成人起病的低血磷性骨软化症的患者,采用 $^{99}Tc^m$-OCT 生长抑素受体显像检查,其中的 46 例患者发现了高摄取的阳性病灶。另有 2 例 $^{99}Tc^m$-OCT 显像阴性,但是 PET/CT 检查发现了导致 TIO 的肿瘤病灶。完成手术切除病灶的患者中 90% 的血磷恢复正常(平均血磷恢复正常的时间为 5.5d±3.0d)。肿瘤的病理为尿磷酸盐性间叶组织肿瘤(PMT)或混合结缔组织亚型(PMTMCT)。TIO 肿瘤的 32% 分布在骨骼中,67% 分布在软组织中。肿瘤的部位以下肢最为多见(56%),其次为头面部(31%)和其他部位(13%)。对经 $^{99}Tc^m$-OCT 检查后发现阳性病灶的患者,再行 B 超、CT 和 MRI 检查,可协助肿瘤定位,目前采用 ^{68}Ga-DOTANOC 标记 PET/CT 或 ^{68}Ga-DOTATATE 标记 PET/CT 有助于提高 TIO 肿瘤定位能力,TIO 患者的血清 FGF-23 水平可显著升高,有采用分段取血测定 FGF-23 协助定位诊断的报道。

TIO 患者的治疗首选肿瘤切除,但是部分可

能复发或转移。对于肿瘤难以发现或不能切除的患者可给给予骨化三醇和中性磷制剂治疗。常用剂量为骨化三醇 0.25～1.5μg/d 或加用磷 2～4g/d，通常可以纠正血液的生化异常和/或使骨骼病变得以缓解。

（夏维波）

参 考 文 献

[1] Holm IA，Nelson AE，Robinson BG，et al. Mutational analysis andgenotype-phenotype correlation of the gene in X-linked hypophosphatemic rickets. J Clin Endocrinol Metab，2001，86（8）：3889-3899.

[2] The ADHR Consortium. Autosomal dominant hypophosphatemic rickets is associated with mutations in FGF-23. Nat Genet，2000，26（3）：345-348.

[3] Sun Y，Wang O，Xia WB，et al. FGF23 analysis of a Chinese family with autosomal dominant hypophosphatemic rickets. JBone Miner Metab，2012，30（1）：78-84.

[4] Xia WB，Jiang Y，Li M，et al. Levels and dynamic changes of serum fibroblast growth factor 23 in hypophosphatemic rickets/osteomalacia. Chin Med J，2010，123（9）：1158-1162.

[5] 张孝骞，朱预，刘彤华. 间叶瘤合并抗维生素 D 的低磷血症软骨病 1 例报告. 中华医学杂志，1980，60（3）：150.

[6] Jiang Y，Xia WB，Xing XP，et al. Tumor-induced osteomalacia：An important cause of adult-onset hypophosphatemic osteomalacia in China：Report of 39 cases and review of the literature. J Bone Miner Res，2012，27（9）：1967-1975.

[7] White KE，Jonsson KB，Carn G，et al. The ADHR gene is a secreted polypeptide over-expressed by tumors that cause phosphate wasting. J Clin Endocrinol Metab，2001，86（2）：497-500.

[8] Xia W，Meng X，Jiang Y，et al. Three novel mutations of the PHEX gene in three Chinese families with X-linked dominant hypophosphatemic rickets. Calcif Tissue Int，2007，81（6）：415-420.

[9] 张化冰，潘慧，李方，等. 奥曲肽显像诊断肿瘤性骨软化一例. 中华医学杂志，2005，85（33）：2375-2376

[10] 夏维波，孟迅吾，周学瀛. 调磷因子：成纤维细胞生长因子 23. 国外医学（内分泌学分册），2004，24（4）：241-244.

[11] Chi Y，Zhao Z，He X，et al. A compound heterozygous mutation in SLC34A3 causes hereditaryhypophosphatemic rickets with hypercalciuria in a Chinese patient. Bone，2014，59（2）：114-121.

[12] Huang X，Jiang Y，Xia W. FGF23 and phosphate wasting disorders. Bone Res，2013，1（2）：120-132.

[13] Xia W，Meng X，Jiang Y，et al. Three novel mutations of the PHEX gene in three Chinese families with X-linked dominant hypophosphatemic rickets. Calcif Tissue Int，2007，81（6）：415-420.

[14] Zhang C，Zhao Z，Sun Y，et al. Clinical and genetic analysis in a large Chinese cohort of patients with X-linkedhypophosphatemia. Bone，2019，121（4）：212-220.

[15] Liu C，Zhao Z，Wang O，et al. Earlier onset in autosomal dominant hypophosphatemic rickets of R179 than R176mutations in fibroblast growth factor 23：report of 20 Chinese cases and reviewof the literature. Calcif Tissue Int，2019，105（5）：476-486.

第五篇　肾上腺疾病

第一章　肾上腺性库欣综合征的诊断和治疗

肾上腺性库欣综合征属于 ACTH 非依赖性库欣综合征，指肾上腺皮质肿瘤或增生导致自主分泌过量皮质醇而出现的以向心性肥胖、"满月脸"、多血质外貌、紫纹、高血压、糖耐量减低及骨质疏松等为特征的临床综合征。其皮质醇呈自主性分泌，使下丘脑 CRH 及垂体 ACTH 细胞处于抑制状态，多数病例生化检查提示血浆中 ACTH 水平较正常减低，大小剂量地塞米松抑制试验不被抑制。

肾上腺性库欣综合征约占成人内源性库欣综合征的 20%～30%。近年来，随着肾上腺偶发瘤检出率增多，肾上腺性库欣综合征在库欣综合征中所占比例较前上升。解放军总医院报道数据显示，肾上腺性库欣综合征占库欣综合征的 53.64%。其可于任何年龄发病，包括肾上腺腺瘤、腺癌、原发性双侧肾上腺大结节增生（primary bilateral macronodular adrenal hyperplasia，PBMAH）、原发性色素结节性肾上腺皮质病（primary pigmented nodular adrenocortical disease，PPNAD）。

第一节　肾上腺皮质腺瘤和肾上腺皮质腺癌的诊疗现状

一、流行病学资料

文献中报道库欣综合征的年发病率为 0.7～2.4/100 万人，男女比例约为 1∶3，国内尚缺乏大规模的流行病学资料。既往数据显示，在库欣综合征病因构成中，肾上腺性库欣综合征的两种主要亚型：肾上腺皮质腺瘤和皮质腺癌，所占比例分别为 10%～20% 和 2%～3%。然而，近年来研究表明：在某些特殊人群，如高血压、糖尿病（尤其是血糖难以控制者）、与年龄不相称的骨质疏松及肾上腺偶发瘤等患者中，库欣综合征并非罕见。一项对 1 020 例高血压患者的前瞻性研究发现，21 例（2.1%）患者血皮质醇水平升高。Catargi 等对 200 例血糖控制不佳（$HbA_{1C} > 8\%$）的 2 型糖尿病患者行高皮质醇血症筛查，结果提示 5% 患者为库欣综合征，该研究结果还提示这些库欣综合征患者大多数为肾上腺腺瘤所致高皮质醇血症。随着人们生活水平和健康意识的提高以及影像学检查技术普及，肾上腺偶发瘤发现逐年增多，有关肾上腺偶发瘤患者中库欣综合征的患病率，不同研究由于病例纳入标准及诊断标准不同，报道结果各不相同。Grumbach 等报道 5% 为皮质醇瘤；Bulow 等研究报道为 2%；Libe 等研究结果提示为 18%。尽管上述学者所报道患病率存在差异，但均提示肾上腺偶发瘤患者较普通人群库欣综合征比例明显升高。妊娠女性合并库欣综合征临床上比较罕见，而其病因构成中肾上腺皮质腺瘤所占比例高达 40%～50% 或更高。上述数据说明，库欣综合征并非"罕见"，且在某些特殊人群，肾上腺腺瘤所致库欣综合征所占比例较高，病因构成状况可为临床疾病诊断提供参考。

近年来有报道肾上腺皮质腺瘤同时分泌醛固酮及皮质醇激素，流行病学及具体发病机制尚不清楚，有关此方面病例日本报道较多，有待于进一步研究，临床上应注意关注此类腺瘤。

肾上腺皮质癌是一种发生于肾上腺皮质的恶性肿瘤，临床罕见，其恶性程度高，侵袭性强，容易发生转移，病死率高，预后较差。年发病率为 0.7～2.0/100 万人，可发生于任何年龄，但总体发病率呈双峰状，好发于 5 岁以下儿童及 40～60 岁成年人，多单侧发病，女性略高于男性（55%～60% 为女性）。极少数患者可能是某些综合征，如利 - 弗劳梅尼综合征（Li-Fraumeni syndrome）、林奇综合征（Lynch syndrome）、MEN1 以及家族性腺瘤性息肉病的组成成分。根据有无内分泌功能紊乱分为功能性及非功能性，其中功能性约占

50%～60%，以库欣综合征为主。肿瘤分期和患者年龄是主要预后影响因素。

二、发病机制

目前有关二者发病机制研究尚不明确。致病基因研究发现肾上腺皮质腺瘤患者 30% 有体细胞 *PRKACA* 突变，该基因编码蛋白激酶 A（PKA）的催化亚基。*PRKACA* 突变影响 PKA/cAMP 通路基因的功能，包括 *GNAS*、*PRKAR1A*、*PDE8B* 和 *PDE11A*，后者既往被证实和库欣综合征有关。B-catenin（*CTNNB1* 基因编码）对于肾上腺皮质细胞增殖具有重要作用。其过度激活可导致肾上腺增生、腺瘤甚至肾上腺皮质癌。在肾上腺腺瘤患者中有 15% 可检测到 *CTNNB1* 基因突变。亦有研究认为肾上腺腺瘤组织呈现旺盛的类固醇合成活性，不仅有肿瘤相关基因的高表达（如热激蛋白 90、金属泛调理素及腺苷酸转位因子等），亦存在凋亡相关及抑制增殖的基因低表达。某些腺瘤的发生可能还与肾上腺组织存在异源的激素受体表达有关，有些肾上腺皮质腺瘤因 ACTH 受体表达过多或灭活减少而导致库欣综合征。同时分泌皮质醇和醛固酮的腺瘤可能与 *KCNJ5* 基因突变有关。

与其他恶性肿瘤一样，肾上腺皮质癌是由包括基因突变、表观遗传、染色体畸形和信号通路异常激活等在内的多种不同基因改变引起的复杂疾病。引起肾上腺皮质癌的生殖系突变主要有 *TP53* 失活突变（利 - 弗劳梅尼综合征）、*MEN1* 基因突变（多发性内分泌腺瘤综合征 1 型）、生殖细胞 11p15 基因座突变（*IGF-2*、*H19*、*CDKN1C* 等，引起贝 - 维综合征）、*APC* 突变（家族性息肉性腺瘤综合征）、神经纤维瘤病 1 型（*NF1*）突变、错配修复基因（*MSH2*、*MSH6*、*MLH1*、*PMS2* 等导致林奇综合征）。*TP53* 基因突变最常见，散发病例 *TP53* 基因突变率达 50%；β-catenin 突变次之；其他常见的突变包括 *ZNRF3*、*ATM*、*CDKN2A*、*RB1*、*DAXX*、*ATRX*、*MED12* 和 *TERT* 等。确切的发病机制有待于进一步研究探讨，更深入地了解肿瘤分子的发病机制将有助于治疗方案的发展。

三、临床表现

库欣综合征主要是由于皮质醇长期过多分泌引起蛋白质、脂肪、糖、骨代谢、电解质代谢紊乱，并可干扰多种其他激素的分泌。其临床表现谱很广，仅少数症状及体征具有鉴别诊断意义，如新发皮肤紫纹（宽度＞1cm）、多血质（文末彩图 5-1-1）、近端肌无力、非创伤性皮肤瘀斑、与年龄不相称的骨质疏松、儿童生长发育停滞等；而其他一些症状或体征诸如肥胖、抑郁、糖尿病、高血压及月经紊乱等在非库欣综合征人群也很常见。此外，下丘脑 - 垂体 - 肾上腺轴（HPA 轴）的过度反应也会出现类库欣综合征的表现，心理性疾病（如抑郁症、焦虑症、强迫症）、应激状况、控制不佳的糖

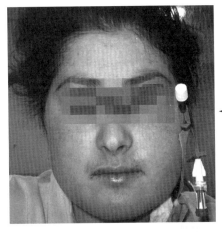

← 多血质面容

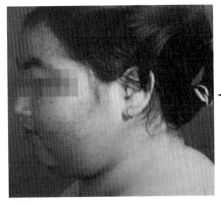

← 多血质面容

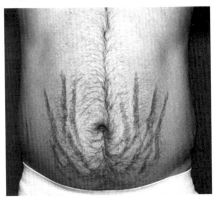

← 紫纹

图 5-1-1　典型库欣外貌

尿病、酗酒、肾功能不全等均可产生类似库欣综合征的检查结果，既往称为"假性库欣综合征"，而最新文献中认为"假性库欣综合征"这一术语不够恰当，倡议调整为"非肿瘤性高皮质醇血症"（non-neoplastic hypercortisolism, NNH）。需与库欣综合征进行仔细鉴别。

肾上腺皮质腺瘤及腺癌患者除库欣综合征表现外，还各有其特点。肾上腺腺瘤患者病程相对较长，早期多以肥胖为主，向心性不够显著，血压升高，一般情况较好。与肾上腺皮质癌相比，男性化表现少见。肾上腺皮质癌病程相对较短，库欣综合征症状可不典型，可表现为体重减轻、摄食减少、高血压、重度低血钾性碱中毒、水肿、肌无力等；约60%患者有性激素分泌过多的征象，如女性出现多毛、声音变粗、月经稀少、男性型脱发等雄激素异常表现，而男性乳房发育、睾丸萎缩提示雌激素分泌过多；部分患者反复发作低血糖，可能与肿瘤刺激胰腺过度释放 IGF-2 所致；临床上最常见的转移部位是肺、肝及淋巴结，由于起病隐匿，约30%～40%患者在发现肿瘤时已出现远处转移。在年龄较大，以诸如心衰、脑卒中、病理性骨折、精神症状或肺部感染等并发症为主就诊者，通常易被忽略。

四、辅助检查

（一）实验室检查

肾上腺皮质腺瘤细胞种类单一，主要分泌皮质醇。患者血浆及尿游离皮质醇水平明显升高，皮质醇分泌失去昼夜节律，血浆 ACTH 降低或测不出，多数患者大剂量地塞米松抑制试验、小剂量地塞米松抑制试验，皮质醇不受抑制。与皮质腺瘤不同，肾上腺皮质癌患者血清硫酸脱氢表雄酮（dehydroepiandrosterone sulfate, DHEAS）升高，DHEAS 可作为诊断肾上腺皮质癌的线索，还有患者同时有睾酮或醛固酮等多种激素分泌。无论在男性还是女性，肾上腺皮质癌往往伴有雄烯二酮和睾酮水平的升高。但需要注意的是，正常的血浆性激素水平并不能排除肾上腺皮质癌的可能性。常用的实验室检查项目如下：

定性试验，即确诊库欣综合征

（1）筛查试验

1）24 小时尿游离皮质醇测定（24h urinary free cortisol, 24h UFC）：24h UFC 可以反映 24 小时内皮质醇的整体分泌水平。检测的是不与皮质醇结合球蛋白（cortisol binding globulin, CBG）结合的游离皮质醇，故不受引起 CBG 波动的状态或药物（雌激素）的影响。其诊断敏感性及特异性取决于诊断切点选择，国内外指南及共识推荐使用各实验室正常上限作为阳性标准，应至少测定 2 次以提高检测结果的可信度。饮水量过多（>5L/d）及任何增加皮质醇分泌的生理病理状态都会使 UFC 升高而出现假阳性结果；中重度肾功能不全，肌酐清除率低于 60ml/min 时可出现 UFC 明显降低的假阴性结果。

2）午夜唾液皮质醇测定（salivary cortisol, SC）：唾液皮质醇主要以游离形式存在，与血中游离皮质醇有较好的相关性，不受唾液流速的影响，且避免了取血时可能产生的应激状态，可作为门诊筛查的一种无创性检查手段，美国指南推荐其为一线筛查试验，国内仅少数几家医院对此有研究，尚未广泛普及。国外多项研究确立了午夜唾液皮质醇诊断的敏感性为 92%～100%，特异性为 93%～100%，其在成人的诊断准确性与 UFC 相同。在收集唾液前应避免食用甘草和吸烟。抑郁症、值夜班者和危重病患者皮质醇昼夜节律也可有所改变，需进行鉴别。

3）地塞米松抑制试验：于正常人应用超生理剂量的糖皮质激素即可抑制 ACTH 和皮质醇的分泌，库欣综合征患者由于其皮质醇分泌呈自主性，往往不能被小剂量地塞米松抑制。

午夜 1mg 地塞米松抑制试验（overnight 1mg dexamethasone suppression test, 1mg DST）可作为门诊患者的有效筛查试验。需要 2 天时间，第一天晨 8:00 取血后，于次日 0:00 口服地塞米松 1mg，晨 8:00 再次取血测定血清皮质醇水平。正常反应是服药后血皮质醇被抑制到 138nmol/L（5μg/dl）以下。切点为 138nmol/L（5μg/dl）时特异性大于 95%，但敏感性较差；切点降为 50nmol/L（1.8μg/dl）时可使敏感性提高到 95% 以上，特异性为 80%。为提高诊断试验的敏感性，目前采用 50nmol/L（1.8μg/dl）作为切点。

小剂量地塞米松抑制试验：口服地塞米松 0.5mg，每 6 小时 1 次，连续 2 天，服药前和服药后第 2 天分别留 24 小时尿测定 UFC，同时测定服药前后血清皮质醇水平。对于体重<40kg的儿童，地塞米松剂量调整为30μg/(kg·d)，分次给药。服药后24小时UFC低于实验室正常低限为正常反应。关于服药后血清皮质醇值，目前国内存在两种不同的判定方法：一种为血清皮质醇抑制率<50%作为库欣综合征的诊断标准；另一种则以抑制后血清皮质醇>138nmol/L（5μg/dl）作为诊断标准。国内王毅峰等分析比较了两者对库欣综合征的诊断及病理学诊断符合率，发现以血清皮质醇>138nmol/L（5μg/dl）作为库欣综合征的诊断标准与病理诊断的符合率更高。目前国际推荐诊断切点为血清皮质醇50nmol/L（1.8μg/dl），采用此诊断切点敏感性可达到96%，该切点也同样适用于体重>40kg的儿童。

（2）确诊试验

1）血清皮质醇昼夜节律及午夜血清皮质醇：在正常人体内，皮质醇呈脉冲式分泌，且具有昼夜节律，即在早上6:00~8:00血清皮质醇达到高峰而在正常睡眠的前半期降低。皮质醇水平升高及昼夜分泌节律异常是库欣综合征的重要诊断依据。上海交通大学医学院附属瑞金医院对库欣综合征的多种检查方法比较研究结果提示：血清皮质醇昼夜节律消失为筛选库欣综合征敏感性最强的检测指标，其与24小时UFC结合敏感性可达100%。进行昼夜节律检查时需测定8:00、16:00、午夜0:00时的血清皮质醇水平。国内外研究一致认为在三个时间点的血清皮质醇中，0:00血清皮质醇对库欣综合征的诊断价值最高，但对血清皮质醇界值的确定一直存在争议。1995年Orth认为，午夜血清皮质醇高于207nmol/L（7.5μg/dl）提示库欣综合征，而低于138nmol/L（5μg/dl）可排除库欣综合征；近年有学者提出，以207nmol/L（7.5μg/dl）作为午夜血清皮质醇切点对库欣综合征诊断的特异性为100%，敏感性仅88%，而以50nmol/L（1.8μg/dl）为切点敏感性可达到100%，但特异性20.2%；解放军总医院依据自己实验室的研究结果提示午夜血清皮质醇最佳切点为249nmol/L（敏感性为96.2%，特异性91.6%）。切点取值不同试验敏感性及特异性有所差别，为提高试验敏感性，目前推荐以50nmol/L（1.8μg/dl）为诊断切点。不过各研究中心由于地区差异、试验试剂不同应制定自己实验室的诊断切点值。

2）小剂量地塞米松抑制试验联合CRH兴奋试验（combined low-dose dexamethasone suppression corticotrophin-releasing hormone test，LDDST-CRH test）在标准小剂量地塞米松抑制试验2小时之后静脉注射CRH（1μg/kg），15min后抽测血清皮质醇水平。试验原理是：假性库欣状态患者HPA轴活跃，但皮质醇对HPA轴的正常负反馈仍旧存在。LDDST-CRH试验外源性给予糖皮质激素后HPA轴受抑制，此后尽管给予CRH，皮质醇分泌仍处于抑制状态。而轻度库欣综合征患者，皮质醇对ACTH的抑制作用弱于CRH对ACTH的刺激作用，故LDDST-CRH试验可将库欣综合征从假性库欣状态中鉴别出来。Yanovski等于1993年首次提出该试验并对其诊断效能进行了研究，他们认为LDDST-CRH试验后血清皮质醇小于38nmol/L（1.38μg/dl）时诊断库欣综合征的特异性和敏感性均可达到100%。但该研究纳入患者大多数为轻度库欣病患者，故推测该试验鉴别库欣病与假性库欣状态诊断效能较高。1998年，他们又以正常人及轻度库欣病患者为研究对象做过研究，认为取相同的切点值，LDDST-CRH试验有助于鉴别轻度库欣病和正常人。但是有研究认为与经典的小剂量地塞米松抑制试验比，LDDST-CRH试验的敏感性较好（98%、96%），但特异性欠佳（60%、70%）。本试验适宜于尿游离皮质醇升高不明显患者。目前国内因无CRH而未开展此项试验。近来国内外有用去氨加压素（desmopressin，DDAVP）来代替CRH，不同实验室建立切点值不同。

临床上，对不同人群，上述试验各有优劣，应根据患者具体情况选择试验项目。如正常孕妇血清皮质醇存在昼夜节律，孕期地塞米松对皮质醇的抑制作用减弱，可能增加DST的假阴性，故妊娠妇女推荐应用UFC，妊娠中晚期UFC高于正常上限3倍即提示库欣综合征。抗癫痫药物，如苯妥英钠、苯巴比妥和卡马西平可通过CYP3A4诱导肝酶对地塞米松的清除而增加DST假阳性，建议对癫痫患者应用午夜血清或唾液皮质醇或UFC来排除库欣综合征。中重度肾功能不全，肌酐清除率低于60ml/min时可出现UFC明显降低的假阴性结果，故而对此类患者不建议应用UFC检查。抑郁症、酗酒、肥胖和糖尿病患者，HPA轴活性增强，故 LDDST 较 UFC 更适于这些病例。轻度库欣综合征患者 UFC 水平可正常，而唾液及血清皮质醇更有诊断价值。

由于医疗模式不同以及有些试验用药国内难以采购，我国针对库欣综合征的初筛和确诊试验有所不同，国内指南推荐的初筛试验有尿游离皮质醇、午夜唾液皮质醇、皮质醇昼夜节律，确诊试验为午夜 1mg 地塞米松抑制试验和 LDDST，临床工作中可酌情参考。

（二）定位检查

（1）血浆 ACTH：正常情况下垂体 ACTH 的分泌昼夜变化很大，晨 6:00 最高，午夜 24:00 最低。ACTH 水平对库欣综合征的病因诊断有价值，可用于区分 ACTH 依赖性及 ACTH 非依赖性库欣综合征，通常 ACTH 浓度≥4.4pmol/L 为 ACTH 依赖性，而≤2.2pmol/L 为 ACTH 非依赖性。肾上腺性库欣综合征患者血 ACTH 常偏低或检测不出，部分患者血皮质醇水平升高不明显，对 ACTH 的抑制作用较弱，ACTH 水平可在正常范围。

（2）大剂量地塞米松抑制试验：口服地塞米松 2mg，每 6 小时一次，服药 2 天，于服药前和服药第二天测定 24 小时 UFC，服药前后测血皮质醇水平，与基础皮质醇相比，服药后血、尿皮质醇抑制率大于 50% 为阳性标准。可用于区分库欣病、肾上腺性库欣综合征。库欣病患者不能被小剂量地塞米松抑制试验抑制，却能被大剂量地塞米松抑制试验抑制，这是基于库欣病患者皮质醇对 ACTH 的负反馈作用仍然存在，但重新设定于一个较高的水平。阳性抑制率提示库欣病，肾上腺性库欣综合征多不能达到满意的抑制效果。

怀疑肾上腺皮质癌者除了行 ACTH- 皮质醇轴功能检查外，还应评估肾上腺盐皮质激素水平（通常检测血钾水平，对有高血压和 / 或低血钾者应测血浆醛固酮 / 肾素比值）；检测性激素及类固醇激素前体物质如 DHEAS、睾酮、雄烯二酮、17- 羟孕酮水平；行 24 小时血、尿儿茶酚胺及其代谢产物水平测定以除外嗜铬细胞瘤；对明确肾上腺皮质癌患者还应行胸腹部 CT、骨扫描或 PET 等检查明确有无肿瘤远处转移。

需要指出的是，各试验诊断敏感性、特异性有所差别，对某一特定患者，临床上应结合临床表现、其他生化检查来综合考虑，选择合理的检测试验。

（三）影像学检查

肾上腺影像学检查方法主要包括超声、CT、MRI。超声检查虽然简单方便，但因易受肠道内气体干扰及操作者主观能力限制，加之部分腺癌在发现时通常较大，其对肿瘤整体观察及远处转移等的评估作用有限，临床上仅作为初筛及初步定位。CT 比 MRI 有着更好的空间分辨力，被视为是肾上腺肿瘤的首选影像学检查，而 MRI 可对怀疑肾上腺癌的患者提供更多诊断信息。

肾上腺腺瘤 CT 表现为孤立性肿块，呈类圆形或椭圆形，边界清楚，直径多为 2～3cm，肿块密度均匀，近似水样密度，增强后呈轻度至中度强化，因自主分泌大量皮质醇，反馈抑制垂体分泌 ACTH，故肿块同侧残存肾上腺及对侧肾上腺呈萎缩性改变，表现为肾上腺细小。

肾上腺皮质癌（文末彩图 5-1-2）CT 检查发现时肿瘤多已较大，可呈类圆形、分叶状或不规则形，病变中央可有坏死和出血，以致肿瘤密度不均，侵犯累及周围组织，伴静脉癌栓形成。肿瘤大小及出血坏死对诊断肾上腺肿瘤良恶性具有指导意义。钙化是肾上腺皮质癌的另一特征性表现，约 30% 的肾上腺皮质癌可见钙化，包括微钙化和粗大钙化，良性肿瘤极少伴钙化。当肿瘤具有局部浸润或远处转移时更支持恶性诊断。近年有学者提出采用对比剂增强后 60 秒和 10 分钟时的 CT 值变化，通过计算肾上腺病变的延迟对比剂廓清率（contrast enhancement percentage washout）来区分良恶性，包括绝对廓清率（absolute percentage washout，APW）和相对廓清率（relative percentage washout，RPW）。APW = 100×（60 秒 CT 值－10 分钟 CT 值）/（60 秒 CT 值－注射前本底 CT 值），RPW = 100×（60 秒 CT 值－10 分钟 CT 值）/60 秒 CT 值。肾上腺皮质癌 APW＜60%，RPW＜40%，而良性病变如腺瘤等 APW＞60%，RPW＞40%。提示皮质癌对对比剂廓清速度减慢，临床常用 RPW，其敏感度 98%，特异度为 100%，因此对体积较小的，无法通过大小等判断良恶性的肿瘤有诊断价值。

MRI 表现（文末彩图 5-1-3）在 T_1 加权成像上病灶信号强度稍低于或类似于肝脏实质，T_2 加权

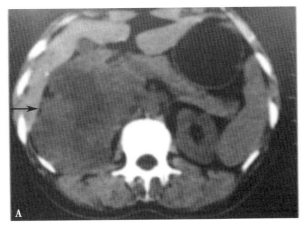 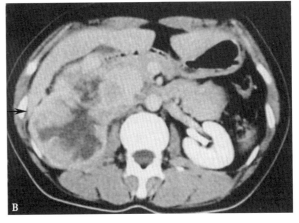

图 5-1-2　肾上腺皮质癌CT表现

A. 平扫见右侧肾上腺一巨大不规则形肿块，密度欠均匀；B. 增强后右侧肾上腺肿块呈明显不均匀性强化，局部与肝脏分界欠清

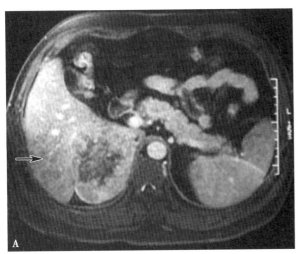 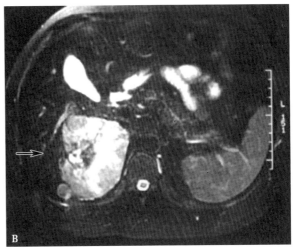

图 5-1-3　肾上腺皮质癌的MRI表现

A. T_1加权成像见巨大不规则形肿块，肿块信号强度不均匀，呈低于肝实质的低信号；B. T_2加权成像则为显著高信号

成像明显高于肝脏，稍低于或类似于脂肪的信号强度，肿瘤信号不均匀，瘤内多有出血、坏死区，增强后肿瘤实质有明显强化，廓清缓慢，中央坏死明显时可呈不规则厚环状强化。

五、诊断及鉴别诊断

临床上应首先明确有无库欣综合征，再确定是否为肾上腺皮质自主分泌。库欣综合征临床表现多样，有些患者仅表现为不典型和孤立的症状，诊断较难。

美国内分泌协会推荐对以下人群进行筛查：

1. 年轻患者出现骨质疏松、高血压等与年龄不相称的临床表现；

2. 具有库欣综合征的临床表现，且进行性加重，特别是有典型症状如肌病、多血质、紫纹（宽度大于1cm）、瘀斑及皮肤变薄；

3. 体重增加而身高百分位下降，生长停滞的肥胖儿童；

4. 肾上腺偶发瘤患者。

推荐进行以下试验中的一种作为初步实验室筛查：24h UFC（至少2次）、午夜唾液皮质醇（2次）、午夜1mg地塞米松抑制试验和LDDST。目前没有高度特异性的检查方法，初步检查结果正常基本可排除库欣综合征。对高度怀疑者应同时进行两项试验。确立库欣综合征诊断后，再依据血ACTH水平、大剂量地塞米松抑制试验等检查明确为ACTH非依赖性库欣综合征。需与ACTH非依赖性库欣综合征的其他亚型仔细鉴别。此外,还需在组织学上对肾上腺腺瘤和皮质癌进行鉴别诊断。

1. 原发性双侧肾上腺大结节增生（primary bilateral macronodular adrenal hyperplasia，PBMAH） 此病也是 ACTH 非依赖性库欣综合征的病因之一,实验室检查也表现为大/小剂量地塞米松抑制试验不受抑制。其病因可能涉及相关基因的突变(ARMC5、GNAS1、PRKAR1A、PDE11A4、PDE8B、MEN1 等)、肾上腺皮质细胞 ACTH 自分泌和旁分泌、肾上腺皮质激素受体异常表达。与肾上腺皮质腺瘤相比,PBMAH 发病年龄偏晚,多在 50～70 岁,且男女发病无明显差异。该病患者肾上腺 CT 可见双侧肾上腺体积多明显增大,可见多个或单个大结节,正常肾上腺组织被扭曲,呈典型"生姜样"改变。在某些患者可见肾上腺弥漫性增大而无显著的结节。与肾上腺腺瘤、腺癌影像学表现差异较大,肾上腺 CT 有助于鉴别诊断(典型肾上腺 CT 表现如文末彩图 5-1-4)。

2. 异位皮质醇瘤 此病临床上亦表现为 ACTH 非依赖性库欣综合征。但肾上腺影像学检查多无明确占位表现,因异位肿瘤自主分泌皮质醇抑制垂体 ACTH 分泌,致使正常肾上腺组织萎缩,影像学上可见肾上腺萎缩细小或无明显异常改变。二者鉴别有赖于找到异位肾上腺组织。肾上腺皮质异位目前认为是由于肾上腺皮质细胞在向肾上腺皮质区域迁移的过程中,肾上腺皮质的碎片可能被分裂开来,有些与尿生殖嵴关系较为

紧密的碎片在性腺迁移的过程中发生了异位。肾上腺皮质可异位于睾丸、精索、阔韧带、肾脏、腔静脉后、腹腔区域,其中 32% 异位于腹腔,23% 异位于阔韧带,7.5% 异位于附睾,3.8%～9.3% 异位于精索。

3. 原发性色素结节性肾上腺皮质病 此病是 ACTH 非依赖性库欣综合征的一种罕见亚型,以双侧肾上腺皮质多发性自主分泌的色素沉着结节和结节间皮质组织萎缩为特征。通常好发于青少年,发病年龄高峰在 20 岁左右,多数病例有家族史,可伴发卡尼综合征。肾上腺 CT 可呈不规则增粗或小结节状,也可基本正常。病理大体外观呈深褐色或有黑色素沉着,无包膜,表面呈弥漫结节状改变,结节间组织大多呈萎缩状态,细胞具有束状带细胞特征,结节内细胞具有网状带细胞的特点,胞质内富含脂褐素。

4. 肾上腺皮质腺瘤与肾上腺皮质癌的鉴别诊断 如前所述,大多数患者为肾上腺皮质腺瘤,肾上腺皮质癌发生率低,但因其恶性侵袭性特点,需早期鉴别出来。传统的肾上腺皮质癌诊断主要是在结合临床表现基础上,运用内分泌、影像学和病理学检查手段来综合判断,三者在前文中已经有详细叙述。随着大数据和生物信息学技术发展,已经发现新的分子生物学标记物,包括突变基因检测(TP53、MEN1、IGF-2、H19、CDKN1C、APC、NF1、MSH2、MSH6、MLH1、PMS2、ATM、ZNRF3、CDKN2A、RB1、DAXX、MED12、TERT

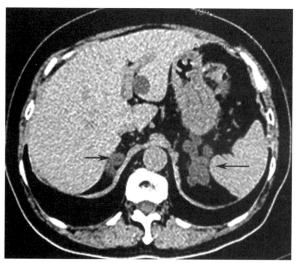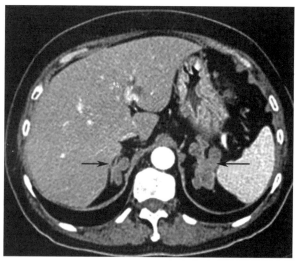

图 5-1-4 PBMAH 的肾上腺 CT 表现
CT 扫描可见双侧肾上腺显著增大,可见多个大结节,正常肾上腺组织被扭曲,呈典型"生姜样"或"葡萄样"改变

等）、微 RNA 检测、DNA 甲基化检测、染色体分析（1、5、7 和 12 号染色体变异在肾上腺皮质癌很常见）、IGF-2、β-catenin、VEGF 表达水平检测等，这些新的分子生物学指标可以为皮质肿瘤的诊断和鉴别诊断提供极大帮助。

六、治疗

治疗目标：症状和体征改善、激素水平及生化指标恢复正常或接近正常、下丘脑-垂体-肾上腺轴恢复正常、长期控制防止复发。

肾上腺皮质腺瘤应行患侧腺瘤摘除，随着腹腔镜手术的广泛开展，已成为单侧肿瘤的首选，较传统的开放手术可以减少术后住院时间、术中出血量以及并发症的发生。双侧皮质腺瘤可先切除病变显著侧。

肾上腺皮质癌的治疗包括手术、药物和局部放疗，应根据肿瘤分期进行不同治疗（图 5-1-5）。目前多采用 2004 年 WHO 提出的肾上腺皮质癌的国际抗癌联盟（Union for International Cancer Control，UICC）分期，Ⅰ 期为局部肿瘤 <5cm，Ⅱ 期局部肿瘤 >5cm，Ⅲ 期有局部浸润或有淋巴结转移，Ⅳ 期为浸润邻近器官或有远处转移。

1. 肾上腺皮质癌的手术治疗（肾上腺皮质腺瘤采用腹腔镜手术） 手术治疗是目前首选的治疗方案，早期完整切除肿瘤有望获得较长的无瘤生存间期和延长患者的生存时间，适用于尚未出

现广泛转移的肿瘤。因此，一经发现即应考虑手术切除，手术需要完整切除肿瘤瘤体，包括清除周围脂肪组织和可疑受肿瘤受侵犯的区域；对于局灶性的复发病灶可再次行手术切除；对于单发的或孤立的远处转移病灶，也应尽量采用手术治疗。首选开放性手术，应严格掌握腹腔镜手术的适应证，随着技术的进展及经验的积累，对原发性肾上腺皮质癌在腹腔镜下能达到有效的根治性切除，但仍无足够证据表明腹腔镜下切除效果与开放手术相当。腹腔镜手术一般只适于肿瘤体积较小，边界光滑者，并要求术者有一定的腹腔镜经验，如术中发现操作困难或肿瘤与周围组织粘连较重等情况，应立即转为开放手术。不论腺瘤还是腺癌，均应对患者进行充分的术前评估，术后密切随访，加强功能管理。

（1）术前评估：充分评估患者的高皮质醇状态及其合并症，包括高血压、糖耐量减低、高血脂、出血倾向、骨质疏松。此外，高皮质醇血症患者心血管风险较普通人群明显增加，术前应充分评估心脏功能；库欣综合征患者还常伴有认知和情感障碍，约 50%～80% 的患者精神抑郁有自杀倾向，术前应仔细询问病史，进行充分地心理评估；肾上腺皮质癌患者还常伴有严重低血钾碱中毒，应注意补钾，纠正酸碱平衡紊乱。

（2）术后处理：手术切除高功能肿瘤后，由于垂体 ACTH 细胞长期受抑制，残余肾上腺组织萎缩，往往会出现肾上腺皮质功能减退，因此术后需用肾上腺糖皮质激素替代补充治疗，一般 1 周内可静脉补充氢化可的松，初始剂量为 100～200mg/d，并逐渐减少至 60～80mg/d 时改为口服，再依次递减，直至下丘脑-垂体-肾上腺轴功能恢复，通常需要 6～18 个月时间。氢化可的松作用时间短，为生理性糖皮质激素类型，较其他糖皮质激素更能促进下丘脑-垂体-肾上腺轴功能恢复。在糖皮质激素减量过程中，若遇有感染、外伤、手术等应激情况应增加用量至当前用量的 2～3 倍，情况缓解后再改为原剂量。剂量调整的依据是患者的症状、体征和电解质水平等，而非血浆皮质醇水平，24 小时尿游离皮质醇水平可作为参考。肾上腺皮质癌术后复发率较高，早期发现复发及转移病灶可及时给予治疗措施。建议每 3 个月行胸腹部 CT、MRI、骨扫描，监测激素

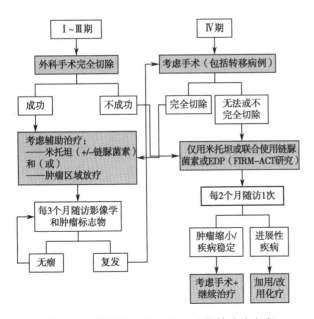

图 5-1-5 肾上腺皮质癌不同分期的治疗方案

水平,2 年后如果病情平稳可酌情延长随访周期。

2. 肾上腺皮质癌药物治疗 米托坦是目前治疗肾上腺皮质癌最常用、最有效的药物。既可引起肾上腺皮质萎缩,抑制肾上腺皮质类固醇合成,又能毁坏肾上腺皮质细胞。临床上用于治疗不能手术的肾上腺皮质癌及术后辅助治疗或与化疗药物联合治疗肾上腺皮质癌。目前研究认为其最佳血药浓度为 14～20mg/L。初始剂量以 1.5g/d 开始,4～6 天内增加至 6.0g/d,最大剂量为 12g/d。用药期间需定期监测血药浓度,治疗前 3 个月,需每 2～3 周监测血药浓度,血药浓度达稳态后每 4～6 周监测 1 次。常见的不良反应包括恶心、呕吐、腹泻、嗜睡、精神障碍、共济失调、视物模糊、头痛、肝肾功能损害等。

手术仍然为肾上腺皮质癌的首选治疗方法,对肾上腺皮质癌更有效的治疗有待于进一步研究探讨,更深入地了解肿瘤分子机制将促进肾上腺皮质癌治疗的发展。

（李乐乐　窦京涛）

第二节　促肾上腺皮质激素非依赖性双侧肾上腺大结节增生

一、关于 AIMAH 的概述

促肾上腺皮质激素非依赖性双侧肾上腺大结节增生（ACTH-independent bilateral macronodular adrenal hyperplasia, AIMAH）是内源性皮质醇增多症的一种特殊病因,属于非 ACTH 依赖性库欣综合征。其特点为双侧肾上腺巨大增生同时伴或者不伴有肾上腺糖皮质激素的高分泌以及高皮质醇状态导致的机体代谢异常。大多数 AIMAH 为散发,遗传性发病者少见。发病年龄多见于 50～60 岁,较其他库欣综合征患者起病约晚 10 年左右。AIMAH 和 PPNAD 均表现为原发性双侧肾上腺增生亚型,两者约占所有非 ACTH 依赖库欣综合征的 10%～15%。其中,AIMAH 更为罕见,约占所有库欣综合征的 1%。

二、AIMAH 发现的由来

1964 年 Kirschner 等报道了第一例病例。最初认为其病因为 ACTH 依赖性库欣综合征,由于长期的 ACTH 刺激,肾上腺形成了自主分泌的结节反而抑制了垂体 ACTH 的分泌。Swain 等报告了 9 例散发的 AIMAH 患者,极为重要的是这 9 例患者均接受了双侧肾上腺全切手术,并且没有一例出现纳尔逊综合征。这一发现提示 AMIAH 为非 ACTH 依赖。

早在 1987 年和 1992 年,Hamet、Lacroix 和 Reznik 等分别报道了共 3 例库欣综合征患者,他们表现为进餐后升高的皮质醇以及低 ACTH 水平。提示发病与胃肠激素有关,进一步的研究证实了抑胃肽（GIP）导致了患者的高皮质醇状态。之后的研究提示 AMIAH 患者的肾上腺皮质细胞过表达 G 蛋白偶联受体,导致了疾病的发生。

Fragoso 等在 3 例散发的 AIMAH 患者中发现了肾上腺皮质细胞的 *GNAS1* 基因突变,但没有种系突变,尽管这 3 例患者没有纤维性骨营养不良综合征的临床表现,这一结果依旧提示 AMIAH 可能是纤维性骨营养不良综合征的一部分。

三、AMIAH 较为特殊的临床、影像和病理学表现

AMIAH 临床表现与其他原因导致的库欣综合征类似,但其临床表现与其分泌糖皮质激素的能力有关,高血压多见。实验室检查中患者从完全正常到极高的糖皮质激素水平均有发现。患者升高的糖皮质激素不能被任何剂量的地塞米松抑制。同时患者的 ACTH 水平低于正常参考范围。Swain 等报道了 9 例散发的 AIMAH 患者,平均年龄为 56 岁。所有的患者均存在高皮质醇,低 ACTH 水平,地塞米松抑制试验不能抑制皮质醇分泌;8 例患者存在高血压,最长病程可以长达 20 年。手术病理分析提示双侧的肾上腺结节,切面呈金黄色,结节大小在 1～4.2cm,重量在 16.7～218g,镜下表现为束状排列的皮质细胞,不伴有结节间组织的萎缩。更为重要的是,这些患者在接受了双侧肾上腺全切手术后没有一例出现纳尔逊（Nelson）综合征,并且所有的患者均为良性改变。

1. 影像学检查 特异性影像学检查可发现双侧肾上腺极其巨大增生的肾上腺,呈多发的巨大结节样改变,肾上腺的正常结构尚存。结节的影像学特征类似肾上腺皮质腺瘤。部分患者可以表现为单侧或者双侧单发的结节,在随访中出现

残余肾上腺的多结节样改变。

2. 病理学特征　大体观察表现为巨大增生的肾上腺，其体积重量明显增大。结节呈金黄色，直径从1cm到7cm均有报道。

镜下观察可见两种不同细胞一种为透明细胞富含脂质成分，呈条索状排列；另一细胞不含脂质致密呈巢状分布。结节间组织可以是萎缩、正常或者增生。有学者认为双侧肾上腺腺瘤或者单侧腺瘤瘤旁组织不萎缩的库欣综合征患者亦是AIMAH。

四、潜在的用来发现AIMAH病因的动态试验

临床上可以在手术前进行异位受体的激动试验来发现患者肾上腺皮质细胞过表达异位受体的种类，但其临床意义有待观察。

五、AIMAH的治疗

手术是目前推荐的治疗方法，一般建议先做单侧的肾上腺全切手术。因右侧手术难度相对较大，建议先做右侧手术。大约50%的患者手术后高皮质醇的临床表现可以得到缓解。是否需要进行另侧手术取决于患者的临床表现以及尿皮质醇的水平。目前尿皮质醇控制水平尚存争议。但是若其在正常范围内（小于100μg/d）多数不建议对侧手术。单侧手术后部分患者可以出现类似腺瘤手术后的肾上腺皮质功能不全，可以短期给予低于生理剂量的短效糖皮质激素。两侧全切的患者不会出现纳尔逊综合征，但其ACTH水平可以升高超过正常范围，并且需要终身糖皮质激素替代治疗。对于存在手术禁忌的患者，肾上腺皮质激素各种合成酶的抑制剂例，如酮康唑、氨鲁米特和甲吡酮可以使用，其他破坏肾上腺皮质的药物如米托坦或者糖皮质激素受体拮抗剂米非司酮均可以使用，但目前经验较少。

（王卫庆）

第三节　原发性色素结节性肾上腺皮质病

原发性色素结节性肾上腺皮质病（PPNAD）是库欣综合征的一种特殊表现类型，以双侧肾上腺皮质多发性自主分泌的色素沉着结节和结节间皮质组织萎缩为特征，1949年首次报道。库欣综合征是由多种病因引起的以慢性高皮质醇血症为特征的临床综合征，主要表现为"满月脸"、多血质外貌、向心性肥胖、痤疮、紫纹、高血压、继发性糖尿病和骨质疏松等。库欣综合征可以分为ACTH依赖性和ACTH非依赖性库欣综合征。其中ACTH非依赖性库欣综合征占15%～20%，在ACTH非依赖性库欣综合征的病因中，以单侧肾上腺肿瘤为主。原发性双侧肾上腺病变引起的库欣综合征较为少见，而PPNAD是非ACTH依赖性库欣综合征的一种罕见亚型，在库欣综合征中所占比例不超过1%，其中50%病例为散发性，其他为家族性，通常与卡尼综合征相关联。

一、病因和发病机制

早期认为垂体分泌ACTH增多是PPNAD原发致病因素。过量ACTH刺激肾上腺皮质结节性增生，结节功能渐变为自主，并抑制ACTH产生，使结节间皮质萎缩。有研究认为肾上腺发育异常，导致肾上腺功能初现时发病，提出肾上腺组织发生学的异常，即在网状带细胞成熟过程中，细胞由肾上腺皮质外带向内带向心性转移时受阻于束状带内表面，分化为成熟网状带细胞，并积聚而成结节，不受垂体调控而自主分泌。也有研究认为PPNAD属于自身免疫异常的肾上腺病变，即血液中存在一种可与肾上腺皮质细胞上ACTH受体结合的免疫球蛋白，刺激了肾上腺皮质细胞生长并合成皮质类固醇，从而导致肾上腺增生与结节形成。

最新研究认为cAMP依赖性信号途径异常是卡尼综合征及PPNAD的重要发病机制，PKA和/或cAMP是肾上腺皮质增生的介导因子。卡尼综合征的遗传位点定位于2p16和17q22—24。后者含有一个cAMP依赖性蛋白激酶/调节亚基IA（regulatory subunit type 1α of protein kinase A，*PKARIA*），该基因突变见于多数卡尼综合征患者，认为该基因为卡尼综合征的易感基因。*PRKAR1A*由11个外显子组成，总基因组长度约为21kb，编码区域为1 143bp，目前报道的突变类型为4～8号外显子的单个或多个碱基缺失，导致基因密码子的框架移动，提前出现终止密码子，

蛋白激酶（PKA）分子被截短并丢失 cAMP 的结合结构域。*PRKAR1A* 的失活与受影响组织中的过量 PKA 信号有关，卡尼综合征患者皮肤色素沉着可能是皮肤 PKA 活性增加，导致黑色素合成所致。位于 2q31.2 号染色体上的磷酸二酯酶 11a（*PDE11A*）与 8B 基因（*PDE8B*）突变常见于单纯性肾上腺皮质增生、卡尼综合征及 PPNAD 患者。

二、病理变化

PPNAD 典型病理变化是双侧肾上腺皮质受累，肾上腺体积通常缩小或正常，也可稍大。多个微结节遍布肾上腺皮质，其颜色为黄色、棕色和黑色。肾上腺病理特征为切面金黄，在萎缩的肾上腺皮质中分布有多个小黑色或棕色结节，多数结节直径＜4mm，细胞中存在粗大的脂褐素颗粒。免疫组织化学显示突触素高表达。结节无包膜，大小不一，可以仅有几个细胞，或贯穿整个皮质，一般位于皮髓结合处。结节内细胞染色嗜伊红、脂质少，体积较周围细胞大 10～20 倍，胞质在量、颜色、结构和分布上变化甚大，胞核小而不明显，常伴脂肪变和淋巴细胞浸润。结节间皮质萎缩，细胞仍具有束状带细胞的特征但体积较小，有空泡变性。

卡尼综合征的病理表现为单侧或双侧肾上腺皮质呈现黑褐色的小结节状增生。结节主要由巨核、胞质嗜酸性和含脂质的巨大皮质细胞组成。黏液瘤主要由间质细胞、黏液性基质、胶原、肥大细胞和炎症细胞组成。

三、临床表现

库欣综合征可发生于任何年龄，多见于 20～45 岁，成人多于儿童，女性多于男性，男女比例 1:3 到 1:8。成年男性的肾上腺病变多为增生，成年女性的肾上腺病变可为增生或腺瘤，而新生儿和儿童（婴幼儿）以结节性增生多见；以女性男性化为突出表现者多见于肾上腺皮质癌。经典的库欣综合征主要表现为"满月脸"、多血质外貌、向心性肥胖、痤疮、紫纹、高血压、继发性糖尿病和骨质疏松等。PPNAD 患者往往缺乏经典的库欣综合征表现。好发于青少年患者，高峰在 20 岁左右。大多数病例病情较轻，病程较长，呈隐匿性进展，从起病到确诊大约需要 2～5 年。男女发病比例相近，多数患者有家族史。部分患者仅有生化异常。生长发育迟缓、闭经、严重骨质疏松是常见的临床表现。

PPNAD 伴卡尼综合征表现为多重肿瘤综合征、皮肤斑点色素沉着、间叶细胞瘤（尤其是心房黏液瘤）、内分泌亢进症和内分泌肿瘤，其中库欣综合征是最为常见的内分泌异常。最早 1985 年报道的家族性多种肿瘤综合征（multiple neoplasia syndrome，CNC 综合征）描述了多种病变，包括心脏黏液瘤和其他皮肤肿瘤、乳房黏液瘤、斑点样皮肤色素沉着和其他病变，垂体腺瘤和肢端肥大症、大细胞钙化塞托利细胞（Sertoli cell）肿瘤（罕见类型的睾丸肿瘤）、肾上腺皮质病变，睾丸间质细胞（Leydig cell）肿瘤、皮肤黑色素瘤、上皮样蓝色痣、乳房导管腺瘤和甲状腺滤泡瘤，肿瘤类型包括良性和恶性。早期报道的 LAMB 综合征（包括心房黏液瘤、黏膜黏液瘤、蓝色痣）和 NAME 综合征（包括心房黏液瘤、黏液样神经纤维瘤）实际也属于 CNC 综合征。Carney 等较早认识到 PPNAD 可能是一个"家族性多器官肿瘤综合征"的一个组分，患者可合并有皮肤或黏膜的色素沉着，心脏、乳腺、皮肤等器官的黏液瘤，或合并有引起内分泌功能紊乱的肿瘤，如库欣病、肢端肥大症等。其后这种家族性多器官肿瘤综合征被称为卡尼综合征，并进一步规范了诊断标准。

四、诊断和鉴别诊断

由于 PPNAD 患者往往缺乏经典的库欣综合征表现，临床诊断容易误诊，确诊主要依靠实验室、影像学检查和病理诊断，前者主要了解下丘脑 - 垂体 - 肾上腺轴的功能状态，后者注重垂体和肾上腺形态学变化。诊断包括定性诊断和病因分型。诊断检查开始前必须排除医源性库欣综合征。

（一）定性诊断方法

推荐下列四项检查至少任意一项：

1. 24 小时尿游离皮质醇测定（至少 2 次）；
2. 深夜血浆或唾液皮质醇（至少 2 次）；
3. 午夜 1mg 地塞米松抑制试验；
4. 48h-2mg/d- 小剂量地塞米松抑制试验。

（二）诊断标准

1. 如果临床表现符合库欣综合征，24h UFC＞

正常上限的 5 倍，无须其他检查即可确诊。结果可疑，需 48h-LDDST 确诊。

2. 深夜唾液 > 4nmol/L（145ng/dl）。

3. 深夜血浆皮质醇 > 50nmol/L（1.8mg/dl）；如≤1.8mg/dl，可排除 CS。

4. 午夜 1mg 地塞米松抑制试验 > 1.8mg/dl。

（三）病因分型诊断

1. 推荐下列生化检查用于库欣综合征病因诊断和功能定位

（1）血浆 ACTH：2 次 ACTH < 1.1pmol/L（5pg/ml），提示 ACTH 非依赖性库欣综合征（肾上腺来源）。持续 ACTH > 3.3pmol/L（15pg/ml），提示 ACTH 依赖性库欣综合征（来源垂体或异位 ACTH）。

（2）大剂量地塞米松抑制试验：80%～90% 的库欣病可被抑制；肾上腺皮质肿瘤不被抑制；异位 ACTH 综合征者，除支气管类癌外均不被抑制。但也有人认为其价值不大。

（3）CRH 刺激试验：对于库欣病诊断的敏感度为 86%。如同时 HDDST 被抑制，诊断库欣病的特异性为 98%。

（4）岩下窦静脉插管分段取血（BIPSS）测 ACTH：推荐用于 CRH 兴奋试验和 HDDST 检查结果不一致，垂体肿瘤 < 5mm 者。如果血 ACTH 中枢与外周比值 > 2∶1 或 CRH 兴奋后比值 > 3∶1，则诊断为库欣病。BIPSS 有助垂体左右定位。如果无 ACTH 梯度差别，则可能为异位 ACTH 综合征。

2. 推荐 CT/MRI 解剖定位

（1）垂体 MRI：推荐应用于 ACTH 依赖性库欣综合征。库欣病中垂体微腺瘤（直径 < 10mm）占 90% 以上，但约 40% 鞍区 MRI 正常，扰相梯度回波序列 MRI 可增加鞍区肿瘤发现率。正常人群中，垂体偶发瘤出现率为 10% 左右。故应强调生化检查鉴别库欣病和异位 ACTH 综合征的重要性。

（2）肾上腺 CT/MRI：推荐应用于 ACTH 非依赖性库欣综合征。CT 对肾上腺的分辨率最高，肾上腺 MRI 主要用于肾上腺疾病的分型。ACTH 依赖性库欣综合征也可有肾上腺结节，双侧可不对称，故生化检查功能定位是影像解剖定位的基础。最近一项临床研究将 NP-59 闪烁扫描检查应用于 PPNAD 患者，结果显示在普通 CT 上未见明显异常或仅显示单侧肾上腺病变的 PPNAD 患者，在 NP-59 闪烁扫描检查中均可见双侧肾上腺摄取，提示双侧肾上腺病变。该检查的应用或有助于 PPNAD 的诊断，但该技术尚未广泛应用，暂未见大样本临床研究报道。

PPNAD 的术前诊断主要依赖于实验室检查和影像学检查，表现为 ACTH 非依赖性库欣综合征的特点，可有血皮质醇节律消失、24 小时尿游离皮质醇增高，以及小剂量地塞米松抑制试验不被抑制等特点；血浆 ACTH 水平往往降低，大剂量地塞米松抑制试验不被抑制。但血浆 ACTH 正常并不能排除该病的诊断，因为一些表现为周期性高皮质醇血症的患者，ACTH 受抑制并不明显，可为正常水平。此外，联合大、小剂量地塞米松抑制试验可辅助诊断该疾病。研究表明，在 PPNAD 患者中行大、小剂量地塞米松抑制试验，约 70% 的患者 24 小时尿游离皮质醇水平未被抑制，且反常升高，升高幅度 > 50%，这可能与 PPNAD 患者肾上腺皮质小结节过表达糖皮质激素受体有关。该结果或可区分 PPNAD 与其他肾上腺病变引起的库欣综合征，若升高幅度 > 100%，将更支持该疾病的诊断。PPNAD 患者的肾上腺大小一般正常或轻度增大，肾上腺皮质散在较小的色素性结节样病灶。因此，肾上腺 CT 检查有时不易发现病变，或仅提示为单侧病变。

PPNAD 的诊断依据可归纳为以下几点：

1. 发病年龄较轻，男女发病比例接近，部分患者有阳性家族史。

2. 有皮质醇增多症的临床表现及实验室检查结果，部分患者可伴有卡尼综合征的表现。

3. 大、小剂量地塞米松抑制试验均不受抑制。

4. ACTH 及 CRH 兴奋试验均不能使皮质醇与 ACTH 呈正常分泌升高的反应。

5. 肾上腺静脉插管分侧取血测皮质醇显示双侧性升高。IPSS（下岩窦插管取血测 ACTH）检查显示 ACTH 明显低下或不易测出。

6. 肾上腺定位检查显示肾上腺增大或结节病变（可为单侧），垂体显示正常。B 超难以发现肾上腺病变；CT 一般无特异性改变，肾上腺不规则增粗或小结节状，也可基本正常，与肾上腺正常变异较难区分。

7. 血肾上腺刺激免疫球蛋白（ASI）检测阳性。

PPNAD 与库欣病和异位 ACTH 综合征的鉴别比较容易，但如果二者导致肾上腺皮质出现结节性增生，尤其是结节周围组织也萎缩时，则鉴别较难。垂体腺瘤和其他部位发现恶性肿瘤是鉴别较为可靠的依据，而病理学变化更为可信。PPNAD 与肾上腺皮质腺瘤鉴别有时甚为困难，因为二者有相似的生化异常，且少数 PPNAD 结节大而少，结节内细胞也会有腺瘤细胞的某些特征。但组织学上二者仍有明显差别，PPNAD 具有多发性色素沉着微结节、结节内细胞大而具网状细胞特点。

五、治疗

PPNAD 患者的治疗以手术为主。双侧肾上腺切除加术后长期激素替代治疗是该病的经典治疗方式。但这种治疗方式面临的主要问题是术后需终身服用糖皮质激素治疗，且存在肾上腺危象的风险。因此，对于肾上腺次全切除术（一侧肾上腺切除＋对侧肾上腺部分切除术）或单侧肾上腺切除术的应用，近年来亦有探索，然而患者的预后不尽相同。一项临床研究结果显示，在 15 例接受手术的 PPNAD 患者中，9 例患者行双侧肾上腺全切除术，术后患者症状完全缓解，长期应用糖皮质激素替代治疗；3 例患者行单侧肾上腺切除术，术后均复发，遂行对侧肾上腺全切除术，术后症状缓解，并激素替代治疗；2 例患者行肾上腺次全切除术，其中 1 例术后症状完全缓解，无须激素替代治疗；另 1 例患者症状完全缓解，但出现肾上腺危象，需继续糖皮质激素治疗。另外一项临床研究结果显示，单侧肾上腺切除术亦可使部分 PPNAD 患者完全恢复，尤其是 CT 仅提示单侧肾上腺结节的患者；在该研究中，对于切除肾上腺侧别的选择采取了 NP-59 闪烁扫描检查判定的方法，若 NP-59 闪烁扫描检查提示一侧肾上腺摄取优势，则切除该侧肾上腺；若双侧肾上腺对称摄取，则优先切除右侧肾上腺，视恢复情况择期切除左侧肾上腺。北京协和医院报道的 24 例 PPNAD 患者行单侧肾上腺切除术或单侧肾上腺肿物切除术后，8 例术后症状复发且血、尿皮质醇显著增高，其中 5 例行对侧肾上腺次全切除术，3 例行对侧肾上腺全切除术。7 例术后血、尿皮质醇轻度高于正常，但临床症状改善良好，仍在随访观察。9 例患者术后临床症状改善且血、尿皮质醇水平未见增高，继续随访。目前，PPNAD 患者的手术治疗尚无统一方案。虽然一些行肾上腺次全切除术或单侧肾上腺切除术的患者术后症状及实验室指标可恢复正常，且无须激素替代治疗，但如何筛选适宜的患者尚不明确。因此，行单侧肾上腺切除术后的患者，应密切随访并监测实验室指标，决定是否进一步行对侧肾上腺全切除术。若考虑行肾上腺次全切除术，应全面评估患者病情严重程度，决定保留适当的肾上腺大小，且术后应密切随诊并监测实验室指标，预防肾上腺危象等并发症的发生。NP-59 闪烁扫描的应用或可协助筛选适宜行单侧肾上腺切除术或肾上腺次全切除术的患者，但仍需进一步临床研究予以验证。

双侧肾上腺切除术加术后长期激素替代仍为 PPNAD 患者的标准治疗方案，可减少术后因难以调控血、尿皮质醇水平而引起的相关并发症。对于部分术前症状较轻的患者，行单侧肾上腺切除术或对侧肾上腺次全切除术，症状也有可能得到长期缓解。

（彭永德）

第四节 亚临床库欣综合征

亚临床库欣综合征（subclinical Cushing syndrome）是指一种由于肾上腺腺瘤的存在，机体自主分泌皮质醇轻度增多的病理状态，可类似库欣综合征（Cushing syndrome）导致不良临床结局，包括体重增加、高血压、糖代谢异常、血脂紊乱、骨量丢失等，但无向心性肥胖、"满月脸"、"水牛背"、皮肤紫纹等典型库欣综合征症状。目前对亚临床库欣综合征的命名仍存在一定争议，有学者将其定义为亚临床皮质醇增多症（subclinical hypercortisolism）或临床前期库欣综合征（preclinical Cushing syndrome）。亚临床皮质醇增多症这一定义主要体现患者存在皮质醇增多，但并未兼顾到临床表现，而临床前期库欣综合征提示病程处于临床症状出现前，可能会出现动态发展的过程，但亚临床库欣综合征发展到临床库欣综合征可能性很小，故这两个定义均不能完全概括这一疾病特征。以上命名各有优缺点，在临床上均有在使用，亚临床库欣综合征被更多的人所接受。亚临床库欣综合征由于其分泌的皮质醇较少，缺乏典型的皮质醇增多症状，临床上易被忽视，多因非肾上腺原因行影像学检查意外发现肾上腺占位后进一步检查激素水平而确诊，分泌皮质醇的腺瘤与无功能肾上腺瘤是肾上腺偶发瘤（adrenal incidentaloma）中最常见的类型。自 1974 年 Beierwaltes 等首次报道此类病例后，随着研究的不断深入，亚临床库欣综合征逐渐被国内外的学者所认识与重视，成为研究的热点，但在其诊断标准和治疗方案上仍未达成完全的统一。

一、流行病学数据

国内外尚无具体针对亚临床库欣综合征的流行病学调查研究报道。来自意大利的数据表明，与显性的库欣综合征不同，亚临床库欣综合征并不罕见，估计在成人人群中患病率为 0.2%～2%。而更多的资料来自对肾上腺偶发瘤的研究，经腹部 CT 检查肾上腺偶发瘤检出率为 4% 左右，而尸检时肾上腺偶发瘤的检出率为 2%～9%，其中皮质腺瘤是最常见的类型，约占这类手术病例的 50% 以上。国外对肾上腺偶发瘤病因分析的研究显示，功能性肿瘤中分泌皮质醇瘤的比例最高，从 1%～29% 不等，平均约 12%。国内研究数据表明肾上腺偶发瘤中，亚临床库欣综合征占 8.29%。经过对一些并发症的发生情况进行统计，无功能性肾上腺肿瘤的病例中高血压、肥胖及糖尿病的比例分别为 42%～46%、28%～36% 和 10%～21%，而亚临床库欣综合征的患者高血压、肥胖和糖尿病的患病率与上述数值相当或稍高。

二、发病机制

亚临床库欣综合征的发病机制目前尚不明确，近几年关于包括亚临床库欣综合征在内的皮质醇腺瘤的研究在基因组学上取得了一些进展。皮质醇过量分泌与多种激素受体的异常有关，包括抑胃肽、加压素、血管紧张素 I、促黄体素 / 人绒毛膜促性腺激素、5-羟色胺和胰高血糖素等。双侧肾上腺大结节样增生被认为是 ARMC5 基因的突变所致，其中皮质醇分泌过多与肿瘤细胞增殖增加有关。在单侧肾上腺病变的患者中，有典型临床表现的显性库欣综合征可能与 PRKACA 基因的突变相关，而亚临床库欣综合征似乎与其关系不大。全外显子组测序研究发现，肾上腺皮质腺瘤中亚临床库欣综合征 CTNNB1 突变率很高。此外，通过比较参与钙离子信号通路相关基因的表达情况，可以区分显性库欣综合征腺瘤和轻度分泌皮质醇的肾上腺腺瘤（如亚临床库欣综合征）。以上这些资料为研究亚临床库欣综合征的病因提供了新的见解。然而，许多其他的因素也可能影响组织中皮质醇的水平及活性，如其运输载体皮质类固醇结合球蛋白的水平、1 型和 2 型 11β-羟类固醇脱氢酶的相对活性以及糖皮质激素受体基因多态性等。亚临床库欣综合征的确切病因仍需要更多的基础研究去证实。

三、诊断

1. **诊断标准**　诊断标准是亚临床库欣综合征争议的核心。不同的国家或者学会有各自的诊断标准，目前争论的焦点主要是不同激素试验的诊断价值及切点，而在影像学、临床表现上，大家的观点一致。我国由于缺少足够的中国人群的循证医学证据，尚未制定相关的指南或共识。尽管目前缺乏诊断金标准，但充足的证据表明结合影像学、临床表现和实验室检查，根据相应的诊断标准确诊亚临床库欣综合征并非难事，现有可用的诊断手段稳定可靠，可以鉴定出大多数的亚临床库欣综合征患者。同时，也建议各医疗中心建立自己的参考值范围及诊断切点，从而更精确地诊断、分类和管理亚临床库欣综合征。

目前较广泛采纳的诊断标准为：

（1）影像学提示肾上腺异常占位（肾上腺偶发瘤）；

（2）无典型库欣综合征的临床症状（向心性肥胖、"满月脸"、"水牛背"、皮肤紫纹等）；

（3）午夜 1mg 地塞米松抑制试验不能抑制；

（4）实验室检查两项以上提示 HPA 轴功能紊乱：ACTH 水平降低、皮质醇昼夜节律紊乱、24 小时尿游离皮质醇升高、午夜唾液皮质醇升高。

2. **临床评估**　临床评估包括对临床症状、体征和常规生化检查的全面评估。亚临床库欣综合征患者，可出现口干、多饮、多尿、骨痛、乏力、肥胖、血压升高等临床表现，但无向心性肥胖、"满月脸"、"水牛背"、皮肤紫纹等显性库欣综合征的临床症状。生化检查可有血糖、血脂和骨代谢的紊乱，与内分泌科常见的代谢性疾病类似，若对该疾病无深刻的认识，临床上容易被忽略。

3. 影像学评估 肾上腺偶发瘤是指影像学检查时在肾上腺区域意外发现直径大于 1.0cm 的病变。随着医学影像学技术的发展以及人群健康体检意识的提高，越来越多的肾上腺偶发瘤被发现。CT 是检查肾上腺占位的一线影像学手段，能显示肿块的位置、大小、CT 值及增强检查能否被强化等。其典型表现为肾上腺低密度占位，边界清楚，增强扫描显示轻度增强。而 MRI 及 PET/CT 主要作为肾上腺 CT 的补充。超声检查具有无创、经济、方便等优点，肾上腺瘤影像多表现为低回声实性占位，但其灵敏度不如 CT，且受检查医生经验限制。以上这些影像学均无法作为亚临床库欣综合征的定性诊断。肾上腺皮质核素显像，其基本原理是肾上腺皮质细胞可摄取胆固醇合成肾上腺皮质激素，且摄取数量和速度与肾上腺皮质功能密切相关。静脉注入放射性核素标记的胆固醇及其衍生物后，应用核素显像技术设备可使肾上腺显像，肾上腺腺瘤所致库欣综合征可以表现为两侧肾上腺显像不对称或单侧显像。亚临床库欣综合征患者也表现为意外瘤侧的肾上腺为高摄取，而对侧不显像，可见肾上腺皮质核素显像对肾上腺偶发瘤的亚临床库欣综合征判断有较好的价值，但检查设备和显影剂难普及、检查时间较长及不能较好显示肾上腺及邻近解剖关系限制了其应用。

4. 激素水平评估 有关 HPA 轴的实验室检查两项以上异常提示 HPA 轴功能紊乱。因多数用于 HPA 轴的检查没有足够的敏感性来鉴别非常轻微的皮质醇过度分泌，而且激素测定值在临界值时也缺乏准确性。因此，常规用于筛查显性库欣综合征的生化检查并不完全适用于亚临床库欣综合征患者。

（1）地塞米松抑制试验的诊断价值：地塞米松抑制试验（dexamethasone suppression test，DST）是筛查亚临床库欣综合征最常用的方法，也被认为是判断内源性皮质醇分泌最有诊断价值的试验，但方法及剂量各有不同，主要有过夜法 1mg、3mg、8mg 及 2mg×2 天地塞米松抑制试验。最常用的是 1mg DST，诊断切点血皮质醇 $1.8\sim5\mu g/dl$（$50\sim138nmol/L$）。目前大多数指南推荐进行过夜法 1mg 地塞米松抑制试验，服药后的血皮质醇 $>5\mu g/dl$（$138nmol/L$）作为不被抑制的切点。欧洲内分泌协会和日本内分泌协会的指南甚至建议 DST 血皮质醇 $>5\mu g/dl$ 可作为单独确诊亚临床库欣综合征的切点，$<1.8\mu g/dl$ 可除外亚临床库欣综合征，检查结果处于 $1.8\sim5\mu g/dl$ 则是可疑病例，需要进行附加试验。也有指南推荐使用更低的切点（$>1.8\mu g/dl$）作为皮质醇不被抑制标准，但更低的切点无疑使假阳性率增加，特异性降低。然而，无论是采用哪个切点，DST 单独诊断亚临床库欣综合征仍缺乏很强的说服力，需结合其他附加激素检查结果综合评价。有心理疾病、酗酒和/或糖尿病患者建议使用两日法小剂量地塞米松抑制试验。

（2）皮质醇的诊断价值：临床报道亚临床库欣综合征患者 24 小时尿游离皮质醇（24h urinary free cortisol，24h UFC）水平升高并不多见，该检查没有足够的敏感性来鉴别非常轻微的皮质醇过度分泌，但午夜尿游离皮质醇测定敏感性相对较好。有研究通过比较肾上腺偶发瘤患者中无功能腺瘤及亚临床库欣综合征患者午夜（夜间 $21:00\sim23:00$）尿游离皮质醇水平与尿肌酐比值，发现 1mg 地塞米松抑制试验有较好的一致性，对诊断亚临床库欣综合征敏感性达 100%，特异性达 76.6%，但该研究样本量较小。因此，尿游离皮质醇仍不能单独作为诊断亚临床库欣综合征的生化检查。

血皮质醇节律无法反映亚临床库欣综合征，文献报道午夜皮质醇水平能较好反映是否存在皮质醇过度分泌，但患者需住院检查，为筛查带来不便。

午夜唾液皮质醇可以反映血皮质醇的水平，并且采集标本的时间代表正常生理状况下血皮质醇水平最低的时刻，且留取标本方便，标本易于保存，利于门诊患者的筛查，而且唾液皮质醇的分泌并不依赖于肾脏，肾功能不全时对检查结果影响较小。另外，其分泌也不受皮质醇结合蛋白水平变化影响，避免了因为采血或惊恐紧张引起的激素变化，易于重复检查及对疾病复发的监测。文献报道，午夜唾液皮质醇测定用于诊断库欣综合征的敏感性为92%～100%,特异性为93%～100%,其在成人的诊断准确性与UFC相同,但其在亚临床库欣综合征的诊断价值仍有争议。午夜唾液皮质醇升高再结合1mg地塞米松抑制试验后血皮质醇>50nmol/L,则特异性为88.9%,而敏感性则达到85.2%。有学者认为,虽然单项午夜唾液皮质醇测定对亚临床库欣综合征的诊断价值有限,但1mg地塞米松抑制试验联合午夜唾液皮质醇测定对亚临床库欣综合征诊断较有价值。

(3)ACTH的诊断价值:由于皮质醇的自主分泌,可对HPA轴产生负反馈抑制,在不少亚临床库欣综合征中可观察到血ACTH水平降低。近年来认为ACTH的诊断价值越来越大,甚至有学者认为其诊断的价值仅次于DST,多项指南已推荐将早上8点的ACTH水平纳入亚临床库欣综合征的诊断标准中。然而在即使部分非ACTH依赖性库欣综合征患者可能也存在ACTH在正常范围,故亚临床库欣综合征对ACTH的抑制相对有限,其诊断的特异性高,但敏感性低,仍不能作为单一的诊断指标,建议联合DST及UFC等指标进行诊断。同时也存在试剂不同而相差很大,各实验室标准不一,使ACTH诊断切点难以统一的问题。

(4)硫酸脱氢表雄酮的诊断价值:亚临床库欣综合征患者中部分也可观察到DHEAS的降低,DHEAS主要由肾上腺合成,受ACTH调控,其降低也可作为HPA轴被抑制的一个指标之一,但其检测结果存在年龄差异。

总的来说,目前尚没有任何单项的生化检查能够作为公认确诊亚临床库欣综合征的独立金指标,从国内外Meta分析结果来看,DST-UFC-ACTH联合检测是提高诊断准确性的有效方法。

四、鉴别诊断

1. **嗜铬细胞瘤** 头痛、心悸、多汗是嗜铬细胞瘤高血压发作时最常见的症状,但并不是所有嗜铬细胞瘤患者都有症状,随着CT等检测技术的广泛使用,不少嗜铬细胞瘤在出现症状前就被发现,大约3%的肾上腺偶发瘤被证实是嗜铬细胞瘤。无典型症状的嗜铬细胞瘤若分泌一定量的儿茶酚胺,也可出现高血压等代谢紊乱。因此,建议在肾上腺偶发瘤患者中作24小时尿儿茶酚

胺检测、24小时尿甲氧基肾上腺素检测和甲氧基去甲肾上腺素相关检测加以鉴别。

2. **醛固酮瘤** 醛固酮瘤在肾上腺偶发瘤中较少见(<1%),典型表现为高血压合并低血钾,然而大多数的醛固酮瘤患者并无低钾血症。极少数肾上腺偶发瘤术后病理提示可同时分泌少量皮质醇、醛固酮及儿茶酚胺,临床上很难鉴别。所有合并高血压的肾上腺偶发瘤患者均建议检测血浆醛固酮、肾素活性,排查醛固酮瘤。

3. **周期性库欣综合征(cyclic Cushing's syndrome)** 具有较典型库欣症状及体征,皮质醇呈间歇性分泌,临床上较易鉴别,但临床症状体征不典型的周期性库欣综合征鉴别困难,需多次进行皮质醇检查及临床随访。

4. **轻型库欣综合征** 单项24h UFC、过夜午夜唾液皮质醇及小剂量地塞米松抑制试验正常均不能完全排除轻型库欣综合征,临床症状不典型的轻型库欣综合征与亚临床库欣综合征的鉴别临床研究资料少,鉴别难度很大,临床随访动态观察对确诊有帮助。

五、重点筛查人群

所有肾上腺偶发瘤患者均建议行生化及激素水平评估,判断是否有功能及分泌何种激素。据估计如果对糖尿病、高血压、肥胖和骨质疏松症的这些患者进行筛查,亚临床库欣综合征的患病率可能达到10.8%。但是,以上慢性疾病患者人数众多,不加选择地对以上风险人群进行广泛的筛查是没有必要的。因此,对小于50岁的年轻代谢紊乱患者,如同时合并肥胖、糖尿病、高血压,常规治疗手段效果不佳,可考虑行肾上腺影像学及激素水平测定,排除亚临床库欣综合征。此外,对于与年龄不符的低骨量、骨密度下降过快、抗骨质疏松治疗反应差或者发生脆性骨折的患者,强烈建议针对亚临床库欣综合征进行筛查。

六、亚临床库欣综合征的相关并发症及不良结局

国内外的研究提示亚临床库欣综合征患者尽管皮质醇分泌轻度升高,但已经足以使机体出现代谢紊乱,使体重增加,糖尿病、高血压、骨质疏松等相关并发症的发生率升高,大致病理生理机

制与库欣综合征类似,因此亚临床库欣的存在也会对患者造成不良的临床结局与危害。

1. 糖代谢紊乱 亚临床库欣综合征常合并的糖代谢受损包括胰岛素抵抗、2型糖尿病。皮质醇水平升高可通过影响糖原合成、外周组织胰岛素依赖的葡萄糖摄取、胰岛 β 细胞分泌功能和糖异生,从而影响糖代谢,出现胰岛素抵抗。此外,皮质醇可对抗胰岛素降糖的作用,引起糖耐量异常,随着病程的进展,逐渐发展成为糖尿病。

2. 高血压 高皮质醇血症与高血压的关系已在内源性或医源性库欣综合征中被人们认识到,但皮质醇引起高血压的确切机制目前仍在研究中。目前认为,可能与水钠潴留、血管收缩物质与舒张物质间的失衡、盐皮质激素受体的激活、血管内皮功能异常、左室功能紊乱有关。

3. 体重增加 皮质醇水平的升高可以影响糖、脂肪、蛋白质三大物质代谢,亚临床库欣综合征的肥胖主要以内脏脂肪堆积为主,该特点与库欣综合征相似。

4. 骨质疏松 糖皮质激素相关的骨质疏松(glucocorticoid-induced osteoporosis,GIO)已被人所熟知,其机制包括骨吸收增加、骨形成减少。最新研究表明,DHEAS 水平的减少可能参与骨骼质量的损害,具体机制还需进一步研究。在过去10年中,亚临床库欣综合征与脊柱骨折的关联已被证实。与正常对照及无功能肾上腺占位相比,亚临床库欣综合征患者发生骨质疏松性骨折发生率明显升高。高皮质醇血症是骨微结构改变及椎体骨折的独立危险因素,并且亚临床库欣综合征引起的骨质疏松骨折甚至与显性库欣综合征相当。

5. 心血管事件与死亡 皮质醇对心血管疾病的作用毋庸置疑,亚临床库欣综合征患者轻度升高皮质醇水平,同样可引起与显性库欣综合征中类似的心血管疾病。此外,由于长期受到皮质醇激素的影响,亚临床库欣综合征者较无功能肾上腺腺瘤的心血管疾病的发病率和死亡率高。相反,循证医学证据表明通过对亚临床库欣综合征患者进行超过6个月的随访,手术切除相比保守治疗可减少心血管事件发生的风险。

七、治疗

1. 手术治疗 通常具有内分泌功能的肾上腺偶发瘤建议手术治疗,但肾上腺偶发瘤中的亚临床库欣综合征是否需要手术处理,目前也未能达成共识,有学者建议手术治疗,因腺瘤切除后可改善亚临床库欣综合征患者的糖尿病、高血压及肥胖等代谢的异常。同时,Meta 分析表明亚临床库欣综合征发展为显性库欣综合征的风险很低,无临床表现的生化改变在不同研究中的发生率为0～11%,而在随访观察中发展为显性库欣综合征仅为个案报道。对于亚临床库欣综合征患者尤其是 1mg DST 服药后的血皮质醇 >5μg/dl(138nmol/L)、血浆 ACTH 水平较低和 UFC 水平升高的患者应考虑手术,因为其发展成为典型库欣综合征的风险较大。

具有正常血浆 ACTH 水平,并且 UFC 正常的患者若符合下列条件之一者也应考虑实行肾上腺瘤切除术:

(1)年龄 <50 岁;

(2)患有可能与库欣综合征有关的代谢疾病(如体重增加、高血压、糖代谢异常);

(3)具有骨质疏松的表现。

亚临床库欣综合征的手术建议在腔镜下进行,目前数据表明亚临床库欣综合征患者肾上腺双侧占位较单侧占位常见。相比于单侧病变,双侧病变的严重程度更轻或进展更缓慢。双侧肾上腺占位一般建议切除瘤体较大的一侧,有条件者可行肾上腺皮质核素显像或肾上腺静脉采血帮助确定是否存在优势侧,再行手术治疗。肾上腺偶发瘤手术后出现肾上腺皮质功能低下,可进一步说明亚临床库欣综合征的存在。亚临床库欣综合征患者手术后需要糖皮质激素替代治疗,该治疗应持续到无肾上腺皮质激素缺乏的表现,HPA 轴完全恢复为止。

2. 内科治疗 ①保守治疗:1mg DST 服药后的血皮质醇 <1.8μg/dl 或可疑病例但并发症少于2个或年龄较大者(>70岁)建议保守治疗,进行随访观察;②相关代谢紊乱管理:按照相应的指南管理血压、血糖、血脂、骨质疏松(按 GIO 处理);③肾上腺皮质激素抑制剂:对于一些不能耐受手术的亚临床库欣综合征患者,有报道称可使用针对库欣综合征的肾上腺皮质激素抑制剂如酮康唑、甲吡酮、依托咪酯等治疗,但由于样本量很少,证据不足,仍未得到推广使用。

八、随访及预后

已行手术治疗的亚临床库欣综合征患者建议在术后 6 个月、1 年、2 年分别返院复查,进行临床评估、影像学评估和激素水平的评估,判断激素替代的效果、是否有复发和调整治疗用药。保守治疗的可疑亚临床综合征则需随访肿瘤大小、影像学特点、功能状态及并发症的情况。目前建议肾上腺占位直径≥2.5cm 者,至少连续 5 年内:每年检查一次 1mg DST、ACTH 和 UFC;每年行肾上腺影像学检查(CT);每年检测血压、体重、血糖、血脂情况;每两年复查骨密度及评估是否发生无症状的椎体骨折。随访期间,激素水平升高、肿瘤增大或并发症较前进展,应考虑手术治疗。

（罗佐杰　黄振兴）

参 考 文 献

[1] Steffensen C, Bak AM, Rubeck KZ, et al. Epidemiology of Cushing's syndrome. Neuroendocrinology, 2010, 92(S1): 1-5.

[2] Javanmard P, Duan D, Geer EB. Mortality in patients with endogenous Cushing's syndrome. Endocrinol Metab Clin N Am, 2018, 47(2): 313-333.

[3] 李乐乐,窦京涛,杨国庆,等. 库欣综合征病因谱特征分析. 中华医学杂志, 2016, 96(31): 2454-2457.

[4] Hernandez-Ramirez LC, Stratakis CA. Genetics of Cushing's syndrome. Endocrinol Metab Clin N Am, 2018, 47(2): 275-297.

[5] Assie G. Genomic insights into Cushing syndrome. Annales d' Endocrinologie. 2018, 79: 119-122.

[6] Yamada M, Nakajima Y, Taguchi R, et al. KCNJ5 mutations in aldosterone- and cortisol-co-secreting adrenal adenomas. Endocr J, 2012, 59(8): 735-741.

[7] Nieman LK, Biller BM, Findling JW, et al. The Diagnosis of Cushing's Syndrom: An Endocrine Society Clinical Practice Guideline. J Clin Endocrinol Metab, 2008, 93(5): 1526-1540.

[8] 中华医学会内分泌学分会. 库欣综合征专家共识(2011年). 中华内分泌代谢杂志, 2012, 28(2): 96-102.

[9] 高明,邹效漫,谷伟军,等. 午夜血清皮质醇对库欣综合征诊断价值的评价. 山西医科大学学报, 2012, 43(3): 212-215.

[10] Yanovski JA, Cutler GB Jr, Chrousos GP, et al. The dexamethasone-suppressed corticotrophin-releasing hormone stimulation test differentiates mild Cushing's disease from normal physiology. J Clin Endocrinol Metab, 1998, 83(2): 348-352.

[11] 张炜,汤正义,王卫庆,等. 诊断库欣综合征时多种检查方法的比较. 中华内分泌代谢杂志, 2005, 21(5): 402-404.

[12] 王毅峰,周薇薇,蒋怡然,等. 库欣综合征中 2mg 地塞米松抑制试验两种诊断标准的准确性研究. 上海交通大学学报(医学版), 2010, 30(5): 497-499.

[13] 蒋文,祝宇. 肾上腺皮质癌的诊断进展. 现代泌尿生殖肿瘤杂志, 2018, 10(3): 185-188.

[14] Findling JW, Raff H. DIAGNOSIS OF ENDOCRINE DISEASE: Differentiation of pathologic/neoplastic hypercortisolism(Cushing's syndrome)from physiologic/non-neoplastic hypercortisolism(formerly known as pseudo-Cushing's syndrome). Eur J Endocrinol, 2017, 176(5): R205-R216.

[15] Bharwani N, Rockall AG, Sahdev A, et al. Adrenocortical carcinoma: the range of appearances on CT and MRI. Am J Roentgenol, 2011, 196(6): W706-W714.

[16] Fassnacht M, Dekkers OM, Else T, et al. European Society of Endocrinology clinical practical guidelines on the management of adrenocortical carcinoma in adults, in collaboration with the European Network for the Study of Adrenal Tumors. Eur J Endocrinol, 2018, 179(4): G1-G46.

[17] 范小晶,潘卫东,梁继祥,等. 肾上腺皮质腺癌 CT 影像诊断. 中华全科医学, 2012, 10: 1946-1948.

[18] 黄剑文,苏晨,崔敏毅,等. 原发性肾上腺皮质腺癌的 CT 表现. 中华腹腔镜泌尿外科杂志, 2012, 6(2): 52-54.

[19] Wang XL, Dou JT, Gao JP, et al. Laparoscope resection of ectopic corticosteroid-secreting adrenal adenoma. Neuro Endocrinol Lett, 2012, 33(3): 265-267.

[20] 李乐乐,周晓涛,谷伟军,等. 原发性色素沉着性结节性肾上腺皮质病 2 例报道并文献复习. 山西医科大学学报, 2013, 44(3): 218-223.

[21] Phitayakorn R，Mchenry CR. Perioperative considerations in patients with adrenal tumors. J Surg Oncol，2012，106(5)：604-610.

[22] 窦京涛，潘长玉. 加强内分泌腺体手术后的功能管理. 中华内科杂志，2013，52：1-4.

[23] 史轶繁. 协和内分泌和代谢病学. 北京：科学出版社，1999：1123-1134.

[24] 廖二元. 内分泌学. 北京：人民卫生出版社，2001：879-908.

[25] Bancos I，Alahdab F，Crowley RK，et al. THERAPY OF ENDOCRINE DISEASE: Improvement of cardiovascular risk factors after adrenalectomy in patients with adrenal tumors and subclinical Cushing's syndrome: a systematic review and meta-analysis. Eur J Endocrinol，2016，175：R283-R295.

[26] Nieman LK. Update on subclinical Cushing's syndrome. Curr Opin Endocrinol Diabetes Obes，2015，22(3)：180-184.

[27] Chiodini I，Albani A，Ambrogio AG，et al. Six controversial issues on subclinical Cushing's syndrome. Endocrine，2017，56(2)：262-266.

[28] Di Dalmazi G，Pasquali R，Beuschlein F，et al. Subclinical hypercortisolism: a state, a syndrome, or a disease. Eur J Endocrinol，2015，173(4)：M61-71.

[29] Zavatta G，Di Dalmazi G. Recent advances on subclinical hypercortisolism. Endocrinol Metab Clin North Am，2018，47(2)：375-383.

[30] 李乐乐，窦京涛. 如何从肾上腺意外瘤中甄选出亚临床库欣综合征. 中国实用内科杂志，2017，37(10)：867-870.

[31] 张炜，汤正义，王卫庆，等. 肾上腺意外瘤中亚临床库欣患者代谢综合征表现. 上海交通大学学报(医学版)，2006，26(1)：34-36.

[32] Beierwaltes WH，Sturman MF，Ryo U，et al. Imaging functional nodules of the adrenal glands with 131-I-19-iodocholesterol. J Nucl Med，1974，15(4)：246-251.

[33] Bovio S，Cataldi A，Reimondo G，et al. Prevalence of adrenal incidentaloma in a contemporary computerized tomography series. JEndocrinol Invest，2006，29：298-302.

[34] Arnaldi G，Angeli A，Atkinson AB，et al. Diagnosis and complications of Cushing's syndrome: a consensus statement. J Clin Endocrinol Metab，2003，88(12)：5593-5602.

[35] Shiwa T，Oki K，Yamane K，et al. Significantly high level of late-night free cortisol to creatinine ratio in urine specimen in patients with subclinical Cushing's syndrome. Clin Endocrinol(Oxf)，2013，79(5)：617-622.

[36] Chiodini I. Clinical review: Diagnosis and treatment of subclinical hypercortisolism. J Clin Endocrinol Metab，2011，96(5)：1223-1236.

第二章 原发性醛固酮增多症

原发性醛固酮增多症是临床上可控制或可治愈的一种常见的内分泌疾病，1955 年由 Conn 首先发现并命名，是继发性高血压最常见的原因之一，以低血浆肾素活性及高血浆醛固酮水平为主要特征。此症导致水钠潴留，血容量增多，肾素 - 血管紧张素系统的活性受抑制，是以高血压、低血钾为主要临床表现特征的综合征。大多数由特发性醛固酮增多症引起，占 65%～80%，也可能是肾上腺醛固酮腺瘤及其他原因所致。

本病多见于成年人，女性多于男性，男女之比约 1:3。随着实验室检测和影像学检查的进步，使肾上腺疾病的诊断与治疗更加容易和有效，偶发瘤患者检出率明显提高，肾上腺疾病所致的继发性高血压患病率呈现上升趋势。有国外学者提出原发性醛固酮增多症已成为继发性高血压中除肾脏疾病外最常见的形式，其发生率可高达 10%～20%。近 5 年，美国诊治的原发性醛固酮增多症患者已增加 10 倍。新诊断高血压患者中有 5.5%～11.2% 为原发性醛固酮增多症。在用三种降压药治疗后的难治性高血压患者中，原发性醛固酮增多症的发病率高达 17%～23%。

原发性醛固酮增多症的内分泌诊断通常分为三步：第一步是对高危人群进行筛查，第二步是对疑似病例进行确诊，第三步是对已确诊者进行分型。确诊醛固酮瘤或单侧肾上腺增生患者行腹腔镜下单侧肾上腺切除术（ASS），如果患者存在手术禁忌或不愿手术，推荐使用醛固酮受体拮抗剂治疗。特发性醛固酮增多症及糖皮质激素治疗敏感性醛固酮增多症首选药物治疗。

一、原发性醛固酮增多症的病理生理

醛固酮是由肾上腺球状带分泌的盐皮质激素。生理状态下，醛固酮合成和分泌受肾素 - 血管紧张素系统（RAS）控制。血 Na^+ 和血容量变化通过 RAS 影响醛固酮分泌，血容量降低、失钠、血压下降刺激醛固酮分泌增加。血清 K^+、ACTH 也参与调节醛固酮分泌，K^+ 可直接作用球状带，影响醛固酮合成。血 K^+ 升高可以刺激醛固酮的分泌，随之肾排钾增加；低钾血症则抑制醛固酮分泌而减少尿钾的排泄。ACTH 昼夜节律变化也可一定程度地引起醛固酮同步变化。此外，5- 羟色胺、前列腺素、内皮素和醛固酮刺激因子也可作用于肾上腺球状带，引起醛固酮分泌增加，而多巴胺、心房钠尿肽和生长抑素则抑制醛固酮分泌。

在原发性醛固酮增多症，肾上腺球状带细胞分泌醛固酮的过程不受正常生理性调节，而是自主分泌大量醛固酮，导致高醛固酮血症，使得肾素的合成和分泌受到抑制。醛固酮通过与肾上腺盐皮质激素受体结合发挥其生物学效应，其主要病理生理作用是促进肾小管上皮细胞对 Na^+ 的重吸收。高醛固酮血症导致肾小管上皮细胞 Na^+ 重吸收增加，从而增加水的重吸收，使容量负荷和心排出量增加，引起血压升高。由于钠水潴留，使细胞外液及血容量扩张，通过对肾小球旁器压力感受器的刺激以及 Na^+ 流量对致密斑的作用，结果使肾素合成和分泌受到抑制，肾素活性（PRA）降低，醛固酮（PAC）与肾素活性比值增加。醛固酮在促进 Na^+ 重吸收的同时促进钾排泄增加，致使血浆和体内总钾含量降低。细胞内 K^+ 的移出常伴有 H^+ 的移入，导致细胞外液 H^+ 减少，血 pH 值上升，出现代谢性碱中毒。

醛固酮除了引起血压升高，还可作用于非上皮组织，增加氧化应激和胶原重塑等过程，导致内皮功能异常、左心室肥大以及肾脏、心脏和心血管组织的纤维化。慢性肾脏病患者由于高醛固酮血症和肾脏局部 RAS 兴奋，加重了蛋白尿和肾脏损害，其机制主要与血压升高、内皮损伤和肾纤维化有关。高醛固酮血症除损害心血管系统和肾脏外还可能有其他效应,已经发现原发性醛固酮增多症患者代谢综合征的发生较原发性高血压患者更常见;钾丢失过多则引起糖耐量降低和对血管升压素敏感性下降,可造成直立性低血压。此外,醛固酮增加还引起尿钙、尿镁排泄增加,导致骨质丢失。

二、原发性醛固酮增多症的病因及临床分型重新思考

特发性醛固酮增多症(idiopathic hyperaldosteronism, IHA)和肾上腺醛固酮腺瘤(aldosterone-producing adenoma, APA)是造成原发性醛固酮增多症最常见的临床类型(表 5-2-1),此外还有其他少见的一些类型。早年报道 APA 占原发性醛固酮增多症的 65%,IHA 占 30%~40%。但是,近年研究发现仅 20% 的原发性醛固酮增多症患者经过手术证实为 APA,8% 可疑 APA,而 IHA 的比例高达为 72%。Young 等认为导致这种变化的原因为临床对原发性醛固酮增多症的重视程度提高,以及原发性醛固酮增多症筛查试验和确认试验在临床的广泛应用,使更多高血压患者被诊断原发性醛固酮增多症,同时也由于体位动态试验、影像学进步及双侧肾上腺静脉取血技术方法的开展,使得 IHA 的比例上升,更多 IHA 患者被诊断时还处于临床早期和无症状期。故目前原发性醛固酮增多症中 IHA 最常见,占 65% 左右。APA 次之,占 30% 左右。

1. **肾上腺醛固酮腺瘤** 左侧多于右侧,瘤体直径通常小于 2cm,肿瘤包膜完整,多为一侧单个腺瘤,腺瘤同侧和对侧肾上腺组织多数正常,可以增生或伴结节形成,亦可以发生萎缩。腺瘤多为促肾上腺皮质激素(ACTH)反应型,少数为肾素反应型腺瘤(APRA)。

2. **特发性醛固酮增多症** 病理变化为双侧肾上腺球状带增生。多数学者认为病因不在肾上腺本身,而是与醛固酮刺激因子(ASF)、垂体阿黑皮素原(POMC)的产物以及 5-羟色胺等神经递质有关。近年还发现醛固酮合成酶基因(CYP11B2)变异可导致醛固酮的合成异常。Takeda 等的研究显示,IHA 患者的 CYP11B2 基因编码区异常突变,而 CYP11B2 mRNA 的过度表达提示尚不明确的 ASF 或 CYP11B2 启动子的异常可导致高醛固酮血症,这种 CYP11B2 基因变异可能与 IHA 的发生有关。另一种看法认为发病与肾上腺球状带细胞对血管紧张素II的敏感性增加有关,应用血管紧张素转化酶抑制剂可使醛固酮分泌减少,改善高血压和低血钾,而对于醛固酮瘤患者,作用不明显。总之,特发性醛固酮增多症的发病机制尚不清楚。

3. **原发性肾上腺皮质增生(PAH)** 由 Kater 于 1984 年首次报告。病理形态与 IHA 相似,可为单侧或双侧增生,多数为单侧结节性样增生,其生化特征与 APA 更相似,单侧或部分肾上腺切除可使高血压和低血钾得到纠正。单侧肾上腺增生与典型原发性醛固酮增多症的各种亚型均不一致,表现为单侧肾上腺多结节样增生,增生的结节中 3β- 羟类固醇脱氢酶、11β- 羟化酶、18-羟化酶等均有阳性表达,而增生的球状带区则呈阴性反应。结节可自主分泌醛固酮。肾上腺 CT 常不能检出这种微小病变而被误诊为"正常肾上腺"。只有通过肾上腺静脉取血(adrenal vein sampling, AVS)方可在术前明确诊断。目前其确切病因尚不明了,可能与下列因素有关:①神经肽 Y(NPY)调控肾上腺皮质球状带增生和醛固酮的合成;②肾上腺皮质细胞自主分泌内皮素 -1(ET-1),通过自分泌或旁分泌机制刺激肾上腺皮质球状带增生和醛固酮的合成。动物实验已证实 ET-1 作为选择性受体激动剂,可通过酪氨酸激酶介导的胞外信号调节激酶(ERK)1/2 途径,在促进球状带细胞增生中起重要作用。

4. **家族性醛固酮增多症(familial hyperaldosteronism, HF)** 家族性醛固酮增多症可分为两型。其中,I 型为糖皮质激素治疗敏感性醛固酮增多症(GRA),又称 ACTH 依赖性醛固酮增多症。1966 年由 Sutherland 等首次报告,近年先后在美国、爱尔兰、日本、中国发现一些家族性和散发性 GRA。GRA 是一种常染色体显性遗传病,此类患者醛固酮合成酶基因的编码序列区(CYP11B2)融合有 11β- 羟化酶基因调节区(CYP11B1),此杂合基因导致醛固酮的分泌不受血管紧张素II的影响,而受 ACTH 的调节。GRA 特有的生化异常是 18- 羟皮质醇和 18- 氧皮质醇明显增多,通常是醛固酮水平的 3~4 倍,提示醛固酮分泌依赖于 ACTH。因尿 18- 羟皮质醇和

18-氧皮质醇及地塞米松抑制试验均可能出现误诊，也许基因检测对 GRA 来说是一种敏感和特异的检查方法。由于地塞米松可抑制 ACTH 的分泌，使嵌合基因的表达水平下降，醛固酮的生成也随之降低，因此，GRA 患者多采用小剂量地塞米松长期治疗。家族性醛固酮增多症Ⅱ型，又称为 ACTH 非依赖性醛固酮增多症，多数为常染色体显性遗传。其醛固酮分泌受血管紧张素Ⅱ和体位影响，但不受 ACTH 影响，不能被地塞米松抑制，且基因学检查无融合基因的存在，病理类型可为肾上腺醛固酮瘤或增生，抑或同时存在。因其临床、生化和病理上都无法与散发性原醛症鉴别，故其诊断依赖于在一个家系中出现至少 2 例以上原醛症患者。该类型遗传基因背景尚不清楚，有研究发现可能和 7p22 染色体位点的基因存在联系。Ⅲ型表现为儿童时期严重高血压，伴有醛固酮显著升高、低钾血症和显著靶器官损害，且对积极降压治疗无效，包括螺内酯、阿米洛利，需行双侧肾上腺切除。国外研究报道其致病基因为 KCNJ5 突变（T158A）。因此，对于发病年龄很轻的原发性醛固酮症患者，建议行 KCNJ5 基因检测。

5. **其他亚型** 肾上腺醛固酮癌罕见，肿瘤体积大，直径多在 4cm 以上，肿瘤除分泌醛固酮外，往往同时分泌糖皮质激素和雄激素。在细胞学上常难以确定肿瘤的恶性性质，诊断主要依据其生物学行为改变及免疫组织化学来明确。此外，某些异位醛固酮分泌性肿瘤（EAPA），可以异位合成分泌醛固酮，此种病因罕见，可见于肾内的肾上腺残余或性腺肿瘤（表 5-2-1）。

表 5-2-1 原发性醛固酮增多症临床类型

临床亚型	比例 /%
特发性醛固酮增多症	65
肾上腺醛固酮腺瘤	30
原发性肾上腺增生	2
醛固酮癌	1
异位醛固酮分泌性肿瘤	<1
家族性醛固酮增多症Ⅰ型（糖皮质激素治疗敏感性醛固酮增多症）	<1
家族性醛固酮增多症Ⅱ型（家族性醛固酮增多症、肾上腺腺瘤或两者并存）	不详

三、临床表现

不论何种病因或类型的原发性醛固酮增多症，其临床表现均是由过量醛固酮分泌所致。

1. **高血压** 是最常见的首发表现，血压多为轻中度升高，也可呈难治性高血压，少数表现为恶性高血压。有极少数患者血压可完全正常，但此时往往呈相对高血压，即与患病前相比，血压明显升高。以往认为原发性醛固酮增多症是相对良性的高血压，血管并发症的发生率比较低。但近年来报道的研究结果并非如此，原发性醛固酮增多症患者与年龄、性别、高血压病程、血压升高程度相匹配的原发性高血压者相比较，心血管事件发生率皆增高。此症患者很少出现水肿，这与钠离子的"脱逸"现象有关。常规降压治疗往往效果不佳，因而难治性高血压者应怀疑原发性醛固酮增多症可能，并做必要的筛查试验。另外，还应注意到，用氢氯噻嗪等排钾利尿剂可导致低钾加重或原来血钾不低者出现低血钾的患者。不同亚型的原发性醛固酮增多症患者，其高血压程度亦有差别，一般肾上腺醛固酮腺瘤患者的血压高于特发性醛固酮增多症。目前，已经逐渐将血醛固酮水平看成心血管系统疾病的一个独立危险因素。原发性醛固酮增多症患者比原发性高血压患者易出现心血管疾病，其出现脑卒中、心肌梗死、房颤分别是原发性高血压患者的 4.2、6.5 和 12.1 倍。另外，原发性醛固酮增多症患者易出现左心室肥厚、舒张功能障碍、大动脉硬化、广泛的组织纤维化及阻力动脉的重构。

2. **低血钾** 为原发性醛固酮增多症的另一重要表现。研究发现，低血钾和严重钾丢失是原发性醛固酮增多症的后期表现，以往由于诊断时间较晚，故低血钾的发生率较高，但近年随诊断水平的提高，原发性醛固酮增多症的确诊时间明显提前，甚或相当多的原发性醛固酮增多症是在高血压人群中筛选出来的，因而低血钾发生率明显降低。目前的资料显示，原发性醛固酮增多症患者伴低血钾仅 9% 到 37%，且多见于较严重病例，大约 50% 的醛固酮瘤和仅 17% 的特醛症患者血钾水平低于 3.5mmol/L，故低钾血症对诊断原发性醛固酮增多症的敏感性及特异性较低，对原醛诊断的预测价值不大。低血钾可仅表现为疲乏无力，也可为典型的周期性瘫痪。通常先累及双下肢，导致肌无力或肌麻痹，严重者四肢均受累，甚至影响吞咽、导致呼吸肌麻痹，临床表现严重度与低血钾的程度及细胞内外钾离子的浓度梯度有关。因长期低血钾致细胞内外钾浓度梯度差减少，故症状可较轻。但可累及心脏，心电图表现为 U 波明显、ST-T 变化、Q-T 延长、T 波和 U 波相连成驼峰状等低血钾波形，另可有期前收缩、心动过速甚至室颤等心律失常表现。长期低血钾还可使肾小管上皮细胞空泡样变性，导致肾脏浓缩功能减退，表现为多尿、尿量增多、口干、尿比重低。相对于原发性高血压，原发性醛固酮增多症患者易出现肾功能不全，这是因醛固酮对靶器官损害造成。

3. 其他　原发性醛固酮增多症患者糖代谢紊乱的发生率升高。可能机制如下：

（1）原发性醛固酮增多症患者醛固酮分泌增多，直接作用于胰岛素受体，从而使胰岛素敏感性降低；

（2）醛固酮通过下调其自身受体，抑制前单核细胞胰岛素受体 mRNA 的表达以及与胰岛素的结合；

（3）醛固酮可使丝裂原激活蛋白激酶（MAPK）和蛋白激酶 B（Akt 激酶）失活，从而阻断胰岛素信号转导通路；

（4）细胞内失钾可损害胰岛 β 细胞功能，致胰岛素释放减少和作用减弱。在原发性醛固酮增多症患者中，不仅存在糖代谢紊乱，血脂紊乱及腹型肥胖的患病率也较同年龄的正常人群升高。儿童患者由于长期缺钾等代谢紊乱，可出现生长发育迟缓。另外，原发性醛固酮增多症患者因细胞外碱中毒，游离钙减少，血镁降低等因素，易出现手足搐搦和肌肉痉挛。但症状的发生常与血钾浓度有关，低血钾明显时，不易出现手足搐搦。而一旦补钾后，由于神经肌肉兴奋性提高，易出现手足搐搦。

四、原发性醛固酮增多症的筛查与诊断流程

当高血压患者出现低血钾、高血钠、碱血症，同时血钾低于 3.5mmol/L 时 24 小时尿钾排泄仍大于在 25mmol，高度提示有醛固酮增多症可能。

而临床上患者呈现的情况千变万化，如何筛查、确诊原发性醛固酮增多症则成为临床医师面临的重大问题。

血浆醛固酮 / 肾素浓度比值（ARR）于 1981 年首次用于原发性醛固酮增多症的筛查，其后逐渐应用于临床，显著提高了该病的检出率。鉴于此，2008 年美国内分泌学会及 2011 年日本内分泌学会分别发表了原发性醛固酮增多症病例检出、诊断、治疗的指南。均指出，应首先运用 ARR 来筛查原发性醛固酮增多症；若为原发性醛固酮增多症可能，则通过功能试验进行证实；一旦证实为原发性醛固酮增多症，再对其进行分型，以便更好地制定治疗方案。

（一）筛查试验

对于疑似或可能患有原发性醛固酮增多症的高血压患者，需进行原发性醛固酮增多症的筛查。1981 年，Hiramatsu 首次提出了通过检测高血压患者血浆醛固酮 / 肾素浓度比值来筛查原发性醛固酮增多症的观点，这在原发性醛固酮增多症筛查技术的发展史上具有里程碑的意义，而且其有效性不久就被多项研究所证实。目前血浆醛固酮 / 肾素浓度比值（aldosterone to renin ratio，ARR）[醛固酮（ng/dl），肾素活性 ng/（ml·h）]已被证实是最佳的筛查试验。

1. 什么样的高血压患者要进入原发性醛固酮增多症筛选试验？

下述情况患原发性醛固酮增多症的可能性较高：

（1）美国高血压检出、评估及治疗联合委员会第 6 次报告（JNC Ⅵ）的 2 期（>160～179/100～109mmHg）和 3 期（>180/110mmHg）高血压者；

（2）难治性高血压，即 3 种降压药（其中包括利尿剂）联合治疗未能控制血压者（收缩压 >140mmHg，舒张压 >90mmHg），联合使用 4 种及以上降压药物，血压 <140/90mmHg）；

（3）自发性或利尿剂诱导出现低血钾的高血压患者；

（4）发现肾上腺偶发瘤的高血压者；

（5）有早发高血压（<20 岁）或年轻（<40 岁）脑血管病变史的高血压患者；

（6）所有原发性醛固酮增多症患者的患有高血压的一级亲属；

（7）高血压合并阻塞性呼吸睡眠暂停。

特别强调的是，高血压患者如用一般降压药物效果不好，尤其伴自发性低血钾及周期性瘫痪，或用利尿剂等药物易发生低血钾者，应怀疑原发性醛固酮增多症可能，需作进一步检查以确诊或排除。

2. 测定血浆醛固酮 / 肾素浓度比值之前的要求有哪些？

在测定血浆醛固酮 / 肾素浓度比值之前，尽量纠正低钾血症，自由摄入钠盐；停用明显影响 ARR 的药物至少 4 周，如螺内酯、依普利酮、阿米洛利、氨苯蝶啶、排钾利尿剂和源于甘草的物质（如甜甘草糖、咀嚼烟草）；停用对 ARR 测定有一定影响的降压药物至少 2 周，如 β 受体拮抗剂、中枢 α_2 受体激动剂（如可乐定、α 甲基多巴）、非甾体抗炎药、血管紧张素转化酶抑制剂（ACEI）、血管紧张素受体阻滞药（ARB）、肾素抑制剂、二氢吡啶类钙通道阻滞剂。如控制血压需要，可应用对 ARR 影响较小的药物（表 5-2-2）。确认服避孕药和激素替代疗法状态，含雌激素的药物可降低直接肾素浓度（DRC），如果测定的是 DRC 而不是 PRA，则会导致 ARR 假阳性。建议改用其他有效的避孕方法，停口服避孕药。尽管指南对 ARR 测定前的准备做出以上推荐，但仍缺乏级别高的循证医学证据，特别是纠正低血钾到何种水平，以及钠盐、体位和血液标本采集时间对肾素和醛固酮的影响等，这些因素分别涉及到肾素和 ACTH 水平，从而对醛固酮的分泌产生影响。因此，有学者建议受试者钾钠平衡饮食后，于卧位清晨 8 时取血测定肾素和醛固酮。总之，有关 ARR 测定前的准备尚未统一，如何规范 ARR 测定条件以便提高 ARR 对患者实际情况的反映率，将需要临床医师切实考虑并为之努力。

ARR 筛查试验一般需受试者清晨起床（坐、站立或行走）至少 2 小时后，坐位休息 5～15min，上午 10:00 左右采集血标本，避免溶血，离心后血浆冷冻保存，以备测醛固酮和肾素，尽可能两次或多次采血检测以增加阳性率。根据公式 ARR = 血浆醛固酮（pmol/L）/ 肾素活性 [μg/（L·h）] 计算 ARR，一般认为 ARR > 554pmol·μg/h（以下单位省略）（20ng·dl⁻¹/ng·ml⁻¹·h⁻¹）为不正常。

3. 解读 ARR 结果需注意什么？

依据现行指南和专家共识，规范严谨地进行血浆醛固酮和肾素活性测定前准备、血浆标本制备、准确测血浆醛固酮和肾素活性测定，是 ARR 结果可靠性的保证。但还有一些因素会对 ARR 结果产生影响。因此，解读 ARR 结果需注意，如①年龄：年龄大于 65 岁，肾素较醛固酮降低明显，以致 ARR 假性升高。②性别：女性月经前期及排卵期 ARR 较同年龄男性高，特别对于黄体期的女性患者，如用肾素浓度检测可能导致 ARR 假阳性。③血钾水平：低血钾抑制血醛固酮分泌，并可能引起肾素活性升高，从而导致 ARR 降低，即假阴性。反之，高血钾引起假阳性。④血钠水平：高钠血症抑制血醛固酮分泌，尤其是对肾素活性的抑制，导致 ARR 假阳性。反之，低钠血症导致 ARR 假阴性。⑤采血时间、采血方法、最近饮食情况、体位等均可能对 ARR 产生影响，但缺乏可靠推荐的证据。此外，在肝硬化、充血性心力衰竭、1 型糖尿病和肾脏受损时，可因肾素活性降低而导致 ARR 假性升高。雌激素和糖皮质激素可增加血管紧张素原水平和肾素水平。

4. 原发性醛固酮增多症 ARR 切点的争论　ARR 的诊断切点尚无一致意见，一般在 554～2 770 之

表 5-2-2　诊断原醛症时仍可使用的降压药

药物	类别	使用剂量	建议
维拉帕米缓释剂	非二氢吡啶类钙通道阻滞剂	90～120mg，2 次 / 日	单独使用或者和本表所列的其他药物联合使用
肼苯达嗪	血管扩张剂	10～12.5mg，2 次 / 日，根据需要可增加	开始用维拉帕米缓释剂阻止反射性心跳加速，或小剂量开始
盐酸哌唑嗪	α 肾上腺素受体拮抗药	0.5～1mg，2 次 / 日或 3 次 / 日，根据需要增加	注意直立性低血压
甲磺酸多沙唑嗪	α 肾上腺素受体拮抗药	1～2mg，1 次 / 日，根据需要可以增加	注意直立性低血压
盐酸特拉唑嗪	α 肾上腺素受体拮抗药	1～2mg，1 次 / 日，根据需要可以增加	注意直立性低血压

间。造成如此现象的原因，可能与 ARR 测定方法、ARR 测定条件不一致有关，也可能在不同种群患者中 ARR 值存在不同。

选择敏感性和特异性较高 ARR 切点对于筛查原发性醛固酮增多症至关重要。随着 ARR 切点的提高，诊断原发性醛固酮增多症的敏感性下降，特异性升高，目前 ARR 最常用的切点为 831。但 ARR 的切点提高会导致假阴性增多，假阳性率降低。为避免假阳性，可在提高 ARR 切点的同时结合血醛固酮水平，一般血醛固酮水平界值应 >416pmol/L（15ng/dl）。如果单用 ARR>831（30ng·dl⁻¹/ng·ml⁻¹·h⁻¹）为切点筛查，有 30% 呈假阳性，若结合血醛固酮 >416pmol/L（15ng/dl）进行筛查，诊断准确性有所下降，但假阳性可减少到 3%；若以 ARR>50，并结合血醛固酮 >544pmol/L（20ng/dl）界定，其敏感性下降了 5%，但特异性提高到 100%。近年来，有建议综合考虑将立位 ARR 的切点为 1 108（40ng·dl⁻¹/ng·ml⁻¹·h⁻¹）作为最佳筛查试验切点。在立位 ARR 切点为 40 时，能更好地在疑似患者中筛查出原发性醛固酮增多症。如何为中国原发性醛固酮增多症患者筛查选取 ARR 切点值？在规范 ARR 测定方法及条件的前提下，多中心合作，扩大样本量，这可能是一条最佳途径。

（二）原发性醛固酮增多症的确诊试验

ARR>831pmol·μg/h（30ng·dl⁻¹/ng·ml⁻¹·h⁻¹）是筛选原发性醛固酮增多症的一个良好指标。然而，仅凭 ARR 有时仍会导致错误判断。ARR 高不等于有原发性醛固酮增多症，因决定醛固酮生成主要是两个因素，即血钾与血管紧张素Ⅱ，证实试验就从这两方面进行，所以，对于 ARR 阳性患者需根据不同情况选择静脉生理盐水滴注试验、高钠饮食负荷试验、氟氢可的松抑制试验或卡托普利试验中的任何一项，以确诊或排除原发性醛固酮增多症。此四项试验敏感性、特异性均不一样，各有优缺点，应根据患者依从性及实验室条件进行选择。此外，行确诊试验期间建议服用对 RAS 系统无影响或影响较小的药物。

1. 高钠饮食负荷试验　高钠饮食负荷试验是利用高钠饮食后大量钠进入肾远曲小管进行离子交换，使尿钾排出增多，血钾下降，血 Na⁺ 和血管内容量负荷增加，在正常生理情况下肾素的释放减少，从而抑制醛固酮分泌，而原发性醛固酮增多症患者醛固酮的分泌不受抑制。患者试验前正常饮食，留 24 小时尿测尿钾、尿钠和尿醛固酮。若患者低血钾严重，建议口服补钾，将血钾纠正至 3.5mmol/L 以上，再予高钠饮食（钠摄入量大于 200mmol/d）共 3 天，第 3 天早晨到第 4 天早晨，留 24 小时尿测醛固酮。正常人及一般高血压患者，高钠饮食后血钾无明显变化，而原发性醛固酮增多症患者血钾可能降至 3.5mmol/L 以下，血、尿醛固酮水平升高。无肾病时，尿醛固酮 >272.4pmol/24h（12μg/24h）或 >387.8pmol/24h（14μg/24h）可作为诊断原发性醛固酮增多症的切点。检测尿醛固酮时，采用放射免疫法，诊断敏感性可能较差，而高效液相色谱法可提高试验敏感性。由于此试验可诱发低血钾和高血容量，故此试验不可用于未得到控制的严重肾功能减退、心衰、心律失常、重度低血钾及严重高血压未得到控制患者。如患者在试验前已经是摄入高盐（12g/d），则无必要进行此实验。按 2004 年 10 月公布的《中国居民营养与健康现状》调查结果，城乡居民合计每日摄入食盐量 12g，酱油 9g，属于高盐饮食，故进行此试验价值不大。

2. 静脉生理盐水滴注试验　在过夜空腹后，安静卧位下经静脉滴注 0.9% 氯化钠溶液 500ml/h，维持至 4 小时，输液前、后采静脉血测血浆肾素、醛固酮、皮质醇及血钾。试验过程中，保持卧位，并监测心率和血压。正常人及原发性高血压患者静滴生理盐水后血浆醛固酮水平被抑制到 277pmol/L（10ng/dl）以下，血浆肾素活性也被抑制。如果静滴生理盐水后血醛固酮 <138.5pmol/L（5ng/dl）可排除原发性醛固酮增多症，大于 277pmol/L（10ng/dl）可以诊断原发性醛固酮增多症。介于 138.5~277pmol/L 者不能确定，如部分特发性醛固酮增多症患者醛固酮分泌可被部分抑制，此时则为假阴性。若以醛固酮 >193.9pmol/（7ng/dl）为切点，诊断原发性醛固酮增多症的敏感性和特异性分别为 88% 及 100%。研究者以醛固酮 >138.5pmol/（5ng/dl）作为切点进行回顾性分析，发现该试验确诊原发性醛固酮增多症有很好的临床诊断价值。静脉生理盐水滴注试验方便、快捷，较常用，但由于血容量的急剧增加。因此，不能用于未控制的严重高血压、肾功能不全、充血性心力衰竭、心律失常和严重低钾血症的患者。

3. 氟氢可的松抑制试验 氟氢可的松抑制试验的机制是高剂量氟氢可的松能抑制醛固酮的分泌。ARR 阳性患者每 6 小时口服氟氢可的松 0.1mg，连续 4 天，同时口服氯化钾缓释片（每 6 小时一次，维持血钾接近 4mmol/L），每日三餐氯化钠缓释片 30mmol 及高盐饮食以维持尿钠排泄量 3mmol/kg 体重以上。第 4 日晨 7 时和 10 时于坐位取血，测定血浆皮质醇、肾素和醛固酮水平，当 10 点立位醛固酮 > 6ng/dl，血浆肾素活性抑制在 $1\mu g/(L\cdot h)$ 以下，且血皮质醇含量低于 7 点时水平（排除 ACTH 干扰效应）则可确诊原发性醛固酮增多症。目前，氟氢可的松抑制试验诊断原发性醛固酮增多症时血醛固酮的界值波动于 249.3～443.2pmol/L（9～16ng/dl）不等。

氟氢可的松抑制试验作为非侵入性的钠负荷检查，是原发性醛固酮增多症最敏感的确诊试验，较少引起非肾素依赖性的醛固酮变化，试验中可能引起潜在混杂效应的低血钾及 ACTH 变化得到监控，相对于静脉生理盐水滴注试验危险性小，而且比较方便，对于有潜在高血压危象和心功能不全的患者可以选择氟氢可的松抑制试验。因试验期间氟氢可的松可引起 Q-T 间期延长，对伴有心室功能减退者应严密观察受试者生命体征。该试验操作烦琐，准备时间较长，目前国内较少使用。

4. 卡托普利试验 卡托普利作为血管紧张素转换酶抑制剂，可使正常人和原发性高血压患者的醛固酮分泌减少。患者维持坐位或站立位至少 1 小时后，测量血压，并采静脉血以备测定醛固酮、肾素、皮质醇，口服卡托普利 25～50mg，服药后维持坐位 1～2 小时，取血测血浆肾素、醛固酮、皮质醇。正常人血醛固酮被抑制 30% 以上；原发性醛固酮增多症患者血醛固酮仍升高，肾素不受抑制；但部分特发性醛固酮增多症患者醛固酮水平可被抑制而呈假阴性。该试验操作简单、安全性高，临床应用广泛，尤其适用于老年、顽固性高血压、潜在心功能不全的患者。在试验过程中患者可能出现血压降低，因而需密切监测血压变化。有报道此实验有不少的假阴性或模棱两可的结果。

四种确诊试验，或多或少都存在一些混杂因素，会影响试验的可靠性，相比较而言，氟氢可的松抑制试验中混杂因素得到部分控制，其结果可靠性较高。如何提高试验的特异性及敏感性？需要学者进一步探索。此外，安体舒通试验在临床实践中也有应用，尽管指南未推荐，但值得我们去研究。

（三）分型检查

为了原发性醛固酮增多症的治疗方案选择，需对确诊患者进行分型与定位检查，从而决定是否予以药物治疗或是手术切除一侧病变肾上腺。

1. CT 扫描 肾上腺高分辨率 CT 检查的特异性高，对诊断醛固酮瘤有重要价值，在患者感受、安全性、费用等方面有优势，一般认为首选 CT 检查。肾上腺 CT 征象的描述可以有：正常肾上腺、一侧腺瘤（直径 > 1cm）、单侧或双侧肾上腺增粗、一侧微腺瘤（直径 ≤ 1cm）、双侧大腺瘤或微腺瘤等。最常见的醛固酮瘤的 CT 征象为一侧较小的低密度腺瘤，通常直径小于 2cm。而特醛症患者 CT 则可表现为正常、双侧增粗或双侧结节样增粗。但皮质癌则更多表现为占位病变，直径大于 4cm，且边缘不规则；偶尔皮质癌也可较小，而此时若仅根据 CT 征象则易误诊。肾上腺 CT 在分型诊断中也有不足之处，如小醛固酮瘤由于 CT 表现为正常或类似结节而被误诊为特发性醛固酮增多症，而结节样肾上腺瘤增生又难以与醛固酮瘤鉴别，而一旦误诊会导致不必要的手术。还应注意到，在 40 岁以上者，单侧无功能腺瘤并非罕见，仅依靠 CT，很难与醛固酮瘤鉴别。MRI 在肾上腺影像学中并不优于 CT，且费用昂贵。MRI 对醛固酮瘤的敏感性高，而特异性略差，有时可出现假阳性结果，可使双侧肾上腺增生的原发性醛固酮增多症及原发性高血压伴无功能肾上腺瘤误诊为醛固酮瘤。所以，指南建议所有原发性醛固酮增多症患者初诊时行肾上腺 CT 检查以进行分析，同时除外肾上腺大腺瘤，大腺瘤有可能为肾上腺皮质癌。

2. 肾上腺静脉取血（AVS） 目前，AVS 为鉴别原发性醛固酮增多症单侧或双侧病变的金标准。对原发性醛固酮增多症诊断明确，肾上腺 CT 提示：肾上腺双侧增生，其中一侧增生有优势，特别是一侧有明显结节，另一侧无明显结节；单侧结节性增生小于 1cm；多结节增生，对侧无明显增生者；以上几种情况建议行 AVS。双侧肾上腺静脉取血测醛固酮、皮质醇。左侧醛固酮 / 皮质醇与右侧醛固酮 / 皮质醇的比值大于 10，确定为单侧分泌；大于 2，确定为优势分泌；小于 1.5，确定为均衡分泌；在 1.5～2 之间，为不均衡分泌，需定期随访。其对单侧肾上腺病变诊断敏感性及特异性分别为 95% 和 100%，而 CT 分别为 78% 和 75%。因此，目前，AVS 越来越多地应用于上述情况的鉴别，并成为各种指南推荐的首选鉴别方法。但也必须指出，AVS 为创伤性检查，且费用昂贵。因而，在确诊原发性醛固酮增多症后在需要的情况下进行此检查。

3. **放射性碘化胆固醇肾上腺扫描照相** 目前已很少用于临床。胆固醇是皮质激素的合成原料，因而在肾上腺皮质浓聚，尤其是腺瘤及增生组织时，可用 ^{131}I 标记胆固醇后显示浓集部位。如一侧肾上腺放射性浓集，提示该侧有腺瘤。一般腺瘤在 1cm 以上者，90% 可正确定位。如两侧均有放射性浓集，提示为双侧增生，符合率为 70%。据上海瑞金医院报道，140 例行此检查者，其中 126 例腺瘤，定位正确者 115 例，错误及不能肯定者 11 例，准确率 91.3%；增生 14 例，诊断不符者 5 例，准确率 64.3%；该法对原发性醛固酮增多症的诊断总体符合率为 89.6%。

4. **肾上腺 B 超** 在有经验的医生操作下，此检查亦有独特价值。对直径大于 1.3cm 的醛固酮瘤可显示，小腺瘤难与特发性增生鉴别。

5. **体位刺激试验(posture stimulation test)** APA 和 IHA 患者体内醛固酮分泌受到的调节机制不同，前者主要与血浆 ACTH 的昼夜节律相关，而后者主要与其对血管紧张素Ⅱ的敏感性增强相关，因此可以通过体位刺激试验来鉴别 APA 和 IHA。受试者过夜平卧后，于上午 8:00 卧位取血测醛固酮、皮质醇，然后站立 2～4 小时（可稍行动或短暂取坐位）后再取血测上述激素浓度。正常人 8:00 卧位至中午 12:00，血醛固酮水平下降，与血皮质醇水平下降一致；若从 8:00 由卧位改为立位直至中午 12:00，则血醛固酮水平上升，表明体位的作用大于 ACTH 作用。特醛症患者基础血浆醛固酮仅轻度升高，站立 4 小时后明显上升，至少超过 8:00 测值的 33%，这是由于患者站立后血浆肾素水平升高所致。醛固酮瘤患者基础血醛固酮明显增高，多超过 20ng/dl，站立后血醛固酮不增高或反而下降。这是由于醛固酮瘤患者醛固酮大量分泌，血容量明显扩张，强烈抑制肾素 - 血管紧张素系统的活性，即使站立 4 小时也不足以兴奋肾素的释放；同时，由于腺瘤呈 ACTH 反应性，随着 ACTH 下降，血醛固酮亦见降低，故醛固酮不增高甚至降低提示醛固酮瘤。

6. **赛庚啶试验** 赛庚啶为 5- 羟色胺拮抗剂，而 5- 羟色胺可调节醛固酮分泌。一次口服赛庚啶 8mg，并于服药前及服药后每 30min 抽血 1 次，历时 2 小时，测血浆醛固酮。原发性醛固酮增多症的腺瘤型患者醛固酮分泌呈自主性，不受 5- 羟色胺调控，血浆醛固酮服药前、后无明显变化；特发性醛固酮增多症者血浆醛固酮下降 0.11mmol/L（4ng/dl）以上，或较基础值下降 30% 以上；多数患者在服药后 90min 下降更明显，平均下降约 50%。因该试验的诊断特异性及敏感性有待评估，目前已很少开展。

7. **地塞米松抑制试验** 糖皮质激素治疗敏感性醛固酮增多症（GRA）患者醛固酮合成酶基因的编码序列区（CYP11B2）融合有 11-β 羟化酶基因调节区（CYP11B1），因地塞米松可抑制 ACTH 的分泌，使嵌合基因的表达水平下降，故醛固酮的生成也随之降低。患者午夜口服地塞米松 1mg，于清晨 8:00 再次口服地塞米松 0.5mg，立位 2 小时，取静脉血测定血醛固酮水平，如血醛固酮 <5ng/dl，对 GRA 有诊断意义，而且与 IHA 或 APA 无重叠。

五、鉴别诊断

对于高血压、低血钾的患者，鉴别诊断至关重要，误诊将导致错误的治疗。需加以鉴别的疾病有以下数类。

1. **非醛固酮所致盐皮质激素分泌过多**

（1）皮质醇增多症：尤以腺癌和异位 ACTH 综合征所致者，可伴明显高血压与低血钾，但临床综合征可作鉴别。

（2）先天性肾上腺皮质增生症（congenital adrenal hyperplasia，CAH）：11β- 羟化酶缺陷和 17α- 羟化酶缺陷者因大量脱氧皮质酮生成引起高血压和低血钾，前者于女性引起男性化，于男性引起性早熟，后者雌、雄激素与皮质醇均降低，女性性发育不全，男性呈假两性畸形。

（3）分泌脱氧皮质酮的肿瘤：单纯分泌脱氧皮质酮的肾上腺瘤非常罕见，多同时分泌雄激素、雌激素，其体积通常较大且呈恶性。临床表现为女性男性化，男性女性化，典型表现为较快出现的严重高血压，伴有低血钾症，血醛固酮及肾素水平降低。

（4）原发性皮质醇抵抗综合征：是一种罕见的家族性综合征，可能是糖皮质激素受体和类固醇受体复合物遗传性缺陷所致。临床表现为高血压、低血钾性碱中毒，血浆皮质醇、11-脱氧皮质醇、雄烯二酮、睾酮和硫酸脱氢表雄酮、24小时尿皮质醇以及脱氧皮质酮升高。

（5）先天性11β-羟类固醇脱氢酶（11β-HSD）缺陷：亦称表象性盐皮质激素过多综合征（AME）。11β-HSD在肾内催化皮质醇转化为无活性的皮质素，从而调节皮质醇水平。该酶缺陷可引起肾小管处的皮质醇可与盐皮质激素受体结合发挥盐皮质激素活性，从而引起盐皮质激素过多的临床表现。本病为常染色体隐性遗传性疾病。多见于儿童和青年人。临床表现近似原发性醛固酮增多症，有高血压、低血钾、碱血症。最初表现为血浆肾素活性降低，醛固酮降低，脱氧皮质酮降低，尿17-羟皮质类固醇及游离皮质醇轻度升高，尿中四氢皮质醇、别四氢皮质醇（皮质醇代谢物）与四氢可的松（皮质素代谢物）比值增加，但血浆皮质醇正常。用螺内酯治疗有效，用地塞米松治疗也有效。

2. **利德尔综合征（Liddle syndrome）**　1963年由Liddle首次报告，故称为Liddle综合征，又称假性醛固酮增多症，系常染色体显性遗传性疾病。为先天性肾远曲小管上皮细胞钠通道β及γ亚单位异常，导致对钠重吸收增加，排钾泌氢增多。此症为家族性，男女均可得病，有高血压、低血钾、碱中毒，但尿呈酸性，血醛固酮和血浆肾素活性均降低。螺内酯不能纠正失钾，地塞米松治疗无效，阿米洛利和氨苯蝶啶治疗有效。

3. **巴特综合征（Bartter syndrome）**　由肾小球球旁细胞增生所致，分泌大量肾素，继发醛固酮增高，引起失钾性低血钾症。由于细胞外液容量不足，对血管紧张素Ⅱ反应低下，患者不伴有高血压。本病有家族性，呈常染色体隐性遗传，发病机制不明。也有人认为是肾小管重吸收钠和氯失常所致或由于前列腺素E及激肽释放酶（kallikrein）分泌增高所致。治疗可给予高氯化钠饮食、补钾及吲哚美辛等。

4. **继发性醛固酮增多症**

（1）分泌肾素的肿瘤：①肾球旁细胞瘤，②肾母细胞瘤和卵巢肿瘤。由肾小球球旁细胞瘤分泌大量肾素，引起高血压和低血钾，多见于青少年，高血压严重，血浆肾素活性甚高，血管造影、CT、B超等可显示肿瘤，切除肿瘤后可治愈。

（2）继发性高肾素：①高血压病的恶性型；②肾动脉狭窄所致高血压；③一侧肾萎缩，也可引起继发性肾素增高，致继发性醛固酮增多。

5. **药物**　甘草制剂、甘珀酸及避孕药等均可引起高血压和低血钾，病史有助于鉴别。

6. **原发性高血压**　患者服用失钾利尿剂或伴慢性腹泻而失钾，可根据病史鉴别。

六、治疗策略及评价

原发性醛固酮增多症的治疗主要包括手术治疗和药物治疗。对于一侧肾上腺有醛固酮优势分泌的患者，具备手术条件且有手术意愿者，首先考虑行腹腔镜下单侧肾上腺切除术。手术前患者应当常规口服螺内酯，以控制高血压并纠正低钾血症，术后尽早测定血浆醛固酮及肾素活性，监测血压和血钾水平，适时停止补钾和螺内酯，如需要，减少降压药的用量。

对于无手术指征、不愿手术者或术后血压未完全降至正常的原发性醛固酮增多症患者则采用药物治疗。盐皮质激素受体（MR）拮抗剂是原发性醛固酮增多症治疗的首选药物，在有效降压的同时，还有独立于降压的靶器官保护作用，目前使用最普遍的是螺内酯。该药最常见的不良反应是男性乳房发育，女性月经紊乱等，因此长期服药应使用小剂量，每天25～50mg。依普利酮是MR的选择性拮抗剂，起始剂量25mg，每日2次，其拮抗MR的功效是螺内酯作用的60%，但无雄激素及孕激素拮抗作用，耐受性好，因此可作为不能耐受螺内酯的原发性醛固酮增多症患者替代治疗用药，但依普利酮价格较贵，且循证证据相对较少。上述两种药物在慢性肾脏病3级患者中应慎用，4级者则禁用。

除了 MR 拮抗剂外，还可以使用阿米洛利，以助于纠正血钾和降低血压。也可加用钙通道阻滞剂等降血压药物以控制血压。由于原发性醛固酮增多症患者的肾素被抑制，β 受体拮抗剂、ACEI 和 ARB 等药物的疗效不一定理想。对于 GRA 患者，可使用小剂量的糖皮质激素治疗来控制高血压并纠正低血钾，通常成人口服地塞米松，每日 0.5～1mg，用药后 3～4 周症状缓解。

研究显示，醛固酮瘤患者一侧肾上腺手术后，超过 30% 的患者治愈，即低血钾纠正，血压降至 140/90mmHg 以下，不需服用降压药物；超过 70% 的患者从中受益，包括低血钾纠正，减少降压药物使用数量，血压容易控制等。瑞金医院近 3 年的醛固酮瘤患者一侧肾上腺手术率为 19.4%，其中病理解剖为腺瘤的占 73%，增生占 27%。平均术后随访 2.2 年，治愈率为 44.2%，血压改善 48.8%。特发性醛固酮增多症手术后低血钾大多可被纠正，但高血压下降往往不满意，目前此类患者多不行手术治疗。ACTH 依赖型需长期地塞米松治疗。

由于醛固酮具有独立于血压以外的不良作用，因此，未经治疗的原发性醛固酮增多症患者与原发性高血压患者比较，发生心肌梗死、脑卒中、糖尿病的危险明显增高。本症如能及早诊治，大多患者可获良效。

（王佑民）

参 考 文 献

[1] Young WF. Primary aldosteronism: renaissance of a syndrome. Clin Endocrinol（Oxf），2007，66（5）：607-618.

[2] Mathur A，Kemp CD，Dutta U，et al. Consequences of adrenal venous sampling in primary hyperaldosteronism and predictors of unilateral disease. J Am Coll Surg，2010，211（3）：384-390.

[3] Mulatero P，Monticone S，Bertello C，et al. Evaluation of primary aldosteronism. Curr Opin Endocrinol Diabetes Obes，2010，17（3）：188-193.

[4] Funder JW，Carey RM，Fardella C，et al. Case detection，diagnosis，and treatment of patients with primary aldosteronism: an endocrine society clinical practice guideline. J Clin Endocrinol Metab，2008，93（9）：3266-3281.

[5] Nishikawa T，Omura M，Satoh F，et al. Guidelines for the diagnosis and treatment of primary aldosteronism-the Japan Endocrine Society 2009. Endocr J，2011，58（9）：711-721.

[6] Brown NJ. Aldosterone and end-organ damage. Curr Opin Nephrol Hypertens，2005，14（3）：235-241.

[7] Fallo F，Veglio F，Bertello C，et al. Prevalence and characteristics of the metabolic syndrome in primary aldosteronism. J Clin Endocrinol Metab，2006，91（2）：454-459.

[8] Chhokar VS，Sun Y，Bhattacharya SK，et al. Hyperparathyrosdism and the calcium paradox of aldosteronism. Circulation，2005，111（7）：871-878.

[9] William F，Young JR. Minireview: primary aldosteronism-changing concepts in diagnosis and treatment. Endocrinology，2003，144（6）：2208-2213.

[10] Ganguly A. Current concepts: Primary aldosteronism. NEJM，1998，339（25）：1828-1834.

[11] Takeda Y. Genetic alterations in patients with primary aldosteronism. Hypertens Res，2001，24（5）：469-474.

[12] Mosso L，Gomez-Sanchez CE，Foecking MF，et al. Serum 18-hydroxy-cortisol in primary aldosteronism，hypertension，and normotensives. Hypertension，2001，38（3）：688-691.

[13] Rossi GP，Andreis PG，Colonna S，et al. Endothelin-1（1-31）: a novel auto-Crine-paracrine regulator of human adrenal cortex secretion and growth. J Clin Endocrinol Metab，2002，87（1）：322-328.

[14] Katayama Y，Takata T，Tamura T，et al. A case of primary aldosteronism due to unilateral hyperpalasia. Hypertens Res，2005，28（4）：379-384.

[15] Hirono Y，Doi M，Yoshimoto T，et al. A case with primary adldosteronism due to unilateral multiple micronodules. Endocr J，2005，52（4）：435-439.

[16] Chen SY，Shen SJ，Chou CW，et al. Primary aldosteronism caused by unilateral adrenal hyperpalasia: rethinking the accuracy of imaging studies. J Chin Med Assoc，2006，69（30）：125-129.

[17] Omura M，Sasano H，Fujiwara T，et al. Unique cases of unilateral hyper-aldosteroneia due to multiple adreno-

cortical micronodules, which can only be selective adrenal venous sampling. Metabolism, 2002, 51 (3): 350-355.

[18] Rossi GP, Sechi LA, Giacchetti G, et al. Primary aldosteronism: Cardiovascular, renal and metabolic implications. Trends Endocrinol Metab, 2008, 19 (3): 88-90.

[19] Carey RM. Primary Aldosteronism. J Surg Oncol, 2012, 106 (5): 575-579.

[20] Westerdahl C, Bergenfelz A, Isaksson A, et al. Primary aldosteronism among newly diagnosed and untreated hypertensive patients in a Swedish primary care area. Scand J Prim Health Care, 2011, 29 (1): 57-62.

[21] 宁光. 原发性醛固酮增多症: 一种并非少见的高血压原因. 中国实用内科学杂志, 2010, 30 (1): 13-14.

[22] Mysliwiec J, Zukowski L, Grodzka A, et al. Diagnostics of primary aldosteronism: is obligatory use of confirmatory tests justified. J Renin Angiotensin Aldosterone Syst, 2012, 13 (3): 367-371.

[23] 徐媛媛, 蒋怡然, 苏颐为, 等. 醛固酮/肾素比值在原发性醛固酮增多症筛查中的临床价值. 中华内分泌代谢杂志, 2012, 28 (4): 301-305.

[24] 陈绍行, 杜月凌, 张瑾, 等. 在高血压患者中筛选原发性醛固酮增多症国人血浆醛固酮/肾素活性比值标准的探讨. 中华心血管病杂志, 2006, 34 (10): 868-872.

[25] Mulatero P, Monticone S, Bertello C, et al. Confirmatory tests in the diagnosis of primary aldosteronism. Horm Metab Res, 2010, 42 (6): 406-410.

[26] Rossi GP, Pitter G, Bernante P, et al. Adrenal vein sampling for primary aldosteronism: the assessment of selectivity and lateralization of aldosterone excess baseline and after adrenocorticotropic hormone (ACTH) stimulation. J Hypertens, 2008, 26 (5): 989-997.

[27] Letavernier E, Peyrard S, Amar L, et al. Blood Pressure outcome of adrenalectomy in patients with primary hyperaldosteronism with or without unilateral adenoma. J Hypertens, 2008, 26 (9): 1816-1823.

[28] 朱理敏. 原发性醛固酮增多症诊断与治疗的新进展. 岭南心血管杂志, 2011, 17 (6): 433-437.

[29] Young WF, Calhoun DA, Lenders JWM, et al. Screening for endocrine hypertension: An Endocrine Society Scientific Statement. Endocr Rev, 2017, 38 (2): 103-122.

第三章 嗜铬细胞瘤的诊断和治疗

嗜铬细胞瘤（pheochromocytoma）是一类起源于神经嵴嗜铬细胞，以合成、分泌儿茶酚胺为特征的神经内分泌肿瘤，包括肾上腺髓质及肾上腺外的嗜铬细胞。肾上腺外的嗜铬细胞属于特殊分化的神经嵴细胞，主要起源于胸、腹部和盆腔的脊椎旁交感神经链，也可来源于沿颈部和颅底分布的舌咽神经、迷走神经的副交感神经节。因此，依据是否位于肾上腺，嗜铬细胞瘤分为肾上腺嗜铬细胞瘤（adrenal pheochromocytoma，PCC）及肾上腺外的儿茶酚胺分泌型肿瘤——副神经节瘤（paraganglioma，PGL），二者合称为嗜铬细胞瘤和副神经节瘤（pheochromocytoma and paraganglioma，PPGL）。其中 PCC 占 80%～85%，PGL 占 15%～20%。PPGL 是一种少见的内分泌肿瘤，但并非罕见。

嗜铬细胞瘤由 Frankel 于 1886 年首次报道，患者为 18 岁女性，以"间歇性心悸、焦虑、眩晕、头痛、胸痛、冷汗及呕吐"为主要表现，并伴有视网膜炎，其尸检发现双侧肾上腺结节，当时诊断为肾上腺血管肉瘤。1912 年，德国病理学家 Pick 描述了细胞内儿茶酚胺被重铬酸盐氧化呈现出深色颗粒的现象，并提出了"嗜铬细胞瘤"的概念，沿用至今。之后，肾上腺素（1936 年）及去甲肾上腺素（1949 年）也从嗜铬细胞瘤中分离出来。

嗜铬细胞瘤可发生于任何年龄，男女比例接近，常见发病年龄为 30～50 岁。国外研究统计，嗜铬细胞瘤的发病率大概在 2～8/100 万，而在继发性高血压的病因中，诊断为嗜铬细胞瘤的约占 0.1%～0.6%。国内关于嗜铬细胞瘤的流行病学资料暂未见。过去常用"10% 法则"描述嗜铬细胞瘤的特点：10% 发生肾上腺外，10% 发生于儿童，10% 是多发的或双侧的，10% 可以在手术切除后复发，10% 是恶性的，10% 有家族遗传性，10% 的良性肾上腺嗜铬细胞瘤被诊断为肾上腺偶发瘤。然而，近年来随着检验学、影像学、基因检测技术的发展及家系筛查的展开，发现上述的"10%"被低估。

第一节 嗜铬细胞瘤的分类及分型

肾上腺髓质起源于神经嵴外胚层，细胞向两侧移行，分化为交感神经细胞和嗜铬细胞。交感神经细胞形成脊柱旁和主动脉前的交感神经节，嗜铬细胞则向发育中的肾上腺皮质移入，形成肾上腺髓质。嗜铬细胞产生的重要生物活性物质统称为儿茶酚胺，包括多巴胺（dopamine，DA）、去甲肾上腺素（norepinephrine，NE）和肾上腺素（epinephrine，E），通过儿茶酚 -O- 甲基转移酶（catechol-Omethyl transferase，COMT）及单胺氧化酶（monoamine oxidase，MAO），E 及 NE 转化为香草扁桃酸（vanillylmandelic acid，VMA），而 DA 则转化为高香草酸（homovanillic acid，HVA），并由肾脏排出。其中 E 主要由肾上腺髓质产生，在中枢或交感神经节含量较少。NE 分布广泛，主要在周围交感神经和中枢神经系统，少量存在于肾上腺髓质和肾上腺外嗜铬细胞，绝大多数嗜铬细胞瘤可以合成及分泌儿茶酚胺，但多以 NE 为主，部分患者只分泌 NE 或 E，极少数患者分泌 DA。某些嗜铬细胞瘤还可能释放血管活性肠肽（vasoactive intestinal peptide，VIP）、阿片样肽、α- 促黑素细胞激素（α-melanocyte stimulating hormone，α-MSH）及促肾上腺皮质激素（adrenocorticotropic hormone，ACTH）。不同生物学活性物质产生相应的症状，因此嗜铬细胞瘤的临床症状多种多样，被称为"伪装大师"。有数据显示，约 18%～60% 患者终身未确诊，嗜铬细胞瘤患者生前误（漏）诊率可达 75%。

2017 年，WHO 提出了 PPGL 的解剖学分类标准，按来源与生物行为学特征分为以下几类：嗜铬细胞瘤、头颈部副神经节瘤、交感神经副神经节瘤、肾上腺神经母细胞肿瘤、神经母细胞瘤、节神经母细胞瘤（结节型）、节神经母细胞瘤（混合型）、节神经瘤、混合性嗜铬细胞瘤及混合性副神经节瘤。大部分 PPGL 病例为散发，但约有 40% 的病例是作为家族遗传性疾病的一部分。PPGL 患者之间存在着广泛的遗传异质性。儿茶酚胺分泌型肿瘤的患者中，大约有 15%～20% 合并有基因相关性遗传疾病，而在有 PPGL 家族史的患者中，这种基因突变的比例可达 79%。近来，PPGL 的分子分型在临床上越来越受到重视，这些分子分型与 PPGL 的临床预后密切相关。迄今，发现至少有 12 种不同的遗传综合征（常见的包括：多内分泌腺瘤病 2A 型、多内分泌腺瘤病 2B 型、希佩尔 - 林道病（von Hippel-Lindau disease）及神经纤维瘤病 1 型）和 15 种特征性的与 PPGL 发病相关的致病性驱动基因。目前认为有 15 个主要的驱动基因可以通过胚细胞突变、合子后突变或体细胞（限于肿瘤细胞）突变导致 PPGL。另外，五个基因的体细胞突变，包括 ATRX、KMT2D、SETD2、TERT、TP53，对 PPGL 肿瘤的发展具有协同作用。

PPGL 的分子分类至少可以分为以下 3 种类型（表 5-3-1）：

1. **假性缺氧型**　主要分为两个亚组：

（1）三羧酸循环（tricarboxylic acid cycle，TCA）相关：TCA 相关涉及琥珀酸脱氢酶亚基 SDHA、SDHB、SDHC 和 SDHD 中的种系突变以及 SDHAF2（SDHx）和 FH（fumarate hydratase，富马酸水合酶或延胡索酸水合酶）。估计约有 12%～16% 的 PPGL 具有 SDHx 或 FH 突变，而在副神经节瘤中高达 22%～70%。在所有遗传性 PPGL 中，转移性肿瘤中 SDHx 突变的比例最高，估计在成人约为 43%～71%，儿童中约 70%～82%。大多数家族性 PGL 分别与 SDHA、SDHB、SDHC、SDHD、SDHAF2 的突变有关。SDHA-D 参与编码了琥珀酸脱氢酶复合体的亚基，催化琥珀酸氧化生成延胡索酸，并参与了电子呼吸链的传递（复合物Ⅱ）。少数假性缺氧型 PPGL 因编码延胡索酸水合酶的 FH 发生致病性突变，进而引起遗传性平滑肌瘤和肾细胞癌综合征，该酶参与

了 TCA 的后续反应，即从延胡索酸向苹果酸的转化过程。编码以上酶的基因发生突变，引起了代谢产物的堆积，包括琥珀酸（SDHx）、延胡索酸（FH）、苹果酸（MDH2）。这些代谢产物通过抑制参与细胞信号转导和维持染色质的酶而具有致癌作用。

（2）VHL/EPAS1 相关：VHL/EPAS1 相关可以有体细胞和种系突变。1%～13% 的 PPGL 具有种系 VHL 突变。VHL 基因为抑癌基因，位于 3q25-26。VHL 蛋白主要功能是下调低氧诱导因子（hypoxia-inducible factorHIF）的转录因子活性，调节血管生成。VHL 的致病性突变导致这种遗传综合征的关键致病机制是 HIF 蛋白的稳定存在，导致了假性缺氧状态。活化的 HIF 改变了靶基因的转录，引起血管新生和细胞增殖的增加并减少了细胞凋亡。在生殖细胞或嵌合体获得性 EPAS1 突变的患者中会发生 PPGL- 生长抑素瘤 - 红细胞增多症综合征（Pacak-Zhuang 综合征）。与发生 VHL 突变的 PPGL 相类似，EPAS1 突变增加 HIF-2α 靶基因的转录。但最近有人提出，EPAS1 相关的 PPGL 具有特殊的分子标志。与 VHL 相关和 SDHx 相关的 PPGL 有所不同，EPAS1 相关的 PPGL 在 HIF 转录、氧化磷酸化、血管新生等方面会激活不同的基因。

2. **Wnt 信号通路型 PPGL**　包括 CSDE1 中新发现的体细胞突变以及影响 MAML3 的体细胞基因融合。这类患者几乎均为散发型，突变仅发生在肿瘤细胞。这与不能同时存在的 CSDE1 体细胞基因突变和 UBTF-MAML3 体细胞基因融合引起 Wnt 和 Hedgehog 信号通路的激活相关。有观点认为这一类型的 PPGL 具有更高的侵袭性，因为此类型的部分 PPGL 患者出现了转移。

3. **激酶信号通路型**　主要涉及 RET、NF1、TMEM127、MAX 和 HRAS 中的胚系或体细胞突变。RET、NF1、TMEM127 和 MAX 的累积突变频率在 1%～11%。其中最常见的遗传综合征是 MEN2，是由于 RET 发生功能获得性突变引起的。少数病例中出现 1 型神经纤维瘤（NF1），与 NF1 的致病性突变有关。少数病例中还出现家族性 PPGL，这与 TMEM127 和 MAX 有关。这些病例都与激酶信号通路的激活有关，包括 RAS-RAF-MEK、NF1、PI3K-Akt-mTOR（RET）、TMEM127、

表 5-3-1　PPGL 簇集类型和驱动基因

分子聚类	遗传比例	官方分子标记	全称	类型	突变类型
假性缺氧三羧酸循环相关（10%~15% PPGL）	100%	SDHA	琥珀酸脱氢酶复合物黄素蛋白亚基 A	TS	G
		SDHB	琥珀酸脱氢酶复合物铁硫亚基 B	TS	G
		SDHC	琥珀酸脱氢酶复合物亚基 C	TS	G
		SDHD	琥珀酸脱氢酶复合物亚基 D	TS	G
		SDHAF2	琥珀酸脱氢酶复合物装配因子 2	TS	G
		FH	富马酸水合酶	TS	G
假性缺氧 VHL/EPAS1 相关（15%~20% 的 PPGL）	25%	VHL	希佩尔 - 林道病（von Hippel-Lindau disease）抑制物	TS	G+S
		EPAS1	内皮 PAS 结构域蛋白 1	OG	post-zygotic+S
Wnt 信号途径（5%~10% 的 PPGL）[a]	0	CSDE1	含有 E1 的冷休克域	TS	S
		MAML3	mastermind 样转录共激活因子 3	OG，融合	S
激酶途径（50%~60% 的 PPGL）	20%	RET	RET 原癌基因	OG	G+S
		NF1	神经纤维瘤蛋白 1	TS	G+S
		MAX	MYC 相关因子 X	TS	G+S
		TEME127	跨膜蛋白 127	TS	G
		HRAS	HRAS 原癌基因，GTP 酶	OG	S

注：OG——原癌基因；TS——肿瘤抑制因子；G——胚系（germline）；S——体系（somatic）。

[a]：仅在 1 篇文献中报道。

MYC-MAX（MAX）。已证实 HRAS 是 PPGL 发病机制中的驱动因子，但在一些散发病例中只发生体细胞的功能获得性突变。少数 PPGL 患者中出现潜在的驱动突变，包括 FGFR1（体细胞突变）、KIF1B（种系突变 + 体细胞突变）、MET（体细胞突变）。但这些基因在 PPGL 发生发展中的作用有待进一步阐明。

对 PPGL 分子生物学特性的研究及分类，对进一步改善其诊断、治疗、随访有着重要意义。

第二节　嗜铬细胞瘤的临床表现、诊断及思考

一、临床表现

PPGL 的临床表现多种多样，其临床异质性主要体现在：

1. **解剖位置**　PPGL 主要根据解剖位置归类，肿瘤起源位置不同，其症状差异显著。例如，头颈部 PGL 最突出的是疼痛和神经麻痹。

2. **儿茶酚胺的合成和释放**　嗜铬细胞瘤引起的临床症状与血液循环中儿茶酚胺的浓度密切相关。儿茶酚胺作用于不同的肾上腺素受体，呈现出复杂多变的表现。其与不同部位嗜铬细胞的分化有内在联系。儿茶酚胺的释放导致临床特征，如高血压和心动过速，以及一些非特异的常见应激症状如头痛、心悸和出汗等。

3. **位置和儿茶酚胺谱**　PGL 根据发育起源分为副交感神经和交感神经肿瘤。交感神经 PGL 从颅底到盆底广泛分布，而副交感神经 PGL 通常发生在头颈部区域，极少数也可以出现在胸部；头颈部 PPGL 常无儿茶酚胺释放。

4. **遗传背景**　不同的遗传综合征显示出不同的 PPGL 定位和细胞分化的特征。PPGL 的儿茶酚胺合成和释放直接或间接产生临床症状。但是，在来自假性缺氧机制的遗传性 PPGL 中，儿茶酚胺相关症状不太明显。因此，越来越多研究支持肿瘤的遗传背景将在 PPGL 的诊疗中产生更大的影响。

对于 PPGL 的诊治主要包括以下四个方面：发现、确诊、定位及治疗。治疗的主要手段是肿瘤切除，其意义在于：①大部分嗜铬细胞瘤相关的高血压一般可以通过瘤体切除而治愈；②周期性阵发症状有致命的风险，需要控制；③部分

嗜铬细胞瘤可能是恶性的；④对于家族遗传性的 PPGL，先证者的发现可以尽早发现家族中其他患者。

嗜铬细胞瘤常见临床表现为高儿茶酚胺分泌所致的高血压及其并发症，具体表现包括：

（1）急性（阵发性）：包括濒死感、大汗、血压升高、头痛、面色苍白、心悸、呼吸困难、胸部及上腹痛、恶心呕吐，低血压甚至休克。

（2）慢性：包括濒死感、面色苍白、发热、多汗、高血压或直立性低血压、头晕、头痛、心悸、充血性心衰、扩张型或肥厚型心肌病、呼吸困难、胸部及上腹部疼痛、恶心呕吐、无痛性血尿、便秘及体重减轻、手足冰冷。

（3）不典型：仅表现为面色潮红。

由于肿瘤持续性或阵发性分泌释放不同比例的 E 和 NE，故患者的临床表现不同。可表现为阵发性、持续性或在持续性高血压的基础上阵发性加重：阵发性高血压占比 25%～40%；持续性高血压约占 50%，其中半数患者有阵发性加重；约 70% 的患者合并直立性低血压；另有少数患者血压正常。头痛、心悸和多汗是发作时的典型三联征。极少数患者可因血管强烈收缩而使血压假性下降，甚至不能测出。高血压的发作可以为自发性或诱发性，常见诱因包括：体位改变、精神焦虑、药物（β 受体拮抗剂、甲氧氯普胺及麻醉药品等）、运动或增加腹压的情况（体位改变、举重、排便、运动、结肠镜检查、怀孕及创伤等），这种血压升高对一般降压药物无反应，对钙钙通道阻滞剂及硝酸酯类降压药部分反应，对 α 受体拮抗剂反应良好。尽管这些症状在不同患者身上表现各异，但对于同一患者，每次发作的症状基本相同。

嗜铬细胞瘤的表现多样，因此详细的病史采集十分必要，涉及能否及早发现肿瘤。以下人群应该考虑进行 PPGL 筛查：①有 PPGL 的症状和体征，尤其有阵发性高血压发作的患者。②使用多巴胺 D_2 受体拮抗剂、拟交感神经类、阿片类、NE 或 5- 羟色胺再摄取抑制药、单胺氧化酶抑制剂等药物可诱发 PPGL 症状发作的患者。③肾上腺偶发瘤伴有或不伴有高血压的患者。④有 PPGL 的家族史或 PPGL 相关的遗传综合征家族史的患者。⑤有既往史的 PPGL 患者。

PPGL 的临床异质性与基因型相关（表 5-3-2），不同遗传综合征之间 PPGL 的定位和副神经节细胞的分化情况各不相同。

二、诊断及鉴别诊断

嗜铬细胞瘤的诊断包括以下四个方面：

1. 病因诊断，属于家族性、散发性或为某些疾病的表现之一；

2. 定位诊断，明确肿瘤发生部位及单发还是多发；

3. 明确肿瘤的良恶性；

4. 基因筛查。

除了以上临床表现外。生化检测激素及代谢产物也是 PPGL 定性诊断的重要方法。

（一）生化检验

测定血和尿 NE、E、DA 及其中间代谢产物甲氧基肾上腺素（metanephrine，MN）、甲氧基去甲肾上腺素（normetanephrine，NMN）和终末代谢产物香草扁桃酸（VMA）浓度。MN 及 NMN（合称 MNs）是 E 和 NE 的中间代谢产物，它们仅在肾上腺髓质和 PPGL 瘤体内代谢生成并且以高浓度水平持续存在，是 PPGL 的特异性标记物。因肿瘤分泌释放 NE 和 E 可为阵发性并且可被多种酶水解为其代谢产物，故当 NE 和 E 的测定水平为正常时，MNs 水平可升高，故检测 MNs 能明显提高 PPGL 的诊断敏感性及降低假阴性率。

1. 儿茶酚胺及甲氧基肾上腺素类似物（MNs） 可以用多种方法检测，建议使用液相色谱串联质谱分析（LC-MS/MS）或液相色谱电化学检测方法（LC-ECD）测定。

（1）血浆游离 MNs：平卧位或坐位取血，为避免体位及应激状态影响，患者应休息至少 30min 以排除干扰。

（2）24 小时尿 MNs：患者留取 24 小时尿并保持尿液酸化状态再检测 MNs 水平。文献报道的正常参考值上限：血浆游离 NMN 浓度 0.6～0.9nmol/L、MN 浓度 0.3～0.6nmol/L；24 小时尿 NMN 水平 3.0～3.8μmol/L、24 小时尿 MN 水平 1.2～1.9μmol/L。

血浆游离或尿 MNs 水平用于诊断 PPGL 的敏感性高，但假阳性率高达 19%～21%。由于 NMN 水平受体位及年龄影响，故应使用同一体位的参考值来判断结果、按不同年龄调整参考值

表 5-3-2 PPGL 驱动基因和临床综合征

基因	目前名称	遗传方式	头颈PGL外显率	交感神经PGL外显率	PCC外显率	突变变异外显率	诊断	其他临床表现
SDHA	家族性 5 型 PGL	AD	极低	极低	极低	无	基因	胃肠道间质瘤（GIST）、垂体瘤、肺软骨瘤及肾细胞癌、Carney Stratakis 综合征（PGL 和 GIST）或 Carney 三联症（PGL、GIST 和肺软骨瘤）
SDHB	家族性 4 型 PGL	AD	中	中	低	无	基因	
SDHC	家族性 3 型 PGL	AD	低	低	低	无	基因	
SDHD	家族性 1 型 PGL	AD，父系	高（多灶）	低	低	无	基因	
SDHAF2	家族性 2 型 PGL	AD	高（多灶）	极低	极低	无	基因	
FH	遗传性平滑肌瘤病和肾细胞癌	AD	未知	未知	未知	无	临床或基因	
VHL	Von Hipple-Lindau 综合征	AD	极低	低	高（双侧）	有	临床或基因	血管母细胞瘤、肾细胞癌、睾丸肿瘤、胰腺神经内分泌肿瘤、视网膜异常
EPAS1	Pacak-Zhuang 综合征	不明确	极低	高（多灶）	高	有	临床或基因	真性红细胞增多症、生长抑素瘤、视网膜异常、器官囊肿
CSDE1	对于 PPGL 无倾向（仅报道体细胞突变）							
MAML3	对于 PPGL 无倾向（仅报道体细胞突变）							
RET	多发性内分泌肿瘤 2 型	AD	极低	极低	高（双侧）	有	临床或基因	甲状腺髓样癌、甲状旁腺腺瘤；
NF1	神经纤维瘤 1 型	AD	极低	极低	低（双侧）	无	临床或基因	咖啡牛奶斑、眼部 Lisch 结节（虹膜错构瘤）、神经纤维瘤、骨异常等
MAX	家族性 PCC	AD	未知	未知	未知	无	基因	肾嗜酸细胞瘤
TEME127	家族性 PCC	AD	极低	低	中	无	基因	
HRAS	对于 PPGL 无倾向（仅报道体细胞突变）						临床	Costello 弹性蛋白缺陷症

注：HRAS 密码子 12 中的组成型突变，少数为 13 密码子，导致 Costello 综合征。目前为止，文献中没有描述 PPGL 和种系 HRAS 突变的病例。应该注意的是，PPGL 中的体细胞 HRAS 突变仅限于密码子 61 而很少是密码子 13。

AD：常染色体显性遗传。

上限以减少假阳性。检查期间应避免应激、食用咖啡因类食物对 MNs 测定结果的影响；严重疾病患者在重症监护时可出现假阳性结果。避免使用直接干扰检测方法的药物（包括：单胺氧化酶抑制剂、拟交感神经药、β 受体拮抗剂、对乙酰氨基酚、三环类抗抑郁药等）。选择性 $α_1$ 受体拮抗剂、利尿剂、ACEI、ARB 及钙通道阻滞剂对血和尿 MNs 检测结果无明显影响。

2. 儿茶酚胺（CA） 建议采用高效液相层析（HPLC）进行 CA 浓度测定。

（1）24 小时尿 CA 排泄水平：反映整个留尿期儿茶酚胺的释放量，应留取 24 小时尿量，并保持尿液 pH<3。

（2）血 CA 浓度：患者空腹、卧位休息 30min

后抽血，取血前 30min 应于静脉内留置注射针头，以减少抽血时疼痛刺激所致生理性升高。应避免某些药物，如左旋多巴、甲基多巴、利尿剂、肾上腺素受体拮抗药、扩血管药、钙通道阻滞剂等对尿 CA 测定有干扰的药物；此外，过度刺激、精神紧张、颅内压增高等，均可造成假阳性。PPGL 患者在持续性高血压或阵发性高血压发作时，其血浆或尿 CA 水平较正常参考值上限增高 2 倍以上才有诊断意义。

3. 尿香草扁桃酸（VMA）测定 VMA 是儿茶酚胺的代谢终产物，嗜铬细胞瘤患者尿 VMA 常显著升高，但 VMA 的测定易受干扰，假阳性率及假阴性率均较高。对诊断嗜铬细胞瘤的敏感性较低，特异性为 86%～99%。可致儿茶酚胺假阳性的药物多可致尿 VMA 假阳性，而酚氯拉明及乙醇可使结果呈现假阴性。应同时检测血、尿 CA 水平。

4. 嗜铬粒蛋白 A(chromogranin A，CGA) 及血浆神经肽 Y　CGA 和神经肽 Y 在嗜铬细胞瘤患者中也会升高，但因其对嗜铬细胞瘤诊断的敏感性及特异性均不及 24 小时尿儿茶酚胺及 MNs，故临床上很少应用。

5. 3- 甲氧基酪胺（3-methoxytyramine，3-MT ）　3-MT 作为多巴胺的甲氧基代谢产物，被认为是判断嗜铬细胞瘤有无转移的重要标志。另外，3-MT 与 NMN 联合可用于辅助诊断恶性嗜铬细胞瘤。

不少患者的生化指标处于临界状态，对于这部分患者，应该如何筛查诊断仍是一个问题。除了回顾病史，重复试验，排除干扰因素及药物外，还需要进一步检查。

（二）诊断试验

常见的诊断试验包括：

（1）抑制试验：包括可乐定抑制试验及酚妥拉明试验（此试验易受多种生理、病理及药物因素影响，假阳性及假阴性率均较高，目前已较少使用）。

（2）激发试验：包括冷加压试验、组胺激发试验、酪胺激发试验、胰升糖素试验。激发试验有一定的危险性，且每种方法都有不同程度的假阳性与假阴性。因激发试验操作烦琐且风险较大，目前较少应用。但这些药理激发或抑制试验的敏感性和特异性差，并有潜在风险，故不推荐使用。

（三）影像学检查

主要用于嗜铬细胞瘤的定位诊断，约 95% 的嗜铬细胞瘤位于腹腔内，85% 位于肾上腺，其他部位依次为纵隔、颈部、椎体旁、颅底、主动脉旁体、泌尿生殖道等。影像学检查方法包括 B 超、CT、MRI、碘 -131- 间位碘代苄胍（^{131}I-MIBG）及正电子发射断层显像（PET）。

1. CT　除了儿童、孕妇或对对比剂过敏，CT 为定位嗜铬细胞瘤的首选检查。CT 可以明确肿瘤的大小、位置及与周围血管、器官间的毗邻关系，可以发现肺部转移病灶。

2. MRI　主要用于以下情况：①探查颅底和颈部 PGL；②有肿瘤转移的患者；③ CT 检查显示体内存留金属异物伪影；④对 CT 对比剂过敏以及如儿童、孕妇、已知种系突变和最近已有过度辐射而需要减少放射性暴露的人群。

嗜铬细胞瘤的影像学特征包括：非增强 CT 中衰减增强（>20HU），肿物血管分布增加，使用静脉对比剂时 CT 显像增强，MRI T$_2$ 加权像高密度影，囊性及出血改变等。

3. 间位碘代苄胍（ metaiodobenzylguani-dine，MIBG ）闪烁扫描　MIBG 是胍乙啶的芳烷基衍生物，结构与 NE 相似，能被嗜铬细胞特异性摄取而蓄积于瘤体内，假阴性多见于部分恶性或无功能的嗜铬细胞瘤，可能由于对 MIBG 的不摄取或不蓄积所致。常用的放射标记的药剂为 ^{123}I-MIBG 及 ^{131}I-MIBG。^{123}I-MIBG 因其敏感性更高，因而更被推荐。MIBG 的摄取易受到以下药物的干扰：拟交感神经药、阻断 CA 转运药物如可卡因和三环类抗抑郁药、钙通道阻滞剂、α 受体拮抗剂及 β 受体拮抗剂等可减少 ^{123}I-MIBG 浓聚，故需停药 2 周后再行 MIBG 显像。MIBG 显像对转移性、复发性 PPGL，位于颅底和颈部、胸腔、膀胱 PGL，与 SDHx（尤其是 SDHB）基因相关 PPGL 的检出敏感性较低。恶性 PPGL 患者发生转移且不能手术时，如 MIBG 显像阳性，则可应用 ^{131}I-MIBG 治疗。

4. PET 及靶向生长抑素（SSTR）的对比剂　^{18}F-FDG PET/CT 对于转移性病灶较 MIBG 更为敏感。一般建议用于肾上腺外的交感性 PGL、多发性、恶性和 / 或 SDHB 相关的 PPGL 的首选定位诊断。生长抑素受体可表达于嗜铬细胞瘤及副神经节瘤，近来研究证实，无论其基因背景如何，SSTR 成像可以在转移性 TCA 循环相关 PPGL 和头颈部 PGL 的定位和分期中发挥作用。其原因可能为 TCA 相关的假性缺氧型 PPGL 中 2 型 SSTR（SSTR2）的表达较高，因此其对生长抑素受体功能成像的效果更为理想。^{68}Ga DOTATATE PET/CT 作为靶向 SSTR 的显像技术，具有敏感而精准的定位诊断能力，特别是在发生转移的 SDHB 相关 PPGL 中，应在 SDHx 突变的 PPGL 患者中应用 ^{68}Ga-DOTATATE PET/CT 来进行病灶定位和分期（表 5-3-3）。^{68}Ga-DOTATATE 现已于 2016 年被美国食品药品管理局批准用于表达 SSTR 的神经内分泌肿瘤的定位诊断。

表 5-3-3 PPGL 的生化及影像学检查方法

分类	基因	生化	功能性影像	预期进展
假性缺氧，TCA 循环相关	*SDHA* *SDHB* *SDHC* *SDHD* *SDHAF2* *FH*	NE/NMN，3-甲氧基酪胺，嗜铬粒蛋白 A	^{68}Ga-DOTATATE PET/CT	代谢物分析，^{1}H-HRMAS 核磁共振
假性缺氧，VHL-EPAS1 相关	*VHL* *EPAS1*	NE/NMN	^{18}F-FDG PET/CT ^{18}F-DOPA PET/CT	缺氧成像
Wnt 信号途径	*CSDE1* *MAML3*	NE/NMN，E/MN	最佳示踪剂未知	
激酶途径	*RET* *NF1* *MAX* *TEME127* *HRAS*	NE/NMN，E/MN	^{18}F-DOPA PET/CT	

注: DOPA——多巴; FDG——氟代脱氧葡萄糖。

(四) 鉴别诊断

嗜铬细胞瘤需与各种原因引起的内分泌性高血压、肾上腺偶发瘤、焦虑发作、滥用药物(三环类抗抑郁药、左旋多巴、丁螺环酮、麻黄碱、异丙肾上腺素、可卡因、安非他命等)、戒断症状(酒精、可待因)、肥大细胞增多症、类癌综合征、颅内损伤、自发性癫痫相鉴别。当发现无症状性的肾上腺团块时，则需与无功能性的肾上腺腺瘤、醛固酮瘤及皮质醇瘤相鉴别。

嗜铬细胞瘤的诊断并无严格的标准，最终确诊需要依靠辅助检查结合术后病理，但目前尚无 PPGL 的分级系统。

(五) 基因检测

遗传因素在 PPGL 中扮演着重要角色，是否需要基因检测及检测哪些基因需要综合多方面因素考虑，推荐对于所有确诊 PPGL 的患者进行基因筛查，尤其对于以下人群更应该考虑启动基因筛查：①副神经节瘤；②双侧肾上腺嗜铬细胞瘤；③单侧肾上腺嗜铬细胞瘤且有 PCC/PGL 家族史；④青年(<30 岁)发病的单侧肾上腺嗜铬细胞瘤；⑤合并其他临床症状，提示有基因突变相关综合征的可能。而对于无症状但有 PCC/PGL 家族史的人群，当亲属中发现上述已知相关基因变异时也应该进行基因筛查。

但是涉及 PCC/PGL 发生的基因较多，全部筛查成本高昂，应该如何选择筛查基因及筛查步骤，主要依据肿瘤的生物学特征决定：包括临床表现、部位、分泌激素类型。例如：①如果患者发现位于腹部、盆腔或纵隔的儿茶酚胺分泌型肿瘤，可以考虑依次进行 *SDHB*、*SDHD*、*VHL*、*SDHC* 基因突变的筛查，若发现上述任一基因的突变，则可以停止后续基因的检测。②如果患者是双侧肾上腺嗜铬细胞瘤，但无 MTC 及甲状腺肿大病史，可以考虑依次进行 *VHL*、*RET* 基因突变筛查。若证实存在 *VHL* 基因突变，则不需继续检测 *RET* 基因。而肿瘤的一些生化表型如以分泌肾上腺素(MEN2)或是去甲肾上腺素(VHL)也可以提示筛查基因的选择。③如果患者为散发的单侧肾上腺嗜铬细胞瘤且发病年龄小于 30 岁，可以考虑依次进行 *VHL*、*RET*、*SDHB*、*SDHD*、*SDHC*、*FP/TMEM127* 基因突变的检测，若发现上述任一基因的突变，则可以停止后续基因的检测。④若患者为颅底或颈部副神经节瘤，可以考虑依次进行 *SDHD*、*SDHC*、*SDHAF2*、*SDHB* 基因突变检测。如果家族中发现典型的亲源效应时，则应该进行 *SDHD* 及 *SDHAF2* 基因突变检测(图 5-3-1)。若发现上述任一基因的突变，则可以停止后续基因的检测。

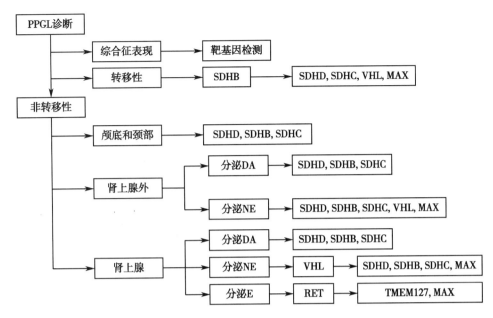

图 5-3-1 PPGL 的基因诊断流程

由于遗传性嗜铬细胞瘤患者的发病年龄一般较小，且至少 36% 的患儿存在基因突变，所以，应该对嗜铬细胞瘤患儿进行基因检测。对于发现 *SDH* 基因突变的人群，应该进行生化及影像学的随访；但随访间隔时间及究竟采取哪项指标作为随访监测指标尚无定论。部分副神经节瘤可能没有分泌儿茶酚胺类物质，因此需要影像学手段进行辅助。对于不能手术切除的嗜铬细胞瘤或恶性嗜铬细胞瘤患者的随访方案及随访间隔目前也无定论。

第三节 嗜铬细胞瘤的治疗

确诊 PPGL 后应尽早手术切除肿瘤，通常术前需要进行充分地药物准备控制血压使其降至正常范围并补足容量，避免麻醉、术中及术后出现血压大幅波动而危及患者生命。

一、内科治疗

内科治疗适用于症状控制、术前准备、无法手术及恶性嗜铬细胞瘤术后复发者，治疗药物包括：

1. α 受体拮抗剂　酚苄明为肾上腺能 $α_1$ 及 $α_2$ 受体拮抗剂，初始剂量 5～10mg，每日 2 次，可逐渐加量至 1mg/（kg·d），不良反应有直立性低血压、鼻塞、瞳孔缩小、恶心，及因广泛的 α 受体拮抗后 β 受体活性增强而出现心动过速。哌唑嗪、特拉唑嗪、多沙唑嗪，均为选择性 $α_1$ 受体拮抗药，可避免全部 α 受体拮抗引起的直立性低血压等不良反应，但其半衰期较短。多沙唑嗪，初始剂量 2mg，每日 1 次，可逐渐加量至 32mg/d。

2. β 受体拮抗剂　包括普萘洛尔、美托洛尔及阿替洛尔。使用此类药物前，必须先用 α 受体拮抗剂使血压下降后（至少 3～4 天后如发生心动过速或者合并儿茶酚胺心肌病时，方可开始使用），再给予小剂量作为初始治疗剂量（以美托洛尔为例，初始剂量 12.5mg，每日 2 次）；若单独使用，可引起 α 肾上腺素能兴奋致血压升高，并有诱发急性心力衰竭和肺水肿的风险。β 受体拮抗剂适用于合并有心动过速患者，控制目标心率为 60～80 次 /min。

3. 钙通道阻滞剂　通过阻断去甲肾上腺素介导的钙流入血管平滑肌而控制高血压和心动过速。常用药包括氨氯地平、尼卡地平、硝苯地平等，应选择控释、缓释或长效制剂。虽然术前准备中应用钙通道阻滞剂并不能完全对抗血流动力学改变，但却能降低术后死亡率。因此，此类药物可以作为 α 受体拮抗剂血压控制不良时的补充治疗。

4. 儿茶酚胺合成抑制剂　α- 甲基 -*L*- 酪氨酸，为酪氨酸羟化酶抑制剂，通过竞争性抑制酪氨酸羟化酶对儿茶酚胺的生物合成起限速作用。

可以与 α 受体拮抗剂短期联合使用以控制血压，减少围手术期间的血流动力学波动。

高血压危象可发生于术前或术中，建议静脉使用硝普钠、酚妥拉明或尼卡地平。硝普钠起始剂量为 05～5.0μg/（kg·min），当血压降至目标血压后，维持剂量不超过 3μg/（kg·min），对于肾功能损害者，需要警惕氰化物中毒及精神症状。酚妥拉明首剂 1mg，然后间隔重复静注 2～5mg。尼卡地平用量为 5.0～15.0mg/h。

以心动过速及频发期前收缩多见，可在 α 受体拮抗的基础上加用 β 受体拮抗剂，如艾司洛尔、阿替洛尔等。若为室性心律失常且 β 受体拮抗剂无效时，可考虑应用利多卡因。

对于术前准备的患者，还需要高钠饮食并补充液体量，但补液量多少如何判断，用什么标准判断，输液应当采用血浆、晶体还是胶体，还是需要依据各治疗中心经验。合并有充血性心衰及肾功能不全的患者，补液量宜适当减少。术前准备充分的标准为：①患者血压控制正常或基本正常，无明显直立性低血压；②血容量恢复：红细胞压积降低，体重增加，肢端皮肤温暖，微循环改善；③高代谢症群及糖代谢异常得到改善；④术前药物准备时间存在个体差异，一般至少为 2～4 周，对较难控制的高血压并伴有严重并发症的患者，应根据患者病情相应延长术前准备时间。

二、手术治疗

1. 手术 对于大多数 PCC 患者，推荐使用腹腔镜。对于 PGL 患者，推荐行开放式手术，对于小肿瘤、非侵袭性 PGL，建议行腔镜手术。术中血压变化可能剧烈，应持续监测血压、心率、中心静脉压和心电图。有心脏疾病的患者还需监测肺动脉楔压。术中用于控制高血压的药物主要为短效药物，包括硝普钠或酚妥拉明等。一旦肿瘤移除后，循环中血儿茶酚胺浓度迅速下降，因此术中及术后易出现低血压，应密切监测血压，发生低血压时，一般不首先使用血管加压剂，而宜补足容量。肿瘤移除后，胰岛素分泌功能恢复正常，可能出现反应性高胰岛素血症，个别患者术后可发生低血糖，术后宜严密监测血糖，滴注葡萄糖。

2. 术后及随访 术后需注意继发性肾上腺皮质功能减退的风险（双侧肾上腺部分切除或孤立性肾上腺行单侧肾上腺部分切除患者）。术后 2～4 周，复查 CA 或 MNs 水平，以明确是否存在残存肿瘤。但术后生化指标正常并不能排除存在微小病灶及复发的可能，因此术后随访非常必要。复发风险高的人群包括有家族史、右侧肾上腺嗜铬细胞瘤及副神经节瘤，此类人群建议每年监测血、尿儿茶酚胺或甲氧基肾上腺素，若生化检查正常，CT 及 MRI 等影像学随访则非必需。

三、恶性 PPGL 的非手术治疗

对于恶性 PPGL 的定义目前尚未统一。嗜铬细胞瘤的良恶性鉴别主要不在细胞形态上，而与其生物学行为相关。其预后与肿瘤负荷、转移灶位置、侵袭性相关。2017 年，WHO 提出的 PPGL 分类的解剖学标准中取消了"恶性"PPGL 的概念而用"转移性"替代。转移性 PPGL 依据是否存在非嗜铬组织器官的 PPGL 进行划分，但是对于沿主动脉的肿瘤常常难以区分。同年，AJCC 发布了第一个 PPGL 的分期系统，内容包括：肿瘤位置、原发肿瘤大小、激素分泌等，该系统仍用 TNM 分期系统，共分为 4 期，但没有纳入头颈部的 PGL，也无法预测复发。目前仍没有较好的指标评估恶性 PPGL 的预后。未来，PPGL 的分类及分期可能需要综合分子病理学对 PPGL 的诊断及预后做预测。

伽玛刀、射频消融及动脉栓塞等方法可以在一定程度上控制患者血压、减轻肿瘤负荷，但对延长生存期改变不明显。

1. 化疗 常用的化疗方案是：

（1）环磷酰胺（750mg/m²，d_1）、长春新碱（1.4mg/m²，d_1）及达卡巴嗪（600mg/m²，d_1，d_2）（CVD）方案，21 天为 1 个周期，多在 2～4 个疗程后起效，可以减小肿瘤体积、改善症状。不良反应主要有骨髓抑制、周围神经病变、胃肠道反应、肝功能异常和低血压等。

（2）依托泊苷和顺铂（etoposide and cisplatin，EP）方案。还有一些研究评估的其他的化疗方案。在一项回顾性研究中发现，单独使用烷化剂替莫唑胺在 SDHB 携带者中的部分缓解率为 50%。舒尼替尼是一种酪氨酸激酶的抑制剂，可作用于 VEGF、PDGFR-β、c-KIT、FLT3 及 RET 受体。一项对舒尼替尼治疗 PPGL 的回顾性研究发现，有三种综合征对其有缓解而五种综合征对其保持稳定。在假性缺氧型 PPGL 的 6 种亚组中，三种对其有缓解，四种对其保持稳定，还有一种出现病情进展，其疗效还需要进一步的前瞻性随机安慰剂对照研究评估。另一些针对血管内皮细胞生长因子受体（VEGFR）、哺乳动物雷帕霉素靶蛋白（mTOR）等分子靶点治疗恶性 PPGL 的药物临床试验目前也在进行。

2. ^{131}I-MIBG 治疗 治疗剂量的 ^{131}I-MIBG 局部放疗通常应用于 ^{123}I-MIBG 闪烁扫描阳性的患者。但目前关于放射剂量（小剂量多次放疗、大剂量治疗）及是否需要合并其他放射性元素或合并化疗方案，尚无定论。

放射性核素肽受体介导治疗（peptide receptor radionuclide therapy，PRRT）：对于 ^{123}I-MIBG 和化疗无效的恶性嗜铬细胞瘤患者，或伴有肝脏及骨转移，可以考虑 ^{90}Y-DOTATOC 或 ^{177}Lu-DOTA-TATE 放疗（靶向 SSTR）。在一项针对 28 例无法手术的 PPGL 患者中进行 ^{90}Y-DOTATOC 或 ^{177}Lu-DOTATATE 序惯治疗，疾病的无进展率达到 71%。^{177}Lu-DOTATATE 已于 2018 年被美国 FDA 批准用于表达生长抑素受体的胃肠胰神经内分泌肿瘤的治疗，但尚未将适应证扩展到 PPGL。

PPGL 的诊疗流程见图 5-3-2。

总之，嗜铬细胞瘤的是一种复杂多变的内分泌疾病，得益于近年来 PPGL 的分子分型的深入

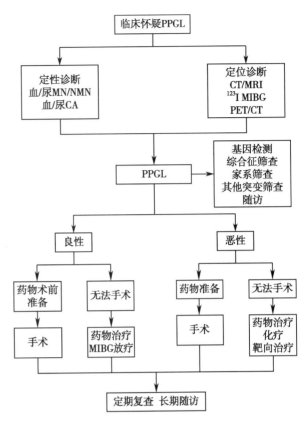

图 5-3-2 PPGL 的诊疗流程

研究，对 PPGL 临床诊断、治疗临床决策和方法都取得了进展，未来精准医学将贯穿 PPGL 的筛查、诊断、分期、随访及治疗。PPGL 的诊治目前仍有许多亟待解决的问题，需要多学科医师的共同协作。

（刘礼斌）

参 考 文 献

[1] Papathomas TG, Nose V. New and emerging biomarkers in endocrine pathology. Adv Anat Pathol, 2019, 26（3）: 198-209.

[2] Fishbein L, Leshchiner I, Walter V, et al. Comprehensive molecular characterization of pheochromocytoma and paraganglioma. Cancer Cell, 2017, 31（2）: 181-193.

[3] Crona J, Taieb D, Pacak K. New Perspectives on pheochromocytoma and paraganglioma: toward a molecular classification. Endocr Rev, 2017, 38（6）: 489-515.

[4] Hamidi O, Young WJ, Iniguez-Ariza NM, et al. Malignant pheochromocytoma and paraganglioma: 272 patients over 55 years. J Clin Endocrinol Metab, 2017, 102（9）:

3296-3305.

[5] Bausch B, Tischler AS, Schmid KW, et al. Max schottelius: pioneer in pheochromocytoma. J Endocr Soc, 2017, 1（7）: 957-964.

[6] Young WF, Calhoun DA, Lenders JWM, et al. Screening for endocrine hypertension: An Endocrine Society Scientific Statement. Endocr Rev, 2017, 38（2）: 103-122.

[7] 中华医学会内分泌学分会肾上腺学组. 嗜铬细胞瘤和副神经节瘤诊断治疗的专家共识. 中华内分泌代谢杂志, 2016, 32（3）: 181-187.

[8] Janssen I, Chen CC, Millo CM, et al. PET/CT comparing（68）Ga-DOTATATE and other radiopharmaceuti-

cals and in comparison with CT/MRI for the localization of sporadic metastatic pheochromocytoma and paraganglioma. Eur J Nucl Med Mol Imaging，2016，43（10）：1784-1791.

[9] Favier J，Amar L，Gimenez-Roqueplo AP. Paraganglioma and phaeochromocytoma：from genetics to personalized medicine. Nat Rev Endocrinol，2015，11（2）：101-111.

[10] Mannelli M，Rapizzi E，Fucci R，et al. 15 years of paraganglioma：metabolism and pheochromocytoma/paraganglioma. Endocr Relat Cancer，2015，22（4）：T83-T90.

[11] Lenders JW，Duh QY，Eisenhofer G，et al. Pheochromocytoma and paraganglioma：an endocrine society clinical practice guideline. J Clin Endocrinol Metab，2014，99（6）：1915-1942.

[12] Melmed S，Polonsky KS，Larsen PR，et al. Chapter 16：Endocrine hypertension//Williams textbook of endocrinology. 12th ed. Philadelphia：W.B. Saunders，2011，545-577.

[13] Listed N. Classics in oncology. A case of bilateral completely latent adrenal tumor and concurrent nephritis with changes in the circulatory system and retinitis：Felix Fränkel，1886. CA Cancer J Clin，1984，34（2）：93-106.

[14] Forrer F，Riedweg I，Maecke HR，et al. Radiolabeled DOTATOC in patients with advanced paraganglioma and pheochromocytoma. Q J Nucl Med Mol Imaging，2008，52（4）：334-340.

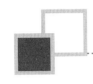

第四章　先天性肾上腺皮质增生症的诊断和治疗

第一节　先天性肾上腺皮质增生症的概况

先天性肾上腺皮质增生症（CAH）是最常见的常染色体隐性遗传的单基因疾病之一，其病因为编码类固醇激素合成酶基因缺陷，导致类固醇合成酶功能障碍，前体物质堆积，而终产物减少的一组疾病。终产物如皮质醇水平降低会刺激垂体分泌促肾上腺皮质激素（ACTH），ACTH 的长期持续性升高会导致肾上腺皮质增生，肾上腺体积增大。1865 年，意大利病理学家 De Crecchio 报道 1 例外观和外生殖器虽然为男性，而内生殖器为女性伴双侧肾上腺明显增大的尸检病例，是据文献记载最早的 CAH 病例报告。1955 年，有学者报道了首例 21- 羟化酶缺陷（21-hydroxylase deficiency，21-OHD）症，而近 150 年随着医学诊断技术的进步，CAH 的诊断也逐渐从临床诊断、激素诊断进展为分子诊断。

根据 CAH 受累酶的种类，临床表现为不同程度的高雄激素血症或性幼稚，失盐、高血压伴或不伴低血钾。各种 CAH 的临床表现由以下几方面决定：①受累的酶类型，②残余的酶活性，③终产物缺乏的影响，④前体物质堆积的后果。导致以高雄激素血症为主要表现的病因为 21- 羟化酶缺陷症、11β- 羟化酶缺陷症及 3β- 类固醇脱氢酶缺陷症（女性），而表现为性发育幼稚的有 17- 羟化酶缺陷症、细胞色素氧化还原酶缺陷症、3β- 类固醇脱氢酶缺陷症（男性）、先天性类脂样肾上腺皮质增生症等。在 CAH 的病因中，21-OHD 为最常见的病因，占 90%～95%。类固醇激素合成的步骤和相应类固醇激素合成酶的作用位置见图 5-4-1。

CAH 的诊断除了依赖临床表现外，激素的检测是十分重要的提示，如经典型 21 羟化酶缺陷症表现为皮质醇和醛固酮水平降低，ACTH 水平、孕酮、17- 羟孕酮（17-hydroxylase progesterone，17-OHP）和雄激素水平升高。酶缺陷越严重，失盐的表现越严重，高雄激素血症的表现越明显。既往应用以免疫学方法为基础的放射免疫分析法、化学发光法等来检测激素水平，因各种堆积的前体物质结构接近，难免有交叉免疫反应，影响临床判断。目前专家共识推荐使用高效液相色谱 - 质谱联用法测定肾上腺类固醇激素，能够更加准确地显示类固醇激素的变化水平，避免交叉反应。

而近年来随着分子生物学技术的进展，基因诊断也逐渐普及，目前基因诊断已经成为 CAH 的诊断金指标，而在一些临床表现不典型的病例中应用二代测序技术进行 CAH 的基因检测（panel），寻找可能的病因，能够提高诊断的准确率，节约诊断时间，为临床医生提供治疗的依据。

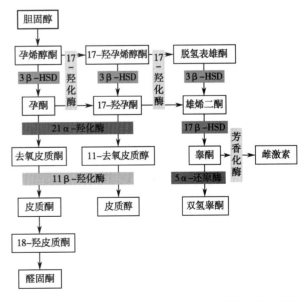

图 5-4-1　肾上腺类固醇激素合成步骤和类固醇激素合成酶

第二节　21-羟化酶缺乏症：回顾、现状和展望

一、流行病学

21-羟化酶缺乏症（21-hydroxylase deficiency，21-OHD）是 CAH 最常见的类型（占所有患者90% 以上）。目前，全世界大多国家均已普遍开展新生儿足跟血筛查经典型患者的工作，而目前国内仅有部分省市开展了新生儿筛查，尚需要广泛推广。严重缺陷（经典型）在全世界范围内新生儿筛查发病率约 1/18 000～1/14 000。据 2008 年之后发表的文献，经典型 21-OHD 的新生儿筛查中发病率为 1/26 727～1/6 084。在筛查工作中，应用的指标为足跟血 17-OHP，但在制定切点时，需要结合新生儿的出生孕周、体重来进行校正。通常，低出生体重儿、早产儿的 17-OHP 高于足月儿和正常出生体重婴儿。筛查结果阳性后，还需要进一步进行复查和验证，才能确诊该病。

轻型缺陷（非经典型，迟发型）超过 1/1 000。在一些人群非经典型患病率很高，德系犹太人（1/27），美籍西班牙人（1/40），斯拉夫人（1/50）和意大利人（1/300）。国内尚未在成人中进行 21-OHD 流行病学调查研究。但目前 21-羟化酶缺陷症已被收录入国内首批罕见病目录中。

二、临床表现

首先，21-OHD 根据临床表现的严重程度分为 3 种类型：失盐型（salt wasting，SW）、单纯男性化型（simple virilization，SV）和非经典型（non-classic，NC）。其中，前两种合称为经典型。三种类型的 21-OHD 为同一种疾病连续谱不同临床表现的人为划分。在应激状态时，单纯男性化型甚至也会有失盐的表现。

（一）失盐型

失盐型为临床表现最严重的一型。

1. 电解质紊乱　除了高雄激素血症引起的女性男性化表现外，患者往往有明确的低钠血症伴不同程度高钾血症的失盐表现，占经典型患者的 3/4。失盐型患者由于 21-羟化酶活性完全缺乏，孕酮的 21 羟化过程严重受损，导致脱氧皮质

酮、皮质酮以至醛固酮产生不足，而具有盐皮质激素作用的醛固酮缺乏引起肾脏、结肠和汗腺钠丢失，同时排钾能力下降。21-羟化酶缺乏症引起的皮质醇分泌不足又加重了醛固酮不足的低钠表现，盐皮质激素和糖皮质激素同时不足更易引起休克和严重的低钠血症和高钾血症。另外，堆积的类固醇前体物质会直接拮抗盐皮质激素受体，加重盐皮质激素不足的表现。重型患儿通常在出生后 1～4 周内出现低钠血症、高钾血症、肾素水平明显升高和低血容量休克等肾上腺危象表现。如果不能得到正确及时的诊治，肾上腺危象会威胁患儿生命。对于男性失盐型婴儿问题尤为严重，因为他们没有女性婴儿的外生殖器两性畸形的特征而不易被识别，在这些患者出现脱水和休克之前可能被漏诊 CAH 的诊断。随着年龄的增长，在婴幼儿期发生过严重失盐表现的 CAH 患者钠平衡能力会得以改善，醛固酮合成会更加有效。

2. 消化道症状　在婴儿期临床表现为食欲差、呕吐、吐奶、嗜睡和体重增加缓慢或者体重不增。

3. 高雄激素血症

（1）外生殖器改变：女性婴儿在出生时外生殖器即有两性畸形，如泌尿生殖窦、大阴唇阴囊化、阴唇融合、阴蒂肥大、阴茎样尿道。女性外生殖器男性化严重程度用分为 5 级的 Prader 分级法定量评估。男性婴儿出生时可仅有阴茎长和阴茎粗的表现，因程度不同，易被忽略。

（2）骨龄成熟加速：男性和女性 CAH 患儿在高雄激素的作用下早期生长过速，导致骨骺成熟提前，如不经干预最终终身高矮。

（3）性早熟：无论男性、女性患儿都可以出现阴毛早现，男孩在睾丸不增大的情况下阴茎增大。女孩阴蒂进行性增大。在青春期，患者会出现肌肉发达、嗓音粗、痤疮，多毛症和卵巢功能障碍如闭经、月经稀发。女性患者生育能力受到影响，影响妊娠。男性患者由于小睾丸和生精障碍也导致生育能力下降。

4. 皮肤色素沉着　由于 ACTH 分泌过多伴随 MSH 产生增加，患者会出现皮肤色素沉着，肤色深。皮质醇分泌不足引起抵抗能力下降，易感染。

（二）单纯男性化型

与失盐型比较，除没有严重失盐表现外，其他雄激素过多的临床表现大致相同，占经典型患者的1/4。

（三）非经典型

以前也称为迟发型21-羟化酶缺乏症，患者只有轻度雄激素过多的临床表现。女性患者在出生时没有外生殖器两性畸形（正常或轻度阴蒂肥大）。肾上腺类固醇前体物质仅轻度升高或政策，17-OHP水平介于杂合子携带者和经典型患者之间。最常见的症状为儿童阴毛提早出现，或年轻女性中表现为严重囊性痤疮、多毛症、多囊卵巢、月经稀发甚至闭经。非经典型21-OHD女性患者也存在生育能力下降，程度比经典型患者低。

在青春期后诊断的非经典型男性患者通常表现为痤疮或不育，但大多数是在家系筛查中诊断的，没有任何症状。

非经典型21-羟化酶缺乏症患者多数不存在醛固酮合成不足，电解质水平正常。同样，在应激情况下皮质醇分泌下降程度也不会引起肾上腺危象，目前尚没有由于肾上腺皮质功能减退导致死亡的报道。非经典型21-羟化酶缺乏症患者成人最终身高是否受影响尚无定论。

三、诊断

（一）病史

在询问病史时，父母是否存在近亲结婚，家中是否存在类似患者是需要关注的事项。对于婴幼儿患者喂养情况、身高体重增长动态改变，是否存在性早熟的表现均为需要记录的事项。

（二）检查外生殖器畸形

对疑诊21-羟化酶缺乏症新生儿查体时必须明确尿道情况，仔细触诊腹股沟管、阴唇或阴囊里的性腺。诊断实验除了常规的ACTH、血皮质醇、电解质、睾酮和孕酮等，至少包括基线状态血清17-OHP，如有条件最好进行ACTH$_{1-24}$兴奋试验，测定ACTH$_{1-24}$用药前和用药后1小时血清17-OHP。经典型患儿17-OHP基线值通常超过100ng/ml；失盐型患者在ACTH$_{1-24}$兴奋后最高可达1 000ng/ml；单纯男性化17-OHP水平升高程度稍低，但与失盐型患者有部分重叠。非经典型患者的基线17-OHP水平可轻微升高或正常，睾

酮水平也为轻度升高，和多囊卵巢综合征等疾病难以区分，通常需要ACTH$_{1-24}$兴奋试验来鉴别诊断。这些检查可以明确肾上腺类固醇激素合成是否存在缺陷。在进行ACTH兴奋试验后，必须监测儿童的生命体征，看是否存在肾上腺危象。

其他有助于了解生殖器两性畸形原因的检查包括染色体核型分析和盆腔超声、肾上腺CT检查等。经过这些检查后有针对性地进行下一步检查。应尽快分析诊断资料，给家属提供关于抚养性别和药物/手术治疗的建议。

（三）进一步的生化检查

1. ACTH$_{1-24}$兴奋试验　血清17-OHP基线值不能提供足够的诊断依据时，有必要进行ACTH$_{1-24}$兴奋试验。一般而言60min时17-OHP水平在10ng/ml以上考虑非经典型21-OHD的诊断。每个实验室都应根据21-OHD杂合子携带者和正常人确定出自己的诊断标准。

对于新生儿，如果根据外生殖器两性畸形怀疑CAH，ACTH$_{1-24}$兴奋试验必须推迟到出生24小时后进行。如果在出生后马上进行则会有很高的假阳性率和假阴性率。

进行ACTH$_{1-24}$兴奋试验的另一个理由是在其他酶缺陷的类型中17-OHP也会升高，如11β-羟化酶缺乏症或3β-羟类固醇脱氢酶缺乏症。为了鉴别各种酶缺陷，最理想的是在0min和60min检测17-OHP、皮质醇、DOC、11-脱氧皮质醇、17-OH-孕烯醇酮、DHEA和雄烯二酮。如果在很小的婴儿血量是个问题，则可以只在60min时取血。前体物质与产物的比值对鉴别各种酶缺陷尤为有用。如果诊断仍不明，应该对患者进行试验性治疗，然后在糖皮质激素部分减量或完全终止后再次检查。

2. 失盐的检查　PRA值升高，特别是PRA与24小时尿醛固酮比值增加标志着醛固酮合成障碍。在循环血中ACTH、17-OHP和孕酮水平高但醛固酮水平正常的患者中这些指标也会升高，没有良好控制的单纯男性化患者生化表现会与失盐型混淆。理想状态下，血浆和尿醛固酮水平应该与PRA和钠平衡相关，从而能够对临床类型有准确判断。对具有活性的肾素的直接免疫放射测定会取代PRA测定，优点是需要的样本量小，但尚未广泛开展。在评价肾素水平时，必须

清楚新生儿正常值高于年龄较大的儿童。

3. 用于诊断和监测 21- 羟化酶缺乏症的其他激素　随着近年来高效液相色谱 - 质谱技术的逐渐推广，近年来超过 90% 的 21-OHD 携带者能够检出 21- 脱氧皮质醇水平明显升高，有学者推荐 21- 脱氧皮质醇作为 21-OHD 的随访监测目标之一。雄激素代谢物（3α- 雄烷二醇葡萄糖苷酸）的水平在非经典型 21- 羟化酶缺乏症患者中升高，与雄烯二酮和睾酮水平高度相关。

四、分子遗传学

几乎所有 *CYP21* 突变都是 *CYP21* 和 *CYP21*P 之间重组的结果（不等交换或转换）。约 20% 突变等位基因携带缺失突变。约 75% 的突变等位基因是基因转换的结果。32% 的失盐型患者一条等位基因上有大片段缺失或转换突变，56% 在一条等位基因上有内含子 2 的点突变引起 RNA 切接异常。余下的等位基因存在移码突变或过早出现的终止密码子，或 3 联或单个氨基酸的替换。这些缺陷在体外实验中证实使 *CYP21* 完全或几乎完全丧失活性。在单纯男性化型，最常见的突变等位基因（35.0%）为 172 号氨基酸密码子存在替代突变（I172N），只保有野生型 2.0%～11.0% 的活性，然后是内含子 2 的点突变（27.0%）。后者的纯合子见于失盐型和非失盐型表型。轻型非经典型中最常见（39.0%）的突变是 281 号氨基酸的突变（Val 变为 Leu）。

在基因型和表型之间存在着高度的相关性，因此 DNA 分析可以在一定程度上可以预测酶活性，继而推测临床表现。

（一）中国人 21-OHD 基因型特点

国内有课题组借鉴国外两种方法并加以改良，建立适于临床应用的 21-OHD 快速基因诊断方法，在 43 例 21-OHD 患者中有 79 条染色单体检测出至少一种突变。中国人 21-OHD 最常见的突变是 I172N（36.0%），按疾病分类，失盐型患者中最常见的突变是 Del（44.4%）；单纯男性化患者中，最常见的突变是 I172N（44.4%）；非经典型患者中最常见的是 P30L（37.5%）。

（二）应大力加强对非经典型 21-OHD 的研究

对非经典型较大规模的研究是近年兴起的热点，加强对非经典型 21-OHD 的研究有着重大

意义：①理论上而言非经典型 21-OHD 患病率很高，估计在 1/1 000。这些患者会受到多毛症、闭经、多囊卵巢综合征、月经紊乱和不孕的困扰，因此会对现代女性造成很大的痛苦，影响其生活质量甚至破坏其正常的生活。② 21-OHD 非经典型患者也会携带 i2g、Q318X、R356W、Del 等严重突变，以及 I172N 这样的中等突变。在 21-OHD 非经典型患者之间和 21-OHD 非经典型患者与携带者之间的婚配中会生育基因型为严重突变 / 严重突变，严重突变 / 中度突变以及中度突变 / 中度突变的后代，临床表现为失盐型或单纯男性化，给患者本人、家庭和社会带来负担。③ 21-OHD 非经典型临床表现及电解质、激素改变不典型，很容易与其他疾病（如多囊卵巢综合征）混淆。对临床诊断困难的病例基因型检测会有帮助。④本研究提示中国人 21-OHD 非经典型基因型特点不同于西方国家，与同属东方的日本也有所不同，临床特点、发病规律、流行病学特点应有自己的特点。

国内有研究 21-OHD 非经典型患者的 17-OHP 基础值范围为 2.5～82.4ng/ml，有 3 例患者基础值在 2.5～3.1ng/ml，说明对 17-OHP 基础值轻度升高的患者，应进行 $ACTH_{1-24}$ 兴奋试验，否则会导致漏诊。对 17-OHP 值处于交界地带的病例也必须进行基因型检测以免漏诊。

值得强调的是，注意高雄激素血症患者中 21-OHD 非经典型的筛查。在 400 例高雄激素血症的研究中，21-OHD 非经典型的患病率为 6%。在高雄激素血症的患者中 21-OHD 非经典型最高为 14.0%。国内有研究显示：在 30 例临床诊断特发性多毛症的女性的检查中发现 1 例非经典型 21-OHD（V281L/V281L）；在另一研究中，40 例高雄激素血症（包括多囊卵巢综合征、多毛症、月经稀发、痤疮等睾酮水平大于 3nmol/L 的女性）筛查出 1 例 21-OHD 非经典型。考虑到多囊卵巢综合征（polycystic ovary syndrome，PCOS）、多毛症、痤疮为女性常见疾病，患病率分别为 6.5%、7.0% 和 12.5%，在这样的基础上，应注意筛查 21-OHD 非经典型病例，因其治疗原则完全不同。

失盐型，单纯男性化和非经典型在本质上是定性划分，在出生时没有发现高雄激素血症表现的男性中鉴别单纯男性化和非经典型 21-OHD 是

很困难的，必须借助于基因型检测，对于其他难于判断的病例也要依靠基因诊断。

五、治疗

（一）糖皮质激素替代治疗

1. 所有经典型 21-OHD 患者和有症状的非经典型患者都用糖皮质激素治疗，目前为抑制下丘脑和垂体 CRH 和 ACTH 过多分泌，血中异常增高的肾上腺性激素得以下降至正常范围。在儿童中，为避免糖皮质激素对生长的抑制作用，推荐用氢化可的松，剂量 10～15mg/（m²·d），每天 2～3 次。这些剂量超过皮质醇分泌的生理水平，在儿童和青少年中皮质醇分泌生理水平为 6～7mg/（m²·d）。尽管在新生儿中皮质醇分泌轻度升高是正常的[7～9mg/（m²·d）]，CAH 婴幼儿通常给予最小剂量 6mg/（m²·d），分 3 次给药。对 21-OHD 儿童必须给以超生理剂量的糖皮质激素，这样才足以抑制肾上腺雄激素，减少发生肾上腺皮质功能减退症的可能性。

（1）不同种类的糖皮质激素的选择：氢化可的松为短效糖皮质激素，可以减少对生长的抑制和其他激素的副作用，但因为作用时间短，应分次服用，更适用于骨骺未完全关闭的婴幼儿及少年。其他中长效糖皮质激素如泼尼松、地塞米松作用时间长且作用效果强，可以每日 1 次或 2 次服药，可以用于成年人，因每日服用频度少增加成年患者服药的依从性。

醋酸可的松不是 21-OHD 的首选药物。醋酸可的松的生物利用度是氢化可的松的 80%，作用效果只是氢化可的松的 2/3。另外，因为可的松必须转化成皮质醇才能发挥生物活性，11β- 羟类固醇脱氢酶还原酶活性下降可以进一步降低这种药物的作用。

年龄大的青少年和成人可以用最小剂量的泼尼松（如 5～7.5mg/d，分两次服用）或地塞米松（总共 0.25～0.5mg，每日 1 次或 2 次服用）。在用药过程中，需要仔细监测医源性库欣综合征的征象，如快速的增重、高血压、皮肤紫纹和骨量减少。睾丸肾上腺剩余的男性 CAH 患者需要更大剂量的地塞米松抑制 ACTH。

（2）治疗后的监测指标：通过监测 17-OHP 和雄烯二酮水平来评价治疗效果（即肾上腺类固醇激素前体的抑制情况）。在女性和青春期前男性患者中，睾酮也可以作为一个有用的指标。因为治疗过度存在副作用，完全抑制内源性肾上腺皮质类固醇的分泌是不可取的。17-OHP 的控制范围为 1～10ng/ml，睾酮水平与同年龄和同性别正常范围相当。激素测定时间与服药时间关系要固定，最好在 ACTH 分泌生理高峰的 8:00 或在下一次服药前氢化可的松血中水平谷值时取血测定激素。远程监测 CAH 患者的激素控制情况可以通过应用唾液类固醇激素测定或用滤纸收集指尖血测定 17-OHP。后一种方法通常用于新生儿 CAH 筛查。

儿童必须每年检查 X 线骨龄相，仔细监测生长曲线。尽管能够做到仔细监测各项指标，且患者依从性很好，大多数回顾性研究显示成人最终身高低于基于父母身高的预期身高，也低于正常人平均身高。

另外，对于失盐型 CAH 患者还必须接受盐皮质激素替代治疗，一些患儿可在饮食中额外增加盐摄入（1～3g/d）。大多数患者每天需服用 0.05～0.2mg 氟氢可的松，每日 2 次服药。调定药物剂量和盐摄入量主要依靠测定血浆肾素活性或者肾素浓度。

2. 非经典型患者治疗的适应证　对诊断非经典型 21-OHD 的患者存在雄激素过多的症状和体征时就应该接受糖皮质激素治疗。对性早熟的儿童给予最小剂量的糖皮质激素。其他治疗适应证包括年轻女性中的多毛症、月经稀发或闭经、痤疮。不孕症也应该接受糖皮质激素替代治疗，因为性腺激素紊乱是怀孕的主要障碍，治疗后容易受孕。随着糖皮质激素治疗抑制肾上腺雄激素过多分泌，雄激素过多的临床症状得以逐步改善。如果单用糖皮质激素治疗很难使多毛症缓解，因为已经形成的毛囊难于消除。作为辅助手段，可以建议美容治疗多毛症。男性非经典型 21-OHD 患者接受糖皮质激素治疗后，生精和生育能力都有所改善。有睾丸增大的非经典型男性患者也应该接受糖皮质激素治疗。

对症状已经缓解的非经典型 21-OHD 患者，或已经过了生育年龄的女性非经典型患者可以考虑终止糖皮质激素治疗。

（二）治疗中存在的问题及治疗进展

在规律糖皮质激素和盐皮质激素替代治疗方

法的基础上，该治疗方案不能使部分 21-OHD 儿童恢复正常的生长和发育，仍然存在患儿骨龄提前、性早熟而导致终身高矮的问题，而有学者探索使用 GnRH 治疗中枢性早熟，加用生长激素治疗改善患者的终身高，对部分患儿的终身高、心理状态显著改善。但这些治疗是否有效的争议一直存在，不同的研究报道结果不同。而成人 21-OHD 的临床治疗会由于考虑到避免医源性库欣综合征，高雄激素血症不能充分控制，某些患者仍然存在生育障碍。目前治疗的难点仍是最终身高的增加，生育能力的保持，以及在成人患者中预防心血管危险性和糖代谢异常风险的控制。

1. 药物剂量调整的限制 例如，在 21-OHD 治疗中，应用生理剂量的氢化可的松可以使血浆 ACTH 水平正常。外源性氢化可的松（每日两次或 3 次）不能模拟 ACTH 脉冲分泌和皮质醇脉冲之间密切的时效性关系，会带来一定的副作用。另外，患者中经常观察到 ACTH 反馈抑制的敏感性下降。糖皮质激素敏感性下降会进一步使糖皮质激素治疗的中枢性作用下降，而外周性糖皮质激素敏感性可以保持，从而出现生长抑制等副作用。

为了克服 CAH 中肾上腺内源性产生过多雄激素的倾向，胆固醇侧链裂解速率必须降低到正常水平以下才能避免 17-羟孕酮的过度堆积和分流入雄激素的通路。为了通过负反馈作用抑制胆固醇侧链裂解速率至正常水平以下，必须使用超过生理剂量的糖皮质激素。

传统内科治疗很难在高皮质醇血症状态和高雄激素血症之间保持平衡。糖皮质激素过多的表现如肥胖、生长速度下降或其他医源性库欣综合征特点，经常出现在接受治疗的患者中。高雄激素血症的症状和体征包括：女性男性化、男性性早熟以及女性和男性中成人身高低。

儿童中另一并发症为中枢性性早熟，当 21-OHD 诊断延迟或肾上腺雄激素分泌控制差时更易出现。性激素分泌的过早升高使肾上腺雄激素过多分泌问题更复杂。

2. 最终身高的困惑 CAH 患者中常见成人身高低于正常，可能原因为高皮质醇血症，或高雄激素血症通过高雄激素血症对生长轴产生间接影响，或两种原因并存作用。回顾性研究显示接受治疗的患者最终身高相对独立于肾上腺雄激素水平控制程度。理论上，用最接近生理剂量的氢化可的松治疗的患者肾上腺雄激素水平和骨骼成熟速度控制最差，因此由于骨骼提前闭合最终身高会下降。然而糖皮质激素过多也会抑制生长。随机对照前瞻性交叉试验显示用氢化可的松 15mg/($m^2 \cdot$d) 治疗的患者与 25mg/($m^2 \cdot$d) 比较骨骼抑制可能性小。

一旦生长发育完成，女性 CAH 患者继续面临多毛症、闭经和不孕的问题。经典型 CAH 女孩常见月经初潮年龄延迟，已有报道如 PCOS 的卵巢功能障碍。CAH 女孩卵巢功能障碍可能由于下丘脑、垂体或卵巢水平的异常。肾上腺性激素（雄激素、孕激素或雌激素单独或联合）过多分泌控制差可能导致月经和生殖疾病。

最近，对药物治疗难以控制的患者可选用肾上腺切除术。目前治疗方案未达到预期的目标，新的药物治疗是否可以有所改善尚未可知。

由于 CAH 患者难于控制，目前在探讨一些新的治疗方法（部分新疗法已经在试验），新的治疗方案目标是使 CAH 儿童获得正常的生长发育、成人 CAH 生活质量最大限度地提高。因为雌激素（而不是雄激素）是骨骼成熟和骨骺愈合的原因，减少雌激素产量可以在一定程度预防或改善身材矮小。用芳香化酶抑制剂（阻断雄激素转变成雌激素）与抗雄激素类药（减轻男性化）的治疗正在研究辅助治疗 21-OHD。这些药物可以减少糖皮质激素的用量，而不会使男性化进展或骨骼成熟加速。但抗雄激素类药有一定的安全性，需定期检测肝功能并及时调整药物剂量。其长期作用需要大样本随机对照临床试验证实。

生长激素可以促进身高生长，多项研究证实生长激素联合促性腺激素释放激素类似物，可以显著改善最终身高。一般使用年龄和骨龄越小，治疗时间越长，效果越好。但使用生长激素要注意定期监测 IGF-1、糖化血红蛋白和甲状腺功能。但由于生长激素价格昂贵，应用范围有限。

3. 肾上腺切除术的争议 这是有很大争议的治疗方法。一些专家推荐有严重男性化和失盐型（酶活性为 0 的等位基因基因型）女性患者在进行重建手术（在 1 岁内）进行肾上腺切除术。这一观点的基础是女性在生命的以后时间里都必须抑制肾上腺。理论上，提供替代剂量的氢化可的松和醛固酮要简单些。另外，在一些类型的CAH中升高的一些前体物质会引起钠潴留，使治疗更加困难，尤其是在肾上腺危象时。反对意见认为，最近对癌症患者的研究显示，一些肾上腺雄激素对女性有益处。因此，由于肾上腺切除而剥夺女性所有肾上腺雄激素并非完全有利，应该继续研究其他治疗方法。

4. **基因治疗的探索** CAH最新的治疗方法是基因治疗。一些医学中心在数年前已经开始在动物模型中研究这一治疗方法。但目前仍局限于动物实验阶段。这也说明该方法虽然前途光明，发展道路确实曲折。

（三）外生殖器重建手术

在过去，对任何形式的异常生殖器的治疗目标是达到正常的性功能和生育能力。因此，单纯男性化的21-OHD儿童（46,XX）通常按女性抚养，（46,XY）的儿童按男性抚养。最初的手术方式是在生命早期阶段，以改善外生殖器的外观（阴蒂肥大在很长时间里是标准），在晚些时候（通常在青春期后）使生殖器更适于性生活。

对评价达到成人后的女性中这些措施的治疗结果的回顾性研究显示，这些患者并非总是对手术结果满意。这些研究还显示，在这一人群中男性性倾向比例增加。作为改良的外科手术，现在推荐在1岁以内进行一步性完全重建手术，并避免损伤敏感的阴蒂组织（阴蒂成形术）。因为接受手术的患者还很年轻，这些新型外科手术的结果尚无完全评价。

（卢　琳　张　波）

第三节　其他类型先天性肾上腺皮质增生症的研究进展

一、17α-羟化酶/17,20-裂解酶缺陷症

17α-羟化酶/17,20-裂解酶缺陷症（17-hydroxylase/17,20-lyase deficiency，17-OHD）是CAH的一种少见类型，约占1%，既往文献中曾被称为17α-羟化酶缺乏症。1966年，Biglieri报道了第一例患者，临床特点为高血压、低血钾、性腺不发育。到目前为止，国内外报道仅数百例患者。已证实

CYP17A1为17-OHD的致病基因。CYP17A1基因编码的P450c17蛋白是一种微粒体细胞色素酶，兼具17α-羟化酶和17,20-裂解酶两种活性，是肾上腺及性腺类固醇激素合成的关键酶之一。17-OHD典型的临床表现为低肾素性高血压、低血钾，女性性幼稚、原发性闭经及男性假两性畸形。近年来已证实不同类型的CYP17A1基因突变可导致17α-羟化酶及17,20-裂解酶活性不同程度地丧失。因此临床上对糖皮质激素和性激素合成均受损的病例称为17α-羟化酶/17,20-裂解酶缺陷症，根据损害程度的不同又分为完全性17-OHD和部分性17-OHD；而对保留了17α-羟化酶的活性，只有性激素合成受损的病例命名为孤立性17,20-裂解酶缺陷症（isolated 17,20-lyase deficiency，ILD）。

近年来，中国报道的病例逐年增多，有学者认为，中国的数据显示17-OHD可能是仅次于21-OHD引起CAH的第二大病因。

（一）病理生理及临床特点

1. **17α-羟化酶作用缺陷** 此酶缺乏时不能将孕酮和孕烯醇酮转化为17-羟孕酮（17-OHP）和17-羟孕烯醇酮，从而阻断了糖皮质激素和性激素的合成，使孕烯醇酮更多地向盐皮质激素方向转化。因为有过量分泌的皮质酮，患者很少出现肾上腺皮质功能低下的表现。但皮质酮与皮质醇相比，仅具有弱的糖皮质激素作用，因此机体刺激ACTH来分泌更多的皮质酮，以达到能够替代皮质醇的作用。同时，也产生大量的中间代谢产物，如孕酮、11-脱氧皮质酮（11-deoxycorticosterone，DOC）、18-羟皮质酮、19-非去氧皮质酮等。在17α-羟化酶完全缺乏的情况下，血液循环中皮质酮水平由正常状态下低于400ng/dl上升至近40 000ng/dl，以替代皮质醇的作用；而相应的DOC水平亦从低于20ng/dl上升至高于300ng/dl。DOC亦为一种重要的盐皮质激素，DOC在生理浓度时几乎不发挥生物学效应，而当体内DOC分泌过多时，产生很强的盐皮质激素作用，效应略低于醛固酮。高水平的DOC使得盐皮质激素受体处于饱和状态。因此17-OHD患者尽管不能合成皮质醇，并没有糖皮质激素缺乏的表现。但该病患者重要的病理生理障碍是DOC水平过量，并且引起肾素分泌抑制，进而使球状带醛固酮分

泌减少，表现为低肾素性高血压、低血钾、醛固酮水平降低。高血压通常在青春期至 20 岁初期时表现出来，但也有早至婴儿期或晚至 40~50 岁才出现的。高血压的严重程度也存在显著的差异，有报道血压正常的，亦有因高血压导致肾功能衰竭。由于糖皮质激素合成显著减少，ACTH 反馈性分泌增加，从而发生双侧肾上腺增生。

2. 17,20- 裂解酶的作用缺陷 此酶缺乏则不能使 17-OHP 及 17- 羟孕烯醇酮发生 17,20 位碳链裂解，进而使得雄激素和雌激素的前体物质脱氢表雄酮（DHEA）和雄烯二酮的合成发生障碍。故而此酶缺乏时，肾上腺和性腺的雌激素和睾酮等性激素产生障碍，导致女性（46,XX）第二性征不发育，表现为性幼稚、原发性闭经；而对男性（46,XY）而言，多表现为完全的男性假两性畸形，外生殖器呈女性幼稚型，存在盲端阴道，但没有输卵管、子宫、阴道上 1/3，而内生殖器为男性型，睾丸发育不良，可位于腹股沟区或腹腔内。DHEA 缺乏使得肾上腺初现受阻，并且无阴毛和腋毛的生长。因性激素缺乏而对 LH、FSH 负反馈作用减弱，因此在青春期后形成高促性腺素性功能减退症。即男女 17-OHD 患者均表现为女性表型，并且无青春期发育，没有生殖功能。其他的表现还有骨龄落后、骨骺关闭延迟及骨质疏松，这些都与缺乏性激素相关。

（二）发病机制

1. CYP17A1 基因与 P450c17 酶蛋白 17-OHD 是常染色体隐性遗传疾病，致病基因为 CYP17A1。CYP17A1 基因位于染色体 10q24.3，是 P450 超基因家族中的主要成员之一。人类存在着一个编码 P450c17 的基因（即 CYP17A1 基因）在肾上腺和性腺均表达，包含 8 个外显子和 7 个内含子。P450c17 的 mRNA 全长为 2.1kb，生成具有 508 个氨基酸的 P450c17 酶蛋白，分子量为 57kDa。如前所述，P450c17 酶主要发挥两种催化活性：①孕酮、孕烯醇酮的 17α- 羟化作用；② 17α- 羟孕酮、17α- 羟孕烯醇酮的 17,20 碳链裂解作用。皮质醇水平的变化表示了 17α- 羟化酶活性的水平，而 17,20- 裂解酶的活性则由年龄依赖的 DHEA 分泌量的变化反映。17α- 羟化酶 /17,20- 裂解酶活性的调节是由体内丰富的 P450 氧化还原酶及其他的酶，如 P450 b5（主要影响 17,20- 裂解酶的活

性），以及磷酸化酶（选择性增强 17,20- 裂解酶的活性）来完成。近期的资料显示，猴及人类的肾上腺网状带具有高表达量的 P450 b5，提示在高等动物中 P450 b5 的调节作用是肾上腺初现的关键。POR 和 P450 b5 都是电子转移蛋白，共同被称为"氧化还原搭档"。因此，某些突变如影响到电子转移，那么可能会选择性影响到 17,20- 裂解酶的活性。

2. CYP17A1 基因突变与 P450c17 酶蛋白功能改变 1988 年，Yanase 首次报道了 1 例患者的 CYP17A1 基因突变检测结果，并随后进行了有关突变酶蛋白的功能学研究。迄今为止，国内外已经发现并报道了 100 余种突变类型，包括编码区的碱基缺失、插入突变、核苷酸替代（无义或错义突变）、剪接部位的突变、调控区域突变、缺失伴插入突变等。突变涉及整个基因，然而多数突变发生于 C 端附近，这也说明末端 14 个氨基酸对酶的活性有重要影响。突变大多为单个碱基替代形成的错义或无义突变。容易发生突变的氨基酸残基包括 R96、R239、Y329、R362、H373、R347、R416、R440、D487 和 R496。另外有少数突变是小片段缺失及重复，大片段缺失很少见。也有病例报道临床表现和激素水平测定均提示 17-OHD，但未检测出 CYP17A1 基因突变，其机制尚不明确。

绝大多数突变导致 P450c17 酶的活性完全丧失，临床表型为完全性 17-OHD；仅有数种突变保留部分酶的活性，临床表型为少见的部分性 17-OHD 以及罕见的 ILD。某些突变有种族聚集性，即具有"祖先效应"，如 Y329K、418X 突变，P406R、D487_F489del、c.985-987del insAA 在中国患者较常见；韩国患者最常见的突变为 H373L，其次为 Y329fs；日本患者以 F53（or54）del、H373L 居多；土耳其患者中常见 exon 1—6 完全缺失突变；24 例巴西患者的病例研究中，携带 W406R 突变患者为西班牙裔，R362C 突变的患者均为葡萄牙血统。

部分性 17-OHD 临床少见，目前只有不足 10 种 CYP17A1 突变导致部分性 17-OHD。1989 年，Yanase 等首先通过体外功能学研究证实 1 例 F53（or54）del 纯合突变、临床表型为部分性 17-OHD 患者的日本患者，其 17α- 羟化酶 /17,20- 裂解酶

的活性为部分缺失，17α-羟化酶活性为正常野生型的23%，17,20-裂解酶活性为正常野生型的5%。此突变类型近年在中国部分性17-OHD患者亦有报道。利用P450c17模型显示芳香化的疏水性残基，尤其是Phe53和Phe54位于β折叠和α螺旋进入F-G环的裂隙中，形成了底物类固醇激素进入的通道。因此，F53或F54的缺失使得17α-羟化酶和17,20-裂链酶的活性均受到影响，但并非完全遭到破坏。目前已报道的与部分性17-OHD相关的CYP17A1突变还有Y64S、Y201N、A398V、P342T、P409R、P428L、F453S、R462S。

导致孤立性17,20-裂解酶缺陷症（ILD）的突变更为少见，较为明确的CYP17A1突变有4种，分别为R347H、R347C、R358Q、E305G。Geller等于1997年最早报道了2例ILD患者的临床与基础研究结果，这两例均为巴西患者（46,XY），表现为外生殖器两性畸形和C19激素的缺乏，但是17α-羟化激素的水平是正常的。其中1例为R347H的纯合子，另1例为R358Q纯合子。将突变转入COS-1细胞，可以使孕酮和孕烯醇酮进行17α-羟化（保留了65%的17α-羟化酶活性），但是只有微量的17,20-裂解酶活性（约5%）。尽管只有很少量的17α-羟孕烯醇酮能被转化，但底物竞争试验证实突变酶与底物的结合能力与野生酶是一样的，共转染P450-氧化还原酶时发现P450c17与电子供体P450-氧化还原酶及P450 b5的作用受到损害，说明突变破坏了酶与氧化还原搭档的相互作用。17,20-裂解酶的活性必须有其反应配体P450氧化还原酶和变构酶P450 b5的存在；对酶的功能学研究结合蛋白的三维结构发现，引起ILD的突变位点如R347H、R358Q正好位于反应配体结合部位，使裂解酶不能正常从P450氧化还原酶那里接受裂解反应所需要的电荷，也影响了P450 b5的变构作用，从而失去活性。另外，ILD实际上可以看作是一种临床综合征，可由组成17,20-裂解酶催化系统的三个组分的任何一个基因突变而致病。目前除CYP17A1基因突变外，已明确POR基因1种突变及CYB5A基因（编码P450 b5）两种突变均可导致ILD。

（三）诊断

随着对17-OHD临床和基础研究的逐步深入，发现不仅存在17α-羟化酶/17,20-裂解酶缺陷症（17-OHD）的临床类型，也存在ILD的临床类型，并且分子生物学对CYP17A1基因突变的研究也表明不同的突变对酶的活性有着不同程度的影响。

1. **17α-羟化酶/17,20-裂解酶缺陷症** 目前发现17α-羟化酶/17,20-裂解酶缺陷症也存在多种的临床表型，从酶的活性完全性缺乏的典型17α-羟化酶缺乏症（完全性17-OHD），到酶活性不同程度失活的部分性缺陷症（部分性17-OHD），构成了一个连续的临床表现谱，相应地生化检查也各不相同。

完全性17-OHD具有典型的临床表现，即高血压、低血钾，染色体46,XX及46,XY均表现为女性幼稚型外生殖器，缺乏青春期性腺发育，以及与性激素缺乏相关的骨龄落后，盆腔检查发现幼稚子宫甚至子宫缺如。实验室检查以皮质醇水平降低、ACTH升高、低肾素活性，以及低性腺激素、高促性腺激素，低17α-OHP、高孕酮为特征。

部分性17-OHD病例稀少，患者激素的异常类似于完全性17-OHD患者，但通常要轻一些，且具有某些雌激素或雄激素功能的表现。染色体46,XX患者常有一定程度第二性征发育，表现为不同程度的自发乳房发育及阴毛稀少，有自发月经来潮，多以月经不规律、继发闭经或不孕就诊。血清孕酮水平持续升高以及反复发生卵巢囊肿可为特征性表现。46,XY患者出生时外生殖器可表现为不完全的男性化，如尿道下裂及小阴茎畸形。部分性17-OHD患者除具有一些性激素分泌功能的表现，其血压、血钾水平亦可正常。

2. **孤立性17,20-裂解酶缺陷症** 对于保留了17α-羟化酶活性，只有C19类固醇性激素的合成受损的病例称为孤立性17,20-裂解酶缺陷症。1972年由Zachmann等首先报道，至今报道不足10例。此类患者激素水平的检测可见17-羟孕酮和孕酮的堆积，促性腺激素水平显著升高。临床上ACTH兴奋试验和hCG刺激试验结果也反映了上述酶损害的分离。染色体为46,XY的患者在出生时有女性的外生殖器或外生殖器两性畸形，46,XY与46,XX患者都缺乏青春期性腺的发育。因为皮质醇的合成不受影响，则避免了DOC等盐皮质类激素的过量分泌，因此没有高血压和低血钾。值得注意的是，曾有1例14岁时诊断为

17,20-裂解酶孤立性缺乏症的患者在成年之后呈现出17α-羟化酶/17,20-裂解酶缺陷症的临床表现，并且 *CYP17A1* 基因突变检测结果及P450c17突变酶蛋白的功能研究也支持为两种酶的联合性缺陷。对此现象还没有合理的解释，但是诊断年龄的不同确实可以有不同的临床表现，17α-羟化酶与17,20-裂解酶的分离程度也不相同。推测可能存在着其他因素调节着酶的活性。该现象也提示在临床工作中对17-OHD患者长期随访的重要性，同时尽可能对家系进行基因诊断，从基因突变的功能学角度明确患者的临床特征及变化。

（四）治疗

目前，17-OHD还不能治愈。其治疗与其他类型CAH的治疗总的原则是一样的，即抑制分泌过多的激素，并对分泌不足的激素进行替代治疗。但是对于不同年龄的患者，需要达到的治疗目标有所区别，药物的选择也不尽相同。本症患儿长期存在于高盐皮质激素（DOC）状态，但糖皮质激素相对来讲是正常的（因为过量的皮质酮能够起到皮质醇的作用）。过量的盐皮质激素对于新生儿并没有不良影响，因为婴儿的盐皮质激素（醛固酮）通常是高水平的。但随着患儿年龄的增长并开始摄入固体食物后，盐的摄入量增加以及盐皮质激素过量分泌可导致钠潴留，进而表现出高血压和低血钾。如果高血压长期得不到控制，有可能出现各种并发症。因此，应予以适当的干预措施。饮食上应适当限制钠盐的摄入，并应用糖皮质激素抑制过量DOC的分泌。地塞米松的氟化作用可影响骨的线性生长及骨矿盐的沉积，因此应尽量避免应用于儿童。儿童可以选择口服氢化可的松，每日分2～3次服用。糖皮质激素治疗目标是维持血压及血钾正常，并使被抑制的肾素活性有所恢复。如要将DOC和皮质酮抑制到正常则需要过量的糖皮质激素。但是，对于处于生长发育阶段的儿童来讲，适度的盐皮质激素过多较糖皮质激素过量更好一些。

17-OHD患者没有青春期的性腺发育，雄激素的缺乏使患者在表型上像青春期前的女性。根据患者的心理及生殖器的解剖结构特点来决定的社会性别应该较其遗传性别更受到重视。选择女性社会性别的患者在到了青春发育年龄后应进行女性激素替代治疗，如诊断时已经过了青春发育期则可以直接进行替代治疗。性激素替代治疗不仅可以促使女性第二性征发育，而且可以弥补其在青春发育期加速骨骼生长的作用。对核型为46,XY的部分性17-OHD患者补充雄激素可以刺激阴茎的发育。但与男性部分性雄激素不敏感综合征一样，这种治疗很难维持正常的男性特征。

成年患者的治疗包括：①减少盐皮质激素的过量分泌或抑制其作用；②糖皮质激素替代治疗；③性激素替代治疗。治疗的中心仍是限制钠盐的摄入及补充糖皮质激素。糖皮质激素治疗的目标是用最小的药物剂量使血压正常、血钾在正常范围。地塞米松可以迅速抑制过量的DOC和皮质酮，因此一般为首选药物。糖皮质激素常用量为地塞米松每日0.25～1mg，或强的松每日2～5mg。治疗中应避免出现糖皮质激素过量的并发症。

所有ACTH依赖性盐皮质激素过量分泌对盐皮质激素受体拮抗剂治疗反应良好，因治疗而导致的肾素水平升高并不会促进致病类固醇的产生。17-OHD患者为治疗高血压及低钾血症可同时服用小剂量的螺内酯，尤其是成年患者，以此适当减少糖皮质激素的用量。由于17-OHD患者的临床表型为女性，螺内酯应用于男性出现的典型副作用，如男性乳房发育、性欲减低、勃起功能障碍等都不必担忧。因药物具有弱孕激素活性，（46,XX）的患者可能出现阴道出血。近年来新研制的选择性醛固酮受体拮抗剂，如依普利酮有很好的应用前景。保钾利尿剂（如阿米洛利），尽管降压作用不如盐皮质激素受体拮抗剂，但常可有效纠正低钾血症。此外，盐皮质激素受体拮抗剂还可直接阻断盐皮质激素对其他靶器官如心脏和肾脏功能的损害。因此，可供选择的联合治疗方案为每天早上口服氢化可的松10mg，以及螺内酯50mg每日1～2次。该方案既可以使血压及血钾正常，同时不会导致肾上腺轴受到抑制而在应激状态出现肾上腺危象。如果上述治疗仍不能有效地控制血压，加用钙通道阻滞剂也有一定的辅助作用。

17-OHD患者DHEA的合成也存在障碍。已明确女性肾上腺皮质功能低下患者补充DHEA是有益的，可以促进阴毛与腋毛的生长，以及提高性欲。现在还不清楚这种效果是来自DHEA

本身，还是在 DHEA 转化为有活性的雄激素后发挥的作用。因此，使用时要注意剂量范围，以免出现雄激素过量的副作用。有少数染色体为 46,XX 的患者可以有自发的月经，但是绝大多数患者仍需要雌、孕激素联合替代治疗。而对于社会性别为女性的 46,XY 患者，可以在性激素替代时仅应用雌激素。

北京协和医院曾总结 24 例 17-OHD 患者病例资料并进行长期随访，患者就诊原因主要为发现血压高和 / 或原发性闭经，出现高血压的年龄为 6～23 岁，严重程度也不尽相同，8 例院外发生低血钾肌无力软瘫。有 5 例患者在糖皮质激素治疗的基础上需加用降血压药物才能使血压得到控制。1 例患者因中断了治疗数年，长期高血压引起肾功能的损害，最终致慢性肾功能不全尿毒症期。在治疗中应注意良好控制血压，避免长期高血压导致严重并发症。多数患者应用小剂量地塞米松（0.1～0.375mg/d）即可良好控制血压及纠正低血钾，此剂量略小于国外用量。有 3 例因为体重增加明显而改为口服氢化可的松或泼尼松，收到较好的效果。1 例患者长期服用较大剂量地塞米松而未遵嘱随诊，因而出现了医源性库欣综合征，在调整治疗后也得到改善。9 例患者的骨密度明显低于同龄人，推测与患者皮质醇及类固醇性激素的合成均受阻有关，发生骨质疏松及骨折的危险性会更高。而且，长期的糖皮质激素治疗也增加骨质疏松的患病率。因此，这类患者有必要及时给予足量的性激素治疗，尽可能增加骨量，减少骨的继续丢失。2 例部分性 17-OHD 患者虽有自发月经，但是没有正常的生育功能。

染色体为 46,XY 的患者因腹腔内的原始性腺有恶变风险，需要进行性腺的切除。但由于发病率低，尚缺乏对此类患者进行手术的时机以及手术方式的权威指南推荐。北京协和医院对 30 例 46,XY 完全性 17-OHD 患者进行全麻下腹腔镜性腺切除术的资料显示，26 例（86.7%）患者双侧性腺均位于腹腔内腹股沟管内口处，4 例（13.3%）患者的性腺位于腹股沟管。病理提示性腺均为发育不良的睾丸组织。2 例（6.7%）患者发生性腺肿瘤，分别为睾丸间质细胞瘤和支持细胞腺瘤。发生性腺肿瘤患者的年龄分别为 16 岁和 17 岁。术后患者均经内分泌科及妇产科医生共同管理，长期规律治疗及随访，2 例性腺肿瘤患者无复发。因此，及时明确诊断并尽早行腹腔镜下性腺切除以防性腺恶变具有重要的临床意义。目前手术方法主要为腹腔镜下性腺切除术，必要时可经腹股沟或大阴唇行性腺切除。

如何提高部分性 17-OHD 患者的生育能力？因部分性 17-OHD 患者体内能合成少量的性激素，近年来也有致力于改善患者生育功能的相关研究。对于部分性 17-OHD 患者在应用糖皮质激素和合适的雌激素替代治疗下可促进子宫内膜成熟并使生殖功能得到一定改善，但目前仅有 1 例 46,XX 患者通过体外受精 - 胚胎移植技术成功分娩三胞胎的报道。

从确诊第 1 例 17-OHD 患者到目前已历经 50 余年。随着分子生物学技术的发展，人们对 17-OHD 以及 *CYP17A1* 基因、P450c17 酶蛋白的认识逐步的深入。但是，17-OHD 毕竟是罕见病例，远不如相对常见的 21-OHD 病例丰富，到目前为止世界范围仅有数百例报道，不仅疾病的早期诊断面临挑战，并且有关长期治疗过程中患者高血压的控制、骨质疏松的防治、心理健康问题、性别选择及外生殖器矫形等，仍是临床医师需要长期探索的问题。在分子遗传学方面也还有很多未解之处，如 17α- 羟化酶、17,20- 裂解酶这两种同工酶的活性在不同的组织及不同的时间是如何调节的，突变酶的功能与临床表现存在差异的原因等。相信临床上不断丰富的 17-OHD 病例作为研究 P450c17 酶蛋白生理与病理功能学的模型，以及随着遗传学、代谢组学和治疗策略的进步都将有助于提高对这类复杂疾病的认识和诊疗水平，对于最终的基因治疗提供有益的帮助。

二、其他更罕见类型先天性肾上腺皮质增生症

（一）11- 羟化酶缺乏症

CYP11β1 缺陷引起 11β- 羟化酶缺乏症（11β-hydroxylase deficiency），在一般人群中占 CAH 的 5%～8%。最常见的突变是为 448 位单碱基替换（Val 变为 Gly）。与 *CYP21* 缺乏症（盐皮质激素效应缺陷）不同，*CYP11β1* 缺乏症中脱氧皮质酮（盐皮质激素）引起钠潴留和高血压。

严重缺陷导致所谓"经典型"，轻微病变导致

"非经典型"，临床症状轻微。经典型的特点是产前和新生儿期女性发生男性化和高血压（血浆肾素活性低）。

（二）3β- 羟类固醇脱氢酶缺乏症

在 3β- 羟类固醇脱氢酶缺乏症中，原发异常为 Δ^5/Δ^4 血清类固醇比值升高。血清孕烯醇酮、17-OH 孕烯醇酮和脱氢表雄酮水平显著升高。有时，由于外周 3β-HSD（Ⅰ型基因），Δ^5 向 Δ^4 类固醇转化增加，引起 Δ^4 血清类固醇（如 17- 羟孕酮）水平同时增高，因此 Δ^5/Δ^4 比值为这一基因缺陷诊断关键。

缺陷程度有一频谱，引起不同程度的临床表现。经典型新生儿缺乏盐皮质激素，会引起失盐，如果在出生第一个月这种情况没有被及时认识并加以治疗，随后会发生肾上腺危象。男性和女性都可能有生殖器异常，女性患者程度可能轻些。男性不能合成足够的睾酮以达到完全的男性化，出生时都有不同程度的尿道下裂。女性雄激素生成过多，导致出生时不同程度的男性化，在轻型中，只有在儿童期后有男性化 / 多毛症的表现。

（三）先天性类脂性肾上腺增生

先天性类脂性肾上腺增生（congenital lipoid adrenal hyperplasia）是最少见的 CAH，唯一一种不是类固醇合成中涉及的酶缺陷引起，而是由于胆固醇转运进入线粒体的过程缺陷引起的相关疾病。由两种病因引起：①类固醇生成急性调节蛋白（steroidogenic acute regulatory protein，StAR）突变引起；② CYP11A1 缺陷也不能使胆固醇进入类固醇激素合成的途径。

临床上，所有血清类固醇都是低的。女性有正常的生殖器，男性没有子宫，具有盲端阴道囊，

男性有女性外生殖器。男女儿童在生命最初二周都会由于糖皮质激素和盐皮质激素的严重缺乏而发生肾上腺危象。病人通常有嗜睡、呕吐、脱水、低血糖、低钠血症、高钾血症、酸中毒、ACTH 水平高和血浆肾素活性增高。影像学检查肾上腺增大，使肾脏向下移位。对于未发育的患儿，容易与艾迪生病混淆。

卵巢大多在青春期后产生类固醇激素，在一段时间只形成很少的卵泡。因此，卵巢没有被完全破坏，女性会经历正常的（有时迟些）的青春期发育，包括激素撤退出血，很像正常的月经。

（四）细胞色素氧化还原酶缺陷症

细胞色素氧化还原酶缺陷症是 CAH 中的一种极为罕见的类型，细胞色素 P450 氧化还原酶（cytochrome P450 oxidative reductase，POR）是细胞色素 P450 酶系中为细胞色素 P450 提供电子的膜蛋白，POR 缺陷会阻断 21- 羟化酶和 17- 羟化酶介导的类固醇合成。1985 年，Peterson 报道过 1 例临床表现类似联合 17- 羟化酶和 21- 羟化酶联合缺陷的患者，1986 年，Miller 教授等推测可能为 P450 氧化还原酶缺陷，2004 年该病通过基因检测证实。经典型病例临床症状表现为失盐、性发育幼稚，但非经典型病例可能第二性征发育正常，有规律月经来潮，仅有高孕酮血症，但即使轻型病例也会因为高孕酮血症而引起不孕症。约 50% 病例可能合并小头、鼻梁低平、面中线发育不良、桡肱骨骨性融合和关节挛缩等 Antely-Bixler 综合征的骨骼畸形。该病的治疗也以糖皮质激素治疗为主，控制过高的孕酮，对于第二性征发育不好的患者还需要进行性激素的替代治疗。

（陶 红 张 波）

参 考 文 献

[1] Delle Piane L，Rinaudo PF，Miller WL. 150 years of congenital adrenal hyperplasia：translation and commentary of De Crecchio's classic paper from 1865. Endocrinology，2015，156（4）：1210-1217.

[2] El-Maouche D，Arlt W，Merke DP. Congenital adrenal hyperplasia. Lancet，2017，390（10108）：2194-2210.

[3] Speiser PW，Arlt W，Auchus RJ，et al. Congenital Adrenal Hyperplasia Due to Steroid 21-Hydroxylase Deficiency：An Endocrine Society Clinical Practice Guideline. J Clin Endocrinol Metab，2018，103（11）：4043-4088.

[4] Chiesa A，Prieto L，Mendez V，et al. Prevalence and etiology of congenital hypothyroidism detected through an argentine neonatal screening program（1997-2010）.

Horm Res Paediatr, 2013, 80（3）: 185-192.

[5] Wang W, Zhong K, Yuan S, et al. National survey on internal quality control for tumour markers in clinical laboratories in China. Biochem Medica（Zagreb）, 2018, 28（2）: 020702.

[6] Pezzuti IL, Barra CB, Mantovani RM, et al. A three-year follow-up of congenital adrenal hyperplasia new-born screening. J Pediatr（Rio J）, 2014, 90（3）: 300-307.

[7] Turcu AF, Rege J, Chomic R, et al. Profiles of 21-Carbon Steroids in 21-hydroxylase Deficiency. J Clin Endocrinol Metab, 2015, 100（6）: 2283-2290.

[8] Fiet J, Le Bouc Y, Guechot J, et al. A liquid chromatography/Tandem mass spectometry profile of 16 serum steroids, including 21-deoxycortisol and 21-deoxycorticosterone, for management of congenital adrenal hyperplasia. J Endocr Soc, 2017, 1（3）: 186-201.

[9] Turcu AF, Nanba AT, Chomic R, et al. Adrenal-derived 11-oxygenated 19-carbon steroids are the dominant androgens in classic 21-hydroxylase deficiency. Eur J Endocrinol, 2016, 174（5）: 601-609.

[10] Dahl SR, Nermoen I, Brondstad I, et al. Assay of steroids by liquid chromatography-tandem mass spectrometry in monitoring 21-hydroxylase deficiency. Endocr Connect, 2018, 7（12）: 1542-1550.

[11] 陶红, 陆召麟, 张波, 等. 中国汉族雄激素过多症女性21-羟化酶缺陷症携带者基因检测. 中华医学遗传学杂志, 2005, 22（2）: 195-197.

[12] 张波, 陆召麟, 王玥, 等. 不同类型21-羟化酶缺乏症的临床表型和基因型对比研究. 中国优生与遗传杂志, 2004, 12（4）: 14-16, 27.

[13] 张波, 陆召麟, 王玥, 等. 中国人21-羟化酶缺乏症基因型和临床表型特点研究. 遗传学报, 2004, 31（9）: 950-955.

[14] 张波, 陆召麟, 王玥, 等. 非经典型21-羟化酶缺乏症基因型和临床特征. 中华内分泌代谢杂志, 2005, 21（1）: 43-46.

[15] Yanase T, Simpson ER, Waterman MR. 17α-Hydroxylase/17,20-lyase deficiency: from clinical investigation to molecular definition. Endocr Rev, 1991, 12（1）: 91-108.

[16] Costa-Santos M, Kater CE, Auchus RJ. Brazilian congenital adrenal hyperplasia multicenter study group. two prevalent CYP17 mutations and genotype-phenotype correlations in 24 Brazilian patients with 17-hydroxy-lase deficiency. J Clin Endocrinol Metab, 2004, 89（1）: 49-60.

[17] Auchus RJ, Miller WL. Molecular modeling of human P450c17（17alpha-hydroxylase /17,20-lyase）: insights into reaction mechanisms and effects of mutations. Mol Endocrinol, 1999, 13（7）: 1169-1182.

[18] 陶红, 陆召麟, 张波, 等. 17α-羟化酶/17,20-裂解酶缺陷症的临床特点及长期随诊资料分析. 中华内科杂志, 2005, 44（6）: 442-445.

[19] 王含必, 田秦杰, 孙爱军, 等. 完全型17α羟化酶缺乏48例临床分析. 中华妇产科杂志, 2012, 47（7）: 518-521.

[20] Zhang M, Sun S, Liu Y, et al. New, recurrent, and prevalent mutations: Clinical and molecular characterization of 26 Chinese patients with 17 alpha hydroxylase/17,20-lyase deficiency. J Steroid Biochem Mol Biol, 2015（150）: 11-16.

[21] Han B, Xue L, Fan M, et al. Clinical and molecular manifestation of fifteen 17OHD patients: a novel mutation and a founder effect. Endocrine, 2016, 53（3）: 784-790.

[22] Auchus RJ. Steroid 17-hydroxylase and 17,20-lyase deficiencies, genetic and pharmacologic. J Steroid Biochem Mol Biol, 2017（165）: 71-78.

[23] Yao F, Huang S, Kang X, et al. CYP17A1 mutations identified in 17 Chinese patients with 17α-hydroxylase/17, 20-lyase deficiency. Gynecol Endocrinol, 2013, 29（1）: 10-15.

[24] Wu C, Fan S, Qian Y, et al. 17α-hydroxylase/17,20-lyase deficiency: Clinical and molecular characterization of eight Chinese patients. Endocr Pract, 2017, 23（5）: 576-582.

[25] Tao H, Lu ZL, Zhang B, et al. Study on the genetic mutations of 17α-hydroxylase/17,20-lyase deficiency in Chinese patients. Chin J Med Genet, 2006, 23: 125-128.

[26] 蒋建发, 邓燕, 薛薇, 等. 46,XY17α-羟化酶缺30例手术治疗分析. 中国医学科学院学报, 2016, 38（5）: 559-562.

[27] Levran D, Ben-Shlomo I, Pariente C, et al. Familial partial 17,20-desmolase and 17a-hydroxylase deficiency presenting as infertility. J Assist Reprod Genet, 2003, 20（1）: 21-28.

[28] Bongiovanni AM, EberleinWR. Plasma and urinary corticosteroids in the hypertensive form of congenital adrenal hyperplasia. J Biol Chem, 1956, 223（1）: 85-94.

[29] 许岭翎,陆召麟,戴为信,等. 11β-羟化酶缺陷症9例临床特征与治疗分析. 中国实用内科杂志,2007, 27(7): 519-522.

[30] Miller WL. Congenital adrenal hyperplasia. N Engl JMed, 1986, 314(20): 1321-1322.

第六篇　性腺疾病

第一章 性分化与性发育障碍

第一节 揭开性别的真相

人的性别通常分为男性和女性，其实性别远比我们想象的复杂。本章节仅介绍性别形成的生理过程与相关疾病。

婴儿在出生时的性别指认通常是非常明确的，无论被指认为男性或女性，这一性别特征都将影响他们今后生活的方方面面。男性与女性究竟存在何种差异，这些差异又从何而来，这一看似一目了然的问题实则极为错综复杂。在人类胚胎发育早期，男性与女性拥有共同的性腺始基，之后在多种基因、蛋白、信号分子、激素等的调控下分化为男性或女性。性决定与性分化是一个连续的发育过程，从传统意义上讲包括染色体、性腺及表型性别的决定和分化三部分，另外心理性别的发育问题也受到越来越多的重视。

染色体、性腺及生殖器先天发育缺陷即为性发育障碍（disorder of sex development，DSD），此类患者在出生时常因生殖器异常而无法进行明确的性别指认，据统计这一概率约为 1/4 500。DSD 患者的治疗是基于对胚胎学、基因学和性发育过程中激素调节的充分认识，因此在探究性发育障碍这一问题时，有必要首先理解性腺与生殖系统的胚胎发育和基因调控，以及正常情况下激素的产生与作用。性别决定是指具有两性发育潜能的性腺发育为睾丸或卵巢的过程。性分化则依赖发育过程中，性腺能够恰当地合成肽类激素与甾体激素。性别决定及性分化包括三个部分：染色体性别（染色体核型为 46,XX 或 46,XY）；性腺性别（睾丸或卵巢）；表型性别或称解剖性别（男性或女性内、外生殖器）。从这三个角度来看待性别决定与性分化问题对于理解性别与生殖发育过程甚为有用。

一、染色体性别的决定和分化

1. **正常染色体组成** 染色体性别描述了个体中是否存在完整的性染色体及性染色体的组成。在人类，46 条染色体中通常包含 22 对常染色体及一对性染色体。染色体性别在受精时便已确定。正常卵子有 1 条 X 染色体，正常精子有 1 条 Y 染色体或 1 条 X 染色体，受精时两个单倍体配子（卵子与精子）融合并生成二倍体受精卵，最终形成的受精卵核型为 46,XX 或 46,XY。

2. **染色体数目异常** 若配子减数分裂或合子有丝分裂时发生性染色体不分离，则会产生染色体数目异常的个体。生殖细胞形成配子的过程称为减数分裂，是通过一次 DNA 复制和两次分裂完成的。第一次减数分裂时同源染色体不分离或第二次减数分裂时姐妹染色单体不分离可以引起配子染色体数目异常，形成的卵子或精子获得或丢失一条性染色体。这种配子融合后可引起受精卵性染色体数目异常，称为非整倍性染色体。例如，只有 1 条 X 染色体的受精卵（45,X）引起特纳综合征，多 1 条 X 染色体的受精卵引起克兰费尔特综合征（Klinefelter syndrome）（47,XXY）或三倍 X 染色体综合征（47,XXX）。不含 X 染色体的受精卵（45,Y）无法存活。另外，合子在有丝分裂过程中也可能发生性染色体不分离，引起一部分细胞性染色体数目异常，称为性染色体嵌合体。例如，46,XY 的受精卵在卵裂前期发生性染色体不分离形成 47,XXY 和 45,Y 的细胞，后者处于劣势而被淘汰，最终形成 46,XY/47,XXY 的嵌合型染色体。

3. **Y 染色体** 当人类性染色体最初发现时，Y 染色体曾被认为是惰性的，人们猜想性别决定是由 X 染色体数目与常染色体数目之比决定的。直到 1950 年代，发现 45,X 核型的特纳综合征患者具有卵巢结构，而 47,XXY 核型的克兰费尔特综合征患者具有睾丸结构，才推翻了先前的猜想，同时也证明了 Y 染色体决定男性性别。人类 Y 染色体长度大约 60Mb，仅携带 2% 的人类基因组 DNA，编码 60 种蛋白质。其中一部分基因参与生殖发育。例如，位于 Yq11.22 的基因群（包含无精症因子 AZF 等基因）对于精子生成十分重要。Y 染色体长臂包含大段不活跃异染色质，常染色质部分包括一个 Y 特异片段，以及长臂和短臂远端的假常染色体区（pseudoautosomal region, PAR）。PAR 与 X 染色体长臂和短臂远端同源，是减数分裂中唯一参与配对和重组的区域。PAR1（短臂远端）存在至少 10 个基因，如 SHOX 基因。SHOX 单倍体缺失可参与特纳综合征中矮身材的形成。PAR2（长臂远端）包含的基因多为生长因子及信号分子。

1989 年，Palmer 和同事描述了一组 46,XX 男性，他们的 X 染色体携带有从 Y 染色体易位过来的基因，这些基因位于 Y 染色体上一个距离假常染色体区边界 35kb 的区域，命名为 Y 染色体性别决定区（sex-determining region of Y），又称 SRY 基因。随后在小鼠实验中发现，特异性表达 SRY 基因的转基因 XX 小鼠表型为雄性，具有发育良好的睾丸和正常的交配行为，但由于两条 X 染色体的影响而存在精子形成障碍；而特异性敲除 SRY 基因的 XY 小鼠出现雌性表型。基于人类的研究工作也为这一观点提供了支持，即一组具有 SRY 的基因缺失或功能丧失的 46,XY 患者发生了完全性性腺发育障碍（Swyer 综合征）。种种证据表明，SRY 基因就是人们长期以来寻找的睾丸决定基因。

4. X 染色体 相对于 Y 染色体，X 染色体体积更大，包含的基因也更多。X 染色体长度约 160Mb，包含单倍体基因的 5%，有 1 000 多个基因，其中大约 800 个编码蛋白质。X 染色体基因在两性性别发育中均有作用，与性别决定和性分化相关的重要基因包括雄激素受体基因、卡尔曼综合征基因 1（KAL1）、X 连锁 - 剂量敏感性性反转 - 先天性肾上腺发育不良基因 -1（DAX1）等。X 染色体两臂远端亦有假常染色体区（PAR），与 Y 染色体的 PAR 可以发生同源重组。但大量 X 染色体基因位于 PAR 之外，在 Y 染色体上没有同

源序列，所以必然存在某种机制以维持男性（1 条 X 染色体）和女性（2 条 X 染色体）基因表达剂量的平衡。

1949 年首次发现女性部分细胞内存在 X 染色质小体（巴尔小体），后证实这一 X 染色质小体由分裂间期体细胞中的 2 条 X 染色体之一异固缩形成，即女性只有一条 X 染色体在分裂间期活跃，而另一条 X 染色体发生失活。女性体细胞内 X 染色体的失活发生在胚胎发育早期，父源性或母源性 X 染色体失活是随机发生的，但生殖细胞在经历卵原细胞阶段后不发生 X 染色体失活，因为生殖细胞和卵细胞发育需要两条 X 染色体。

二、性腺性别的决定和分化

性腺性别的决定和分化是指性腺始基分化为睾丸或者卵巢的过程。在正常情况下，染色体核型为 46,XY 的个体由于体内含有 SRY 基因及一系列睾丸发育相关基因，原始性腺将分化为睾丸；若染色体核型为 46,XX，则原始性腺将发育为卵巢。性腺决定和分化的整个过程受到一系列基因表达时间和表达量的精确调控，目前对性腺调控基因的了解主要来自基因敲除小鼠模型和性发育障碍患者的资料。

1. 原始性腺的决定和分化 人类胚胎在第 4～5 孕周时，尿生殖嵴腹侧中部发育为原始性腺。第 5 孕周时，原始性腺与肾上腺原基分离，直至胚胎 42 天之前，性腺始基都维持两性分化潜能，睾丸和卵巢在此阶段无法辨别。发育中的尿生殖嵴表达一些重要基因，它们参与原始性腺的形成。在小鼠体内这些基因缺失导致性腺发育不全，其中部分基因已在性发育障碍的患者中得到证实（如 WT1 及 SF1），部分还未有人类相关变异的报道（如 Lhx9、Emx2、Lim1、M33、Gate4 等）。

（1）WT1 基因：WT1（Wilm's tumor suppressor protein）基因于 1989 年被克隆，定位于染色体 11p13，是一个四锌指转录因子，表达于发育中的尿生殖嵴、肾脏、性腺和间胚层。人类胚胎在受精后第 32 日即可发现 WT1 在两性潜能的原始性腺表达，推测该时期 WT1 的作用为促进体腔上皮细胞分化为支持细胞。以后 WT1 基因只在睾丸的性索表达。WT1 基因完全敲除的小鼠性腺和肾脏不能正常发育。人类 WT1 缺失所致的 WT1

单倍体可致 11p 缺失综合征（肾母细胞瘤、无虹膜、泌尿生殖系统异常及智力低下）。*WT1* 基因 DNA 结合区的点突变可引发德尼 - 德拉什综合征（性腺发育不全、肾小球肾病及 Wilms 肿瘤易感性），而 *WT1* 第 9 号外显子剪接位点突变导致弗雷泽（Frasier）综合征（性腺发育不全，迟发肾病及生殖系统肿瘤易感性）。提示该基因在性腺、肾脏发育和肿瘤抑制方面发挥重要作用。

（2）*SF1* 基因：类固醇生成因子 -1（steroidogenic factor 1，SF1）是一个表达于尿生殖嵴的重要转录因子，定位于 9p33。SF1 是核受体超家族成员，调控至少 30 个基因的转录，包括 P450 酶系基因、3β- 羟基类固醇脱氢酶基因及抗米勒管激素（anti-müllerian hormone，AMH）基因等，这些基因涉及性腺及肾上腺发育、类固醇激素合成和生殖等方面。完全敲除小鼠 *SF1* 基因可致早期胚胎处于发育过程中的性腺和肾上腺发生凋亡，同时伴有米勒管结构永不退化、下丘脑腹内侧畸形等表现。杂合子动物性腺体积较小，且肾上腺应激反应受损。在人类，SF1 在尿生殖嵴形成早期（胚胎第 32 天）即有表达，当形成形态上可辨认的睾丸时，SF1 的表达主要局限于塞托利细胞（Sertoli cell），随后表达于睾丸间质细胞。该基因在人类有纯合和杂合两种突变形式，均引起原发性肾上腺功能减退、46,XY 性腺发育不良、米勒管结构不退化，以上表现与基因敲除小鼠的表型一致。提示该基因在肾上腺及性腺发育，类固醇激素及 AMH 合成方面扮演重要角色。

（3）*Emx2* 基因：*Emx2* 是果蝇 *Ems* 基因在小鼠体内的同源基因，表达于泌尿生殖系统发育早期。*Emx2* 基因缺失的小鼠出现肾脏、输尿管、性腺以及生殖管道的缺如，且伴有脑发育不全。人类 *Emx2* 基因定位于 10q26.1，目前已在精神分裂的患者体内发现 *Emx2* 的杂合突变，但还未有该变异导致人类性腺发育异常表型的报道。

（4）*Lhx9* 基因：同源盒基因 *Lhx9* 在小鼠大脑、肢芽和尿生殖嵴表达，该基因缺失导致小鼠性腺发育不全。人类 *Lhx9* 在性腺分化早期表达，但还未发现该基因突变的确证。

（5）*Lhx1*（*Lim1*）基因：同源盒基因 *Lhx1* 表达于小鼠的中胚层及生肾索，该基因缺失导致小鼠性腺、肾脏和前脑发育异常。人类 *Lhx1* 突变未见

报道，推测相应表型一定非常严重。

（6）*M33* 基因：*M33* 是果蝇 polycomb 基因在小鼠体内的同源基因，其功能可能涉及染色质修饰和基因沉默。该基因缺失的 46,XY 小鼠出现雌性表型，而 46,XX 出现卵巢发育障碍甚至卵巢缺如。猜测该基因在性腺发育早期发挥作用。已证实该基因在人类的肾上腺和脾脏具有调节 SF1 表达的作用，但该基因在性腺中发挥的具体作用及机制还未被阐明。

（7）*Pod1* 基因：*Pod1* 基因编码一个螺旋 - 环 - 螺旋转录因子，该基因与小鼠的性腺、肺和脾脏发育相关。基因敲除的小鼠出现性腺发育不全及血管形成异常。致病机制可能与在基因敲除小鼠中观察到的性腺内 *SF1* 基因的表达上调及类固醇激素合成细胞的增生有关。

（8）*Gate4* 基因：*Gata4* 基因编码参与性腺和心脏早期发育的转录调控子。基因敲除小鼠出现心脏缺陷和多种性腺表型。*Gate4* 基因单倍剂量不足和点突变已在心脏病患者中得到确认，但迄今未见该基因突变与性腺发育异常有关的报道。

2. 原始生殖细胞的迁移 人类的原始生殖细胞（primordial germ cell，PGC）由外胚层多能干细胞发育而来，在胚胎第 24 天时位于卵黄囊背侧靠近尿囊外翻处；胚胎第 4~5 周时，PGC 在多种因素的作用下迁移入原始性腺。这些影响因素包括信号分子、受体以及细胞外基质蛋白，如 c-KIT、β1 整合素、上皮钙黏素等，而生殖细胞在性腺的定植则由 SDF1 及其受体 CXCR4 调节。

睾丸内存在具有自我更新能力的生殖细胞群，这些原始生殖细胞在迁移过程中历经多次有丝分裂。迁移至原始性腺后，精原细胞不再增殖而停滞于细胞周期的 G_0 期。减数分裂只有在青春期启动后才会发生。而在发育中的卵巢，孕初数月卵原细胞经历有丝分裂从而引起数目倍增，随后进行减数分裂，之后停止于减数第一次分裂的双线期，直至育龄期成熟卵泡排出后才完成减数第一次及第二次分裂过程。近期的研究结果表明胚胎时期女性卵巢内减数分裂过程的启动可能与中肾发出的视黄酸信号有关。男性生殖细胞被屏蔽于该信号之外，可能由于它们位于精索里，且塞托利细胞表达的 CYP26B1 可以分解视黄酸。

3. 睾丸的决定和分化　人类胚胎约在第 6 周开启睾丸决定这一主动过程。睾丸发育的第一个阶段包含 SF1 阳性体细胞的增殖，导致塞托利细胞前体和塞托利细胞分化。这些原始支持细胞与管周肌样细胞共同构成原始性索，于胚胎第 7 周左右形成原始输精管。发育中的睾丸内出现脉管系统的大规模重组，这对于睾丸内的细胞布局、旁分泌作用的发挥及雄激素向体循环的输出而言皆具有重要意义。在这一系列分化与发育过程中，许多重要的基因参与其中。

（1）SRY 基因：前已述及，SRY 基因是目前公认的睾丸决定因子，支持这一观点的证据包括：① SRY 编码的蛋白质含有 DNA 结合区，成为性别决定途径中其他因子的启动子；②小鼠 SRY 仅在性腺发育早期在睾丸表达，人类的 SRY 在性腺发育早期在睾丸高表达；③将 SRY 转入 XX 小鼠，产生雄性性腺和表型性别，而特异性敲除 SRY 基因的 XY 小鼠出现雌性表型；④在人类 XY 女性患者中发现 SRY 的高度保守区有失活突变，而大部分 46,XX 男性是 SRY 基因 Y-X 易位所致。

人类 SRY 基因位于 Y 染色体短臂远端距离假常染色体区 35kb 的区域内（Yp11.3），含 204 个氨基酸，其中心为 79 个氨基酸组成的 HMG box（HMG 盒），SRY 的突变或缺失常位于编码 HMG box 的区域。HMG box 包含 3 个 α 螺旋，它们可形成 L 结构或回旋结构，HMG box 与特定的反应片段（AACAAT/A）在 DNA 的小沟处结合，诱导目标结构发生 60°～85° 弯曲，通过改变 DNA 的空间结构，使许多蛋白复合物能够与 DNA 进行相互作用，从而发生转录激活或者抑制。在人类胚胎约第 41 天时，SRY 是首个从 XY 性腺中检测到的物质，此时恰在两性潜能的性腺分化为睾丸之前。SRY 表达水平于胚胎第 44 天达峰，此时恰逢精索初现，此后仅由支持细胞表达低水平的 SRY，持续至成年。普遍认为 SRY 的表达将祖细胞的命运切换至前塞托利细胞；一个经典实验证明了融合的 XX-XY 性腺中，塞托利细胞大多源于 SRY 阳性的 XY 细胞。这些 SRY 阳性的细胞可以发出信号，使得其他细胞系向雄性方向分化。虽然 SRY 基因早在 20 年前就已被确证是最主要的睾丸决定基因，但对其基因表达的调控机制至今仍不甚了解，SRY 基因的下游目标也扑朔迷离，甚至对 SRY 基因的作用到底是转录激活、转录抑制或二者兼有，目前也不完全清楚。要解答这些问题，需要更多的研究结果来提供确凿证据。

（2）Sox9 基因：在人类男性胚胎性腺中，SRY 基因一过性高表达后，随之而来就是由 Sox9 基因发挥上调和核锚定作用，且 Sox9 的空间表达与 SRY 极为相同。Sox9 是一个 SRY 相关的 HMG box 因子，基因定位于 17q24.3—25.1，包含 3 个外显子，编码 509 个氨基酸。在人类胚胎第 44—52 天，Sox9 强烈提示定位于发育中的性索，随后在塞托利细胞内表达，此外 Sox9 还表达于发育中的软骨。Sox9 基因突变可见于 HMG box 区域，也可见于羧基端的激活域及与热激蛋白（HSP70）相互作用的区域。基因缺失或杂合突变引起屈肢骨发育不全，大部分 46,XY 患者伴有性发育不全，表明 Sox9 在性分化及骨形成中具有重要作用。

虽然 Sox9 被认为是最有可能的 SRY 下游靶基因，但越来越多的证据提示，Sox9 本身可能也是一个"睾丸决定因子"。除了 Sox9 的失功能突变引起性腺发育不全之外，有报道称在 1 例外生殖器性别不明的 46,XX 患者体内发现 Sox9 基因位点因嵌合体复制而过度表达。不仅如此，转入 Sox9 基因的 XX 小鼠出现睾丸发育，并最终发育为雄性。

（3）DHH 基因：DHH 是 hedgehog 信号通路的成员，表达于小鼠胚胎时期的塞托利细胞、Leydig 细胞和间质中，并通过作用于 Patched 受体在管周肌样细胞的分化过程中发挥重要影响。在小鼠，DHH 的缺失由于影响管周肌样细胞的分化使睾丸索无法形成，同时通过下调 SF1 的表达造成 Leydig 细胞分化异常。据报道，人类 DHH 突变可见于睾丸发育异常。

（4）DMRT1 基因：DMRT1 基因与果蝇性别发育基因双性（double sex）同源，定位于 9p24.3，编码一个 373 个氨基酸组成的蛋白。该基因缺失的小鼠，在胚胎早期雄性化过程正常，但胚胎晚期出现睾丸退化。目前尚未见到 DMRT1 特异性点突变的报道，但是 9p 缺失综合征引起的性腺发育异常被认为与 DMRT1 位点的单倍剂量不足有关。

（5）Fgf9：Fgf9 基因编码一种分泌信号蛋白，在塞托利细胞的分化过程中发挥重要作用。在小鼠胚胎第 11.5 天前,Fgf9 在 XY 和 XX 性腺中均有表达,但之后局限表达于 XY 性腺的睾丸索内。Fgf9 基因完全敲除可使某些遗传背景的小鼠出现 XY 性反转,而 XX 小鼠的性发育不受影响。目前认为造成这一现象的原因是 Fgf9 基因缺失导致 XY 性腺内塞托利细胞分化及增殖障碍,从而使雄性化过程失败。

4. 卵巢的分化和发育　正常情况下,(46,XX)的胚胎在卵裂早期时细胞内两条 X 染色体中的一条随机失活,当生殖细胞进入生殖嵴后,静止的 X 染色体重新激活,因此在卵巢决定和分化的过程中两条 X 染色体均起作用。第 11—12 周时,生殖细胞进入减数分裂期,标志着卵巢分化的开始;第 17 周时,支持细胞分化为颗粒细胞,并包绕卵母细胞形成原始卵泡;第 25 周时卵泡中出现多层颗粒细胞。卵泡形成和发育的过程持续至胎儿出生前。长期以来,卵巢发育被认为是一个被动的默认过程,因为外生殖器女性表型见于性腺组织缺失的情况下。但这一观点正受到越来越多的质疑,我们正逐步认识到,卵巢的发育是一个主动过程,需要一系列特异性基因的表达和调控。

(1) Wnt4 基因:Wnt4 基因位于 1p35,属于可溶性糖蛋白家族,通常含有 23～24 个保守的半胱氨酸残基和数个糖基化位点。在小鼠,Wnt4 最早于胚胎第 9.5 天在性腺嵴和中肾表达,胚胎第 11.5 天后在睾丸的表达迅速下降,而在卵巢持续存在。Wnt4 基因完全敲除的 XX 小鼠发生性反转,性腺中无卵母细胞,睾酮合成增加,中肾管发育而米勒管退化。表明 Wnt4 是稳定米勒管结构、维持卵母细胞分化的重要基因。此外,Wnt4 还能抑制卵巢内睾丸特异性脉管系统的形成,并在性腺原基与肾上腺原基分离的过程中发挥调控作用。

(2) Dax1 基因:Dax1 基因位于 Xp21,编码的蛋白质属于激素核受体超家族成员。Dax1 于小鼠胚胎发育的第 10.5 天开始表达,其表达具有显著的性别差异,在卵巢组织内持续表达,但在睾丸组织内于胚胎第 12.5 天后停止表达。在人类,Dax1 基因突变可引起先天性肾上腺发育不全和低促性腺激素型性腺功能减退症;Dax1 基因位点重复导致的 Dax1 过度表达引起 46XY(SRY 基因正常)性反转。根据这一现象,猜测 Dax1 可能是一种"卵巢决定因子",但有趣的是 Dax1 基因敲除的 XX 小鼠并未出现卵巢分化障碍或任何表型发育异常,而 XY 小鼠却出现睾丸生精障碍的表现。

(3) Foxl2 基因:Foxl2 基因位于 3q23,仅含一个外显子,编码 376 个氨基酸。在小鼠,Foxl2 基因于胚胎第 12.5 天特异性地表达于 XX 小鼠的前颗粒细胞,随后表达于颗粒细胞内。小鼠 Foxl2 基因缺失导致卵巢颗粒细胞分化障碍和卵巢早衰,但并不影响胚胎早期卵巢形成的过程。Foxl2 基因突变在人类引起睑裂狭小综合征,表现为睑裂狭小、内眦赘皮、上睑下垂、内眦间距增宽等,部分女性患者伴有卵巢早衰和不孕。提示该基因在卵巢的发育和维持方面可能发挥了一定作用。

三、表型性别的决定和分化

表型性别的决定和分化是指生殖导管和尿生殖窦发育为男女内外生殖器的过程。发育中的性腺产生数种类固醇和肽类激素以调节这一性别分化过程,男性和女性由于体内激素水平的不同而具有截然不同的表型性别发育过程。

1. 男性性别发育

(1) 塞托利细胞和米勒管退化:塞托利细胞是支持生殖细胞的重要角色,能够产生数种重要的肽类激素,包括抗米勒管激素(AMH)及抑制素 B 等。AMH 是 TGF-β 超家族的成员,基因位于 19p13.3,基因表达受 Sox9、SF1、WT1 以及 Gate4 等转录因子的调控。AMH 在两性的分布具有显著差异,男性于胚胎第 7 周始由塞托利细胞合成和分泌 AMH,而女性在出生后才由颗粒细胞合成和分泌。在胚胎第 9—12 周时,米勒结构对 AMH 极敏感,与此同时,睾丸塞托利细胞分泌的 AMH 浓度已达高峰,但卵巢还未启动 AMH 的合成步骤。AMH 通过旁分泌方式作用于分布在米勒管周围间质细胞表面的 AMH Ⅱ型受体,引起细胞外基质的降解,启动细胞凋亡程序,从而引起米勒管退化。因此,男性如果存在 AMH 或 AMH Ⅱ型受体突变,可致米勒管永存综合征(PMDS),但是外生殖器发育正常。

(2) Leydig 细胞和尿生殖窦及中肾管分化:

Leydig 细胞又称睾丸间质细胞，具有 hCG/LH 受体和完整的睾酮合成酶系。在胚胎第 8—9 周时，Leydig 细胞开始以胆固醇为原料合成和分泌雄激素，至胚胎第 14—18 周时，Leydig 细胞迅速扩张，使睾酮水平在孕 16 周左右显著升高。胚胎发育早期类固醇生成主要受胚胎 hCG 的调节，在胚胎 10 周以后才有 LH 的分泌。睾酮通过旁分泌方式作用于中肾管，促进其发育为附睾、输精管、射精管和精囊腺。睾酮的作用需要具有正常功能的雄激素受体（AR）的介导，AR 突变可导致生殖导管分化异常。同时，睾酮通过内分泌途径作用与尿生殖窦，在局部通过 5α- 还原酶 2 型转化为双氢睾酮（DHT）。DHT 对 AR 具有高亲和力，可致外生殖器男性化。在局部高浓度的 DHT 作用下，尿生殖窦的颅侧发育为前列腺和前列腺尿道，生殖结节发育为阴茎海绵体和尿道海绵体，生殖褶融合成为阴茎尿道，生殖膨隆在中线融合形成阴囊。

2. 女性性别发育 相对于男性而言，女性性别发育过程较为被动，在缺少性激素的情况下，外生殖器也自然发育为女性。米勒管由于没有 AMH 激素的抑制作用得以发育，形成输卵管、子宫和阴道上 2/3。局部缺乏睾酮导致中肾管退化。尿生殖窦发育为尿道和下部分阴道，生殖结节形成阴蒂，生殖褶形成小阴唇，生殖膨隆形成大阴唇。

第二节 性别模糊的成因

婴儿出生时，父母通常问的第一句话是"男孩，还是女孩"，显然正确的性别十分重要。然而，也有部分孩子，出生时性别难以判断。比如，女孩出现"阴茎"样结构，男孩出现"阴道样开口"，即尿道下裂，严重者甚至出现男性完全女性化。这些性别模糊是如何产生的呢？本章节将介绍性发育障碍的发生机制与诊治。

一、性发育障碍的命名及分类

过去曾用"两性人""两性畸形"等称谓命名那些性别特征模糊不清，性别指认有困难的患者。这些命名因含义晦涩且包含某种贬义色彩而逐渐被一新的命名系统所取代，即性发育障碍

（disorder of sex development，DSD）。DSD 的定义为：染色体、性腺、内生殖器、外生殖器性别的不一致。由于染色体核型是诊断性发育障碍首先需要考虑的因素。因此，将性发育障碍按照染色体核型的不同划分为以下三类：①性染色体异常 DSD；② 46,XY DSD，即睾丸发育和女性化；③ 46,XX DSD，即卵巢发育异常和男性化。

二、性染色体异常 DSD

1. Klinefelter 综合征（47,XXY） 克兰费尔特综合征（Klinefelter syndrome，KS）是一种常见的非整倍型染色体疾病，在新生儿中的发病率约为 1/660。KS 患者异常染色体核型的产生是由配子在减数分裂时或合子在有丝分裂时性染色体不分离所致。（47,XXY）核型约 40% 是精子减数分裂异常所致，约 60% 是卵子减数分裂异常所致。嵌合体核型（46,XY/47,XXY）是由合子在有丝分裂时发生性染色体不分离所致，在 KS 患者中所占比例约为 10%。KS 的其他染色体亚型，（48,XXYY）（48,XXXY）等已见报道。

KS 典型的临床表现包括：睾丸小而硬，外生殖器及第二性征发育不全，促性腺激素水平明显升高，睾酮水平降低或位于正常值下限，不育，男性乳房发育，身高较高，下肢过长，学习认知功能障碍，神经心理发育异常等，可伴有多种出生缺陷，如隐睾、尿道下裂、腹股沟疝、腭裂等，成年后易发生各种合并症，如糖尿病、肥胖、代谢综合征、骨质疏松等。KS 患者睾丸及男性特征发育证明了 Y 染色体在睾丸形成及雄激素产生过程中所起作用。KS 患儿能够经历同正常男孩相似的青春期启动过程，性激素水平表现为 LH、FSH 升高，睾酮水平也升高达正常水平或正常值低限。直至青春期中期，患儿的各种性激素异常才充分表现出来：LH、FSH 水平逐渐升高，达到高促性腺激素水平，尤以 FSH 的上升更为明显和迅速。血清睾酮水平下降并在整个青春期都维持较低水平。INSL-3 的水平不再随 LH 的升高而升高，而是维持在较低水平，反映 Leydig 细胞的功能受损。抑制素 B 水平明显下降，直至检测不到，反映睾丸塞托利细胞的功能严重受损。伴随着青春期的启动，睾丸生精小管进行性萎缩和透明样变，间质逐渐纤维化，塞托利细胞退化，

Leydig 细胞增生。睾丸退化的过程在青春期明显加速。

长期乃至终生的雄激素替代治疗是该病主要的治疗方法，替代目的是改善患者雄激素不足的症状，促进第二性征发育，提高性功能和生活质量，预防并发症。通过现代辅助生殖技术，可以使部分患者达成生育的愿望。

2. **特纳综合征（45,X）** 特纳综合征（Turner syndrome，TS）也是一种较为常见的非整倍型染色体疾病，发病率约为 1:2 500。经典的 TS 具有 45,X 核型，约占半数，嵌合体 TS（45,X/46,XX）约占 1/4，其余 1/4 为 X 染色体异常，如长臂或短臂缺失、等臂染色体或环状染色等。经典（45,X）染色体的形成主要是由于配子形成过程中发生了染色体不分离或染色体丢失，导致精子或卵子缺少一条性染色体，另一种较小的可能是有丝分裂时发生染色体不分离，且相应生成的（47,XXX）细胞株未能存活。

TS 的临床表现非常丰富，可因年龄和诊断时间有所不同。例如，TS 产前诊断可能只是因为偶然的原因做了羊膜穿刺或绒毛膜活检，发现染色体核型异常。在婴儿早期，诊断主要见于出现淋巴水肿、小颌畸形、蹼颈、低发际或左心发育不良的女婴。在儿童时期，无法解释的生长异常或体征，如指甲异常、盾状胸、肘外翻、反复耳道感染等可能提示诊断。而当任何女孩出现青春期生长发育延迟时，均需考虑到 TS 的可能。经典型 TS 女性发生卵巢发育异常，这一点凸显了双倍 X 染色体在卵巢发育和维持方面的重要性。事实上，在妊娠晚期前，（45,X）的胚胎拥有正常的生殖细胞迁移和卵巢发育，但随后生殖细胞凋亡加速，卵泡闭锁，导致卵巢发生进行性退化。至青春期，在下丘脑 GnRH 脉冲刺激下 LH 和 FSH 上升，由于卵巢先天发育不良，雌激素始终处于低水平。

青春期及时、恰当地给予雌激素替代治疗非常必要，可确保乳房和子宫的充分发育，以便将来通过接受赠卵实现生育可能，并能有效的预防长期雌激素缺乏引起的骨质疏松和多种代谢紊乱。对 TS 患者长期随访甚为有益，可以提前关注心血管、骨骼、生殖健康等方面的问题。

三、46,XY DSD

46,XY DSD 包括以下几种情况：①睾丸发育异常；②LH 受体缺陷；③雄激素生物合成异常；④雄激素作用异常；⑤米勒管永存综合征；⑥其他。

1. **睾丸发育不全** 睾丸发育不全可以根据外生殖器的发育程度分为完全性睾丸发育不全和不完全性睾丸发育不全。完全型睾丸发育不全又名 Swyer 综合征，指的是性腺为条索状组织，外生殖器完全女性化，以及因 AMH 不足而具有米勒管衍生器官。不完全型睾丸发育不全指的外生殖器部分女性化或女性型外阴伴阴蒂肥大，伴或不伴米勒管衍生器官。

睾丸发育不全的病因和遗传机制多样，包括特定基因突变、基因重复及某些染色体片段缺失等。一些导致不同程度的睾丸发育不全的致病基因已被发现，因这些基因突变或缺失在小鼠模型和人类患者中均可引起性腺发育不全，故被普遍认为是致病基因，如 *SF1*、*WT1*、*SRY*、Sox9 基因突变、*Dax1* 基因重复，Y 染色体及 9 号染色体短臂缺失等均可致病，相关基因的具体信息前已述及。虽然越来越多的致病基因正逐渐被发现，但目前 46,XY DSD 患者的基因诊断率仅有 20%～30% 左右。

2. **LH/hCG 受体功能缺陷** LH/hCG 受体基因的突变引起机体对 hCG 及 LH 反应不良，伴随 Leydig 细胞发育不全或增生低下。外生殖器表型多样，重度患者为完全女性型，轻度患者为小阴茎伴尿道下裂。因 AMH 的合成和分泌正常，患者没有苗勒氏管结构发育，可有沃尔夫氏管结构残留，提示胚胎早期的睾丸可能存在不依赖 hCG 的睾酮分泌或 LH/hCG 受体功能只有部分丧失。在 Leydig 细胞发育不全的严重类型中，腹股沟区可见小且未下降的睾丸，较轻亚型可有体积相对正常且处于正常位置的睾丸。组织学检查方面，青春期前患者睾丸内缺乏 Leydig 细胞，青春期后睾丸内仅有的少量 Leydig 细胞进行性退化，塞托利细胞形态正常，生精小管内生精过程停滞。这一表现凸显了睾丸内雄激素对精子生成的重要作用。激素水平异常表现为青春期 LH、FSH 的基础及 LHRH 刺激下的水平都明显升高，孕酮、雄烯二酮、睾酮水平较低，且对 hCG 刺激无反应。

完全型 Leydig 细胞发育不全的患者常被当作女性抚养。该类患者需要在婴儿期行性腺切除术，在青春期给予雌激素补充治疗。如果性别认定为男性，在婴儿早期和青春期需补充雄激素。迄今为止，已在该病各亚型的患者体内发现了 30 余种 LH/hCG 受体的突变类型。遗传模式为常染色体隐性遗传。

3. **雄激素合成异常** 雄激素的合成需要一系列酶的参与，这当中任何一种酶活性异常将会使雄激素合成通路被阻断，导致 46,XY 性发育障碍。

（1）类固醇生成急性调节蛋白缺陷（先天性肾上腺类脂质增生）：类固醇生成急性调节蛋白（StAR）是一个 30kDa 的线粒体蛋白，基因定位于 8p11.2，表达于肾上腺及性腺，在胎盘不表达。StAR 的作用为协助胆固醇快速从线粒体外膜移动到内膜，这一步是雄激素合成的第一步和限速步。StAR 缺陷使类固醇激素合成受阻，ACTH、血管紧张素 II 以及 LH 等促进类固醇合成的激素分泌增加，进一步增加胆固醇的摄取，最终导致胆固醇在肾上腺皮质细胞内堆积。影像学检查可见肾上腺增大且充满胆固醇脂质，故名先天性肾上腺类脂质增生。

StAR 基因突变的患者具有严重的原发性肾上腺功能衰竭，表现为早发的糖皮质激素缺乏（如低血糖和色素沉着过度）和盐皮质激素缺乏。若患儿未能得到及时治疗，常因严重的低钠、高钾、脱水、酸中度而死亡。由于胚胎时期 Leydig 细胞睾酮合成严重不足，因而患儿出生时具有女性外生殖器，盲管阴道。睾丸可能位于腹内、腹股沟区或阴唇内，米勒结构会退化。患者血、尿类固醇激素浓度极低，且对 ACTH 或 hCG 刺激无反应。治疗"经典型"先天性肾上腺类脂质增生需尽早用糖皮质激素和盐皮质激素替代治疗及补钠治疗，于婴儿期行性腺切除术，青春期给予雌激素补充治疗。

世界各地已有 20 多种 *StAR* 不同突变的报道，大部分突变导致酶功能的完全丧失。近期报道的某些 *StAR* 突变位点可致"非经典"型先天性肾上腺类脂质增生，在这些患者体内仍保留有 20% 的酶活性，患儿外生殖器男性化正常，2～4 岁才出现进行性糖皮质激素不足的表现。

（2）P450 碳链裂解酶缺陷：P450 碳链裂解酶（P450sec，CYP11A1）是一种线粒体酶，在胎盘、肾上腺和性腺均有表达，作用于胆固醇向孕烯醇酮的转化步骤，此步亦为类固醇合成路径上的限速环节。高级灵长类动物需要胎盘生成孕酮以维持妊娠，故普遍认为 CYP11A1 严重失活的患儿无法存活，但 *CYP11A1* 少量突变已见报道。*CYP11A1* 杂合性突变曾见于 1 例阴蒂肥大并在 4 岁发生迟发型原发性肾上腺功能衰竭的 46,XY 儿童。而 *CYP11A1* 移码突变所致的 *CYP11A1* 完全丧失曾见于 1 例患早发型肾上腺皮质功能衰竭的 46,XY 女性表型婴儿，该患儿在 31 周时早产，提示 *CYP11A1* 对胎盘类固醇激素合成的影响。

（3）3β- 羟基类固醇脱氢酶 2 型（HSD3B2）缺陷症：3β- 羟基类固醇脱氢酶催化类固醇激素合成过程中 Δ^5 类固醇（孕烯醇酮、17- 羟孕烯醇酮、脱氢表雄酮）向 Δ^4 类固醇（孕酮、17- 羟孕酮、雄烯二酮）的转化。人体内可以分离出两种 3β- 羟基类固醇脱氢酶（HSD3B）的同工酶。HSD3B1 表达于胎盘和外周组织，如皮肤、乳腺以及前列腺。HSD3B2 主要分布于肾上腺和性腺，两种同工酶基因串联排列于 1p13，具有 93.5% 的同源性。由于人类妊娠期需要胎盘产生高水平的孕酮维持，因此 *HSD3B1* 基因纯合缺陷的胎儿将无法存活，故引起 CAH 的主要是 *HSD3B2* 基因突变。*HSD3B2* 基因有 4 个外显子，编码 371 个氨基酸，已报道的在患者身上发现的复合杂合突变有 36 种。基因型和表现型十分一致，即 HSD3B2 缺陷症的失盐型与非失盐型是可以预测的。

HSD3B2 缺陷症又分为失盐型和不失盐型两种。HSD3B2 严重缺陷的新生儿出生后迅速发展为肾上腺功能衰竭，而不完全型 HSD3B2 缺陷症的 46,XY 男性并无失盐表现，因其体内尚保留 2%～10% 的酶活性。患儿出生时有小阴茎、中度至重度尿道下裂、阴囊阴唇褶不完全融合、盲管阴道等。激素水平表现为血清或尿液 Δ^5 类固醇与 Δ^4 类固醇比例升高，17- 羟孕烯醇酮基线水平和 ACTH 刺激后的水平都高于 100nmol/L。治疗包括补充糖皮质激素，根据是否存在失盐情况决定是否需要补充盐分及给予盐皮质激素治疗。社会性别一般为男性，婴儿期予外生殖器整形，青春期给予睾酮替代治疗。

（4）17α- 羟化酶 /17,20- 裂链酶（P450c17/CYP17）缺陷症：CYP17 是一个微粒体酶，同时具有 17α- 羟化酶和 17,20- 裂链酶的活性，表达于肾上腺和性腺。CYP17 发挥 17α- 羟化酶的活性，催化孕烯醇酮和孕酮转化为 17- 羟孕烯醇酮和 17- 羟孕酮；发挥 17,20- 裂链酶活性，催化 17- 羟孕烯醇酮和 17- 羟孕酮转化为脱氢表雄酮和雄烯二酮。CYP17 的 17,20- 裂链酶活性需要 Δ^5 底物、P450 氧化还原酶和细胞色素 b5 这样的氧化还原对以及丝氨酸磷酸化酶。

CYP17 缺陷症可以导致两种不同的 CAH 亚型：最常见的是混合型 17α- 羟化酶 /17,20- 裂链酶缺陷症，单发的 17,20- 裂链酶缺陷症虽然罕见，亦有报道。复合型 17α- 羟化酶 /17,20- 裂链酶缺陷症是 CAH 较罕见的亚型，有报道称患病率是 1/5 万。由于 17α- 羟化酶 /17,20- 裂链酶缺陷导致 17- 羟孕烯醇酮和 17- 羟孕酮合成受限，从而影响到糖皮质激素和性激素的合成。糖皮质激素合成减少引起 ACTH 反馈性分泌增加，从而导致肾上腺分泌过多的 DOC 和皮质酮等。过多的 DOC 蓄积导致高血压、低血钾及碱中毒。故完全混合型 17α- 羟化酶 /17,20- 裂链酶缺陷症患者的经典特征是：表现型女性，青春期第二性征缺失，骨龄延迟，低肾素性高血压和低血钾碱中毒。血浆 ACTH、孕酮、DOC、皮质酮水平升高，而皮质醇、17- 羟孕酮和雄激素水平很低。完全型 17α- 羟化酶 /17,20- 裂链酶缺陷与 CYP17 基因多种突变相关，包括错义、移码以及无义突变。

单独的 17,20- 裂链酶见于极少数病例。这些 46,XY 患者通常有外生殖器两性畸形，糖皮质激素和盐皮质激素的分泌是正常的，但性激素合成显著减少。单独的 17,20- 裂链酶缺陷可能是通过改变氧化还原对结合位点而特异性干扰了 17,20- 裂链酶活性。对于所有 46,XY DSD 患者都应该考虑 17α- 羟化酶缺陷的诊断，尤其是在伴发低肾素性高血压、低血钾、碱中毒以及青春期第二性征缺失的情况下。糖皮质激素进行替代治疗可有效抑制 DOC 和皮质酮的分泌，从而使血钾、血压、血浆肾素水平恢复正常。对已具有女性身份的 46,XY 患者可行性腺切除术，青春期给予性激素替代治疗。

（5）17β- 羟类固醇脱氢酶 3（HSD17B3）缺陷：HSD17B 有 6 种同工酶，催化脱氢表雄酮、雄烯二酮、雌酮转化为 Δ^5- 雄烯二醇、睾酮和雌二醇的反应以及反向的反应。HSD17B3 是一种睾丸线粒体酶，基因定位于 9q22，以还原型烟酰胺腺嘌呤二核苷酸磷酸（NADPH）为辅因子，催化作用较弱的雄激素底物雄烯二酮转化为更具生物活性的睾酮。目前共报道的 17β-HSD3 基因突变有 21 种，主要是错义突变。

HSD17B3 缺陷是 46,XY DSD 的原因之一，大多数 46,XY 患者在出生时有女性外生殖器，伴有阴道盲端，睾丸常位于腹股沟区，中肾管形成附睾、输精管、精囊腺以及射精管。此类患婴出生时常常被指认为女性，但青春期时会出现进行性的男性化，包括嗓音变低、多毛、肌肉发育、阴蒂肥大似小阴茎，部分患者的阴茎长度可达 4～8cm，患者常因此经历性别转换。男性化的出现源于体内雄烯二酮、雌酮、睾酮水平的升高，而睾酮水平升高的原因可能是 HSD17B3 酶活性没有完全丧失或外周组织中的 HSD17B 同工酶起了代偿作用。儿童期明确诊断外生殖器女性型的患者有两种处理方法：一是作为女性抚养，切除睾丸，青春期给予雌激素替代治疗；二是作为男性抚养，婴儿期行外生殖器整形术，青春期给予雄激素替代治疗。外生殖器两性畸形的患者均应作为男孩抚养。HSD17B3 缺陷症患者由于隐睾及睾酮生成障碍，一般没有精子生成。

（6）P450 氧化还原酶缺陷：细胞色素 P450 氧化还原酶（POR）是一个膜结合黄素蛋白，负责 NADPH 向 P450 酶的电子传递。前文已述及 POR 在 CYP17 的 17,20- 裂链反应中起到相当重要的作用，不仅如此，POR 与所有微粒体 P450 酶具有相互作用，包括 CYP21（21- 羟化酶）以及 CYP19（芳香化酶）等。人类 POR 隐性突变的首次报道见于 2004 年，至今已出现诸多 POR 突变的病例，具有明显的表型多样性。POR 活性的高低与表型谱直接相关。目前相关经验不足，但相关人员已逐渐意识到有两种突变较为常见：欧裔患者最多见 Arg287Pro 突变，而日裔患者常见 Arg457His 突变。

大多数 POR 缺陷的患者具有正常的盐皮质激素功能和电解质水平。可能伴有糖皮质激素不足，或糖皮质激素基础水平正常，而对 ACTH 刺激的反应减弱。血浆 17- 羟孕酮常有升高，性激素水平低下。值得注意的是，POR 缺陷对于 46,XY 和 46,XX 的患者而言，可能都与外生殖器发育异常有关。46,XY 患者由于胚胎时期雄激素合成过程中 17,20- 裂链反应受阻，导致外生殖器女性化。而 46,XX 患者的部分男性化可能是由于芳香化酶活性的异常，导致体内雌激素产生不足，而雄激素水平升高。

（7）类固醇 5α- 还原酶 2 型缺陷：人体内存在两种类固醇 5α- 还原酶（SRD5A），两种同工酶均以 NADPH 依赖的方式催化睾酮向更具活性的双氢睾酮（DHT）转化。SRD5A1 在肝脏和外生殖器以外的皮肤表达，可能与 SRD5A2 缺陷患者青春期的男性化有关。SRD5A2 主要表达于前列腺和外生殖器，基因定位于 2p23，编码一个 254 个氨基酸的蛋白质。SRD5A2 缺陷是一基因杂合缺陷，目前已检测到该基因上有 40 余种突变，分布在 5 个外显子上，以错义突变为主。基因突变造成酶功能完全丧失、底物与辅因子结合力减弱及酶的不稳定。家系研究显示本病为常染色体隐性遗传。

患儿出生时均伴有外生殖器发育异常，小阴茎或阴蒂样阴茎、尿道下裂、阴囊裂、盲管阴道等。睾丸分化正常，位于腹股沟管或阴唇阴囊褶内，没有米勒结构。附睾、输精管、精囊腺分化正常，射精管终止于阴道盲端，前列腺发育不全。青春期时由于体内睾酮水平升高而出现不同程度的男性化：声音变低，肌肉增多，阴茎增长到 4～8cm，可勃起，阴囊出现褶皱和色素沉着，睾丸增大，下降至阴唇阴囊内。但无痤疮、前列腺增大或男性乳房发育。睾丸组织学显示：Leydig 细胞增生肥大，生精减少，后者可能继发于隐睾症。青春期典型的生化表现为睾酮与双氢睾酮之比升高，促性腺激素水平正常或轻度升高，而雌激素水平正常。SRD5A2 缺陷的早期诊断因为牵涉到性别指认而十分重要。已有的研究表明，性别指认为女性的 46,XY 患者中有 56%～63% 因青春期出现明显男性化而经历性别转换，这就提示出生时外生殖器男性化不足的 SRD5A2 缺陷症患儿，其性别指认仍应为男性，婴儿期双氢睾酮外用以增长阴茎长度，手术修复尿道下裂。青春期及成年期静脉应用双氢睾酮或大剂量睾酮以提高血浆双氢睾酮水平，促进阴茎生长。

4．雄激素作用异常 循环中的睾酮主要与性激素结合球蛋白（SHBG）结合，以游离形式进入细胞后被转化为 DHT，DHT 是功能更强的雄激素。两种雄激素都通过与雄激素受体（AR）结合发挥调节男性性征发育及生精过程的重要作用。AR 未与雄激素结合时定位在细胞质，与 HSP70 和 HSP90 等热激蛋白及 FKBP52 等伴侣蛋白形成复合物。配体与受体结合后，AR 即与上述复合物解离，进入细胞核内，以同型二聚体的形式结合到 DNA 反应元件上，启动基因转录，产生生物学效应。

AR 基因位于染色体 Xq11-q12，有 8 个外显子，编码 919 个氨基酸。主要功能域包含由 1 号外显子编码的氨基端反转录域（NTD）、由 2 号和 3 号外显子编码的高度保守的 DNA 结合域（DBD）、连接 DBD 和配体结合域的铰链区，以及由 4～8 号外显子编码的羧基端配体结合域（LBD）。AR 基因突变或缺失所致的雄激素在靶组织作用丧失是雄激素不敏感综合征（AIS）的主要病因。已报道的 AR 突变大约有 2/3 位于 LBD，20% 位于 DBD，还有一小部分位于 NTD，目前尚未发现特异性的基因突变"热点"。AR 基因的完全或部分片段缺失较为少见，最常见的是单个碱基改变导致氨基酸改变或终止密码子提前出现。核苷酸插入、外显子重复、影响剪接位点和受体结合位点的内含子突变亦见报道。家系分析提示本病为 X 连锁隐性遗传。目前已发现部分 AR 基因无突变的 AIS，这种情况可能与转录后调节蛋白（共激活因子蛋白）的突变有关。此外，AR 的 NTD 区包含的 CAG 重复序列可作为遗传多态性的标志，体外研究显示 CAG 重复序列长度与 AR 的转录活性呈反比。按照 AR 功能丧失的程度和临床表型的轻重将其分为完全型、不完全型及最轻型雄激素不敏感综合征。

（1）完全性雄激素不敏感综合征（complete androgen insensitivity syndrome，CAIS）：CAIS 患者具有正常女性表型，性腺为睾丸，可位于腹腔、腹股沟区或大阴唇内。由于 AMH 正常发挥作用及雄激素作用丧失，生殖导管衍生器官通常缺失，少数患者可有发育不良的子宫、输卵管或附睾、输精管。青春期出现同正常女性一样的乳房发育和女性体态，但原发闭经，阴毛缺如。部分患者因婴儿早期存在双侧腹股沟疝或阴唇肿物而发现 CAIS。女孩罕见双侧腹股沟疝，据估计 1%～2% 的此种病例有 CAIS。目前普遍推荐所有出现双侧腹股沟疝的女孩用荧光原位杂交（FISH）分析或核型检查来检测 Y 染色体。若疝囊内容包括性腺组织，须行活检以便核实细胞学结果。青春期后 CAIS 患者的典型激素特征为睾酮和 LH 水平显著升高，FSH 正常或轻微升高，雌二醇水平也升高，这是由于睾酮在外周组织经芳香化酶转化增多所致。外生殖器皮肤成纤维细胞的雄激素结合定量表现为不结合或结合率显著下降。

CAIS 患者的性别指认和抚养性别一律为女性。婴儿时期发现腹股沟疝行修补术时，可以选择行性腺切除术。需要讨论的是原位性腺自发青春期启动与雌激素替代治疗诱导青春期孰优孰劣，以及性腺切除术延迟至成年所引发的性腺肿瘤风险。如果早期行性腺切除术，需于青春期启动年龄开始雌激素替代治疗，考虑到患者通常无子宫，一般无须使用黄体酮治疗。对于决定青春期后行性腺切除术的患者需密切随访睾丸发育情况，一旦发现恶变或出现明显恶变倾向，需马上行性腺切除手术并予进行相应治疗。CAIS 患者阴道短且有盲端，常规于青春期使用阴道扩张器进行阴道扩张，若模具扩张失败，则需行阴道成形术。

（2）部分性雄激素不敏感综合征（partial androgen insensitivity syndrome，PAIS）：PAIS 指雄激素受体突变致受体功能部分丧失，导致 46,XY 患者出现男性化不全。出生时外生殖器可能有不同程度的发育异常。PAIS 最严重的形式表现为单独的阴蒂肥大，与 CAIS 只有轻微的不同；程度较重者出现会阴型尿道下裂，盲管阴道，尿生殖窦单一开口等；轻度患者可表现为小阴茎伴轻度尿道下裂或阴囊裂。性腺为发育不良的睾丸，通常未下降。PAIS 青春期激素特点与 CAIS 十分相似，外生殖器皮肤成纤维细胞的雄激素结合定量表现为结合率下降。

PAIS 早期治疗最重要的是性别指认和基于此决定的后续治疗计划及手术时机。PAIS 表现型具有较大的异质性，但大部分 PAIS 患婴被当做男性抚养长大。手术包括睾丸固定术、矫正阴茎弯曲以及针对尿道下裂而进行的尿道重建，男

性化不全可用大剂量的雄激素替代治疗。PAIS 患者发生睾丸生殖细胞肿瘤的风险较高，因此作为男性抚养长大的 PAIS 患者需要仔细监测阴囊内的睾丸，建议青春期行活检。

（3）轻型雄激素不敏感综合征：男性不育症提示雄激素功能异常，而随着对男性不育症的研究，AIS 的这一类型日渐清晰。对患有少精症却有正常睾酮水平和 LH 水平升高的男性进行了一些大型调查，结果表明一小部分患者存在 AR 基因异常，诊断为轻型雄激素不敏感综合征（MAIS）。大剂量的雄激素可以代偿生精障碍。

5. 米勒管永存综合征 抗米勒管激素（AMH）是一种糖蛋白同型二聚体，在胚胎第 7 周时由发育中的睾丸塞托利细胞分泌，在第 8—12 孕周通过旁分泌方式作用于 AMH Ⅱ型受体，引起米勒管结构退化。AMH 基因位于 19p13.3，大小为 2.75kb，有 5 个外显子。AMH Ⅱ型受体是一个丝氨酸 / 苏氨酸激酶受体，基因定位于 12q13。睾丸塞托利细胞未能合成或分泌具有生物活性的 AMH，或 AMH Ⅱ型受体缺陷使米勒管对 AMH 反应不良，均可导致米勒管永存综合征（PMDS）。据统计有约一半 PMDS 是由于 AMH 基因突变引起，此类突变大多数是纯合的；另一半是由于受体突变，且常为复合杂合突变。

该病的临床表现包括睾丸发育良好（可有隐睾），外生殖器发育正常，但体内同时存在中肾管和米勒管衍生物。腹腔内的输卵管和子宫往往表现为腹股沟斜疝，患者常于施行腹股沟疝手术或睾丸固定术时发现存在子宫和输卵管。PMDS 治疗的方向是保证男性的生育能力。由于患者体内两套生殖管道并存，附睾和输精管的解剖异常十分常见，不育症可能源于睾丸固定较晚或输精管扭转伤及睾丸的生精能力。因此早期诊断和治疗对保存生育能力有重要意义。

6. 其他 其他引起 46,XY DSD 的疾病还包括单纯性尿道下裂、隐睾及无睾症等，另外某些环境化学物质也会导致性发育障碍。

四、46,XX DSD

（一）卵巢发育异常

1. 单纯性 46,XX 卵巢发育不良 单纯性 46,XX 卵巢发育不良在青春期前少有表现，青春

期时由于女性化障碍而表现明显。卵巢发育不良可由 FSH 受体突变引起，亦可伴发于多种多系统综合征，如 Perrault 综合征、Maximilian 综合征、Quayle 综合征、Copeland 综合征、Pober 综合征、Malouf 综合征、Wemer 综合征等。许多引起未成熟卵巢衰竭的基因已见报道，如 *POF1*、*POF2A*、*POF2B*、*POF3*、*POF4*、*FOXL2*、*Xq21*、*Xq22*、*Xq26-28* 等；某些线粒体基因疾病，如 PLOG 也可以引起卵巢发育不良。

2. **46,XX 卵巢睾丸 DSD 及 46,XX 睾丸 DSD** 在极为罕见的情况下，46,XX 患者的卵巢中可能包含有睾丸组织（46,XX 卵巢睾丸 DSD），甚至性腺可以发育为有功能的睾丸（46,XX 睾丸 DSD）。46,XX 卵巢睾丸 DSD 患婴常伴出生时外生殖器发育不良，如果不将性腺切除，青春期会出现进行性男性化。46,XX 睾丸 DSD 患者通常具有正常男性表型且米勒结构缺失，但因 Y 染色体上与精子生成有关的基因缺失，睾丸不能完成生精过程。

（二）雄激素过多

胚胎时期高雄激素环境可以导致 46,XX 女性出现性发育不良。如果高雄激素血症出现在胚胎 12 周以前，表现为小阴茎样阴蒂肥大，阴唇部分或几乎完全融合；如果出现在 12 周以后，则只有阴蒂肥大。

1. **21-羟化酶缺乏症** 21-羟化酶（CYP21）乏症是 46,XX DSD 最常见的原因。CYP21 是一种内质网酶，属于细胞色素 P450 超家族，从 NADPH 接受电子而产生羟化反应。基因定位于 6p21.3，2 个 *CYP21* 基因串联排列，一个是真基因（*CYP21*），一个是假基因（*CYP21*p），两者有 98% 的同源性。但 *CYP21*p 有 9 处缺失突变，均形成终止密码子，导致基因转录异常。21-羟化酶缺陷症由 *CYP21* 突变所致，约 95% 的突变由 *CYP21* 与 *CYP21*p 重组引起，很少有自发突变，目前超过 80 种非假基因来源的突变已见报道。

21-羟化酶缺乏症有 3 种临床亚型。最多见的是失盐型，占该病患者的 75%。基因突变导致酶活性严重缺乏或完全丧失，糖皮质激素和盐皮质激素均出现合成障碍，血浆肾素活性和雄激素水平升高。患儿常于出生后数日内出现严重的拒乳、呕吐、腹泻、脱水、低血钠、高血钾及酸中

毒，若不及时抢救则预后凶险。此型患者外生殖器男性化程度亦较严重。其次多见的是单纯男性化型 21-羟化酶缺乏症，患儿存在皮质醇缺乏，引起 ACTH 反馈性增多，刺激肾上腺皮质增生，皮肤色素沉着，17-羟孕酮、脱氢表雄酮、雄烯二酮、睾酮合成增多，引起女性胎儿男性化。男性化程度较轻者仅有单纯阴蒂肥大，重者存在阴唇后融合、阴道和尿道单一开口，甚至表现为阴茎尿道。非经典型 21-羟化酶缺乏症发病率较低，患者为正常女性表型，可提早出现阴毛腋毛生长，线性生长加速，骨龄超前，月经紊乱等表现，伴有血浆 17-羟孕酮、雄烯二酮、睾酮水平升高。部分患者仅有血浆激素水平异常而无任何临床症状，又称隐匿型 21-羟化酶缺乏症。

21-羟化酶缺乏症患者的治疗需要超生理剂量的糖皮质激素，以减少 ACTH 的分泌，从而抑制雄激素合成和男性化过程。根据是否存在失盐症状决定是否需要补充盐皮质激素。患者的社会性别一般为女性，于婴幼儿时期行外生殖器整形术。若治疗及时，多数患者能获得正常的青春期发育过程和生育能力。

2. **11β-羟化酶 1 型缺陷症** 在人体，11β-羟化酶 1 型（CYP11B1）有两种同工酶，其基因并排列在 8q21-22。CYP11B1 催化脱氧皮质酮转化为皮质酮及 11-去氧皮质醇转化为皮质醇的反应；CYP11B2 编码醛固酮合成酶，催化皮质酮转化为醛固酮。目前已有 50 余种突变类型见于报道，大部分是错义突变。Arg448 可能是相对"热点"的突变位点。*CYP11B1* 基因突变导致酶活性丧失，DOC 在体内蓄积，雄激素合成过多，而醛固酮和皮质醇缺乏。DOC 蓄积引起水盐潴留，表现为低肾素性高血压，部分患者伴有低血钾。雄激素升高引起进行性男性化，阴蒂肥大，阴唇融合，线性生长和骨骼成熟加速。糖皮质激素替代治疗可以抑制 ACTH 分泌，减少 DOC 和雄激素的合成，从而改善高血压和男性化的症状。

3. **3β-羟基类固醇脱氢酶 2 型缺陷症** 3β-羟基类固醇脱氢酶的功能及酶缺陷的后果已在 46,XY DSD 一节详细尽述。此酶缺陷导致肾上腺功能不足及胎儿男性化异常。3β-羟基类固醇脱氢酶 2 型（HSD3B2）缺陷症还可见于 46,XX 女性。酶功能若有严重的隐性遗传缺陷可以导致糖

皮质激素缺乏的女婴出生时轻度阴蒂肥大(伴或不伴失盐)。轻度的男性化并非多余的脱氢表雄酮直接发挥男性化作用的结果,而是在胎盘和外周组织由 HSD3B1 转化的结果。这一转化使胎儿循环中的雄激素升高,令少数患者出生时伴有阴蒂肥大,女患者青春期可出现乳房发育,可能是 Δ^5 类固醇在外周经 HSD3B1 和芳香化酶催化生成雌激素所致。HSD3B2 缺陷症的治疗包括补充糖皮质激素、盐皮质激素及补钠治疗,为诱导青春期发育需适当补充雌激素。

4. P450 氧化还原酶缺陷　POR 的功能及酶缺陷的后果已在 46,XY 一节详述。需注意此酶缺陷对于 46,XY 和 46,XX 患者而言,可能都与外生殖器发育异常有关。46,XX 患者出现部分男性化可能是由于芳香化酶活性异常,导致体内雌激素产生不足而雄激素水平升高所致。

5. 家族性糖皮质激素抵抗症　糖皮质激素抵抗是一种罕见病,由糖皮质激素受体(GR)突变致靶器官对糖皮质激素不敏感所致。大部分GR 突变是杂合突变,通过改变配体结合、核定位、共激活因子相互作用、靶基因转录引起部分功能丧失。糖皮质激素作用受损引起 ACTH 反馈性分泌增加,皮质醇水平增高,但不出现库欣综合征,盐皮质激素水平升高引起高血压低血钾,肾上腺雄激素水平升高引起女性胎儿男性化。大剂量地塞米松可以改善生化异常和男性化表现。

6. 芳香化酶缺陷症　芳香化酶(CYP19)是人体内唯一一种催化雄激素向雌激素转化的细胞色素 P450 酶,在胎盘、卵巢、大脑、骨、血管内皮、乳腺以及脂肪组织等多种组织均有表达,不同组织内有不同的 CYP19 增强子促进睾酮和雄烯二酮向雌二醇和雌酮转化。

芳香化酶缺陷症源于隐性遗传的 *CYP19* 突变,到目前为已有十余种不同的突变报道,形式为纯合突变或复合杂合突变。基因突变导致酶活性丧失,胎盘无法实现雄激素向雌激素的转化,大量胎盘雄激素转运到胎儿和母体血液循环中,导致女性胎儿男性化及母亲妊娠期男性化,但母亲的男性化征象可在分娩后逐渐消退。患儿出生时有阴蒂肥大、不同程度的阴唇后融合,阴唇阴

囊化,部分患者存在单孔阴道。患儿有正常的米勒结构,卵巢组织学正常,但卵巢内可能有卵泡发育,原因可能与 CYP19A1 缺陷致 FSH 升高有关。青春期有高促性腺素性功能减退症、第二性征不发育及进展性男性化等表现。血清雄烯二酮和睾酮水平升高,雌酮和雌二醇水平低下,卵巢呈现多囊结构。

对所有出生时伴有男性化的 46,XX 患儿,当排除 21- 羟化酶缺乏症后,都要考虑芳香化酶缺陷症这一重要诊断。母体妊娠期男性化,以及雄烯二酮、睾酮水平升高、雌二醇水平降低为诊断要点。雌激素治疗可有效缓解男性化症状,青春期雌孕激素序贯治疗可促进第二性征发育和月经来潮。

7. 其他　多种综合征可以引起 46,XX 女性出现外生殖器发育异常,尽管相比于 46,XY 男性来说较为少见。这些情况下的发育异常多与雄激素无关,外生殖器整形可能是唯一的治疗手段。

五、性发育障碍处理

性发育障碍患者治疗上需要关注性征发育和生育两方面问题。大部分 DSD 患者在出生时即存在外生殖器发育异常,此期的性别指认尤为重要,最好由一个包括内分泌科、外科、产科、儿科、心理科等多学科的合作小组共同商讨,对患者做出恰当的性别指认。同时为确保患儿正常的性心理发育,性别指认确定后应尽早施行外生殖器整形手术。DSD 患者大多存在性激素缺乏,性激素替代是青春期和成年期的主要治疗手段。在促性腺激素缺乏的男性 DSD 患者,可以使用促性腺激素,如绒毛膜促性腺激素,促使睾丸间质细胞产生内源性雄激素。在促性腺激素缺乏的女性 DSD 患者,可给予雌激素和孕激素的周期性替代治疗,做人工月经周期。在先天性肾上腺皮质增生症患者,使用糖皮质激素替代治疗,能显著改善女性男性化体征。DSD 患者的生育能力受到严重影响,多需要借助辅助生殖技术生育,有些 DSD 患者完全失去生育能力。同时心理支持对 DSD 患者也具有重要意义。

(李小英)

参 考 文 献

[1] Melmed S，Polonsky KS，Larsen PR，et al. Williams textbook of endocrinology. 12th ed. Philadelphia：W.B. Saunders，2016.

[2] MacLaughlin DT，Donahoe PK. Sex determination and differentiation. N Engl J Med，2004，350（4）：367-378.

[3] Wisniewski AB，Batista RL，Costa E，et al. Management of 46，XY differences/disorders of sex development（DSD）throughout life. Endocrine Reviews，2019，40（6）：1547-1572.

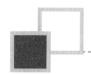

第二章 性 早 熟

性早熟（precocious puberty）是青春期提早出现的发育异常，一般是指女孩在 8 周岁以前，男孩在 9 周岁以前呈现第二性征的现象。目前所提出的性早熟年龄阈值提示与青春期发育提前相关疾病的高风险，而由于性发育的年龄受地域、环境、种族和遗传的影响，一些国家或种族的性早熟年龄切点不同，如白人女孩一般为 7 岁，而发达国家非洲裔女孩为 6 岁。这些年龄切点前出现性发育的迹象是提示进一步评估的重要指标，而当有明确的可能导致性早熟的中枢神经系统疾病或其他严重疾病征象时，无论年龄大小都应进行相应的评估。近年来，随着人们生活水平的提高和现代化进程的加速，世界范围内青春期发育开始的年龄有逐渐提前的趋势，性早熟的发病率越来越高，成为儿科内分泌系统的常见发育异常，也是威胁儿童身体健康的一大类疾病。

性早熟病因复杂，遗传、环境、肿瘤、炎症、外伤、药物和基因突变等均可导致性早熟的发生。性早熟除某些病因本身可能造成的损害（如肿瘤、炎症、外伤等）外，最主要的危害在于其过早发育带来的社会心理负担和成年终身高降低。了解性早熟的病因、分类、临床表现，才能及时做出正确的诊断、分类和对预后进行判断，从而采取有效的干预措施或决定是否进行干预。

性早熟根据 GnRH 的依赖性可分为真性（中枢性）性早熟和假性性早熟，真性性早熟占绝大多数。另外，异性性早熟是指男性过度产生雌激素导致女性化或女性过度产生雄激素导致不适当的男性化的情况，由于涉及复杂的性别决定和性发育障碍的内容，会在其他章节中详述。真性性早熟的发病率大约为 1/10 000～1/5 000，其中特发性性早熟症约占全部性早熟病例的 80%～90%。女性儿童性早熟患病率是男性儿童的 5～10 倍。丹麦女性性早熟患病率是 0.2%，男性是

0.05%。据调查，从 20 世纪 80 年代末到 90 年代初，中国儿童性早熟呈现逐年递增的态势。根据我国流行病学调查显示，我国儿童性早熟率约为 1%，在某些经济发达的城市约为 3%。2014 年，《上海青少年性早熟调查报告》显示：上海达到性早熟标准的孩子占青少年总人数的 3%，而 5 年前，这个数字是 1%。广东和青岛市的儿童少年青春期发育状况调查也有类似的趋势。不仅如此，出现青春期发育孩子的年龄也越来越小。

性早熟常影响青少年的身心健康，给儿童带来心理障碍和影响成人终身高，而他们的智力发育一般正常。女性性早熟很容易成为性攻击的对象，甚至发生妊娠。个别性早熟也不排除肿瘤因素。

一、性早熟的分类与发病机制

1. **人类青春期发育过程以及性早熟的定义** 人类新生儿期的下丘脑 - 垂体 - 性腺轴处于激活状态，并在 6～8 周达到高峰，这个时期产生的性激素水平与青春期早期水平相当，被称为"微小青春期"。之后处于较长时间的青春期前的状态，此时下丘脑 - 垂体 - 性腺轴处于抑制状态。青春期是性成熟和机体生长完善并具有生殖能力的人体发育阶段，平均持续 5～6 年，是儿童发育的第二个高峰，以第一性征（性腺和生殖器）和第二性征（阴腋毛、女性乳房发育和男性变声等）迅速发育以及体格发育的加速为其主要特征，并伴有心理和行为诸方面的相应变化。青春期的发育有一定秩序，Marshall 和 Tanner 在 1969 年和 1970 年定义了儿童和青少年中正常青春期发育的标准，即 Tanner 分期。95% 的正常女孩第二性征出现（如乳房增大）于 8～13 岁，95% 的正常男孩第二性征出现（如睾丸增大）于 9～13.5 岁。女孩通常乳房最先开始发育，约 1 年后出现阴毛，再过 1.5～

2 年月经来潮，从乳房增大到月经初潮平均历时 2~2.5 年。男孩的青春期较女孩迟 1 年左右，一般先有睾丸、阴茎增大，继之阴囊皮肤皱褶增加伴色素加深，接着，阴毛开始出现。腋毛和胡须在阴毛生长 2 年后出现。勃起增加，甚至有精子生成，男孩从睾丸增大到遗精出现平均历时 3 年。女性青春期发育的首要标志是乳房发育（Tanner 2 期），男性青春期发育的首要标志是睾丸增大（容积 > 4ml 或长径 > 25mm）。女孩青春期生长加速在青春发育早期时发动，男孩青春期生长加速在青春中期时最明显。女孩在青春期平均长高 25~27cm，男孩长高 28~30cm，各种性征从开始出现至发育成熟一般需 2~4 年。性早熟儿童体格发育虽然发生巨大变化，但心理、认知能力和社会心理仍处在儿童期。

青春期前，女孩的 FSH 水平高于 LH，女孩的 FSH/LH 常大于男孩。无论男女，GnRH 注入后 LH 均呈青春期前反应。青春发育开始前 1 年内仅可以见到 FSH、LH 的 24 小时分泌量的增加而非分泌频率的增加。接近青春期时，中枢神经系统对下丘脑 GnRH 分泌的抑制作用去除，下丘脑对性激素负反馈的敏感阈逐步上调，即低水平的性激素不足以发挥抑制作用，从而使下丘脑 GnRH 脉冲源发生器激活。GnRH 脉冲源发生器位于下丘脑中央基底部，下丘脑中央基底部中含有具有转换器作用的 GnRH 神经元，GnRH 神经元可将来自下丘脑的青春发动的神经信号转换为化学信号——GnRH 信号以脉冲式释放，这种 GnRH 脉冲式释放的频率和幅度调控着垂体促性腺激素的释放。随着 GnRH 分泌频率和幅度的增多，刺激垂体促性腺激素分泌的频率和幅度也增加，随即性激素的分泌量亦增多。青春期激素变化先于身体变化，先出现下丘脑 - 垂体 - 性腺轴刺激功能增强，GnRH 被逐步激活，LH 脉冲频率和幅度增加，并由此带来促性腺激素刺激的性类固醇（雌激素和雄激素）分泌增加，之后出现性征的发育。

性早熟是指任何一个性征出现的年龄比正常人群的平均年龄要早 2.5~3 个标准差的现象。目前一般认为，女孩在 8 岁前出现第二性征发育或 10 岁前月经来潮，男孩在 9 岁前开始青春期发育，可诊断为性早熟。此定义是基于 20 世纪 60 年代欧洲的横断面调查所得出的正常青春期启动范围（95% 可信区间），即女性 8~13 岁，男性 9 岁半到 13 岁半。由于性发育与多种因素有关，如种族、低出生体重、母亲初潮史、婴儿期体重增加过快、含雌激素化学物质接触史等，而且人的生长发育是一个连续的过程，因此并非是一个十分精确的界限。近年来，在美国和波多黎各对 18 000 例女孩进行的调查显示青春期的到来要早于以往的调查，尤其黑人，因此提议性早熟的定义为女性黑人 6 岁前和其他女性 7 岁前出现第二性征发育。然而，美国的儿科内分泌专家们仍沿用以往的标准来诊断性早熟。

性早熟对机体的影响可以概括为：由于性发育过早，引起女孩初潮提前；由于性激素分泌增加导致骨骼成熟较快，骨龄超过实际年龄而骨骺提前闭合，可出现儿童期身高较同龄人高，而成人终身高矮；由于第二性征过早发育及性成熟，可能带来相应的心理问题或社会行为异常。临床上在对此类疾病判断和治疗时，除需要考虑到性早熟的病因外，还需要对上述影响进行判断、预测和纠正。

在对性早熟进行判断时，还需要考虑青春期发育的变异，包括乳房发育过早、单纯月经初潮提前、肾上腺功能初现提前和青春期男性乳房发育。

2. 下丘脑的功能及性激素的来源是性早熟病因和分类的关键因素 按发病机制的不同，性早熟一般可分为两类：GnRH 依赖性性早熟（真性性早熟）和非 GnRH 依赖性性早熟（假性性早熟），前者称中枢性性早熟或完全性性早熟，后者称外周性性早熟（表 6-2-1）。此外，还有部分性性早熟，如单纯性乳房早发育、单纯性阴毛早现和单纯性月经来潮，有学者归入青春发育的变异类型。如果发育与个体的性别表型一致称为同性性早熟，发育与性别特征相反则称为异性性早熟。

中枢性性早熟（CPP）是缘于下丘脑 - 垂体 - 性腺轴过早激活，提前增加了 GnRH 的分泌和释放量，出现 LH、FSH 升高，并有脉冲分泌。导致性腺发育和分泌性激素，使内、外生殖器发育和第二性征呈现。其过程呈进行性发展，直至生殖系统发育成熟。下丘脑 - 垂体 - 卵巢轴的功能自胎儿起已建立，儿童期只是停留在抑制状态，当抑制状态被解除即可出现青春发育提前。由于女性下丘脑-垂体-卵巢轴的生理特点，女性易于发生同性性早熟，因此女性多于男性。其中大部分是下丘脑的神经内分泌功能失调所致，没有找到特殊的病因，称为特发性性早熟症，少数是由中枢神经系统器质性病变所致，还有些是由假性（外周性）性早熟转化而来。对大多数4岁以上女孩的真性性早熟，特发性多见，但在4岁以下的真性性早熟女孩中常发现有中枢神经系统疾病者。相反，60%的男性病例有确定的潜在的疾病。两性中的器质性因素包括颅内肿瘤，特别是下丘脑的损伤（错构瘤、罕见的颅咽管瘤和异位生殖细胞瘤等），神经纤维瘤以及几种罕见的疾病。真性性早熟的发病率女性比男性高3～23倍。

近年来发现，kisspeptin-GRP54系统在青春期发育GnRH被激活过程中发挥关键作用。在真性性早熟患者中发现了 *GRP54*（R386P）激活型杂合突变和kisspeptin编码基因 *KISS1* 的激活型突变（P74S）。因此有报道认为这是真性性早熟的遗传学因素。

有人认为光照过度也是诱发儿童性早熟的重要原因之一。夜间当人体进入睡眠状态时，松果体分泌大量的褪黑素，眼球见到光源后，褪黑素就会被抑制或停止分泌。儿童若受过多的光线照射，会减少松果体褪黑激素的分泌，引起睡眠紊乱后就可能导致性早熟。

而假性性早熟则是由于外周异常过多性激素来源所致，体内因素由靶内分泌腺（性腺或肾上腺皮质）病变所致，体外因素多为误用含性激素药物和食品、营养品，使用含有性激素化妆品，母亲孕期或哺乳期服用含性腺激素的药物。最新研究发现，LH受体基因激活性突变可引起家族性男性青春期早熟，发病机制是突变的LH受体过早激活G蛋白，刺激睾丸Leydig细胞合成分泌大量雄激素。

3. 中枢性性早熟和外周性性早熟有着不同的发病机制

（1）中枢性性早熟（GnRH依赖性性早熟）：中枢性性早熟也称GnRH依赖性性早熟，其发病机制在于下丘脑-垂体-性腺轴过早激活，提前增加了GnRH的分泌和释放量，出现垂体LH、FSH升高，并有脉冲分泌。导致性腺发育和分泌性激素，使内、外生殖器发育和第二性征呈现。其过程呈进行性发展，直至生殖系统发育成熟。各种颅内下丘脑区域的疾病或损伤均有可能激活上述连锁反应链条，在男性性早熟中多数存在器质性病变，而女性性早熟中多数为特发性性早熟症。

性早熟患儿表现为生长加速，骨龄提前，性器官及第二性征发育等。除有第二性征的发育外，还有卵巢或睾丸的发育。性发育的过程和正常青春期发育的顺序一致，只是年龄提前。女性表现有乳房发育、小阴唇变大、阴道黏膜细胞的雌激素依赖性改变、子宫、卵巢增大，阴毛出现，月经初潮。男性表现为睾丸容积>4ml或长径>25mm和阴茎增大，阴毛出现，肌肉发达，声音变粗。男女性均有生长加速，骨成熟加速，高于同龄儿童，但由于骨骺提前闭合，最终可导致终身高低于靶身高，未治患者最终身高一般低于155cm。

1）特发性性早熟症：多见于4～8岁，女性多见，约占女孩中枢性性早熟的80%以上，而男孩则仅为40%左右。一般为散发性，少数呈家族性。发病机制不明，可能由于某些因素导致下丘脑对性腺发育的抑制失去控制。近年来发现 *GRP54*（R386P）激活型杂合突变和kisspeptin编码基因 *KISS1* 的激活型突变（P74S）是有些中枢性性早熟的发病机制。对患儿全面检查未能发现任何导致青春发育提前的器质性病变。

女孩发育的早期征象：①身高加速增长和骨盆发育；②乳房下有硬节，肿痛；③乳晕、乳房增大，隆起，着色；④大阴唇、腋窝着色和出现色素较浅的长毛；⑤阴道分泌物增多、内裤上有少许分泌物、阴部疼痒等；⑥皮下脂肪增多。

男孩性发育的早期征象：①睾丸、阴囊增大，着色；②腋窝、上唇、阴部出现长而细、色浅的长毛；③变声和出现喉结；④身高增长加速；⑤乳晕着色，增大；⑥乳头出现硬节和胀痛。

2）中枢神经系统疾病所致性早熟：多继发于中枢神经系统疾病，包括①肿瘤或占位性病变，如下丘脑错构瘤、囊肿、肉芽肿等；②中枢神经系统感染；③获得性损伤——外伤、术后放疗或化疗；④发育异常——脑积水、视中隔发育不全等。肿瘤会破坏抑制GnRH分泌的神经通道，使GnRH分泌增加，也有些肿瘤本身可以有释放GnRH的细胞。患这些肿瘤的患儿以性早熟为首发症状，以后会伴有因肿瘤压迫所致的症状，可有头痛、呕吐、视力改变、癫痫或视野缺损等。另外，脑炎、结核、头部损伤或先天畸形（如脑发育不全、小头畸形、脑积水）均可破坏下丘脑与脑垂体通道或下丘脑失去更高中枢控制而活性增加，诱发性早熟。

丘脑错构瘤是一种罕见的颅内先天性畸形，多发于儿童早期，临床上主要表现为体内雌激素过高，第二性征发育早熟，骨龄增加，或伴有无诱因的癫痫发作，严重影响儿童身体的正常生长。过去由于对该病缺乏认识，发现率极低，致使许多儿童误诊或漏诊。研究显示下丘脑错构瘤的神经元有部分细胞核变异，神经毡及突触过于密集，并有神经分泌颗粒，说明在结构上错构瘤和边缘系统有异常的密切关系，从而揭示了儿童性早熟和痴笑性癫痫的发病机制。

（2）外周性性早熟（非 GnRH 依赖性性早熟）：外周性性早熟（假性性早熟）发病与下丘脑 - 垂体 - 性腺轴的激活无关，不是中枢 GnRH 脉冲发生器激活的结果，而是由于下丘脑 GnRH 和垂体 LH、FSH 以外的因素导致体内内源性或者外源性性激素水平增高所致，如 HCG 分泌性肿瘤引起性腺分泌雄激素，睾丸、卵巢或肾上腺产生性激素增加，以及外源性摄入性激素等。

临床表现与真性相似，只是女性乳晕和小阴唇往往色素沉着明显，男性睾丸体积往往不大，但在家族性高睾酮血症、睾丸肿瘤、肾上腺睾丸异位等情况下，睾丸体积可以是增大的。假性性早熟常常有一些原发病的表现。

1）分泌 HCG 肿瘤：中枢神经系统的生殖细胞瘤或畸胎瘤及位于外周的肝母细胞瘤、畸胎瘤、绒癌能分泌 HCG，常引起性早熟。其发病机制是由于肿瘤分泌的 HCG 使血睾酮水平升高，引发周围性性早熟。HCG 作用类似于 LH，可刺激睾丸间质细胞增生而无精子生成。男性明显多于女性，实验室检查表现为血、脑脊液和尿中的 HCG 水平显著升高，血睾酮水平显著升高，伴有血 LH 水平的反馈性降低，血睾酮水平和甲胎蛋白升高产生男性性早熟。分泌 HCG 的颅内生殖细胞瘤既可引起男性外周性性早熟，也可导致中枢性性早熟。

2）先天性肾上腺皮质增生症（CAH）：CAH 是一组以肾上腺皮质激素合成缺陷为特征的先天性代谢异常性疾病。能引起性早熟的是 21- 羟化酶缺乏（CYP21）和 11β- 羟化酶缺乏。11β- 羟化酶缺乏在临床少见，21- 羟化酶缺乏是最常见的 CAH，患儿皮质醇分泌不足，使 ACTH 由于负反馈减弱而升高，中间代谢产物（前体）合成增多并堆积，包括孕酮、17- 羟孕酮（17-OHP）和雄烯二酮等，雄烯二酮仍可转化为睾酮以及雌二醇。循环中各类雄激素以及孕酮增多，经下丘脑 - 垂体的负反馈，使促性腺激素——尤其是 LH 分泌紊乱。幼年开始的高雄激素血症，使雄激素受体降调节，儿童期呈外周性性早熟，男性出现同性性早熟，阴茎增大，但成年期阴茎反而短小，女性出现异性性早熟，表现为生长加速、阴蒂肥大、逐渐出现喉结、肌肉发达、声音低沉、阴毛呈菱形分布等男性化表现。经过肾上腺皮质激素治疗的患者有可能转为中枢性性早熟。

3）性腺、肾上腺肿瘤：睾丸间质细胞瘤、卵巢肿瘤（颗粒细胞瘤、卵泡膜细胞瘤和卵巢癌等）是男、女两性均为引起假性性早熟的主要原因之一。通过分泌雄激素或雌激素可导致女性乳晕及阴唇色素加深，睾丸的睾丸间质细胞瘤往往表现为单侧性睾丸增大，而在 CAH 或肾上腺肿瘤引起的男性性早熟通常睾丸不发育。盆腔 B 超仍是卵巢肿瘤和睾丸肿瘤诊断的重要手段。分泌雄激素的肾上腺皮质肿瘤如共分泌皮质醇和雄激素的肾上腺皮质腺瘤或腺癌可出现生长减速，是本症与其他性早熟不同之处。确定病灶应依赖肾上腺的影像学检查。

4）家族性高睾酮血症：家族性高睾酮血症又称睾酮中毒症（testotoxicosis），于 1981 年首次报道，多为家族性，散发少见。发病机制是由于编码 LH/HCG 受体基因发生活化性突变，使细胞膜上 LH 受体处于持续激活状态，造成 Leydig 细胞和生殖细胞长期过分受刺激，被刺激的 Leydig 细胞合成分泌大量的雄激素。LH/HCG 受体上 G 蛋白偶联受体家族成员，基因位于 2p21，目前至少已有 10 多种错义的活化型突变，主要发生在 542—581 区段。有 LH-R 基因突变的女性不表达，可将致病基因传递给男性子代，因此仅见于男性的常染色体显性遗传性性早熟。血睾酮水平达青春期或成人水平，但 LH 的分泌方式和促黄体素释放素试验的 LH 反应呈青春期前反应，表现为双侧睾丸增大,生长加速和骨成熟加速。睾丸活检可见间质细胞成熟和精曲小管发育。

5）纤维性骨营养不良综合征（McCune-Albright syndrome）：典型的临床表现为皮肤出现咖啡牛奶斑、多发性囊性纤维性骨发育不良和外周性性早熟。皮肤咖啡牛奶斑分布常不超过中线,位于有骨病变的同侧躯体。多发性囊性纤维性骨发育不良呈慢性渐进性,骨病变常累及四肢长骨、骨盆、颅骨,可有假性囊肿、变形和骨折。本病女孩发病率较男孩高,还可伴甲状腺、肾上腺、垂体和甲状旁腺功能亢进等,表现为结节性甲状腺肿、甲亢、肾上腺结节性增生、生长激素分泌过多产生巨人症或肢端肥大症等。纤维性骨营养不良综合征的病因是由于体细胞上编码鸟苷三磷酸（GTP）结合蛋白的 Gsα 亚单位发生突变,Gsα 可使腺苷酸环化酶激活。GTP 结合蛋白为激素的信号转导通路中一个环节。

6）原发性甲状腺功能减低：甲状腺功能减低患儿未经甲状腺素及时替代治疗时可伴发性早熟,是性早熟的特殊类型。其发生机制源于垂体负反馈激素的重叠性分泌,LH、催乳素（PRL）和 TSH 具有共同的调控机制,因 T_3、T_4 低下,负反馈使 TRH 升高,TSH 的分泌增多,垂体增生。TSH 与 LH 和 FSH 具有相同的 α 亚单位,循环中 β 亚单位和 LH、FSH 增多而诱发性早熟。患儿常有高催乳素血症,还可有多囊卵巢和阴毛早生,但此类患者没有生长加速,反而是生长迟缓,智能情况视甲减程度而不同。早期患儿的血 LH 基础值升高,但在 GnRH 激发后不升高,病程较长后才转化为真正的 CPP。身材矮小是其重要特征。

7）医源性或外源性性早熟：食物、药物、美容用品等含有性激素成分也可引起的性早熟,应该仔细询问病史,注意患儿有无意外接触或摄入避孕药。误服避孕药可引起乳房增大,阴道出血,乳晕可呈显著的色素沉着。

各种病因引起的性早熟见表 6-2-1。

表 6-2-1　性早熟的病因及分类

1. GnRH 依赖性性早熟（真性、中枢性） 　（1）特发性中枢性性早熟 　（2）中枢系统肿瘤 　　1）与神经纤维瘤病 1 型相关的视神经胶质瘤 　　2）下丘脑星形细胞瘤 　　3）室管膜瘤、松果体瘤、生殖细胞瘤等 　（3）中枢神经系统其他器质性病变 　　1）错构瘤 　　2）中枢神经系统损伤（如手术、感染、脑外伤、颅脑照射、脑缺血缺氧等） 　　3）其他（大脑畸形、脑积水、鞍膈发育异常、脊髓脊膜突出、蛛网膜囊肿） 　（4）外周性性早熟转化 　　1）先天性男性化肾上腺增生转化 　　2）长期接触性腺类固醇激素后 　（5）性发育相关基因突变 　　1）*KISS1R/GRP54* 基因 　　2）*KISS1* 基因	2. 同性非 GnRH 依赖性性早熟（假性、外周性） 　（1）男性 　　1）促性腺激素分泌肿瘤 　　　①分泌 hCG 的中枢神经系统肿瘤（生殖细胞瘤、绒毛膜上皮瘤、畸胎瘤等） 　　　②中枢神经系统外分泌 hCG 肿瘤（肝癌、畸胎瘤、绒毛膜癌） 　　2）肾上腺雄激素分泌增加 　　　①先天性肾上腺皮质增生症（21- 羟化酶缺乏 α、11- 羟化酶缺乏） 　　　②男性化肾上腺肿瘤 　　　③皮质醇抵抗综合征 　　3）睾丸雄激素分泌增加 　　　①睾丸间质细胞瘤 　　　②家族性睾丸毒症 　（2）女性 　　1）自律性卵巢囊肿 　　2）雄激素分泌性卵巢肿瘤（颗粒细胞瘤、卵泡膜细胞瘤、卵巢癌等） 　　3）女性化肾上腺肿瘤 　　4）波伊茨 - 耶格（Peutz-Jeghers）综合征 　（3）两性 　　1）纤维性骨营养不良综合征（McCune-Albright syndrome） 　　2）原发性甲状腺功能减低 　　3）医源性或外源性性早熟

二、性早熟的诊断和鉴别诊断

（一）注意性早熟的年龄界定

依据前述性早熟定义的标准所确定的患儿范围，会纳入很多最终很可能确诊为正常发育变异的儿童。但是，性早熟可能是某些严重疾病的外在表现，因此保持性早熟的筛查范围的低阈值可能是有价值的。在进行性早熟的判断时，不仅需要鉴别自限性良性疾病（如单纯性阴毛早发育、单纯性乳房早发育或正常但提前的青春期），还要考虑到那些严重的甚至可能致命的病因，而这一点这往往是进行性早熟评估的第一步。

（二）熟悉各种诊断方法的临床意义和价值

诊断方法包括详细的病史、体格检查、影像学检查、骨龄检查和内分泌检查等多个方面。

1. **病史** 可能揭示出相关的围产期异常或损伤、既往感染、摄入或接触性腺类固醇，以及家庭成员中存在类似病症。另外，需要详细询问既往的身高情况，如与同龄人或同年级相比的身高变化情况，有条件的应绘制身高图，以确定身高变化模式以及身高加速生长的年龄起点。

2. **体格检查** 需要重点描述第二性征发育的 Tanner 分期；男性测量阴茎（长度和直径）和睾丸（不包含附睾的最大直径）；女孩检查乳房组织（乳晕和腺体直径）。应检查全身皮肤情况（如粉刺、痤疮以及与纤维性骨营养不良综合征或神经纤维瘤病相关的皮肤病变）和毛发分布、肌肉发育情况和是否有溢乳。仔细检查腹部、性腺或附件，以及外生殖器。神经系统检查需要重点评估视野和视盘，以提示压迫视束的病变或颅内高压。牙齿发育可以作为发育的指标之一也需注意。

3. **性腺激素** 主要包括测定 FSH、LH、雌二醇（E_2）、睾酮（T）、17-羟孕酮基础值。基础血清 FSH、LH、E_2 或 T 水平均升高至青春期水平支持中枢性性早熟，但 E_2、T 增高而 LH、FSH 在青春期前水平不能否定中枢性性早熟的诊断，因为在青春期早期 LH、FSH 升高往往不明显。有人认为免疫荧光法（IFMA）测定的基础 LH 的浓度高于 0.6U/L 支持中枢性性早熟，但目前无公认的对中枢性性早熟诊断的基础 LH 界定值。因此对性早熟的患者应进一步进行 GnRH 激发试验。血清 LH 基础值可作为初筛，如 > 5.0IU/L，即可确

定其性腺轴已发动，不必再进行 GnRH 激发试验。青春发育开始时首先可以见到 LH 夜间脉冲式释放的频度及幅度的增加和 LH 对 GnRH 注入后的反应增强，这种特性可持续至成人。青春发育期 FSH 升高早于 LH 约 1 年，且女孩的 FSH 升高（10～11 岁）先于男孩（11～12 岁），但 GnRH 注入后 FSH 的反应强度与青春期前比较无显著改变。故青春期 GnRH 脉冲式释放频率的增加使 LH/FSH 的比值增加，LH/FSH 的比值增加是青春期的特点，一般认为免疫化学发光法测定的 LH/FSH≥0.3 提示中枢性性早熟。

4. **GnRH 激发试验** 亦称促黄体素释放素（LHRH）试验，是判断中枢性性早熟的"金标准"。GnRH 刺激试验后的 FSH、LH 峰值，对判断垂体功能和中枢性性早熟有重要帮助。一般采用静脉注射 GnRH（戈那瑞林）100g，于注射前（基础值）和注射后 30min、60min、90min 及 120min 分别采血测定血清 LH 和 FSH。GnRH 刺激后中枢性性早熟 LH 及 FSH 水平均迅速升高，以 LH 明显，大多于 30min 达到峰值，并于 90min 内持续维持在较高水平，而假性性早熟患儿对 LHRH 刺激反应同青春期前。诊断中枢性性早熟的 LH 激发峰值切割（cut-point）值取决于所用的促性腺激素检测方法，用放射免疫法测定时，LH 峰值在女童应 > 12.0IU/L、男童 > 25.0IU/L、LH 峰/FSH 峰 > 0.6～1.0 时可诊断 CPP；用免疫化学发光法（ICMA）测定时，LH 峰值 > 5.0IU/L、LH 峰/FSH 峰 > 0.6（两性）可诊断中枢性性早熟；如 LH 峰/FSH 峰 > 0.3，但 < 0.6 时，应结合临床密切随访，必要时重复试验，以免漏诊。使用 GnRH 类似物（gonadotropin-releasing analogue，GnRHa）做激发试验，由于半衰期长于天然 GnRH，所激发的 LH 峰值出现稍迟，峰值在 60～120min 出现，但不推荐其在常规诊断中使用。

5. **影像检查**

（1）女性进行子宫、卵巢超声可以描述子宫和卵巢的大小、形状、卵巢内卵泡数目和大小，卵巢有无囊肿及肿瘤。中枢性性早熟时卵巢容积增大，若卵巢内有多个≥4mm 的卵泡，则提示性腺轴已进入青春发动。卵泡大小比卵巢容积更能反映卵巢的发育情况，最大卵泡直径与血 LH、E_2 显著相关。卵泡大小对中枢性性早熟有诊断意义，

同时也是性早熟治疗监测有意义指标。卵巢的微囊肿和卵巢大囊肿也可以在超声检查中检测到。在真性性早熟或假性性早熟女孩卵巢中均可发现囊肿，但通常真性性早熟者多小于 9mm，假性者多大于 9mm。子宫是雌二醇的靶器官，其发育呈显著的雌激素依赖性，出现子宫体积增大和内膜增厚。发育前子宫呈管状，受雌激素作用，若宫体长度 > 3.5cm 可认为子宫已进入发育状态。子宫和卵巢同时发育提示中枢性性早熟，但仅有子宫增大，卵巢无发育则提示外周性性早熟。子宫体积大于 1.8ml 对于青春期启动判断有特异性，但此时卵巢体积的增加尚不太明确。

（2）男性患者中，超声可以用于检测睾丸大小、形态。男性中枢性性早熟通常先出现睾丸增大，随后是其他性成熟的表现；睾丸细胞肿瘤，如睾丸间质细胞瘤通常会导致睾丸不对称增大。睾丸肾上腺残余组织（TARTs）也可能在先天性肾上腺皮质增生症患儿中增长，并且可以是双侧的，但这种增大不如正常的青春期睾丸发育。性腺 HCG 分泌肿瘤睾丸的增大程度通常要小于同阶段中枢性性早熟患者。当出现 HCG 升高但 GnRH 不高时，需要怀疑到异位自主分泌促性腺激素的肿瘤，则需要选择适当的检查，比如颅脑和腹腔的影像检查以发现中枢神经系统或腹腔肿瘤（如生殖细胞性肿瘤）。

6. **骨龄**　如无禁忌，所有患儿均应检查骨龄。骨龄代表发育成熟度，骨成熟度是目前评价生物年龄或成熟状况的可靠而操作简便的方法。骨龄超过实际年龄 1 岁以上可视为提前，超过 2 岁则视为明显提前，发育越早，则骨龄超前越多。骨龄是预测月经初潮的较准确指标。另外，还可根据骨龄、现身高和实际年龄预测终身高。根据手和腕部 X 线片评定骨龄，判断骨骼发育是否超前，性早熟患儿一般骨龄超过实际年龄。

7. **其他**　根据患儿的临床表现可进一步选择其他检查，如怀疑甲状腺功能减低可测定 FT_3、FT_4 和 TSH，CAH 患儿血 17- 羟孕酮（17-OHP）、硫酸脱氢表雄酮明显增高。

（三）弄清患儿性发育的顺序和进程及其与正常儿童的区别

如中枢性性早熟是由于下丘脑 - 垂体 - 性腺轴提前启动所致，其发育顺序与正常儿童青春期基本一致，女孩为乳房发育，阴毛、外生殖器的改变，腋毛生长，月经来潮。男孩则首先表现为睾丸体积增大（≥4ml 作为标志），继而阴茎增长增粗，阴毛、腋毛、胡须生长及声音低沉，出现遗精。性发育的速度也存在明显的个体差异，这一点无论是正常青春期儿童还是中枢性性早熟的患儿均是如此。据此，临床中还会区分为慢进展型性早熟（slowly progressive precocious puberty）和快进展型青春期（rapidly progressive puberty）。前者是在性早熟的定义下，部分患儿表现出进展缓慢的骨龄和性发育过程，此类患儿线性生长可以保持在相应百分位数；后者在发育启动时间上已经不符合性早熟的诊断，但由于性发育进程迅速、骨龄成熟迅速，短期内出现骨龄明显超过实际年龄的情况，此类儿童可能需要按照性早熟进行处理，否则成人终身高会受到影响。假性性早熟在下丘脑 - 垂体 - 性腺轴功能判断和发育顺序与前述不同可以协助鉴别。另外，性早熟需要与正常发育的变异进行鉴别，这些情况通常为孤立的表现，如单纯性阴毛早现、单纯性乳房早发育、单纯性早初潮等。这些表现均不合并其他性早熟表现，性腺激素仍处于青春期前水平、骨龄也未提前，病程也非进行性进展。

（四）病因诊断

在明确性早熟和分型后，需要进行病因诊断，应根据病情和合并出现的特异、非特异临床症状选择合适的检查，以发现病因。各种病因和相应的机制及表现可见前述内容。

三、性早熟的治疗进展

性早熟的危害在于：

1. 由于性激素影响，体格增长过早加速，骨骺闭合提前，生长期缩短，致使最终的成人身高低于按正常青春期发育的同龄儿童身高；

2. 性早熟儿童虽性征发育提前，但心理、智力发育水平仍为实际年龄水平，过早的性征出现和生殖器官发育会导致未成熟孩子心理障碍；

3. 器质性病变所致性早熟对机体带来危害，尤其是恶性肿瘤。前两种影响，无论何种类型的性早熟都有可能存在。

因此，对于性早熟的治疗除病因外还需要考虑身高和社会心理问题。

性早熟需要根据病因确定治疗目标,同时需要考虑身高、心理等影响;应最大限度地缩小与同龄人的差异,改善终身高,控制和减缓第二性征成熟程度和速度,预防初潮出现和减少心理行为的影响。有明确病因者,最主要的治疗是去除病因。药物治疗主要用于真性性早熟,包括特发性真性性早熟和中枢神经系统肿瘤所致的性早熟。中枢神经系统肿瘤所致的性早熟很难通过切除肿瘤来治疗。目前用于治疗性早熟的药物主要有 GnRHa、孕激素制剂和抗雄激素类药。

1. 中枢性性早熟的治疗 中枢性性早熟的治疗目的是以改善患儿的成年期身高为核心,抑制性发育,并使已发育的第二性征消退,防止初潮发生,还应注意防止早熟和早初潮带来的心理问题,同时治疗中枢神经系统器质性病变。有器质性病变时应进行病因治疗,如颅内肿瘤的手术、放疗等,同时对性早熟进行药物干预。

在早些年代曾使用甲羟孕酮和环丙孕酮,通过经过负反馈抑制垂体 GnRH 的分泌,抑制性激素水平,使增大的乳房缩小,也能抑制月经来潮。但由于其抑制性腺轴不完全,不能改善终身高,而且可能会引起水钠潴留、肥胖、甚至有肾上腺皮质受抑制的副作用。因此,目前不推荐用于中枢性性早熟。达那唑(danazol)作为抗雄激素类药,抑制垂体的促性腺激素合成和释放,并直接抑制性激素合成。对骨龄有一定程度抑制作用,呈现身高龄对骨龄的快速追赶,可改善终身高,但因其雄激素的副作用限制了其进一步应用。服用螺内酯虽然可减轻达那唑的雄激素副作用,但也不推荐使用于中枢性性早熟。GnRHa 是目前治疗中枢性性早熟的首选药物,不用于治疗假性性早熟。

GnRHa 治疗目的是改善成人身高,延缓第二性征成熟的进度和速度,预防初潮早现,防止社会心理问题的出现。天然的 GnRH 为 10 个氨基酸多肽,GnRHa 改变了天然的 GnRH 的结构,将分子中第 6 个氨基酸即甘氨酸分别换成 *D-* 色氨酸、*D-* 丝氨酸、*D-* 组氨酸或 *D-* 亮氨酸而形成的长效合成激素,使之与 GnRH 受体具有更强的亲和力,同时半衰期长且不易被降解,这些都是 GnRHa,若将天然 GnRH 1、2、3、6 和 10 位分别替代 5 个右旋氨基酸则构成 GnRH 拮抗型类似物

西曲瑞克(cetrorelix),目前尚未临床应用。几种 GnRHa 都是通过对 GnRH 受体产生长时间持续作用而使受体发生降调节,导致垂体分泌 LH 细胞对 GnRH 失去敏感和受体负反馈机制激活通路阻断,减少垂体促性腺激素的分泌,使雌激素恢复到青春期前水平,性征消退,有效地延缓骨骼的成熟,防止骨骺过早闭合,有利于改善患儿的最终身高。目前治疗多采用 GnRHa 的缓释型制剂,主要制剂有曲普瑞林(triptorelin)和亮丙瑞林(leuprorelin)(表 6-2-2)。20 世纪 80 年代使用的非缓释型制剂及经鼻吸入的制剂几乎已不推荐使用。特发性中枢性性早熟首选 GnRHa,但应合理掌握指征。

表 6-2-2 几种主要 GnRHa 的结构

化学名	结构(第6位替代的氨基酸)	半衰期/h	给药途径
曲普瑞林(triptorelin)	*D-* 色氨酸	12	皮下注射或肌内注射
亮丙瑞林(leuprorelin)	*D-* 亮氨酸	4	皮下注射或肌内注射
戈舍瑞林(goserelin)	*D-* 丝氨酸	4.2	皮下注射

GnRHa 应用方法:首剂 $80 \sim 100 \text{g/kg}$,2 周后加强 1 次,以后每 4 周 1 次(不超过 5 周),剂量 $60 \sim 80 \text{g/kg}$,剂量需个体化,根据性腺轴功能抑制情况(包括性征、性激素水平和骨龄进展),抑制差者可参照首剂量,最大量为 3.75mg/ 次。治疗过程中每 $2 \sim 3$ 个月检查第二性征以及测量身高。首剂 3 个月末复查 GnRH 激发试验,如 LH 激发值在青春前期值则表示剂量合适。此后,对女童只需定期复查基础血清 E_2 浓度或阴道涂片(成熟指数),男童则复查血清睾酮基础水平以判断性腺轴功能的抑制状况。每 $6 \sim 12$ 个月复查骨龄 1 次,女童同时复查子宫、卵巢 B 超。为改善成年期身高,GnRHa 的疗程一般至少需要 2 年,女童在骨龄 $12.0 \sim 12.5$ 岁时宜停止治疗,此时如延长疗程常难以继续改善成年期身高。对年龄较小即开始治疗者,如其年龄已追赶上骨龄,且骨龄已达正常青春期启动年龄($\geqslant 8$ 岁),预测身高可达到遗传靶身高时可以停药,使其性腺轴功能重新启动,并定期追踪。治疗结束后应每半年复查身高、体重和副性征恢复以及性腺轴功能恢复状况。

GnRHa 治疗指征通常为女童骨龄≤11.5 岁，男童骨龄≤12.5 岁，同时生长潜能明显受损但又有潜能的患儿，前提是 LH 激发峰值达到青春期水平，骨龄提前 2 岁或以上，女童预测成年期身高≤150cm，男童≤160cm，或低于其遗传靶身高负 2 个 SD 者，性发育进程迅速，骨龄增长 / 年龄增长 > 1。需强调的是治疗与否需要综合判断。对 6 岁前的性早熟治疗是必要的，但 6～8 岁权衡，如骨龄提前 2 年，但其原基础身高较高，按骨龄判断的身高标准差并不低下，在靶身高范围内，可以不立即治疗，随访观察。但骨龄虽未提前 2 年，而基础身高差，则需治疗。以下情况应酌情慎用：①开始治疗时骨龄女童 > 11.5 岁，男童 > 12.5 岁；②遗传靶身高低于正常参考值 2 个标准差者（-2SD），应考虑其他导致矮身材原因。不宜应用的指征为单独应用 GnRHa 治疗对改善成年期身高效果不显著，骨龄女童≥11.5 岁，男童≥13.5 岁，女童初潮后或男童遗精后 1 年。对于缓慢进展型无明显身高受损者，可临床观察，无须治疗。

使用 GnRHa 治疗特发性性早熟症患儿能有效抑制下丘脑 - 垂体 - 性腺轴，显著降低患儿血清促性腺激素基础值和刺激后峰值、性激素水平以及抑制早发育的第二性征。有资料显示：亮丙瑞林治疗后，LH 基础值从随访的第 6 月到 2 年是基础值的 1/4 左右，激发试验患儿血清 LH 峰值由 17.2U/L 降低为 1.2～1.6U/L，FSH 由 9.9U/L 降为 1.4 发 1.9U/L。亮丙瑞林可使女性患儿血清雌二醇水平由 31.4ng/L 降为 10～11.9ng/L，雄激素由 3.3ng/L 降为 0.1～0.2ng/L。治疗 3 个月时所有患者乳房发育减慢和阴道分泌物减少，治疗 6 个月时 100% 乳房发育停止和阴道分泌物消失，卵巢体积由 2.2ml 减为 1.5ml，子宫体积由 4.1ml 减为 2.8ml。

GnRHa 可有效抑制骨骼成熟速度，有效延缓生长，从而使最终身高提高。开始治疗时的预测身高和最终身高的差值可认为是治疗获得的身高，各家报道在 3.5～6.5cm 之间，这些差异受开始治疗时骨龄的大小、患者的生长潜能和治疗疗程长短的影响，开始治疗时间早，疗程长，效果好。对开始治疗时骨龄已达到 12 岁者，疗效较差。治疗的终止时间应在骨龄 12 岁左右。对那些进展缓慢型的特发性性早熟症进行密切随访的

基础上进一步决定是否需要治疗。

GnRHa 治疗中会出现生长减速。GnRHa 治疗头半年的生长速度与治疗前对比改变不明显，由于对性激素的抑制作用，半年后一般回落至青春前期的生长速率（5cm/ 年左右），部分患儿在治疗 1～2 年后生长速度 <4cm/ 年，此时 GnRHa 继续治疗将难以改善其成年期身高，尤其是骨龄已≥12.0 岁（女）或 13.5 岁（男）时。减少 GnRHa 治疗剂量并不能使生长改善，反会有加速骨龄增长的风险。近年国际上多采用 GnRHa 和基因重组人生长激素（rhGH）联用以克服生长减速，但应注意的是，对骨龄≥13.5 岁（女）或 15 岁（男）或骨骺闭合的患儿不建议生长激素，因骨生长板的生长潜能已耗竭，即使加用生长激素，生长改善亦常不显著。使用生长激素应严格遵循应用指征，一般仅在患儿的预测成年期身高不能达到其靶身高和生长速度小于每年 4cm 时使用。生长激素采用药理治疗量为 0.15～0.20U/（kg•d），应用过程中需密切监测副作用。有资料显示将接受 GnRHa 治疗 1 年后，生长速度低于正常同龄第 25 百分位数的 30 位特发性性早熟症女性患儿，随机分为 2 组：GnRHa 单独治疗组和 GnRHa 联合生长激素治疗组。治疗 1 年后发现，联合治疗组生长速度、IGF-I、IGFBP-3 和尿 GH 水平显著高于单独治疗组，该研究认为 GnRHa 治疗后，生长速度及预期身高下降的患儿应联合 GH 治疗。Volta 等研究得到相似的结论。然而在 Pasquino 等的类似研究中，两治疗组却无显著性差异。因此，GnRHa 联合 GH 治疗对某些性早熟患儿可能有效，若在临床广泛推广还需进一步研究。

停药后大多能开始正常的青春发育，不影响生育功能。女童一般在停止治疗后 2 年内呈现初潮。研究显示 GnRHa 治疗 3 个月时促性腺激素 LH 和 FSH 已明显受抑，一直持续到治疗结束，停止治疗后半年 LH 和 FSH 水平已明显恢复。

GnRHa 总体上是安全的，但也有些会出现不良反应，如过敏、轻度绝经期症状等。开始给药时由于激动剂对 GnRH 受体的激活作用，患儿注射第 1、2 日会有血雌激素短暂升高，24 小时后垂体出现去敏感，雌激素分泌随即下降，因此少数患儿会在起始治疗数日后出现"撤退性"阴道出血，以后随着药物产生的持续性性腺轴抑制

作用,阴道出血现象消失。90 年代初开发应用的 GnRH 拮抗型类似物不会产生对性腺的暂时性兴奋性刺激现象,目前尚未应用于临床。

2. 假性性早熟的治疗 假性性早熟即外周性性早熟除了外源性激素摄入外,一般都具有器质性病因,因此治疗的目的在于去除病因,改善性早熟状态,GnRHa 治疗无效,但外围性性早熟转化为中枢性性早熟时加用 GnRHa 治疗有效。

由外源药物或食物引起者及时停用。性腺、肾上腺肿瘤需切除肿瘤,恶性者辅以放疗、化疗等。CAH 应使用糖皮质激素治疗,必要时行矫形手术切除肥大的阴蒂。原发性甲状腺功能减低者需进行甲状腺激素的替代治疗。纤维性骨营养不良综合征和家族性高睾酮血症引起的性早熟治疗选用抑制甾体激素合成的药物或拮抗其作用的药物。

(1)达那唑(danazol):是人工合成的一种甾体杂环化合物,系 17- 乙炔睾酮衍生物,它有抑制雌激素合成和卵巢滤泡发育作用,可与黄体酮受体结合,加速黄体酮清除率,有强的抗性腺激素和弱的雄激素作用,直接抑制 GnRH 的分泌。剂量为每晚口服 1 次,每次 3～7mg/(kg•d)。不良反应有皮肤过敏、体重增加、转氨酶升高、血尿、头痛,应定期复检肝功能、尿常规。服用螺内酯可减轻达那唑的弱雄激素副作用。

(2)环丙孕酮(cyproterone acetate,androcur,cyprostat):为 17- 羟孕酮的衍生物,有较强的抗雄激素作用,也有孕激素的活性,能抑制促性腺激素的分泌。剂量为 100mg/m^2,分 2～3 次口服。甲羟孕酮(安宫黄体酮)已不再用于治疗性早熟。

(母义明 陈 康 郭清华)

参 考 文 献

[1] Carel JC,Leger J. Precocious puberty. N Engl J Med,2008,358(22):2366-2377.

[2] Fuqua JS. Treatment and outcomes of precocious puberty:an update. J Clin Endocrinol Metab,2013;98(6):2198-207.

[3] Sloboda DM,Hart R,Doherty DA,et al. Age at menarche:Influences of prenatal and postnatal growth. J Clin Endocrinol Metab,2007,92(1):46-50.

[4] Emily C. Walvoord O,Hirsch P. Analogues in Precocious Puberty:Theoretic and practical considerations combined use of growth hormone and gonadotropin-releasing hormone. Pediatrics,2006,28(2):255-265.

[5] Franco A,Giorgio Z,Francesco B,et al. Bone development during GH and GnRH analog treatment. Eur J Endocrinol,2004,151(S1):S47-S54.

[6] Candeliere GA,Glorieux FH,Prud'Homme J,et al. Increased expression of the c-fos proto-oncogene in bone from patients with fibrous dysplasia. New Eng J Med,1995,332(23):1546-1551.

[7] Lumbroso S,Paris F,Sultan C. Activating Gs-alpha mutations:analysis of 113 patients with signs of McCune-Albright syndrome--a European collaborative study. J Clin Endocrinol Metab,2004,89(5):2107-2113.

[8] Misra M,Cord J,Prabhakaran R,et al. Growth hormone suppression after an oral glucose load in children. J Clin Endocrinol Metab,2007,92(12):4623-4629.

[9] Liu F,Li W,Yao Y,et al. A case of McCune-Albright syndromeassociated with pituitary GH adenoma:therapeutic process and autopsy. J Pediatr Endocrinol Metab,2011,24(5-6):283-287.

[10] Christoforidis A,Maniadaki I,Stanhope R. McCune-Albright syndrome:growth hormone and prolactin hypersecretion. J Pediatr Endocrinol Metab,2006,19(S2):623-625.

[11] Celi FS,Coppotelli G,Chidakel A,et al. The role of type-1 and type-25'deiodinase in the pathophysiology of the T3 toxicosis of McCune-Albright syndrome. J Clin Endocrinol Metab,2008,93(6):2383-2389.

[12] Schoelwer M,EugsterEA. Treatment of peripheral precocious puberty. Endocr Dev,2016,29(4):230-239.

[13] Brown RJ,Kelly MH,Collins MT. Cushing syndrome in the McCune-Albright syndrome. J Clin Endocrinol Metab,2010,95(4):1508-1515.

第三章　多囊卵巢综合征

第一节　概　　述

多囊卵巢综合征（polycystic ovary syndrome，PCOS）是一种具有临床异质性的内分泌代谢紊乱的性腺疾病，主要特征为高雄激素血症、排卵障碍，临床表现为月经紊乱、多毛、痤疮、骨盆疼痛、不孕，常伴随其他并发症，如糖尿病、肥胖、心血管疾病、子宫内膜癌、情绪障碍等。1935年，Stein和Leventhal首先将典型的卵巢多囊化形态与男性化、月经异常、无排卵性不孕等表现联系在一起，又称Stein-Leventhal综合征。50年代发现PCOS患者雄激素升高，70年代确定下丘脑-垂体-卵巢轴，1980年，Burghen提出PCOS患者存在胰岛素抵抗（insulin resistance，IR）。过去当人们开腹时，首先看到的是"多囊卵巢"故命名为"多囊卵巢综合征"，其实"多囊卵巢"是继发的、是现象，而病源、病因是性激素异常和胰岛素抵抗。

PCOS是女性常见的内分泌紊乱性性腺疾病，约占育龄女性的5%～10%，最新研究显示高达20%。肥胖者PCOS发病率明显高于非肥胖者；PCOS占妇科内分泌疾病的20%～60%，占闭经妇女的25%。PCOS占辅助生殖技术助孕者的50%，是女性不孕症最常见的原因：73%～80%的女性患无排卵性不孕症，60%～80%的女性患不孕症。

PCOS可给女性身心产生深远影响，不只局限于生育期或生殖领域，其在青春期多表现为月经稀发或闭经、功能失调性子宫出血，在育龄期多表现为不孕或流产，而在中老年期则多表现为糖尿病、高血压、高血脂和心血管疾病等代谢综合征，以及子宫内膜癌、乳腺癌、卵巢癌等。随着对PCOS病理改变和PCOS妇女生活质量影响的深入研究，PCOS远期并发症逐渐受到人们的重视。因此，早期识别并积极治疗PCOS，将有利于及时纠正、阻断PCOS的内分泌紊乱，防止其近期及远期并发症的发生，明确改善其预后。

第二节　PCOS病因的认知与演变

PCOS的发生具有复杂的病理机制，对PCOS的认识也逐步深入。

一、PCOS发病机制的认识与演变

PCOS疾病在1844年就已经被人们所了解，Chereau和Rokitansky两位学者就已经发现卵巢在形态学方面的变化。1904年，Frindley将其称作是囊性退化卵巢。1935年，Stein和Leventhal两位专家对双侧卵巢增大、多囊改变、多毛、肥胖、闭经的患者进行了一系列的研究，在当时将其称为Stein-Leventhal综合征，但当时并未认识到其病因。其后，20世纪50年代发现雄激素升高，卵巢的雄激素是由卵泡膜间质细胞、次级间质细胞和卵泡膜黄体细胞产生的，此3种细胞表达LH受体，经特定的G蛋白-cAMP蛋白激酶的途径促进3β-羟类固醇脱氢酶（3β-hydroxysteroid dehydrogenase，3β-HSD）、胆固醇侧链裂解酶P450scc和P450C17α等关键酶的表达及活性，合成并分泌以雄烯二酮为主的雄激素。卵巢雄激素的合成主要受黄体生成素的调节，另外雌激素、促性腺激素释放激素和一些细胞生长因子也有局部调节作用。

肾上腺雄激素的合成在束状带和网状带，受下丘脑-垂体轴分泌的促肾上腺皮质激素调节，同时也受某些细胞激酶和生长因子的局部作用。约一半的PCOS患者中存在肾上腺特有的雄激素脱氢表雄酮和硫酸脱氢表雄酮水平升高。肾上腺雄激素分泌过多与肾上腺酶功能的紊乱（主要为

细胞色素 P450C17α- 羟化酶），以及对促肾上腺皮质激素反应增强等有关。Colak R 等研究表明，PCOS 妇女肾上腺功能极度活跃。P450C17α 酶是促进卵巢与肾上腺 17α- 羟化酶和 17,20- 裂解酶活性的专一性的酶，其缺陷导致 PCOS 的高雄激素血症。Martenr JW 等研究表明，P450C17 的丝氨酸超磷酸化增加 17,20- 裂解酶的活性，因而增加雄激素的生成。

PCOS 患者下丘脑 - 垂体 - 卵巢轴功能异常表现为下丘脑对孕酮负反馈敏感性减低，下丘脑促性腺激素释放激素（GnRH）分泌脉冲频率增加，垂体对 GnRH 敏感性增加，GnRH 诱导的 GnRH 受体增加，使垂体分泌黄体生成素的频率及幅度增加，无周期性改变及黄体生成素峰出现。Kalrot 等研究发现，促性腺激素亚单位的基因表达受 GnRH 调节，高频率的 GnRH 脉冲诱导 LH mRNA 表达增加，但不影响 FSH mRNA 的表达，其结果是黄体生成素的分泌高于卵泡刺激素，同时由于多囊性卵巢分泌过多抑制素选择性抑制垂体卵泡刺激素分泌，从而使 LH/FSH 比值增加。有报道显示在 PCOS 患者中，有 55%～75% 黄体生成素升高水平远高于卵泡刺激素下降水平，黄体生成素可直接作用于卵巢的卵泡膜细胞，增加细胞内 P450C17α 的活性，使卵巢内卵泡膜细胞产生过多雄激素，同时黄体生成素能诱导卵巢合成胰岛素样生长因子 IGF-I 受体，使其结合量增加，并能诱导卵泡膜细胞增生，促进卵巢雄激素的合成和分泌；使卵泡及其卵子发育停滞或延缓，使睾酮和雄烯二酮在外周分别向双氢睾酮和雌酮的转化增多，增多的双氢睾酮导致女性痤疮和 / 或多毛；而雌酮的增多，使雌酮 / 雌二醇比率增大，导致无周期性高雌激素，进一步反馈性地增强下丘脑 / 垂体的 GnRH/LH 分泌形成一个恶性循环（图 6-3-1）。

Homburg 提出观点认为，PCOS 最早在胎儿时期已初步显现，在基因及环境等多重因素影响下造成雄激素的堆积而发病，窦状卵泡闭锁率的下降、P450-17α 等雄激素生成酶的激活、LH 分泌的上调以及胰岛素分泌的增多均参与刺激雄激素分泌，造成机体高雄激素状态而诱发 PCOS。

1980 年，Burghen 提出 PCOS 存在 IR，胰岛素抵抗通过多种途径导致雄激素过多和排卵功能

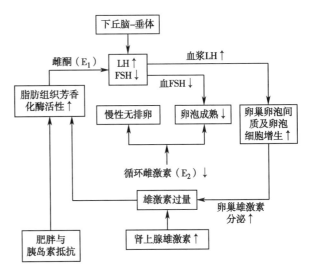

图 6-3-1　PCOS 的发病机制

异常。体内外的研究表明：高水平胰岛素①直接刺激垂体 LH 分泌，使卵巢卵泡膜细胞增生；②使 LH 受体的表达及 LH 释放增加，并协同 LH 促进膜细胞生成雄激素；③增加 P450c17 的 mRNA 表达，促进雄激素合成；④协同 IGF-1 及雌二醇促进雌烯二酮的生成；⑤上调胰岛素样生长因子 1 受体（IGF-1R）的表达并结合自身受体或竞争性结合 IGF-1R 抑制肝脏合成性激素结合蛋白，从而使游离雄激素水平增高；⑥作用于垂体促使黄体生成素分泌增加；⑦增强肾上腺对 ACTH 的敏感性，使肾上腺来源的脱氢表雄酮和硫酸脱氢表雄酮增加。高胰岛素血症导致的卵巢雄激素生成增加，闭锁卵泡增多和卵泡优势化障碍，进一步导致卵巢颗粒细胞的功能降低，产生排卵障碍。降低胰岛素水平可逆转循环中雄激素的浓度。雄激素增多和胰岛素抵抗是一种恶性循环，睾酮可刺激内脏脂肪分解，使游离脂肪酸增加进而加重胰岛素抵抗。在肌肉水平，睾酮可诱导Ⅱ型纤维表达增加，这种纤维对胰岛素敏感性不高，从而增加胰岛素抵抗程度。

近年来逐步认识到慢性炎症通过各种途径介导 IR，产生高雄激素血症，进一步导致 PCOS 的发生。主要作用机制是促炎因子干扰胰岛素信号转导。TNF-α 与 p55 受体结合后促进神经酰胺和胆碱的释放，这些分子引起丝 / 苏氨酸的胰岛素受体底物 1（IRS-1）磷酸化，降低 IRS-1 酪氨酸激酶活性，IRS-1 的表达下调，抑制 IRS-1 与胰岛素受体结合并下调 GLUT4 的表达，导致 IR。另外，

TNF-α 引起胰岛内巨噬细胞活化，诱导一氧化氮合酶（NOS）的表达增加，通过 NOS 抑制胰岛 β 细胞正常代谢，加重 IR。

肠道菌群作为"成人的第二大脑"，可通过脑 - 肠轴途径与大脑实现相互影响，从而整合肠道和大脑之间的神经、激素、免疫学信号等多种元素。因此，肠道菌群的失调与肥胖、高脂血症以及胰岛素抵抗等代谢性疾病有极为重要的关系。肠道菌群失调通过导致高雄激素血症、胰岛素抵抗、慢性炎症、肠道通透性增加和代谢综合征（肥胖、糖尿病）参与 PCOS 的发生发展。因此，肠道菌群失调与 PCOS 的发生发展存在相关性。

二、遗传因素

PCOS 患者多具有家族性，即 PCOS 患者的一级家属患病率明显高于正常人，但不遵循孟德尔遗传规律，其遗传规律较为复杂。

（一）易感基因

1. 高雄激素相关基因

（1）*CYP11A* 基因：编码胆固醇侧链裂解酶，后者是胆固醇转化为孕烯醇酮的限速酶，控制雄激素前体的合成。*CYP11A* 基因的 5′ 端在离翻译起始点 AGT-528 处有一段寡核苷酸重复序列（TTTA）*n*，其微卫星多态性（最常见的为 216 基因型）可能与 PCOS 高雄激素有关。

（2）*CYP11B2* 基因：编码醛固酮生物合成终末阶段的关键基因，定位在 8q2413。其启动子区域变化会导致基因转录效率不同，使醛固酮（ALD）分泌失调。PCOS 患者卵巢的卵泡膜细胞及间质细胞中肾素、血管紧张素水平较高，而该部位是卵巢产生雄激素的部位，也是黄体生成素作用敏感之处。*CYP11B2* 基因 344T 位点的多态变异等位基因 *C* 频率明显增加，与 PCOS 呈显著相关，该位点变异（T-C）可能增加患 PCOS 的风险。

（3）*CYP17* 基因：编码 P450c17 蛋白，具有 17α- 羟化酶和 17,20- 裂解酶活性，卵泡膜细胞利用其 17α- 羟化酶活性催化孕酮转变为 17α- 羟孕酮，再利用 17,20- 裂解酶活性生成雄烯二酮。P450c17α 与 PCOS 的发病密切相关。*CYP17* 基因 5′ 端启动子 −34bp 处的点突变 T-C 能够影响表现型，PCOS 患者 *CYP17* mRNA 半衰期增加 2 倍，*CYP17* mRNA 的缓慢降解速率导致 *CYP17* 基因

在卵泡膜细胞中的表达增强。

（4）*CYP21* 基因：编码 21- 羟化酶，21- 羟化酶缺乏症是先天性肾上腺皮质增生症的主要原因。胰岛素受体底物 1（*IRS-1*）基因的 G972R 变异，在 *CYP21* 突变的杂合子女性携带者中可能是一个修饰位点，能增加 PCOS 患者肾上腺源性雄激素分泌过多的风险。但群体研究表明，*IRS-1* 基因的变异和 *CYP21* 突变在 PCOS 的发病中的作用很有限。

（5）雄激素受体（*AR*）基因：由位于 Xq11-12 的基因编码，活性受其第 1 外显子的（CAG）*n* 多态调节，CAG 重复的次数与雄激素受体活性呈负相关。PCOS 组显示出更短的 CAG 平均重复长度，编码的 AR 活性更高，故 CAG 重复序列长度与 PCOS 患者月经稀发、高雄激素血症呈负相关，这表示较短的多聚谷氨酰胺序列可能与 PCOS 患者不排卵及低水平睾酮有关。睾酮和 IR 的联系也由 *AR* 基因（CAG）*n* 多态修饰调节，因此评估 PCOS 患者睾酮对 IR 的作用时需考虑 *AR* 基因 CAG 重复多态。CAG 重复序列长度是 PCOS 的一个独立危险因素。故认为 CAG 重复多态性可能是构成调节 PCOS 表型的一种基因因素。

（6）性激素结合球蛋白（sex hormone binding globulin，*SHBG*）基因：睾酮和雌二醇对靶器官的作用受 SHBG 的调节。PCOS 患者血清中 SHBG 水平较正常人下降。在 *SHBG* 基因 5′ 端启动子区的 Alu 序列（TAAAA）*n* 和下游元件一起影响此基因的转录活性。*SHBG* 第 8 外显子的点突变 D327N 导致 *SHBG* 半衰期延长，该突变与（TAAAA）*n* 多态有强不平衡性连锁。

（7）11β- 羟类固醇脱氢酶（*11β-HSD1*）基因：位于染色体 10q14,15（11,14）的 *HSD17B5* 基因启动子区域 71bp 的单核苷酸 G-A 突变，是一种功能性多态，可导致 PCOS 患者血清睾酮水平升高。

（8）卵泡刺激素 B（*FSHB*）基因和卵泡刺激素受体（*FSHR*）基因：*FSHB* 基因第 3 个外显子 TyC 的无义突变（密码子 76，TATyTAC）与 PCOS 有关，AccI 酶切位点的多态性与部分 PCOS（尤其是肥胖型）有相关性。

（9）*LH* 基因与 *LH* 受体基因：LH 是一种糖蛋白激素，由 A、B 亚基组成，其中 B 亚基具有特异性并使 LH 具有生物活性。*LH2B* 基因第 3 外显

子区域 G1502 到 A1502 的碱基突变与 PCOS 患者血清 LH 水平升高及高睾酮水平均有关，提示 *LH2B* 基因突变可能是 PCOS 重要的致病原因之一。

2. 胰岛素作用相关基因

（1）胰岛素基因：位于染色体 11q1515，其 5′端可变数目串联重复序列（VNTR）变异能通过调节胰岛素基因转录而调节其分泌。VNTR 根据重复数 40、80、157 将胰岛素基因分为Ⅰ、Ⅱ、Ⅲ三型，Ⅲ型胰岛素基因比Ⅰ、Ⅱ型转录能力强。对 17 个家系进行的胰岛素基因 VNTR 与 PCOS 相关性研究发现，Ⅲ型等位基因与 PCOS 相关，特别是无排卵型 PCOS。

（2）胰岛素受体（*INSR*）基因：其酪氨酸激酶域 17 外显子 1 058 位点 C/T 单核苷酸多态性与 PCOS 发病相关，也可能导致 INSR 连锁不平衡。

（3）胰岛素受体底物（*IRS*）基因：IRS 作为 INSR 后信号细胞内转导的重要分子，既是 INSR 酪氨酸激酶的底物，也是胰岛素多种生物调节作用的中间体，在 IR 中起至关重要的作用。IRS-1 Gly972Arg 在 PCOS 女性中普遍存在，其对代谢有重要影响，而对雄激素水平却无直接作用，其通过降低性激素结合蛋白调控生殖生理。

（4）过氧化物酶体增殖物激活受体基因（*PPAR*）：核受体超家族成员之一，根据结构及功能可分为 PPARα、PPARβ 及 PPARγ 3 种亚型，其分布具有组织特异性。Hara 等研究显示，*PPARγ* 基因 Pro12Ala 多态性可能是 PCOS 多种发病机制中的重要因素之一，等位基因 *Ala* 的存在与胰岛素敏感性增高及 IR 减弱密切相关。Korhonen 等研究发现，PCOS 组出现 *Ala* 等位基因的频率明显低于对照组，两组基因型分布亦有差异，说明 *PPARγ* 基因中 Ala 变异可减轻 PCOS 患者的 IR。

（5）钙激活酶基因：半胱氨酸蛋白酶是一种钙激活酶，水解在钙离子调节信号途径中起重要作用的其他蛋白酶，在胰岛素细胞内信号转导中参与胰岛素介导的葡萄糖摄取等效应，其表达量下降可导致 IR。其 SNP-44、SNP-43、SNP-19、SNP-63 多态性与 PCOS 易感性的相关性在不同人群存在差异。

（6）脂连蛋白（adiponectin）基因：Haap 等研究结果显示，+45 位点 G/G 纯合携带者在 PCOS 患者中出现的频率较正常对照显著增高，说明脂连蛋白基因 *T45G* 基因多态与 PCOS 存在关联性。Xita 等对 PCOS 患者脂连蛋白基因 *T45G*、*G276T* 多态性的研究显示，+45 位点 TG 较 TT 核型者 IR 明显，而 +276 位点 GG+GT 较 TT 核型 IR 明显。

（7）抵抗素基因：启动子初始密码上游 120bp 处存在 C/G 变异。Xita 等的研究表明，抵抗素基因启动子的多态性与 PCOS 妇女的 BMI 相关。而 Urbanek 等研究 258 个家庭中抵抗素基因启动子的 C/G 多态性与三种表现型（PCOS、肥胖、IR 之间的相关性），未发现它们存在相关性。

（8）胰岛素样生长因子（*IGF*）基因：IGF-2 位于 11p15.5，其 3′端非编码区 Apal（rs680）基因型可增加白细胞内 IGF-2 mRNA 表达，刺激肾上腺及卵巢分泌雄激素，Apal 的 G 等位基因与 PCOS 发病的相关性最早发现于西班牙女性中。最新研究发现，巴西年轻女性 Apal 的 GA+AA 基因型与 PCOS 的发生亦相关。

3. 炎症因子基因

（1）肿瘤坏死因子（*TNF*）及 TNF 受体 2 基因：*TNF-α* 基因启动子区 -308 位碱基鸟苷酸突变为腺苷酸，在体外载体细胞中可导致 *TNF-α* 基因 mRNA 表达水平改变，可能对细胞胰岛素敏感性有影响。TNF 受体 2 介导 TNF-α 的效应，编码 TNF 受体 2 的基因为 *TNFRSF1B*，其内含子 6 中 M196R（676 TyG）的频率在 PCOS 患者显著高于正常人，在高雄激素患者中也较高。TNFRSF1B 内含子 6 的 M196R（676 TyG）与高雄激素血症和 PCOS 有关。

（2）人白细胞抗原（*HLA*）基因复合体：PCOS 组 *HLA-DQA112* 基因频率显著低于对照组，比数比（OR）值提示该基因为 PCOS 的抵抗（不易感）基因；PCOS 组 *HLA-DQA111* 基因频率分布高于对照组，*HLA-DQA113* 基因频率低于对照组，但差异无显著性。PCOS 组 *HLA-A11* 和 *HLA-DRB1*0403* 基因频率较对照组高，而 *HLA-B39* 基因频率较对照组低。

（3）IL-6：连锁不平衡的 *IL-6* 基因 -597A 和 -74G/C 位点上 G 等位基因多态性与高雄激素血症有关。

（4）纤溶酶原激活物抑制物（*PAI-1*）基因：

PCOS 组以 4G 基因型分布为主,对照组以 5G 基因型分布为主;PCOS 组肥胖者和非肥胖者分别以 5G 基因型和 4G 基因型分布为主。PAI-1 基因启动子区 4G 基因型出现频率高,可能与 PCOS 的发病,尤其是与非肥胖 PCOS 发生有关。

(二)表观遗传学

1. 微 RNA(microRNA,miRNA) miRNA 是一类非编码小 RNA,主要参与生物体内的转录后调控,与靶基因 mRNA 的 3′ 非翻译区(untranslated region,UTR)结合,在转录后水平上对基因表达进行负调节,导致相关基因的降解或翻译抑制。多种 miRNA 的异常表达,通过干扰卵巢的生殖和内分泌功能,以及诱导 IR 的发生,参与 PCOS 的发生、发展。

(1)表达上调的 miRNA:PCOS 患者卵泡细胞(granulosa cell,GC)及卵巢组织中 miR-27a-3p 表达上调,其通过抑制靶基因 SMAD5 的表达,促进 GC 凋亡,诱导 PCOS 的发生。PCOS 患者卵泡液中 miR-21、miR-27b、miR-155 和 miR-107 表达上调,可以促进游离睾酮的释放。PCOS 患者 GC 中的 miR-145 过表达,抑制其靶基因 IRS-1 和 MAPK/ERK 信号通路,并通过负反馈作用促进 PI3K/Akt 信号通路的活性,从而改善 PCOS 患者的 IR。

miR-483-5p 在 PCOS 患者卵丘颗粒细胞、卵泡液中均表现为高表达,其通过 Notch 信号和 MAPK 通路靶向调控 Notch3 和 MAPK3,在 PCOS 发展中存在抑制作用。miR-93 过度表达直接抑制葡萄糖转运蛋白 4 表达,降低葡萄糖代谢和胰岛素敏感性,从而加重 PCOS 患者的 IR。

(2)表达下调的 miRNA:PCOS 患者卵泡液中 miR-26b 表达下调,导致卵巢 GC 凋亡减少,卵泡闭锁率下降。在 PCOS 患者血清和 / 或卵泡液中 miR-29a、miR-34a、miR-126 和 miR-199a-3p 表达下调。miR-145 在 PCOS 患者 GC 中表达水平下降,其靶向作用于 IRS-1,通过调控 PI3K/Akt 和 MAPK/ERK 信号通路,抑制 GC 增殖。miR-483 及 miR-486-5p 在 PCOS 患者的卵巢皮质中表达下调,通过靶向并促进 IGF-1 表达,促进细胞增殖及周期进展,参与 PCOS 的发生。PCOS 患者血清中 miR-320a 表达下调,卵丘细胞(CC)中 miR-320a 表达明显下调,颗粒细胞中 miR-320a 的表达呈上调趋势。miR-320a 抑制损害 CYP11A1 和 CYP19A1 表达,直接针对 Runx2 的 3′-UTR 通过调节 Runx2/CYP11A1(CYP19A1)级联反应来增强 CC 的类固醇激素生成。miR-27、miR-125b、miR-184 和 miR-105 抑制孕激素和雌激素的释放,miR-378 能通过靶向作用于芳香化酶编码区域的 3′-UTR 直接调节雌二醇 E_2 的产生。排卵障碍的 PCOS 患者卵泡液中 miR-483-5p 和 IGF-2 基因表达均显著下调。

miR-6767-5p 在 PCOS 患者血清中表达下调,通过减少 SHBG 的生成,使有活性的游离睾酮增加,从而导致高雄激素血症。PCOS 患者卵泡液中 miR-151、miR-24 和 miR-19 表达下调,可以减少卵巢细胞内睾酮的释放,与 PCOS 患者血清游离睾酮水平升高呈负相关。miR-222 在 PCOS 的卵丘 GC 中表达下调,通过调节雄激素受体的表达以旁分泌途径调节雄激素的产生。miR-320a 还可靶向作用于转录因子 E2F1 和 SF-1 抑制雌激素的合成及颗粒细胞的增殖,促进睾酮和孕酮的产生。卵泡液内 miR-23a 可以通过调节卵巢芳香化酶 CYP19A1 表达,干扰 E_2 的生物合成。

在 PCOS 患者的卵泡液中 miR-29 和 miR-320 均存在差异表达,二者通过参与糖代谢的调节,参与 IR 的产生。PCOS 患者 miR-483-5p 和 miR-486-5p 在卵母细胞中表达下调,使 PTEN 和 DOCK3 基因表达增加,抑制 PI3K/Akt 信号转导,诱导 IR 及 PCOS 的发生。miR-93 在 PCOS 和 IR 非 PCOS 女性的脂肪组织中的表达增高,但其宿主基因 MCM7 在 PCOS 患者中的表达变化却和 miR-93 不一致,MCM7 在这些个体脂肪组织表达均下调,且在 PCOS 并 IR 的女性中表达更低。其他 MCM7 内含子区域内 miR 家族成员的表达(miR-25 和 miR-106b)与 MCM7 表达也不平行。

2. 长链非编码 RNA(long noncoding RNA,lncRNA) lncRNA 是发育、分化、细胞增殖和凋亡的关键调控因子,可以在表观遗传、转录和转录后水平调节基因表达水平。

(1)表达上调的 lncRNA:PCOS 女性外周血白细胞中的 CTBP1-AS 表达高于对照组女性,CTBP1-AS 是一种与雄激素受体信号通路相关的 lncRNA,在校正年龄、BMI 以及 IR 评价稳态模型后,CTBP1-AS 表达水平与血清总睾酮浓度呈正相关。PCOS 女性患者外周血白细胞中甾体激素受体 RNA 激活物（steroid receptorRNAactivator, SRA）表达水平显著高于对照组，其表达水平与 BMI 呈正相关，提示 SRA 可能参与 PCOS 患者肥胖的发生。PCOS 患者的卵丘细胞中 Prader-Willi 区非蛋白质编码 RNA2（PWRN2）表达上调。通过编码—非编码基因共表达网络鉴定，PWRN2 和一种蛋白质编码基因 ATP6V1G3 共同作用编码与 H⁺ 主动转运有关的蛋白——V-ATPase。人白细胞抗原复合物组 26（HLA complex group 26, HCG26）在 PCOS 组中的表达显著高于对照组，表明 HCG26 可能影响颗粒细胞的增殖并产生过量的卵泡。

（2）表达下调的 lncRNA：肿瘤低表达 lncRNA（lncRNA-low expressionin tumor, lncRNA-LET）在 KGN 细胞中表达下调。IR 的 PCOS 患者血清中生长停滞敏感基因 5（growth arrest specific 5, GAS5）表达水平显著下调，且与稳态模型评估 IR 指数呈负相关。PCOS 患者 TERRA 表达水平却较对照组低，TERRA 是由数量不同的 UUAGGG 重复序列组成的 lncRNA，其表达水平与睾酮浓度呈负相关。

三、环境因素

环境因素包括外环境（如环境内分泌干扰物）和内环境（如宫内雄激素暴露水平与不同生理周期的雄激素代谢水平等）均影响女性体内激素水平，与 PCOS 发病具有一定相关性。

1. 环境内分泌干扰物 双酚 A 等能与雌激素受体结合的环境污染物都是引发 PCOS 的高危因素，其结合产生的雌激素或抗雌激素将干扰内分泌系统正常运作，导致月经紊乱。

2. 宫内雄激素暴露水平与不同生理周期的雄激素代谢水平 以高雄激素血症为主要临床表现的 PCOS 患者妊娠期间内分泌环境的变化可能是胎儿远期发生 PCOS 的基础病因之一。Ibáñez 等的研究显示不同生理周期的雄激素代谢水平与 PCOS 有关。

PCOS 病变可能起始于胚胎期，Sanchez-Ferrer 等通过对 126 例 PCOS 患者和 159 例对照者进行病例-对照研究，揭示女性胎儿宫内高雄激素刺激可能是成年后发生 PCOS 的危险因素。Barrett 等利用妊娠队列数据，发现 PCOS 妇女所生婴儿的产前雄激素代谢标志——肛门到生殖器的距离（AGD）较长。Barker 等的研究证实，婴儿时期暴露在高雄激素水平的环境中，会导致成年后某些基因的突变，进而增加了 PCOS 发生的可能。

此外，端粒缩短是 PCOS 及其并发症的另一种机制，排除年龄干扰的条件下，PCOS 患者端粒长度比正常人明显更短。

3. 肥胖因素 流行病学调查显示，大约 30% 肥胖女性患有 PCOS，而正常体重女性中患 PCOS 的仅为 5%。肥胖会降低性激素结合球蛋白水平，增加雄激素和胰岛素的分泌以及胰岛素抵抗。PCOS 患者体内的脂肪组织功能显著紊乱，脂肪组织产生瘦素和脂肪因子分泌蛋白，后两者在 PCOS 发生和发展中起重要作用。

4. 肠道菌群 肠道菌群通过与外界环境相互作用促进新陈代谢、免疫反应并改善肠道结构。因其数量庞大，生理作用广泛，肠道菌群基因又被看作"人类第二基因组"，与人体基因组一起通过与环境条件的相互作用，影响人体的生理代谢和病理过程。

肠道菌群失调会提高肠黏膜通透性，而小肠通透性增加会导致肠内炎症及肠道绒毛破坏，进而影响肠壁细胞间的连接，导致脂多糖从革兰氏阴性菌进入体循环的进程加快，引起体内抗原-抗体反应，从而激活免疫系统和慢性炎症，妨碍胰岛素受体功能，使血清中胰岛素水平进一步升高，从而导致卵巢产生更多的雄激素并干扰正常卵泡发育。Lindheim 等通过 QIIME 软件对 24 例 PCOS 患者进行 16S rRNA 基因扩增测序的肠道微生物进行处理分析，证实了胃肠渗漏引起的内毒素血症与慢性炎症、IR、脂肪堆积以及高雄激素血症有关。

Kelley 等对来曲唑诱导的 PCOS 小鼠模型研究发现，高雄激素血症导致小鼠大肠中细菌的种类及数量减少，主要表现为拟杆菌数量减少，厚壁杆菌数量增多，体重、脂肪量及血糖水平较对照组升高，表明高雄激素血症可以显著地改变肠道微生物群。Poutahidis 等对喂养过乳酸杆菌的小鼠血清睾酮水平与未经任何处理的小鼠相比，前者血清睾酮水平升高，证明了肠道菌群改变会影响血清睾酮水平。Gordon 研究组将普通的小鼠肠道菌群移植到无菌小鼠体内,经过相同的饲养,无菌小鼠的体脂增加,并且出现 IR。

5. 某些药物　癫痫妇女是易罹患 PCOS 的特殊亚群,其发生率约为 26%。服用抗癫痫药(AED)的时间越久,罹患 PCOS 的可能性越大,其原因在于癫痫放电或 AED 通过影响 HPO 轴系统调节与干扰 CYP 酶(细胞色素氧化酶 P450)系统影响激素的合成代谢,激素代谢紊乱最终导致各类生殖内分泌疾病,其中肝酶抑制剂(丙戊酸与托吡酯)对内分泌代谢影响较大。但另一方面,肝酶诱导剂(苯妥英钠、苯巴比妥与卡马西平)可通过 CYP 酶系促进激素的代谢及肝脏性激素结合球蛋白(SHBG)的合成,引起游离雄激素减少,导致睾酮及雌激素生物活性减低,继而引起月经紊乱。

6. 精神、心理因素　PCOS 患者的心理健康状态低于正常人,而这种心理问题进而影响日常的生活行为,如暴饮、暴食、酗酒,从而扰乱内分泌系统,加重 PCOS 状态。长期精神紧张、压抑等,可直接抑制下丘脑-垂体-卵巢轴(HPO 轴),导致 HPO 轴节律及卵巢功能紊乱。妊娠期不良情绪及妊娠期疾病等也可对 PCOS 的发病产生影响。因此,精神、心理因素是 PCOS 的重要因素之一。

四、存在问题与研究方向

尽管有非常多的 PCOS 发病基因的研究,但目前尚未确定 PCOS 的主效基因,因此目前多使用全基因组关联分析研究来分析相关基因位点的突变,今后有待进行大样本、多种族、多中心、随机对照的前瞻性研究以确定 PCOS 的确切发病机制。

第三节　PCOS 的临床表现

PCOS 对生殖、心理社会、代谢功能均有不良影响,表现在多个方面。

1. 生殖功能异常　PCOS 最为直观的特征,也是诊断的指标之一,包括高雄激素血症、功能性子宫出血、闭经、无排卵、相对不孕症、多囊卵巢,手术时可见黄体、男性化、双相基础体温、周期性月经等(表 6-3-1)。

表 6-3-1　PCOS 的症状与发生频率

症状	例数	发生频率/%
不育	596	74(35~94)
多毛	879	69(17~83)
闭经	640	51(15~77)
肥胖	600	41(16~49)
功能性子宫出血	547	29(6~25)
痛经	75	23
手术时可见黄体	391	22(0~71)
男性化	431	21(0~23)
双相基础体温	238	15(12~40)
周期性月经	395	12(7~28)

2. 心理社会功能异常　肥胖、痤疮、多毛、脱发、不育、自卑、抑郁、焦躁及性心理功能异常。

3. 代谢功能异常　糖尿病前期及 2 型糖尿病、胰岛素抵抗与代谢综合征(MS)、血脂异常的患病率增高,加速糖尿病前期向 2 型糖尿病的转变,心血管疾病发生率增高。此外,还可能出现妊娠并发症、阻塞性睡眠呼吸暂停和癌症等。

(1)糖尿病前期及 2 型糖尿病:30%~40% 的 PCOS 伴有糖耐量异常,10% 的患者在 40 多岁时伴有 2 型糖尿病。有研究显示肥胖 PCOS 妇女患糖耐量减低(IGT)的风险为 31%~35%,患 2 型糖尿病的风险为 7.5%~10%。有研究显示在 PCOS 患者中 MS 发生率为 21.2%,且 PCOS 合并 MS 患者体内的血清 25-羟维生素 D[25(OH)D]的浓度更低。一项随机对照研究表明,提高 PCOS 患者的维生素 D 水平可明显改善空腹血糖(FPG)、胰岛 β 细胞功能指数(HOMA-β)、脂连蛋白水平和血清 25(OH)D 的浓度。

(2)血脂异常:70% 的 PCOS 患者存在血脂异常,表现为 TG、LDL-C 水平升高,HDL-L、PAI-1 水平降低,其发病机制可能与载脂蛋白 A1(ApoA1)、脂代谢相关调控因子、脂连蛋白、瘦素、内脂素及其相关基因的异常表达有关。有研究发现 PCOS 患者体内存在较高水平的 ApoB/ApoA1,其中 ApoB/ApoA1 比值升高与远期并发症关系密切。

(3)心脑血管疾病:有研究显示 45 岁以上 PCOS 女性心血管疾病的发生率显著高于同龄健康女性(OR=12.88)。PCOS 患者还存在多种心血管疾病的相关危险因素,如血清 C 反应蛋白(CRP)

升高、血小板功能异常、高同型半胱氨酸血症以及氧化 - 抗氧化失衡等。

（4）妊娠并发症：有研究发现 PCOS 患者的妊娠并发症发生风险较非 PCOS 患者明显增加，其患妊娠期高血压疾病和子痫前期的风险增加 3～4 倍，患妊娠糖尿病的风险增加 3 倍，发生早产的风险增加 2 倍。

（5）阻塞性睡眠呼吸暂停：PCOS 患者发生阻塞性睡眠呼吸暂停比例明显升高，雄激素升高、雌激素降低、内脏肥胖可能与阻塞性睡眠呼吸暂停在 PCOS 中的风险有关。

（6）癌症：某些 PCOS 患者可出现子宫内膜癌、乳腺癌、卵巢癌等。有研究显示，与非 PCOS 患者相比，PCOS 患者发生子宫内膜增生症和 I 型子宫内膜癌的风险更高。

Boomsma CM 等对 15 个研究（实验组共 720 人、对照组共 4 505 人）进行了 Meta 分析，结果发现 PCOS 患者与正常妇女相比多种妊娠并发症的风险增高，妊娠糖尿病、先兆子痫、早产、胎儿围产期死亡率以及入住新生儿重症监护病房率的风险均有增高。

因为 PCOS 长期发展将出现糖尿病、高血压、高血脂和心血管疾病等代谢综合征，以及子宫内膜癌、乳腺癌、卵巢癌等的不良后果。因此，早期识别并积极治疗 PCOS，将有利于及时纠正、阻断 PCOS 的内分泌紊乱，防止其近期及远期并发症的发生，明确改善其预后。PCOS 的早期诊断线索为：月经失调、阴毛初现提前和多毛、肥胖和胰岛素抵抗、不孕。

第四节　PCOS 的诊断标准与争议

因 PCOS 发病的多因性及临床表现的多样性，诊断标准一直难以统一，给临床诊断带来许多麻烦，也给患病率的统计造成不一致，因此需要内分泌代谢病科、妇产科、生殖医学科、超声科的医师统一认识，制定一个能被大多数专家接受的诊断标准。

一、PCOS 的诊断标准与演变

PCOS 的统一诊断标准始于 1990 年，当时美国国立卫生研究院（NIH）在马里兰召开了关于

PCOS 的会议，当时规定 PCOS 的诊断标准为：同时具有临床或生化高雄激素表现和持续无排卵，并排除其他疾病。需要排除的其他疾病包括：间质泡膜增殖症、库欣综合征、先天性肾上腺皮质增生（如 21- 羟化酶缺乏及 11β- 羟化酶缺乏）、分泌雄激素的卵巢肿瘤、高催乳素血症、甲状腺功能异常、特发性多毛症、药物性高雄激素症（如服用达那唑等雄激素药物、苯妥英钠等）。这使标准化诊断迈出了重要的一步，但多囊性卵巢（PCO）形态学表现未被包括在内。随着研究的深入、诊断技术的进展、阴道超声的广泛应用，人们逐渐认识到 PCOS 的临床表现比 1990 年 NIH 定义的范围来得更广泛，有些患者表现为月经不规则、高雄激素和 / 或 PCO；有些患者无高雄激素症状，却有卵巢功能失调的临床表现。因此，1990 年 NIH 的诊断标准一直以来都存在争议。

英国学者应用卵巢多囊表现作为主要诊断标准：超声多囊样改变；月经稀发；多毛、痤疮、溢脂等；并除外垂体、肾上腺疾病。

2003 年，欧洲人类生殖和胚胎学会（ESHRE）与美国生殖医学学会（ASRM）在荷兰鹿特丹召开的专家会议上达成共识，推荐的 PCOS 诊断标准为以下三项中至少有两项，并排除其他疾病时可诊断为 PCOS：①稀发排卵或不排卵，②临床和 / 或生化有高雄激素表现，③超声检查发现 PCO。这一诊断标准可呈现不同临床表型，其排卵功能、雄激素水平各异（表 6-3-2）。

表 6-3-2　鹿特丹标准的临床表型

表型	稀发排卵	高雄激素	卵巢多囊样变
A	有	有	有
B	有	有	无
C	无	有	有
D	有	无	有

2005 年，美国临床内分泌医师协会（AACE）发布与 PCOS 有关的代谢及心血管并发症的声明，这是在生殖、胚胎学会之外内分泌学会发布的 PCOS 共识。

2006 年，美国雄激素过多 -PCOS 学会（Androgen Excess and PCOS Society，AE-PCOS）提出的 AES 标准。AES 标准在 NIH 和鹿特丹标准的基

础上，进行已发表文献的系统性回顾以及 PCOS 的流行病学的研究，认为 PCOS 应该是一种雄激素过多症。因此，高雄激素是诊断 PCOS 的必要条件，再满足无排卵和 PCO 其中一条，并排除其他引起高雄激素的疾病，即可诊断为 PCOS。这是继 NIH 和鹿特丹标准之后，第三个具有较大影响的诊断标准。

2006 年，美国得克萨斯大学奥斯汀分校、护理学院发布的《关于 PCOS 的诊断和管理指南》，英国皇家妇产科医师学院（RCOG）发表《PCOS 长期健康后果的建议》，AE-PCOS 发布《PCOS 患者糖耐量异常的诊疗声明》，以及将 PCOS 定义为高雄激素血症的标准。

2007 年，中华医学会妇产科分会内分泌学组制定了《多囊卵巢综合征诊治标准专家共识》：

（1）稀发排卵或无排卵；

（2）高雄激素的临床表现和／或高雄激素血症；

（3）卵巢多囊性改变：一侧或双侧卵巢直径 2～9mm 的卵泡≥12 个和／或卵巢体积≥10ml。

上述 3 条中符合 2 条，并排除其他高雄激素病因，如先天性肾上腺皮质增生、库欣综合征、分泌雄激素的肿瘤等，以及其他引起排卵障碍的疾病，如高催乳素血症、卵巢早衰、垂体或下丘脑性闭经以及甲状腺功能异常等。

2008 年，ESHRE 发布《PCOS 引起的不孕症治疗共识》。2009 年美国妇产科医师学会（ACOG）临床指南提出还需考虑肥胖的因素，腰围增加，腰臀比大于 0.85。此外，还需考虑胰岛素抵抗的因素，以胰岛素抵抗为其重要的发病特征可视为一种性别特异性代谢综合征类型。

2011 年，我国卫生部颁布实施《多囊卵巢综合征诊断》（WS 330—2011），首次提出疑似 PCOS 的概念：月经稀发、闭经或不规则子宫出血是诊断必须条件，再加上高雄激素的临床表现或高雄激素血症，或超声 PCO 表现。疑似诊断建立后逐步排除可能引起高雄激素的疾病和引起排卵异常的疾病即可明确诊断。

2012 年，ESHRE 和 ASRM 发布《PCOS 对女性健康影响的专家共识》。

2013 年，美国内分泌学会（TES）制定的 PCOS 指南指出：育龄期妇女诊断沿用 2003 年鹿特丹标准，符合以下任意两项标准，并排除其他疾病，即可诊断为 PCOS。

（1）雄激素过多：多毛，痤疮；雄激素性脱发；血清总 T 或游离 T 增加。

（2）排卵异常：稀发排卵；无排卵。

（3）卵巢多囊改变：单侧卵巢体积＞10ml；单侧卵巢内超过 12 个直径 2～9mm 卵泡。

2014 年，欧洲内分泌学会（ESE）发表《PCOS 立场声明》，英国皇家妇产科医师学院（RCOG）发表《PCOS 远期影响指南》，ACOG 发表《肥胖女性诊疗中伦理问题的委员会意见》。2015 年，中华医学会生殖医学分会发表《辅助生殖促排卵药物治疗专家共识》。2016 年荷兰妇产科学会发表《生殖系统和妊娠相关疾病后心血管风险管理多学科循证指南》。同年，中国《青春期多囊卵巢综合征诊治共识》发表。

2018 年，ASRM 联合 ESHRE 发布了《PCOS 的评估和管理的国际循证医学指南》，根据世界范围内的循证医学证据，针对 PCOS 的筛查、风险评估、临床管理及生殖助孕等一系列问题进行了详尽的阐述。此后，ACOG 发布实践简报更新了《PCOS 诊断、临床管理的最佳证据和指导建议》。加拿大妇产科医生协会（Society of Obstetricians and Gynaecologists of Canada，SOGC）紧接着发表《PCOS 诱导排卵指南》，提出 PCOS 诱导排卵指导意见。

2018 年，中国医师协会内分泌代谢科医师分会发表《多囊卵巢综合征诊治内分泌专家共识》，中华医学会妇产科学分会内分泌学组制定《多囊卵巢综合征中国诊疗指南》。2019 年，中国妇产科专家制定的《生酮饮食干预多囊卵巢综合征中国专家共识（2018 年版）》发表。

二、PCOS 诊断标准中存在的问题与争议

美国国立卫生研究院召开 PCOS 的研讨会，指出 NIH 标准是强调不排卵＋高雄激素，鹿特丹标准是强调不排卵、高雄激素、多囊性卵巢三选二，而 AE-PCOS 学会强调高雄激素＋卵巢功能紊乱（不排卵和／或多囊性卵巢）。因此，各个学会制定的指南或专家共识并不统一，以上这些诊断标准中以鹿特丹标准应用最为广泛。

1. 多囊性卵巢（PCO） 以往常容易把 B 超

发现的 PCO 与 PCOS 混淆，原因是忽略了 PCOS 的内分泌特征。在正常女性中多囊卵巢约占 22%，仅表现为轻度多毛和 / 或月经不规律，存在 PCOS 过度诊断问题。后来人们很快意识到 PCO 可以发生在正常女性和下丘脑性闭经及肾上腺异常增生的患者中。因此，要把卵巢多囊性改变这一现象与 PCOS 区别开来。各国诊断标准认为 PCOS 是种功能性疾病，诊断 PCOS 并不需要一定存在多囊卵巢；反之，单纯存在多囊卵巢也不能确定 PCOS 的诊断和代谢紊乱在 PCOS 中的作用。

尽管如此，PCO 仍被认为是 PCOS 的诊断标准之一。有学者认为 PCO 具有高度的敏感性（96.3%）和特异性（97%）。PCO 的形态学改变有：卵巢内出现直径 2～9mm 的卵泡，数量多于 12 个和 / 或卵巢容积增大（>10ml）。卵巢体积计算（ml）：0.5× 长（cm）× 宽（cm）× 厚（cm）；卵泡数目测量应包括横面与纵面扫描；卵泡直径 <10mm，横径与纵径的平均数。阴道超声较准确，无性生活史的患者经直肠超声较准确；早卵泡期（月经规律者）或无优势卵泡状态下超声检查。

鹿特丹标准认为 PCOS 的超声诊断指标为卵巢内卵泡多于 12 个，而后陆续有许多学者对此指标进行了探讨及验证，Dewaily 等提出超声下检测超过 19 个卵泡的诊断更为准确，其敏感性为 81%，特异性达 82%。随着超声设备及技术的改进，鹿特丹会议提出的标准现在需要商榷，主要是针对卵泡计数，而卵巢体积阈值尚不受超声技术改进的影响。使用新的最大探头频率 >8MHz 的超声测定，如仍以超过每个卵巢 12 个卵泡为阈值，将导致人群中出现一部分 PCOS 假阳性。Jonard 等考虑到新型机器的灵敏性促使更多小卵泡得以发现及区分，而提出了 24 个卵泡的诊断标准。Lujan 等通过大样本研究将成簇卵泡一一区分，又更进一步提出了 26 个卵泡的诊断指标。可以预见的是，为排除正常成人可能存在的 PCO 及不断提高的机器敏感性，PCOS 的超声诊断标准将不断"加码"，并提出更为精准的指标以诊断 PCOS。已有学者将目光转移向 MRI，Hardy 等提出应用三维超声或 MRI 联合 AMH 及 PCOS 经典临床表现，并依照不同年龄分析以诊断 PCOS 的方案，并推荐其更具准确性及诊断前景。

应用阴道 B 超卵巢的间质面积（SA）、总面积（TA）和 SA/TA 比值，发现这些是非常有价值的 B 超参数，与血清 LH、LH/FSH 呈显著相关，尤其是与 LH/FSH 比值的相关性最明显。因此，阴道超声测量卵巢三维切面的径线，尤其是 SA、TA 或 SA/TA 比值，对 PCOS 的诊断具有非常重要的意义，是 PCOS 的又一形态学特征。如果把阴道超声与腹部超声结合起来应用，可以提高诊断准确率。

2. LH 与 FSH 比值　PCOS 患者大部分存在促性腺激素分泌异常，LH 与 FSH 比值与浓度均异常，大多数 PCOS 患者 LH 升高，FSH 相当于卵泡期早期水平，LH/FSH≥2.5～3，大约 60% 有 LH 增高，95% 有 LH/FSH 比值升高。因此，有学者建议 LH 水平及 LH/FSH 比值可以作为诊断 PCOS 的辅助参数。Wiser 在研究中发现，LH/FSH>1.5 的 PCOS 患者，睾酮、雌二醇及窦卵泡数明显增高，伴随受孕率下降，LH 升高与不孕、流产关系密切，但此观点尚有争议。

由于促性腺激素水平随月经周期改变，并呈脉冲式分泌进入血液循环，肥胖对 LH 脉冲幅度增高有负面影响，使 LH 水平升高甚少或不高，LH/FSH 比值也可不高，因此未将血 LH 及 LH/FSH 比值作为 PCOS 的诊断标准。

鉴于 LH/FSH 诊断的局限性，Lewandowski 等提出了 GnRH 试验，认为 PCOS 患者 LH/FSH 对 GnRH 刺激敏感，较正常人群有显著升高，可能成为辅助 PCOS 诊断的新指标。另外，AMH 的诊断价值也逐步受到关注。卵巢中，抗米勒管激素（AMH）由早期发育的颗粒细胞生成，在整个月经周期中稳定存在，并与窦状卵泡数量成正比，可以代表卵泡的数量及质量。有研究显示，PCOS 患者血清 AMH 水平明显增高，可以考虑将其作为 PCOS 的辅助诊断指标。

3. 胰岛素抵抗 / 高胰岛素血症　尽管胰岛素抵抗 / 高胰岛素血症是目前公认的 PCOS 的基本病理特征之一，但是由于胰岛素检测方法尚未标准化、IR 计算方法的不同，引起 PCOS 的 IR 发生率统计不同，在普通人群和高危人群中适用的计算公式亦不同，因而在诊断标准中采用何种方法评定 IR 尚存争议。

4. 血清雄激素水平　有高雄激素临床表现的患者多数有高雄激素血症。因此，具有高雄激素血症的患者提示 PCOS 的可能性。但也有一部分患者血清雄激素水平在正常范围，此外，雄激素测量方法的不精确和多样性；即使正常人，其雄激素水平也存在多样性。因此，通过测定血清雄激素水平来诊断高雄激素血症也有一定的局限性。

有学者认为测定游离睾酮（FT）或游离睾酮指数（FTI）是评价高雄激素血症的敏感指标，而测定总体睾酮值不是高雄激素唯一的敏感指标。仅小部分 PCOS 患者可能有 DHEAS 水平增高。一些学者认为测定 DHEAS 和总体睾酮对于发现雄激素分泌肿瘤有一定价值。

5. 稀发排卵或不排卵 PCOS 患者通常表现为月经稀发、稀少或闭经，病理生理基础是稀发排卵或不排卵。然而月经不规则的程度和持续时间会因人而异，甚至月经规则的患者也可能表现持续不排卵，其中有 21% 伴有高雄激素血症；有典型 PCO 的 PCOS 患者具有排卵的超声证据并获得自然妊娠，只是其早期流产率明显增高。因此，稀发排卵或不排卵并不是诊断的必备条件，只是其中一条，因此许多学者认为鹿特丹标准较 NIH 马里兰标准更切合临床实际。

6. 多毛 PCOS 患者高雄激素的临床和生化表现一直是 PCOS 的重要指标之一，大多数学者认为其临床表现主要是多毛症。但也有其局限性：①评价多毛症有相当的主观性；②没有医生在临床实践中真正使用标准化记分方法；③缺少大量人群的标准化数据；④在被评价为内分泌疾病前，多毛症可能已经在皮肤科或儿科得到了很好的治疗；⑤在有多毛症的东亚女性和青春期女性中多毛症很少见。

7. PCOS 诊断的排除标准 为正确诊断 PCOS，在有相应诊断证据的前提下还应排除其他相关疾病。如催乳素水平升高明显，应排除垂体瘤，20%~35% 的 PCOS 患者可有催乳素轻度升高；如存在稀发排卵或无排卵，应测定 FSH 和 E_2 水平，排除卵巢早衰和中枢性闭经等；测定甲状腺功能，以排除由于甲状腺功能低下所致的月经稀发；如高雄激素血症或明显的高雄激素临床表现，应排除非典型肾上腺皮质增生（NCAH）（由于 21-羟化酶缺乏，应测定 17-羟孕酮水平）、库欣综合征、分泌雄激素的卵巢肿瘤等。

第五节 PCOS 的治疗与存在问题

鉴于 PCOS 的病因和发病机制尚不明确，目前尚无彻底治愈的方法，也没有一种治疗方法能改善 PCOS 所引起的各方面的异常，因此治疗应进行综合治疗，具体治疗方案取决于患者主要的症状、年龄、生育要求及代谢异常情况。

首先应进行生活方式调整：控制饮食、加强运动、改变生活方式、戒烟限酒、减少食盐等。通过行为方式调整，降低全部体重的 5% 或更多以改善胰岛素抵抗，体重降低至正常范围可以阻止 PCOS 长期发展的不良后果。

一、有生育要求患者的治疗

治疗目的是：

1. 促使无排卵的患者排卵；
2. 获得正常妊娠。

（一）基础治疗

1. 生活方式调整 Badawy 和 Elnashar 研究发现，体重降低 5% 可促进月经周期和排卵功能恢复。Pasquali R 等的研究表明，通过减轻体重，约 30% 的 PCO 不孕患者可自行排卵并怀孕。因此，应采用低热量饮食和耗能锻炼，其目的是降低全部体重的 5% 或更多。Panidis 等推荐对于超重的 PCOS 患者，饮食应控制在 1 200~1 500kcal/d（1kcal=4.186 8kJ），每周保证 5 天以上超过 30 分钟的中等强度运动。

2. 高雄激素血症的治疗 首选炔雌醇环丙孕酮，每片由 2mg 醋酸环丙孕酮（CPA）和 35μg 炔雌醇（EE）配合而成。CPA 抑制 P450c17/17-20 裂解酶活性，减少雄激素合成并在靶器官与雄激素竞争性结合受体，下调 LH 水平，从而降低睾酮及雄烯二酮水平，阻断外周雄激素的作用，通过下丘脑 - 垂体轴的反馈降低高雄激素生成，增加对氯米芬（CC）的敏感性；炔雌醇可以升高 SHBG，以降低游离睾酮水平。适用于高雄激素血症的 PCOS 患者，可改善高雄激素血症及其临床表现、有效避孕、建立规律计划的月经、避免子宫内膜癌的发生。

在自然月经或撤退出血的第 1—5 天服用，每日 1 片，连续服用 21 天。停药 7 天后重新开始用药。至少 3～6 个月，可重复使用。

3. 胰岛素抵抗的治疗

（1）二甲双胍：二甲双胍可增强周围组织对葡萄糖的摄入；抑制肝糖产生并在受体后水平增强胰岛素敏感性；减少餐后胰岛素分泌，改善胰岛素抵抗。适用于有胰岛素抵抗的 PCOS 患者。PCOS 患者常常存在高雄激素血症和高胰岛素血症，先采用炔雌醇环丙孕酮和二甲双胍纠正内分泌紊乱将会提高促排卵药物的促排卵效果。每次 500mg，每日 2～3 次，1 000～1 500mg/d，治疗 3～6 个月可明显改善患者的内分泌紊乱。

Vincenzo De Leo 等对肥胖 PCOS 女孩使用二甲双胍（1 700mg/d）治疗 6 个月，患者年龄 15～18 岁，所有妇女空腹胰岛素浓度 >15pmol/L 并且口服葡萄糖耐量试验（OGTT）2 小时胰岛素曲线下面积的胰岛素浓度 >48 000pmol/min，符合高胰岛素血症的标准（基础胰岛素水平 >15pmol/L 并且服糖后 90min 胰岛素 >80pmol/L），证实二甲双胍对月经周期的恢复作用，同时显示 MET 能够用于年轻女性以改善排卵和高雄激素血症的症状，如多毛、痤疮、体重增加等。

Lord 等对二甲双胍与安慰剂、空白对照及 CC、促排卵比较的 13 个（543 例）随机对照试验进行的 Meta 分析显示，二甲双胍与安慰剂相比其诱导排卵率 OR 为 3.88；二甲双胍 +CC 比 CC 诱导排卵率高，OR 为 4.41；妊娠率 OR4.40。Costello 等对 12 个随机对照试验、2 个队列研究和 16 个无对照的描述性研究进行 Meta 分析显示，二甲双胍可改善月经和排卵，二甲双胍 +CC 对无选择和 CC 抵抗的 PCOS 妇女均能改善排卵和妊娠。Kashyap 等的 Meta 分析结果显示，二甲双胍与安慰剂比较，诱导排卵 RR 1.50；改善月经周期 RR 1.45，妊娠率 RR 1.07；二甲双胍 +CC 比单用 CC 的诱导排卵率 RR 3.04，妊娠率 RR 3.65。Creanga AA 等的 Meta 分析显示二甲双胍单独使用改善了 PCOS 妇女的怀孕率。二甲双胍 +CC 的联合疗法与单独使用 CC 相比，既增加排卵又增加早期怀孕，特别是对肥胖的妇女。Johnson 通过 Meta 分析指出二甲双胍治疗对非肥胖无排卵 PCOS 患者排卵、怀孕率及活胎率均有显著改善，且效用不亚于氯米芬，应考虑为 PCOS 的一线治疗药物。

Kurabayashi 等通过对 15 例 CC 抵抗日本妇女给予低剂量二甲双胍的研究显示，对二甲双胍反应好的患者具有如下特点：①体重指数、空腹胰岛素水平、血脂和血压高；②雄烯二酮水平低；③月经不规律不严重。

（2）噻唑烷二酮类（thiazolidinedione，TZD）药物：TZD 不仅可以改善胰岛素抵抗，还可以直接改善 PCOS 患者的卵巢功能，Seto-Young 等在正常卵巢组织体外培养中添加吡格列酮或罗格列酮证明了这一观点。TZD 可直接刺激孕酮和胰岛素样生长因子结合蛋白 -1（IGFBP-1）的分泌，抑制胰岛素依赖性 E_2 和睾酮产生，同时增加卵巢胰岛素抑制因子 IGFBP-1 的分泌。罗格列酮可以治疗 PCOS 的高胰岛素血症和高雄激素血症，其改善胰岛素抵抗的作用优于二甲双胍；罗格列酮改善 PCOS 性激素异常的作用不及二甲双胍；罗格列酮可以提高氯米芬抵抗患者的排卵率，而且优于二甲双胍。

TZD 可提高患者的排卵率和胰岛素敏感性，降低雄激素水平，SHGB 升高，月经恢复。但罗格列酮可能导致水钠潴留，从而引发心力衰竭；匹格列酮有增加膀胱癌的风险。此外，动物实验提示罗格列酮有胚胎致畸作用，因此对要求妊娠者临床应用时需谨慎。

（3）胰高血糖素样肽 1 受体激动剂（GLP-1R）：GLP-1R 可对下丘脑食欲中枢的 GLP-1R 产生激活作用，明显降低饥饿感、增加饱胀感，减少进食量从而降低体重，改善胰岛素抵抗和血脂。利拉鲁肽在美国等地获批用于减肥以后，陆续开展了利拉鲁肽用于 PCOS 治疗的临床研究。Jensterle Sever 等通过 12 周的临床试验发现，利拉鲁肽能够明显降低 PCOS 患者的体重。Kahal 等的研究显示，PCOS 患者经过 6 个月的利拉鲁肽治疗后，体重下降了 3%～4%。对于肥胖型 PCOS 患者，利拉鲁肽降低体重和体重指数的效果均优于二甲双胍。对二甲双胍不敏感的 PCOS 患者，二甲双胍联合低剂量利拉鲁肽降低体重的效应优于单用利拉鲁肽，且患者能够更好地耐受药物不良反应。

（4）脂肪酶抑制剂：奥利司他通过与胃、小肠腔内的脂肪酶活性丝氨酸部位形成共价键而使脂肪酶失去活性，不能将食物中的脂肪分解为可被人体吸收的非酯化脂肪酸和三酰甘油，从而减少脂肪摄入，改善胰岛素抵抗，发挥减重的作用。Vosnakis 等对超重和肥胖的 PCOS 患者使用奥利司他结合生活方式调整 24 周后，其体重明显减轻，高雄激素血症和胰岛素抵抗改善，血清抗米勒管激素水平升高。Panidis 等的研究发现，奥利司他结合生活方式干预可显著减轻 PCOS 肥胖患者的体重，同时其体重指数、血清睾酮、三酰甘油和游离雄激素水平均明显下降。

（5）α- 葡萄糖苷酶抑制剂：阿卡波糖可通过在肠道内竞争性抑制小肠的 α- 葡萄糖苷酶，抑制食物的多糖分解，使机体对糖的吸收减缓；同时还能通过抑制葡萄糖苷水解酶，减少多糖及蔗糖分解成葡萄糖，进而降低体内的血糖水平，从而减轻胰岛素抵抗。Meta 分析显示，阿卡波糖能有效降低 PCOS 患者体内的雄激素、TC 和 VLDL-C 水平，升高 HDL-C 水平。但其在 PCOS 患者中的应用疗效及妊娠期安全性研究较少，亦无临床适应证，因此仍需大规模研究以进一步明确。

（二）促排卵治疗

1. 一线促排卵治疗——氯米芬 但其有弱的抗雌激素作用：影响宫颈黏液，精子不宜生存与穿透；影响输卵管蠕动及子宫内膜发育，不利于胚胎着床，妊娠率低；可于近排卵期适量加用戊酸雌二醇等天然雌激素。于月经第 5—9 天口服氯米芬（CC），50mg/d，超声监测排卵。如无卵泡发育，可增加用药剂量和时间。对于伴有肾上腺素性雄激素升高者应用地塞米松 2mg/d 与 CC 联合应用，可明显提高排卵率及妊娠率。

2. 二线促排卵治疗 促性腺激素适用于口服促排卵药物治疗失败者。缺点是需密切监测血雌二醇及超声改变、费用昂贵、多胎妊娠、卵巢过度刺激综合征。促性腺激素诱导排卵必须谨慎并进行监测，采用低剂量缓慢增量方案，减少多卵泡发育和卵巢过度刺激综合征的发生。

芳香酶抑制剂主要包括来曲唑及阿那曲唑。来曲唑对于未经治疗、CC 抵抗及类型不明的 PCOS 患者有较高的促排卵作用，可显著增加患者排卵率，而对于受孕率及活胎率却无影响。目前，尚无单独应用芳香酶抑制剂治疗 PCOS 的报道，但作为二线治疗药物，有生育要求的 PCOS 患者排卵率可得到提高。因此，芳香酶抑制剂的

应用尚有所裨益，但需更多临床证据。

腹腔镜下卵巢打孔术的治疗目的是减少卵泡膜从而减少雄激素的生成，诱发排卵。使用腹腔镜下烧灼或激光，在每侧卵巢表面钻 5～10 个孔隙，直径约 0.3～0.5cm，孔深 0.4～0.6cm。适用于存在氯米芬抵抗，尤其是同时存在其他腹腔镜手术指征的患者。副作用是可能出现术后粘连等。

3. 体外受精胚胎移植术（IVF-ET） 促性腺激素治疗失败者或其他标准促排卵治疗 6 个月以上未孕者，以及符合体外受精的其他指征者。受孕率可达 40%～50%，但受患者年龄的影响较大。副作用是可造成多胎妊娠、卵巢过度刺激综合征等。

二、无生育要求患者的治疗

近期目标是调节月经周期、治疗多毛及痤疮、控制体重；远期目标是预防糖尿病、保护子宫内膜、预防子宫内膜癌、预防心血管疾病。

（一）生活方式调整

（二）口服避孕药

首选炔雌醇环丙孕酮，适用于高雄激素血症或具有高雄激素表现的 PCOS 患者。

（三）孕激素

适应证：无高雄激素临床表现、无高雄激素血症、无胰岛素抵抗、无排卵。以上四条需同时满足才可使用。

优点是可恢复规律月经、保护子宫内膜、减少子宫内膜癌的发生、费用较低。

缺点是内分泌状况无改善、代谢状况无改善、多囊卵巢本身无改善、高雄激素状况无改善。

（四）胰岛素抵抗的治疗

（五）中医药治疗

中药、针灸等。

1. 中药 中药治疗 PCOS 的临床随机对照试验研究主要采用单味中药或中药提取物对 PCOS 进行治疗，药物包括小檗碱、肉桂提取物、亚麻籽、葫芦巴等。小檗碱可降低血糖、改善胰岛素抵抗，减少雄激素合成，还具有促进排卵、提高受孕率和活产率的生殖疗效。有研究显示，对 PCOS 合并胰岛素抵抗患者口服地屈孕酮联合小檗碱 3 个月后，血清硫酸脱氢表雄酮、雄烯二酮及总胆固醇、三酰甘油水平均显著降低。

2. **针灸**　针灸作为一种传统疗法，在中国有着悠久历史。针灸治疗可通过刺激 PCOS 患者的关元、中极、子宫、三阴交等穴位，调整人体内分泌，使下丘脑 - 垂体 - 卵巢轴的内分泌功能趋于新的平衡状态，从而恢复卵巢的正常功能，恢复月经和排卵。此外，针刺还可改善卵巢生殖功能。有研究显示，针灸治疗可以明显降低 PCOS 患者的睾酮、雌二醇水平，降低 LH/FSH，促进月经及排卵功能的恢复。

总而言之，PCOS 病因及发病机制尚不明确，有待深入研究。同时，由于 PCOS 高度的复杂性，目前的诊断标准尚需进一步探讨与统一。尽管治疗方法很多，但目前尚缺乏有关不同的治疗方法对 PCOS 患者长期治疗效果的随机对照研究。由于 PCOS 存在长期的内分泌和代谢紊乱，产生多器官的损害，因此应对 PCOS 患者进行定期、终生的监测和保健。随着 PCOS 病因及病理生理的进一步阐明，今后能提供更好而全面的治疗方法及可能的预防措施。早期识别并积极治疗 PCOS，将有利于现在及时纠正、阻断 PCOS 的内分泌紊乱，防止其近期及远期并发症的发生，改善其预后。

（李　强）

参 考 文 献

[1] Stein IF，Leventhal ML. Amenorrhoea associated with bilateral polycstic ovaries. Am J Obestet Gynecol，1935，29（2）：181-191.

[2] Burghen GA，Givens JR，Kitabchi AE. Correlation of hyperandrogenism with hyperinsulinism in polycystic ovarian disease. J Clin Endocrinol Metab，1980，50（1）：113-116.

[3] Goodman NF，Cobin RH，Futterweit W，et al. American association of clinical endocrinolosists，american college of endocrinology，and androgen excess and PCOS society disease state clinical review：guide to the best practices in the evaluation and treatment of polycystic ovary syndrome. Endocr Pract，2015，21（11）：1291-1300.

[4] Smithson DS，Vause TDR，Cheung AP，et al. No. 362-ovulation induction in polycysticovary syndrome. J Obstet Gynaecol Can，2018，40（7）：978-987.

[5] Practice Committee of the American Society for Reproductive Medicine. Role of metformin for ovulationinduction in infertile patients withpolycystic ovary syndrome（PCOS）：a guideline. Fertil Steril，2017，108（3）：426-441.

[6] Conway G，Dewailly D，Diamanti-Kandarakis E，et al. The polycystic ovary syndrome：a positionstatement from the European Society of Endocrinology. Eur J Endocrinol，2014，171（4）：1-29.

[7] Bozdag G，Mumusoglu S，Zengin D，et al. The prevalence and phenotypic features of polycystic ovary syndrome：a systematicreview and meta-analysis. Hum Reprod，2016，31（12）：2841-2855.

[8] Gibson-Helm M，Teede H，Dunaif A，et al. Delayed diagnosis and a lack of information associated with dissatisfaction in womenwith polycystic ovary syndrome. J Clin Endocrinol Metab，2017，102（2）：604-612.

[9] Brakta S，Lizneva D，Mykhalchenko K，et al. Perspectives on Polycystic Ovary Syndrome：Is Polycystic Ovary Syndrome ResearchUnderfunded. J Clin Endocrinol Metab，2017，102（12）：4421-4427.

[10] Pena AS，Doherty DA，Atkinson HC，et al. The majority of irregular menstrual cycles in adolescence are ovulatory：results ofa prospective study. Arch Dis Child，2018，103（3）：235-239.

[11] Rudnicka E，Radowicki S，Suchta K. Prostate specific antigen（PSA）in diagnosis of polycystic ovarian syndrome - a new insight. Gynecological Endocrinol，2016，32（11）：931-935.

[12] Lizneva D，Kirubakaran R，Mykhalchenko K，et al. Phenotypes and body mass in women with polycystic ovary syndrome identified in referral versus unselected populations：systematic review and meta-analysis. Fertil Steril，2016，106（6）：1510-1520.e2.

[13] Carmina E，Campagna AM，Fruzzetti F，et al. AMH measurement versus ovarian ultrasound in the diagnosis of polycystic ovarysyndrome in different phenotypes. Endocr Pract，2016. 22（3）：287-293.

[14] Kim JY，Tfayli H，Michaliszyn SF，et al. Anti-Mullerian

hormone in obese adolescent girls with polycystic ovary syndrome. J Adolesc Health, 2017, 60 (3): 333-339.

[15] Pigny P, Gorisse E, Ghulam A, et al. Comparative assessment of five serum antimullerian hormone assays for the diagnosis of polycystic ovary syndrome. Fertil Steril, 2016, 105 (4): 1063-1069.e3.

[16] Tokmak A, Timur H, Aksoy RT, et al. Is anti-mullerian hormone a good diagnostic marker for adolescent and young adult patientswith polycystic ovary syndrome. Turk J Obstet Gynecol, 2015, 12 (4): 199-204.

[17] Tremellen K, Zander-FoxD. Serum anti-Mullerian hormone assessment of ovarian reserve and polycysti-covary syndrome status over the reproductive lifespan. Aust N Z J Obstet Gynaecol, 2015, 55 (4): 384-389.

[18] Yetim A, Yetim Ç, Baş F, et al. Anti-Mullerian hormone and inhibin-A, but not inhibin-B or insulin-like peptide-3, may be usedas surrogates in the diagnosis of polycystic ovary syndrome in adolescents: preliminary results. J Clin Res Pediatr Endocrinol, 2016, 8 (3): 288-297.

[19] Zadehmodarres S, Heidar Z, Razzaghi Z, et al. Anti-mullerian hormon level and polycystic ovarian syndrome diagnosis. Iran J Reprod Med, 2015, 13 (4): 227-230.

[20] Pinola P, Piltonen TT, Puurunen J, et al. Androgen profile through life in women with polycystic ovary syndrome: a nordic multicenter collaboration study. J Clin Endocrinol Metab, 2015, 100 (9): 3400-3407.

[21] Li J, Eriksson M, Czene K, et al. Common diseases as determinants of menopausal age. Hum Reprod, 2016, 31 (12): 2856-2864.

[22] Merz CN, Shaw LJ, Azziz R, et al. Cardiovascular disease and 10-year mortality in postmenopausal women with clinicalfeatures of polycystic ovary syndrome. J Womens Health (Larchmt), 2016, 25 (9): 875-881.

[23] Gabrielli L, de Almeida Mda C, Aquino EM. Proposed criteria for the identification of polycystic ovary syndrome following menopause: An ancillary study of the Brazilian Longitudinal Study of Adult Health (ELSA-Brasil). Maturitas, 2015, 81 (3): 398-405.

[24] Heida KY, Bots ML, de Groot CJ, et al. Cardiovascular risk management after reproductive and pregnancy-related disorders: A Dutch multidisciplinary evidence-based guideline. Eur J Prev Cardiol, 2016, 23 (17): 1863-1879.

[25] Cassar S, Misso ML, Hopkins WG, et al. Insulin resistance in polycystic ovary syndrome: a systematic review and meta-analysisof euglycaemic-hyperinsulinaemic clamp studies. Hum Reprod, 2016, 31 (11): 2619-2631.

[26] Rubin KH, Glintborg D, Nybo M, et al. Development and risk factors of type 2 diabetes in a nationwide population of womenwith polycystic ovary syndrome. J Clin Endocrinol Metab, 2017, 102 (10): 3848-3857.

[27] Pelanis R, Mellembakken JR, Sundström-Poromaa I, et al. The prevalence of Type 2 diabetes is not increased in normal-weight women with PCOS. Hum Reprod, 2017, 32 (11): 1-8.

[28] Ollila ME, West S, Keinänen-Kiukaanniemi S, et al. Overweight and obese but not normal weight women with PCOS are at increased risk ofType 2 diabetes mellitus-a prospective, population-based cohort study. Hum Reprod, 2017, 32 (2): 423-431.

[29] Senaratna CV, Perret JL, Lodge CJ, et al. Prevalence of obstructive sleep apnea in the general population: A systematic review. Sleep Med Rev, 2017 (34): 70-81.

第四章　女性性腺功能减退

女性性腺功能减退（hypogonadism）是指由于先天或后天因素引起下丘脑 - 垂体 - 卵巢轴的功能减低或异常，进而导致雌激素缺乏或月经周期紊乱。性腺功能减退有原发性和继发性两种：原发性性腺功能减退是指原发性卵巢功能不全伴血清促性腺激素浓度升高，又称为高促性腺素性功能减退症；继发性性腺功能减退则由于下丘脑和垂体病变导致垂体促性腺激素［黄体生成素（luteinizing hormone，LH）和卵泡刺激素（follicle-stimulating hormone，FSH）］分泌不足，进而卵巢功能低下的一类疾病，又称低促性腺素性功能减退症。

一、病因

1. **低促性腺素性功能减退症（hypogonadotropic hypogonadism，HH）**　由于垂体促性腺激素 LH 和 FSH 分泌不足导致的性腺功能减退，从而引起性腺激素分泌不足所致的一组疾病。根据 HH 的病因可分为先天性低促性腺素性功能减退症（congenital hypogonadotropin hypogonadism，CHH）和获得性低促性腺素性功能减退症（acquired low gonadotropin hypogonadism，AHH），还有一些综合征可合并 HH（表 6-4-1）。

（1）CHH：是由于先天性下丘脑促性腺激素释放激素（GnRH）神经元缺陷，GnRH 合成、分泌或作用异常引起垂体促性腺激素减少，进而导致性腺功能不足的一组疾病。既往由于病因不明确，称为"特发性低促性腺素性功能减退症（idiopathic/isolatedhypogonadotropin hypogonadism，IHH）"。随着分子技术的进展，约 1/3～1/2 的 HH 患者可通过基因检测明确病因。因此有学者提出用"先天性低促性腺素性功能减退症（congenital hypogonadotropic hypogonadism）"来命名可能更妥帖。目前已发现如：*KAL1*、*FGFR1*、

FGF8、*GnRH*、*GNRHR*、*PROK2*、*PROKR2*、*TAC3*、*TACR3*、*DAX1*、*NELF*、*CHD7*、*SEMA3A*、*SOX2*、*FEZF1* 等 20 多种基因可导致 CHH。临床根据患者是否合并嗅觉障碍将 IHH 分为两大类：伴有嗅觉受损者称为卡尔曼综合征（Kallmann syndrome，KS）；嗅觉正常者；称为嗅觉正常的 IHH（normosmic IHH，nIHH）。

KS 的主要特点为促性腺激素分泌不足的性腺功能减退，伴有嗅觉缺失。GnRH 神经元起源自嗅基板上皮，发育早期移行进入下丘脑中隔视前区。下丘脑神经内分泌通路于临产前建立至产

表 6-4-1　低促性腺素性功能减退症常见病因

先天性低促性腺素性功能减退症（CHH）
特发性低促性腺素性功能减退症（IHH）
卡尔曼综合征，包括嗅觉功能障碍
促性腺激素释放激素受体（GnRH-R）缺陷
剂量敏感性性反转 - 先天性肾上腺发育不良 -X 染色体（DAX1）基因缺陷
G 蛋白偶联受体 54 基因（*GPR54*）缺陷
促性腺激素释放激素基因（*GnRH1*）缺陷
速激肽 3 及其受体基因（*TAC3/TACR3*）缺陷
PROP1 基因缺陷

获得性低促性腺素性功能减退症（AHH）

肿瘤：颅咽管瘤、生殖细胞瘤、垂体瘤、下丘脑区神经胶质瘤等

朗格汉斯细胞组织细胞增生症

头部外伤

感染后病变

放疗后改变

慢性系统性疾病及营养不良：慢性肝病、获得性免疫功能缺陷等

神经性厌食

运动性或精神性

普拉德 - 威利综合征

劳 - 穆 - 比综合征（又称性幼稚、色素性视网膜炎、多指 / 趾畸形综合征，巴尔得 - 别德尔综合征）

后 3~4 周逐渐形成，影响下丘脑神经内分泌通路的多种先天、后天因素均可能导致 KS 的发生。目前对 KS 的发病机制有以下几种可能：①分支的缺失导致嗅觉丧失；②前脑 GnRH 神经元的缺失导致选择性低促性腺激素型性腺功能减退；③嗅觉轴突和嗅球间缺乏主要的接触而导致的嗅觉丧失；④新生儿中枢神经系统的损伤引起下丘脑及垂体功能低下而导致的性腺功能低减。

正常青春期启动是以下丘脑 GnRH 呈脉冲式释放为标志的，GnRH 刺激 LH 和 FSH 亦呈脉冲式分泌。CHH 患者由于 GnRH 脉冲分泌异常，临床常表现为第二性征不发育和配子生成障碍，女性乳腺不发育、幼稚外阴和原发闭经，骨骺闭合延迟，嗅觉障碍等。另外常伴随一些畸形体征，如面中线发育缺陷，如唇裂、腭裂；孤立肾；短指（趾）、并指（趾）畸形；骨骼畸形等。早期青春期未启动阶段，体质性青春期延迟发育（constitutional delay of growth and puberty, CDGP）同样表现为第二性征不发育，促性腺激素水平低，GnRH 激发试验表现出无反应或低反应等，此时往往很难鉴别 CDGP 和 CHH，习惯做法 18 岁以上的患者可诊断 CHH。同时，尽管基因测序技术的发展，使得很多致病基因得以确定，然而基因外显率水平不同，基因突变和临床表现之间并非简单的对应关系，使得 CHH 的基因诊断常常受阻。

（2）AHH：较容易明确病因，颅内肿瘤是最常见的原因。

下丘脑型：下丘脑器质性疾病，如肿瘤、脑炎、结核或脑外伤后；下丘脑功能失调：见于精神应激、营养不良而体重过低、神经性厌食症、运动过度以及全身其他系统的严重疾病；药物性抑制：抗精神忧郁症药物，如氯丙嗪、奋乃静、氯氮平、舒必利等多巴胺受体拮抗剂，长期服用可出现闭经、泌乳，促性腺激素分泌不足。

垂体型：垂体肿瘤大多属腺瘤，如垂体 GH 瘤、ACTH 瘤、无功能细胞瘤等，瘤体过大压迫破坏 Gn 细胞或阻碍 GnRH 运送，或 GH、皮质醇的过度分泌会抑制垂体分泌 LH、FSH 及卵巢发育；垂体组织破坏，放射、手术、验证等引起垂体组织被破坏及功能减退，继而引起垂体 LH、FSH 缺乏；希恩综合征（Sheehan syndrome）：1939 年由 Sheehan 命名的一种由于产后失血过多、休克引起妊娠腺垂体急性坏死，丧失正常功能导致一种或多种垂体激素分泌减少。常表现为产后无乳汁、闭经、阴毛、腋毛脱落等。

（3）普拉德 - 威利综合征（Prader-Willi syndrome, PWS）：也称 Prader-Willi-Labhart 综合征，是 15 号染色体长臂离散区域内的父源基因表达缺失或母源单亲二倍体所致。下丘脑 GnRH 合成分泌减少引起低促性腺素性功能减退症。患者出生后肌张力低下和喂养困难，过度摄食（早发性肥胖）、性腺功能低下、发育迟缓和特征性面容（高耳位、鱼嘴、杏仁状眼睛、斜视等）。青春期第二性征不发育，女性原发性闭经，子宫及卵巢发育不良。

（4）劳 - 穆 - 比（Laurence-Moon-Biedl）综合征：在于基因异常，主要表现为色素性视网膜病变、肥胖、智力低下和性腺发育不良四大主征，并常有其他先天畸形，确切病因及发病机制尚不清楚。可分为劳穆综合征（LMS）和巴尔得 - 别德尔综合征（BBS）两型，LMS 以小脑共济失调、痉挛性截瘫、眼球震颤多见；BBS 多指发病率高，智力低下，出现低智能型面容，眼裂小，有的患者不会写字，也不会做算术；色素性视网膜病变，导致视力减退，夜间走路多有困难，视力在 0.01~0.2 范围或更差，最后导致仅有光感或失明；肥胖也是主要体征之一，并出现糖耐量降低的现象；性腺发育不良，由于先天性下丘脑 - 垂体功能缺陷，促性腺激素分泌不足所致。

2. 高促性腺素性功能减退症 原发性性腺功能减退是原发性卵巢功能不全伴血清 FSH 浓度升高，由于卵巢功能低下，合成与分泌雌、孕激素量不足以对下丘脑、垂体产生正负、反馈，故出现促性腺激素分泌亢进，又称为高促性腺素性功能减退症。

（1）原发性卵巢功能不全（primary ovarian insufficiency, POI）：是指 40 岁以下女性中发生的原发性性腺功能减退，其特征为卵母细胞丢失、卵泡发生和卵巢雌激素生成缺乏，是育龄期女性常见的生殖障碍性疾病，也是导致女性不孕的重要原因之一。2017 年《早发性卵巢功能不全的临床诊疗中国专家共识》的 POI 诊断标准：①<40 岁；②月经稀发或停经 4 个月以上；③至少 2 次血清基础 FSH>25IU/L（间隔>4 周）。

多种病因可导致卵巢功能障碍，包括遗传性、免疫性、放化疗和环境等因素。遗传因素约占 POI 病因的 20%～25% 的。两条正常结构的染色体对维持卵巢卵泡的储备功能非常重要，其中 X 染色体短臂 13.1—11 区段（Xp13.1—Xp11）和长臂上的 13.3—27 区段（Xq13.3—Xq27）是影响卵巢功能的重要区域。先天性酶缺乏：17α- 羟化酶和 17,20- 裂解酶等甾体类激素合成的关键酶缺乏的患者，外生殖器形态通常正常，临床常表现为高孕酮血症，第二性征不能发育及高促性腺激素性闭经等；5%～30% 的 POI 可合并其他内分泌疾病，如甲状腺功能低下、肾上腺功能减退等。自身免疫失调可能造成卵巢受损，约 10%～30% 患者伴发如甲状腺炎、艾迪生（Addison）病、重症肌无力或抗卵巢抗体阳性等。目前缺乏有效指标预测该病的发生和发展，也缺乏有效的治疗手段改善或挽救生育能力。低强度脉冲超声治疗作为 POI 的新兴治疗手段，目前尚处于试验研究阶段。

（2）特纳综合征（Turner sydrome, TS）：又称先天性卵巢发育不良综合征，是最常见的染色体疾病之一，也是人类唯一能生存的单体综合征。由全部或部分体细胞中的一条 X 染色体完全或部分缺失所致。TS 的发生是由于在细胞减数分裂或有丝分裂时，完全或部分丢失 1 条 X 染色体，不同时期产生的染色体异常所产生的遗传效应不尽相同，临床表现主要取决于遗传物质的丢失量。其中约半数 TS 染色体核型为（45,XO），此类患者卵母细胞和卵泡加速凋亡（此过程在大多数病例中发生于出生前）导致性腺功能低下发生。卵巢被纤维组织取代，而且因为没有卵泡，也没有卵巢雌激素分泌。常表现为性腺发育异常，双侧卵巢呈条索状。约 20%～30% 为嵌合型（45,XO/46,XX）。此类患者外生殖器、子宫和输卵管则有可能正常发育到青春期，可有少数卵泡，甚至在初潮后或生育后才出现闭经。典型体征是身材矮小、蹼颈、高腭弓、后发际低、多痣、肘外翻、第四掌骨短，可伴有心脏、肾脏发育异常等。

（3）卵巢不敏感综合征（insensitiveovarian syndrome, IOS）：又称卵巢抵抗综合征或 Savage 综合征，约占高促性腺素性功能减退症的 11%～20%。部分女性患者表现为原发性或继发性闭经，血促性腺激素升高，对外源性促性腺激素低反应或无反应，但 B 超提示卵巢内仍有始基卵泡存在，少见窦状卵泡，无成熟卵泡，抗米勒管激素接近同龄平均水平。其机制尚不明确，可能的原因是：①卵泡促性腺激素受体缺陷或受体后信号缺陷；②卵泡细胞膜促性腺激素信号转导异常；③卵巢促性腺激素受体变异，生物功能障碍；④卵巢局部某些调控因子异常，导致卵巢对内源性和外源性促性腺激素的敏感性降低，从而阻断卵泡发育；⑤体内产生一种对抗自身卵巢颗粒细胞促性腺激素受体位点的抗体。

3. 其他

（1）雄激素分泌异常：女性雄激素主要来自卵巢的卵泡膜细胞，卵泡膜黄体细胞和间质细胞，少量来自肾上腺合成。过多的雄激素一方面抑制性激素结合球蛋白的合成，使游离的部分相对更高，皮肤毛囊摄取睾酮也增多，表现为毛发生长过度，皮脂分泌过多，出现痤疮；另一方面使卵泡发育受抑制，引起无排卵及月经紊乱等表现。

引起高雄激素血症的常见疾病有：卵巢或肾上腺男性化肿瘤、先天或迟发性肾上腺皮质增生症、库欣综合征等，最常见的是多囊卵巢综合征（polycystic ovary syndrome, PCOS）。

（2）高催乳素血症：垂体催乳素（PRL）与生殖密切相关，正常情况下其分泌受下丘脑多巴胺的抑制，而过多的 PRL 可使下丘脑多巴胺分泌增多，抑制 GnRH 脉冲分泌，也可作用于卵巢，干扰卵泡的发育及性激素的合成，引起闭经等性腺功能低下表现。最常见的病因是垂体 PRL 瘤，约占高 PRL 血症的 30%，多为微腺瘤，约 95% 的微腺瘤在 4～6 年终不会增大，仅 7% 可能发展为巨腺瘤（> 10mm）。其他少见的病因有空泡蝶鞍、原发性甲状腺功能减退、特发性高 PRL 血症等。应激、饥饿、运动、乳头刺激等可导致一过性血清催乳素水平升高。因此，推荐应至少 2 次检测到血清催乳素浓度升高再行进一步检查。

下丘脑 - 垂体 - 卵巢轴异常导致女性性腺功能减退的主要原因见表 6-4-2。

二、临床表现

对于 CHH 或者青春期前起病的 AHH 等患者，临床表现：

表 6-4-2　由下丘脑-垂体-卵巢轴异常导致
女性性腺功能减退的主要原因

	原因
下丘脑功能障碍	促性腺激素释放激素缺乏症
	功能性下丘脑性闭经
	——减肥，饮食失调
	——过度运动（包括但不限于跑步、芭蕾舞、花样滑冰、体操）
	——压力
	——严重或长期患病
	炎症性或浸润性疾病
	脑肿瘤，如颅咽管瘤
	颅照射
	创伤性脑损伤
	其他综合征：普拉德-威利综合征、劳-穆-比综合征、瘦素基因突变
垂体功能障碍	高催乳素血症，包括催乳素瘤
	其他垂体瘤：肢端肥大症、促肾上腺皮质激素腺瘤（库欣病）
	其他肿瘤：脑膜瘤、生殖细胞瘤、胶质瘤
	垂体功能低下的遗传原因
	空蝶鞍综合征
	垂体梗死或脑卒中
卵巢功能障碍	原发性卵巢功能不全（卵巢早衰）
	特纳综合征、脆性 X 综合征、化疗和放疗、体细胞染色体缺陷、自身免疫、特发性
其他	多囊卵巢综合征
	甲状腺功能亢进症和甲状腺功能减退症
	高催乳素血症
	未控制的 1 型或 2 型糖尿病
	外源性雄激素使用

（1）第二性征不发育和配子生成障碍：女性表现为乳腺不发育、幼稚外阴和原发性闭经；男性表现为童声、小阴茎、无阴毛生长、小睾丸或隐睾、无精子生成。

（2）骨骺闭合延迟，上部量/下部量<1，指尖距>身高，易患骨质疏松症。

（3）嗅觉障碍：KS 因嗅球和嗅束发育异常，约 40%～60% 的 IHH 患者合并嗅觉丧失，不能识别气味。

（4）其他表现：如 CHH 还可有面中线缺陷，如唇腭裂；孤立肾；短指（趾）、并指（趾）；骨骼畸形或牙齿发育不良；超重和肥胖；镜像运动等。

对于青春期后起病患者，则继发性闭经或月经稀发为常见临床表现，同时常伴有性腺功能减退的其他表现，如性毛稀疏等。

三、诊断

1. 病史　翔实的病史为性腺功能减退的原因提供重要的线索，问诊内容应包括：出生情况，生长、发育史，月经初潮年龄和周期模式，有无周期性腹痛；可能的诱因，如精神创伤、环境突变、考试、减肥、药物等；婚育情况，包括产后出血、休克史、流产史；既往史：包括产伤、脑外伤、脑炎、腮腺炎与结合感染等；家族史，包括是否近亲婚配、有无类似患者。

2. 体格检查　一般检查：身高、体重，腰、腹围，第二性征发育情况：采用 Tanner 分期法（表 6-4-3 和表 6-4-4），智力、有无嗅觉障碍、痤疮，毛发浓密程度，有无溢乳等。

妇科检查：观察外阴发育状态、阴毛生长情况、阴蒂大小。双合诊或三合诊检查子宫大小、形态、盆腔包块等。

表 6-4-3　女性乳房发育分期

分期	表现
I	发育前期，仅有乳头突出
II	乳腺萌出期，乳头隆起，乳房和乳晕成一小丘状隆起，乳晕增大
III	乳房、乳晕进一步增大，两者呈一个小丘状隆起，乳晕色素增生
IV	乳头和乳晕突出于乳房丘面上，形成第二个小丘
V	成熟期，乳房进一步增大，上述第二个小丘小时，乳房呈一个丘状

表 6-4-4　性毛发育分期

分期	阴毛	腋毛
I	无阴毛	无腋毛
II	大阴唇或阴阜出现淡色绒毛性细毛	腋窝外侧出现细软短而稀的细毛
III	阴毛增粗，颜色加深，开始卷曲，范围蔓延向耻骨联合	腋窝外侧毛渐浓密，色加深，开始卷曲向中心部蔓延
IV	似成人，但范围小，毛稀疏	似成人，但范围小，毛稀疏
V	阴毛呈倒三角分布，成人型	毛密而长，分布在腋窝中心及后部

3. 辅助检查

（1）一般检查：肝肾功能、血尿常规等化验，以除外慢性系统性疾病或营养不良导致的青春期发育延迟。

（2）性激素测定：FSH、LH、睾酮、E_2、孕酮。重视基础状态 LH 水平：LH 在 $0\sim0.7IU/L$，提示 CHH；LH$\geq$0.7IU/L，提示青春发育延迟或部分性 CHH。FSH > 30IU/L 为高促性腺素性功能减退症，提示病变部位在卵巢，应行染色体等检查明确遗传学病因。LH 和 FSH 正常范围为下丘脑功能失调性性功能减退。

（3）相关激素检测：生长激素（GH）/胰岛素样生长因子 1（IGF-1）、催乳素、促肾上腺皮质激素（ACTH）/ 皮质醇节律 /24 小时尿皮质醇、游离甲状腺激素（FT_4）/ 促甲状腺素（TSH）。TSH 升高者可能为甲状腺功能减退所致闭经。PRL > 100ng/ml 时应考虑头颅及蝶鞍部肿瘤。肥胖或临床上存在多毛、痤疮等高雄激素体征时须测定胰岛素、雄激素和孕酮等，以确定是否存在胰岛素抵抗、高雄激素血症或先天性 21- 羟化酶缺乏症所致的青春期延迟或闭经。

（4）GnRH 兴奋试验：通过注射 GnRH 测定 LH 和 FSH，以了解垂体 LH 和 FSH 对 GnRH 的反应性。静脉注射戈那瑞林 100μg 或肌内注射曲普瑞林 100μg，0min 和 60min 时测定 LH 水平。对女性，60min 时 LH$\geq$18IU/L，提示性腺轴功能完全启动；$\leq$6IU/L 提示性腺轴未启动，可诊断 IHH；$6\sim18IU/L$ 提示性腺轴功能部分受损。在男性，60min 时 LH$\geq$8IU/L，提示下丘脑 - 垂体 - 性腺轴启动或青春发育延迟；$\geq$12IU/L 提示下丘脑 - 垂体 - 性腺轴完全启动或青春发育延迟；$\leq$4IU/L 提示性腺轴未启动，可诊断 CHH，在 $4\sim12IU/L$ 提示性腺轴功能部分受损，需随访其变化。

4. 影像学检查

（1）骨龄片、骨密度：骨龄是衡量生长发育的重要标尺，对疾病鉴别诊断有重要价值，目前多采用 G-P 图谱法；骨密度检测有助于判断性腺功能减退患者的骨质丢失情况。

（2）头颅、鞍区、肾上腺区的 CT/MRI：检查是否存在肿瘤，并确定肿瘤大小与位置；嗅球、嗅束薄层 MRI 可客观评价嗅球、嗅束发育情况。

（3）超声检查：观察子宫大小、内膜厚度、卵巢发育、有无卵泡等情况。

（4）子宫内膜组织活检：了解性激素对内膜的反应，排除结核菌的感染。

（5）子宫输卵管造影、宫腔镜检查：了解子宫形态，有无畸形，宫腔是否粘连，输卵管是否通畅。

（6）腹腔镜检查：观察内生殖器形态，实行卵巢组织活检。

（7）其他：嗅觉检测，若不能鉴别酒精、白醋、水和香波等气味，可拟诊 KS，嗅觉诱发电位客观评价嗅觉受损程度；染色体 / 基因检测等。

5. 临床诊断的步骤
女性性腺功能减退往往表现为闭经和第二性征不发育，然后进一步做促性腺激素、雌激素和 PRL 等测定，区分病因来自卵巢还是垂体、下丘脑。对于成年女性患者需先排除妊娠，测试子宫对雌、孕激素的反应，有反应可排除子宫病变及发育异常。性腺功能减退的诊断步骤见图 6-4-1。

四、治疗

1. 病因治疗

（1）肿瘤：一旦确诊为卵巢肿瘤、肾上腺肿瘤或垂体巨腺瘤伴有压迫症状者及时予以手术切除。含 Y 染色体的高 GnRH 性闭经，其性腺具恶性潜能，应尽快行性腺切除术。

PRL 微腺瘤首选药物治疗，约 $80\%\sim90\%$ 的微腺瘤经药物治疗后不继续增长，甚至缩小。PRL 大腺瘤只要无明显压迫症状和耐药也可首选药物治疗。药物首选多巴胺受体激动剂，以溴隐亭为例：一般从小剂量开始，$1.25\sim2.5mg/d$，根据血 PRL、症状及基础体温变化判断疗效并调整用药剂量，最大剂量可用到 $30\sim40mg/d$。对于药物抵抗的患者可换用更有效的多巴胺受体激动剂，如卡麦角林。对于已使用卡麦角林的患者，可在传统剂量的基础上加量。有研究报道对于卡麦角林 3mg/ 周无法获益的患者可增加剂量到 7mg/ 周。

（2）药物引起性腺功能减退：停药观察 $1\sim3$ 个月，如不能恢复正常月经周期可行人工周期治疗。

（3）厌食或过度消瘦者：针对性心理疏导，鼓励进食，注意营养搭配。

（4）运动员或过度运动者：适当减少运动强度，消除心理压力，给予雌、孕激素序贯治疗。

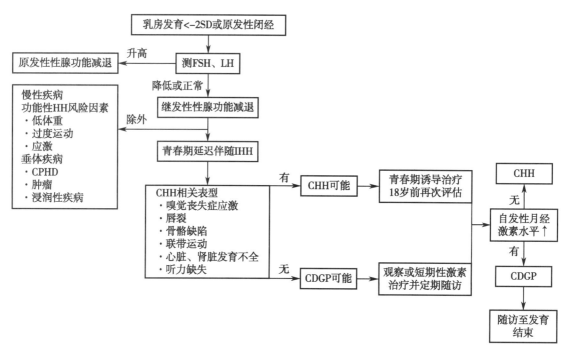

图 6-4-1　性腺功能减退诊断步骤

2. 雌激素、孕激素激素替代治疗（hormone replacement therapy，HRT）　无生育需求时，予周期性雌激素、孕激素联合替代治疗以促进第二性征的发育和子宫内膜撤退性出血，但不能引发排卵。鼓励雌激素、孕激素治疗持续治疗至自然绝经年龄。主要的给药途径为口服，或经皮、经阴道给药。大量研究证实，经皮给药途径可避免经口途径的肝脏首过效应，还可减少血栓等风险。

对青春期性幼稚患者，在身高达到预期高度前，E_2 治疗应从小剂量开始，如 17β- 雌二醇 5μg/（kg·d）或戊酸雌二醇 0.5mg/d，6～12 个月；然后增加 E_2 剂量 [17β- 雌二醇 15μg/（kg·d）或戊酸雌二醇 1～2mg /d]6～12 个月；如乳腺发育和子宫大小（B 超检查）接近或达到成年女性水平，应用雌激素 2 年后或突破性出血后开始周期性使用孕酮（于每月的后 14 天服用醋酸环丙孕酮 1mg/d 或地屈孕酮 5～10mg/d）。治疗的前 2 年，2～3 个月随访 1 次，观察乳腺和子宫大小变化；此后，6～12 个月随访 1 次。

成人低雌激素血症闭经者先采用 17β- 雌二醇或戊酸雌二醇 1～2mg/d 或结合雌激素 0.625mg/d，以促进和维持全身健康和性征发育，同样需根据子宫内膜增殖程度定期加用孕酮或采用雌、孕激素序贯治疗。高雄激素血症患者可采用含抗雄激素作用的孕激素配方制剂，对有一定内源性雌激素的闭经患者，则应定期采用孕激素治疗，使子宫内膜定期脱落。

3. 诱导排卵外源性注射促性腺激素（LH、FSH）和 GnRH 脉冲泵两种治疗方案。

（1）促性腺激素促排卵治疗：人绒毛膜促性腺激素（hCG）和 LH 具有相似的 β 亚单位，可与 LH 受体结合发挥 LH 样作用；人类绝经期促性腺激素（hMG）是一种由绝经期妇女尿中提取的促性腺激素，含 FSH 和 LH 两种生物活性成分（1:1），其中 FSH 主要促进卵泡发育。女性 HH 诱导排卵时，一般小剂量 hMG 起始（37.5IU/d 肌内注射），超声监测卵泡发育情况并调定 hMG 剂量（75～150IU/d）。最理想的状态为仅诱导单个优势卵泡发育，若优势卵泡直径大于 18mm，可予 hCG（5 000～10 000IU 肌内注射）或重组 hCG（rhCG，250μg 皮下注射）或重组人 LH（rhLH，25 000～30 000IU 肌内注射）促进排卵。排卵后的黄体功能需予以 1～2 次 hCG（1 500～2 500IU/3～4d）来维持。此种治疗方案 6 个治疗周期后，累计妊娠率可达 89%。严重卵巢过度刺激综合征的发生率为 1%，多胎妊娠发生率高达 30%。

（2）GnRH 治疗：适用于 GnRH 脉冲分泌异常，垂体和性腺储备功能完好的患者，即戈那瑞林兴奋试验 LH 峰值超过基础 3 倍；FSH 峰值超过基础 1.5 倍。可以通过肌内注射人工合成

GnRH 或 GnRH 泵诱发垂体分泌 FSH 和 LH。

GnRH 脉冲泵治疗通过人工智能控制的微型输入装置，皮下注射 GnRH 类似物的方式，能模拟下丘脑 GnRH 生理性脉冲分泌模式，达到有效刺激垂体分泌促性腺激素，促进性腺发育，分泌性激素及配子生成，最终获得生育能力，是最符合下丘脑 - 垂体 - 性腺轴生理调节机制的治疗方法。GnRH 脉冲泵治疗通常选用戈那瑞林，是化学合成的十肽 GnRH，静脉注射 2min，血药浓度即达峰值，半衰期为 20min，非常适合模拟 GnRH 脉冲。其他类型的长效 GnRH 类似物通常用来干扰下丘脑正常的 GnRH 分泌，故不推荐用于脉冲泵治疗。戈那瑞林 75ng/kg：第 1 周卵泡早期，泵脉冲频率为 1/90min，促进 FSH 分泌；第 2 周卵泡中晚期频率增加至 1/60min，以形成内源性 LH 峰促排卵；第 3 周排卵后调整频率为 1/90min，类似于黄体早期；第 4 周黄体期晚期频率为 1/4h；也有研究认为持续以戈那瑞林 10μg/90min 频率给药，能获得同样的促排卵效果。间隔 2～3 个月随访 1 次，监测促性腺激素、雌二醇、孕酮、子宫体积、卵巢体积和卵泡数目；警惕 OHSS 和卵泡破裂风险。

有研究证实，GnRH 脉冲泵治疗对于一些伴有 GNRHR 基因突变的 GnRH 抵抗患者同样有效。

4. 辅助生殖技术（ART） 对于有生育要求，诱发排卵后未成功妊娠或合并输卵管疾病的患者，或男方因素不孕者可采用辅助生殖技术。

5. 其他女性性腺功能减退患者，尤其 CHH 和 POI 患者的骨质丢失和骨折风险明显增加。这是由于 E_2 在骨代谢中起着重要作用，E_2 水平的降低将导致骨吸收明显增加；同时 CHH 患者的骨量减低、维生素 D 缺乏更为明显。与绝经后性骨质疏松患者不同的是，对于女性性腺功能减退伴骨质丢失的患者首选 HRT 治疗，抑制骨吸收的治疗则作为二线治疗。

（顾雪疆）

参 考 文 献

[1] Richard-Eaglin A. Male and female hypogonadism. Nurs Clin North Am, 2018, 53（3）: 395-405.

[2] Trotman GE. Delayed puberty in the female patient. CurrOpinObstet Gynecol, 2016, 28（5）: 366-372.

[3] Boehm U, Bouloux PM, Dattani MT, et al. Expert consensus document: European Consensus Statement on congenital hypogonadotropic hypogonadism-pathogenesis, diagnosis and treatment. Nat Rev Endocrinol, 2015, 11（9）: 547-564.

[4] Howard SR, Dunkel L. Management of hypogonadism from birth to adolescence. Best Pract Res Clin Endocrinol Metab, 2018, 32（4）: 355-372.

[5] Rothman MS, Wierman ME. Female hypogonadism: evaluation of the hypothalamic-pituitary-ovarian axis. Pituitary, 2008, 11（2）: 163-169.

[6] Matalliotakis M, Koliarakis I, Matalliotaki C, et al. Clinical manifestations, evaluation and management of hyperprolactinemia in adolescent and young girls: a brief review. Acta Biomed, 2019, 90（1）: 149-157.

[7] Berglund A, Burt E, Cameron-Pimblett A, et al. A critical assessment of case reports describing absent uterus

in subjects with oestrogen deficiency. ClinEndocrinol（Oxf）, 2019, 90（6）: 822-826.

[8] Neumannová H, Müllerová M. Premature ovarian failure. CasLekCesk, 2018, 157（7）: 350-353.

[9] Zsoldos M, Pajor A, Pusztafalvi H. Relation between sexual dysfunction and metabolic syndrome. Orv Hetil, 2019, 160（3）: 98-103.

[10] Young J, Xu C, Papadakis GE, et al. Clinical management of congenital hypogonadotropic hypogonadism. Endocr Rev, 2019, 40（2）: 669-710.

[11] Brioude F, Bouligand J, Trabado S, et al. Non-syndromic congenital hypogonadotropic hypogonadism: clinical presentation and genotype-phenotype relationships. Eur J Endocrinol, 2010, 162（5）: 835-851.

[12] Day FR, Thompson DJ, Helgason H, et al. Genomic analyses identify hundreds of variants associated with age at men- arche and support a role for puberty timing in cancer risk. Nat Genet, 2017, 49（6）: 834-841.

[13] Harrington J, Palmert MR. Clinical review: distinguishing constitutional delay of growth and puberty from isolated hypogonadotropic hypogonadism: critical appraisal

of available diagnostic tests. J Clin Endocrinol Metab, 2012, 97（9）: 3056-3067.

[14] Norjavaara E, Ankarberg-Lindgren C, Kriström B. Sex steroid replacement therapy in female hypo- gonadism from childhood to young adulthood. Endocr Dev, 2016（29）: 198-213.

[15] Cartwright B, Robinson J, Seed PT, et al. Hormone replacement therapy versus the combined oral contraceptive pill in premature ovarian failure: a randomized controlled trial of the effects on bone mineral density. J Clin Endocrinol Metab, 2016, 101（9）: 3497-3505.

[16] Dreyer K, van Rijswijk J, Mijatovic V, et al. Oil-based or water-based contrast for hyster-osalpingography in infertile women. N Engl J Med, 2017, 376（21）: 2043-2052.

[17] Leyendecker G, Struve T, Plotz EJ. Induction of ovulation with chronic intermittent（pulsatile）administration of LH-RH in women with hypothalamic and hyperprolactinemic amenorrhea. Arch Gynecol, 1980, 229（3）: 177-190.

[18] Filicori M, Santoro N, Merriam GR, et al. Characterization of the physiological pattern of episodic gonadotropin secretion throughout the human menstrual cycle. J Clin Endocrinol Metab, 1986, 62（6）: 1136-1144.

[19] Irwig MS. Male hypogonadism and skeletal health. Curr Opin Endocrinol Diabetes Obes, 2013, 20（6）: 517-522.

[20] Iolascon G, Frizzi L, Bianco M, et al. Bone involvement in males with Kallmann disease. Aging Clin Exp Res, 2015, 27（Suppl 1）: S31-S36.

第五章 男性性腺功能减退

正常性分化是生殖的基础，是指个体发育成为正常的男性或女性的过程，可分为染色体性别分化、性腺性别分化、表型性别分化和青春期发育四个阶段。性分化各阶段发生异常均可能引起性腺发育异常疾病，导致性成熟异常、不孕不育、第二性征缺失。

第一节 性腺功能减退症

性腺功能减退症（hypogonadism）是指性腺功能不正常的降低导致生长和性发育延迟的状态。依据促性腺激素的水平，性腺功能减退症可以分为低促性腺激素性和高促性腺激素性。低促性腺激素型是继发于垂体和/或下丘脑分泌促性腺激素（LHFSH）减少，从而引起性激素分泌不足所致的一组疾病。高促性腺激素型是由原发性睾丸疾病、雄性激素合成缺陷或雄激素抵抗所致。

一、特发性低促性腺激素性性腺功能减退症

特发性低促性腺激素性性腺功能减退症（IHH）是由于下丘脑和垂体部位的发育缺陷，使得 GnRH 脉冲分泌障碍导致的性腺功能低下，临床以青春期无启动或发育迟缓，成年后仍呈现性幼稚或性腺功能低下，促性腺激素和外周性激素水平低于正常为主要特点。IHH 的发病率男性约 1:10 000，女性约 1:50 000，IHH 中伴有嗅觉减退者称为卡尔曼综合征，大约占 60%，嗅觉正常者（normosmic IHH）大约占 40%。

1. 发病机制   正常青春期启动是以下丘脑 GnRH 呈脉冲式释放为标志的，每个脉冲周期约 60～90min，GnRH 刺激垂体分泌 LH 和 FSH，二者亦呈脉冲式分泌，刺激性腺的发育和性激素的合成释放。IHH 患者的 GnRH 脉冲分泌异常，继

而导致垂体促性腺激素释放不足，引起性腺功能减退。目前认为卡尔曼综合征是由于 KAL1 基因突变，导致胚胎期 GnRH 神经细胞不能迁移至丘脑下部，造成 GnRH 分泌不足或缺乏，与此同时，KAL 基因突变也影响嗅球和嗅束的形成，导致嗅觉障碍或缺失。其他发现的 IHH 致病基因还有 KAL1、GNRH1/GNRHR、FGF8/FGFR1 等，但是仍有 60%～70% 的 IHH 患者检测不到任何的基因突变，有待进一步研究。

2. 临床表现   一部分患者在出生时有小阴茎、小睾丸或隐睾。到了青春期主要表现为无青春期启动，少数患者有过青春期启动，但是中途发生停滞，性成熟过程未能完成，引起不育。此外还表现为无第二性征，IHH 患者外阴多呈幼稚型，阴毛和腋毛缺如，无色素沉着，少数患者可有少量阴毛生长（Tanner 阴毛 II 期），无喉结、胡须显现，无变声。由于无青春期启动，缺乏性激素迅速增加对于骨骼发育的刺激，骨骺不能闭合，处于持续生长状态，如果没有合并生长激素缺乏，IHH 患者常呈"类宦官样"体型：身材瘦长，臂展大于身高，上下部量比值减小。由于骨骺闭合延迟，患者骨龄大多落后于实际年龄。性激素缺乏使骨钙沉积减少，出现骨质疏松。对于成年男性，长期的雄激素缺乏可导致腹型肥胖、糖脂代谢异常及心血管疾病。

3. 辅助检查

（1）血清性激素测定：IHH 患者血清睾酮水平低于正常范围。促性腺激素 FSH、LH 均低下或为正常低限。

（2）GnRH 兴奋试验：通过 GnRH 兴奋 LH 的分泌反应，评价垂体促性腺激素的储备功能。GnRH 促进垂体促性腺激素的合成和释放，给受试者注射外源性 GnRH（戈那瑞林 100μg）后，在 −15min、0min、25min、45min、90min 和 180min 取

血测定 LH 和 FSH 含量, 结果如下:

1) 正常反应: 注入 25～45min 后 LH 值上升至其基值的 3 倍以上, FSH 增加 2 倍以上。

2) 延迟反应: 注入 120～180min 后 LH 才达峰值。

3) 低弱反应: 注入后 LH 的峰值仅 2 倍或不足 2 倍于基值。

4) 无反应: 注入前后 LH 峰值不变或变化甚微。

（3）HCG 兴奋试验: HCG 的分子结构和生理效能与 LH 相似, 可以刺激 Leydig 细胞产生睾酮。HCG 兴奋睾酮分泌的反应程度可反映 Leydig 细胞的储备功能。①正常反应: 72 小时睾酮、双氢睾酮水平升高至基值 2 倍以上。②低弱反应: 72 小时睾酮、双氢睾酮水平升高未达至基值 2 倍以上, 提示性腺功能低下; 睾酮升高的幅度高于双氢睾酮, 提示 5α- 还原酶缺乏。

（4）嗅觉: 简易测试可用酒精、醋等发出的刺激性气味进行逐侧鼻孔测试。客观的方法可以化学刺激的嗅觉诱发电位测定。

（5）影像学检查: 由于性激素的缺乏, 骨密度检查示骨质疏松, 手及腕关节 X 线摄片提示骨龄小于实际年龄。

（6）糖耐量试验: IHH 可伴有糖代谢异常, 表现为高胰岛素血症、糖耐量减低（IGT）、糖尿病。

（7）精液分析: 部分 IHH 患者可产生精液, 但很少达到正常数量和活性。

（8）肾上腺皮质功能: DAX1 基因缺陷引起的 IHH 多伴有肾上腺皮质功能不全, 实验室检查可发现皮质醇、醛固酮、17- 羟孕酮、脱氢表雄酮等均显著低于正常。

4. 诊断 典型 IHH 的诊断并不困难。通过询问病史和体格检查, 配合实验室检查应该可以确诊。IHH 复杂的病因需要进一步的基因诊断确认。诊断依据:

（1）无青春期启动证据, 或者青春期发育延迟。

（2）外周性激素及垂体促性腺激素均低于正常。

（3）病史及实验室检查除外垂体其他激素缺乏证据。

（4）染色体核型与表型性别一致, 无两性畸形表现。

（5）部分患者有家族史; 或合并有其他先天疾患。

5. 鉴别诊断 中枢神经系统病变中枢神经系统肿瘤本身对下丘脑 - 垂体的压迫以及激素分泌性肿瘤均会对青春发育产生影响。肿瘤的治疗过程对下丘脑 - 垂体正常组织的破坏也可导致促性腺激素水平降低, 表现为性腺功能减退。

（1）垂体柄中断综合征: 一种先天性垂体发育不良导致的疾病, 垂体多激素缺乏, 表现为青春期延迟, 身高矮小, 黏液性水肿面容, 皮下脂肪丰富, 腹型肥胖, 外生殖器幼稚型。

（2）Prader-Willi 综合征: IHH 患者无出生后喂养困难史, 智力一般正常, 不难鉴别。

（3）高促性腺素性功能减退症: 高促性腺素性功能减退症常源于外周性腺病变, 性腺轴反馈抑制消失, 导致促性腺激素继发性升高。性染色体异常常见。

6. 治疗 治疗目标为: 恢复性功能, 改善性欲, 提高性生活质量和乐趣; 促进并维持第二性征的发育; 提高骨密度, 预防骨质疏松; 改善成人生长激素缺乏; 降低心血管事件发生风险的可能; 恢复生育能力。

性腺发育异常疾病治疗总原则:

（1）补充钙、锌、维生素 D 等微量元素: 性激素不足者, 钙吸收不良, 常伴骨质疏松。锌有助于生长发育, 促进精子生成及增加活力。

（2）合理的饮食和运动: 性腺功能减退症常伴营养不良, 骨骼生长缓慢, 骨龄延迟。营养及运动有助于增强体质, 改善骨质疏松及最终身高。但避免过量运动, 饮食以低脂高蛋白食品为佳。

（3）心理辅导: 患者大多有心理障碍, 在躯体治疗的同时, 应关注心理的健康, 使患者更好地融入社会生活。心理咨询疏导为主, 必要时辅以抗焦虑、抑郁等药物治疗。

（4）纠正糖脂代谢紊乱: 胰岛素增敏剂, 如二甲双胍可改善胰岛素抵抗, 增加胰岛素敏感性, 改善糖脂代谢, 控制体重, 增加组织对性激素的敏感性, 辅助改善第二性征。

（5）促性腺激素释放激素、促性腺激素、性腺激素替代:

1) 对于下丘脑性性腺功能减退症（如 IHH）, GnRH 脉冲治疗是 IHH 最符合生理模式的治疗方法。男性女性 IHH 均适用。

2）人绒毛膜促性腺激素的分子结构和生理效能与 LH 相似，可刺激睾丸增大，Leydig 细胞分泌睾酮；卵泡刺激素可刺激睾丸精子成熟。二者联合适用于低促性激素缺乏有生育要求的男性患者。

3）睾酮制剂可促进及维持男性第二性征发育。男性患者可用睾酮替代治疗，除了维持正常的性功能外，对机体的组织构成也有重要的影响。补充睾酮可以减少男性腹部和内脏脂肪，增加肌肉重量和力量，改善骨质疏松和生活质量。对于已无生育要求的患者，可作为长期替代治疗方案。

（6）辅助生育技术：对于长期治疗仍不能自然受孕患者，可采用辅助生殖技术，包括夫精人工授精（AIH）；供精人工授精（AID）；体外受精 - 胚胎移植（IVF/ICSI/PGD/ 供卵）。AIH 适用于轻度少弱精、射精障碍（尿道下裂）；AID 适用于无精子或严重遗传性疾患；IVF/ 卵细胞质内单精子注射（ICSI）适用于女方因素及严重少弱畸精子症；植入前遗传学诊断（PGD）适用于染色体病（克氏综合征等）及基因病；供卵适用于有子宫、阴道但性腺发育异常或卵巢早衰。

二、垂体功能减退症

垂体功能减退症是指各种病因损伤下丘脑、下丘脑 - 垂体通路、垂体而导致一种或多种垂体激素分泌或释放不足所致的临床综合征。其中伴有肥胖者，称为肥胖性生殖无能综合征（Babinski-Fröhlich 综合征）。

1. 病因

（1）中枢神经系统肿瘤：常见的有颅咽管瘤、生殖细胞瘤、下丘脑和视交叉的胶质瘤、星形细胞瘤、垂体瘤等。肿瘤对垂体功能产生影响的途径有：肿瘤直接破坏或对下丘脑 - 垂体组织的压迫；肿瘤压迫垂体柄导致垂体血供障碍或影响下丘脑释放激素传输至腺垂体；肿瘤分泌激素异常增多干扰正常调节；肿瘤的治疗过程对下丘脑 - 垂体正常组织的二次破坏；垂体瘤出血导致垂体卒中等。大部分垂体大腺瘤的患者都有一种或多种垂体激素缺乏，其中最常见的是 GH、FSH 和 LH 缺乏。

（2）其他中枢神经系统病变：结节病、朗格汉斯细胞组织细胞增生症、血色病等可因继发性垂体炎而导致腺垂体功能减退，结节病和朗格汉斯细胞组织细胞增生症常伴有尿崩症。中枢神经系统感染、脑血管病变、先天性畸形、头颅创伤也可导致垂体功能减退。

（3）先天性垂体发育不良：垂体的胚胎发育受多种转录因子的调控，包括 HESX1、LHX1、LHX3、PROP1 和 POU1F1（既往称 PIT1）等，这些因子的突变可导致垂体发育不全而引起垂体功能低下，并可伴有垂体形态异常和特殊的临床表现。但是大部分患者检测不到任何的基因突变，其发病机制有待进一步研究。

2. 临床表现

临床表现取决于垂体激素缺乏的程度、种类和速度及相应靶腺的萎缩程度。一般 GH 和 FSH、LH 受累最早出现且较严重，其次为 TSH，ACTH 分泌细胞对下丘脑和垂体损伤的抵抗能力最强，通常是最后丧失功能的细胞。单纯 PRL 缺乏极其罕见，提示垂体完全破坏或为遗传综合征。据估计，约 50% 以上腺垂体组织破坏后才出现临床症状，75% 破坏时有明显临床症状，破坏达 95% 左右时，可有严重腺垂体功能减退的症状。

（1）性腺功能减退症群：最常见的表现，成年男性患者表现性欲减退、阳痿、胡须、阴毛和腋毛稀少、睾丸萎缩、肌肉减少、脂肪增加，易发生骨质疏松。

（2）甲状腺功能减退症群：临床表现取决于甲状腺功能减退的程度和病程，一般较原发性甲状腺功能减退症轻。主要有疲劳、怕冷、食欲不振、便秘、毛发脱落、皮肤苍白、干燥而粗糙、表情淡漠、懒言少语、记忆力减退、体重增加、心动过缓和反应迟缓，严重者可有黏液性水肿表现。心电图示心动过缓、低电压、心肌损害、T 波低平、倒置等表现。由于 T_4 的半衰期是 6.8 天，因此在急性起病几周内的腺垂体功能减退症患者，其甲减症状不明显。

（3）肾上腺皮质功能减退症群：ACTH 缺乏导致皮质醇和肾上腺雄激素产生减少。患者常表现为疲乏无力、虚弱、食欲不振、恶心、体重减轻、血压偏低、血钠偏低。与原发性肾上腺皮质功能不全患者不同，继发性肾上腺皮质功能不全患者

ACTH 分泌减少（黑色素细胞刺激素减少），故患者皮肤色素减退、面色苍白、乳晕色素减退。急骤起病者（如垂体卒中），可有低血压、休克、低血糖、恶心和呕吐、极度疲乏无力、稀释性低钠血症等。

（4）生长激素不足症群：GH 分泌减少在腺垂体功能减退症中最易出现，儿童期表现为生长停滞，成人期表现为肌肉质量减少和力量减弱、耐力下降、中心性肥胖、注意力和记忆力受损、血脂异常、早发动脉粥样硬化和骨质疏松。因症状无特异性，常常被忽视。

（5）垂体瘤或邻近肿瘤的压迫症群：常有头痛、视力减退、视野缺损（颞侧偏盲），但视野缺损往往不被患者察觉，直到就诊时医生检查发现。

3. 实验室检查

（1）下丘脑 - 垂体 - 甲状腺轴功能：垂体多激素缺乏者可有继发性甲状腺功能减退，表现为甲状腺素降低且 TSH 水平低下或在正常范围。在少数患者，由于分泌无生物活性的 TSH 可表现为 TSH 轻度升高。

（2）下丘脑 - 垂体 - 肾上腺皮质轴功能：垂体多激素缺乏者 ACTH、血、尿皮质醇均降低。ACTH 和皮质醇分泌呈现昼夜节律，清晨最高，午夜最低。ACTH 和皮质醇是应激性激素，因此即使测定值在正常范围内，仍不能完全排除其在应激时的分泌不足。一般认为，清晨皮质醇测定值大于 550nmol/L（20µg/dl）可以排除继发性（下丘脑 - 垂体性）肾上腺皮质功能减退症，低于 100nmol/L（3.6µg/dl）表明肾上腺皮质功能减退，在 100～550nmol/L 需要进行激发试验（兴奋试验）来确定是否存在 ACTH- 皮质醇分泌功能减退。ACTH（250µg）刺激试验：30min 时皮质醇小于 500nmol/L（18µg/dl）强烈提示 ACTH 缺乏，大于 600nmol/L（22µg/dl）可以排除 ACTH 缺乏。

（3）下丘脑 - 垂体 - 性腺轴功能：表现为睾酮降低伴 FSH 和 LH 降低或正常低限。因为目前不能测定下丘脑分泌的促激素释放激素，因此当怀疑病变在下丘脑时，可行促黄体素释放素试验、促甲状腺激素释放激素兴奋试验、促肾上腺皮质激素释放激素兴奋试验等来协助判断腺垂体功能减退症患者的病变位于下丘脑或垂体。

（4）生长激素：GH 的分泌有明显的日节律性，而且 GH 缺乏者和正常人之间 GH 水平有重叠，故随机测定 GH 水平对于确诊生长激素缺乏意义不大，需要行激发试验来明确诊断。IGF-1 水平可以反映生长激素分泌的状态，对于有垂体病变的生长激素缺乏者，IGF-1 基础水平测定是敏感的特异性指标。IGF-1 水平降低提示有生长激素缺乏，但 IGF-1 水平正常不能完全排除 GH 缺乏的诊断。生长激素激发试验有多种，如胰岛素耐受性试验、精氨酸试验、左旋多巴试验等都可用于生长激素缺乏的诊断，但胰岛素耐受性试验是确诊的金标准。

4. 影像学检查

已确诊垂体功能减退症的患者均需要进行高分辨率的影像学检查以协助明确病因。

（1）MRI 薄层增强扫描：鞍区 MRI 增强扫描以排除鞍区或鞍旁肿瘤及其他鞍区结构异常，垂体 MRI 还可以观察肿瘤与邻近血管和视交叉的关系。垂体 MRI 薄层增强扫描对鞍区结构异常的阳性检出率较高，根据病因不同，可以表现为下丘脑及垂体的占位病变、弥漫性病变、囊性变或空泡蝶鞍等。

（2）CT 增强扫描：无条件或不能够行 MRI 检查（如动脉支架或安装起搏器的患者）可以选择鞍区 CT 增强扫描。与 MRI 相比，其阳性检出率较低，但是对于有鞍底骨质破坏的患者及垂体卒中急性期的患者，CT 比 MRI 有更大的价值。

5. 诊断

详细询问病史，先天性垂体功能减退症的患者出生前多有胎位不正，常见臀围和横位；后天因素引起的垂体功能减退症患者常有颅内肿瘤或颅脑手术、放疗史。部分患者有生长激素使用史。结合实验室检查及兴奋试验结果可确诊。

6. 治疗

（1）治疗原发病：由垂体或邻近部位肿瘤所致者，经成功的手术、放疗等方式使垂体压迫解除，激素分泌功能可能部分或全部恢复。

（2）激素替代治疗：根据患者激素缺乏的种类和程度给予靶腺激素序贯替代治疗，并定期随访监测以了解替代剂量是否合适。在最初逐渐调整剂量至合适剂量后，应每6～12 个月复诊。

1）肾上腺皮质激素：肾上腺皮质激素的替代剂量需依据临床情况而定，一般为每天 10～20mg 氢化可的松（或每天 15～25mg 醋酸可的松），最大剂量不超过氢化可的松 30mg/d，根据激素的昼夜节律宜在早上 8 时给需要量的 2/3，午后 2—4 时给需要量的 1/3。原发病为垂体或邻近部位肿瘤者，由于手术后垂体压迫解除，激素分泌功能可能部分或全部恢复，因此需要在术后随访评估激素分泌功能，决定是否需要继续激素替代及选择合适的替代剂量。应激状态时，糖皮质激素应及时增加替代剂量，以防止垂体功能危象。

2）甲状腺激素：如甲状腺功能测定提示甲减，即使没有临床症状，也需要甲状腺素替代治疗。由于甲状腺素可以加快肾上腺皮质激素的代谢，甲减患者补充甲状腺素后肾上腺皮质激素的需要量增加，在肾上腺皮质功能不全的患者可能引发肾上腺危象，因此需要先补充肾上腺皮质激素后再补充甲状腺素。甲状腺激素的替代应从小剂量开始（如左甲状腺素 25～50μg/d 开始，有心血管疾病者需要从更小的剂量开始），根据甲状腺素的水平调整剂量。垂体性甲状腺功能减退的患者 TSH 水平不高，因此 TSH 不能作为甲状腺激素替代是否合适的指标。

3）生长激素：对于生长激素缺乏所致矮小，补充生长激素可以明显改善身高，对于成人生长激素缺乏，补充小剂量生长激素依然能改善患者肌肉无力、血脂异常、抵抗力减弱、低血糖等，降低心血管事件风险，提高患者的生活质量。由于生长激素可能增加肿瘤发生和肿瘤复发的疑虑尚未消除，补充生长激素的时机应在肾上腺皮质、甲状腺功能替代至正常，且垂体肿瘤术后 2 年无复发后，在替代期间应密切观察 IGF-1 水平使其稳定于正常范围内。

4）促性腺激素或睾酮治疗及辅助生殖技术：性腺发育治疗应在肾上腺皮质，甲状腺功能替代至正常，且垂体肿瘤术后 2 年无复发后。对于有生育要求的患者，可用 HCG 联合 FSH 治疗，必要时可使用辅助生殖技术。无生育要求者可用睾酮长期替代，方法同 IHH 患者。

三、高促性腺素性功能减退症

高促性腺素性功能减退症又称原发性性腺功能减退症，病变在性腺，性激素合成释放减少，对垂体负反馈抑制作用减弱，促性腺激素分泌增多。

1. 克兰费尔特（Klinefelter）综合征 即先天性曲细精管发育不良。为最常见的导致男性性腺功能减退的器质性疾患，在欧美人群存活婴儿中普查患病率可达 1∶500～1∶1 000。异常的染色体核型为生殖细胞有丝分裂的不均衡所致，经典的染色体核型为（47, XXY），也可见（46, XY）/（47, XXY）的嵌合体，偶可见（48, XXXY）的变异类型。临床表现为男性外表，青春期发育按时启动或延迟，性发育差，无精子发生。血清睾酮水平低，促性腺激素水平增高。第二性征发育差，多有男性乳房发育。治疗上应在青春期后给予雄激素替代，常用十一酸睾酮口服或肌内注射。如有乳房发育可行乳腺成形术，切除乳晕下的乳腺组织。与 IHH 患者类似，临床表现也存在青春期发育无启动，外生殖器呈幼稚型，无第二性征发育，外周性激素显著低于正常。但本症患者一般无家族史，由于性染色体异常，约过半数患者存在乳腺发育。由于性激素缺乏，也会出现"类宦官样"体型，如上部量比例变小；但由于染色体异常，长骨生长以下肢为主，因此臂展很少长于身高。严重的智力障碍并不常见，但部分高级智力活动如语言能力、学习能力以及情感驾驭能力等可能受损。瓣膜病变、生殖细胞肿瘤、乳腺肿瘤，以及血液系统肿瘤较常人发生概率增加。实验室检查示促性腺激素水平显著升高，且染色体核型检查一般可确认诊断。

2. 性腺因手术切除、炎症或放射线照射而受损患者，其临床表现与选择性促性腺激素缺乏者相仿，但血及尿中促性腺激素高于正常。可予以睾酮替代治疗。

第二节 雄激素合成及作用障碍

睾酮合成缺陷常是由于肾上腺皮质类固醇激素合成过程中的酶缺陷导致胆固醇向雄激素转化障碍，这些酶包括类固醇生成急性调节蛋白（steroid acute regulatory protein，StAR）、胆固醇侧链裂解酶（P450scc）、3β-羟类固醇脱氢酶、17α-羟化酶/17,20-裂解酶及 17β-羟类固醇脱氢酶Ⅲ型（17β-HSD3）缺陷症等。

一、先天性肾上腺皮质增生症

先天性肾上腺皮质增生症是一组常染色体隐

性遗传疾病，其中 StAR、P450scc、3β- 羟类固醇脱氢酶、17α- 羟化酶 /17,20- 裂解酶突变型除导致 CAH 外，亦导致肾上腺皮质网状带及睾丸的雄激素合成减少，临床变现为先天性男性性腺功能减退、假两性畸形。由于酶蛋白可残余不同程度活性，临床表现可从重型到非经典型。此外，CAH 男性患者常伴有睾丸内肾上腺残余肿瘤（TART），严重者破坏睾丸正常结构，也会导致性腺功能减退。

二、17β-HSD3 缺陷症

17β-HSD3 主要在睾丸中表达，利用 NADPH 作为辅因子催化雄烯二酮（androstenedione，AD）转化为睾酮（testosterone，T），对于胚胎期男性外生殖器的形成至关重要。17β-HSD3 是胆固醇合成睾酮过程中出现障碍最常见的酶，但其具体发病率不详。荷兰一项研究显示其新生儿 17β-HSD3 缺陷症发病率为 1/14 700，杂合携带率为 1:135。是常染色体隐性遗传病，HSD17B3 基因的纯合突变或复合杂合突变均可致病。

HSD17B3 基因突变的 46,XY 患者的临床表现取决于 17β-HSD3 的残余酶活性，典型表现是 46,XY 个体拥有睾丸、附睾、输精管、生精管及射精管，外生殖器却模棱两可或完全是女性表型，可伴有阴蒂肥大、阴囊融合或阴道盲端。这些患者出生时常常被当做女性抚养，到青春期时，血清睾酮可上升至正常范围低限，导致患者进行性男性化。血清 AD 升高，雄激素水平降低或处于正常范围低限。hCG 兴奋试验：T/AD<0.8。

大多数被当作女孩抚养的 17β-HSD3 缺陷症患者，如果性腺未被摘除，会出现进行性的男性化，因此如果选择继续当女性，建议摘除睾丸，然后进行雌激素替代维持女性性征。

如果选择当男性，除了必要的手术治疗隐睾外，一般不需治疗即可在青春期得到充分的男性化发育。但有报道生殖细胞恶变率高达 28%，因此建议对于保留睾丸的患者要密切监视其恶变的可能。对于性别的选择，临床医生需与患者及其家属进行充分沟通，必要时对患者进行心理测试评估，尊重患者及其家属的意愿做出选择。

三、5α- 还原酶缺乏症

5α- 还原酶位于细胞内质网质膜上，主要作用为催化睾酮转变为活性更强的双氢睾酮（DHT）。此外，也可以其他类固醇激素如脱氢表雄酮、孕酮、氢化可的松等作为底物，催化其代谢过程。

1. 临床表现 5α- 还原酶缺乏症典型的临床表现为出生时两性畸形，类似阴蒂肥大，尿道下裂。睾丸分化良好，位于腹股沟管或阴唇阴囊褶内，附睾、输精管、精囊腺分化良好。无子宫及输卵管。射精管常开口于阴道盲端。前列腺缺如或发育不良。多数患者出生时作为女性抚养，青春期患者出现显著男性化：声音低沉，肌肉增加；阴茎增长，常伴有不同程度的痛性勃起，甚至射精；外阴皮肤色素沉着但阴毛腋毛缺如；睾丸增大。无乳腺发育，前列腺不发育。

2. 诊断

（1）T/DHT 比值：正常成年男子外周血 T/DHT 的比值为 12±3.1，而成年 5α- 还原酶缺乏症患者比值可达 35～84。青春期前的患者可通过 hCG 兴奋试验诱发 T/DHT 比值的异常。

（2）5α- 还原酶活性测定：是确诊 5α- 还原酶缺乏症的直接手段。方法为将患者外阴活检皮肤标本加入放射性标记的睾酮作为底物，测定作为产物 DHT 的含量，从而测定 5α- 还原酶的活性。

（3）基因检测：对 SRD5A2 基因直接进行分子遗传学检测。

3. 治疗 应强调早期诊断，以便尽早决定抚养性别，避免青春期改变性别对患者心理造成的影响。性别的选择主要取决于外阴发育情况，男性化缺陷严重者应该按照女性抚养，青春期前应切除睾丸，并在青春期年龄进行雌孕激素周期替代治疗，必要时行阴道成形术。选择按照男性抚养，可行外生殖器整形术，如尿道下裂修补术、阴茎尿道成型及睾丸固定术，同时给予雄激素替代治疗。目前可用于替代治疗的雄激素有双氢睾酮和睾酮。

四、雄激素不敏感综合征（androgen insensitivity syndrome，AIS）

由于编码雄激素受体（androgen receptor，AR）基因突变致 AR 结构和功能异常，造成男性性发育有关的靶组织对雄激素不敏感，从而使雄激素的正常生物学效应全部或部分丧失，引起男性假两性畸形。

1. 临床表现　该病为 X 染色体隐性遗传，根据患者不同程度的临床表现可分为完全性 AIS、不完全性（或部分性）AIS 及轻度 AIS。

根据患者有无男性化表现，将 AIS 患者分为无男性化表现的完全性和有男性化表现的不完全性两大类。完全性雄激素不敏感患者由于在胚胎期雄激素作用的完全缺失，造成表观性别发育为女性型，所以自幼均按女性生活，成年后临床表现为原发闭经，由于完全缺乏雄激素的抑制，少量的雌激素即可导致乳房发育和女性体态，但乳头发育差，阴、腋毛无或稀少，女性外阴，大小阴唇发育较差，阴道呈盲端，无宫颈和子宫，人工周期无月经。不完全性雄激素不敏感患者的临床表现范围变化极大，与完全性的主要区别在于有不同程度的男性化。

2. 辅助检查

（1）染色体分析，AIS 患者染色体为 46,XY。

（2）测定体内性激素水平，AIS 患者体内雄激素高于女性正常标准。

（3）SHBG 雄激素敏感试验可反映雄激素受体缺陷严重程度。给予司坦唑醇 0.2mg/（kg·d）每晚顿服，连服 3 天。分别在服药前和服药后第 5、6、7、8 天分别抽血测 SHBG。刺激后 SHBG 最低值与刺激前浓度的百分比值作为指标，完全性雄激素抵抗者均值为（102.2±2.1）%。

（4）性腺超声显示无子宫样回声，腹股沟区可见睾丸样回声。

（5）分子诊断：对于可疑患者可直接提取外周血白细胞 DNA 进行基因诊断。常用 PCR-SSCP、等位基因特异性 PCR、外显子 1CAG 重复序列长度分析等方法检测 AR 基因的结构异常。

3. 诊断　染色体检查结果为 46,XY，出生和儿童时期表现为女性并在腹股沟区或阴唇内触及睾丸样组织，青春期后出现女性第二性征、原发性闭经、腹股沟或阴唇内肿物等典型临床表现可确诊。

4. 治疗　治疗的目的为确定社会性别、矫正畸形并尽可能维持性功能和消除心理障碍。AIS 治疗和预后管理应依赖多学科合作治疗，包括内分泌科、妇科、泌尿外科、心理科等。治疗包括决定性别取向、外生殖器整形手术、性激素替代治疗、心理治疗等多个方面。CAIS 患者建议应作为女性抚养。在对 AIS 长期预后的随访观察中发现，对隐睾恶变风险的预测是临床管理和评估的重要部分。在一些 DSD 患者中肿瘤患病风险增加，尤其是有含有 Y 染色体的 DSD 患者。9 若患者在婴幼儿时期有腹股沟肿胀的表现，应尽早进行性腺切除术并进行腹股沟疝修补术。然而，性腺切除并非越早越好，越来越多研究更普遍地认为性腺切除术应推迟至青春期或成年早期以利于患者出现自发乳房发育。手术后应长期服用雌/孕激素进行人工周期治疗，以保持女性特征。

第三节　性　反　转

性反转是指染色体性别与性腺性别不符的一类疾病。46,XY 性反转指染色体为 46,XY，内生殖器为卵巢，无睾丸及前列腺精囊。46,XX 性反转指染色体为 46,XX，内生殖器为睾丸，无卵巢及子宫输卵管。

一、发病机制

1990 年，Sinclair 等在对 XX 男性性反转患者的研究中，首先克隆出了 SRY（sex-determining region of Y）基因。研究表明，其编码的蛋白具有 DNA 结合功能，在胚胎的性腺原基向睾丸分化的过程中起着非常重要的作用，性反转综合征的发生与 SRY 的缺失、突变和易位有关。

二、临床表现

46,XX 男性综合征：表型为男性，而染色体核型为正常女性，乳腺发达，须毛缺如，阴茎小，睾丸小，精索脉正常，不能或只能产生少量精子，因而绝大多数无生育能力。46,XY 女性综合征：表型为女性，而染色体核型为正常男性，没有乳腺发育，有些喉结缺如，没有月经，没有卵巢功能，外生殖系统正常，有些内生殖没有卵巢，因而绝大多数无法怀孕。其中由于 SRY 基因突变导致的 46,XY 单纯性腺发育不全又称为 Swyer 综合征，临床表现为单纯性或完全性性腺发育不良（46,XYCGD）；雄激素和雌激素产生均缺乏；缺少 AMH 使得副中肾管发育；生殖细胞发育障碍；性腺组织有癌变可能。

三、诊断及治疗

男性诊断主要依据为核型分析：(46, XX)，X染色质阳性。精液检查可见精子少或无精子。睾丸组织学检查见曲精小管发育不良。诊断 XX 男性综合征必须排除三种疾患：即克兰费尔特综合征、肾上腺皮质增生引起的女性假两性畸形、核型为 46, XX 的真两性畸形。女性诊断借助 B 超检查有无子宫及其发育情况，结合 *SRY* 基因检测则可以作出诊断。病理学检查可见条索状性腺无生殖细胞。核型为 46, XY 而超声波检查为女性外生殖器时，可以作 *SRY* 基因检测进行产前诊断。对本病患者应注意性腺恶性肿瘤发生的可能，一般主张出生后对条索状性腺进行切除并进行其他矫正手术。青春期开始可使用性激素替代疗法。

第四节 其 他

胚胎期男性睾丸形成及发育受到多种性腺发育基因调控，这些基因的突变或过表达影响睾丸正常发育，导致隐睾症、无睾症、睾丸退缩综合征、真两性畸形等临床症状。其作用机制复杂，目前还未完全阐明，仅对少数基因有所了解，如：

1. **WT1 基因突变** 可导致德尼-德拉什综合征、11p 缺失综合征，性腺发育不全伴有肾小球硬化、肾病、肾功能衰竭，伴发肾母细胞瘤。

2. **DAX1 基因突变** X 连锁隐性遗传，XY 男性低促性腺激素性性腺功能减退伴先天性肾上腺发育不良（AHC）。出生后有失盐、脱水、色素沉着的原发性肾上腺皮质功能减退症状，如不及时处理，易夭折。无青春期启动，外生殖器呈男性幼稚型。

3. **SF1 基因突变** 临床表现与 *DAX1* 突变类似，但 GnRH 兴奋试验提示垂体高反应。

4. **SRY 基因突变** Swyer 综合征，性染色体为 XY 者，Y 染色体上 *SRY* 基因突变，表现为女性性幼稚外观，无青春期启动，条索状卵巢，并易发生癌变，幼稚子宫。

5. **SOX9 突变** XY 男性睾丸发育不良，女性外观伴长骨变形。

6. **Wnt4 突变** 性腺发育不良或萎缩，性腺组织中同时存在卵巢和睾丸组织（卵睾，真两性畸形）。

尚有更多相关基因作用有待进一步确定。

这些患者在性腺发育的治疗上应依据患者的年龄和内外生殖器情况评估而定。在患者尚无性别认同的时期——46, XY 核型的患者，宜作为男性抚养，但应警惕性腺发生恶变的可能性增加。对于年龄较大的患者，性别取向应以患者认同的社会性别为依据，切除与性别不一致的性腺组织，行相应的外生殖器整形术，青春期后给予相应的性激素替代治疗。

（孙首悦）

参 考 文 献

[1] 陈家伦. 临床内分泌学. 上海：上海科学技术出版社，2011.

[2] 罗邦尧. 肾上腺疾病诊断和治疗学. 上海：科技教育出版社，1995.

[3] Petak SM, Nankin HR, Spark RF, et al. American Association of Clinical Endocrinologists Medical Guidelines for clinical practice for the evaluation and treatment of hypogonadism in adult male patients: 2002 update. Endocr Pract, 2002, 8(6): 440-456.

[4] Nelson LM. Clinical practice. Primary ovarian insufficiency. N Engl J Med, 2009, 360(6): 606-614.

[5] Hughes IA, Nihoul-Fékété C, Thomas B, et al. Consequences of the ESPE/LWPES guidelines for diagnosis and treatment of disorders of sex development. Best Pract Res Clin Endocrinol Metab, 2007, 21(3): 351-365.

[6] 郭应禄. 男科学. 北京：人民卫生出版社，2004.

[7] 杨建华. 现代男性不育诊疗学. 上海：上海科学技术文献出版社，2007.

[8] Speiser PW, Azziz R, Baskin LS, et al. Congenital adrenal hyperplasia due to steroid 21-hydroxylase deficiency: an Endocrine Society clinical practice guideline. J Clin Endocrinol Metab, 2010, 95(9): 4133-4160.

[9] Claahsen-van der Grinten HL, Otten BJ, Stikkelbroeck MM, et al. Testicular adrenal rest tumours in congenital

adrenal hyperplasia. Best Pract Res Clin Endocrinol Metab, 2009, 23（2）：209-220.

[10] Reisch N, Flade L, Scherr M, et al. High prevalence of reduced fecundity in men with congenital adrenal hyperplasia. J Clin Endocrinol Metab, 2009, 94（5）：1665-1670.

[11] Miller WL, Chrousos GP. The Adrenal Cortex. In: Felig P, Frohman LA. Endocrinology & Metabolism. 4th ed. 北京：人民卫生出版社, 2002.

[12] 糖皮质激素类药物临床应用指导原则. 中华内分泌代谢杂志, 2012, 28（2）：171-202.

[13] 崔贤德. 肾上腺性异常综合征 // 罗邦尧. 肾上腺疾病诊断和治疗学. 上海：科技教育出版社, 1995：170-193.

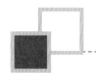

第六章 绝经期综合征

围绝经期是妇女从接近绝经时出现与绝经有关的内分泌、生物学及临床特征起至最后一次月经后1年的时期,是女性的特殊生理时期,一般可持续2~5年的时间。绝经期综合征(menopausal syndrome,MPS)是指妇女在绝经前后由于卵巢功能衰退出现的性激素波动或减少所致的一系列躯体及精神心理症状。绝经分为自然绝经和人工绝经,前者指卵巢内卵泡生理性耗竭或剩余的卵泡对促性腺激素丧失了反应所致绝经,后者是指手术切除双侧卵巢或用其他方法停止卵巢功能,如放射治疗和化疗等导致的绝经。MPS多发生于45~55岁,多数持续到绝经后2~3年,少数人可持续到绝经后5~10年之久。手术绝经的妇女,在切除双侧卵巢后1~2周即可出现围绝经期综合征的症状。

一、基本概念

1. 绝经前期(premenopausal period) 卵巢有活动的时期,包括自青春期发育到绝经的一段时间。

2. 绝经(menopause) 女性月经的最后停止(月经完全停止1年以上),只能回顾性确定。40岁以上女性末次月经后12个月仍未出现月经,排除妊娠后则可临床诊断为绝经。

3. 绝经过渡期(menopausal transitional period) 从生殖年龄走向绝经的一段过渡时期,包括从临床上或血中激素水平最早出现绝经的趋势开始(即卵巢功能开始衰退的征兆)直至最后一次月经的时期。绝经过渡期又分为绝经过渡期早期和绝经过渡期晚期。进入绝经过渡期早期的标志是40岁以上的妇女在10个月之内发生两次相邻月经周期长度的变化≥7d,进入绝经过渡期晚期的标志是月经周期长度超过原月经周期2倍以上。

4. 围绝经期(perimenopause period) 妇女绝经前后的一段时期,包括从临床特征、内分泌学及生物学上开始出现绝经趋势(即卵巢功能开始衰退的征兆),一直持续到最后一次月经后1年,即绝经过渡期加绝经后1年。

5. 绝经后期(postmenopausal period) 从绝经一直到生命终止这一整个时期。

二、病理生理机制

1. 神经内分泌机制 女性围绝经期卵巢功能逐渐衰退,卵巢重量减轻,卵泡发育差,黄体进行性衰退或无黄体形成,卵巢内分泌功能下降,雌孕激素水平下降,雌激素对垂体的反馈抑制作用减弱,同时卵泡对促性腺素作用的反应较差,垂体促性腺激素如FSHLH等分泌增多,引起正常的下丘脑-垂体-性腺轴间的平衡关系变化,导致自主神经中枢及其支配下的各脏器功出现异常,从而出现一系列自主神经功能失调的症状,详见下述(临床表现部分)。

神经系统、内分泌系统、免疫系统三个系统是统一的整体系统,存在相互影响及调控的关系。近年来研究证实,绝经期患者内啡肽及5-羟色胺水平的变化参与引起神经内分泌功能失调且与情绪变化密切相关,5-羟色胺对内分泌、心血管、情感和性生活等均有调节功能。其他神经内分泌因素还可能有中枢神经递质阿片样肽、肾上腺素和多巴胺等的活性发生改变,导致促性腺激素释放激素分泌异常和血管收缩功能不稳定。

2. 氧化应激损伤 在绝经期雌激素下降的过程中,体内超氧化物歧化酶等抗氧化酶系含量及活性下降,氧化应激系统活性增强,氧自由基损伤导致的脂质过氧化物含量增加,导致绝经后妇女机体的抗氧化能力下降,导致器官功能的衰退。

3. 社会、文化因素 围绝经期综合征不仅与神经内分泌系统功能变化密切相关，也受社会心理因素的影响。个体人格特征、神经类型、文化水平、职业、社会人际、家庭背景等与围绝经期综合征发病及症状严重程度有关。大量的临床资料表明，性格开朗、神经类型稳定，从事体力劳动者发生围绝经期综合征者较少或症状较轻，而且症状消失较快。另外，围绝经期综合征的发生也与负性生活事件有关。

三、围绝经期的内分泌变化

围绝经期最早的变化是卵巢功能衰退，主要表现为卵泡对促性腺激素敏感性降低，对促性腺激素刺激的抵抗性逐渐增加，继之表现为下丘脑-垂体功能退化。

1. **雌激素** 绝经过渡期早期雌激素水平呈波动状态，甚至高于正常卵泡期水平，系因 FSH 升高对卵泡过度刺激引起雌二醇分泌过多所致。整个绝经过渡期雌激素不呈逐渐下降趋势，而是在卵泡停止生长发育时，雌激素水平才下降。绝经后卵巢分泌雌激素极少，妇女体内仅有低水平雌激素，以雌酮为主，主要是由来自肾上腺皮质以及卵巢的雄烯二酮经周围组织中芳香化酶转化的雌酮，转化的部位主要在肌肉和脂肪，肝、肾、脑等组织也可促进转化。雌酮在周围组织也与雌二醇互相转化，但与生育期妇女相反，雌酮高于雌二醇。

2. **孕酮** 绝经过渡期卵巢尚有排卵功能，因此仍有孕酮分泌，但因卵泡发育时间长，黄体功能不全，导致孕酮分泌减少。绝经后卵巢不再分泌孕酮，极少量孕酮可能来自肾上腺。

3. **雄激素** 绝经后总体雄激素水平下降。卵巢产生的雄激素是雄烯二酮和睾酮，绝经前血液中 50% 的雄烯二酮来自卵巢。进入绝经期后，由于卵泡数目耗竭、卵泡发育不良，由卵巢合成的雄烯二酮逐渐减少，至绝经后雄烯二酮产生量约为绝经前的一半，主要来源于肾上腺。绝经后卵巢主要产生睾酮，而且量较绝经前增多，系因升高的促性腺激素对卵巢间质细胞的刺激增加所致。

4. **促性腺激素** 绝经过渡期仍有排卵的妇女，其 FSH 水平升高，呈波动型，LH 仍可在正常范围，但 FSH/LH 仍小于 1。绝经后，绝经后由于雌激素水平下降，对下丘脑、垂体不能进行有效

的负反馈，致使垂体分泌促性腺激素增加，进而刺激垂体释放 FSH 和 LH 增加；同时，由于卵泡产生抑制素减少，使 FSH 和 LH 水平升高，其中 FSH 升高较 LH 更显著，FSH/LH＞1。绝经 2～3 年内，FSH/LH 达最高水平，以后随年龄增长渐下降。

5. **GnRH** 围绝经期 GnRH 的分泌增加，并与 LH 相平行。

6. **抑制素** 抑制素是一种由女性卵巢颗粒细胞分泌的异二聚体蛋白质激素。它通过反馈抑制垂体分泌 FSH 和 GnRH 对自身受体的升调节，使抑制素浓度与 FSH 水平呈负相关，对性腺也有局部旁分泌作用。绝经后妇女血抑制素浓度下降，较雌二醇下降早且明显，可能成为反映卵巢功能衰退更敏感的标志。

四、多系统非特异性的临床表现

1. **月经紊乱** 在绝经过渡期会发生月经周期改变和不规律阴道出血，10% 的妇女会突然停经，但多数是绝经前有时间长短不等的不规律出血，而且周期长短也不等。根据月经周期的改变大致分为 3 种类型：

（1）月经稀发，经量减少，经期缩短，以致逐渐停止。

（2）月经频发，经期延长，经量增多，月经间期出血，以及性交后出血，甚至大出血或出血淋漓不断，然后逐渐减少而停止。对于异常出血者，应行诊断性刮宫，排除恶变。

（3）月经突然停止，较少见。由于卵巢无排卵，雌激素水平突然波动，易发生子宫内膜癌。

2. **血管舒缩功能不稳定症状** 主要表现为潮热、出汗，是围绝经期及绝经后妇女常见的特征性症状。自然绝经者发生率超过 50%，人工绝经者发生率更高。特点如下：

（1）发作一般无任何诱因，突然发生上半身发热，一般起自前胸，涌向头颈部，然后波及全身，少数局限于面颈及胸部，表现为皮肤阵阵发红，伴灼热、爆发性出汗，体温一般正常；

（2）持续数秒至数分钟不等；

（3）轻者每日发作数次，重者 10 余次及更多，夜间或应激状态易促发；

（4）此种血管功能不稳定可出现在绝经前 2 年，绝经后 1 年症状最重，平均会持续 7.4 年或更

长,因种族而异。

3. 自主神经系统功能紊乱 伴有神经心理症状的综合征主要包括情绪、记忆及认知功能症状。围绝经期妇女往往出现激动易怒、烦躁惊恐或情绪低落、郁郁寡欢、不能自我控制等情绪症状,记忆力减退及注意力不集中也较常见。临床特征为围绝经期首次发病,多伴有性功能衰退,可有两种类型:

(1)兴奋型:表现为情绪烦躁、易激动、恐怖感、失眠、注意力不集中、多言多语、大声哭闹甚至癔症发作样等神经质样症状。

(2)抑郁型:焦虑、多疑、缺乏自信、内心不安、记忆力减退、行动迟缓,严重者对外界冷淡、丧失情绪反应,甚至发展成严重的抑郁性神经症。部分患者有头痛、头部紧箍感、枕部和颈部疼痛向背部放射。也有人出现感觉异常,常见的有走路漂浮、登高眩晕、皮肤瘙痒及蚁走感,咽喉部异物梗阻。

围绝经及绝经后妇女在复杂的生理性的机体内环境改变及因其引起的病理变化中生存,不同的家庭因素、社会影响、个人的性格特点、精神因素,所表现的自主神经紊乱的综合征症状变化多样,可轻可重,甚至有人无明显不适,安然度过。也有 10%~15% 的患者症状较为严重,影响日常的工作和生活,需药物治疗。

4. 泌尿生殖道症状

(1)生殖器官萎缩症状:由于绝经后雌激素水平的降低,外阴皮肤及阴道黏膜逐渐变薄,皮下脂肪减少,阴道弹性降低,长度缩短,褶皱变平,腺体分泌减少,出现外阴及阴道萎缩、干燥,临床上发生一系列症状,如外阴瘙痒、性交困难、老年性阴道炎等,造成很大痛苦和不安。

(2)泌尿系器官萎缩症状:围绝期雌激素缺乏造成膀胱及尿道黏膜萎缩,常常发生泌尿系统的症状,如萎缩性膀胱炎、尿道炎、尿道口外翻等。并且由于膀胱容量随年龄增加而减少,出现尿急、尿频、夜尿增加,容易出现压力性尿失禁。同时由于膀胱肌肉收缩力下降,也会引起排尿不畅,残余尿增加且尿道黏膜变薄易损伤,故绝经后妇女也易发生反复发作的泌尿道感染。

(3)盆底肌肉与筋膜松弛症状:雌激素缺乏易于发生盆底支持组织如肌肉与筋膜松弛薄弱,

尤其是曾有过多次分娩史及会阴严重撕裂者,表现为子宫脱垂及阴道壁膨出,可酌情采用子宫托或手术治疗,手术方法根据年龄、体质而定。

5. 心血管症状及心血管疾病 雌激素对女性心血管系统有保护作用,雌激素通过对脂代谢的良性作用改善心血管功能并抑制动脉粥样硬化,绝经后妇女易发生动脉粥样硬化、心肌缺血、心肌梗死和脑出血。但值得注意的是,有部分患者的心血管症状为非器质性改变引起,如少部分患者有胸痛,有时伴心悸、胸闷,症状发生常受精神因素影响且易变多样,症状多、体征少,心功能良好,用扩血管药物不见改善,冠状动脉造影结果呈阴性。一些绝经后妇女出现轻度高血压,特点为收缩压升高、舒张压不高,阵发性发作,血压升高时出现头昏、头痛、胸闷、心慌。

6. 骨质疏松 雌激素具有保护骨矿含量的作用,围绝经期开始妇女雌激素水平下降,骨质吸收速度快于骨质生成,促使骨质丢失而骨质疏松,约 25% 的绝经后妇女患有骨质疏松。患者常主诉腰背、四肢疼痛,可引起骨骼压缩、身材变矮,严重者可致骨折,最常发生在椎体,其他如桡骨远端、股骨颈等部位。

五、诊断和鉴别诊断

绝经期综合征症状复杂多样,对其主要症状应给予正确的估计,并能对器质性病变及早予以鉴别诊断。

1. 诊断

(1)病史:仔细询问症状,治疗所用的激素、药物,既往疾病史,是否切除子宫和卵巢,尤其注意收集乳腺癌、子宫内膜癌、动静脉血栓、糖尿病、高血压、骨折及骨质疏松等病史或家族史。个人史:年龄、绝经年龄、月经情况、孕产史、过敏史、家族史等,以全面了解患者的绝经相关症状。

(2)体格检查:包括全身检查和妇科检查,对复诊 3 个月未行妇科检查者,必须进行复查。

(3)实验室检查:

1)激素测定:绝经过渡期血 FSH>10U/L,提示卵巢储备功能下降,FSH>40U/L 且 E_2<20pg/ml,提示卵巢功能衰竭。

诊断绝经及绝经期综合征是否需行 FSH 检查?对于年龄超过 45 岁有绝经期症状的健康女

性,若停经 1 年以上且未使用激素避孕,或出现血管舒张症状伴月经不规则(切除子宫者仅有症状),可直接考虑绝经或围绝经期的诊断而无须完善激素水平检查。

年龄＜40 岁的患者因停经或相关症状就诊或年龄 40～45 岁的女性,出现月经周期的紊乱或围绝经期的症状,需完善 FSH 水平的检测。

2）B 超、分段诊刮、子宫内膜病理及心电图等检查,排除其他器质性病变。

3）影像学检查:测定骨密度等,明确有无骨量减少或骨质疏松。

2. **鉴别诊断** 需除外心血管疾病、泌尿生殖器官的器质性病变、神经衰弱、甲亢等。

六、治疗

1. 一般治疗——重视心理保健

（1）对症治疗:可辅助使用自主神经功能调节药物,如谷维素 20mg 口服,3 次 /d;镇静药:地西泮 5mg 睡前服用或艾司唑仑 1mg,睡前服用,有助于调节自主神经功能。此外,还可以服用维生素 B_6、复合维生素 B、维生素 E 及维生素 A 等。

（2）精神心理治疗:心理治疗是围绝经期治疗的重要组成部分,以神经、精神症状为主诉的焦虑、抑郁障碍患者可至心理科专科门诊给予有关镇静药、抗焦虑药、抗抑郁药治疗。同时应积极开展心理咨询与行为治疗,医生应与患者进行个别交谈,给患者以精神鼓励,使其了解围绝经期是自然的生理过程,帮助患者解除疑虑,建立信心,促使健康的恢复,应突出调情志、节嗜欲、适劳逸、慎起居,以乐观和积极的态度对待疾病,保持心理平衡。

1）调情志:更年期易出现急躁、焦虑、忧郁、好激动等情绪,这些消极情绪有害于身心健康,要善于克制,并培养开朗、乐观的性格,善用宽容和忍耐对待不称心的人和事,以保持心情舒畅及心理、精神上的平静状态,有利于顺利渡过围绝经期。

2）节嗜欲:保持正常的体重非常重要,肥胖或超重对身体健康造成显著的影响。均衡饮食,饮食特点应为低热量、低脂肪、低盐、低糖,避免饮食无节。提倡戒烟酒,避免接触二手烟之害。

3）适劳逸:坚持力所能及的体力劳动,规律

运动可以降低总的死亡率和由心血管疾病引起的死亡率;经常参加运动者的身体代谢情况、平衡能力、肌肉力量、认知程度以及生命质量更好,并且其心脏不良事件、卒中、骨折以及乳腺癌的发生率可显著降低。增加社交活动和脑力活动,不间断地学习和思考,学习科学文化新知识,使心胸开阔。

4）慎起居:保持生活规律化,坚持力所能及的体育锻炼,少食动物脂肪,多吃蔬菜水果,为预防骨质疏松,围绝经期和绝经后妇女应坚持体育锻炼,增加日晒时间,摄入足量蛋白质和含钙食物。

2. 激素替代治疗（HRT）——预防和治疗围绝经期综合征的有效措施

HRT 主要指对卵巢功能衰退的妇女,在有适应证(需要用)、无禁忌证(可以用)的前提下个体化给予低剂量的雌和 /或孕激素药物治疗。目前已经确认,HRT 可以有效缓解绝经相关症状,在绝经早期(治疗"窗口期"),科学、合理、规范的用药并定期监测,HRT 的有益作用将超过其潜在的害处。

何为窗口期?即适合进行治疗的时间段。在HRT 领域中特指对绝经早期有症状的中年妇女进行 HRT,会形成一个对骨骼、心血管和神经系统的长期保护作用的时间段。一般为绝经 10 年之内或 60 岁以前。对于仅以预防骨折为目的、既往未用 HRT 且年龄≥60 岁的妇女,不推荐开始使用 HRT。

（1）历史回顾——科学总是值得等待:对中老年女性进行激素补充治疗,已有 100 多年的历史。19 世纪 90 年代,欧洲的医生利用卵巢提取物治疗女性绝经期的不适症状,1929 年,解剖学家阿伦（Edgar Allen）和生物化学家多伊西（Edward Doisey）从孕妇的尿液中分离出具有生物学活性的雌酮结晶,称这种新物质为"theelin",并为它申请了专利。1932 年 Geist 和 Spielman 首先提出使用 theelin 治疗绝经期妇女,这成为女性医学上的一个里程碑,开启了用性激素缓解绝经期症状的时代,同时也展开了一场似乎没有止境的争论:用激素治疗绝经期女性的安全性和必要性。在 20 世纪 60 年代,西方医学界认为绝经是一种雌激素不足性疾病,认为给予雌激素可预防绝经后所有疾病,导致一时雌激素的普遍使用。

70 年代初，美国 50 岁以上妇女有 1/3 常规使用雌激素。70 年代中期，研究发现单用雌激素，会使子宫内膜癌的风险增加 4.5 倍，进一步的研究发现同时加用孕激素可对抗单用雌激素这一可能的危险。为了详细研究激素替代治疗对女性长期健康状况的影响，美国国立卫生研究院在 1993 年启动了一个"妇女健康倡议（WHI）"的大型政府研究。WHI 是一项以评价绝经妇女长期联合应用雌激素、孕激素序贯补充治疗的疗效—危险比为目的的大规模前瞻性随机双盲对照临床研究，该研究在 1993—1998 年间共入选了 1.7 万例 50～79 岁美国绝经妇女，平均年龄 63 岁。研究进行到 2002 年的时候，研究人员发现，激素治疗，尤其是结合雌激素和醋酸甲羟孕酮联合应用，可增加 50～79 岁围绝经期女性发生血栓、卒中、乳腺癌以及心脏病的风险，故 NIH 于 2002 年 6 月提前 3 年终止了这项临床研究中雌孕激素连续联合治疗组的研究，而继续安慰剂组及单纯雌激素（对象为已行子宫切除术的妇女）治疗组的研究。但是，在随后的岁月里对 WHI 研究的再分析表明，不良事件风险水平主要由女性个体的健康史、年龄和其他因素决定。在 WHI 的研究中，大部分是没有围绝经症状的绝经后妇女，并不具备 HRT 适应证。另外，此项试验入选的妇女平均年龄为 63 岁，其中 60～69 岁的妇女占 45.3%，不代表常用 HRT 的人群，即参与者中，有大量超过窗口期的女性，干扰了研究结果。而 WHI 雌激素单用试验（单纯雌激素治疗平均时间为 7 年，长达 11 年的随访）发现，单纯雌激素疗法不增加乳腺癌风险，这些发现表明，那些已行子宫切除且正在服用雌激素的女性，在激素治疗时间上拥有更大的灵活性。之后的临床研究表明，并非对于所有年龄段的女性进行激素替代治疗，都可以获得相同的效果，对绝经早期即激素治疗的窗口期有症状的女性进行激素替代治疗，会对骨骼、心血管和神经系统有长期保护作用。科学进步需要不断试错，通过各种验证才能取得最优解决方案，激素替代治疗就是这样，目前认为，在绝经早期（治疗"窗口期"）启用 HRT 可治疗绝经相关症状，并可预防有骨折高危风险的妇女发生骨质疏松症，但对于无症状的围绝经期妇女，不建议使用雌孕激素或单用雌激素预防慢性疾病的发生。

（2）激素治疗的临床应用——不能滥用，也不必怕用

1）HRT 临床应用指南：HRT 已在半个世纪的国内外临床应用中获得较大进步。近年来，国际上大规模随机对照的临床研究，从循证医学方面提出了一些结论性意见，丰富了人们对 HRT 的认识。中华医学会妇产科学分会绝经学组分别于 2013 年及 2018 年发布的《绝经相关激素补充治疗的规范诊疗流程》及《中国绝经管理与绝经激素治疗指南（2018）》对围绝经期和绝经后妇女提出以下原则性建议：

适应证：绝经相关症状——血管舒缩障碍，如潮热、多汗；睡眠障碍；疲倦，情绪不振，易激动，烦躁，轻度抑郁。泌尿生殖道萎缩相关问题——阴道干涩、疼痛、排尿困难、反复性阴道炎，膀胱炎，夜尿尿频、尿急。低骨量及骨质疏松症——有骨质疏松症的危险因素及绝经妇女骨质疏松症。

禁忌证：已知或怀疑妊娠；原因不明的阴道流血；已知或怀疑患有乳腺癌；已知或可疑患有性激素依赖性恶性肿瘤；患有活动性静脉或动脉血栓栓塞性疾病（最近 6 个月内）；严重肝肾疾病；耳硬化症，卟啉病；脑膜瘤（禁用孕激素）。

慎用情况：子宫肌瘤、子宫内膜异位症、子宫内膜增生症；有血栓形成倾向；胆囊疾病；癫痫、偏头痛、哮喘；系统性红斑狼疮、乳腺良性疾病；乳腺良性疾病及乳腺癌家族史。

应用流程：首诊时应采集病史，评价其绝经状态，进行基本的临床检查，并据此判断是否有 HRT 的适应证、禁忌证或慎用情况。根据判断结果，建议给予该患者健康指导、HRT 或其他治疗。接受 HRT 治疗的患者，建议在用药后 1、3、6、12 个月分别进行随诊，在用药 1 年后，建议每年至少随诊 1 次。

2）药物种类和制剂：

第一类是雌激素：种类有天然甾体类雌激素制剂，如雌二醇、戊酸雌二醇、结合雌激素、雌三醇、雌酮；部分合成雌激素，如炔雌醇、炔雌醇三甲醚；合成雌激素，如尼尔雌醇。

国内常用雌激素制剂：

——口服用药：用法简便，血药浓度稳定，改善血脂，有肝脏首过效应。

结合雌激素（CE）：为从孕马尿中提取出来的

天然雌激素，成分有雌酮、马烯雌酮、17α- 雌二醇、17β- 雌二醇等 10 余种。0.3mg/ 片或 0.625mg/ 片，0.3～0.625mg，1 次 /d；戊酸雌二醇（E₂V），1mg/ 片，1～2mg，1 次 /d，每月连用 21 天，停 7 天。

戊炔雌三醇（尼尔雌醇）：1～2mg/2 周或 5mg/ 月。

——经皮肤给药：使用方便，用药剂量小，避免肝脏首过效应，对不能耐受口服用药的患者提供了安全途径。缺点是个体差异大，不易精确控制每天释放量。

雌二醇凝胶：含天然雌二醇 0.6mg/g，2.5g，每日 1 次，涂抹于皮肤。

半水合雌二醇贴：含 17β- 雌二醇，每天释放 50μg，1 次 / 周，1 片 / 次。

皮下埋植剂：雌二醇 25～50μg，可维持 5～12 个月。

——阴道给药：可减轻肝脏负担，用药剂量小，阴道黏膜容易吸收，治疗泌尿生殖道局部低雌激素症状为首选途径。

结合雌激素软膏：含雌激素 0.625mg/g，0.5～2g，1 次 /d。

第二类是孕激素：对抗雌激素促进子宫内膜生长的作用。合成孕激素包括 3 种：孕酮衍生物：如地屈孕酮；19- 去甲基睾酮衍生物：如炔诺酮，具有一定的雄激素活性；17- 羟孕酮衍生物如甲羟孕酮，有弱的雄激素活性。其中最接近天然孕激素的是地屈孕酮，较接近天然孕激素的是醋酸甲羟孕酮。天然孕激素包括微粒化黄体酮胶丸和黄体酮胶囊。我国最常用制剂为甲羟孕酮（醋酸甲羟孕酮，MPA）。

第三类是雌激素、孕激素的复方制剂：戊酸雌二醇 / 环丙孕酮片复合包装：11 片 2mg 戊酸雌二醇，10 片 2mg 戊酸雌二醇及 1mg 醋酸环丙孕酮；雌二醇片 / 地屈孕酮片复合包装：14 片 1mg 雌二醇，14 片 1mg 雌二醇 10mg 地屈孕酮。

第四类是组织选择性雌激素活性调节剂：替勃龙（甲基异炔诺酮，利维爱，liviaI，tibolone），含 7- 甲基异炔诺酮 2.5mg/ 片，口服后进入体内的分解产物具有雌激素、孕激素和弱的雄激素活性，对乳腺的刺激较小，可能具有更高的乳腺安全性，不刺激子宫内膜增生，有子宫的绝经后妇女应用此药时不必加用其他孕激素，是欧洲最常用

的 HRT 药物，1.25～2.5mg/d。

3）常用方案：

——单一孕激素治疗：适用于绝经过渡期，调整卵巢功能衰退过程中出现的月经问题或绝经后围绝经期症状严重且有雌激素禁忌证的妇女。推荐使用天然孕激素如微粒化黄体酮胶丸或胶囊 200～300mg/d，或接近天然的孕激素地屈孕酮 10～20mg/d 或短期运用醋酸甲羟孕酮 4～6mg/d，每个月经周期使用 10～14 天。

——雌孕激素序贯法：适用于有完整子宫、围绝经期或绝经后期仍希望有月经样出血的妇女。①连续序贯法：以 28 天为一个疗程周期，雌激素不间断应用，孕激素于周期第 15—28 天应用。周期之间不间断。②周期序贯法：以 28 天为一个治疗周期，第 1—21 天每天给予雌激素，第 11—21 天内给予孕激素，第 22—28 天停药。孕激素用药结束后，可发生撤药性出血。可选择雌孕激素序贯治疗复方制剂，也可选择雌孕激素单药配伍周期应用。当患者在雌孕激素序贯治疗应用一段时间后无周期出血时，应建议患者改服雌孕激素连续联合或替勃龙治疗，并告知患者已进入绝经后期。

——连续联合治疗：适用于有完整子宫、绝经后期不希望有月经样出血的妇女。雌激素和孕激素均每天给予，发生撤药性出血的概率低。雌孕激素的选择应以天然制剂为主。可给予雌激素如戊酸雌二醇片 1mg/d，同时口服孕激素，如地屈孕酮 5mg/d 或醋酸甲羟孕酮 2mg/d。

——单一雌激素治疗：适用于子宫切除术后或先天性无子宫的卵巢功能低下妇女。结合雌激素 0.3～0.625mg/d 或戊酸雌二醇片 0.5～2.0mg/d 或半水合雌二醇帖（I/2-1）帖 /7d，连续应用。

——连续应用替勃龙：适合于绝经后不希望来月经的妇女，推荐 1.25～2.50mg/d。

4）使用期限：有关 HRT 最具有挑战性的问题之一是使用期限。目前一致认为，绝经 10 年之内或 60 岁以前启动 HRT 治疗是有益的，对年龄超过 65 岁老年绝经患者启动 HRT 要进行严格的个体化受益 / 危险评估。那么对年龄超过 60 岁或 65 岁的已接受 HRT 治疗的老年女性是否需要中断治疗？根据现有的循证医学证据，没有必要对 HRT 持续时间进行限制，年龄超过 65 岁已接

受激素治疗的妇女若有明显绝经期相关症状或骨质疏松，可根据受益／危险评估情况决定是否继续使用。所有接受 HRT 治疗妇女至少每年进行 1 次个体化受益／危险评估。

5）副作用及危险性：

——子宫出血：用药期间的异常出血，多为突破性出血，应了解有无服药错误，B 型超声检查内膜，必要时做诊刮排除子宫内膜病变。

——雌激素副作用：雌激素剂量过大时可引起乳房胀、白带多、头痛、水肿、色素沉着等，酌情减量可减少其副作用。

——孕激素的副作用：可以导致抑郁、易怒、乳房痛和水肿，极少数患者甚至不耐受孕激素。改变孕激素种类可能减少其副作用。

——子宫内膜癌：单独应用雌激素使子宫内膜癌和子宫内膜增生的危险增加，呈时间和剂量依赖性。雌激素替代治疗时，有子宫的妇女，必须加用孕激素，可以阻止子宫内膜单纯性和复杂性增生。

——乳腺癌：WHI 研究显示，有子宫的妇女经过 3 年雌孕激素联合治疗，乳腺癌风险增加的绝对数量为每年每 1 000 名妇女新增乳腺癌患者不足 1 例。但随后的亚组分析显示，乳腺癌风险的升高仅限于入组之前曾使用过激素治疗者。而一些观察性研究报道孕激素如黄体酮和地屈孕酮并不增加乳腺癌发生风险。因此，目前尚不清楚孕激素是否具有致乳腺癌的类效应及所用特异的制剂是否影响乳腺癌风险的程度，需要更多高质量随机对照试验进一步明确。

——认知功能：及早开始应用 HRT 可降低妇女认知功能下降或痴呆的风险，特别是手术绝经的女性；窗口期以后才启用 HRT 会对认知功能产生不利影响，增加妇女罹患阿尔茨海默病的风险。

3. 非激素类药物

（1）对于围绝经期和绝经后妇女，若不愿使用激素或有激素使用禁忌证，可使用选择性 5- 羟色胺再摄取抑制药、选择性 5- 羟色胺和去甲肾上腺素双重再摄取抑制剂、可乐定、加巴喷丁等辅助和替代药物。现有资料表明，这些治疗对缓解绝经相关症状有一定效果。

（2）针灸和中医药治疗：祖国医学在治疗绝经期综合征方面，积累了一定的临床经验。

（3）防治骨质疏松可选用以下非激素类药物：

1）钙剂：只有轻微的骨吸收抑制作用，通常作为各种药物治疗的辅助或基础用药。2017年 NIH 推荐，50 岁后妇女的适当钙摄入量为 1 200mg/d。补钙方法首先是饮食补充，不能补足的部分以钙剂补充，临床应用的钙剂有碳酸钙、枸橼酸钙等制剂。

2）维生素 D：适用于围绝经期妇女缺少户外活动者，每天口服 800～1 200IU/d，与钙剂合用有利于钙的完全吸收。

3）双膦酸盐类：可抑制破骨细胞功能，从而抑制骨吸收，用于骨质疏松症。2019 年美国内分泌学会（TES）发布的绝经妇女骨质疏松症药物治疗指南提出双膦酸盐作为绝经后高骨折风险女性的初始用药。目前用于绝经后女性骨质疏松治疗的双膦酸盐主要包括阿仑膦酸钠、唑来膦酸、利塞膦酸钠。

4）甲状旁腺素类似物：能刺激成骨细胞活性，促进骨形成，增加骨密度，改善骨质量，降低椎体和非椎体骨折的发生风险，国内已上市的甲状旁腺素类似物是重组人甲状旁腺素氨基端 1—34 活性片段，即特立帕肽。对于有高度骨折风险如严重或多处椎体骨折的绝经后女性推荐使用甲状旁腺素类似物治疗 2 年，2 年后建议继续其他抗骨质疏松药治疗。

5）降钙素：是一种钙调节激素，能抑制破骨细胞的生物活性、减少破骨细胞数量，对骨质疏松性骨折后的急性骨丢失和疼痛有较好的治疗作用，主要包括鲑降钙素、鳗鱼降钙素等。

总之，围绝经期是女性生理周期的必经阶段，出现绝经相关症状是难免的，所以对围绝经期综合征早期、规范、个体化的治疗对女性的身心健康具有重要意义。对年龄小于 60 岁或绝经 10 年内无 HRT 禁忌证的妇女，针对血管舒缩症状、生殖泌尿道萎缩相关问题、骨量丢失及骨质疏松，激素治疗的收益远远大于风险，但要注意定期重新评估是否继续或停止 HRT，以获得最大收益及最小风险，并采用健康教育、心理支持、中医中药等治疗，克服"多事之秋"，提高生活质量。

（毕　艳）

参 考 文 献

[1] Monteleone P, Mascagni G, Giannini A, et al. Symptoms of menopause - global prevalence, physiology and implications. Nat Rev Endocrinol, 2018, 14(4): 199-215.

[2] The NAMS 2017 Hormone Therapy Position Statement Advisory Panel. The 2017 hormone therapy position statement of The North American Menopause Society. Menopause, 2017, 24(7): 728-753.

[3] Stuenkel CA, Davis SR, Gompel A, et al. Treatment of symptoms of the menopause: An Endocrine Society Clinical Practice Guideline. J Clin Endocrinol Metab, 2015, 100(11): 3975-4011.

[4] US Preventive Services Task Force, Grossman DC, Curry SJ, et al. Hormone Therapy for the Primary Prevention of Chronic Conditions in Postmenopausal Women: US Preventive Sevices Task Force Recommandation Statement: US Preventive Services Task Force. JAMA, 2017, 318(22): 2224-2233.

[5] de Villiers TJ, Hall JE, Pinkerton JV, et al. Revised global consensus statement on menopausal hormone therapy. Maturitas, 2016, 91: 153-155.

[6] 中华医学会妇产科学分会绝经学组. 中国绝经管理与绝经激素治疗指南（2018）. 协和医学杂志, 2018, 6(6): 512-525.

[7] 中华医学会妇产科学分会绝经学组. 绝经相关激素补充治疗的规范诊疗流程. 中华妇产科杂志, 2013, 48(2): 155-158.

[8] Eastell R, Rosen CJ, Black DM, et al. Pharmacological management of osteoporosis in postmenopausal women: An Endocrine Society Clinical Practice Guideline. J Clin Endocrinol Metab, 2019, 104(5): 1595-1622.

[9] 马远征, 王以朋, 刘强, 等. 中国老年骨质疏松症诊疗指南（2018）. 中国骨质疏松杂志, 2018, 24(12): 1541-1567.

第七篇　营养代谢性疾病

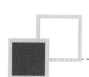

第一章　2型糖尿病

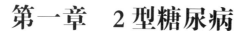

第一节　糖尿病临床流行病学研究

一、糖尿病患病现状

随着全球人口老龄化、乡镇城市化以及人们生活方式的改变，近年来糖尿病的患病率迅猛上升。来自WHO的数据表明，2014年全球糖尿病患者人数是1980年人数的4倍。据国际糖尿病联盟（IDF）计算：2003年，全球估计已有1.94亿名成年糖尿病患者，到2017年，这一数值已达4.25亿。另外，IDF预测到2045年，全球将会有6.29亿名成年人备受糖尿病困扰，其中约90%为2型糖尿病患者。WHO预测：2000年到2030年的三十年内，世界总人口的增长率将为37%，而与此同时，糖尿病人口的增长率将达到114%。糖尿病及其相关并发症，如大血管病变（冠心病、脑卒中等）、微血管病变（糖尿病肾病、糖尿病视网膜病等）、死亡等，无疑严重威胁到人们的身体健康及生活质量，而由此引发的糖尿病管理所产生的费用对于社会经济的消耗也将随之节节攀升，在经济欠发达地区尤为严重。据调查：在低经济收入群体中，糖尿病患者收入的25%~34%被用于该病的控制及管理，当出现糖尿病并发症而入院或进行手术治疗，或加用了胰岛素制剂等将进一步增加该病的经济负担。因此，糖尿病流行对目前的医疗卫生体系提出了重大而艰巨的挑战。

本节将概述糖尿病流行病学新趋势，包括由于地区分布差异、经济发展水平的不同、年龄以及糖尿病诊断标准的革新对其产生的不同影响，尤其以2型糖尿病为主；并阐述糖尿病的相关危险因素，包括超重和肥胖、遗传易感性、生活方式和环境内分泌干扰物，以及其他相关代谢异常；同时，还将总结常见的糖尿病预防及干预措施，为糖尿病的管理献计献策，以达到控制糖尿病流行的目的。

二、糖尿病流行病学新趋势

1. 近年不同地区糖尿病患病率的变化　2017年，全球男性和女性的糖尿病患病率分别已达到了9.1%和8.4%，而在1980年，这一数值仅为8.3%和7.5%。在这些糖尿病人口中，约44%来自印度和中国，约10%来自美国和巴西，约9%来自墨西哥、印度尼西亚、俄罗斯和埃及。从世界不同地区的患病率来看，北美和加勒比海地区的糖尿病患病率最高，为11%，中东和北非、东南亚、西太平洋、南美和中美洲、欧洲及非洲地区紧随其后（患病率位于4.4%~10.8%之间）。从世界不同地区的糖尿病患病趋势来看，大洋洲地区变化最为巨大，自1980年到2014年短短的30年间，患病率增长了约15%。

从以上糖尿病人口的世界分布数据分析，亚洲是糖尿病流行的重灾区，其中发展中国家更是重中之重。约有80%的糖尿病患者来自中低收入国家，其中又以印度和中国最为严重。以目前的流行趋势推测，在未来的20年内，亚洲地区糖尿病患者将进一步增加。预计到2045年，印度和中国的糖尿病患者将分别达到1亿3430万和1亿1980万。

在几十年前，发展中国家的糖尿病患病率，尤其是2型糖尿病还十分低，比如在1980年，中国的糖尿病患病率不到1%。然而，有流行病学研究结果显示：移居西方国家的亚裔人群糖尿病患病率显著增高，因此研究者们开始更为关注亚洲人群，这个具有糖尿病潜在风险的人群。随着亚洲经济的迅猛发展，研究者们发现该地区的糖尿病流行范围也随之迅速扩大，尤其是经济发展最为迅猛的中国和印度。

目前,糖尿病流行的重灾区已经从发达国家逐步转向发展中国家,全球约 80% 的糖尿病患者来自经济欠发达国家或地区,随着近年来经济的迅猛发展、城市化进程的推进以及饮食结构的改变,亚洲已成为当之无愧的"糖尿病流行的风暴中心"。在一份预测全球 2030 年糖尿病人口数的国家排名榜单上,排名前 10 的国家中有 5 个来自亚洲,分别为中国、印度、巴基斯坦、印度尼西亚和孟加拉国。根据近年来的研究数据发现,中国的糖尿病患者人数已超越印度,成为亚洲糖尿病流行的风暴中心。2013 年 9 月,《美国医学会杂志》刊登了上海交通大学医学院附属瑞金医院宁光院士团队和中国疾病预防控制中心慢病中心合作开展的 2010 年中国慢病监测暨糖尿病专题调查。该调查覆盖中国大陆 31 个省(直辖市、自治区),共 98 658 名 18 岁及以上成年人参与了本次调查。调查估算:2010 年中国约有 1 亿多成年糖尿病患者(约占总人口的 11.6%),约有 4 亿多糖尿病前期人群(约占总人口的 50.1%)。2013 年对全国糖尿病流行现状的调查再次展示了中国糖尿病流行的严峻形势。除外亚洲地区,中东和非洲海湾地区也是糖尿病患病的高发区。此外,有研究显示:与瑞典本地居民相比,移民瑞典的中东人群糖尿病患病率显著升高。

在中青年人群中,糖尿病患病率也同样呈现出发展中国家趋向超过发达国家的现象。而且,与普遍观点不同的是,目前的发展中国家,2 型糖尿病流行不再呈现城市高于农村的现象。导致城市和农村之间糖尿病患病率不断接近的原因主要有三个:①农村地区城市化进程的快速推进;②农村人口向城市的不断迁移;③由迁移所导致的生活方式的改变。

来自印度的相关研究数据显示:2000—2017 年,无论在城市还是农村其糖尿病患病率均有所降低,城市患病率从 13.9% 降低到 11.2%,农村患病率从 6.4% 降低到 5.2%,但其他亚洲国家大部分仍保持升高的趋势。

在 20～79 岁中国成年人群中,农村男性糖尿病患病率从 2001 年的 5.3% 跃升到 2017 年的 10.4%,而农村女性则从 8.9% 跃升到 9.5%;城市男性糖尿病患病率从 11.3% 上升到 12.8%,而城市女性则从 11.3% 降低到 10.4%。

就患病率而言,1 型糖尿病远低于 2 型糖尿病,但由于 1 型糖尿病的起病较为明显,不易漏诊,故主张采用发病率来描述 1 型糖尿病的流行病学特点。据现有资料分析,世界不同地区 1 型糖尿病的发病情况差异显著,欧洲国家 1 型糖尿病发病率较高,并有自南向北逐渐升高的趋势,以北欧地区最高,而东南亚地区则相对较低。近年来,世界不同地区 1 型糖尿病发病率也有逐年增高的趋势,但其增长速率远不及 2 型糖尿病来得迅猛。1 型糖尿病发病率与季节和病毒性疾病流行相一致,这提示 1 型糖尿病的发病可能与病毒感染相关。中国是世界上 1 型糖尿病发病率最低的国家之一,但由于中国人口基数大,故 1 型糖尿病患者的绝对例数也并不少。

2. 经济发展水平对糖尿病患病率的影响　导致近年来亚洲国家,尤其是发展中国家糖尿病流行暴发的最主要原因是这些国家国民经济的迅猛发展。经济水平提高之后,人们的温饱问题解决了,甚至有些出现了营养过剩,体力活动也大幅度减少,随之而来的是体内代谢平衡失调,糖尿病患病率自然会显著上升。

另外,经济的发展势必引起城市化进程的加剧以及农村人口向城市的迁移。截至 2010 年,新加坡、韩国、马来西亚、菲律宾和印度尼西亚等亚洲国家的城市化率已超过 50%,印度、巴基斯坦和泰国等国的城市化率也已超过 30%。中国 2017 年城市化率更是高达 58.52%。而一些经济欠发达国家,如孟加拉国、斯里兰卡等的城市化率仍维持在较低水平。城市化进程的加速一方面是由于自然人口数目的增长,另一方面,城市规模的扩增也起到一定的作用:随着人口数目的增加,农村人口向城市迁移的比率也增加,势必引起城市人口比例的上升。因此,城市人口的剧增是直接导致全球糖尿病流行暴发的一项重要影响因素。

除外城市化本身对于糖尿病流行的影响,城市化所导致的人们生活方式的改变,如体力活动的减少,也将潜移默化地增加体重指数(body mass index,BMI)和体内脂肪含量,以上这些因素,无一例外均为糖尿病的传统危险因素。这也就很好解释了为何印度和中国作为近年来国民生产总值激增最为迅猛的发展中国家,糖尿病患病率也随之显著增加。多次全国性的糖尿病调查显示，中国存在大量糖尿病前期患者，这些患者都是将来发生糖尿病的潜在危险人群。因此，目前的中国仍处于一个糖尿病流行的早期阶段，随着未来几年经济水平的继续增长，中国的糖尿病流行必将更为严重。另外，中国香港和中国台湾地区的糖尿病患病率高于中国大陆也能为以上推论带来佐证。

中国香港和中国台湾居民的饮食、体力活动等生活方式更加趋向城市化。与农村人口相比，城市人口的饮食更为多样化、营养更为丰富，会摄入更多动物性食物，与之相对应，城市人口摄入的主食主要为精粮、食用加工食物的比例也较高，总脂肪含量及饱和脂肪酸的摄入增多、食物纤维的摄入相对减少。以上饮食结构的改变可能是由于可支配收入所决定的，换而言之，城市中的高收入人群饮食方式更为西方化，总的能量摄入也越高。然而也有研究发现：无论低收入、中收入还是高收入的城市人口都经历着饮食结构的巨变。饮食结构的改变必然对于糖尿病、心脑血管疾病、高血压等慢性代谢性疾病的流行产生巨大的影响。

移民，一般是由经济欠发达地区迁移到经济发达地区，同样也被证实是导致糖尿病高发的一个重要因素，如亚裔印度移民和中国大陆移民。导致移民糖尿病患病率增高的原因可能是由于环境及行为方式的改变，而非一些致病基因序列的突变，因为各项研究均发现在移民发生的短短十几年里，糖尿病的患病率就已经显著上升。

3. 老龄化对糖尿病患病率的影响 人口老龄化是指老年人（60 岁以上）所占比例的增加并伴随青少年（15 岁以下）所占比例的减少。人口老龄化是持续进行的，全球老年人的比例在 1950 年约为 8%，在 2018 年约为 12.8%，预测到 2050 年将达 21%，而且此时世界上老年人的数目将在历史上首次超过青少年的数目，其实早在 1998 年发达国家已经发生了这种年轻人和老年人相对比例的历史性扭转。人口老龄化是普遍影响社会中每个个体的一种全球现象，对人类生活的方方面面都产生重大的后果和效应。在经济领域，人口老龄化将对经济增长、投资与消费、劳动力市场、养恤金、税收及世代间转接发生冲击；在社会层面，人口老龄化影响了家庭组成及生活安排、保健和医疗体系。

糖尿病，尤其是 2 型糖尿病被公认为是一种老年性代谢性疾病，其患病率随着年龄的增长而显著增加，随着老龄化现象的日趋严重，糖尿病流行必将伴随发生。在美国有超过一半的糖尿病患者为 60 岁以上的老年人，65～74 岁是糖尿病患病的高峰年龄段，该年龄段美国男性和女性的糖尿病患病率分别为 29% 和 24%。由于目前发展中国家的人口老龄化的速度比发达国家快得多，发展中国家又并没有太多时间调整适应人口老龄化的后果，而且发展中国家的人口老龄化是发生在比发达国家更低的社会经济水平之上，因此对于糖尿病的流行势必产生更为深远的影响。来自亚洲糖尿病流行病学诊断标准的协作分析（Diabetes Epidemiology Collaborative Analysis of Diagnosis Criteria in Asia，DECODA）研究结果显示：在亚洲，不同年龄层糖尿病患病率不同，且随着年龄的增加患病率逐步上升；就患病高峰年龄层而言，亚洲各国之间也略存差异，在印度糖尿病患病高峰位于 60～69 岁人群，而在中国，高峰年龄层有所增高，位于 70 岁及以上人群。来自 2010 年的全国调查数据也显示，在 18 岁及以上的成年中国人中，男性和女性 18～29 岁、30～39 岁、40～49 岁、50～59 岁、60～69 岁和 70 岁及以上人群的糖尿病患病率分别为 5.0%、8.1%、13.5%、17.8%、20.6% 和 21.5%，3.9%、5.0%、9.0%、17.4%、24.4% 和 25.2%。

4. 糖尿病的低龄化趋势日益明显 曾经只要说起糖尿病，人们首先联想到的就是一位体形略有发福的中年人形象。实际上，糖尿病并非中老年专属，目前糖尿病患病率逐年攀升，并伴有低龄化趋向。在医学上，糖尿病可分为 1 型糖尿病、2 型糖尿病、妊娠糖尿病和其他类型糖尿病四种，其中又以 1 型和 2 型占大多数。随着糖尿病低龄化趋势的日益明显，区分 1 型糖尿病和低龄 2 型糖尿病就显得更为重要。

1 型糖尿病多发于青少年，占糖尿病总比重的 10% 以下，是一种因发育不良、病毒等原因诱发的糖尿病。1 型糖尿病患者存在免疫系统缺陷，体内可检测出多种自身抗体，损伤胰岛素分泌的细胞，导致无法正常分泌胰岛素，需要终生依赖外源性胰岛素维持生命。而 2 型糖尿病是一种多基因病，受环境和遗传的共同作用，主要以胰岛素抵抗为特征，曾被认为是中老年人特有的代谢失调性疾病，然而 2 型糖尿病的发展越来越低龄化，青少年 2 型糖尿病患者也越来越多。2001 年，10 万名北美 10～19 岁青少年中就有 42 名 2 型糖尿病患者。早在 20 多年前，仅有 4% 的新诊断青少年糖尿病患者被确诊为 2 型，但近年来，2 型糖尿病比例在青少年中不断上升，在美国印第安土著人群、亚洲及太平洋岛国地区人群中，新发的青少年糖尿病患者中约有 80% 均被诊断为 2 型。以上这些证据改变了传统的儿童青少年糖尿病以 1 型糖尿病为主的看法，也打破了 2 型糖尿病是成年发病型的陈旧观念。

青少年 2 型糖尿病患病率上升受多种因素共同影响，其中最为重要的因素为种族。美洲原住民、澳大利亚原住民、非洲裔美国人、西班牙裔、太平洋岛国人以及亚裔人均为 2 型糖尿病的高发人群，如澳大利亚原住民中青少年 2 型糖尿病发生率是普通人群的 6 倍，在美国 15～19 岁的青少年人群中，与非西班牙裔白人相比，其他种族发生 2 型糖尿病的比例显著升高。来自同一研究的结果显示：基因和 / 或环境因素介导了不同种族人群糖尿病低龄化趋势的差异。其次，现今生活水平提高了、交通便利了、孩子们吃了过多食物而不运动，导致肥胖个体越来越多，而这些都是 2 型糖尿病的高危因素，这也就为什么在二三十年前，儿童与青少年糖尿病为何如此少发的原因。

除了 2 型糖尿病，青少年糖尿病前期的流行也日趋严重。来自最新的美国国家健康与营养调查（National Health and Nutrition Examination Survey，NHANES）数据显示，美国 12～19 岁的青少年人群中，空腹血糖受损（IFG）的患病率已从 1999—2000 年的 7% 上升到了 2005—2006 年的 13.1%，其上升幅度高达 87.1%。据估计，16.1% 的美国青少年备受 IFG 和 / 或糖耐量减低的困扰。伴有肥胖、高胰岛素血症或糖尿病家族史等危险因素的青少年更易患糖尿病前期。然而，一些亚洲国家，青少年肥胖日趋严重，尤其是经济发展最为迅速的中国和印度，如果不采取有效措施减慢青少年肥胖的流行，那么随之而来的就是青少年 2 型糖尿病的大流行。

糖尿病发病的低龄化趋势以及青少年糖尿病人群所伴发的一系列代谢异常或疾病状态，对于医疗卫生体系是一重大隐患，因为青少年 2 型糖尿病患者处于该病疾病状态的时间更长，其发生以及终生伴有糖尿病并发症的可能性将更早更高。

5. 新的糖尿病诊断标准　对糖尿病患病率的影响长久以来，糖尿病的诊断均依赖于血糖水平。近年来，糖化血红蛋白（glycated hemoglobin A_1c，HbA_{1C}）因能反映过去 8～12 周的平均血糖水平而被美国糖尿病协会（ADA）和 WHO 推荐为糖尿病的诊断标准之一。即使在非糖尿病人群，较高的 HbA_{1C} 水平不仅能预示将来发生糖尿病的风险增高，同时也能预测心血管事件及死亡的发生风险。目前，ADA 和 WHO 均推荐使用 $HbA_{1C} \geq 6.5\%$ 作为糖尿病的诊断标准之一，这一切点的建立是基于 2 型糖尿病和糖耐量异常早期检测策略（early detection strategies for type 2 diabetes and impaired glucose tolerance，DETECT-2）项目的数据，该研究结果主要集合了来自拥有眼底摄片的 9 个研究，包含了 44 623 名 20～79 岁研究对象，根据 ROC 曲线发现：当 $HbA_{1C} > 6.4\%$ 时，糖尿病视网膜疾病的发生率显著升高。

与空腹血糖和糖负荷后 2 小时血糖相比，HbA_{1C} 有许多优势：HbA_{1C} 随时都可以测定，不需要特殊的准备；HbA_{1C} 在室温下稳定性好，在体内变异性小；HbA_{1C} 在实验室检测中的批内和批间变异率低；因检测方法的标准化，HbA_{1C} 结果更具可比性。然而，分别用 HbA_{1C} 和血糖诊断糖尿病的结果并不完全一致。来自美国和印度人群的研究表明：不同糖代谢状态（正常糖耐量、糖尿病前期、糖尿病）组的 HbA_{1C} 水平有着很大程度的重叠。目前有 16 项研究进行了 $HbA_{1C} \geq 6.5\%$ 和口服葡萄糖耐量试验（oral glucose tolerance test，OGTT）检测糖尿病的比较，其中有 13 项研究均发现，HbA_{1C} 为标准诊断的糖尿病的患病率显著低于以 OGTT 为标准诊断的糖尿病患病率。另外，虽然在 OGTT 诊断的糖尿病人群中，$HbA_{1C} \geq 6.5\%$ 诊断糖尿病的特异度还是相当高的（>90%），但是其敏感性在各个种族之间存在着显著的差异。因此有许多研究就提出应该设立不同种族的 HbA_{1C} 切点用于糖尿病的诊断。然而，目前此类数据还缺如。2009 年国际专家委员会所公布的报告指出：HbA$_{1C}$ 作为一种用于诊断糖尿病的新方法，它所扮演的角色不是一味追求精准的发病率，而是要能筛查出那些糖尿病并发症的高危人群，及早干预达到预防的目的。在正常糖耐量人群中，较高的 HbA$_{1C}$ 被证实与高龄、腹型肥胖和血脂异常等心血管危险因素正相关。

除了将 HbA$_{1C}$≥6.5% 纳入糖尿病诊断标准之一，ADA 还将 HbA$_{1c}$ 位于 5.7%~6.4% 的人群定义为糖尿病高危人群，这些人需要通过生活方式的改变或者药物干预来预防将来糖尿病的发生。然而，与单采用血糖进行筛查的结果相比，单采用 HbA$_{1C}$ 筛查出的糖尿病高危人群的比例显著降低。

综上所述，传统血糖与 HbA$_{1C}$ 作为用于诊断糖尿病的两种方法，它们各自所筛查出的糖尿病患者并不一致。因此，随着 HbA$_{1C}$ 被日益广泛地应用，必将导致糖尿病患病率发生相应的改变。

三、糖尿病的危险因素

1. **超重及肥胖** 随着全球范围城市化以及人口老龄化进程的不断加深，人们的生活方式发生了巨大改变，超重及肥胖问题日益严重，已成为全球性的公共卫生问题。WHO 明确宣称，肥胖是全球流行性最广的慢性非传染性疾病。根据 WHO 的资料，2016 年，全世界成人中超重者（BMI≥25kg/m²）约有 19 亿，其中肥胖患者（BMI≥30kg/m²）至少有 6 500 万；从 1975 年至 2016 年，全球肥胖患病率增长了 2 倍。

我国作为处于社会转型期的发展中国家，肥胖问题及其带来的相关慢性疾病的负担尤为严峻。根据中国疾病预防控制中心慢性非传染性疾病预防控制中心及上海交通大学医学院附属瑞金医院于 2010 年开展的中国慢性病及其危险因素监测报告，按照中国人群超重（BMI≥24kg/m²）及肥胖（BMI≥28kg/m²）的诊断标准，我国 2010 年 18 岁及以上居民超重的患病率为 30.6%，肥胖的患病率为 12.0%。

一系列横断面和前瞻性研究均表明，超重及肥胖是 2 型糖尿病的重要危险因素。BMI 与发生 2 型糖尿病的风险呈显著正相关，并在不同性别及不同种族之间均保持一致性。一项 Meta 分析表明，与正常体重人群相比，超重与肥胖人群罹患 2 型糖尿病的比值比分别为 2.37 与 3.99。然而，BMI 诊断的部分肥胖人群依然表现为代谢正常的状态，而 BMI 正常的人群中同样也会出现糖代谢紊乱。这是因为脂肪沉积部位的分布异常也是肥胖导致各种代谢紊乱的重要基础，脂肪在腹部的沉积被认为具有更重要的病理生理意义。目前，临床及大规模流行病学研究主要采用腰围、腰臀比等身体测量指标评估腹部脂肪沉积，并将腰围增高的人群定义为腹型肥胖，结合以 BMI 增高为标准评估的全身性肥胖，用于探讨不同肥胖类型的影响因素及其与 2 型糖尿病的相关性。研究结果表明，腹型肥胖的调查对象在 BMI 水平尚处于正常范围时，患 2 型糖尿病的风险已显著增加。

脂肪组织能分泌多种多肽类激素和细胞因子，并表达多种分泌蛋白的相应受体，是一个重要的内分泌、旁分泌、自分泌器官。超重及肥胖人群脂肪细胞因子的分泌异常在 2 型糖尿病中发挥着重要作用，主要包括游离脂肪酸、脂连蛋白、炎症因子（IL-6、IL-8）、瘦素等影响糖、脂、能量代谢及胰岛素敏感性的脂肪细胞因子。此外，肥胖与糖尿病在遗传学上可能有共同的背景，已知肥胖基因、瘦素受体基因、解偶联蛋白 1 基因及 β 肾上腺受体基因等的变异均与肥胖和 2 型糖尿病的发生有关。

2. **遗传易感性糖尿病** 特别是 2 型糖尿病，是一种常见的复杂疾病，受到遗传和环境因素的共同作用，具有明显遗传易感性。家系研究发现，有糖尿病阳性家族史的人群，其糖尿病患病率显著高于家族史阴性人群。而父母都有糖尿病者，其子女患糖尿病的机会是普通人的 15~20 倍。遗传因素在 2 型糖尿病的发生发展中起着重要作用。2 型糖尿病是一种多基因病，其遗传模式有主效基因、微效基因和单基因等模式。

寻找 2 型糖尿病易感基因的策略主要有基因组扫描、连锁分析和遗传关联研究。近年来，全基因组关联分析（GWAS）作为研究复杂疾病遗传学的重要手段，发现了一系列 2 型糖尿病相关的遗传易感位点。GWAS 出现之前，人们利用候选基因和定位克隆的方法找到 2 型糖尿病多个可能的易感位点，但是经过大规模验证得到公认的却只有3个：*PPARG*、*KCNJ11*和*TCF7L2*。自2007年2型糖尿病的首个GWAS完成以来，目前确证的2型糖尿病遗传易感位点主要包括：①通过病例-对照研究发现的*NOTCH2*、*THADA*、*BCL11A*、*IRS1*、*PPARG*、*ADAMTS9*、*IGF2BP2*、*WFS1*、*ZBED3*、*CDKAL1*、*JAZF1*、*KLF14*、*TP53INP1*、*SLC30A8*、*CDKN2A/2B*、*CHCHD9*、*CDC123/CAMK1D*、*HHEX/IDE*、*TCF7L2*、*KCNQ1*（包含2个独立位点）、*KCNJ11*、*CENTD2*、*HMGA2*、*TSPAN8/LGR5*、*HNF1A*、*ZFADN6*、*PRC1*、*FTO*、*HNF1B*和*DUSP9*；②通过连续血糖性状关联研究发现的*MTNR1B*、*ADCY5*、*PROX1*、*GCK*、*GCKR*和*DGKB-TMEM195*；③通过推断并考虑双亲来源效应而发现的*rs2334499*（11p15）。

3. 生活方式及环境危险因素 遗传因素是相对稳定的，生活方式及环境危险因素的作用对2型糖尿病的发生发展可能更为重要。不良的饮食习惯、疏于运动、吸烟、饮酒等生活方式的改变显然大大增加了2型糖尿病的患病风险。高热量、高碳水化合物、高脂（特别是高反式脂肪酸类饮食）均可独立于肥胖及腹部脂肪沉积增加2型糖尿病的发病风险，而限制饮食总热量、合理分配营养成分、选取升糖指数较低的碳水化合物及富含谷类纤维及多不饱和脂肪酸的饮食对2型糖尿病则具有保护作用。限制饮食总热量不仅可以降低体重还可以恢复胰岛β细胞功能和肝脏胰岛素敏感性，还可降低胰腺和肝脏中的甘油三酯含量。Ridaura等在美国进行的一项为期12~18年的前瞻性研究表明，膳食中镁的摄入与2型糖尿病之间存在着保护性的剂量反应关系。久坐、疏于运动的生活方式增加2型糖尿病风险，坚持适量的体育锻炼则可增加胰岛素敏感性、改善胰岛素抵抗、降低2型糖尿病风险。Umpierre等对1980—2011年间47项随机对照临床试验进行Meta分析表明，经过12周的强化运动干预可使HbA$_{1c}$值降低0.67%。尽管吸烟对人体健康的危害已被普遍认知，吸烟在成年男性中仍非常普遍。Carlsson等在瑞典进行的一项前瞻性研究发现：每日吸烟≥20支者，患2型糖尿病的相对危险度为1.64。大量吸烟是2型糖尿病的危险因素，并且随着吸烟年限与吸烟量的增加，2型糖尿病风险显著增加；另外，戒烟行为也可能增加

2型糖尿病的风险，戒烟人群的2型糖尿病患病率显著高于不吸烟和正在吸烟的人群。饮酒对健康的影响也引起了广泛关注，一项前瞻性研究表明：与不饮酒者相比，饮酒≤6g/d者，其患2型糖尿病的相对危险度为0.87；适量饮酒者，即饮酒6~12g/d、12~24g/d、24~48g/d者，其相对危险度分别为0.70、0.69、0.72；大量饮酒者，即饮酒≥48g/d者，与不饮酒者相似，其相对危险度为1.04。其他多项研究结果也均显示：适量饮酒对2型糖尿病具有保护作用，而大量饮酒则显著增加2型糖尿病的患病风险。

糖尿病的发病风险与社会经济地位有显著的相关性。有研究表明，社会经济不发达，尤其是低文化水平能增加2型糖尿病的发病风险。美国的一项前瞻性研究表明，在调整了年龄、种族等因素后，美国妇女的收入、教育、职业状况等与2型糖尿病的发病有显著关联。另外，研究显示，生命早期营养不良可能导致成年后的糖代谢障碍并增加发生2型糖尿病的危险。低体重新生儿较高体重新生儿在成长期更容易患糖尿病，母亲营养不良或胎盘功能不良可以阻碍胎儿胰岛β细胞的发育。

近年来，随着科学技术水平的发展和人民生活水平的提高，以及由于人们对工业高度发达的负面影响预料不够和预防不利，环境污染的程度也在加剧，越来越多的疾病将随着环境污染的程度加深，而趋向于易感染与年轻化，重压之下的工薪阶层，紊乱的生活规律、不健康的饮食习惯以及在高压下的精神状态，让这类人群的患疾病概率大大升高，糖尿病尤为突出。有研究表明：空气污染容易导致心血管系统发生炎性反应，增加胰岛素抵抗的风险，易诱发糖尿病。

在众多的环境污染物中，以环境内分泌干扰物（environmental endocrine disruptors，EEDs）对内分泌代谢性疾病的影响最为举足轻重。双酚A（bisphenol A）是世界上使用最广泛的工业化合物之一，是一种重要的EEDs。美国疾病控制预防中心的研究发现，93%到95%的自然人群可在尿中检测到双酚A。尽管美国食品和药物管理局曾于2008年发布研究报告称双酚A对人体是安全的，但研究发现人群在低于推荐的安全暴露剂量时，这种致病作用就可能发生，因此导致了近年

来关于是否需要修改双酚 A 产品使用法规的争议。基础研究发现，双酚 A 可竞争性结合并激活胰岛 β 细胞膜表面的雌激素受体，刺激胰岛 β 细胞产生过度的胰岛素分泌，促使肝脏和肌肉发生胰岛素抵抗，甚至造成 β 细胞的耗竭，进而诱发 2 型糖尿病。Lang 等研究者利用美国国家健康营养调查（NHANES）2003 年至 2004 年的数据，在 1 455 名 18～74 岁的成人中发现，人群中较高的尿双酚 A 水平与糖尿病的患病风险显著相关，其中尿双酚 A 水平每增加 1 个标准差，糖尿病的患病风险增加 39%。该研究是第一项有关双酚 A 与糖尿病的流行病学研究，但是由于该研究的观察终点为调查对象自行报告的疾病史，并没有根据规范的诊断标准诊断糖尿病，同时没有将 1 型糖尿病和 2 型糖尿病在分析中进行区分，因此不少学者对该研究中双酚 A 高暴露程度与糖尿病显著相关的结果提出质疑。而在 NHANES 研究的历年数据中，对于尿双酚 A 与糖尿病的关系的报道也不一致。宁光院士团队在 2009 年对中国成人尿双酚 A 水平与 2 型糖尿病的相关性进行了调查。通过 OGTT 结合病史对 2 型糖尿病患者进行了明确诊断，并测定了所有研究对象的尿双酚 A 水平。研究结果表明，双酚 A 高暴露可能增加 2 型糖尿病的患病风险，但未能发现尿双酚 A 与 2 型糖尿病之间的线性相关性。该团队在 2009 年对 2 209 名非糖尿病患者进行 4 年随访，研究结果进一步提示双酚 A 与 2 型糖尿病之间存在显著相关性，并且双酚 A 引起空腹血糖水平升高受到 2 型糖尿病遗传易感性的影响。

4. 其他相关代谢异常 "三高"通常指高血压、高血糖和高血脂，三者均为常见的代谢异常性疾病，可单发也可伴存，因其导致机体代谢紊乱的最终途径相似，所以常互相影响。随着经济发展和生活方式等的改变，以及超重和肥胖患病率的飙升，"三高"现象不仅仅局限于欧美地区，在中国等亚太发展中国家也表现出流行趋势。

根据 2012—2015 年国家心血管疾病中心开展的中国高血压调查报告，18 岁及以上居民高血压患病率为 23.2%，与其他国家相比，我国居民高血压患病率高于加拿大（22.6%），但低于德国（32%）、美国（29%）、意大利（25.9%）等国家。可见，我国居民高血压水平已超过一些发达国家，

但高血压的知晓率仍较低（46.9%）。同时，高血压患者的血压控制率更低（15.3%）。有流行病学研究结果显示，高血压患者发生糖尿病的可能性是正常血压者的 2.5 倍，与此同时，糖尿病患者高血压的患病率可达 70%～80%，这可能与两种疾病有共同的危险因素有关；ADA 也指出，高血压是糖尿病，尤其是 2 型糖尿病的确定高危因素。

血脂异常指血浆中一种或几种脂质高于正常，可表现为高胆固醇血症、高甘油三酯血症或者两者兼有。《中国居民营养与健康状况调查报告 2002》、2010 年中国慢性肾病工作组调查与《中国居民营养与慢性病状况报告（2015 年）》显示，中国 18 岁及以上人群血脂异常的患病率分别为 18.6%、34.0% 及 40.4%，10 年间中国成人血脂异常患病率大幅上升。根据《中国居民营养与慢性病状况报告（2015 年）》数据显示，虽然目前中国血脂异常的患病率并没有高血压来得惊人，但 18 岁以上居民高胆固醇血症和高甘油三酯血症的患病率已分别达到了 4.9% 和 13.1%，与《中国居民营养与健康状况调查报告 2002》的结果相比高胆固醇血症与高甘油三酯血症的患病率分别升高了 69% 与 10%。众所周知，血脂异常早期并无显著的临床表现，不易被发现，且大量流行病学资料显示血脂异常人群的糖尿病患病风险显著升高。因此，伴随高胆固醇血症和 / 或高甘油三酯血症的流行，必将加剧目前糖尿病的流行。

除外传统的代谢异常性疾病，近年来，非酒精性脂肪肝病（non-alcoholic fatty liver disease，NAFLD）患病率在全球，尤其是亚太地区呈上升趋势。NAFLD 是一种与胰岛素抵抗和遗传易感密切相关的代谢应激性肝脏损伤，其病理学改变与酒精性肝病相似，但患者无过量饮酒史，它是欧美等西方发达国家肝功能酶学异常和慢性肝病最常见的原因。在欧美，普通成人 NAFLD 患病率为 20%～33%。随着肥胖症和代谢综合征的流行，近 20 年亚洲国家 NAFLD 增长迅速且呈低龄化发病趋势，在我国的情况同样不容乐观，上海、广州和香港等大城市成人 NAFLD 患病率在 15% 左右，而且 NAFLD 患病率的上升在这些地区与糖尿病患病率的上升相一致。流行病学资料也证实了该相关性的存在，究其原因，可能因为：① NAFLD 是代谢异常在肝脏的特殊表现；

② NAFLD 存在不同程度的肝脂肪浸润，而后者又能引起肝功能损害；③ NAFLD 导致肝功能损伤，胰岛素抵抗及 β 细胞功能异常，最终继发糖尿病。明确的生理病理学机制还有待基础和临床流行病学研究进一步探讨。

四、糖尿病的管理

糖尿病治疗的近期目标是控制糖尿病，防止出现急性代谢并发症，远期目标是通过良好的代谢控制达到预防慢性并发症，提高糖尿病患者的生活质量和延长寿命。为了达到这一目标应建立较完善的糖尿病教育管理体系，为患者提供生活方式干预和药物治疗的个体化指导，这一指导的提出是建立在一系列糖尿病流行病学研究的基础上所产生的，任何糖尿病管理的决策都不能单纯依靠经验和直觉，都要建立在大量流行病学证据的基础之上。糖尿病流行病学研究是在糖尿病临床研究中，创造性地将流行病学及卫生统计学原理和方法有机地与临床医学相结合，用于糖尿病病人及其群体的管理，特别是针对各种决策的评价；它发展和丰富了糖尿病临床研究的方法学，从而深化了对糖尿病发生、发展和转归整体规律的认识，提高了对该病的诊断和治疗水平，从而使该病的个体研究和群体研究相衔接，促进临床研究更趋完善，也推动了流行病学研究更加深入。

1. 糖尿病教育和管理 每位糖尿病患者一旦诊断就必须接受糖尿病教育，可以是糖尿病教育课堂、小组式教育或个体化的饮食和运动指导，这样的教育和指导应该是长期和随时随地进行的，特别是当血糖控制较差需要调整治疗方案或因出现并发症需要进行胰岛素治疗时，具体的教育和指导是必不可少的。

2. 血糖监测 HbA_{1c} 是长期控制血糖最重要的评估指标，也是指导临床治疗方案调整的重要依据之一。ADA 指南建议在糖尿病治疗之初应至少每 3 个月检测一次，一旦达到治疗目标可每 6 个月检查一次。

自我血糖监测是指导血糖控制达标的重要措施，也是减少低血糖风险的重要手段。指尖毛细血管血糖检测是最理想的方法，但如条件所限不能查血糖，尿糖的检测包括定量尿糖检测也是可以接受的。自我血糖监测适用于所有糖尿病患者，但对注射胰岛素和妊娠期的患者，为了达到严格控制血糖，同时减少低血糖的发生，必须进行自我血糖监测。

3. 医学营养治疗 医学营养治疗是糖尿病综合治疗的重要组成部分，是糖尿病的基础治疗。对医学营养治疗依从性差的患者很难得到理想的代谢控制。不良的饮食结构和习惯还可能导致相关的心脑血管危险因素如高血压、血脂异常和肥胖等的发生或加重。应控制总能量的摄入，合理均衡分配各种营养物质（多个学术组织推荐碳水化合物和脂肪摄入量应分别占总能量的 50%～60% 和 ≤30%），摄入中等量的多不饱和脂肪酸并限制饱和脂肪及反式脂肪的摄入，选取升糖指数较低的碳水化合物及富含谷类纤维的饮食。

4. 体力活动 体力活动在 2 型糖尿病的管理中占有重要的地位。运动增加胰岛素敏感性，有助于血糖控制，有利于减轻体重，还有利于炎症控制、疾病预防和心理健康等。坚持规律运动 12～14 年的糖尿病患者死亡率显著降低。值得注意的是，糖尿病患者的运动治疗应在医生指导下进行，推荐采用有氧运动及抗阻力运动联合的方式，运动频率应≥3 天 / 周，并且间隔不应超过 2 天，运动时间为每周至少 150 分钟，运动强度达到中等即可。可在平稳降低血糖的同时，增强运动效果，保证患者的依从性。血糖大于 14～16mmol/L、明显的低血糖症或者血糖波动较大、有糖尿病急性代谢并发症以及各种心肾等器官严重慢性并发症者暂不适宜运动。

5. 戒烟 吸烟有害健康，尤其对 2 型糖尿病患者，吸烟更是大血管病变的主要危险因素。劝诚每一位吸烟的糖尿病患者停止吸烟，是生活方式干预的重要内容之一。

五、总结及展望

随着城市化和经济发展水平的提高、人口老龄化进程的加深、生活方式的转变，全球范围内的糖尿病患病率迅猛上升，糖尿病低龄化趋势日益明显。发展中国家更成为糖尿病流行的重灾区，造成了严峻的社会经济负担。糖尿病作为复杂性疾病，是由遗传、环境、行为等多种危险因素共同或相互作用导致。遗传因素决定了个体对糖尿病的易感性，而多种环境因素和行为因素可能是诱发糖尿病的外部原因。加强高危人群的筛查和监测，完善糖尿病人的教育和管理、倡导健康合理的饮食及科学的生活方式，加强体育锻炼，控制体重，防止高血压、高血脂等其他代谢紊乱，是糖尿病综合管理的重要措施。

(毕宇芳)

第二节 胰岛素抵抗的研究进展

一、胰岛素抵抗的定义及概述

胰岛素抵抗的概念最早可以追溯到 Himswort 的发现，他发现给糖尿病患者同时注射葡萄糖和胰岛素会出现两种结果：一部分患者的血糖维持平稳，即对胰岛素敏感；另一部分患者血糖显著升高，即对胰岛素不敏感。现在认为上述第二种患者是一种典型的胰岛素抵抗：在正常的血浆胰岛素水平下，靶向组织无法出现正常的降糖反应（包括抑制内源性葡萄糖产生、抑制脂肪分解、促进细胞摄取血浆葡萄糖、促进糖原合成等）。这种胰岛素抵抗需要通过增加胰岛素的分泌来补偿，因此空腹血浆胰岛素水平升高。尽管组织的胰岛素敏感性缺陷能够通过减轻体重和低热量饮食逆转，在胰岛素抵抗的情况下持续性营养过剩会导致胰岛素抵抗和高胰岛素血症的恶性循环，最终导致 β 细胞衰竭。最终，由于组织胰岛素抵抗和 β 细胞衰竭两方面的缺陷，患者发展为空腹高血糖和 2 型糖尿病。

在 20 世纪 70—80 年代初，研究者们通过绘制胰岛素剂量 - 效应曲线来探索胰岛素抵抗的来源——是受体缺陷（如细胞表面受体含量降低），

还是受体后的缺陷（胰岛素信号通路损伤）。胰岛素受体含量降低和胰岛素信号通路损伤均是胰岛素抵抗的重要原因，胰岛素受体含量降低会使胰岛素剂量 - 效应曲线右移，即胰岛素半最大效应浓度增加（图 7-1-1A）；胰岛素信号通路损伤会导致胰岛素剂量 - 效应曲线下移，即胰岛素反应最大值下降（图 7-1-1B）。区分胰岛素抵抗的来源是受体缺陷还是受体后缺陷非常重要，但需要绘制胰岛素剂量 - 效应曲线，因此其临床应用非常有限，我们一般所说的胰岛素抵抗指的是胰岛素半最大效应浓度增加，伴或不伴胰岛素反应最大值下降。

临床上，胰岛素抵抗可通过高胰岛素血症（包括空腹和葡萄糖负荷后的血清胰岛素水平）反映：非肥胖患者空腹血清胰岛素水平≥30U/ml，口服葡萄糖耐量试验负荷后血清胰岛素水平≥200U/ml者考虑为胰岛素抵抗。胰岛素抵抗常见于糖尿病前期、2 型糖尿病、超重和肥胖症、动脉粥样硬化、非酒精性脂肪肝等。本章节将对胰岛素抵抗的机制、病因、诊断和治疗进展进行探讨。

二、胰岛素抵抗的病理生理学改变

胰岛素抵抗是由靶器官对胰岛素的敏感性降低造成的，胰岛素的靶器官遍布全身，主要包括骨骼肌、肝脏、脂肪组织、血管内皮细胞、大脑、卵巢、胰岛 α 细胞、β 细胞等。胰岛素抵抗具有组织特异性，我们将对三种最经典的胰岛素靶器官——骨骼肌、肝脏、脂肪组织的胰岛素抵抗病理生理学改变进行详细阐述。

1. 骨骼肌胰岛素抵抗的病理生理学改变 在骨骼肌中，胰岛素能够促进骨骼肌细胞摄取葡萄

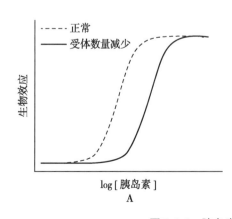

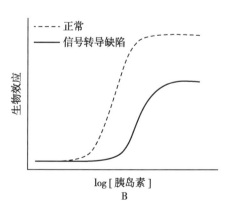

图 7-1-1 胰岛素剂量 - 效应曲线

糖、增加肌糖原的合成和增加糖酵解。其中骨骼肌细胞摄取葡萄糖的功能主要通过葡萄糖转运体 4（GLUT4）来实现，该功能受损在骨骼肌胰岛素抵抗中占主导地位。在正常情况下，胰岛素与骨骼肌的胰岛素受体结合后，激活 IRS1-PI3K-Akt2 通路，使得 GLUT4 转运至细胞膜和 T 小管，从而促进葡萄糖的摄取；在胰岛素抵抗时，IRS1-PI3K-Akt2 通路被抑制，GLUT4 的转运减少，从而使得葡萄糖的摄取减少。肌糖原的合成和肌肉的糖酵解均需要肌肉摄取的葡萄糖，因此，在胰岛素抵抗的情况下，这两种反应也受到了抑制（文末彩图 7-1-2A）。

2. 肝脏胰岛素抵抗的病理生理学改变　在肝脏，胰岛素的主要作用包括抑制糖异生、抑制糖原分解，促进糖原合成和增加脂质的合成。

胰岛素对于糖异生的慢性抑制主要通过对于转录因子 FOXO1 的抑制，FOXO1 能够结合 PGC1α，从而激活糖异生酶的转录程序（包括 G6pc、Pck1 表达增加）。2008 年，Valenti L 等发现非酒精性脂肪性肝炎患者 FOXO1 水平增加，提示了 FOXO1 的增加对于肝脏胰岛素抵抗的意义。同年，Dong XC 等发现，在 *IRS1* 和 *IRS2* 基因敲除的小鼠去除 FOXO1，能够有效逆转糖耐量的受损。2015 年，Titchenell PM 等发现去除小鼠肝脏胰岛素受体，能够使得 FOXO1 水平增加，从而导致病理性的糖异生增加。这些研究表明，FOXO1 在胰岛素抵抗中具有一定的作用。但是，短期（5 天）和中期（4 周）高脂诱导的胰岛素抵抗并不伴有糖异生酶的改变；另外，在一项人群研究中，空腹血糖升高的 2 型糖尿病患者并未出现 FOXO1 靶向的 G6pc 和 Pck1 表达增加。这些研究表明，当被缓慢和完全性抑制时，FOXO1 能够介导啮齿类动物病理性的糖异生，但是 FOXO1 与人类胰岛素抵抗和空腹高血糖的关联仍然缺乏强有力的证据。影响肝脏糖异生的因素众多，轻微的转录水平的改变并不足以在正常人体中造成糖异生的大幅提升，故在糖尿病个体中，FOXO1 对于肝糖异生的影响和在肝胰岛素抵抗中的作用仍有待进一步研究。

除了糖异生的改变，胰岛素抵抗多伴随糖原代谢的受损。在 3 大高脂饮食诱导的大鼠中，胰岛素刺激糖原合成酶的能力受损。在人群研究中，磁共振波谱分析显示 2 型糖尿病患者餐后 4 小时糖原含量降低，提示糖原合成能力的损伤。另外，2 型糖尿病患者胰岛素抑制糖原分解的能力也受到了不完全性的损伤。由于胰岛素控制肝糖原合成和分解的功能受损，相较于正常情况下肝糖原的大幅波动，胰岛素抵抗时肝糖原含量在进食和饥饿状态下波动减小。

除了调控血糖，胰岛素还通过固醇调节元件结合蛋白 -1c（SREBP-1c）控制脂质的代谢，生理状况下，胰岛素能够增加肝脏脂质的合成，理论上在胰岛素抵抗时，肝脏脂质合成受到抑制。但事实上，当人类和啮齿类动物胰岛素抵抗时，肝脏脂质合成持续性提升，最终导致非酒精性脂肪肝。Max C 等人认为，这可能是由于慢性营养过剩导致的非依赖胰岛素的肝脏脂质合成增加。首先，肝脏甘油三酯从头合成的上调并不完全依赖于胰岛素，在慢性营养过剩的刺激下，碳水化合物反应元件结合蛋白（ChREBP）和 mTORC1/SREBP-1c 激活，使肝脏甘油三酯合成增加。其次，肝脏甘油三酯合成的主要路径是游离脂肪酸的再酯化。脂肪组织胰岛素抵抗造成的脂肪分解增加和营养过剩均可以为肝脏甘油三酯合成提供大量的未酯化脂肪酸（文末彩图 7-1-2B）。

3. 脂肪组织胰岛素抵抗的病理生理学改变　在生理情况下，胰岛素能够减少甘油三酯分解，增加甘油三酯合成。相较于肝脏和肌肉，脂肪组织胰岛素抵抗的病理生理机制目前知之甚少，而脂肪组织胰岛素抵抗是否主要影响脂质分解也是争议重重。从 1995 年至今，脂肪分解增加已被发现于胰岛素抵抗的肥胖青少年、糖尿病患者和 2 型糖尿病患者的一级亲属，在这些研究中，脂肪分解主要通过甘油周转率来反映。2016 年，Pereira 等发现 2 型糖尿病患者血浆游离脂肪酸升高，脂肪酸转运体 FABP4 水平降低，因此研究者认为脂肪组织胰岛素抵抗的主要改变不是脂质的分解，而是脂质的储存。

无论胰岛素抵抗是影响脂肪细胞的脂质分解还是脂肪酸的转运，二者的最终结果是一致的——脂质并没有适宜地储存在脂肪组织，而是储存于肝脏、肌肉等非脂肪组织，脂质异位分布是脂肪组织胰岛素抵抗最重要的改变。

脂肪组织对于胰岛素的敏感性是一把"双刃

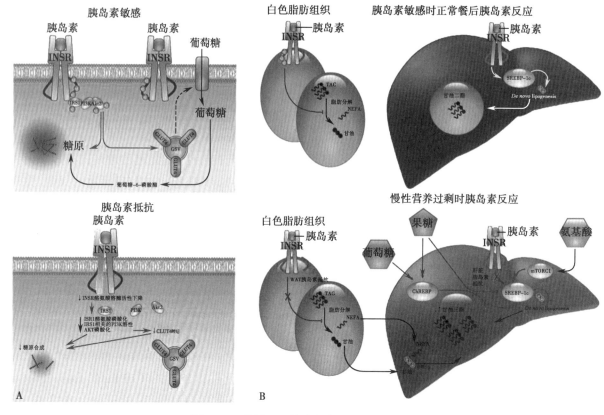

图 7-1-2　外周组织的胰岛素抵抗的发生机制
A. 肌肉组织胰岛素敏感和抵抗时的胰岛素反应；B. 非酒精性脂肪肝的发病机制。
INSR：胰岛素受体；PI3K：磷脂酰肌醇 3- 激酶；Akt：蛋白激酶 B；GLUT4：葡萄糖转运蛋白 4；GSV：GLUT4 存储囊泡；
TAG：甘油三酯；De novo lipogenesis：脂肪从头合成；WAT：白色脂肪组织；NEFA：非酯化脂肪酸。

剑"。这种敏感性使营养在餐后得到及时有效的储存。但是在营养过剩时，脂肪组织极易受到影响，而即使是轻微的脂肪组织胰岛素抵抗，也会使得游离脂肪酸输送到肝脏、肌肉等非脂肪组织，使得这些组织出现胰岛素抵抗。因此，脂肪组织胰岛素抵抗可能是全身胰岛素抵抗的关键因素。

三、胰岛素抵抗的病因探索

1. 环境因素影响　胰岛素抵抗的环境因素主要包括饮食能量摄入过度、长期运动不足、生活作息、生活环境、某些药物（如糖皮质激素）、某些微量元素缺乏（如铬和钒）缺乏、妊娠和体内胰岛素拮抗激素增多等。

慢性营养过剩在非遗传性胰岛素抵抗的发生发展中占有中心性的地位。在脂肪组织中，慢性营养过剩会使脂肪细胞受到养分胁迫，从而导致脂肪细胞胰岛素抵抗和脂肪细胞死亡。在脂肪细胞受到养分胁迫后，RBP4 等促炎症因子增加，促

使巨噬细胞大量募集。巨噬细胞的炎症信号（包括 Jun 激酶等）激活，使得 TNFα、IL-1β 等旁分泌介质增加。这些炎症因子一方面能够直接增加脂肪分解，另一方面能够通过损伤胰岛素信号转导间接增加脂肪分解，从而使得脂解产物游离脂肪酸和甘油增加。这些游离脂肪酸和甘油被输送至肝脏和骨骼肌，是这两种组织胰岛素抵抗的重要成因之一。在慢性营养过剩时，肝脏一方面直接受到营养过剩导致的肝脏脂质堆积的影响，另一方面受到来自脂肪组织过量的游离脂肪酸和甘油的影响。过剩的营养直接导致肝脏甘油三酯含量增加，通过二酰甘油（DAG）/ 蛋白激酶 C（PKC）ε 通路影响胰岛素信号，最终使得糖原合成减少。过量的甘油和脂肪酸能够直接（甘油向葡萄糖转化）和间接（游离脂肪酸经 β 氧化生成乙酰辅酶 A，从而激活丙酮酸羧化酶）地增加肝内糖异生。肝糖原合成的减少和肝内糖异生的增加共同导致了血糖的升高。和肝脏类似，骨骼肌也同时受到营养过剩导致的肌肉脂质堆积的直接影响，和来

自脂肪组织过量的游离脂肪酸的间接影响，最终导致肌肉内脂质含量增加，通过DAG/PKCθ通路影响胰岛素信号，导致肌糖原合成下降和肌肉葡萄糖摄取减少，最终导致血糖升高（图7-1-3）。

除营养摄入外，人类的生活作息也与疾病息息相关。2018年，Jakob Wefers等发现，昼夜颠倒（常见于倒班人群）与肥胖和2型糖尿病的发病相关，短期昼夜颠倒的人群会出现显著的肌肉胰岛素抵抗，肌肉摄取葡萄糖的能力下降。有趣的是，核心的生物钟基因（*BMAL1*、*CRY1*和*PER2*）的表达并未出现显著差异，而脂质代谢显著上调，PPAR信号通路是影响昼夜颠倒人群脂质代谢的核心通路。

近年来，生活环境对于胰岛素抵抗的影响也逐渐被揭示。空气污染被认为是2型糖尿病的危险因素。在5%～27% $PM_{2.5}$，1%～15% PM_{10}和1%～11% NO_2的环境下时，2型糖尿病的风险随着暴露空气的增加而增加。该机制目前尚未十分明确，主要和氧化应激、全身性炎症和神经元机制有关。2009年，Sun Q等发现小鼠短期暴露于空气污染中会增加胰岛素抵抗，Akt磷酸化减少和PKC-βII增加在该过程中占主导地位。2016年，Kathrin Wolf等发现糖尿病前期患者的胰岛素抵抗程度与长期暴露于空气污染有关，但是，在正常人群和糖尿病人群中，这种关联并不显著。生活环境与人体健康密切相关，生活环境对于胰岛素抵抗、肥胖、糖尿病等的影响值得进一步的研究与探讨。

2. 遗传因素 胰岛素结构异常、胰岛素受体或胰岛素受体后的基因突变（如*Glut4*基因突变、葡萄糖激酶基因突变和*IRS*基因突变等）、体内存在胰岛素抗体等的异常均会导致胰岛素抵抗，这种胰岛素抵抗往往程度极端严重。

A型胰岛素抵抗综合征是一种与胰岛素受体基因突变有关的极度胰岛素抵抗状态，好发于青少年女性，以严重的胰岛素抵抗、雄激素增多症及黑棘皮病为主要临床表现，部分患者最终发展为糖尿病。矮妖精貌综合征患者因19号常染色体短臂（19p13.2）上的胰岛素受体等位基因的编码序列或调节区发生纯合子突变而出现胰岛素抵

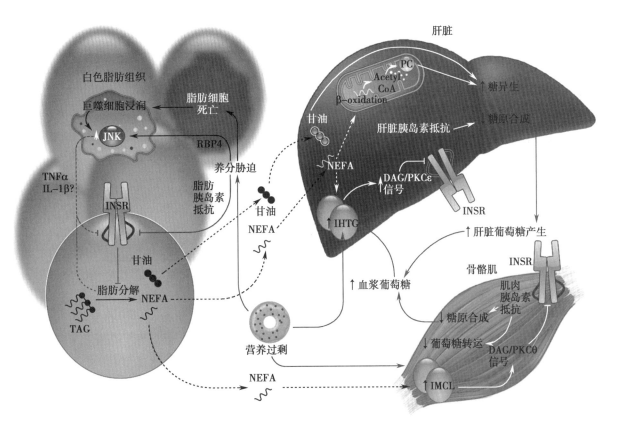

图7-1-3 慢性营养过剩导致胰岛素抵抗的机制
JNK：c-Jun氨基端激酶；TAG：甘油三酯；NEFA：非酯化脂肪酸；RBP4：视黄醇结合蛋白4；INSR：胰岛素受体；IHTG：肝内甘油三酯；IMCL：肌内脂质。

抗。该病与胚胎发育异常有关，胎儿出生前发生宫内生长迟缓，出生后可见特殊的鸟样颜面、空腹高血糖、高胰岛素血症。Rabson-Mendenhall 综合征十分罕见，世界范围内报道十分有限。上海交通大学医学院附属瑞金医院中心曾对 1 例 6 岁患者及其家系进行胰岛素受体基因全部 22 个外显子进行测序筛查，发现该患者及父亲均存在胰岛素受体基因 6 号外显子 ATC→ACG 的错义突变，患者及其母亲均存在 *IRS1* 基因 1 号外显子 CCG→CTG 突变。

随着人类基因组学的进一步发展，越来越多的候选基因的克隆和代谢调节通路被揭示，为相关分子生物学研究提供了方向。随着全基因组关联分析的深入，单核苷酸多态性（SNP）作为一种多态性标记是目前用于多基因病研究的常见选择。Luca A. Lotta 等对 188 577 人进行了全基因组关联分析，确定了 53 个与胰岛素抵抗相关的遗传位点。其中 5 个 SNP 位点与胰岛素近端信号通路（rs8101064 与 INSR，rs10195252 与 GRB14，rs2943645 与 IRS1，rs4976033 与 PIK3R1，rs4804833 与 MAP2K7）密切相关。另外，研究者发现者 53 个位点的基因评分与外周脂肪组织含量呈负相关，与内脏脂肪组织含量呈正相关，从基因的角度提示了脂肪组织分布对于胰岛素抵抗的关键影响。

四、胰岛素抵抗的诊断

（一）直接的胰岛素敏感性测量

1. 正常血糖胰岛素钳夹技术（简称正糖钳夹或 clamp） 高胰岛素正常葡萄糖钳夹技术测定的胰岛素介导的葡萄糖代谢率［M/I；M 值——mg/（kg·min）；I 值——稳态状况下平均胰岛素浓度］是评估胰岛素抵抗的金标准。该技术在 1979 年由 Defronzo 创立，其具体操作是经静脉同时输注胰岛素和葡萄糖，使体内胰岛素达到某种特定浓度，同时调整葡萄糖输注率，使血浆葡萄糖水平稳定在 80～90mg/dl（既无低血糖也无高血糖），称为稳态，此时机体葡萄糖的代谢率等于葡萄糖的输注率。葡萄糖输注量越大代表胰岛素敏感性越好，若输注 ^{3}H 标记的葡萄糖可进一步了解葡萄糖被代谢的具体场所。在试验期间，频繁取血及测定胰岛素浓度 2 小时，计算稳态下单位体表面积每分钟代谢葡萄糖的量，血浆胰岛素浓度接近

100μU/ml 时维持正常血糖所需的外源葡萄糖不足 150mg/（m²·min）时称为胰岛素抵抗。该方法同时输入胰岛素和葡萄糖，避免了"内源性胰岛素缺乏"（如在糖尿病患者）和"低血糖"（如在胰岛素耐量试验）对胰岛素敏感性测定的影响，是糖耐量正常人群、糖耐量减低和糖尿病患者均可信赖的技术。

但是由于取血次数太多和价格昂贵、费时等原因，正糖钳夹难以规模较大地在人群中使用。另外，由于胰岛素水平在正常情况下是波动的，正糖钳夹试验在相对稳定的胰岛素水平下测得的胰岛素敏感程度，和空腹状态下胰岛素敏感性难以十分贴合。另外，在实际操作过程中，同时输注胰岛素和葡萄糖有时难以将血糖控制在 80～90mg/dl 水平，血糖高于此线就会刺激胰岛素分泌，从而高估胰岛素敏感性。

尽管在临床上的应用有一定的局限性，在科学研究中，钳夹技术结合不同种类的同位素示踪剂，不仅能够测定胰岛素敏感性、判断不同部位胰岛素抵抗的情况，还能够反映脂肪分解和组织特异性葡萄糖摄取情况等胰岛素抵抗具体环节的变化。文末彩图 7-1-4 列举了钳夹技术结合同位素示踪法评估体内胰岛素抵抗的几种常用方法。通过注射 [3-^{3}H]/[6,6-^{2}H]/[1-^{13}C]/[U-^{13}C] 标记的葡萄糖进行正糖钳夹试验，可计算全身葡萄糖周转率（Rd），Rd 减去葡萄糖输注率能够得到内源性葡萄糖生成率，内源性葡萄糖生成率能够反映肝脏葡萄糖产生的情况（图 7-1-4A）。另外，由于 70%～80% 的葡萄糖周转来自肌肉细胞的葡萄糖摄取，Rd 值也在一定程度上反映了肌肉葡萄糖的摄取情况（图 7-1-4B）。当骨骼肌和脂肪组织缺乏葡萄糖 -6- 磷酸酶时，不可代谢的葡萄糖类似物 2- 脱氧葡萄糖（2-DG）被磷酸化并滞留于组织内，因此在钳夹试验中输注 2-[1-^{14}C]- 脱氧葡萄糖，能够评估肌肉和脂肪的葡萄糖摄取情况（图 7-1-4C）。在高胰岛素 - 高葡萄糖钳夹试验中，输注 [U-^{13}C] 葡萄糖能够有效地反映肝糖原合成的水平（图 7-1-4D）。氘标记肝棕榈酸酯可反映脂肪酸从头合成的情况，但需要输注数天才能够达到同位素的稳态（图 7-1-4E）。在正糖钳夹试验中输注（U-^{13}C）棕榈酸酯和（1,1,2,3,3-^{2}H）甘油能够追踪脂质分解的情况（图 7-1-4F）。相较于

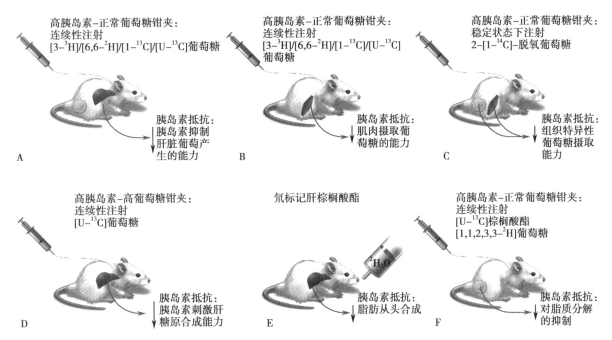

图 7-1-4　钳夹技术结合不同种类的同位素示踪剂在体测定胰岛素敏感性

静态的代谢物浓度研究,动态示踪剂通量研究能够反映代谢物水平的动态变化,在胰岛素抵抗的机制研究中占有无可取代的地位。

2. 胰岛素耐量试验　胰岛素耐量试验在 1993 年由 Reaven 首次提出。具体方法是静脉输注胰岛素,在输注 30~40min 后测定血中葡萄糖的下降率。该试验某种程度上纠正了胰岛素缺乏对胰岛素敏感性测定的影响,但由于固定剂量的胰岛素在不同个体中纠正胰岛素缺乏的程度不同,这种"纠正"有时并不完全,因此试验结果仍需慎重对待。另外,试验过程中易出现低血糖反应,操作者需要格外注意。

(二)间接的胰岛素敏感性测量

1. 微小模型法　微小模型法在 1981 年由 Bergman 创立,该方法假设胰岛 β 细胞仍有葡萄糖刺激胰岛素分泌的功能,按 0.3g/kg 注射葡萄糖,对 β 细胞功能反应较差者在静脉推注葡萄糖 20min 后注射 0.3g 甲苯磺丁脲钠,对完全无 β 细胞功能者注射外源性胰岛素 0.03~0.05U/kg,全程采血 32 次,测定血糖和胰岛素浓度,将两组数据输入计算机数学模型进行计算。

其主要缺点是,采血次数较多,所测胰岛素敏感性受可能存在的胰岛素缺乏影响。研究人员尝试将采血次数减少为 22 点、14 点和 12 点,发现采血在 12 点时所测得的胰岛素敏感性与正糖

钳夹测定的 M 值相关性在 2 型糖尿病人群明显减弱,这说明减少次数的微小模型法仅适用于非糖尿病人群。

2. 稳态模型评估胰岛素抵抗指数(HOMA-IR)　稳态模型是基于血糖和胰岛素在不同器官(包括胰腺、肝脏及周围组织)的相互影响而建立的评估胰岛素敏感性的数学模型。1985 年首次发表时使用的胰岛素抵抗公式为空腹胰岛素(FINS)/$22.5e^{-\log FPG}$ 这一形式,该模型仅使用空腹血糖(FPG)和胰岛素值就能评估机体的胰岛素抵抗,其基本假设是:①胰岛素缺乏时空腹血糖升高的程度与正常胰岛素分泌对血糖的反应相似;②空腹胰岛素水平与胰岛素抵抗程度相似。但由于正常人胰岛素敏感性幅度很宽,正常人胰岛素的标准值难以确定;另外,该方法存在精确度较低的问题,HOMA-IR 的使用受到了局限。1996 年,Haffner 将原发表公式改换为 FPG × FINS/22.5,并取其自然对数值,应用于大量病例的前瞻性研究。研究表明,HOMA-IR 在样本量足够多的情况下,与正糖钳夹结果密切相关,其相关性在糖尿病人群依然存在,是一种简单可靠、非侵入性评估胰岛素抵抗的方法。

3. 胰岛素敏感性指数(IAI)　又称 Bennett 指数或李伟光指数,$IAI = 1/(G_0 \times I_0)$。其生理学原理为,胰岛素是目前已知的唯一负性调节血糖的激

素，其降糖作用的发挥依赖于机体胰岛素敏感性。此值为非正态分布，故计算时取其自然倒数。研究表明，正常糖耐量、糖耐量减低、2 型糖尿病人群中，IAI 与正糖钳夹技术测定的 M 值呈正相关，适用于人群胰岛素抵抗的流行病学研究。

4. 定量胰岛素敏感性监测指数（QUICKI） 2000 年，Katz 等在稳态的基础上提出，$QUIKI = 1/(lgI_0 + lgG_0)$，$G_0$ 的单位为 mg/dl。研究表明其与 HOMA-IR 及正糖钳夹的 M 值相关性良好。其使用价值与 HOMA-IR 及 IAI 无异。

5. OGTT 中血糖曲线下面积（AUC_G/AUC_I） 由 Himsworth 等提出的国内外流行病学评估胰岛素抵抗的常用方法。AUC_G/AUC_I 是基于葡萄糖 - 胰岛素反馈环建立的，但葡萄糖 - 胰岛素反馈的量效关系并非简单的量效关系，而是呈函数关系，因此 AUC_G/AUC_I 评估胰岛素敏感性不够准确。

6. 总体胰岛素敏感性指数（WBISI） 1999 年，由 Matsuda 和 Defronzo 提出，$WBISI = 10\,000/\{[I_0 \times G_0\,(mg/dl)]^{1/2} \times [G_{mean} \times I_{mean}\,(mg/dl)]^{1/2}\}$，开平方是为了校正非线性数值。WBISI 包括肝脏和外周组织的胰岛素敏感性，由于 HOMA-IR 与正糖钳夹技术测定的 M 值高度相关，是评价餐后胰岛素敏感性的有效指标。

7. 提示胰岛素抵抗的生物学指标 甘露糖作为一种单糖存在于多种天然多糖中。研究表明，在偏瘦和肥胖人群、胰岛素敏感和抵抗人群、空腹血糖受损和糖耐量减低人群中，甘露糖均与胰岛素抵抗程度呈正相关，和胰岛素敏感性呈负相关，该相关性独立于体重指数。不像血液中的葡萄糖易受到最近进食因素的影响，血液中甘露糖水平十分稳定。因此甘露糖可作为一种提示胰岛素抵抗的生物标志物，但仍需要更进一步的临床验证。

血浆中的支链氨基酸（BCAA）对胰岛素抵抗也有一定的提示作用。Christopher 等发现，BCAA 与 HOMA-IR 指数密切相关，在校正了体重、年龄、种族和性别后，这种关联性依然稳定存在。BCAA 与胰岛素关联性的机制也进一步被揭示，研究表明，支链氨基酸的分解代谢中间产物 3-HIB 能够激活脂肪酸转运体，促使肌肉摄取脂肪酸，最终导致脂肪在肌肉的异位堆积，从而导致胰岛素抵抗。

α- 羟丁酸（AHB）是一种胰岛素抵抗和糖调节受损的早期标志物，它与胰岛素抵抗的相关性独立于体重、年龄和性别，其机制可能与增加的脂质氧化和氧化应激相关。

五、胰岛素抵抗及相关疾病

（一）胰岛素抵抗是代谢综合征的核心

早在 20 世纪 60 年代至 70 年代，已有学者发现肥胖、高血压、血脂紊乱及糖尿病并存的情况，并发现其与动脉粥样硬化性心血管病的联系，称为代谢综合征（metabolic syndrome，MS）。1987 年，Reaven 等根据病理生理学研究结果认为，胰岛素抵抗、高胰岛素血症是 MS 的发病基础，并将该状态称为胰岛素抵抗综合征，又称为心血管 - 代谢异常综合征，进一步指出，其是由多种糖脂代谢、高血压、腹型肥胖等心血管危险因素所构成的综合征，最终可发展为 2 型糖尿病、动脉粥样硬化，导致心绞痛、心肌梗死、脑卒中等缺血性心脑血管病变。此外，非酒精性脂肪性肝病、脂肪性肝炎、肝硬化、多囊卵巢综合征、睡眠呼吸暂停综合征等都与胰岛素抵抗密切相关。1998 年 WHO 专家组将其命名为 MS 并提出了诊断标准，并于 1999 年修订。2005 年，亚太地区 2 型糖尿病政策小组提出，MS 组分包括中心性肥胖、高 TC 血症、HDL-C 降低、高血压、高血糖。目前认为，胰岛素抵抗 - 高胰岛素血症、瘦素抵抗 - 高瘦素血症与肥胖发生之间存在因果关系，而肥胖和脂肪组织及其分布与代谢异常、内皮功能异常、纤溶系统功能异常、高血压、动脉粥样硬化密切相关。

上海交通大学医学院附属瑞金医院课题组运用减少样本数的 Bergman 微小模型技术结合静脉葡萄糖耐量试验开展肥胖患者胰岛素抵抗的临床研究，结果显示糖耐量不同的肥胖患者均存在程度近似的胰岛素抵抗。胰岛 β 细胞 1 相胰岛素分泌在肥胖组异常增加以代偿机体的胰岛素抵抗；在 IGT 组及葡萄糖负荷后 30min 和 / 或 60min 高血糖组，1 相胰岛素分泌虽然与糖耐量正常非肥胖组相比无显著性差异，但胰岛 β 细胞代偿功能相对正常糖耐量的肥胖组已显著减退而致机体葡萄糖内环境紊乱，这提示胰岛素抵抗及 1 相胰岛素分泌受损是肥胖伴葡萄糖负荷后 30min 和 / 或 60min 高血糖组患者重要的病理生理学基础。我们的另一项研究表明，肥胖伴 IGR 患者胰岛素抵抗严重程度相似，但 β 细胞胰岛素分泌功能有差异：较之肥胖伴 IGT 组，肥胖伴 IFG 组及肥胖伴 IFG＋IGT 组胰岛素分泌功能受损更为明显。

（二）胰岛素抵抗与肥胖

肥胖是最常见的与胰岛素抵抗相关的病理情况。越来越多的证据表明，肥胖本身的程度并不是胰岛素抵抗的诱发因素，而脂肪的分布（尤其是在胰岛素敏感的组织或器官）才是肥胖患者发生胰岛素抵抗的关键。Sonia Caprio 团队根据内脏脂肪比例（内脏脂肪 / 皮下脂肪，VAT/SAT）将肥胖青少年分成 3 组，他们发现在高比例内脏脂肪和低比例皮下脂肪的情况下，2 小时葡萄糖水平和 HOMA-IR 水平显著升高，胰岛素敏感性（M 值）大幅度降低。研究者比较了代谢功能正常的肥胖者和代谢功能异常的肥胖者，发现代谢功能正常的肥胖者 VAT/SAT 较低，而代谢功能异常的肥胖者 VAT/SAT 较高，通过 SAT 组织活检发现，①高 VAT/SAT 组脂肪细胞大小不一，而低 VAT/SAT 组脂肪细胞大小均匀；②高 VAT/SAT 组脂肪组织中关键脂肪合成酶活性下降；③高 VAT/SAT 组巨噬细胞浸润和 SIRT1 表达下降。除内脏脂肪外，肝脏脂肪含量和肌肉脂肪含量也和胰岛素抵抗程度密切相关，尤其是肝脏脂质含量。Elisa Fabbrini 等认为，肝脏脂肪含量而非内脏脂肪含量才是肥胖患者代谢并发症的原因。由于肝内甘油三酯含量和内脏脂肪含量密切相关，研究者观察比较了内脏脂肪匹配而肝内甘油三酯含量不同、肝内甘油三酯含量匹配而内脏脂肪含量不同的四组患者。研究发现，在内脏脂肪含量匹配的两组中，高肝内甘油三酯组的胰岛素敏感性显著降低，而肝内甘油三酯匹配的两组胰岛素敏感并无显著差异，该研究提示了肝脏脂肪含量在肥胖患者胰岛素抵抗的核心地位。

在治疗方面，热量摄入的减少和体重的减轻均可以改善胰岛素的敏感性，这两者一起能够减少 24 小时胰岛素的分泌，增加胰岛素的清除，减轻胰岛细胞负担。另外，研究已经证实，体重减轻能够预防肥胖的 IGT 患者发展为糖尿病。109 例 IGT 患者随访 6 年，严重肥胖患者在减重手术治疗后，体重下降 50% 以上，只有 1 例发展为糖尿病；而另外 27 例对照组患者在 5 年内有 6 例

发展为糖尿病。另一项研究包括了 35 例非糖尿病老年人，经过 9 个月余的低热量饮食，体重减轻了 9kg 后，20 例 IGT 患者中有 9 例糖耐量转为正常。在饮食的种类选择上，动物研究证明，高脂饮食能够引起胰岛素抵抗，在人群前瞻性研究中，摄入高脂饮食的患者可以被预测为容易发展为糖尿病。

（三）胰岛素抵抗与 2 型糖尿病

2 型糖尿病是遗传和环境因素两方面共同作用的异质性、进展性疾病，其病理生理学基础为胰岛素抵抗和胰岛 β 细胞分泌功能不足。胰岛素抵抗在糖尿病前期（IFG、IGT）已存在，当 β 细胞分泌胰岛素功能明显减退时才出现糖尿病。胰岛素抵抗发生与基因突变有关，一般为多基因共同发挥作用所致，候选基因包括胰岛素受体基因、糖原合成酶基因、Glut4 基因，但多数 2 型糖尿病患者无上述基因突变。2 型糖尿病患者有 IRS1 多态性和基因突变。2 型糖尿病及肥胖症患者血浆游离脂肪酸（FFA）水平升高，餐后 FFA 仍偏高，这与胰岛素分泌减少有关。在骨骼肌、心肌，过多的 FFA 与葡萄糖竞争氧化代谢，减少葡萄糖利用；近来发现 FFA 增高可导致细胞内长链脂酰辅酶 A 蓄积，影响胰岛素信号转导途径，降低 PI3K 活性，抑制葡萄糖向肌细胞内转运。骨骼肌、肝细胞内脂质增加导致胰岛素敏感性下降，该现象也可见于 2 型糖尿病患者子女。单纯性肥胖患者的血糖代谢异常以餐后高血糖为主，骨骼肌摄取和利用葡萄糖能力下降，需要分泌更多胰岛素降低血糖。

人类基因组学研究的进一步发展，揭示了越来越多的候选基因的克隆和代谢调节通路，为相关分子生物学研究提供方向；随着 GWAS 研究的深入，单核苷酸多态性（SNP）作为一种多态性标记是目前用于多基因病研究的常见选择。目前已有许多报道脂连蛋白基因（apM1）的 SNP 位点与胰岛素抵抗及 2 型糖尿病等有关。本中心研究发现中国上海地区汉族人群中 apM1 基因 2 号外显子 +45 和 +276 位有 T/G SNP 存在。SNP45 位为 T/G 者发生胰岛素抵抗、低胰岛 β 细胞急性反应能力、高血糖的危险度显著低于 T/T 者，SNP45 位为 T/T 者的 BMI 和胰岛素水平较高、胰岛素抵抗程度较重、HDL 水平较低；在血糖正常的人

群中，随着 2 号内含子 SNP276 位 G 等位基因含量的增加，血清脂连蛋白和 HDL 水平降低。在 *IPF-1* 基因翻译起始点上游 178 位启动子区存在一个 GGGG→GGG 的变异，其基因型的频率依次为 G4 > G3 > G3/G4。随着由 G4/G4、G4/G3、G3/G3 变化，BMI、空腹血糖、餐后血糖、空腹胰岛素和胰岛素抵抗逐渐加重（HOMA-IR, SI）而胰岛 β 细胞功能（AIRG）逐渐减低。

（四）胰岛素抵抗与动脉粥样硬化性心脏病

大量的研究表明，胰岛素抵抗是动脉粥样硬化性心血管疾病强有力的预测因子。1996 年，Bressler 等通过正糖钳夹试验首次证实，弥漫性冠状动脉疾病的糖耐量正常人群相比冠状动脉平滑的糖耐量正常人群，胰岛素抵抗程度显著增强。而同年的胰岛素抵抗动脉粥样硬化研究是首个记录了大型多种族人群中胰岛素抵抗和心血管疾病之间关联的流行病学研究，该研究校正了葡萄糖耐量、空腹胰岛素、低密度脂蛋白、高密度脂蛋白、胆固醇、吸烟、高血压和体重指数等混杂因素的影响。2001 年，Botnia 等对于非糖尿病人群进行了为期 6.9 年的随访，该研究证明，胰岛素抵抗是心血管疾病风险增加的独立预测因子。Verona 糖尿病研究、Bruneck 研究、Malmo 研究和社区动脉粥样硬化风险研究等报道了类似的发现。在社区动脉粥样硬化风险研究中还发现，胰岛素抵抗与心房颤动的风险增加有关。圣安东尼奥心脏研究针对基线时没有 2 型糖尿病的墨西哥裔美国人和非西班牙裔白人群，该研究发现胰岛素抵抗与心血管结局密切相关，脑卒中和冠状动脉疾病与胰岛素抵抗的相关程度类似。

胰岛素抵抗和动脉粥样硬化性心脏病的病因机制主要包括三点：①胰岛素抵抗的基本分子机制：在胰岛素抵抗的状态下，IRS-1/PI3K/Akt 通路受到抑制，但 MAPK 途径功能保持正常，MAPK 通路被升高的胰岛素过度激活，使得下游转录因子磷酸化，从而刺激血管平滑肌细胞生长、增殖和分化，同时激活炎症通路，最终导致血管内皮细胞功能障碍，这是连接胰岛素抵抗与动脉粥样硬化性心脏病的分子机制桥梁。②代偿性高胰岛素血症：高浓度的胰岛素能够刺激脂肪的从头合成，从而导致极低密度脂蛋白的分泌，刺激血管平滑肌细胞生长和增值，还能够刺激炎症反应、增加胶原合成、增加低密度脂蛋白 - 胆固醇向血管平滑肌细胞的转运。③胰岛素抵抗与一系列心脏代谢异常（高血压、肥胖、IGT、血脂异常、内皮细胞功能障碍等）密切相关，这些代谢异常均是动脉粥样硬化性心脏病的独立危险因子。

治疗方面，噻唑烷二酮是唯一真正的胰岛素增敏抗糖尿病药物，其中吡格列酮已被证实能够减少 2 型糖尿病患者心血管事件的发生和延缓动脉粥样硬化的进程。另外，胰高血糖素样肽受体激动剂和钠 - 葡萄糖耦联转运体 2 抑制剂也被证实能够减少 2 型糖尿病患者心血管事件的发生，但它们对于心血管结局的改善似乎是通过其他机制而不是改善胰岛素的敏感性。二甲双胍被认为是一种胰岛素的增敏剂，但它对于心血管的益处目前尚不明确。

（五）胰岛素抵抗与"3 型糖尿病"

近年来发现阿尔茨海默病（AD）和糖尿病脑病共同致病机制是胰岛素信号转导通路功能障碍，因而 AD 已被学术界称为"3 型糖尿病"。AD 的神经内分泌特征是中枢神经系统内胰岛素水平下降和胰岛素抵抗，而 2 型糖尿病中枢神经系统以外的其他外周组织胰岛素水平升高及高胰岛素血症导致了脑内胰岛素水平下降。糖尿病通过"肝 - 脑轴"将外周胰岛素抵抗向中枢"传递"，从而促进 AD 发病，这种"传递"作用甚至可能在 IGR 时业已存在，因此，糖尿病和 AD 在治疗上也一定具有共通之处。而对于糖尿病和 IGR 者而言，开展预防 AD 的相关研究极为重要。

目前研究普遍认为，胰岛素不仅能通过血脑屏障，而且能在脑组织内合成；脑组织存在胰岛素及其受体和受体后信号转导分子，是胰岛素作用的靶器官之一。胰岛素有助于神经元存活、能量代谢以及突触塑造等，这些过程都是学习和记忆所需要的，而脑内胰岛素受体主要分布于负责认知功能的脑区，胰岛素信号通路和学习及长期记忆有直接联系。因此，胰岛素抵抗能够影响认知功能。胰岛素是神经元的生长因子，胰岛素抵抗可致脑内神经系统退行性变化。当胰岛素抵抗十分显著时，可导致老年斑内的 β 淀粉样蛋白堆积，脑脊液内的 β 淀粉样蛋白水平升高，产生记忆损害。

胆碱学说认为，AD 的发病与乙酰胆碱缺乏有关，而乙酰胆碱的缺乏可能与胰岛素分泌不足、胰岛素抵抗有关。乙酰胆碱是由乙酰辅酶 A 和胆碱在胆碱乙酰转移酶的催化下合成的。研究表明，当胰岛素不足或受体抵抗时，引起胆碱乙酰转移酶的表达水平下降，导致乙酰胆碱产生减少，从而诱发 AD 发病。这一机制进一步阐明了 AD 与胰岛素及 IR 之间的生物化学联系。

六、胰岛素抵抗的治疗

1. 控制饮食，加强运动　饮食、运动等生活方式的改善是胰岛素抵抗治疗的基础。奥斯陆饮食与运动研究在伴有显著胰岛素抵抗的代谢综合征患者中证实，总脂肪摄入量下降和中等强度的运动可改善胰岛素抵抗。大庆研究在 IGT 人群中发现，饮食结合运动干预 1 年后，糖尿病转化率最低。高热量、高碳水化合物、高脂（特别是高反式脂肪酸类饮食），可独立于肥胖和腹部脂肪沉积增加 2 型糖尿病的发病率，而富含谷类纤维及多不饱和脂肪酸的饮食对 2 型糖尿病具有保护作用。另外，膳食中镁的摄入与 2 型糖尿病之间存在着保护性的剂量反应关系。地中海饮食是目前世界公认的健康饮食，该饮食结构不仅有益心血管，还能有助于预防糖尿病。但是，地中海饮食对于不同区域和不同饮食习惯的人群是否有类似的功效，不同区域人群的黄金膳食结构配比（碳水化合物 / 蛋白质 / 脂肪）是否有差异，这些都有待进一步研究。

长期运动锻炼将增加胰岛素敏感性，并可延缓或阻止 2 型糖尿病高危人群的发病。Perseghin 等通过正糖钳夹试验比较了一组正常胰岛素敏感性和胰岛素抵抗的 2 型糖尿病高危人群的运动效果，2 组均每周进行 4 次、每次 45min 的登楼梯锻炼。6 周后发现两组在体重无明显变化的情况下胰岛素敏感性均上升 10%。运动的基本效应是增加葡萄糖转运子的数量，促使 GLUT4 从细胞内转向细胞表面；另外，运动还能够改变毛细血管密度，增加红色糖酵解（Ⅱa 型）肌细胞的数量和线粒体的密度，增加线粒体的氧化能力，增强骨骼肌的糖代谢水平，从而有效控制血糖水平。

2. 胰岛素增敏剂的应用　二甲双胍可抑制浆细胞膜糖蛋白 -1（PC-1），解除其对胰岛素受体 β 亚单位酪氨酸激酶活性及下游信号转导的抑制，

使外周组织对胰岛素的敏感性提高 15%～30%。多中心随机双盲对照的一级预防试验 BIGPRO 研究发现，非糖尿病患者二甲双胍治疗 1.2 年后，血糖降低、胰岛素抵抗改善。美国食品与药物管理局及欧盟已批准二甲双胍可用于 10 岁以上的儿童糖尿病患者。此外，二甲双胍还可用于改善多囊卵巢综合征、非酒精性脂肪肝等疾病的胰岛素敏感性。

噻唑烷二酮类药物能够通过激活过氧化物酶体增殖物激活受体（PPARγ），增加胰岛素介导的肌肉对葡萄糖的摄取，抑制内源性肝脏葡萄糖的产生，从而直接改善肝脏的胰岛素敏感性。这类药物都能够有效降低血糖，但可能会出现体重增加和体液潴留的副作用，另外，该类药物治疗后应检查肝功能，对于活动性肝细胞疾病或不能解释的血清丙氨酸转氨酶超过正常值上限 2.5 倍的患者，该药是禁忌的。

胰高血糖素样肽 -1（glucagon like peptide-1，GLP-1）是小肠 L 细胞分泌的前胰升糖素原裂解产物，与 K 细胞分泌的 GIP 协同起肠道激素作用，可刺激餐后 50% 的胰岛素分泌，并刺激胰岛 β 细胞分化、增殖，抑制胃排空，产生饱腹感。肌肉和脂肪组织存在功能性的 GLP-1 受体，属 G 蛋白偶联受体，给 2 型糖尿病患者皮下注射 GLP-1，可明显增加其胰岛素敏感性。尽管 GLP-1 有诸多益处，但部分 GLP-1 治疗的患者依旧未达到其预期的血糖和体重目标，这提示这 GLP-1 抑制剂在临床上仍需要进一步的优化，而将 GLP-1 与其他互补或协同的肠促胰岛素（如糖依赖性胰岛素释放肽）结合是一种有效优化路径。糖依赖性胰岛素释放肽（GIP）是一种是葡萄糖依赖性胰岛素分泌的有效刺激物，另外，GIP 还能够调节脂质代谢，同时作用于脑使得食物摄入减少、体重减轻。当 GLP-1 激动剂与 GIP 激动剂结合后，两者对于血糖和体重的调节获得了进一步的增益作用。在肥胖和 2 型糖尿病的啮齿类动物中，双重激动剂相比单独的 GLP-1 激动剂能够更好地改善胰岛素反应和控制血糖。2019 年，Frias JP 等通过一个 555 人参与的随机对照研究发现，LY3298176（GLP-1 受体和 GIP 受体的双重激动剂）能够改善稳态模型评估胰岛素抵抗指数，降低胰岛素浓度，而杜拉鲁肽（一种 GLP-1 类似物）在该方面的

作用并不显著,该研究提示了 LY3298176 可能的胰岛素增敏作用,研究者猜测这种作用可能与脂质代谢改善、内脏脂肪减少有关。

3. 调节胰岛素信号通路 NF-κB 抑制剂激酶(IKKβ)可使蛋白质苏/丝氨酸磷酸化,从而抑制胰岛素信号转导通路。大剂量水杨酸可抑制 IKKβ 的活性,从而增加胰岛素敏感性,但可能出现胃溃疡、出血风险增加和肾功能不全等并发症。糖原合成酶激酶 -3(GSK-3)属苏/丝氨酸激酶家族,可使糖原合成酶(GS)磷酸化失活;胰岛素抵抗和 2 型糖尿病患者骨骼肌中 GSK-3 含量增加,致使 GS 活性下降。GSK-3 抑制剂使 GSK-3 丝氨酸部位被磷酸化而失活,从而激活 GS,增强胰岛素信号,促进糖原合成而降低血糖。SIN3A 能够选择性地抑制 FOXO1 对于葡萄糖激酶的调控,而不影响 FOXO1 其他功能,SIN3A 敲除小鼠血糖显著改善,并且不伴有肝脏的脂肪变性,SINA 是治疗胰岛素抵抗的潜在靶点。

4. 补充微量元素 亮氨酸缺乏可激活 GCN2 并下调 mTOR/S6K1 来增强胰岛素敏感性,另外,AMP 活化蛋白激酶(AMPK)通路也参与该过程。微量元素铬的缺乏可能与胰岛素抵抗有关,饮食适当补充三价铬离子有利于改善胰岛素抵抗。钒化合物是有效蛋白酪氨酸磷酸酶 1B(PTP-1B)抑制剂,可抑制胰岛素受体的去磷酸化,促进胰岛素关键性早期信号的转导。有研究报道口服硫酸钒 100mg 3 周后,外周组织葡萄糖摄取及肌糖原合成显著增加,肝糖输出减少,但具有厌食、肾毒性等不良反应。

5. 中药治疗 中药中的补益药(人参、黄芪、麦冬等)、清热药(黄连、牛腥草等)和活血化瘀药(丹参、牛膝等)等药物均被发现有改善胰岛素抵抗的作用。但其分子生物学机制尚未十分明确,对于中药治疗及其机制的研究能够为胰岛素抵抗的治疗带来新思路。小檗碱是中药黄连的主要有效成分,又称为黄连素,具有改善胰岛素抵抗、降低血糖、纠正脂代谢紊乱和胰岛素增敏作用。国内有研究证实,予伴高脂血症的 2 型糖尿病患者每日 1.0g 小檗碱干预 3 个月后,较之安慰剂对照组,其空腹及负荷后血糖、HbA$_{1C}$、甘油三酯、总胆固醇、低密度脂蛋白胆固醇均显著下降;小檗碱可增加血糖清除率,尽管两组间无统计学差

异;此外,小檗碱治疗后,患者胰岛素敏感性有所改善。这提示小檗碱是 2 型糖尿病、高脂血症安全有效的治疗药物。

6. 潜在的治疗手段 肠道系统作为人体重要的代谢器官,是胰岛素抵抗治疗的潜在靶点。Sungsoon Fang 等人发现小肠法尼酯 X 受体(FXR)激动剂能够有效促进脂肪组织棕色化,改善肥胖和胰岛素抵抗。FXR 激动剂模拟了餐后胆汁酸选择性激活 FXR 的生理现象,FXR 治疗的小鼠出现了肝脏胰岛素敏感性的提升,防止肝脏脂肪变性。Hong CP 等发现,与非肥胖小鼠的肠组织相比,肥胖小鼠的肠组织 TH17 细胞比例显著降低,将体外分化的肠道 TH17 细胞转移给肥胖小鼠后,小鼠体重减轻,胰岛素敏感性增强,同时肠道微生物体系中出现了与偏瘦小鼠类似的肠道微生物群。艾克曼菌是人类肠道菌群中含量最丰富的成员之一,占人类肠道微生物的 1%~5%,研究表明艾克曼菌的含量在肥胖和糖尿病人群中降低,而当肥胖患者接受饮食限制治疗时,艾克曼菌的基线丰度与个体心脏代谢参数的改善显著相关。目前已证实,为人类注射合成培养基上的活性艾克曼菌或者巴氏杀菌的艾克曼菌均是安全的,这种注射能够改善胰岛素抵抗和脂质代谢异常。Kootte RS 通过粪菌移植试验发现,偏瘦者的粪菌移植给代谢综合征男性,6 周后患者胰岛素抵抗显著改善。这些研究表明,肠道菌群可作为胰岛素抵抗治疗的靶点,饮食干预菌群组成、益生菌/元、粪菌移植可能帮助提升胰岛素敏感性和维持正常血糖水平。

对于胰高血糖素等升糖激素受体的抑制是治疗胰岛素抵抗的新方向。Okamoto H 等发现,通过单克隆抗体抑制胰高血糖素受体能够有效改善极度胰岛素抵抗小鼠的血糖和降低 β- 羟基丁酸酯水平,但是这会导致代偿性的胰高血糖素大量分泌,使得 β 细胞体积增加。因此,阻止胰高血糖素代偿性分泌和 β 细胞体积增加,是通过抑制胰高血糖素受体来治疗胰岛素抵抗的关键因素。

女性在绝经前胰岛素抵抗发生率低于同龄男性,但这种差异在女性绝经后消失,这提示雌激素可能是胰岛素抵抗的保护因素。最近有研究发现,17β- 雌二醇能够防止 POMC 神经元胰岛素抵抗的发生。胰岛素能够激活经典瞬时受体电位阳

离子通道（TRPC），从而兴奋 POMC 神经元。饮食诱导的肥胖雄鼠 TRPC 通道对胰岛素的反应性降低，而饮食诱导的肥胖雌鼠 TRPC 通道反应性正常；该种雌鼠在去势手术后 TRPC 通道出现了和雄鼠一致的胰岛素反应性下降，这种反应性降低能够被 17β- 雌二醇补救。这些研究提示，雌激素能够在女性绝经前防止中枢性的胰岛素抵抗。Torres MJ 等发现，17β- 雌二醇能够降低线粒体膜微黏度，改善肌细胞的生物能功能，这可能是雌激素广泛影响能量代谢的原因。雌激素可能是胰岛素抵抗的潜在治疗方式，但其机制有待更加深入的研究。

（洪　洁）

第三节　胰岛 β 细胞功能的临床评估方法和胰岛 β 细胞衰竭机制的新探讨

一、胰岛 β 细胞功能临床评估方法

胰岛 β 细胞功能是指该细胞在葡萄糖及其他因素，如精氨酸、胰高血糖素、化学药物等刺激下分泌胰岛素（包括分泌的时相、峰值，达峰及持续时间）参与物质代谢并维持血糖水平稳定的能力。对胰岛 β 细胞功能进行评估有助于了解糖尿病的发生、发展、预后及指导制定合理的治疗方案。下述各指标都可在某种程度上反映 β 细胞功能。

（一）葡萄糖刺激与胰岛 β 细胞分泌功能

1. **胰岛素释放试验**　四川大学华西医院电化学发光法测定血浆空腹基础胰岛素正常值为 1.5～15mU/L，口服无水葡萄糖（或 100g 标准馒头餐，儿童量为 1.75g/kg，最大剂量不超过 75g 葡萄糖）后，血浆胰岛素高峰在正常人多出现于 30～60min，峰值为基础值的 5～10 倍，2～3 小时恢复到基础水平。此项试验可用于了解胰岛 β 细胞的分泌和储备功能及有无胰岛素抵抗（IR）。2 型糖尿病患者空腹胰岛素水平可正常或偏高，葡萄糖刺激后胰岛素释放延迟，高峰时间可延长到 120～180min。胰岛素分泌曲线增高程度与血糖增高程度不成比例，提示胰岛素分泌相对缺乏，外周组织对胰岛素敏感性降低。曲线峰值越后移，曲线越趋于平坦，β 细胞功能越差，曲线低平

者更差。有研究人员将标准的口服葡萄糖耐量试验（OGTT）时间延长到 300min 可整体了解口服葡萄糖后胰岛素的分泌状态，与静脉葡萄糖耐量试验（IVGTT）的相关性较好，能更准确地评估 β 细胞功能和胰岛素敏感性。口服葡萄糖了解 β 细胞功能的优点是该方法能部分反映消化道激素对 β 细胞功能的影响，比较接近我们进食的生理过程；不足在于生理状态时应该为混合餐，因此不能完全反映人体真实的 β 细胞功能，且口服葡萄糖刺激试验重复性较差。1 型糖尿病或病程较长的 2 型糖尿病胰岛素释放曲线低平，提示 β 细胞功能严重不足，需要胰岛素治疗。

2. **C 肽释放试验**　方法及临床意义同胰岛素释放试验。血浆空腹基础 C 肽正常值为 0.48～0.78nmol/L，高峰时间在正常人多出现于 30～60min，峰值为基础值的 5～6 倍。由于 C 肽与胰岛素等分子分泌入血，不被肝脏灭活，半衰期较长，它的测定不受胰岛素的干扰，故 C 肽值可更好地反映 β 细胞储备功能，可评价内源性胰岛素分泌能力。测定血浆 C 肽 / 胰岛素比值可用于评估胰岛素在肝脏的清除率。

3. **第一时相胰岛素分泌**　2min 内快速静脉注射 25g 葡萄糖，测定 0、2min、3min、4min、5min、8min、10min 的血浆胰岛素，称为急性胰岛素反应（AIR），反映了 β 细胞储备的胰岛素对急性刺激产生反应的能力，是公认的、较好的胰岛 β 细胞功能指数。AIR_{3-5}、AIR_{0-10} 代表第一时相胰岛素分泌功能指数：$AIR_{3-5}=[(I_3+I_4+I_5)/3]-I_0$；$AIR_{0-10}=[(I_2+I_3+I_4+I_5+I_8+I_{10})/6]-I_0$，公式中 I 指血浆胰岛素浓度、数字指采血时间。正常人高峰值可达 250～300mU/L，糖耐量减低（IGT）者约为 200mU/L，而 2 型糖尿病患者低于 50mU/L。国内研究第一时相胰岛素分泌功能多选择 AIR_{0-10}，而国外则较多选择 AIR_{3-5}。这种方法能较好地区分出糖耐量正常（NGT）、IGT 和 2 型糖尿病之间 β 细胞分泌功能的差别，但是在糖负荷 2 小时血糖高于 10mmol/L 者 AIR 已消失，这使得它不能评估中晚期 2 型糖尿病的胰岛 β 细胞功能。第一时相胰岛素分泌尚无公认的个体参考值，故一般用于人群研究。

4. **静脉葡萄糖耐量试验**（intravenous glucose tolerance test，IVGTT）　方法：①试验前 3 天患

者每天饮食需含糖类 300g 以上，以维持机体所需热量；②试验前 1 天晚餐后开始禁食 8～12 小时；③先于受试者双侧肘前静脉留置套管针，一侧静脉推注葡萄糖，另一侧采血。按葡萄糖 300mg/kg 的剂量配制成 50% 葡萄糖液 2～4min 内静脉推注，于注射后 3 小时内的相应时点取血，检测血糖和胰岛素。IVGTT 操作方便，重复性较好，缺点见前述。根据采血时间的不同，可以评估胰岛素第一分泌相和第二分泌相的 β 细胞功能。

5. 高糖钳夹技术 高葡萄糖钳夹技术是目前世界上公认评价胰岛 β 细胞功能的金标准，能够比较精确且全面评价 β 细胞胰岛素分泌能力及高糖刺激下机体葡萄糖代谢量（胰岛素敏感性）。基本方法：空腹 10～12 小时，试验当天早上受试者排尿后静卧，分别在双上肢静脉置管，一侧上肢置于温度（45±3）℃的恒温套中获取动脉化的静脉血，以 0.9% 生理盐水维持通路以备采血。另一侧静脉输注 20% 高渗葡萄糖。先抽取基础血样，实验开始后 14min 内使血浆葡萄糖水平迅速升高到超过基础水平 7.9mmol/L（一般在 11.11～13.89mmol/L）。此后根据血糖调节 20% 葡萄糖输注率以维持高糖平台 2～3 小时。高糖钳夹期间，0～10min 内每 2min 测血糖及胰岛素，15～150min 内每 5min 测血糖，每 10min 测胰岛素。实验期间测定尿糖，以监测尿糖浓度。评估参数：

（1）第一时相胰岛素分泌（1PH）：高糖钳夹中前 10min（2、4、6、8、10min）血胰岛素浓度的总和表示；

（2）第二时相胰岛素分泌（2PH）：用高糖钳夹中 20～150min 的平均胰岛素浓度表示；

（3）最大胰岛素分泌量（INS_{max}）：用钳夹 120～150min 胰岛素浓度均值表示。在此期间胰岛素的分泌相对稳定在一个较高的水平且波动较小。

（4）葡萄糖代谢率（M, mg·kg^{-1}·min^{-1}）：钳夹过程中葡萄糖输注率（INF）减去空间校正值（SC）和尿糖值（UC），即 $M = INF - SC - UC$。$SC = (G2 - G1) \times 0.095 \times 18$，其中 G2、G1 分别为输注率调整后及前的血糖值（mmol/L）。

（5）胰岛素敏感性指数［ISI, mg·kg^{-1}·min^{-1}/（mU·L）］：用钳夹中 120～150min 平均葡萄糖代谢率 M 值与平均胰岛素浓度 I 的比值表示。即

$ISI = M_{120-150min}/I_{120-150min} \times 100$。该方法是由 DeFronzo 于 1979 年首次应用于人胰岛 β 细胞功能的检测，其原理是通过持续输注外源性葡萄糖将血糖维持在高糖状态，观察细胞对葡萄糖的反应，从而评价胰岛 β 细胞功能。高糖钳夹试验使不同个体血糖升高的水平相同，可定量地了解胰岛素的双时相分泌，故能精确地评价胰岛 β 细胞的储备和分泌功能。此外，当高糖钳夹达到稳态时，高浓度葡萄糖输入可完全抑制内源性葡萄糖的产生，校正的葡萄糖输注率被认为是机体外周组织的葡萄糖代谢率（M），同时稳态时胰岛素的分泌量最大且较稳定（I），M/I 可作为评价胰岛素敏感性的指标。研究发现它与评价胰岛素敏感性的金标准——高胰岛素正葡萄糖钳夹技术的结果相关性较好。

成功建立高葡萄糖钳夹技术的指标包括：①在 14min 内血糖迅速升高达到目标高糖水平并维持高糖平台 2～3 小时。②在维持目标高糖状态钳夹过程中，血糖的变异系数（CV）< 5%。③出现胰岛素双时相分泌。该项检查可以发现早期及潜在的 β 细胞功能减退，能获得细胞最大的胰岛素分泌量，可依据葡萄糖输注率及血浆胰岛素浓度得到机体葡萄糖利用率。直接测定第一相和第二相胰岛素分泌，使细胞对高葡萄糖刺激的反应量化，并能直接比较不同个体在相同葡萄糖浓度介导下的胰岛素分泌反应。但该项检查操作复杂，价格昂贵，费时，且取血次数多，患者不易接受，故一般仅用于小样本的科研，限制了其在临床的普遍应用。另外，使用高葡萄糖钳夹测定胰岛素敏感性，受许多因素的限制：①受试者基础血糖要低于钳夹葡萄糖浓度；②肾糖阈需正常，以避免尿糖丢失；③受试者应具有一定的胰岛素分泌能力（糖负荷后的血浆胰岛素水平大于 25mU/L）；④不能充分反映消化道激素等重要因素对 β 细胞功能的影响。

（二）非糖物质刺激与胰岛 β 细胞分泌功能

1. 精氨酸刺激试验 精氨酸（arginine, Arg）带正电荷，通过阳离子氨基酸转运子 2（CAT2），转运入胰岛 β 细胞膜时导致膜去极化，使膜上电压依赖性钙离子通道开放，钙离子内流增加，刺激胞内胰岛素释放。方法：空腹抽取基线血样后，30s 内静脉注射 25% 盐酸精氨酸 20ml（5g），

测定注射后 2min、3min、4min 及 5min 的血浆胰岛素，2～5min 胰岛素均值与空腹胰岛素（FINS）的差值可反映 β 细胞胰岛素分泌功能。研究表明，空腹血糖 6.1～10.0mmol/L 时，精氨酸刺激后胰岛素急性分泌相相对稳定，β 细胞尚具有较好的储备功能，因而可作为评价快速相胰岛素分泌的简易指标。该试验操作简单、耗时短、易于规范化、重复性较好，与 IVGTT 及胰高血糖素刺激试验相关性好，而且该刺激试验较其他刺激试验的副作用小，不易引起血糖和血压的急骤升高，适宜于各种人群尤其血糖高者仍可使用，目前在临床上广泛应用于糖尿病人群 β 细胞功能研究。对于双相胰岛素分泌均缺乏的患者可了解是否残存有功能的 β 细胞：对葡萄糖刺激反应很差的个体，精氨酸刺激有反应则表明机体尚存有一定数量能分泌胰岛素的 β 细胞；如果精氨酸刺激后也无反应，则可能表明机体 β 细胞完全衰竭，无分泌功能。不足之处：不能充分反映消化道激素等重要因素对 β 细胞功能的影响，也不能真实反映生理进食混合餐的 β 细胞功能。

2. 胰高血糖素刺激试验　胰高血糖素是一强有力的胰岛素分泌刺激物。方法是 30s 内静脉注射 1mg 胰高血糖素，测定 0min 和 6min C 肽或胰岛素水平。其临床意义与精氨酸刺激试验相同，主要用于了解 AIR。研究结果显示，该刺激试验 6min C 肽值大于 0.6～1.0nmol/L 者临床可用口服磺脲类降糖药治疗的符合率为 95%，小于 0.6nmol/L 者需用胰岛素治疗的符合率为 83%，表明该试验对糖尿病的分型和选择治疗方案有重要参考价值。因胰高血糖素可引起血压升高，故血压很高的患者不宜做此试验。不足之处与精氨酸刺激试验相同。

上述两种方法都用于判断第一时相胰岛素分泌功能，但刺激后胰岛素分泌明显增加的个体仍可能出现对胰岛素或者胰岛素促泌剂刺激无反应。

（三）胰岛 β 细胞功能评估的相关指数

1. HOMAβ 功能指数　稳态模型（homeostasis model assessment, HOMA）评价是 1985 年由 Matthews 等提出，其中一个是胰岛素分泌指数，即 HOMAβ = 20×FINS/（FPG－3.5）（FPG 为空腹血糖）。该指数因参数容易获取，计算方便，目前在流行病学研究中广泛应用，在实践过程中比精

氨酸等刺激试验实用。但这个指数仅涉及空腹状态的参数，反映基础胰岛素分泌功能，可能高估空腹尚有相当的胰岛素分泌而在负荷后胰岛素分泌增加差的糖尿病人群的 β 细胞功能。另外，在用这项指标时必须排除影响胰岛素敏感性的因素。HOMAβ 也不能区分出 NGT 与 IGT 之间的差别，小样本研究不宜采用 HOMAβ 指标。

2. 糖负荷后 30min 胰岛素增值与血糖增值的比值或早相胰岛素分泌　$\Delta I_{30}/\Delta G_{30} = I_{30} - I_0/G_{30} - G_0$（$I$ 为胰岛素水平，G 为血糖浓度，数字为采血时间），与 IVGTT 中胰岛素分泌第一时相的相关性良好，$\Delta I_{60}/\Delta G_{60}$ 也应用于研究中，在评估 β 细胞功能方面与 $\Delta I_{30}/\Delta G_{30}$ 相当。此类评估会受 IR 的干扰，经 IR 校正后的指数 $\Delta I_{30}/\Delta G_{30}/IR$ 评估胰岛 β 细胞分泌功能与血糖曲线下面积相关性好，是目前反映胰岛 β 细胞胰岛素早相分泌的良好指标。但该时间点所反映的早期相胰岛素分泌中第二相胰岛素分泌亦有部分贡献，因此其精确性不及高糖钳夹，也不易比较胰岛素分泌曲线平坦人群的胰岛 β 细胞功能。早相胰岛素分泌尚无公认的个体参考值，故一般用于人群研究。

3. 修正胰岛 β 细胞功能指数（MBCI）　MBCI =（FINS×FPG）/（2hPG＋1hPG－2×FPG）（FINS：空腹胰岛素；FPG：空腹血糖；2hPG：口服葡萄糖耐量试验 2 小时血糖；1hPG：口服葡萄糖耐量试验 1 小时血糖），其中 FPG 可用 3.5mmol/L，即 MBCI =（FPG×FINS）/（2hPG＋1hPG－7.0），大样本中国人的研究资料中证实了它的可行性。MBCI 虽难以区分出 IGT 与 2 型糖尿病患者之间的胰岛素分泌功能的差别，但从 NGT 到 2 型糖尿病，MBCI 呈逐渐降低的趋势，在区别 NGT 或 IGT 血糖水平相近两组间 β 细胞功能差异，MBCI 的分辨能力明显优于 $\Delta I_{30}/\Delta G_{30}$ 及 HOMAβ，MBCI 能分辨 2hPG 相差 1.10mmol/L 人群 β 细胞功能的差别。在我国大庆糖尿病研究资料分析中，HOMAβ 预测糖尿病发生的能力不如 MBCI。因此，MBCI 简便易行，也适宜用于临床上粗略评估人群胰岛 β 细胞功能。MBCI 的应用也有一定的局限性，测定真胰岛素可能使评估更为准确。

4. 糖负荷后胰岛素曲线下面积（AUC$_I$）/糖负荷后血糖曲线下面积（AUC$_G$）　75g 无水葡萄糖溶于 250ml 水中口服，测定空腹及糖负荷后

30min、60min、2 小时、3 小时血糖及胰岛素浓度。$AUC_I = 0.5 \times FINS + I_{30} + I_{60} + I_{120} + 0.5 \times I_{180}$；$AUC_G = 0.5 \times G_0 + G_{30} + G_{60} + G_{120} + 0.5 \times G_{180}$。$AUC_I$ 和 AUC_I/AUC_G 反映胰岛 β 细胞的储备功能和 β 细胞对葡萄糖的反应能力，但 AUC_I/AUC_G 是基于葡萄糖 - 胰岛素反馈环所建立的，只反映胰岛素分泌数量，而不能反映其达峰时间，因而不能区分曲线下面积相同但其达峰时间不一致的正常人和 2 型糖尿病患者 β 细胞功能的差异，另外，在评估 β 细胞分泌功能时要排除 IR 的干扰。例如，IGT 或者是较早期的 2 型糖尿病患者，由于 2 相分泌可高于 NGT，在用 AUC_I 和 AUC_I/AUC_G 评估 β 细胞功能时，可出现胰岛素分泌较好的假象，高估了 β 细胞功能（实际上，对同时存在的高血糖而言，胰岛素的分泌量明显不足）。

5. 线性最小模型（LMM） 由 Bergman 等研制的最小模型技术，是利用多样本 IVGTT，借助 Bergman-MINIMOD 软件包同时估算胰岛素敏感性，胰岛素分泌能力及葡萄糖利用效能，是公认的可同时评估胰岛素敏感性和胰岛素分泌量的方法。但由于采血过于频繁限制了它的应用推广。在此基础上简化和改进的线性最小模型（LMM），可利用 OGTT 中 5 个时点的血糖值和胰岛素值，借助计算机处理后得到的分泌功能指数 LMM-BCI，经大样本的人群研究证实其可行性，是一个较好的 β 细胞功能指数。

综上所述，胰岛 β 细胞功能非常复杂，是质和量的动态变化，包括胰岛 β 细胞对刺激物的反应、胰岛素合成、储存和释放以及 β 细胞的分化、增殖及死亡等。近来着方法学的进展，发现即使是正常人之间、同一个人不同胰岛之间均存在明显的异质性。由于尚未能确定一个标准人群（年龄、血糖水平、BMI 等）及胰岛素测定的标准化，目前的研究很难确切地定义每个个体胰岛 β 细胞功能正常与异常的界限，没有一种方法能全面而精确地覆盖这些方面。因此，在评估 β 细胞功能的时候，要熟悉各种评估方式的优点及局限性，针对研究人群的具体情况和检查目的选择合理的检测指标，同时考虑到患者的依从性，可操作性，经济花费等。当方法选用不当时，常会造成高估或低估。另外，同时采用多个指标进行观察可避免判断上的偏差。在进行指标分析时还要考虑到

IR 的干扰，采用相关参数进行校正。总之，对胰岛 β 细胞功能评估的方式及相关指数应用要全面考虑，综合分析，联合应用，扬长避短。同时，我们应该寻找更精确实用的符合人体真实生理状况特别是可用于个体的 β 细胞功能指标。

二、2 型糖尿病 β 细胞功能衰竭表现

β 细胞功能衰竭表现在如下方面。

1. 胰岛素分泌量的缺陷 人体尸检研究数据显示，IGT 患者胰岛 β 细胞数量减少 40%，而 2 型糖尿病则减少 60%。2 型糖尿病早期，空腹及葡萄糖刺激后胰岛素分泌代偿性增多，但随着病程进展，β 细胞数量减少，再生能力降低或者分泌胰岛素的功能障碍，胰岛素分泌反应逐渐降低，对高血糖而言，分泌量明显不足，空腹及糖负荷后胰岛素分泌量与空腹血糖间的关系均呈倒 "U" 形或马蹄形曲线，此即 "胰岛素分泌 Starling 曲线"（Staling's curve of the pancreas）。圣安东尼奥代谢研究（San Antonio metabolism study, SAM study）显示在调整了胰岛素抵抗后的胰岛素分泌指数 [$\Delta I_{30}/(\Delta G_{30} \cdot$ 胰岛素抵抗指数)] 随餐后血糖而逐渐下降，IGT 患者 β 细胞分泌功能已降低了 60%～70%，即使在糖耐量正常个体中 OGTT 2 小时血糖介于 6.7～7.8mmol/L 者 β 细胞分泌功能已降低 50%，说明胰岛 β 细胞功能缺陷在糖尿病前期已经出现。

2. 胰岛素分泌的时相缺陷 NGT 个体在静脉给予葡萄糖负荷刺激后，胰岛素的分泌呈双时相，第一相即急性胰岛素释放相，在刺激后 1min 开始，3～5min 时达峰值，持续约 10min。特征为胰岛素快速上升后急速下降，呈现一个尖锐的波形，反映 β 细胞的储备功能。第二时相胰岛素分泌在刺激后 10～20min 开始，90min 左右出现高峰，与血糖水平持续升高的时间一致，由于血糖水平在第二时相有所下降，第二时相高峰相对低平，反映 β 细胞合成和分泌功能。NGT 人群在 OGTT 中因血糖上升缓慢胰岛素分泌于 30～45min 达峰，此为负荷后早期胰岛素分泌。2 型糖尿病及 IGT 表现为第一时相或早相胰岛素分泌缺乏或减弱及第二时相分泌减少，随患者胰岛功能的衰竭第二时相可无峰值出现、基础分泌逐渐消失。第一时相或早相胰岛素分泌功能缺陷

可导致餐后高甘油三酯血症，肌肉葡萄糖摄取减少，引起葡萄糖负荷后血糖持续过度升高，β细胞过度受刺激后的第二时相胰岛素分泌过多及高峰后移，最终导致β细胞功能的衰竭。

3. 胰岛素分泌的节律异常　人胰岛β细胞脉冲式分泌胰岛素，健康个体存在两种脉冲分泌模式，即次昼夜脉冲模式（ultradian oscillation）（振幅大，周期约60～120min）和高频脉冲模式（rapid oscillation）（振幅小，周期约6～13min）。脉冲分泌胰岛素至少占空腹状态胰岛素分泌总量的75%。进餐之后，机体通过放大胰岛素分泌峰值来增加胰岛素的释放，而频率和基础值不受明显影响。脉冲式分泌可防止靶组织中胰岛素受体水平的下调，维持胰岛素敏感性。研究显示2型糖尿病患者次昼夜脉冲分泌、高频脉冲分泌、静脉注射葡萄糖诱导次昼夜脉冲的能力以及生理血糖波动诱导高频胰岛素脉冲的能力均存在缺陷。且胰岛素脉冲分泌的异常是2型糖尿病患者糖耐量正常的一级亲属的常见特点。

4. 胰岛素分泌质的缺陷　长期高血糖持续刺激诱发胰岛素分泌增加，从而导致胰岛素原的合成增加，向胰岛素的转化缺陷，导致2型糖尿病中胰岛素原与胰岛素的比值增加，其中胰岛素原的生物活性仅为胰岛素的10%～15%。但有研究显示即使在血糖正常的2型糖尿病高危人群中胰岛素原与胰岛素的比值也增加，在2型糖尿病患者中注入生长抑素后比值恢复正常，这些证据提示胰岛素分泌增加才是诱发比值异常的原因，而不是高血糖。然而仅胰岛素分泌增加本身可能并不足以导致胰岛素原与胰岛素的比值增加，因为在非2型糖尿病肥胖患者中存在胰岛素分泌增加但其胰岛素原与胰岛素的比值却正常，提示β细胞功能缺陷可能参与其中。

三、胰岛β细胞衰竭机制的新探讨

2型糖尿病是遗传和环境因素共同作用而形成的多基因多因素参与的复杂疾病，可以简单地理解为确切发病机制不明的一大类糖尿病。现已证实，胰岛β细胞功能衰竭（islet β-cell failure）和IR是2型糖尿病发病机制的两个主要环节，但因为遗传及环境因素多样性导致了患病群体的异质性，两者在2型糖尿病发生中占据主要位置因不

同群体及不同个体而言有所差异，但胰岛β细胞功能衰竭在疾病进展中扮演了极为重要的角色，甚至是决定性的因素。因为仅有IR没有β细胞功能衰竭，即β细胞有足够的代偿能力就不会发生高血糖，也不会发生糖尿病。据英国前瞻性糖尿病研究（UKPDS）显示，2型糖尿病患者初诊时β细胞功能约仅为正常人的50%，与IR程度不相关，β细胞功能下降可能从诊断前10～12年已经开始，即使应用口服降糖药物及胰岛素等治疗，随着病程延长以及血糖控制恶化，β细胞功能仍每年以4%～5%的速度进行性下降。

这些人群研究的数据不能套用到每个个体，因为最终必须使用胰岛素治疗的2型糖尿病患者是少部分，且部分患者可以一种口服降糖药维持终生。这些再次表明β细胞功能的异质性。

胰岛β细胞功能缺陷的后天获得因素如宫内及幼儿期营养不良、炎症因子升高、脂毒性、肠促胰岛素效应降低、糖毒性、胰岛淀粉多肽沉积，甚至肠道菌群的改变、中枢功能异常等可能也参与其中。超重肥胖者可能后天因素即超重肥胖本身引发IR，继发β细胞功能衰竭为主；非超重肥胖者可能遗传因素致β细胞功能衰竭更重要。因此，临床常会看到超重肥胖的2型糖尿病患者减重对糖尿病的治疗效果好，甚至会从糖尿病回到NGT；而消瘦或非超重肥胖的2型糖尿病生活方式干预效果不如超重肥胖者好，且可能使用胰岛素较早。

"多次打击学说"：由于基因缺陷（这是基础，即β细胞对损伤因子的易感性，因为面对同样打击多数人不会发生2型糖尿病——第一次打击）；在获得性因素的作用下（第二次打击）造成β细胞损伤，β细胞功能失代偿，血糖开始升高（糖尿病前期）；血糖进一步升高至糖尿病（高糖毒性——第三次打击），β细胞损伤进一步加重。应该强调：β细胞对获得性因素的易感性决定了其是否会受到损伤。以下介绍β细胞衰竭的主要因素：

1. 基因变异　现已知2型糖尿病是一个多基因疾病，凡是参与葡萄糖识别、胰岛素加工或分泌的特异性蛋白基因突变均会导致β细胞功能紊乱。自发或遗传糖尿病动物模型可能是研究2型糖尿病β细胞功能减退和胰岛素分泌基因的重要工具。新近发现 *PDX-1* 及 *MafA* 基因可以

诱导人的 α 细胞转化为 β 细胞，说明这两个基因联合作用可影响 β 细胞的量及糖代谢。早期关于 2 型糖尿病患者一级亲属研究以及双生子研究也提示胰岛 β 细胞功能缺陷与 2 型糖尿病一样具有显著的遗传倾向，其遗传度约为 55%～58%。近年 2 型糖尿病病因遗传学研究获得进展，检测出的易感基因/位点中大多数与胰岛 β 细胞功能缺陷相关。目前主要有三种方法用来识别 2 型糖尿病的易感性基因，包括候选基因研究、家族性连锁分析和全基因组关联分析（genome-wide association study，GWAS），尤其是近年来随着大规模 GWAS 的开展，已发现并确认了近百个 2 型糖尿病易感基因。通过这些方法鉴定出来的众多基因中已明确将影响胰岛 β 细胞的基因如：*MTNR1β*、*ADAMTS9*、*ADCY5*、*CDC123/CAMK1D*、*CDKAL1*、*CDKN2A/B*、*CENTD2*、*DGKB/TMEM195*、*FOXO1*、*GCK*、*HHEX*、*IGF2BP2*、*KCNQ1*、*KCNJll*、*PROX1*、*SGK1*、*SLC30A8*、*TCF7L2*、*TSPAN8/LGR5*、*THADA* 等。其中，转录因子 7 类似物 2（*TCF7L2*）风险等位基因与 Wnt 信号转导系统密切相关，*TCF7L2* 在肠道和胰腺中均有表达。Wnt 信号通路在胰腺发育和成熟 β 细胞功能调节（胰岛素分泌及细胞存活和增殖等）发挥重要作用，其中 *TCF7L2* 是 Wnt 通路中的关键因子。*TCF7L2* 基因变异或活性降低可能使胰高血糖素样肽 1（GLP-1）/肠抑胃肽（GIP）受体表达和信号转导功能降低，导致肠促胰岛素对 β 细胞效应减弱，胰岛 β 细胞功能缺陷，2 型糖尿病发生风险增加。

虽然随着人类基因组计划的完成和 GWAS 等先进分子生物学技术的广泛开展，目前已发现了大量 2 型糖尿病易感基因，但是这些基因变异体位点的功效相对较低，只能解释大约 10%～15% 的个体间差异。目前发现基因改变对 2 型糖尿病的预测尚不及使用传统风险因素预测能力强。导致这种"遗传力缺失"的原因较复杂，主要表现在：①多个基因参与个体糖尿病发生，不同基因在疾病中的作用不同，大多数基因的作用较小，称为次效基因，可能有个别的基因作用较大，称为主效基因，GWAS 只能检测到等位基因变异频率大于 5% 的易感基因位点，不能检测等位基因频率较小或者罕见（0.5%～5%）的变异位点，而这些位点可能功效更大。②一些变异体似乎通过一些机制能够逃脱检测。这些机制包括基因与环境的相互作用和基因与基因相互作用，可能是遗传力缺失的另一个原因。由于基因对疾病的作用有时要在特定的环境中显现出来。

因此，今后在遗传学方面研究需要进行一些改进：

（1）改进基因分析方法：采用新一代的测序技术如高通量测序分析进行全基因组 DNA 的测序，有助于发现低频或者罕见的易感位点。

（2）通过增大样本数量来提高检验效率，增加与疾病相关联的 SNP 的概率。

（3）优化研究设计：使用分层分数法控制人群分层、运用统计分析手段控制人群混杂的影响。研究对象的遗传背景保持一致，减少研究对象的异质性。

（4）采用基因组学和蛋白质组学等技术，分析基因—基因以及基因—环境相互作用对 2 型糖尿病发病风险的影响。

2. 宫内及幼儿期营养不良 动物实验和回顾性人群研究显示宫内和幼儿期营养不良、宫内暴露于高血糖均会增加生存期内 2 型糖尿病的发病风险。Hales 等研究证实成年后罹患 2 型糖尿病与出生时和出生后第一年体重呈反相关，且这种关联性在出生时体重较轻成年后变得肥胖的个体中更为显著，同时胰岛素原升高与低出生体重相关。一种机制可能是宫内及出生后早期营养物质的缺乏（尤其是某些氨基酸和蛋白质）损害了胰岛 β 细胞发育，影响成年后胰岛 β 细胞数量及功能；另一种机制可能是该阶段的营养缺乏编程了胰岛 β 细胞，使其能够应对持续的营养缺乏，然而却导致其对营养过剩的适应性降低，出生时体重较轻成年后变得肥胖的个体患 2 型糖尿病风险更大便是有力佐证。值得注意的是并非所有生命早期营养不良成年后变得肥胖的个体均会罹患 2 型糖尿病，提示 β 细胞对损伤因素的易感性可能很重要。

3. 炎症及相关因子 这个环节可能是获得性因素中最早出现的，在 2 型糖尿病发病机制中的作用广受关注。研究发现肥胖可通过影响胰岛内巨噬细胞引发炎症，导致 β 细胞功能障碍及损伤。炎症因子如 IL-1β，体外实验显示在高糖和高瘦素环境下可诱导 β 细胞产生 IL-1β，与此同时，2 型糖尿病患者的胰岛组织切片中可观察到 IL-1β 的表达，健康个体中却无表达。低浓度的 IL-1β 具有促进 β 细胞增殖和减少 β 细胞凋亡的生理效应，然而长期暴露于高浓度的 IL-1β 减少胰岛素释放，并减少 β 细胞增殖诱导其凋亡，如加用 IL-1 受体阻断剂可以保护 β 细胞免于相应损害。IL-1 受体阻断剂（阿那白滞素）治疗可有效控制 2 型糖尿病患者血糖、改善 β 细胞胰岛素分泌功能、有效降低全身炎症反应标志物，这强烈提示炎症与 2 型糖尿病 β 细胞损伤的因果关系。此外，其他的炎症因子，如 IFN-γ、TNF-α、抵抗素等也可能与胰岛 β 细胞损伤有关。同样，这些因子的异常是否发生 β 细胞损伤也是由其易感性决定的。

4. 脂毒性　血液循环中游离脂肪酸（free fatty acid，FFA）水平升高的发生早于血糖水平升高。众多的体外和动物实验证实高 FFA 可导致胰岛 β 细胞功能紊乱及细胞凋亡，并导致胰岛素抵抗，最终导致动物模型发生糖尿病。然而，一些体外和动物实验却显示只有在高血糖状态下 FFA 才对胰岛 β 细胞造成损伤。因此，目前就此问题持有两种观点：一种观点认为脂质代谢异常，FFA 升高本身就能导致胰岛 β 细胞的毒性，因为肌肉中甘油三酯沉积早于糖代谢异常，脂质氧化不充分可预测胰岛素抵抗的发生，故提出应将糖尿病改称为糖脂病（diabetes mellipidus）的概念。另一种观点则认为在体内和体外实验中无高血糖存在时高 FFA 对于 β 细胞功能的影响，称之为"脂适应"（或"糖脂适应"）比"脂毒性"更贴切：血糖正常时，FFA 水平升高并不会导致 β 细胞损害，机体可以通过脂适应（脂肪酸的利用增加）来避免，只有当血糖达到某个阈值时，FFA 对于胰岛 β 细胞的毒性才会启动，即脂毒性依赖于高血糖的存在，故提出了"糖脂毒性"（glucolipotoxicity）的概念。体外研究的确发现 FFA 可致 β 细胞凋亡，而人体研究的矛盾现象可能与不同个体 β 细胞对脂毒性损伤的易感性不同有关。

生理状态下，FFA 及葡萄糖可以通过使 β 细胞内脂酰辅酶 A 增加来增强胰岛素的分泌。有人认为葡萄糖决定 β 细胞内 FA 代谢：当血糖正常时，FA 通过线粒体膜上的肉毒碱棕榈酰基转移酶 1（CPT-1）转运至线粒体内进行 β 氧化，故

不损伤胰岛的分泌功能；当葡萄糖和脂肪酸水平同时升高时，大量葡萄糖进入三羧酸循环，产生有害的中间代谢产物（如柠檬酸），胞质中生成的丙二酸单酰辅酶 A 能抑制 CPT-1 的活性，阻断脂肪酸的 β 氧化，造成长链脂肪酰辅酶 A（LC-CoA）在胞质里积聚，直接或通过其脂类介导的信号分子，对 β 细胞功能产生损害。此外，葡萄糖还能激活细胞内脂质生成有关基因的表达。脂质对于胰岛 β 细胞功能损害的机制复杂，可能的机制有：

（1）抑制胰岛素分泌：体外实验及动物体内实验均显示将 β 细胞长期（24～48 小时以上）暴露于 FFA 中可抑制葡萄糖刺激的胰岛素分泌（glucose-stimulated insulin secretion，GSIS）。可能的机制是上调 UCP-2，使线粒体氧化磷酸化解偶联，导致胰岛 β 细胞内 ATP 合成减少，抑制胰岛素分泌；激活脂调节蛋白激酶 C（PKC）同分异构体 PKCε，降低胰岛素分泌，抑制 PKCε 可使 β 细胞对葡萄糖刺激产生应答；通过上调固醇调节元件结合蛋白 -1c（SREBP-1c），使 granuphilin 表达升高，抑制 β 细胞胰岛素储存颗粒的胞吐作用。

（2）损害胰岛素基因表达：研究显示 FFA 抑制胰岛素分泌和损害胰岛素基因表达机制不相同，棕榈酸和油酸两者都可抑制胰岛素分泌，然而仅前者可影响胰岛素基因表达，原因在于仅棕榈酸是合成神经酰胺的底物，其可介导棕榈酸对于胰岛素基因的抑制，包括影响 PDX-1 的正常入核、干扰 MafA 的表达，最终下调 PDX-1 和 MafA 的结合活性从而抑制胰岛素基因转录。此外，ERK1/2 通路、代谢感受器丝 / 苏氨酸激酶（PASK）、活化转录因子 -6（ATF-6）等也可能参与抑制胰岛素基因表达。

（3）诱导 β 细胞凋亡：研究显示饱和脂肪酸可诱导 β 细胞凋亡，不饱和脂肪酸起保护作用。神经酰胺、脂类代谢通路的改变、氧化应激等为可能的机制。近年来，内质网应激（endoplasmic reticulum stress）和未折叠蛋白反应（unfolded protein response，UPR），以及 microRNA 在 FFA 诱导 β 细胞凋亡中的作用受到更多关注，其中内质网应激占有重要地位。

5. 消化道激素异常　消化道激素调控复杂，与中枢及生活方式等有关，因此提出脑 - 肠（消化道）轴的概念。消化道激素繁多，如胆囊收缩

素、厌食素等与 β 细胞有关。其中较为成熟且与临床密切有关的是肠促胰岛素（incretin），它是因摄食而释放的肠源性激素，其能促胰岛素分泌，还可抑制餐后胰高血糖素分泌、延迟胃排空、减少摄食；同时，在细胞水平上增加胰岛素基因转录和胰岛素生物合成，促胰岛 β 细胞增殖、减少其凋亡，增加胰岛 β 细胞数量。肠促胰岛素主要包括由回肠 L 细胞合成分泌的胰高血糖素样肽 -1（glucagon like peptide-1，GLP-1）和空肠 K 细胞合成分泌的糖依赖性胰岛素释放肽（glucose-dependent insulinotropic polypeptide，GIP）。研究显示 2 型糖尿病患者，GLP-1 分泌率和活性较正常人群显著降低，GLP-1 对促胰岛素分泌的贡献在健康人群为 58.4%±7.6%，2 型糖尿病患者则降为 7.6%±14.5%，而 GIP 在 2 型糖尿病患者中分泌并未减少，但其促胰岛素生物活性降低。肠促胰岛素效应降低究竟是胰岛 β 细胞功能缺陷的继发现象，还是导致胰岛 β 细胞功能受损的原因尚有待证实。但临床研究资料显示肠促胰岛素治疗（GLP-1 类似物及二肽基肽酶 Ⅳ 抑制剂）应用于 2 型糖尿病可有效控制血糖、并改善 β 细胞胰岛素分泌功能。

6. 高糖毒性　高糖毒性是血糖升高以后才出现的现象，因此不是始动因素。大量的临床研究资料显示慢性以及急性高血糖均会导致胰岛 β 细胞功能受损，此外对 2 型糖尿病患者采用不同治疗方案（如胰岛素、促泌剂、胰岛素增敏剂等）使血糖控制在正常范围内可明显改善胰岛 β 细胞功能。于 2 型糖尿病动物模型中也观察到慢性高血糖对胰岛 β 细胞功能损害。基于慢性高血糖对胰岛 β 细胞功能损害在 2 型糖尿病发生及病程进展过程中的重要性，学界所持观点并不完全相同。一般认为，慢性高血糖对于胰岛 β 细胞功能影响可划分为 3 个阶段：葡萄糖失敏感（glucose desensitization）、β 细胞耗竭（β-cell exaustion）、葡萄糖毒性（glucose toxicity）。葡萄糖失敏感是指短期反复或慢性高血糖刺激下，胰岛 β 细胞出现快速可逆性的胞吐机制异常，系一种生理性的不应性，以避免葡萄糖的过度刺激作用，未影响胰岛素基因转录。β 细胞耗竭是长期促胰岛素分泌物质 - 葡萄糖的作用下，β 细胞内储存胰岛素池的耗竭，其中葡萄糖只是促分泌因素，并不对 β

细胞造成直接损伤。高糖毒性则是长期暴露于高血糖使 β 细胞功能慢性进行性不可逆损伤，包括 β 细胞的凋亡和细胞量（β-cell mass）的减少，胰岛素基因的转录和表达受到影响，其作用机制复杂，是多因素作用的结果。

目前认为，慢性高血糖引起的氧化应激（oxidative stress）是导致 β 细胞功能损伤的主要原因。生理状态下，葡萄糖进入 β 细胞内，逐渐代谢为甘油酸、3- 磷酸甘油醛和丙酮酸，丙酮酸进入三羧酸循环，通过氧化磷酸化生成 ATP，同时伴有活性氧（reactive oxygen species，ROS）的产生。慢性高血糖状态时，大量的葡萄糖进入细胞内，不能及时充分地进行糖酵解，3- 磷酸甘油醛代谢受抑制，激活 6 条代谢旁路，使甘油醛自身氧化为甲基乙二醛、烯二醇和 α- 酮醛，并激活氨基己糖和山梨醇旁路，另外二羟基丙酮和二酰甘油可激活蛋白激酶 C，共同导致 ROS 的生成，促发氧化应激。ROS 过度生成和抗氧化能力不平衡时，将导致氧化应激对 β 细胞功能的一系列损害，包括：①下调胰岛素转录因子胰腺十二指肠同源异型盒（pancreas duodenum homeobox-1，PDX-1）（转录后修饰）和肌腱膜纤维肉瘤癌基因同源核 A（v-maf musculoaponeurotic fibrosarcoma oncogene homolog A，MafA）（翻译后修饰）活性，上调抑制胰岛素启动子活性的转录因子 CCAAT 增强子结合蛋白 β（CCAAT/enhancer binding protein β，C/EBPβ）活性，降低了胰岛素基因的表达；②激活解偶联蛋白 -2（uncoupling protein-2，UCP-2），抑制胰岛素分泌；③下调抗凋亡基因 *Bcl-xl* 表达，上调促凋亡基因 *Bad*、*Bid*、*Bik* 表达，诱导 β 细胞凋亡等。

然而，有研究显示在糖耐量正常的遗传易感个体已经存在胰岛 β 细胞的功能缺陷，此外，即使良好的血糖控制也并不能完全逆转 2 型糖尿病患者胰岛 β 功能缺陷，提示高糖毒性是 2 型糖尿病病程进展中的继发现象，但其可以加速胰岛 β 细胞功能衰竭，是 2 型糖尿病疾病加重的重要因素。

7. 胰岛淀粉多肽沉积　胰岛淀粉多肽（islet amyloid polypeptide，IAPP），也称作胰岛淀粉素。生理状态下，IAPP 由胰岛 β 细胞合成，伴随胰岛素呈脉冲式的释放，IAPP 与胰岛素比例为 1∶10 到 1∶50。2 型糖尿病患者 90% 以上发生了胰岛淀粉样变,淀粉样物侵及大量胰岛,侵及的程度决定了糖尿病高血糖的严重程度。无论是胰岛 β 细胞基因突变(如胰岛淀粉素基因 *S20G* 突变)还是细胞外环境如脂肪酸的影响,使 β 细胞功能改变,影响前 IAPP 的加工、处理、分泌或降解的过程,前 IAPP 与 IAPP 的比例增加。由于前 IAPP 较 IAPP 难溶,形成了胰岛淀粉样纤维沉积。通过该 IAPP 或前 IAPP 纤维的直接毒性作用或引起细胞凋亡,使胰岛 β 细胞渐进性减少,胰岛素分泌障碍。近年体外及动物实验研究显示,能透过细胞膜进入细胞内的 IAPP 低聚体可能才是 IAPP 的毒性形式,其可能激活内质网应激,诱发胰岛 β 细胞凋亡,但在人体尚未发现 IAPP 低聚体在胰岛中的存在。胰岛内 IAPP 沉积是原发的还是继发性的至今尚不明确。因为并非所有 2 型糖尿病患者都发生胰岛淀粉样变,而且 20% 糖耐量正常的老年个体中也有类似发现,此外,存在高胰岛素分泌状态伴大量 IAPP 分泌的肥胖患者并未全部发生 2 型糖尿病。

8. 其他因素　获得性因素中高热量摄入、肥胖可能影响肠道菌群,从而引发炎症及消化道激素异常,发生 β 细胞损伤;获得性因素可能会影响胰岛微循环或胰岛神经功能异常致 β 细胞损伤;干扰中枢功能也可能导致胰岛调控异常即时间生物学(生物钟)异常,等等,在此不一一列举。

迄今,2 型糖尿病 β 细胞衰竭机制不确切,导致其不能治愈。一旦机制明确,治愈 2 型糖尿病便会出现突破性进展。

(童南伟)

第四节　糖尿病与胃肠道激素

一、胃肠道激素及其家族的概述

消化道是机体能量摄取和代谢的主要场所。胃肠道不仅分泌消化液用于食物的消化和吸收,同时也是重要的内分泌器官。胃肠道存在多种内分泌细胞,其分泌和释放的激素统称为胃肠道激素。早在 1902 年,英国生理学家 Bayliss 和 Starling 首先从十二指肠黏膜提取了一种能刺激胰腺分泌碳酸氢盐的物质,称之为"secretin"(胰泌素),由此提出内分泌学的基本概念。1905 年 Starling 提出以"hormone"(激素)这个词命名血液携带的调节生理功能的化学信使,同年 Edkins 发现了胃窦黏膜提取物中的另一种激素,它能刺激胃酸分泌,称之为"gastricsecretin",缩写为 gastrin,即胃泌素。1928 年,Ivy 发现了小肠提取物中促进胆囊排空的激素,称之为"cholecystokinin",即胆囊收缩素。1940 年代 Harper 和 Raper 在从小肠提取物中又找到了一种刺激胰酶分泌的物质,称之为"pancreozymin"。直至 1960 年代 Jorpes 和 Mutt 在斯德哥尔摩宣布 cholecystokinin 和 pancreozymin 是同一种物质,将其缩写为 CCK,即缩胆囊素。

胰泌素、胃泌素和胆囊收缩素是最早发现的经典胃肠道激素,20 世纪 60 年代它们被鉴定为 20~30 个氨基酸残基的多肽。经典胃肠道内分泌学认为,胃肠激素由散在分布于胃肠道中的内分泌细胞所产生,特定的刺激可引起激素的分泌和释放,并作用于靶细胞,从而引发一系列生理效应,如腺体分泌或肌肉收缩。1970 年代后期,胃肠道激素在消化道内外功能的探索,以及现代细胞和分子生物学技术的应用,胃肠道中存在众多的激素陆续被发现,不仅在肠道提取物中分离得到多种新的肽类激素,如抑胃肽(gastric inhibitory peptide,GIP)、胃动素、酪氨酸肽、甘丙肽和胰高血糖素样肽(glucagon-like peptide,GLP),而且发现从中枢神经系统中分离出来的神经肽和原先在其他内分泌器官中产生的激素也存在于胃肠道内分泌细胞和神经元中,如 P 物质、脑啡肽、强啡肽、神经加压素、神经肽 Y(neuropeptide Y,NPY)等。此外,从肠道提取物中还可以分离得到许多神经递质调节肽,如血管活性肠肽(vasoactive intestinal polypeptide,VIP)、组氨酸异亮氨酸肽和促胃液素释放肽(gastrin-releasing peptide,GRP)等。研究表明多数胃肠道激素既分布于胃肠道,又分布于中枢神经系统或胃肠外组织。它们均有自己的受体,形成了一个复杂的胃肠道激素网络。

目前已发现的众多胃肠道激素主要由胃和肠道细胞分泌,但也有些由消化系统的其他器官如胰腺细胞分泌,经结构鉴定这些激素存在明显的同源性,一些激素可根据其同源性归类为各种家族。胰泌素家族的成员有胰高血糖素、胰泌素、胰高血糖素样肽、抑胃肽、生长激素释放激素和垂体腺苷酸环化酶激活肽。胰岛素家族，包含胰岛素、胰岛素样生长因子 I/II、胰岛素样肽 5（insulin-likepeptide 5，INSL5）和松弛肽。表皮生长因子家族，包含表皮生长因子、转移生长因子 α 和安非调节素。胃泌素家族，包含胃泌素、胆囊收缩素和蛙皮缩胆囊素。胰多肽家族，包含胰多肽（pancreatic polypeptide，PP）、神经肽 Y 和酪酪肽（peptide YY，PYY）。速激肽家族，包含 P 物质、神经激肽 A 和 B。生长抑素家族，包含生长抑素和皮质醇稳定蛋白。胃肠激素在胃肠道的分泌部位及生理作用见表 7-1-1。

二、胃肠道激素与能量代谢的调节

胃肠道可以分泌约 20 种具有重叠靶点和作用的活性激素。胃肠道激素的作用谱非常广泛，多数胃肠道激素不止有一种生理功能，而多数生理功能又不仅由一种激素作用产生。胃肠道激素主要通过调节摄食、影响胰岛素分泌及胰岛素敏感性而调节能量代谢，从而参与糖尿病的发生和发展。

（一）胃肠道激素对摄食行为的影响

摄食过多导致的能量过剩是肥胖的主要原因，而肥胖是 2 型糖尿病的重要危险因素。最初认为胃肠激素对摄食的影响是其直接作用于消化道，通过经典的内分泌途径作用于靶器官，调节消化腺的分泌、胃肠道的运动和食物的吸收。然而，越来越多的研究发现胃肠激素可以通过中枢神经系统及神经内分泌对诸多生理活动进行调节，并通过神经途径影响摄食行为。

按照对食欲的调节作用，可以将胃肠激素分为促进食欲激素和抑制食欲激素。人体中促进食欲激素相对较少。人们对促进食欲激素的认识始于胃促生长素（ghrelin），它在进餐前由胃分泌。胃促生长素可通过促进胃酸分泌和胃肠蠕动，使机体的食物代谢过程加速，引起食欲增强；还可随血流分布作用于下丘脑弓状核，激活下丘脑的腺苷酸活化蛋白激酶（AMPK）途径，增加生理性

表 7-1-1 胃肠激素的分泌部位及作用

胃肠激素	主要分泌部位	细胞名称	主要生理作用
抑胃肽（GIP）	十二指肠上段、空肠	K 细胞	抑制胃酸分泌，刺激胰岛素分泌
胰高血糖素样肽 1（GLP-1）	小肠下段、结肠	L 细胞	抑制胃排空、胃肠运动，刺激胰岛素分泌
酪酪肽（PYY）	小肠下段、结肠	L 细胞	抑制胃排空、胃肠运动，抑制食欲
艾帕素（apelin）	结肠	—	促进胃酸分泌
神经调节肽 U（neuromedin U）	十二指肠	嗜铬粒蛋白 B 阳性细胞	—
胃促生长素（ghrelin）	胃	X/A 细胞	促进胃排空，刺激进食
胃动素（motilin）	小肠上段	M 细胞	促进胃排空，促进胃肠移行性复合运动
缩胆囊素（CCK）	小肠上段	I 细胞	抑制胃排空，刺激胰酶分泌和胆囊收缩，抑制食欲
胃泌酸调节素（OXM）	小肠下段、结肠	L 细胞	抑制胃酸分泌、胃排空
胃泌素（gastrin）	胃窦、十二指肠	G 细胞	刺激黏膜壁细胞泌酸
胰泌素（secretin）	小肠上段	S 细胞	刺激胰腺分泌碳酸氢盐，抑制胃酸分泌、胃肠运动
生长抑素（somatostatin）	幽门窦、十二指肠、胰岛	δ 细胞	抑制胰岛素和胰高血糖素分泌
成纤维细胞生长因子 19（FGF19）	回肠	上皮细胞	抑制胆汁酸分泌
胰岛淀粉素（amylin）	胰岛	β 细胞	抑制胃排空和消化性分泌
胰岛素样肽 5（INSL5）	结肠	L 细胞	在能量剥夺时促进食欲
类瓜蟾肽（xenin）	十二指肠	嗜铬粒蛋白 A 阳性细胞	抑制摄食、胃酸分泌，促进胃肠移行性复合运动

注：表中"—"表示目前尚不明确。

食欲传导物神经肽 Y 的释放，减少抑制食欲的神经肽释放，从而增加摄食量。胃动素（motilin）通过胆碱能信号通路诱发胃肠道移行性复合运动，后者作为重要的胃肠道饥饿信号进一步通过神经途径影响食欲。胰岛素样肽 5（insulin-likepeptide 5，INSL5）作为近几年新发现的促进食欲激素，其影响食欲的具体机制仍待探索。

人体中存在大量具有抑制食欲作用的胃肠激素，包括胆囊收缩素（cholecystokinin，CCK）、胰高血糖素样肽 1（glucagon-like peptide 1，GLP-1）和酪酪肽（peptide YY，PYY），它们在食物消化后迅速增加。胆囊收缩素不仅能直接调节摄食及能量平衡，还能抑制具有增强摄食功能的神经肽 Y 的表达，发挥抑制食欲的作用；GLP-1 可通过神经调节机制作用于下丘脑食欲中枢，产生饱腹感，抑制食欲；酪酪肽对食欲的抑制作用可能是通过直接作用于弓状核 Y2 受体（一个神经肽 Y 神经元突触前抑制性受体），抑制神经肽 Y 神经元活性，降低神经肽 Y 的表达和分泌，进一步导致下丘脑弓状核阿黑皮素原（POMC）神经元活性增强而抑制食欲。此外，胰岛淀粉素、成纤维细胞生长因子 19、类瓜蟾肽、胃泌酸调节素（oxynto-modulin，OXM）、胃源瘦素（leptin）、胰多肽（PP）和肥胖抑素（obestatin）均有食欲抑制作用。

（二）胃肠激素对能量代谢和血糖的影响

一些胃肠激素可以影响胰岛素分泌，如肠促胰岛素（incretin）和肠降胰岛素（decretin）。另一些胃肠激素可以作用于胰岛素的靶组织，影响外周组织对胰岛素的敏感性。代谢手术是目前治疗肥胖和 2 型糖尿病切实有效的方法，其改善代谢的疗效机制涉及胃肠激素的变化。

1. 对胰岛素分泌和胰岛素敏感性均有影响的胃肠激素

（1）肠促胰岛素：早在 20 世纪 60 年代，科学家就发现口服葡萄糖对胰岛素分泌的促进作用明显高于静脉注射，这一效应称为"肠促胰岛素效应"。肠促胰岛素能放大葡萄糖的信号，其产生的胰岛素占餐后胰岛素分泌总量的一半以上。2 型糖尿病患者的肠促胰岛素效应严重削弱甚至丧失，提示肠促胰岛素功能障碍是 2 型糖尿病的重要发病机制之一。

肠促胰岛素主要包括 GIP 和 GLP-1。GIP 又名葡萄糖依赖性胰岛素释放肽，是第一种被发现的肠促胰岛素。GLP-1 是随后被发现的第二种肠促胰岛素。血浆 GIP 和 GLP-1 在进餐后数分钟开始升高，约 1 小时到达峰值，并在数小时后恢复至基础水平。摄食后营养素在短时间内到达近端小肠，可刺激 GIP 的释放。而 GLP-1 的分泌除受营养素的直接刺激外，在营养素尚未到达远端回、结肠时已发生。这可能是由于进餐后近端小肠升高的神经递质或者激素，通过神经内分泌机制作用于远端肠道的 L 细胞发生促分泌作用。GIP 和 GLP-1 均以葡萄糖依赖的方式刺激胰岛素的分泌。GIP 和 GLP-1 作用于胰岛 β 细胞膜的 G 蛋白偶联受体，通过环磷酸腺苷（cAMP）依赖的蛋白激酶 A（PKA）途径导致胰岛 β 细胞内 cAMP 和 Ca^{2+} 快速增加，促进胰岛素合成与释放、诱导胰岛素基因复制、刺激 β 细胞增殖并抑制其凋亡。

GLP-1 还可改善外周组织对胰岛素的敏感性。GLP-1 受体不仅存在于胰岛细胞，在肝脏、骨骼肌、脂肪组织、胃肠道、大脑、心脏等处均有表达，其降糖作用也与胰腺外的效应有关。GLP-1 可促进糖原合成和脂肪生成，抑制肝糖输出、促进外周组织的葡萄糖利用，并且该作用的发挥独立于胰岛素和胰高血糖素的作用。

有研究发现，胃转流术（Roux-en-Y gastricby-pass，RYGB）和袖状胃切除术（sleeve gastrectomy，SG）术后第二天，餐后 GLP-1 水平就开始增加，且这一效应在术后长期存在。"后肠假说"认为胃肠道解剖序列重组、胃排空加速等因素导致远端小肠和结肠的 L 细胞接受的营养刺激增加，从而分泌更多的 GLP-1。代谢手术后 GLP-1 的增加可以增加胰岛素分泌和减轻体重，提示 GLP-1 的改变参与术后的代谢获益。

（2）酪酪肽（PYY）：PYY 属于胰多肽折叠家族。位于回肠的神经内分泌 L 细胞在感应营养物的刺激后释放 PYY，PYY 通过 G 蛋白偶联的 NPY 受体发挥作用。目前已知有 5 种 NPY 受体：Y1、Y2、Y4、Y5 和 Y6。PYY（1-36）是 PYY 的完整形式，其释放后由二肽基肽酶 4（dipeptidyl peptidase 4，DPP4）转化为 PYY（3-36）。储存在细胞中及在循环系统中的 PYY 通常都是以 PYY（3-36）形式存在。人体血浆中的 PYY 在空腹时最低，餐后 30min 内开始分泌，并在餐后 1～2 小时达到高峰，维持约6小时。

尽管报道早期PYY具有抑制胰岛素分泌的作用，但近年来越来越多的研究支持PYY对胰岛素分泌和胰岛β细胞功能维持具有促进作用。高浓度的PYY可以诱导人胰岛β细胞系增殖并具有抗凋亡的作用。PYY过表达小鼠的胰岛组织对葡萄糖刺激的胰岛素分泌反应增强，同时功能性β细胞数量增加。肠道和胰腺PYY敲除则导致胰岛组织显著破坏，功能性β细胞数量减少，胰岛素分泌功能明显受损。另外，长效PYY（1-36）类似物可以逆转功能性β细胞数量减少以及胰岛素分泌减少。

PYY可以通过外周效应调节糖代谢。给小鼠外周注射PYY（3-36）或Y2受体选择性激动剂可以增加其血浆胰岛素水平，改善糖尿病，这一效应被认为是通过增加GLP-1分泌引起的。给胰岛素抵抗的小鼠在高胰岛素-正葡萄糖钳夹期间静脉注射PYY（3-36）可以增加组织的葡萄糖利用率，表明PYY（3-36）可以改善胰岛素敏感性。

代谢手术后，餐后PYY水平明显升高，并伴随胰岛素分泌和胰岛素敏感性的改善。2型糖尿病大鼠研究表明，PYY对RYGB术后胰岛分泌功能的恢复和糖尿病的逆转具有关键作用。除了与GLP-1共通的"后肠假说"外，胆汁酸、肠道菌群代谢物、短链脂肪酸均可能导致了代谢手术后PYY的改变。

（3）艾帕素（apelin）：apelin又名APLN，是人APLN基因编码的肽类。艾帕素是表达在细胞表面的G蛋白偶联APJ受体的内源性配体。1998年，Tatemoto等用反向药理学方法从牛胃中提取并纯化了APJ的内源性配体艾帕素。艾帕素广泛表达在包括心脏、肺、肾、肝、脂肪组织、胃肠道、大脑、肾上腺、上皮细胞和血浆等多种组织和器官。在胃肠道，艾帕素mRNA在大鼠和小鼠的胃、小鼠的十二指肠、人和小鼠的结肠中表达，免疫组织化学分析发现APJ表达于大鼠的小肠上皮细胞、杯状细胞和隐窝以及肠道平滑肌层。

艾帕素可通过胰岛β细胞表面的APJ受体抑制葡萄糖刺激的胰岛素分泌，这一抑制作用提示艾帕素信号与胰岛素信号之间相互依赖，因为胰岛素也可刺激脂肪细胞分泌艾帕素。艾帕素也可改善胰岛素的敏感性。在肥胖和胰岛素抵抗的小鼠模型中，注射艾帕素可通过增加骨骼肌和脂肪组织的葡萄糖利用率而降低血糖。

2. 影响胰岛素分泌的胃肠激素

（1）肠降胰岛素（decretin）：limostatin于2015年被发现。它的发现验证了一个19世纪的假说，即肠降胰岛素的存在。limostatin是在果蝇的禁食试验中筛选发现的，它能够抑制胰岛素的产生和分泌，缺乏limostatin的果蝇表现为高胰岛素血症、低血糖和肥胖等特点。神经调节肽U受体（neuromedin U receptors，NMURs）是人体中果蝇limostatin的同源类似物。NMUR1在人体胰岛β细胞中表达，纯化的神经调节肽U能够抑制离体的胰岛产生胰岛素，其在人体中的作用尚待研究。

（2）胃促生长素（ghrelin）：又称胃动素相关肽或胃饥饿素，是1999年Kojima等从动物胃组织中分离纯化，由28个氨基酸组成的小分子活性肽。胃促生长素通过结合生长激素促分泌物受体1a（GHSR1a）发挥生理作用。胃促生长素在人体组织器官中广泛分布，除了在胃、结肠、胰腺、肾脏、胎盘、性腺等组织中存在以外，还分布于下丘脑、脑垂体。胃促生长素主要由胃底的X/A样细胞分泌，其分泌具有昼夜节律：唾液中胃促生长素含量在凌晨3:00达到峰值，随后下降，至上午6:00—9:00达到低谷，随后再次上升。血浆中胃促生长素水平在进餐前达到峰值，在进餐后20分钟开始消退，并于大约进餐后1小时恢复到基础水平。

胃促生长素具有抑制胰岛素分泌的作用。胃促生长素基因敲除小鼠相比同窝野生对照的血糖明显下降。对健康志愿者持续输注65分钟的胃促生长素可以抑素葡萄糖刺激的胰岛素分泌并损伤糖耐量。另外，胃促生长素和胰岛素之间存在反向关联：一天中当胃促生长素低的时候，胰岛素水平高；胃促生长素水平高的时候，胰岛素水平低。研究发现GHSR1a拮抗剂可以增加胰岛素分泌，GHSR1a拮抗剂GHRP-6在青少年的成人起病型糖尿病3型的小鼠模型中可以逆转糖尿病。

（3）胃动素（motilin）：胃动素发现于1972年，是由22个氨基酸残基组成的活性多肽，主要由十二指肠的内分泌细胞分泌。胃动素与胃促生长素的氨基酸序列有36%的相似性。血浆中胃动素的半衰期大约为4分钟。空腹时，血浆胃动素的波动水平与十二指肠移行性复合运动第三相收缩平行。胃动素通过 G 蛋白偶联受体 GPR38A 发挥生理作用。

胃动素可以促进胰岛素的分泌。给健康志愿者和 2 型糖尿病患者口服 GPR38A 的激动剂红霉素 A，可以使基线和葡萄糖促进的胰岛素分泌增加，并伴随着血糖的显著下降。

胃动素可能参与胃转流术后的饥饿信号改变。在胃肠道移行性复合运动中，肥胖患者相比健康人有更高的胃动素水平。胃转流术后肥胖患者的胃动素水平下降，并且导致享乐性饥饿分数下降。

（4）胆囊收缩素（cholecystokinin, CCK）：CCK 由十二指肠和空肠的 I 细胞分泌的一种具有多种分子形式的多肽。CCK 在循环中主要以 58 个氨基酸的 CCK-58 形式存在。进食混合营养餐会增加 CCK 的分泌。水解蛋白质和甘油三酯的存在是生理条件下 CCK 分泌所必需的条件，而碳水化合物则不是必需的。

CCK 具有刺激胰岛素分泌的作用。生理水平的 CCK 并不会通过促进胰岛素分泌而降低血糖，但在多个研究中，输注生理剂量的 CCK 会增加氨基酸刺激的胰岛素分泌反应。长病程 2 型糖尿病患者的 CCK 分泌减少，在肥胖糖尿病或非糖尿病妇女中 CCK 与胰岛素水平的变化明显正相关。而糖尿病患者 CCK 水平的降低会导致胰岛素分泌的减少以及摄食的失控，这可能是糖尿病的发病因素之一。

胃转流术使营养物改道，不再途经 CCK 分泌细胞主要存在的肠段。然而，RYGB 术后 1 周、3 月及 1 年内，混合营养餐 30min 后 CCK 的水平均翻了一倍。术后 1 周 CCK 的升高可能与 CCK 分泌细胞增殖无关，而术后远期 CCK 的升高则可能与 CCK 分泌细胞增殖有关。

（5）胃泌酸调节素（oxyntomodulin, OXM）：OXM 发现于 1982 年，是由小肠黏膜 L 细胞分泌的 37 个氨基酸组成的肽类激素。OXM 是胰高血糖素原基因在小肠和中枢神经系统转录后加工的主要产物之一。OXM 是胰高血糖素和 GLP-1 受体的双重弱激动剂。OXM 可以与胰高血糖素受体 CGCR 结合，然而亲和力只有胰高血糖素的约 $1/100\sim1/50$。OXM 也可以与 GLP-1 受体结合，因而可以通过 GLP-1 受体途径促进胰岛素的分泌，但亲和力仅为 GLP-1 的约 1/100。

（6）生长抑素（somatostatin）：somatostatin 发现于 1973 年，这个名字是研究人员发现下丘脑组织提取物抑制脑垂体生长激素释放时创造出来的，其本质的意思是"身体停滞不前"，随后被发现广泛分布于中枢神经系统和其他组织中。在胃肠道中，生长抑素由幽门窦、十二指肠和胰岛的 δ 细胞产生。幽门窦释放的生长抑素途径门脉系统到达心脏，随后进入体循环发挥效应。生长抑素还可以通过旁分泌形式发挥作用。在胃，生长抑素通过 G 蛋白偶联受体直接作用于产生胃酸的壁细胞而减少胃酸分泌。生长抑素还间接通过抑制其他激素如胃泌素、肠促胰液素和组胺的释放而降低胃酸产生，从而减缓消化进程。

胰岛中 δ 细胞分泌的生长抑素起着阻止相邻细胞分泌胰岛素和胰高血糖素的作用。胰岛素、胰高血糖素和生长抑素协同作用，控制营养物质在循环中的平衡。三者的相对浓度可以调节葡萄糖、氨基酸和脂肪酸的吸收、利用和储存的速度。

3. 影响胰岛素敏感性的胃肠激素——成纤维细胞生长因子 19　成纤维细胞生长因子 19（fibroblast growth factor 19, FGF19）是成纤维细胞生长因子家族的一员，发现于 1999 年。FGF 家族通过与它们的酪氨酸激酶受体（FGF receptor, FGFR）结合发挥作用。目前共有 4 个 FGFR 被发现，包括 FGFR1～4。胆汁酸是 FGF19 的主要转录调节因子。法尼醇受体（farnesiod X receptors, FXR）是一种胆汁酸核受体，因而对 FGF19 调控非常重要。人体中 FGF19 由回肠上皮细胞分泌，进餐后胆汁酸吸收引起 FGF19 分泌。FGF19 进入循环后到达肝脏，与其受体 FGFR4 结合，抑制胆汁酸的从头合成。因此胆汁酸和 FGF19 共同调节胆汁酸的合成，构建了肝脏和小肠的交流途径。

FGF19 是糖脂代谢的新肠道调节因子，具有改善胰岛素敏感性的作用。过表达 FGF19 的小鼠比野生小鼠更瘦，在更高摄食量的情况下体脂含量却更低，这一现象与氧耗量和胰岛素敏感性增加有关。在肝脏，FGF19 通过增加脂肪酸向线粒体的输送而增加能量消耗和脂肪酸氧化。在棕色脂肪组织，通过基因过表达或注射使 FGF19 水平升高，可以影响这一高能耗组织的代谢率和活性。

FGF19可能参与代谢手术后的代谢恢复。FXR敲除小鼠表现为代谢手术后体重和血糖不改善。另外，给肥胖小鼠直接注射重组FGF15（即人体的FGF19）导致脂肪组织显著减少，因膳食和缺乏瘦素导致的糖尿病得到逆转。临床研究提示FGF19是2型糖尿病改善的原因而非结果，因为尽管患者糖化血红蛋白下降程度与代谢手术类似，生活方式干预还是强化药物治疗均未升高FGF19水平。大量临床证据支持代谢手术可以增加FGF19水平。总之，人体和小鼠研究都提示FGF19的升高可能导致了代谢手术后的代谢改善。

4．其他影响能量代谢的胃肠激素——胰岛淀粉素　胰岛淀粉素又名胰岛淀粉多肽（islet amyloid polypeptide，IAPP），1987年由两个独立的团队在糖尿病相关的胰岛淀粉样沉淀中作为主要成分被发现。胰岛淀粉素是含有37个氨基酸残基的肽类激素，由胰岛β细胞以约100∶1（胰岛素∶胰岛淀粉素）的比例和胰岛素共同分泌。胰岛淀粉素的编码基因编码含89个氨基酸残基的前体物质，该前体物质由β细胞分泌后迅速剪切形成含一个含67个氨基酸残基的胰岛淀粉素前蛋白和一个含22个氨基酸残基的单肽。

胰岛淀粉素是胰腺内分泌的一部分，它与胰岛素协同作用，响应进餐后的高血糖。胰岛淀粉素的代谢作用是抑制血浆中营养物（尤其是葡萄糖）的出现，包括协调减缓胃排空、抑制消化液分泌（胃酸、胰酶、胆汁排出）和抑制胰高血糖素分泌等，这些效应整合在一起降低了机体对胰岛素总量的需求。

胃肠激素对胰岛素分泌和敏感性的影响汇总见表7-1-2。

三、胃肠激素治疗2型糖尿病、肥胖的前景

胃肠道激素在调控机体能量代谢中发挥关键作用，包括调节摄食、胃排空、营养物同化、胰岛素分泌和胰岛素敏感性等。目前以GLP-1为基础的药物已成功用于治疗2型糖尿病和肥胖。代谢手术治疗肥胖2型糖尿病的显著疗效离不开一系列胃肠道激素共同谱写的"交响曲"。由于胃肠道激素是体内固有的生理性激素，以胃肠道激素信号通路为靶点的药物在理论上具有抗药性少和

表7-1-2　胃肠激素对胰岛素分泌和敏感性的影响

胃肠激素	胰岛素分泌	胰岛素敏感
抑胃肽	↑	—
胰高血糖素样肽1（GLP-1）	↑	↑
酪酪肽	↑	↑
艾帕素	↓	—
神经调节肽U	存在争议	—
胃促生长素	↓	—
胃动素	↑	—
胆囊收缩素	↑	—
胃泌酸调节素	↑	—
生长抑素	↓	—
成纤维细胞生长因子19（FGF19）	—	↑
胰岛淀粉素（amylin）	协同分泌	—

副作用小的优势，胃肠道激素已经成为2型糖尿病和肥胖新药开发的方向。期待未来可以通过模拟代谢手术后胃肠道激素多重改变的方法来干预2型糖尿病和肥胖。

（包玉倩）

第五节　糖尿病急慢性并发症的临床诊治

一、糖尿病急性并发症

（一）糖尿病急性并发症概述

糖尿病急性并发症是导致糖尿病患者致残和致死的主要原因之一，主要包括糖尿病酮症酸中毒（diabetic ketoacidosis，DKA）和高渗性高血糖状态（高渗性非酮症昏迷，hyperosmolar hyperglycemic state，HHS），两者均以胰岛素缺乏和高血糖为临床特征。DKA是由于胰岛素绝对或相对不足引起的糖、脂肪和蛋白质代谢严重紊乱的综合征，临床以高血糖、酮症、酸中毒为主要表现。而HHS则以严重高血糖、高血浆渗透压、脱水为特点。DKA胰岛素缺乏更为严重，临床表现常见于1型糖尿病，亦可见于2型糖尿病；HHS为胰岛素相对缺乏，无明显酮症酸中毒，由于高血糖和脱水导致血浆渗透压升高，脑细胞脱水，出现不同程度的意识障碍，常见于2型糖尿病，特别

是中、老年人。两者之间既相对独立，又互相关联，可以在同一患者合并存在。DKA 及 HHS 可根据临床表现及实验室检查诊断（表7-1-3）。

DKA 是由于胰岛素分泌绝对不足所导致的严重的急性糖尿病并发症，是儿童 1 型糖尿病主要的致残和致死的原因。胰岛素和抗生素的临床应用，糖尿病急性并发症导致的死亡率显著下，1922 年发现胰岛素之前，DKA 死亡率为 100%，最近的报道包含儿童及成人在内的 DKA 患者死亡率已降至 1%，DKA 死亡率取决于治疗水平和是否有其他的合并症。HHS 多见于老年和 2 型糖尿病患者，死亡率显著高于 DKA，研究报道 HHS 死亡率为 2%～16%，与年龄相关。死亡率与血清渗透压相关，血清渗透压小于 350mmol/L 时死亡率为 7%，血清渗透压大于 375～400mmol/L 时死亡率为 35%。HHS 发病率明显低于 DKA，大约占所有糖尿病相关住院的 1%。

DKA 在诊断的 1 型糖尿病青少年中的发病率不同的报道差别甚大，15%～70% 新诊断的 1 型糖尿病初发表现为 DKA，既往已诊断 1 型糖尿病患者 DKA 发病率波动于 1%～15%。2 型糖尿病患者 DKA 发生率是逐年增加，约 32%～36% 的 2 型糖尿病临床可出现 DKA，非洲裔和西班牙裔美国人报道约 50% 的 2 型糖尿病以酮症酸中毒起病。DKA 在临床上仍然要给予足够的重视，及时地诊断和抢救治疗是降低致残和致死率的关键。

HHS 的患病率明显低于 DKA，约 7%～17% 的糖尿病患者以 HHS 为首发临床表现起病。美国的报道显示 DKA 占糖尿病住院的 8% 到 29%，而 HHS 只有不到 1%。

随着对糖尿病的了解和认识的深入，DKA 和 HHS 的发生率都有减少的趋势，但是作为糖尿病严重急性并发症在临床上仍应引起足够的重视，尤其在起病之初，早期诊断、及时治疗尤为重要。

（二）糖尿病急性并发症病理生理及对分型诊断和预后的影响

了解 DKA 和 HHS 的病理生理机制对于理解其临床表现和治疗处理是非常重要的。胰岛素缺乏导致高血糖产生渗透性利尿，形成高渗透压，产生高渗状态；胰岛素缺乏增加脂肪分解，使得酮体生成增多，导致酮症酸中毒，两者可合并存在（图7-1-5）。胰岛素缺乏是 DKA 和 HHS 发生的必备条件，糖尿病酮症和高渗状态的病理生理机制主要包括三个方面：①循环胰岛素的有效作用降低，DKA 为胰岛素分泌绝对不足，HHS 为胰岛素有效作用不足；②拮抗激素水平升高——胰高血糖素、儿茶酚胺、皮质醇和生长激素；③拮抗激素升高导致葡萄糖不能进入胰岛素敏感组织（肝脏、肌肉和脂肪）。

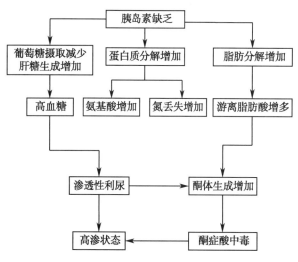

图 7-1-5　DKA 和 HHS 的病理生理机制

表 7-1-3　DKA 及 HHS 诊断标准

指标	DKA			HHS
	轻度	中度	重度	
血糖 /(mmol/L)	13.9	13.9	13.9	33.3
动脉或静脉血 pH 值	7.25～7.30	7.00～7.24	<7.00	>7.30
HCO$_3^-$/(mmol/L)	15～18	10～14	<10	>15
尿或血中酮体	+	+	+	+或±
有效血浆渗透压 /(mmol/L)	不确定	不确定	不确定	>320
阴离子间隙	>10	>12	>12	<12
意识状态	清醒	清醒或嗜睡	昏睡或昏迷	昏睡或昏迷

正常人血液中含有酮体,由肝细胞产生。脂肪分解产生游离脂肪酸,脂肪酸进入肝脏不能完全氧化,只能在肝脏线粒体上氧化成乙酰乙酸、β羟丁酸和丙酮,三者合成酮体。乙酰乙酸和β羟丁酸为酸性,丙酮为中性,正常血液中含量为3~5mg/dl,其中30%为乙酰乙酸、70%为β羟丁酸,极少量为丙酮。酮体生成增加,大量的酸性物质进入细胞外液导致DKA。严重的胰岛素分泌不足导致脂肪组织中激素敏感脂肪酶活性增加,导致游离脂肪酸水平升高,补充胰岛素后抑制脂肪分解,酮体生成减少,酸中毒就可自然纠正。最新研究显示胰岛素缺乏和胰岛素抵抗导致的核转录因子的改变不同,最后可能在DKA和HHS的发生机制中起到非常重要的作用。另外,胰高血糖素水平升高抑制了脂肪酸合成,提高了脂肪酸分解限速酶活性。以往我们的研究已证实肝脏糖脂代谢在糖尿病急症中的重要作用,但近期有研究表明,肾脏在DKA发生时除参与渗透性利尿机制外,其糖异生同样能够对酮症时机体血糖及酮体水平产生一定影响,可见肝脏以外其他组织器官糖脂代谢在DKA及HHS时的状态同样应予以重视。对于DKA和HHS发生机制的理解可能对于发现糖尿病发生机制有很大帮助,值得我们在未来的研究中给予更多的关注。

DKA由高血糖、酮症和代谢性酸中毒组成,而HHS取代了过去高血糖高渗非酮症昏迷和高血糖高渗非酮症状态。尽管DKA和HHS常常是分开讨论的两个题目,其实临床上二者区别只是脱水、酮症和代谢酸中毒的程度不同而已。DKA时胰岛素缺乏严重影响碳水化合物、蛋白质和脂肪代谢,高血糖和脂肪分解代谢酮症形成中起重要作用。HHS和DKA发生机制类似,但是HHS与DKA不同之处在于HHS有足够胰岛素阻止脂肪分解(抑制脂肪分解所需的胰岛素量是刺激葡萄糖利用的十分之一);拮抗激素的升高常低于DKA患者或无明显差异;血糖升高、脱水、血浆渗透压升高更明显(可能与HHS发病较为缓慢相关)。

DKA和HHS最常见的并发症包括由于过度使用胰岛素和碳酸氢盐(低钾血症)而引起的低血糖和低钾血症,但这些并发症在目前的低剂量胰岛素治疗方案中很少发生。脑水肿是DKA的

一种常见致命并发症,发生在0.7%~1.0%的儿童中,尤其是那些新诊断为糖尿病的儿童。它也可能发生在已知的糖尿病患者和20岁以下年轻的成年人中。在HHS患者中也有脑水肿的报道。非心源性肺水肿较为罕见,其发生机制可能与脑水肿类似,提示组织中存在液体的广泛渗出。但目前脑水肿及肺水肿发病机制尚不清楚。低氧血症发生则可能与胶体渗透压下降导致的肺水肿及肺顺应性下降相关。加利福尼亚地区的一项调查显示糖尿病高渗状态的患者发生静脉血栓的危险明显增加,不论住院期间还是出院3个月后;而酮症酸中毒静脉血栓的危险没有明显增加。近期研究发现T细胞在机体胰岛素缺乏状态下激活以及肿瘤坏死因子α、白细胞介素、C反应蛋白等炎症因子水平升高可能参与HHS后续血栓形成机制,其具体机制有待进一步探索。在部分病例报道中HHS的患者可出现横纹肌溶解,目前也有研究者建议监测肌酸激酶(CK),以降低急性肾损伤发生风险,但目前其对临床的获益尚无更多数据支持。DKA和HHS对糖尿病患者整体预后有不良影响,临床实践中应注意积极预防。

(三)糖尿病急性并发症的治疗和预防

1. 糖尿病酮症酸中毒和高渗状态的治疗 DKA和HSS治疗目标是:①增加循环血量和组织灌注;②逐步降低血糖和血浆渗透压;③纠正电解质紊乱,DKA逐步解决酮症;④及时发现和处理诱因和并发症。胰岛素和抗生素的应用使DKA和HHS的抢救成功率有很大提高,死亡率明显降低。

抢救的程序包括以下几个方面:

(1)补液和纠正电解质紊乱:补液对于DKA和HHS的治疗都是至关重要的,补液可以纠正脱水、酸中毒和缓解高渗状态。HHS患者补液治疗更为重要,补液量更大。DKA估计液体亏缺约为100ml/kg,HHS约为100~200ml/kg。补液量:第一小时1~1.5L 0.9%氯化钠,第2—4小时补液1L,12~24小时补充估计失液量的一半。国外的一些文献报道在第2小时后如果血钠正常或偏高就选择0.45%氯化钠,目前国内医院没有采取这种方法,主要原因是缺乏及时监测血浆渗透压的方法,如果不能及时监测,有可能造成渗透压降低,诱发脑水肿的发生。对于血压偏低的患者更应积极补液,这些患者如果补液不充分同时开始

胰岛素治疗后会加重低血压。老年患者、充血性心力衰竭或肾功能不全患者需根据具体情况调整补液的剂量和种类。DKA及HHS患者钾缺乏量约为3~5mmol/L，如果血钾低于5~5.5mmol/L、有尿无急性肾功能衰竭者，立即开始补钾。存在急慢性肾功能不全患者应视肾功能情况适当减缓补钾速度。而血钾低于3.3mmol/L时，推荐优先补钾，待血钾水平回升至3.3mmol/L后开始进行胰岛素治疗。对于血钙低的患者可以静脉推注葡萄糖酸钙，推注后抽搐不能缓解者应考虑有无低血镁的可能性，可以适当补充。有报道称存在呼吸衰竭或心力衰竭的患者且血磷水平低于0.32mmol/L，可考虑补磷治疗，但目前尚无证据表明补磷治疗后存在显著临床获益，并且补磷治疗可能诱发低钙。目前我们还没有相关的经验，临床很少使用。

（2）胰岛素治疗：胰岛素治疗对于DKA和HHS的治疗都是非常重要的，起始胰岛素治疗有两种不同的主张。一种是直接静脉输注小剂量胰岛素[0.1U/(kg·h)]，另一种是先静脉推注一个剂量（0.1U/kg），然后静脉输注小剂量的胰岛素，剂量也是0.1U/(kg·h)。北京协和医院选择前一种治疗方法。理想的血糖下降速度是2.8~6.1mmol/L，血糖下降速度不宜过快，否则容易引起脑水肿等并发症。如果第一小时达不到血糖下降的要求，则胰岛素剂量应该加倍。DKA患者血糖达到11.1mmol/L以下、HHS患者血糖16.7mmol/L，补液的液体应从0.9%氯化钠改为5%葡萄糖，胰岛素剂量减为0.05U/(kg·h)。DKA患者血糖维持在8.3~11.1mmol/L，HHS患者血糖维持在13.8~16.7mmol/L，直到患者酮症消失，意识状态恢复，高渗状态纠正，一般来说24小时内患者可以恢复正常。血糖下降到12~13mmol/L大约需要4~5小时，酮体消失需要12~24小时。患者恢复进餐后逐渐由静脉胰岛素改换为皮下胰岛素注射治疗。但值得注意的是胰岛素突然中断可导致酮症及高渗高糖的复发，因此推荐在开始改用皮下胰岛素注射后2~4小时内仍经静脉持续泵入胰岛素。

目前有些研究比较不同的胰岛素给药途径包括静脉、肌肉和皮下对轻、中度DKA治疗效果，静脉胰岛素对于血糖下降和酮体消失作用快于肌肉和皮下。快速胰岛素类似物（门冬氨酸胰岛素和赖脯胰岛素）皮下注射治疗对于轻、中度酮症能够减少住院天数和降低住院费用，对于轻、中度酮症的治疗有较好的前景，但是重症的酮症酸中毒还应采用静脉胰岛素治疗。目前国内还没有这方面的研究报道。

大多数糖尿病酮症酸中毒能随着补液和胰岛素治疗得以纠正，目前尚无证据显示DKA患者血pH值在6.9~7.1时补碱治疗有益。但是考虑到组织在极度酸性的情况下对胰岛素和补液治疗反应差，同时会影响到心输出量和血管反应，此时建议小剂量缓慢补充碱性液。

（3）去除诱因：在我国DKA及HHS诱因中感染是首位诱发因素，有报道其占比可达39.2%，治疗不规范大约占15%~20%，新发现的糖尿病20%~25%，心肌梗死、胰腺炎、休克和低血容量、脑卒中和其他疾病占10%~15%，没有诱因的占比20%~25%。因为感染是最常见的诱因，即使没有发现明确的感染病灶，患者如果有发热或无原因可解释的白细胞升高，就应该考虑使用抗生素。

糖皮质激素主要副作用之一升高血糖，有些潜在血糖异常或糖尿病患者使用糖皮质激素尤其大剂量激素冲击治疗时血糖会明显升高，有些患者会出现HHS或酮症，应该使用糖皮质激素过程注意监测血糖，及时处理。

（4）监测：DKA和HHS治疗成功另一关键措施就是监测，监测项目包括患者的一般状况、生命体征、血糖、电解质和血气，根据监测的结果及时调整治疗包括胰岛素的输注速度、补液剂量和类型、补碱剂量和速度等，以保证各项指标能够平稳恢复正常，对于预防抢救过程并发症如脑水肿有非常重要的预防作用。

2. 糖尿病酮症酸中毒和高渗状态的预防　最近的研究显示多数DKA是停用胰岛素造成的，有些是由于经济问题，有些可能是认识不足改用了其他的非正规途径的降血糖药物而导致的。加强糖尿病宣传教育是非常重要的。我们医院每年会组织糖尿病儿童夏令营，给这些孩子以充分的教育机会，使其一生能够受益。糖尿病患者在患其他疾病如心肌梗死、脑卒中和手术时应该注意监测血糖和电解质的变化，以免发生HHS和

DKA。钠-葡萄糖耦联转运体2（SGLT2）抑制剂能够增加DKA发病风险，特别是成人隐匿性自身免疫性糖尿病和1型糖尿病的患者，虽然目前有学者认为1型糖尿病患者可使用小剂量SGLT2抑制剂以期改善血糖调解功能，但目前临床上1型糖尿病患者仍不推荐使用SGLT2抑制剂，并且对于口服SGLT2抑制剂的糖尿病患者应避免饮酒并保证碳水化合物的摄入。对糖尿病患者进行科学规范的教育，并加强其自身管理，多数DKA和HHS是能够避免的，目前随着糖尿病患病率的急剧增加，相应的急慢性并发症应该引起临床医生的重视。

二、糖尿病视网膜病变

（一）糖尿病视网膜病变的流行病学

糖尿病视网膜病变（diabetic retinopathy，DR）是糖尿病常见且高度特异的慢性并发症之一，是成年患者最常见的致盲原因。DR可通过黄斑水肿、新生血管出血、视网膜脱离等导致视力丧失，严重影响糖尿病患者的生活质量，并给糖尿病患者的家庭以及社会带来严重的经济负担。

DR的患病率在不同国家、地区、种族之间存在差异。一项纳入全球35项研究、共22 896例糖尿病患者的Meta分析显示，DR患病率为34.6%，增生型糖尿病视网膜病变（proliferative diabetic retinopathy，PDR）患病率6.96%，糖尿病黄斑水肿（diabetic macular edema，DME）患病率6.81%。来自我国的Meta分析数据显示，中国糖尿病人群DR患病率为18.45%，PDR患病率0.99%，非增殖型DR（nonproliferative diabetic retinopathy，NPDR）患病率15.06%。60～69岁是糖尿病人群中发生DR的高峰年龄，而且DR患病率随糖尿病病程的延长而增加。居住于农村的糖尿病患者DR发生率高于居住于城市者。

（二）糖尿病视网膜病变的发病机制

DR的发生较为复杂，且是多种因素共同作用的结果，其中慢性高血糖被认为是DR发生的最主要因素。这些危险因素导致视网膜血管发生的基本改变包括：血管通透性异常、血管阻塞伴缺血、新生血管形成。其中，高血糖引起视网膜损伤的可能机制包括：视网膜血流量自我调节受损、山梨醇在视网膜细胞内蓄积、晚期糖基化终末产物（AGE）在细胞外蓄积。此外，IGF-1、血管内皮生长因子（VEGF）可参与晚期视网膜病变如增殖性血管病变和新生血管生成的发生、发展。

（三）糖尿病视网膜病变的危险因素

糖尿病病程是DR的最强预测因子，DR患病率随糖尿病病程的延长而增加，病程不足5年的1型糖尿病和2型糖尿病的DR患病率分别为17%和29%，病程超过15年的1型糖尿病和2型糖尿病的DR患病率分别增至接近100%和78%。血糖控制水平也与DR的发生显著相关，UKPDS和ACCORD眼科子研究显示，强化血糖控制可有效降低1型糖尿病和2型糖尿病的DR进展速率。还有一些研究表明，高血压、高血脂、糖尿病肾病、妊娠、肥胖、易感基因等也是DR发生的危险因素。研究显示，胰岛素抵抗是DR进展的独立危险因素，胰岛β细胞分泌能力下降是严重DR的危险因素。

（四）糖尿病视网膜病变的筛查

部分DR患者可无临床症状，而绝大多数DR患者直到病程晚期才表现出明显的临床症状，但此时已缺乏有效的治疗手段。而DR的早期诊断、早期治疗可显著减少失明风险，因此及时、定期筛查DR对于早期发现、及时转诊并进行治疗，进而保护糖尿病患者的视力十分重要。

1. 筛查时机　由于2型糖尿病通常起病隐匿，一些患者在诊断糖尿病时已经出现视网膜病变，而1型糖尿病患者在诊断糖尿病5年内很少发生视网膜病变。因此，对于成年2型糖尿病患者，建议确诊糖尿病后尽快进行初次眼科全面检查；对于1型糖尿病患者，若于青春期前或青春期确诊，建议青春期后（12岁后）开始进行眼底检查，若于青春期后确诊，则建议诊断后5年内进行初次眼科全面检查。对于妊娠期确诊的糖尿病患者，由于不增加DR发生风险，因此无须进行眼底检查。但是由于妊娠可加重基础DR，对于已经诊断糖尿病的女性，计划妊娠时即应进行全面眼科检查，并在妊娠期及产后1年内进行随访。此外，由于DR和糖尿病肾病密切相关，对于2型糖尿病伴糖尿病肾病的患者也应及时进行眼底筛查。

2. 筛查方法　对于初次筛查，建议优先选择由经验丰富的眼科医师进行评估。筛查手段包括散瞳检眼镜、免散瞳眼底摄片、7个标准视野眼底照相、荧光素眼底血管造影等。散瞳检眼镜检查操作简便、快速，但对操作者的技术和经验要求较高；7个标准视野眼底照相技术和荧光素眼底血管造影则操作较为复杂、费时；免散瞳眼底摄片操作方便，可推荐用于筛查DR。

3. **检查频率** 随访检查的频率根据个人具体情况有所不同。对于2型糖尿病患者，若检查结果正常，可以每1~2年筛查1次；对于合并DR的患者随访频次应更频繁，如轻度NPDR患者每年1次，中度NPDR患者每3~6个月1次，重度NPDR患者建议每3个月筛查1次。对于1型糖尿病患者，若无DR则建议开始筛查后至少每年复查1次，若存在DR则应每6个月随访1次。

（五）糖尿病视网膜病变的分类、临床表现和分级

根据有无异常新生血管可将DR分为2大类：NPDR和PDR。NPDR的临床表现包括：棉絮斑、视网膜内出血、硬性渗出、微血管异常如微动脉瘤、血管阻塞及血管扩张或迂曲。PDR的特征性表现为视网膜有新生血管生成，还可有视网膜前出血、玻璃体积血、纤维化、牵拉性视网膜脱离等表现。根据严重程度，可将NPDR进一步分为轻度、中度和重度。国际较为通用的临床分级标准主要采用2002年由美国眼科协会和国际眼疾病学会发布的《糖尿病视网膜病变的国际临床分级标准》（表7-1-4）。

黄斑水肿（macular edema，ME）可发生于DR的任何阶段，表现为累及黄斑的视网膜增厚及水肿。有临床意义的ME定义为：距黄斑中心凹500μm内出现视网膜增厚、中心凹500μm内出现硬性渗出伴周围视网膜增厚，或者距中心凹1个视盘直径范围内（1 500μm）存在≥1处直径≥1 500μm的视网膜增厚。糖尿病性黄斑水肿（DME）的分级详见表7-1-5。

（六）糖尿病视网膜病变的预防和治疗

DR是可防、可控、可避免致盲眼部疾病中的首位，早期诊断、有效治疗对延缓病变进展、减少视力丧失至关重要。

1. **健康教育** 向糖尿病患者及其家属进行宣教，告知眼底筛查的必要性和及时性，告知控制DR相关危险因素的重要性及控制目标和方

表 7-1-4 糖尿病视网膜病变（DR）的国际临床分级标准（2002年版）

分类	严重程度	眼底检查表现
NPDR	轻度NPDR	仅有微动脉瘤
	中度NPDR	介于轻度和重度NPDR之间
	重度NPDR	出现以下三个表现中任意一个，且不符合PDR 1）四个象限均有>20处视网膜内出血 2）>两个象限有静脉串珠样改变 3）>一个象限有显著的视网膜内微血管异常
PDR		出现以下至少1种表现： 新生血管生成、玻璃体积血、视网膜前出血

表 7-1-5 糖尿病性黄斑水肿（DME）的分级

严重程度	眼底检查表现
无明显DME	后极部无明显视网膜增厚或硬性渗出
有明显DME	后极部有明显视网膜增厚或硬性渗出
轻度	后极部存在部分视网膜增厚或硬性渗出，但远离黄斑中心
中度	视网膜增厚或硬性渗出接近黄斑但未涉及黄斑中心
重度	视网膜增厚或硬性渗出涉及黄斑中心

法，鼓励健康的生活方式，定期规律随访，指导积极、规范地控制血糖、血压、血脂。若出血视网膜病变，需转诊至眼科进一步治疗，并密切随访。

2. **纠正代谢紊乱** 推荐糖尿病患者维持良好的血糖和血压控制，根据个体化的血糖和血压管理目标，制定个体化的降糖和降压策略。

（1）血糖控制：血糖波动和高、低血糖均会加重眼底损害，而良好的血糖控制能减少视网膜病变的发生和发展。同时，血糖控制的改善对于减少DR发生风险和进展的作用并无阈值效应。推荐个体化的血糖控制目标和降糖方案。

（2）血压控制：良好的血压控制可降低DR的发生率，严格的血压控制可延缓DR进展的速度，但目前尚无足够证据推荐首选用于预防DR的降压药物。

（3）血脂控制：2型糖尿病患者常常合并血脂异常，大多数2型糖尿病患者需服用他汀类药物控制高脂血症，目前尚未证实他汀治疗可预防或

延缓 DR，因此并不特别推荐采用他汀类药物来预防或治疗 DR。研究表明，贝特类药物对于调节脂代谢紊乱、炎症、氧化应激、血管生成和细胞凋亡等方面具有一定作用，且能延缓 DR 进展，因此对于伴有高甘油三酯血症的 DR 患者，推荐采用贝特类药物治疗。

3. 抗血小板治疗 RCT 研究显示阿司匹林对于预防 PDR 的发生、发展及玻璃体积血、视力丧失无益。同时，糖尿病患者服用阿司匹林也并非眼科禁忌。

4. 针对 DR 的内科治疗

（1）改善微循环：羟苯磺酸钙可降低毛细血管通透性，抑制血小板聚集，降低血液黏稠度，减少血管活性物质的合成，阻止微血管基底膜增厚。对于早期 DR 具有一定的改善作用，如微血管瘤、出血、硬性渗出，但是对于 ME 的预防和对中重度 DR 的治疗效果尚不肯定。

（2）中医中药治疗：芪明颗粒、复方丹参滴丸、银杏叶片、复方血栓通胶囊等中药对 DR 具有一定的辅助治疗作用，但应注意遵循中医证型、规范使用。

5. 眼科治疗 根据 DR 的严重程度及是否合并 DME 来决定是否选择激光治疗，必要时可行玻璃体切割术。NPDR 导致视力丧失的主要原因是因为 ME 或黄斑缺血，因此轻度及中度 NPDR 通常不需治疗，除非伴有 ME 时需要治疗。PDR 的治疗目的在于改善视力、保存视力，降低病变进展速度和玻璃体积血频率，以及必要时修复牵拉性视网膜脱离。关于 DME 的治疗，可选择激光治疗、玻璃体内抗血管内皮生长因子治疗、玻璃体内糖皮质激素注射治疗。

三、糖尿病肾病

（一）概述

慢性肾脏病（chronic kidney disease，CKD）包括各种原因引起的慢性肾脏结构和功能障碍。糖尿病肾病（diabetic nephropathy，DN）是指由糖尿病所致的 CKD。糖尿病肾病是糖尿病微血管并发症，是糖尿病最严重和最常见的慢性并发症之一。糖尿病肾病可进展成终末期肾病（end-stage renal disease，ESRD），需要透析治疗或肾脏移植，是目前终末期肾病的首要原因。

25%～40% 的 1 型糖尿病患者以及 5%～40% 的 2 型糖尿病患者最终会发生糖尿病肾病。1 型糖尿病患者一般在诊断 5～10 年之后开始出现糖尿病肾病，而 20% 的 2 型糖尿病患者在诊断之时就可能已经存在糖尿病肾病，而诊断 10 年之后糖尿病肾病发生率达到 30%～40%。

（二）病理改变

糖尿病肾病突出的病理改变为肾小球基膜增厚及系膜区系膜基质明显增生，即肾小球硬化。它典型病理表现是：早期出现肾小球肥大、肾小球基底膜均质性增厚，中后期出现 K-W 结节，微血管瘤形成，明显的透明样变以及纤维帽样或肾小囊滴状病变等。而近年来研究发现，足细胞功能障碍继而凋亡并最终导致肾小球内足细胞耗竭，在糖尿病蛋白尿的发生发展过程中，发挥着重要作用。

1. 弥漫性肾小球硬化 约见于 75% 的糖尿病患者。病变程度一般较轻，但病变范围广泛。随着病程延长，发病率可逐渐增高，病程超过 10 年者，可达 90% 以上。主要表现为肾小球系膜基质增宽，肾小球基底膜弥漫增厚。此型并非糖尿病的特异性改变，亦可见于其他肾病。

2. 结节性肾小球硬化 结节性损害是糖尿病肾病的特征性病理改变，表现为肾小球系膜基质增宽及分裂，并且出现 Kimmelstiel-Wilson 结节，即 K-W 结节，约见于 1/4 的糖尿病晚期患者。结节呈圆形、椭圆形或锥形，直径 20～200nm，内含透明物质。其他可见肾小球基底膜弥漫增厚，球囊滴（透明变性），纤维蛋白帽（透明变性和脂质沉着），毛细血管襻微血管瘤等。此型为糖尿病肾病特异性改变。

3. 肾小管 - 间质损害 肾小管损害表现为进行性的小管基膜增厚及由于基质成分改变所致的小管基膜分层。疾病早期，肾小管上皮细胞肥大，胞质内可见许多蛋白或脂滴，肾小管上皮细胞出现空泡和颗粒变性；继之小管萎缩，出现基膜分层及增厚。肾间质损害包括间质水肿，淋巴细胞及单核细胞浸润，晚期出现间质纤维化。糖尿病肾小管功能的调节失衡常先于或至少在肾小球改变及白蛋白尿发生的同时出现。近端小管的功能和结构的改变可能对糖尿病肾脏病变的发生发展起着关键作用。

4. 血管损害 主要表现为出、入球小动脉透明变性和间质小动脉硬化。

另外，在糖尿病肾脏疾病中有一种特殊类型的急性肾盂肾炎，称为坏死性乳头炎，或肾髓质坏死，以肾椎体乳头缺血性坏死伴有化脓性炎症为特征。病灶可单个或多个，累及肾的一侧或双侧，但全部乳头都受累者少见。

（三）发病机制

糖尿病肾病发病机制迄今尚未完全阐明，糖尿病肾病的发生是多因素的，主要有以下几个方面：

1. 肾血流动力学改变 糖尿病患者早期即有肾血流动力学改变，表现为肾小球滤过率升高，肾血流量和肾小球毛细血管内静水压增加。高灌注和高滤过状态导致肾小球血管壁的紧张性增加，刺激动脉平滑肌增殖肥大，胶原合成增加。同样肾小球内高压也可能刺激系膜细胞增殖肥大及系膜基质合成增多。在压力增高的情况下，上皮及内皮细胞的表面屏障被破坏，蛋白质滤过增加。在此基础上，造成血浆蛋白在血管壁沉积，这种大分子物质的沉积又刺激系膜细胞增殖和系膜基质产生，如此恶性循环，最终发展成典型的糖尿病肾病弥漫性和结节性肾小球硬化的表现。

2. 活性氧（ROS）自由基的产生 高糖导致细胞内 ROS 产生增加。ROS 促使细胞核内 DNA 双链断裂从而激活 DNA 修复机制，导致糖酵解的关键酶甘油醛 -3- 磷酸脱氢酶（GAPDH）被抑制。GAPDH 活性的抑制导致正常的糖酵解途径受阻，使上游中间产物堆积，致使多条致病通路被激活。包括多元醇通路的激活，己糖胺通路的激活，终末糖基化产物受体表达增加，多种蛋白激酶 C（PKC）亚型的激活。这些改变共同导致暴露于高糖环境下的细胞出现功能障碍，细胞炎症，细胞凋亡及纤维化。

3. 营养感知通路异常 目前最为熟知的营养感知通路包括 mTOR 通路，AMPK 通路和去乙酰化酶通路。对于肾脏来说，糖尿病状态被感知为"营养过剩"状态，导致上述通路的下游信号被抑制，导致包括自噬、再生、线粒体合成以及其他细胞保护应答通路被抑制，导致糖尿病肾脏疾病的发生。

4. 遗传及其他 代谢紊乱在 DN 中的作用一直受到重视并被充分肯定，但临床上仅约 30%～40% 的 2 型糖尿病患者最终发生 DN 和肾功能衰竭，发病高峰在糖尿病病程的 5～20 年，DN 的发生发展与病情控制缺乏完全一致性，且 DN 发生有家族聚集性，提示遗传因素可能是决定部分糖尿病患者易发生 DN 的一个重要危险因素。

（四）临床表现

糖尿病肾病的主要表现为蛋白尿，后期可出现水肿、高血压以至氮质血症，其轻重主要与肾脏损害程度有关。按 Mogensen 建议，根据糖尿病患者肾功能和结构病变的演进及临床表现分为以下 5 期：

Ⅰ期：超滤过（高滤过）期 以肾小球滤过率增高和肾体积增大为此期的特征。肾小球毛细血管压力增高，肾小球滤过率（GFR）增加 30%～40%，经控制高糖后，GFR 可降至正常。此期的肾脏结构正常。

Ⅱ期：正常白蛋白尿期 此期无肾功能减退的明显证据，GFR 通常也是升高的，无蛋白尿证据，血压不高。尿白蛋白排出率（UAE）<20μg/min 或 <30mg/24h，随机尿白蛋白肌酐比 UACR<30mg/g Cr，运动后尿蛋白增加，休息后可恢复。然而这一阶段肾脏已出现显著的结构改变，包括基底膜增厚和肾小球系膜扩张。

Ⅲ期：微量白蛋白尿期 此期又称早期糖尿病肾病，一般糖尿病病程大于 15 年时出现。主要表现为 UAE 持续增高在 20～200μg/min（相当于 30～200mg/24h）之间，或 UACR 介于 30～300mg/g Cr 之间。此期肾小球结构进一步改变，GBM 增厚和系膜基质增加更加明显，已普遍可见结节性或弥漫性肾小球硬化改变，并开始出现肾小球闭锁。血压开始升高，肾小球滤过率可以增加、正常或下降。

Ⅳ期：大量白蛋白尿期 又称临床糖尿病肾病期，表现为进行性增加的临床蛋白尿，即大量白蛋白尿（UAE＞200μg/min 或 300mg/24h 或 UACR＞300mg/g Cr），或持续蛋白尿（24 小时尿蛋白＞0.5g/24h）。几乎所有患者表现有高血压、GFR 逐渐下降，如果不予治疗血压则继续升高，GFR 加速下降，形成进展性肾脏损害的恶性循环，最终导致 ESRD。此期组织病理学改变为 GBM 明显增厚、系膜基质明显增加和肾小球硬化。

由于大量尿蛋白丢失，患者可出现低蛋白血症和水肿。约 30% 的患者有典型的糖尿病肾病"三联征"——大量蛋白尿（>3.0g/d）、水肿和高血压表现。

V期：尿毒症期 即终末期肾功能衰竭。本期为糖尿病肾病发展的必然后果。一般在糖尿病病程 20～25 年的最后 2～3 年开始出现氮质血症，尿蛋白较前减少，GFR 呈持续下降趋势。这一期常伴有其他慢性并发症，如糖尿病视网膜病和糖尿病神经病变等。由于糖尿病肾病发展到终末期阶段，患者已年逾 40 岁以上，这正是动脉粥样硬化好发年龄，其长期高血压可加重大血管病变，因而冠心病、脑血管病等在本期肾病患者中也较常见。这些都是致死的重要原因。

以上关于糖尿病肾病的自然病史及临床表现多来自对于 1 型糖尿病患者的研究结果，而关于 2 型糖尿病患者糖尿病肾病的研究则更少。通常认为糖尿病肾病在 2 型糖尿病与 1 型糖尿病是存在差别的，而且可能因为 2 型糖尿病在很大程度上是一种老年人群疾病，伴随肥胖、高血压、血脂异常以及心血管疾病高发生率，从而使得糖尿病肾病的表现不典型以及更为复杂。

（五）辅助检查

1. 尿白蛋白测定 尿白蛋白的测定最简便的方法是测定随机尿的尿白蛋白肌酐比（UACR）。24 小时尿白蛋白定量操作烦琐，与 UACR 的诊断价值相当。单独测尿白蛋白而不同时测尿肌酐虽然更便宜，但是容易出现假阴性和假阳性的结果。正常 UACR<30mg/g Cr，尿蛋白排泄增加定义为 UACR≥30mg/g Cr。考虑到尿蛋白的变异性，需在 3～6 个月内重复检查 UACR，3 次中有 2 次尿蛋白排泄增加，排除感染等其他因素即可诊断白蛋白尿。临床上常将 UACR 30～300mg/g 成为微量白蛋白尿，UACR>300mg/g 成为大量白蛋白尿。UACR 升高与 eGFR 下降、心血管事件、死亡风险增加密切相关。UACR 测定存在较多影响因素，如感染、发热、显著高血糖、显著高血压、24 小时内运动、心力衰竭、月经等，结果分析时应考虑这些因素。

2. 肾功能测定 检测血清肌酐，使用 MDRD 或 CKD-EPI 公式计算 eGFR。当患者 eGFR<60ml/（min·1.73m^2）时，可诊断为 GFR 下降。eGFR 下降与心血管疾病、死亡风险增加密切相关。近期来自中国的研究显示轻度的 eGFR 下降即可增加心血管疾病风险。

（六）诊断及鉴别诊断

糖尿病肾病通常是根据白蛋白尿的出现或 eGFR 下降，结合临床特征如糖尿病病程及是否存在糖尿病视网膜病变，同时排除其他 CKD 而做出的综合临床诊断。典型的糖尿病肾病的特点包括糖尿病病程长，存在糖尿病视网膜病变，尿白蛋白增加但无血尿，病程进展相对缓慢。但是 2 型糖尿病患者糖尿病肾病诊断时可能不伴有糖尿病视网膜病变，且可能在 2 型糖尿病刚确诊时就存在。近年随着糖尿病患病率增加，越来越多研究发现 1 型或 2 型糖尿病患者中可能仅出现肾功能下降而不伴有尿蛋白升高。

以下情况应考虑非糖尿病肾病并及时转诊至肾脏专科：活动性尿沉渣异常（血尿、蛋白尿伴血尿、管型尿）、短期内 eGFR 迅速下降、不伴有视网膜病变（特别是 1 型糖尿病）、短期内 UACR 迅速增高或肾病综合征。值得注意的是，视网膜病变并非诊断 2 型糖尿病患者糖尿病肾病的必备条件。病理诊断为糖尿病肾病的金标准，病因难以鉴别时可行肾穿刺病理检查，但不推荐糖尿病患者常规型肾脏穿刺活检。

糖尿病肾病诊断确定后，应根据 eGFR 进一步判断 CKD 严重程度，CKD 1～2 期指存在肾脏损害的证据（通常指尿蛋白）但 eGFR≥60ml/（min·1.73m^2），CKD 3～5 期指 eGFR 的进一步下降，具体分期见表 7-1-6。

表 7-1-6 慢性肾脏病分期

CKD 分期	肾脏损害程度	eGFR/[ml/（min·1.73m^2）]
1 期（G1）	肾脏损伤伴 eGFR 正常	≥90
2 期（G2）	肾脏损伤伴 eGFR 轻度下降	60～89
3a 期（G3a）	eGFR 轻中度下降	45～59
3b 期（G3b）	eGFR 中重度下降	30～44
4 期（G4）	eGFR 重度下降	15～29
5 期（G5）	肾衰竭	<15 或透析

注：eGFR——预估肾小球滤过率。

肾脏损伤定义：白蛋白尿（UACR≥30mg/g）或病理、尿液、血液或影像学检查异常。

《肾脏改变全球预后（KDIGO）指南》建议联合 CKD 分期（G1～G5）和白蛋白尿分期（A1 期：UACR < 30mg/g Cr，A2 期：UACR 30～300mg/g Cr，A3 期：UACR > 300mg/g Cr）描述和判定糖尿病肾病的严重程度。例如，当糖尿病患者 eGFR 为 70ml/(min·1.73m²)、UACR 80mg/g Cr，则为糖尿病肾病 G2A2。研究显示联合分期与心血管风险及 CKD 的进展相关性更高。

（七）预防与治疗

糖尿病肾病尚无特效疗法，DCCT 研究的结果证明，强化治疗可降低微量白蛋白尿的发生率并减缓肾病的进程。因此，应采取一切措施帮助患者严格控制血糖，尽量使血糖接近正常水平，以防止和延缓糖尿病肾病的发生、延缓肾功能减退的速度。晚期宜作透析、肾移植和胰肾联合移植。

1. **改变不良生活方式** 如合理控制体重、糖尿病饮食、戒烟及适当运动等。

2. **营养干预** 蛋白质负荷可增加肾小球内血流量和压力，使高血糖所致的肾血流动力学异常改变加重。适度的低蛋白饮食对糖尿病肾病无论非临床或临床期均可使尿蛋白减少，延缓 eGFR 下降。对于非透析的糖尿病肾病患者，推荐蛋白质摄入量约 0.8g/(kg·d)，过高的蛋白摄入[如大于 1.3g/(kg·d)]与尿蛋白升高、肾功能下降、心血管及死亡风险增加相关，低于 0.8g/(kg·d) 的蛋白摄入并不能延缓糖尿病肾病进展，已开始透析患者蛋白摄入量可适当增加。我国 2 型糖尿病伴白蛋白尿患者维生素 D 水平较低，补充维生素 D 或激活维生素 D 受体可降低 UACR，但能否延缓糖尿病肾病进展尚有争议。蛋白质来源应以优质动物蛋白为主，必要时可补充复方 α 酮酸制剂。

对于伴有高血压或 eGFR 下降的糖尿病肾病患者，限制饮食中钠盐及钾盐摄入有助于减少高钾血症风险、有利于控制血压及减少心血管事件风险。

3. **有效地控制血糖** 有效的降糖治疗可延缓糖尿病肾病的发生和发展，推荐所有糖尿病肾病患者进行合理的降糖治疗。有一些降糖药物除降糖作用外，还具有独立于降糖作用之外的直接肾脏保护作用，如钠-葡萄糖耦联转运体（SGLT2）抑制剂可减少近端肾小管葡萄糖的吸收，减轻体重，改善血压，降低肾小球囊内压，减少尿蛋白并延缓 GFR 的下降。胰高血糖素样肽 1（GLP-1）受体激动剂和二肽基肽酶 4（DPP4）抑制剂也可延缓糖尿病肾病进展。

部分口服降糖药物需要根据肾脏损害程度相应调整剂量。肾功能不全的患者可优选从肾脏排泄较少的降糖药，严重肾功能不全患者宜采用胰岛素治疗。

4. **控制高血压** 高血压是糖尿病促进糖尿病肾病发生和发展的强危险因素。合理的降压治疗可延缓糖尿病肾病的发生和发展，对于大于 18 岁的非妊娠糖尿病患者血压应控制在 140/90mmHg 以下。对伴有白蛋白尿的患者，血压控制在 130/80mmHg 以下可能获益更多。舒张压不宜低于 70mmHg，老年患者舒张压不宜低于 60mmHg。

对糖尿病伴有高血压或尿蛋白的患者，血管紧张素转换酶抑制剂（ACEI）或血管紧张素 Ⅱ 受体阻滞剂（ARB）类药物是一线的降压治疗药物。使用 ACEI/ARB 类药物可延缓尿蛋白进展，减少心血管事件发生，甚至延缓肾病进展，包括终末期肾病的发生。治疗期间应定期随访 UACR、血清肌酐、血钾水平，调整治疗方案。用药 2 个月内血清肌酐升高幅度 > 30% 常提示肾缺血，应停用 ACEI/ARB 类药物。临床研究显示在血清肌酐 ≤ 265μmol/L（3.0mg/dl）的患者应用 ACEI/ARB 类药物是安全的。血清肌酐 > 265μmol/L 时应用 ACEI/ARB 类药物是否有肾脏获益尚存争议。

对不伴有高血压、尿 UACR 和 eGFR 正常的糖尿病患者，ACEI/ARB 不能延缓肾病进展，且可能增加心血管风险，指南不推荐使用 ACEI 或 ARB 类药物进行糖尿病肾病预防。ACEI 和 ARB 对糖尿病肾病的作用类似，考虑到高钾血症和 eGFR 迅速下降风险，不推荐联合使用 ACEI 和 ARB 类药物。

5. **其他药物** 醛固酮受体拮抗剂可降低尿蛋白、延缓 eGFR 下降，但其存在升高血钾风险，且是否有肾脏重点事件获益尚需进一步验证。微循环扩张剂、抗纤维化类药物、中药抽提物对糖尿病肾病的长期作用有待验证。

6. **透析治疗和肾移植** 当 eGFR < 60ml/(min·1.73m²) 时，需评估并治疗潜在的 CKD 并发症；当 eGFR < 30ml/(min·1.73m²) 时，应积极咨询肾脏专科，评估是否应当接受肾脏替代治疗。

透析方式包括腹膜透析和血液透析,有条件的患者可行肾移植。一旦出现肾功能衰竭,透析治疗和肾移植是唯一有效的方法。比较理想的治疗措施是同时进行胰-肾移植,但由于供体来源受限与医疗费用昂贵,接受肾移植为数不多,而多数终末期糖尿病肾病患者,只能接受透析治疗以延长生命。糖尿病肾病透析治疗目前主要有两种方式:长期血透和持续不卧床腹膜透析。

(1)长期血透:血肌酐在 350~440μmol/L 开始准备血管路径。关于开始透析时机的选择,宜早于非糖尿病患者。血液透析的优点是截肢率低和治疗时间短,缺点是需要多次建立血管内瘘,要肝素化,透析治疗时中心血管系统承受的负担较重。

(2)持续不卧床腹膜透析(CAPD):CAPD 与长期血透相比,无须准备血管通路,不增加心脏负荷和应激,视网膜病变稳定或改善,中分子物质清除率高,经训练后患者可自行 CAPD,需要人力少,也避免了血透时肝素化可能引起的并发症。但 CAPD 的缺点是易患腹膜炎,导管感染和蛋白丢失。

(3)肾或胰-肾联合移植:肾移植是治疗糖尿病肾病尿毒症的最好方法,患者生活质量优于透析治疗。单纯肾移植并不能防治糖尿病肾病再发生,也不能改善其他糖尿病并发症。胰-肾联合移植既可以纠正肾功能不全,又能改善及恢复异常的糖代谢,患者的生活治疗优于单纯肾移植者。尽管胰-肾联合移植目前可能是糖尿病尿毒症患者的最佳选择,但由于供体来源困难和经济上的原因,限制了其使用。因此对糖尿病肾病最根本的防治措施,还是早可能地早期控制好糖尿病以防止糖尿病肾病的发生和发展。

另外需要注意的是,因肾功能受损胰岛素降解受阻及排泄减慢,胰岛素的用量应酌情减少以免发生低血糖;注意纠正血脂异常,治疗 CKD 相关的并发症;限制使用对比剂、肾毒性药物。

(八)随访与转诊

1. **随访** 每年需检测 UACR、血钾水平。CKD 3~4 期的患者需密切随访 CKD 相关的代谢紊乱,如维生素 D、血红蛋白、碳酸氢盐、钙磷代谢、甲状旁腺激素等。应根据病情的严重程度确定患者的随访频率。

2. **转诊** 出现下述情况的糖尿病患者应转诊至肾脏专科:①糖尿病肾病进展至 4~5 期,考虑肾脏替代治疗;②出现 CKD 相关的代谢紊乱,如贫血、继发性甲状旁腺功能亢进、代谢性骨病、难治性高血压等;③临床考虑非糖尿病肾病,如 eGFR 短期内迅速下降、蛋白尿短期内迅速增加、肾脏影像学异常、合并难治性高血压等。有研究显示糖尿病肾病 4 期即开始咨询肾脏专科可以显著降低诊疗费用、提升医疗质量、延缓透析时间。

四、糖尿病神经病变

(一)概述

糖尿病神经病变(diabetic neuropathy)是最常见的糖尿病慢性并发症之一,包括一组异质性很强的临床综合征,临床表现多种多样,可累及周围神经系统的多个区域,以远端对称性多发性神经病变(distal symmetric polyneuropathy,DSPN)多见。糖尿病神经病变可严重影响患者的生活质量,显著增加死亡率。其主要死亡原因为足溃疡、坏疽及截肢。糖尿病神经病变截肢的风险整体增加 1.7 倍,如合并足部畸形或既往足部溃疡病史,截肢风险则分别增加 12 倍及 36 倍。因糖尿病神经病变产生的医疗支出约占据糖尿病医疗总支出的 1/4,给医疗保健带来沉重的经济负担。糖尿病神经病变的发生主要与糖尿病病程、血糖控制等因素相关。早期识别并加以干预至关重要,对改善患者症状、减少后遗症、提高生活质量有重要意义。

神经病变最常见的原因是糖尿病。目前对糖尿病神经病变的发病率及患病率的估计在不同的研究中差别较大,主要是因为不同研究中纳入的人群、糖尿病神经病变诊断手段及标准存在较大差别。糖尿病患者中神经病变的患病率约 30%,且有 50% 的患者在病程中会出现糖尿病神经病变。目前大型的队列研究显示病程超过 20 年的 1 型糖尿病患者 DSPN 的患病率超过 20%,至少有 10%~15% 新诊断的 2 型糖尿病患者存在 DSPN,病程超过 10 年后 DSPN 患病率超过 50%。

(二)病理生理

目前糖尿病神经病变的发病机制尚未完全明确。已有研究显示多种因素及通路参与其发病,血糖、血脂、胰岛素抵抗等多种代谢异常可促进炎症及氧化应激，导致 DNA 损伤、内质网应激、线粒体功能障碍、细胞损伤及不可逆的损害，最终引起神经元的损伤，导致神经传导速度及振幅的异常。

（三）分型

糖尿病周围神经病变（diabetic peripheral neuropathy，DPN）是指周围神经功能障碍，包含脊神经、脑神经及自主神经病变，其中以 DSPN 最常见并最具代表性，约占糖尿病神经病变的 75%。根据受累神经的种类及分布可有多种分类。

糖尿病神经病变的分型。

---

1. 弥漫性神经病变
  原发性小纤维性神经病变
  原发性大纤维性神经病变
  小纤维及大纤维混合性神经病变（最常见）
    自主神经病变
      心血管（cardiovascular autonomic neuropathy，CAN）
        心率变异性降低
        静息状态心动过速
        直立性低血压
        猝死（恶性心律失常）
      胃肠道
      糖尿病性胃轻瘫
        腹泻
        便秘
      泌尿生殖系统
        神经源性膀胱
        勃起功能障碍
        女性性功能障碍
      排汗障碍
        多汗症/无汗症
        味觉性出汗
      低血糖感知异常
      瞳孔功能异常
2. 单神经病（多发性单神经炎）（非典型表现）
  孤立性脑神经或周围神经病变（如第Ⅲ脑神经、尺神经、正中神经、股神经、腓神经）
  多发性单神经炎（如融合可与多神经病类似）
3. 神经根病或多神经根病（非典型表现）
  神经根病（如腰骶神经根病、近端运动肌萎缩）
  胸椎神经根病

（四）临床表现

糖尿病神经病变的临床表现具有多种多样、非特异性、隐匿、缓慢进展的特点，可与多种其他神经病变相似，因此糖尿病神经病变的诊断为除外性诊断。多达 50% 的 DPN 可能无症状。临床表现主要与受累的神经种类、部位相关。感觉及自主神经病通常逐渐进展，而单神经病、神经根病和急性痛性神经病通常较严重，但通常是短期出现且可恢复的。

1. DSPN 通常出现以下症状的一种或多种：麻木、疼痛、针刺感、无力，症状常从双足开始逐渐向近端蔓延，呈对称性手套袜套样分布，感觉异常分布的对称性比运动异常更明显。许多患者可有"袜子聚成一团"或"鞋子不合脚"的感觉。可同时出现麻木及感觉过敏。麻木感可引起平衡异常，患者可能出现跌倒。严重的 DSPN 患者出现足部溃疡甚至最终需截肢的风险增加，约 15% 的 DSPN 患者在病程中出现足部溃疡。糖尿病神经痛的特点与其他类型的神经痛无明显区别，主要表现为烧灼样、放电样、针刺样疼痛。约 10%～20% 的糖尿病患者存在糖尿病神经痛，而对于存在糖尿病神经病变的患者，神经痛的比例高达 40%～60%，该比例可能在一定程度上被低估，因为有研究显示约 12% 的患者从来未向医生告知存在疼痛症状。神经痛严重影响患者的生活质量，给患者带来沉重的心理负担。大神经纤维损伤通常表现为麻木、针刺感、平衡障碍，可出现踝反射、振动觉、本体觉、塞姆斯塞温斯坦单丝测验减弱或消失。小神经纤维损伤表现为神经痛，可出现温度觉、针刺觉减退或消失。

2. 近端运动神经病变 一侧下肢近端严重疼痛为多见，可与双侧远端运动神经同时受累，伴迅速进展的肌无力和肌萎缩。

3. 单神经病变 可累及单脑神经或脊神经。脑神经损伤以动眼神经最常见，其次为面神经、外展神经、三叉神经及听神经。脊神经损伤以正中神经最常见。

4. 多发性单神经病变 同时累及多个单神经的神经病变称为多灶性单神经病变或非对称性多神经病变。可出现麻木或疼痛。

5. 多发神经根病变 最常见为腰段多发神经根病变，主要为 L_2、L_3 和 L_4 等高腰段的神经根病变引起的一系列症状。

6. 自主神经病变 可累及心血管、消化、泌尿生殖等系统。主要表现为低血糖感知异常（缺乏交感神经兴奋症状）、静息状态心动过速、直立性低血压、晕厥、无痛性心肌梗死、胃轻瘫、腹泻、便秘或两者交替、排便失禁、勃起功能障碍、尿潴留、排汗异常。

（五）筛查与诊断

1 型糖尿病患者诊断 5 年后、所有 2 型糖尿病患者起病时至少每年进行糖尿病神经病变筛查与评估。有典型症状者易于发现和诊断，无症状者需要通过体格检查或神经电生理检查做出诊断。在临床工作中联合应用踝反射、针刺觉、振动觉、压力觉、温度觉等 5 项检查来筛查 DSPN。最常用的方法为用 128Hz 音叉评估振动觉（大纤维功能）以及进行塞姆斯塞温斯坦单丝测验以明确足溃疡和截肢的风险。

目前采用多伦多糖尿病神经病变专家组制定的 DPN 诊断标准：

确诊：有 DPN 的症状或体征，同时存在神经传导功能异常。

临床诊断：有 DPN 的症状及 1 项体征为阳性，或无症状但有 2 项以上（含 2 项）体征为阳性。

疑似：有 DPN 的症状但无体征或无症状但有 1 项体征阳性。

亚临床：无症状和体征，仅存在神经传导功能异常。

DSPN 诊断标准：①明确的糖尿病病史；②诊断糖尿病时或之后出现的神经病变；③临床症状和体征与 DPN 的表现相符；④有临床症状（疼痛、麻木、感觉异常等）者，5 项检查（踝反射、针刺痛觉、振动觉、压力觉、温度觉）中任 1 项异常；无临床症状者，5 项检查中任 2 项异常，临床诊断为 DPN；⑤排除以下情况：其他病因引起的神经病变，如颈腰椎病变（神经根压迫、椎管狭窄、颈腰椎退行性变）、脑梗死、吉兰 - 巴雷综合征；严重动静脉血管性病变（静脉栓塞、淋巴管炎）等；药物尤其是化疗药物引起的神经毒性作用以及肾功能不全引起的代谢毒物对神经的损伤。如根据以上检查仍不能确诊，需要进行鉴别诊断，可以做神经肌电图检查。

诊断 DPN 的重要前提是首先除外其他原因导致的周围神经病变，约 10% 的糖尿病患者的周围神经病变非糖尿病所致。糖尿病患者出现神经病变需鉴别的其他原因如下。

诊断糖尿病神经病变前需除外的神经病变的其他原因。

代谢性疾病
　　甲状腺疾病（常见）
　　肾脏疾病
系统性疾病
　　系统性 / 非系统性血管炎
　　副蛋白血症（常见）
　　淀粉样变
感染
　　HIV
　　乙型肝炎
　　莱姆病
炎症
慢性炎性脱髓鞘性多发性神经根病变
营养
　　维生素 B_{12}
　　胃成形术后
　　维生素 B_6
　　维生素 B_1
　　维生素 E
化合物、药物、金属
　　化合物
　　　　丙烯酰胺
　　　　有机磷
　　药物
　　　　酒精
　　　　胺碘酮
　　　　秋水仙碱
　　　　氨苯砜
　　　　长春花碱
　　　　铂
　　　　紫杉醇
　　金属
　　　　砷
　　　　汞
遗传性疾病
　　遗传性运动、感觉及自主神经病

（六）治疗

目前临床实践中暂缺乏针对神经损害的特异性治疗。目前糖尿病神经病变的治疗手段以血糖控制及对症治疗为主。

1. 针对糖尿病神经病变发病机制的治疗 随着对糖尿病神经病变发病机制研究的深入，目前有多种针对神经损害发病之的药物正在研究中，但目前已获得的循证证据尚较少。主要包括以下药物：

（1）抗氧化应激：通过抑制脂质过氧化，增加神经营养血管的血流量，增加神经钠钾ATP酶活性，保护血管内皮功能。相关药物为α-硫辛酸。

（2）改善微循环：通过扩张血管、改善血液高凝状态和微循环，提高神经细胞的血氧供应，可能有助于DPN临床症状的改善。相关药物包括前列腺素E1、贝前列素钠、西洛他唑、己酮可可碱、胰激肽原酶、钙通道阻滞剂等。

（3）改善代谢紊乱：通过抑制醛糖还原酶、糖基化产物、蛋白激酶C、氨基己糖通路、血管紧张素转化酶而发挥作用。相关药物为醛糖还原酶抑制剂，如依帕司他。

2. 控制血糖 已有多项研究显示强化血糖控制有助于预防DPN，但并不能逆转或减轻已存在的神经损害。

3. 神经痛治疗 目前神经痛的治疗依然存在较大的困难。目前治疗痛性糖尿病神经病变的药物主要包括以下几类：

（1）抗惊厥药：包括普瑞巴林、加巴喷丁、丙戊酸钠和卡马西平等。

（2）抗抑郁药：包括度洛西汀、阿米替林、丙米嗪和西酞普兰等。

（3）阿片类药物（曲马多和羟考酮）和辣椒素等。目前普瑞巴林及度洛西汀可作为神经痛的初始治疗药物。由于具有成瘾性和发生其他并发症的风险较高，阿片类药物不推荐作为治疗DSPN疼痛的一、二线药物。

4. 糖尿病自主神经病变治疗

（1）直立性低血压的治疗：直立性低血压的治疗包括非药物性治疗及药物性治疗。非药物性治疗包括适当增加体育锻炼、保证水盐摄入、避免容量丢失、穿着弹力袜。直立性低血压主要与交感神经儿茶酚胺的分泌延迟或减少有关，米多

君是一种选择性的外周直接α₁肾上腺素受体激动剂，可在一定程度上改善直立性低血压。

（2）胃肠道自主神经病变的治疗：胃肠道神经病变对患者的生活质量及血糖控制影响较大。目前针对胃肠道神经病变的治疗以对症治疗为主：①饮食调整：少食多餐、减少脂肪及纤维的摄入；②尽量避免应用影响胃肠动力的药物，如阿片类药物、抗胆碱能药物、三环类抗抑郁药、胰高血糖素样肽1受体激动剂、普兰林肽、二肽基肽酶4抑制剂等；③严重胃轻瘫可予药物干预：可考虑在严重胃轻瘫患者短期应用甲氧氯普胺（不推荐应用超过12周），但其获益非常有限，且存在出现严重副作用的风险（如锥体外系症状），应谨慎应用。

（3）泌尿生殖系统自主神经病变的治疗：勃起功能障碍——控制高血压、高脂血症、肥胖等危险因素，药物治疗方面可选择磷酸二酯酶5抑制剂作为一线治疗。

（七）预防

目前尚缺乏针对神经损害的特异性治疗手段，神经损害出现后不可逆转，因此预防至关重要。研究显示强化血糖控制对于降低DSPN及CAN发病率在1型糖尿病患者中的获益更显著，在2型糖尿病中获益有限，许多2型糖尿病患者尽管血糖控制理想依然出现DSPN，可能的原因为2型糖尿病患者常合并多种其他代谢异常、用药较复杂。因此，糖尿病神经病变的预防依赖于血糖及血压、血脂等多种代谢因素的控制。此外，定期进行神经病变的筛查与评估，早期发现并进行干预，可延缓糖尿病神经病变的进展，降低足部溃疡、截肢等严重并发症的发生风险。

五、糖尿病大血管并发症

（一）糖尿病大血管并发症流行病学

糖尿病大血管并发症——动脉粥样硬化性心血管疾病（atherosclerotic cardiovascular disease, ASCVD）包括动脉粥样硬化导致的冠心病、脑血管疾病、外周动脉疾病，是糖尿病患者死亡的主要原因，也是糖尿病患者直接和间接的最主要花费。

糖尿病大血管并发症的发生率和结局不同，与患者年龄、性别、种族等因素密切相关。2型糖尿病患者发生心肌梗死的风险增加2～4倍。心

血管疾病在年轻的 1 型糖尿病病人身上并不突出，但发病率仍明显高于非糖尿病的年轻人。脑卒中患者糖尿病发病率为 9.5%~20%，另有研究表明，16%~24% 非糖尿病脑卒中入院的患者，在脑卒中后 12 周行 OGTT 提示存在糖尿病。大约 2/3 的糖尿病患者死于心血管事件，其中 40% 死于缺血性心脏病，15% 死于其他心脏病，主要是充血性心力衰竭，10% 死于脑卒中。外周血管疾病方面，糖尿病患者下肢外周动脉疾病、颈动脉狭窄及腹主动脉瘤的发生率均较非糖尿病患者增加。在中国，关于糖尿病并发症的大型的流行病学研究不多。一项关于 1 542 人的 2 型糖尿病患者的横断面研究，发现超过 50% 的患者至少存在 1 个糖尿病慢性并发症。糖尿病心血管并发症和脑血管并发症发生率分别为 30.1% 和 6.8%，足部病变发生率为 0.8%。在 ADVANCE 研究中，从中国招募的参加者较欧洲、澳大利亚招募的参加者有更低的心血管事件发生率，但是有更高的脑血管事件发生率。

（二）发病机制

吸烟、家族史均是动脉粥样硬化性心血管疾病的危险因素。吸烟明显增加 2 型糖尿病的风险及糖尿病并发症的风险，二手烟也能增加心血管疾病的风险。在糖尿病人群更常见的一些其他因素，也给其动脉粥样硬化性心血管疾病的发生带来更大危险。主要包括：

1. 血糖控制 ACCORD、VADT 和 ADVANCE 等短期研究显示，优化血糖控制对预防血管缺血事件没有意义。然而，长期的研究，如针对 1 型糖尿病的 DCCT-EDIC 的研究和 2 型糖尿病的 UKPDS 研究表明，早期血糖控制对预防晚年心血管事件的发生有重要意义。但是低血糖是心血管疾病的危险因素，降糖治疗中应注意避免低血糖的发生。

2. 高血压 高血压在 1 型和 2 型糖尿病患者更常见，可导致血管内皮受损，所以更容易形成动脉粥样斑块。UKPDS 研究表明，血压相对于血糖控制是心血管事件更重要的危险因素。ACCORD 研究表明，强化降压治疗可减少主要心血管事件结局。

3. 高脂血症 脂代谢紊乱是糖尿病血管并发症的独立危险因素，胰岛素抵抗的 2 型糖尿病患者常伴高胰岛素血症，导致高密度脂蛋白的降低，甘油三酯、低密度脂蛋白等升高。FIELD 研究表明使用贝特类降低甘油三酯在血管并发症方面没有明显的获益，许多研究表明在糖尿病患者使用他汀治疗可降低心血管事件的发生。

4. 胰岛素抵抗 / 高胰岛素血症 胰岛素抵抗或者血液中胰岛素增多，可增加糖尿病和非糖尿病患者动脉粥样硬化的风险，这可能与导致内皮功能受损相关。

5. 凝血功能异常 糖尿病患者血液中纤维蛋白原、纤溶酶原激活物抑制物（PAI）1、vWF 改变，血小板活性增加。这些改变导致凝血功能增强，纤溶活性降低，促进了血液凝固和血栓的形成。

肥胖，尤其是中心性肥胖，更容易导致动脉硬化。研究表明，随着 BMI 增加，心血管事件死亡率升高。

（三）临床特点

糖尿病患者发生大血管并发症的风险明显高于非糖尿病人群，糖尿病患者大血管并发症有其特定的特点。

1. 冠心病 其临床表现与非糖尿病的冠心病相似，但是糖尿病患者冠心病有临床表现相对不典型、心肌梗死发生率和死亡率高的特点。无症状心肌缺血在糖尿病冠心病患者中广泛存在，无痛性心肌梗死发生率也高。糖尿病心肌梗死患者易发生再次心肌梗死。

2. 脑血管病变 其特点是多为缺血性脑卒中，主要为多发性腔隙性脑梗死。脑血管病的病情、预后与高血糖显著相关。糖尿病患者发生脑卒中病情重，死亡率更高。糖尿病自主神经病变预示着脑卒中的发生。

3. 糖尿病周围血管病变 以下肢动脉疾病为主，表现为下肢动脉的狭窄或闭塞，男性多于女性。与非糖尿病患者相比，糖尿病患者更常累及股深动脉及胫前动脉等中小动脉。

（四）防治

无数研究证实控制糖尿病心血管危险因素可有效预防或者延缓糖尿病动脉粥样硬化性心血管疾病。多重心血管危险因素同时消失，可有更大的获益。可干预的异常危险因素应被治疗。

1. 血压控制

（1）筛查和诊断：糖尿病患者每次常规随访

应测量血压。血压升高的患者（≥140/90mmHg），应该另日重复测量确诊高血压。所有高血压糖尿病患者都应该在家监测血压。

（2）血压控制目标：大多糖尿病高血压患者血压控制目标是收缩压小于 140mmHg，舒张压小于 90mmHg。如果不增加治疗负担，降压目标值为 <130/80mmHg，可能适合心血管疾病高危的患者。妊娠糖尿病合并高血压者，降压目标值为 120～160/80～105mmHg，以减少胎儿生长受损。

（3）生活方式干预：血压大于 120/80mmHg，需要生活方式干预，包括减轻体重，减少钠的摄入，增加钾的摄入，适度饮酒及增加体力活动。

（4）药物治疗：诊室血压 ≥140/90mmHg 的患者，除生活方式干预外，应立即开始接受药物治疗使血压达标；血压 ≥160/100mmHg 的患者，除生活方式干预外，应立即启动两种药物联合治疗或应用在糖尿病患者具有心血管获益证据的单片复方制剂。对于糖尿病合并高血压者，推荐使用的药物类型包括：ACEI、ARB、噻嗪类利尿剂以及二氢吡啶类钙通道阻滞剂（CCB），以减少糖尿病患者心血管事件，但是不推荐将 ACEI 和 ARB、ACEI 或 ARB 和直接肾素抑制剂联用。对于尿 ACR≥300mg/gCr 或者 30～299mg/gCr 糖尿病合并高血压患者，推荐采用 ACEI 或 ARB 的可耐受最大剂量治疗，一种药物不能耐受时，应采用另一种药物替代。用 ACEI、ARB 类或利尿剂的患者，应至少每年监测血肌酐、估计肾小球滤过率和血钾水平。

2. 血脂管理

（1）血脂监测：未服用他汀的成人在首次诊断糖尿病、初次医学评估（40 岁以下）每 5 年检测血脂是合理的，如有必要可以更频繁复查。在起始他汀或者其他降脂治疗时，起始或者改变药物治疗剂量 4～12 周后及以后每年需检测血脂水平。

（2）生活方式干预：对甘油三酯水平升高（≥1.7mmol/L）和 / 或 HDL-C 降低（男性 <1.0mmol/L，女性 <1.3mmol/L）的患者，需强化生活方式干预及优化降糖治疗。生活方式干预包括减重，减少饱和脂肪酸、反式脂肪酸和胆固醇摄入，增加 n-3 脂肪酸、黏性纤维和植物固醇 / 甾醇的摄入；增加体力活动。

（3）药物治疗：对于所有年龄段糖尿病合并 ASCVD 者，应在生活方式干预的基础上使用高强度他汀治疗。对年龄 <40 岁且有其他动脉粥样硬化性心血管疾病危险因素的患者，考虑在生活方式干预的基础上使用中等强度的他汀治疗。对于 40～75 岁和大于 75 岁患糖尿病不合并 ASCVD 者，在生活方式干预的基础上应考虑使用中等强度他汀治疗。在临床实践中，医务人员可能需要根据患者对药物的反应（例如，副作用、耐受性、LDL-C 水平或他汀类药物治疗的 LDL-C 降低百分比）调整他汀类药物治疗的强度。对于不能耐受他汀类药物预期强度的患者，应使用最大耐受剂量的他汀类药物。对于糖尿病合并 ASCVD 者，若采用最大可耐受剂量他汀治疗后仍 LDL-C≥1.8mmol/L，在评估进一步减少动脉粥样硬化性心血管疾病风险的可能性后，考虑增加额外的降低 LDL-C 疗法，如依折麦布或 PCSK-9 抑制剂。妊娠期间禁用他汀。不推荐他汀及贝特类药物、他汀及烟酸的联合应用。对空腹甘油三酯 ≥5.7mmol/L 的患者，评估继发性病因并考虑药物治疗以减少胰腺炎的风险。

3. 抗血小板药物 伴有动脉粥样硬化性心血管疾病病史的糖尿病患者，用阿司匹林（剂量 75～162mg/d）作为二级预防治疗；对阿司匹林过敏的糖尿病患者，应该使用氯吡格雷（75mg/d）。心血管风险增加的 1 型或 2 型糖尿病患者，一级预防考虑阿司匹林治疗（75～162mg/d），这包括至少有一项其他主要危险因素（早发动脉粥样硬化性心血管疾病家族史、高血压、吸烟、血脂异常或蛋白尿）的大多数 >50 岁男性或女性且不增加出血风险者。急性冠脉综合征后 1 年内，双重抗血小板治疗（低剂量阿司匹林和 P2Y12 抑制剂）是合理的，继续治疗或许也有益。

4. 冠心病

（1）筛查：对于无症状患者，不建议常规筛查冠状动脉疾病，因为只要对动脉粥样硬化性心血管疾病危险因素给予治疗，常规筛查并不能改善结局。以下情况需要考虑筛查，包括非典型心脏症状（无法解释的呼吸困难、胸部不适）；相关血管疾病的体征或症状，包括颈动脉杂音、短暂性脑缺血发作、脑卒中、跛行或外周动脉疾病；或心电图异常。

（2）生活方式干预：通过减少热量摄入和增加体力活动减轻体重，可改善血糖以及其他 ASCVD 危险因素。

（3）药物干预：已知存在动脉粥样硬化性心血管疾病的患者，考虑应用 ACEI 或 ARB 以降低心血管事件风险。既往有心肌梗死的患者中，β受体拮抗剂应在心肌梗死发生后至少持续 2 年。对于 2 型糖尿病合并稳定型充血性心力衰竭的患者，若 eGFR > 30ml/min 可采用二甲双胍治疗，但不稳定或正在住院治疗的充血性心力衰竭患者应避免使用。在 2 型糖尿病伴动脉粥样硬化性心血管疾病患者，应该先考虑生活方式管理和二甲双胍治疗，然后在考虑到药物特异性和患者因素后，加入经证明可减少严重不良心血管事件和心血管死亡率的降糖药物。

（五）降糖治疗与心血管结局

EMPA-REG OUTCOME 是评估降糖药恩格列净（SGLT2 抑制剂）相对于安慰剂治疗在糖尿病心血管结局作用的研究。研究结果显示，与安慰剂组相比，恩格列净治疗组心肌梗死、脑卒中、心血管死亡复合事件的发生率降低 14%，其中心血管死亡率降低 38%。另一项 SGLT2 抑制剂卡格列净在糖尿病心血管结局的研究 CANVAS 研究也有类似发现，与安慰剂组相比，卡格列净治疗组中主要心血管终点事件的发生也明显下降。

LEADER 研究是关于 GLP-1 受体激动剂利拉鲁肽在 2 型糖尿病伴心血管风险或者合并心血管疾病心血管终点事件结局的研究，平均随访 3.8 年后，研究发现利拉鲁肽治疗组，主要复合终点事件发生率相对于安慰剂治疗组降低，心血管原因导致的死亡率（4.7%）相对于安慰剂治疗组（6%）明显降低。1 周 1 次的长效 GLP-1 受体激动剂艾塞那肽，在降低主要心血管事件、心血管死亡率方面没有明显意义，但是在降低全因死亡率方面有意义。

EMPA-REG OUTCOME 和 LEADER 等研究展示了降糖药物治疗可明显降低 2 型糖尿病患者心血管事件风险，是临床上的一大突破。关于降糖药物治疗与心血管事件结局的研究仍在进行，为后续降糖药物治疗在心血管事件中的作用提供更深入的医学证据。

（李玉秀）

第六节　糖尿病与心血管事件的预后

一、糖尿病与心血管事件的认识历程

1965 年英国 Beford 研究和美国 Tecumseh 研究首次提出：血糖可能是心血管疾病的危险因素。随后 Framingham 心脏研究证实糖尿病是心血管疾病的危险因素。1998 年发表的芬兰 East-West 研究提示，在为期 7 年的随访时间里，确诊为糖尿病患者的预后与有心肌梗死史的相当。正是基于这一研究，美国心脏学会 1999 年发表声明提出"糖尿病就是心血管病"的论点，引起了心血管和内分泌糖尿病领域学者们的高度关注。围绕糖尿病和心血管病的相关研究层出不穷，结论也莫衷一是。本文将从两种不同的论点及其相关的临床试验展开讨论。除糖尿病和糖调节异常本身与心血管病的密切联系之外，糖尿病的治疗如强化治疗、传统治疗和手术治疗等也与心血管病有着千丝万缕的联系。

众所周知糖尿病是心血管病的高危人群，约有近三分之二的糖尿病患者死于心血管病，有糖尿病的患者其心血管死亡是非糖尿病患者的 2～3 倍。有关糖尿病和冠心病的关系，有很多研究证据，也有很不相同的研究结果，这里列举几类最有代表性的临床试验研究从三个方面讨论糖尿病和心血管疾病的关系。

（一）糖尿病是心血管病的等危症

1. 美国心脏学会声明　美国心脏学会（American Heart Association，AHA）1999 年发布声明指出，"糖尿病就是心血管病"（diabetes is a cardiovascular disease）。这一论断引发了心血管领域和内分泌糖尿病领域的激烈反应。美国内分泌学会在次年发表综述，提出心脏是最大的内分泌器官。AHA 论点的主要依据是美国学者 Haffner 和芬兰学者 Laakso 的临床试验研究的结果和 Lotufo 的部分研究结果。

Laakso 等对芬兰人群的研究表明，有糖尿病无心肌梗死的患者和无糖尿病但患有心肌梗死的患者具有很接近的生存率，因此他们的结论认为，糖尿病是心肌梗死的等危症。

2. 美国男性内科医师研究　Lotufo 等的一

项前瞻队列研究,对 91 285 例 40～84 岁男性医师进行了为期 6 年的研究,将受试者分为无糖尿病无冠心病(82 247 例),有糖尿病(DM)无冠心病(2 317 例),有冠心病(CHD)无糖尿病(5 609 例)和有糖尿病有冠心病(815 例)4 组。5 年随访共有 3 627 例死亡,其中冠心病死亡 1 242 例。与无糖尿病无冠心病的受试者相比,有糖尿病无冠心病者全因死亡风险为 2.3(95%CI 2.0～2.6);无糖尿病者有冠心病为 2.2(95%CI 2.0～2.4);同时患有糖尿病和冠心病者为 4.7(95%CI 4.0～5.4),有糖尿病无冠心病者和无糖尿病有冠心病者有很相近的全因死亡风险,在全因死亡这一点上,糖尿病可以说是冠心病的等危症。但是对于冠心病的死亡风险,与无糖尿病无冠心病者相比较,有糖尿病无冠心病的风险 3.3(95%CI 2.6～4.1),无糖尿病有冠心病者的风险为 5.6(95%CI 4.9～6.3),有糖尿病有冠心病者风险为 12.0(95%CI 9.4～12.6)。冠心病的死亡风险,单有糖尿病组显著低于单有冠心病组。在这一点上,糖尿病 ≠ 冠心病。作者的结论认为,此项前瞻性研究结果表明,与非糖尿病患者相比,糖尿病显著增加所有原因的死亡和冠心病的死亡,对于冠心病的死亡,原有冠心病史者比糖尿病者更能预测冠心病的死亡。既有糖尿病又有冠心病是风险更大的人群。

3. NAVIGAYOR 研究 NAVIGAYOR 研究是一项纳入 40 个国家,806 个中心,43 502 例有心血管疾病或者心血管病风险的受试者参加筛选 1 次(90.3%),2 次(9.5%)或者 3 次(0.2%),这项研究是一项大规模的有关心脑血管病和糖尿病、糖调节受损相互关系的研究。

在 NAVIGATOR 研究中,OGTT 结果表明,在 43 502 例受试者中糖调节受损(IGR)达 62.5%,其中空腹血糖受损(IFG)、糖耐量减低(IGT)和糖尿病分别为 12.2%、28.3% 和 22.0%;在合并任一心血管疾病的 9 125 例患者中,IGR 达 65.7%,其中 IFG、IGT 和糖尿病分别为 12.3%、29.4% 和 24.0%;在伴有急性冠脉综合征病史 6 641 例患者,IGR 达 65.7%,IFG、IGT 和糖尿病分别为 12.7%、29.3% 和 23.9%;在接受冠脉搭桥治疗 2 830 例患者,IGR 达 67.7%,其中 IFG、IGT 和糖尿病分别为 12.7%、29.4% 和 25.6%;在合并

周围血管疾病史的 496 例患者,IGR 达 66.3%,其中 IFG、IGT 和糖尿病分别为 11.2%、29.0% 和 23.1%。

上述五种情况都不约而同地出现了大约 2/3(62.5%～67.7%)的 IGR 患者,包括 IFP、IGT 和糖尿病。其中糖尿病患者约占 1/4(22.0%～25.6%),平均 23.7%;IFP 占的比例较小,平均 12.2%;IGT 比例较大,不足 1/3(28.3%～29.4%),平均 29.1%。这些结果充分说明,在心血管疾病的高危人群或者心血管疾病患者中,有 2/3 左右的患者有不同程度的 IGR,其中 1/4 就是糖尿病患者。

NAVITOR 研究分别采用 FPG 6.1mmol/L 和 5.6mmol/L 为正常血糖上限的诊断节点,再分析冠心病患者数据,获得令学者们震惊的结果。采用 FPG 6.1mmol/L 作为诊断节点,漏诊 64% 的高血糖;采用 FPG 5.6mmol/L 作为诊断节点,漏诊 48% 的高血糖,这就足以证明了糖尿病和心血管病不可分割的关系。

4. 欧洲心脏调查(The Euro Heart Survey) 此项研究的目的旨在研究冠状动脉硬化性疾病(CAD)葡萄糖调节异常的发生率。欧洲 25 个国家,110 个中心共计 4 196 例入选,其中 2 107 例因急诊入选,2 854 例选择性门诊入选。31% 的患者有糖尿病,1 920 例无糖尿病史的患者做 OGTT 试验,其中 923 例急性 CAD,997 例有稳定性 CAD 表现。急性 CAD 中,36% 患有 IGR,22% 新发现糖尿病;稳定 CAD 组,37% 有糖调节受损,14% 新发现糖尿病。这一项研究结果表明,CAD 患者,糖调节异常比正常人群大幅增加,IGT 的比例增加显著。

欧洲心脏调查旨在研究有冠心病的成年人糖调节异常的患病率。纳入 25 个国家,110 个研究中心,4 961 例受试者,其中急诊入院 2 107 例,已经诊断为糖尿病者 1 524 例,以前未被诊断为糖尿病行 OGTT 检查者 1 920 例(923 例有急性 CAD 表现,997 例有稳定性 CAD 表现)。结果表明,对于已有心血管病史的患者,如果使用空腹血糖筛选糖尿病,就会有 2/3 的谈患者漏诊,对于急症入院的患者,就会有 70%～80% 的糖尿病患者漏诊。此项研究说明,从 CAD 患者中筛选糖尿病,使用 OGTT 有非常重要的价值。

5. 中国心脏调查和 DECODA 研究 中国心

脏调查旨在了解中国冠心病患者中糖代谢的状况。系一项多中心研究，共入选因冠心病而住院的患者 3 513 人，其中 35.1% 为急诊入院，64.9% 为择期住院。入选时，1 153 例为已知 2 型糖尿病患者，97 例为根据 FPG > 7mmol/L 新诊断的糖尿病患者。对剩下的患者进行 OGTT，发现 26.9% 是糖尿病患者，37.3% 为 IGR。无论急诊入院还是择期入院，IGR 患病率相似。患者糖尿病的比例由基线的 32.8% 增加到 OGTT 后的 52.9%。如果不进行 OGTT，将有 87.4% 的 IGR 以及 80.5% 的糖尿病被漏诊。该项研究的结论认为，葡萄糖调节异常（abnormal glucose regulation，AGR）在冠心病患者中非常普遍。单行 FPG 检查将低估 AGR 的患病率。OGTT 应被常规作为冠心病患者血糖代谢评价的方法。被确诊的 IGR 或 2 型糖尿病患者应接受治疗以减少 AGR 的进展和相关并发症。

使用一步法（空腹血糖）或者两步法（对于伴有 IFG 者行 OGTT，测定空腹和 2 小时血糖）评估糖尿病和 IGT 者的心血管风险。6 个国家，17 512 例 30～89 岁无已知糖尿病的受试者，发现糖尿病患者 1 270 例，IFG 或 IGT 者 3 158 例。糖尿病患者，有 55.1% 的空腹血糖≥7.0mmol/L（不同的国家范围 36.2%～67.0%）；20.5%（范围 0～32%）是通过两步法确认，24.4% 仍然不被诊断（FPG < 6.1mmol/L）（范围 9.0%～40.0%）。从此项研究结果推断，如果使用 IFG 作为 OGTT 的条件，就会漏掉 1/4 的糖尿病的诊断。

（二）高血糖增加心血管事件

高血糖和营养过剩，通过多种途径导致微血管和大血管病变，其最为重要的作用之一是损害血管内皮。在内皮细胞中，高血糖和过多营养物质通过 TRIB3 损伤胰岛素代谢信号转导，导致白细胞粘连，启动了动脉粥样硬化的生成（图 7-1-6）。

一项为期 7 年的临床试验研究，10 026 例年龄 25 岁以上入组时无糖尿病诊断的受试者，监测其空腹、餐后血糖和糖化血红蛋白。7 年全因死亡 332 例，心血管死亡 88 例，分析三者与所有死亡和心血管死亡的关系。校正年龄和性别后，空腹血糖与全因死亡和心血管死亡的 U 型曲线关系更为显著（5.1mmol/L 为最低点）。此项研究结果明确的证实，即便是没有诊断为糖尿病，血糖

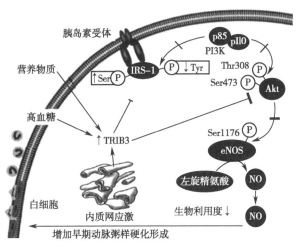

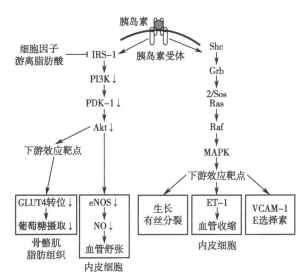

图 7-1-6　高血糖、某些营养物质和细胞因子在血管内皮细胞对胰岛素信号的作用及其机制

高血糖和某些营养物质穿越细胞膜进入血管内皮细胞，促进 TRIB3 的生成，阻止 IRS-1-PI3K-PDK-1-Akt 信号转导系统，减少 eNOS 的合成，进而降低 NO 的合成（上图）；游离脂肪酸（FFA）和某些细胞因子，如 IL-6、IL-1β、TNF-α 等也有阻止胰岛素和其受体的结合，减少 NO 的合成，同时通过 Akt 的减少，还可以减少 GlLUT4 对葡萄糖的转运（下图）。

包括空腹血糖、餐后血糖和糖化血红蛋白与全因死亡和心血管死亡都有密切的联系。

上述研究结果表明，空腹血糖 5.1～5.5mmol/L 是心血管事件最少发生的。低于此范围，心血管事件急剧增加，其增加的幅度远远超过高血糖。AusDib 研究中，餐后血糖的变化，似乎对心血管事件无明显影响，未能发现"J"型曲线。

2011 年，《新英格兰医学杂志》最新发表的 Meta 分析糖尿病与癌症和非血管性死亡相关性研究结

果，基于 97 项研究的 820 900 例患者 123 205 死亡例数据。发现血管性死亡与空腹血糖也存在"J"型关系。但是其最低点左移，在 4.25mmol/L，非癌症和非血管死亡不呈"J"型曲线，但是血糖高于 5.6mmol/L 后死亡风险与血管性死亡一样，呈急剧增加趋势。

上述结果表明，不管有没有糖尿病，血糖包括空腹血糖、餐后血糖和糖化血红蛋白与心血管病有密切关系，糖尿病加剧心血管事件的发生。

（三）糖尿病≠心血管病

自 1999 年美国 AHA 发布"糖尿病就是心血管病"的声明之后，引起医学界特别是内分泌糖尿病领域的强烈反响。美国内分泌学会主办的刊物在 2000 年就发表一篇文章，题目为"心脏是最大的内分泌器官"。很多有关糖尿病和心血管病关系的研究相继出台（表 7-1-7）。与 Haffner 等的研究结果相近似的只有 Hu FB 等的结果，其 OR 值为 0.92，95%CI 0.65～1.25 较分散。Haffner 的研究中，以前有心肌梗死的患者组数目少，仅

为 69 例，而有糖尿病没有心肌梗死的一组为 690 例，OR 值虽为 1.09，但是 95%CI 却在 0.58 和 2.04 之间。其他的 11 项研究，OR 值均小于 0.71，95%CI 均在 1.0 之内，说明糖尿病患者是心血管病的高危人群，但不是心血管病等危症。另外，一项 Meta 分析汇总了 97 项研究，820 900 例受试者，123 205 死因分析：糖尿病死因分析显示 40% 的糖尿病患者死于非血管性疾病。

二、糖尿病心血管事件的临床特点

糖尿病心血管事件，临床表现多样，缺乏特异性，并且容易被其他合并症、并发症掩盖，可引起无痛性心肌梗死、心源性猝死。单纯冠心病的冠脉病变情况已有许多学者进行过研究和阐述，并形成了比较系统化的认识，而糖尿病合并冠心病由于冠状动脉粥样硬化和高血压、血脂异常、肥胖、胰岛素抵抗等全身代谢紊乱的各种因素相互协同、相互作用，使糖尿病心血管事件具有一些不同的特点。

表 7-1-7　糖尿病不是心血管病的等危症

作者	发表年代	单有糖尿病组 心梗例数 / 所有例数	单有心梗组 再发心梗例数 / 所有例数	OR	95% 置信区间
Lee 等	2004	141/1 460	59/283	0.41	（0.30～0.57）
Evans 等	2002	142/3 403	656/5 360	0.31	（0.26～0.38）
Halfner 等	1998	180/690	13/69	1.09	（0.58～2.04）
Hu 等	2001	161/3 706	61/1 302	0.92	（0.65～1.25）
Lotufo 等	2001	89/2 317	445/6 906	0.49	（0.39～0.62）
Eberty 等	2003	171/1 122	177/658	0.49	（0.39～0.62）
Hu 等	2006	159/962	373/1 308	0.50	（0.40～0.61）
Cho 等	2002	113/1 285	364/2 038	0.44	（0.35～0.55）
Wannmathee	2004	36/202	140/519	0.58	（0.58～0.59）
Natarajan	2003	35/178	92/300	0.55	（0.36～0.86）
Vaccaro 等	2004	1 807/4 809	1 468/4 625	0.61	（0.56～0.67）
Pajunen	2005	192/525	254/559	0.69	（0.54～0.86）
Natarajan	2005	127/462	207/594	0.71	（0.54～0.92）
总计		2 632/21 320	4 339/23 509	0.55	（0.50～0.58）

本部分汇总的研究结果表明，糖尿病加剧心血管事件的发生，也是心血管事件的高发人群，之所以有不同的研究结果，可能与研究人群的基础状态有关。多数相关的研究表明，糖尿病不是心血管病的等危症，糖尿病≠心血管病。因此，2017 年 ADA 指南不推荐在无相关症状的糖尿病患者中常规筛查冠心病。有不明原因呼吸困难、胸部不适、颈动脉杂音、短暂性脑缺血发作、脑卒中、间歇性跛行、外周动脉疾病或心电图异常（如异常 Q 波）等表现的应考虑进行冠心病筛查。2019 年 ADA 糖尿病诊疗标准则建议糖尿病前期患者筛查并治疗可改变的 CVD 危险因素。

（一）糖尿病心血管事件发病年龄提前，患病率与病死率高

糖尿病患者中心血管病的发生率是正常人群的2~4倍，糖尿病患者由于高血糖、胰岛素抵抗及其他代谢紊乱综合征加重对内皮细胞的损害，促进白细胞对内皮细胞的黏附、释放炎性介质、趋化巨噬细胞、平滑肌细胞、增加LDL-C的氧化及脂质沉积等各个环节，加重其对血管壁的损害，促进动脉硬化的形成及发展，使糖尿病患者冠心病发病年龄提前，病情进展迅速，恶性并发症的发生率和死亡率显著增高。3/4的2型糖尿病患者的死亡原因是冠心病，而伴有糖尿病的冠心病患者，无论是心肌梗死还是血管重建治疗，预后均差于非糖尿病患者。糖尿病患者7年间首次心肌梗死或死亡是20%，而非糖尿病仅为3.5%，糖尿病可以使并存的急性冠脉综合征（ACS）早期和晚期预后恶化，有心肌梗死史者复发心肌梗死或心血管死亡在糖尿病组是45%，非糖尿病为18.8%，在不稳定心绞痛和无Q波心肌梗死，糖尿病与对照组比较心肌梗死住院率、合并症和死亡危险均增加。糖尿病心肌梗死后5年随访死亡率高达50%，是非糖尿病的2倍。降低糖尿病危害的重点是控制心血管并发症的风险。

因此早期对2型糖尿病进行冠脉病变和心肌血供的功能评价，对及时发现和治疗2型糖尿病心血管事件，降低心脏事件的发生具有重要的临床意义。

（二）容易出现直立性低血压、静息性心动过速、无痛性心肌梗死等糖尿病心血管自主神经病变

慢性高血糖引起代谢紊乱、自由基损伤、微循环障碍及免疫损伤，神经组织缺血缺氧，影响神经结构功能，造成自主神经损害；副交感神经节前纤维较长，对缺血缺氧较敏感，所以迷走神经较早且易受损害，迷走神经受损后不能抗衡交感神经作用，故糖尿病心血管自主神经病变早期表现为心率变异性（heart rate variability，HRV）下降，静息性心动过速。晚期临床表现为心率固定、运动耐受性下降、术中心血管系统不稳定、直立性低血压、无症状性心肌缺血、无痛性心肌梗死甚至心源性猝死。糖尿病引起心脏自主神经病变是从远端心尖向近端心底部发展，故患者较易出现左心功能障碍。

（三）无痛性心肌梗死发生率高，病死率高

代谢紊乱、自由基损伤及微血管病变等引发自主神经损伤，对心肌缺血引发的心绞痛痛觉阈值明显增高，导致2型糖尿病患者更易发生无痛性心肌缺血或心肌梗死，梗死面积扩大，易发生充血性心力衰竭。因此，2型糖尿病合并冠心病常起病隐匿，病情进展较快，当发现时冠脉病变所导致的心肌缺血已相当严重，错过最佳治疗时机。糖尿病患者代谢紊乱；弥漫性内皮功能失常；冠脉斑块内富含更多的脂质核心及更多的巨噬细胞渗透，而导致斑块更易破裂；糖尿病存在高凝状态，即血小板的激活伴随其他凝血机制异常，促进血栓形成及抗凝物质的降解等，诸多原因导致糖尿病合并冠心病患者发生急性心血管事件的风险的明显增高，治疗效果差，死亡率高。

（四）血管受累面积广，小血管受累尤为明显

冠心病的发生是2型糖尿病大血管病变的重要标志，冠状动脉弥漫性病变（简称冠脉病变）是2型糖尿病致死的首要原因。2型糖尿病合并冠心病患者的冠脉病变特点以多支病变多，弥漫病变多，不易形成侧支循环，狭窄程度重，复杂病变发生率高，小血管病变、闭塞病变、左主干病变等的发生率均明显高于非糖尿病者。左主干病变及较差的侧支循环等复杂病变在合并糖尿病的冠心病患者中更为常见。糖尿病患者冠脉事件PCI操作难度要大于非糖尿病患者，同时大多合并糖尿病心肌病变，心功能代偿能力减弱。糖尿病患者在经皮腔内冠状动脉成形术（PTCA）后发生再狭窄率明显高于非糖尿病患者。另外糖尿病合并冠心病患者EF值比单纯冠心病患者显著下降，患者心功能较差，预后不良。

（五）可能并发糖尿病心肌病变，增加糖尿病心血管事件的复杂性

糖尿病心肌病变是糖尿病慢性并发症之一，独立于冠状动脉粥样硬化之外。其发生机制较复杂，可能与胰岛素抵抗、糖脂代谢异常、氧化应激等多因素有关，心肌能量代谢障碍可能是其重要的病理生理基础。镜下可见心肌超微结构改变，肌原纤维结构模糊，纤维疏松，线粒体数目增多，大小不一，线粒体嵴部分溶解，可见大量脂滴沉着。如果不及时、有效地控制糖尿病及相关的代谢紊乱，随着病程的延长，患者出现左心室舒张

功能受损,心脏增大,心功能衰竭。若同时发生冠脉事件,心功能代偿能力减弱,预后较差。

三、糖尿病心血管事件预后、影响预后的因素及改善预后的治疗对策

与非糖尿病患者相比,糖尿病合并心血管病患者死亡率升高2~4倍。在一项针对糖尿病与非糖尿病患者7年的随访中,心血管事件占糖尿病患者死因的80%,因此应该加强对糖尿病合并心血管事件预后的关注。

(一)糖尿病心血管事件预后及相应治疗对策

1. 糖尿病合并高血压的预后 糖尿病合并高血压可以使大血管与微血管均受累,从而加速心血管事件的发生。UKPDS研究显示,严格血压控制可以使糖尿病相关终点事件降低24%,其中死亡下降32%,卒中下降44%,微血管事件下降37%。同时,此研究表明,对于严格血糖控制,强化血压下降对于糖尿病心血管事件风险的下降更有益处。美国糖尿病协会、欧洲心脏学会和欧洲高血压学会(ESC和ESH)、美国心脏病学会/美国心脏协会等均提出糖尿病合并高血压的血压靶目标为收缩压≤130mmHg,舒张压≤80mmHg,控制血压达标可以使临床获益增加。

2. 糖尿病合并冠心病的预后

(1) 糖尿病无症状性心肌缺血:糖尿病可以减轻心肌缺血时的胸痛反应。糖尿病合并无症状性心肌缺血患者发生心肌梗死时容易出现心源性休克(22%)、心律不齐(38%)、心功能衰竭(47%)等严重并发症,猝死及血管重建的发生率高,分别为8%~15%和41%。糖尿病患者在运动试验期间发生心肌缺血,无论是否有症状,其预后均差于非糖尿病患者。早期发现、早期预防及治疗是改善糖尿病无症状心肌缺血预后的关键环节。

(2) 糖尿病非ST段抬高型急性冠脉综合征(acute coronary syndrome,ACS):有研究显示,在非ST段抬高型ACS患者中,糖尿病是患者死亡的独立危险因素。GUSTO(Global Use of Strategies to Open Occluded Coronary Arteries)Ⅱb试验显示,与非糖尿病患者相比,随访6个月时糖尿病患者ACS风险几乎增加1倍。

如何改善糖尿病伴急性冠脉综合征预后?糖尿病非ST段抬高型ACS治疗可选择保守治疗、冠状动脉旁路移植术(coronary artery bypass grafting,CABG)和经皮冠脉介入术(percutaneous coronary intervention,PCI)。

FRISC Ⅱ及TACTICS-TIMI18研究显示,糖尿病ACS患者行早期介入治疗,与早期保守治疗相比,绝对获益大于非糖尿病患者,且6个月时死亡、心肌梗死或再次住院的相对风险明显降低。ISAR-COOL研究发现,与延迟介入治疗(发病3~5天)相比,早期介入治疗(达到导管室的平均时间为2小时)获益较大,但该研究虽未特异性分析糖尿病人群,但仍提示早期介入治疗有助于改善预后。AWSOME研究对ACS患者应用CABG及PCI治疗进行比较,结果显示糖尿病ACS患者急性CABG和PCI的治疗结果相似。

(3) 糖尿病ST段抬高型急性心肌梗死(myocardial infarction,MI):糖尿病不仅引起冠脉粥样硬化,同时并存有微血管病变,致弥漫性心肌病变。故发生心肌梗死前多已有潜在心功能不全,加之多为2~3支血管病变,梗死面积大,更易发生泵衰竭而导致心源性休克。另外严重心律失常和室颤也较非糖尿病患者高,原因是糖代谢异常,三大物质代谢紊乱,且心脏自主神经多有病变,因而致心肌代谢异常,乳酸增高,钠钾离子不平衡,使心电处于不稳定状态,易发生折返激动和诱发室颤。与非糖尿病的患者相比,糖尿病患者发生心肌梗死后急性期和长期死亡率增高,随访短期(28天)、中期(2~4年)、长期(34年)的研究显示病死率大约增加2倍。主要是再次发生心肌梗死、卒中和发生心力衰竭的概率增加。此外包括1型糖尿病和2型糖尿病,各年龄段,无论男性还是女性,糖尿病患者MI后的病死率均增加。同时有研究指出,2型糖尿病患者术后30天内主要的心血管不良事件发生率及病死率明显高于单纯急性心肌梗死患者,可能与糖尿病患者病情复杂,血管病变严重,冠状动脉通常有新旧病变交错,且常伴有糖尿病心肌病,对心功能有一定影响,心律失常发生率高,导致患者长期预后较差。

降脂、降压治疗、血糖平稳控制、β受体拮抗剂的药物应用可以改善糖尿病MI患者预后。

溶栓治疗:糖尿病患者发生急性MI后溶栓治疗的相对获益和绝对获益高于非糖尿病患者,但糖尿病患者的再闭塞率(9.2% vs 5.3%)、30天

死亡率（11.3% vs 5.9%）、1年死亡率（14.5% vs 8.9%）仍高于非糖尿病患者。主要药物有重组组织型纤溶酶原激活剂（rt-PA），尿激酶（UK）、链激酶（SK）、尿激酶原（pro-UK）等，主要给药方法有静脉途径和动脉途径等。

抗凝治疗：发生 MI 后，糖尿病患者直接行血管成形术的获益大于溶栓治疗，然而糖尿病患者行择期和急诊血管成形术治疗并发症和再狭窄率增高。介入治疗后可发生远端血管血小板血栓栓塞和微循环障碍，因此，抗凝治疗对于糖尿病 MI 患者的获益尤为重要。

哪种冠脉血运重建方法更适合糖尿病心肌梗死患者？糖尿病并发冠脉病变绝大多数是 2～3 支冠脉受累，病变的冠脉多为弥漫性狭窄，常致使经皮腔内冠状动脉成形术（PTCA）成功率降低，再狭窄率高。因此，对于冠心病伴糖尿病患者的冠脉血运重建方法，冠状动脉旁路移植术（CABG）优于经皮腔内冠状动脉成形术的介入方法。经皮冠脉介入术（PCI）对急性心肌梗死早期的疗效依赖于梗死相关血管更早更迅速的再通，循证医学证明急性心肌梗死合并糖尿病患者急诊 PCI 疗效明显优于药物溶栓治疗。但是美国 SIRIUS 研究结果证实，在介入治疗 8 个月后，无论是裸金属支架还是西罗莫司洗脱支架，与非糖尿病患者相比，糖尿病患者在病变部位发生再狭窄的概率都明显偏高。另一项在美国进行的为期 10 年的针对糖尿病合并冠心病的患者对经皮腔内冠状动脉成形术（PTCA）后早期和晚期预后影响的研究中共纳入 1 133 例糖尿病患者和 9 300 例非糖尿病患者，结果证实：糖尿病患者与非糖尿病患者相比，5 年生存率明显降低，心肌梗死的发生率及 CABG 和再次 PCI 的概率显著增高。

3. 糖尿病心肌病的预后 Framingham 心脏研究明确显示，糖尿病患者心衰的发生率明显升高，其中男性增加 2～3 倍，女性增加 5.1 倍，且糖尿病与充血性心力衰竭（CHF）直接相关，传统 CHF 的危险因素不能解释糖尿病与 CHF 风险增加之间的相关性，因此该研究明确支持存在糖尿病心肌病引起 CHF，CHF 是糖尿病患者死亡和病死的主要原因。近年来，来自流行病学研究以及心脏结构、功能、组织学和生化研究的证据表明，存在糖尿病心肌病。

如何改善糖尿病心肌病变的预后？

（1）多种危险因素的总体控制，β 受体拮抗剂、ACEI 或 ARB 类药物、钙通道阻滞剂、他汀类药物的应用对于改善糖尿病心肌病的预后、降低死亡率有益。2008 年，*Lancet* 发表了一项 Meta 分析——总结了 14 项平均随访 4.3 年的他汀类药物调脂治疗研究，共汇集 18 686 例糖尿病患者的资料，结果显示，LDL-C 每降低 1mmol/L，糖尿病主要血管事件减少 21%。

（2）抗炎及抗氧化应激治疗：氧化应激在糖尿病心肌病的发生、发展中发挥重要作用，大量氧自由基、氮自由基在损害心肌细胞和血管内皮具有直接及间接作用，引起细胞凋亡。如维生素 E、双羟基黄酮等都可以保护心肌细胞；另外，丹参等中药制剂可经过多途径抑制糖尿病心肌病的纤维化、减轻心肌组织损害。

（3）潜在可能用于糖尿病心肌病临床治疗的新思路：

1）高压氧治疗：动物实验表明，在高压氧环境下，机体溶解氧增加，心肌组织的氧含量增加，进而可以改善冠状动脉血流状态和心肌传导系统功能。基于高压氧治疗心血管的益处，高压氧可能成为糖尿病心肌病的辅助治疗措施。

2）干细胞治疗：目前临床上对干细胞治疗心肌梗死及扩张性心肌病的研究证据较多。Yousef 等发现对心肌梗死患者进行骨髓干细胞治疗后，可以长久有效改善患者左心室射血分数，提高患者的生活质量并降低病死率。Vrtovee 等研究表明，干细胞治疗扩张性心肌病，可明显改善患者的左心室功能，提高患者的运动耐力。对于糖尿病心肌病治疗尚处于动物实验阶段，并显示出干细胞治疗的潜力，但是尚需更多循证医学证据支持。

4. 糖尿病合并心力衰竭的预后 糖尿病伴心力衰竭的患者病死率明显高于不伴有心力衰竭的患者（分别为 32.7/100 人年和 3.7/100 人年）。已发生心力衰竭的患者中，尤其是女性糖尿病患者，因为心力衰竭住院的危险以及总病死率也中等程度增加。糖尿病患者心脏收缩和舒张功能异常均与糖尿病有关，但是左心室功能异常预防和治疗研究（SOLVD）中，似乎仅限缺血性心肌病的患者。最近研究发现，与没有糖尿病的患者相比，糖尿病患者的心衰住院率（根据年龄和性别调整后）高出两倍，并可以出现射血分数保留型或射血分数下降型心衰。

改善糖尿病合并心力衰竭预后的治疗方案：

1）收缩功能障碍为主的充血性心力衰竭的治疗同一般心力衰竭（HF）。

2）舒张功能障碍为主者，应以钙通道阻滞剂为主，加以其他抗心衰治疗药物，如利尿药、血管紧张素转换酶抑制药等。除非有禁忌或不能耐受，糖尿病合并 HF 均应使用。HOPE 研究表明，HF 的发病率降低 33%，新发 2 型糖尿病风险降低 44%，也可抑制糖尿病肾病的进展。ARB 预防 HF 及死亡的作用与 ACEI 相似，不能耐受 ACEI 者可用 ARB 替代。

3）2019 版 ADA 糖尿病诊疗指南中提出在确定最佳糖尿病管理策略时，心衰被认为是糖尿病患者的一种重要的心血管疾病类型。该章节首次获得美国心脏病学会（ACC）认可。指南建议存在心衰高危因素或已经确诊心衰的 ASCVD 患者，优先选用 SGLT2 抑制剂治疗。另外，注意一些口服降糖药对糖尿病心力衰竭的负性作用，如部分磺脲类药、胰岛素增敏剂等。

4）β 受体拮抗剂：交感活性增高使心率加快和基因表达、代谢异常等导致糖尿病患者心脏重构和心力衰竭。大量证据支持选择性心脏 β_1 受体拮抗剂可减少糖尿病患者 HF 死亡率及猝死。COPERNICUS 研究（包括 25% 的糖尿病患者）显示，卡维地洛降低严重 HF 死亡率 35%。6 项 3 230 例糖尿病患者应用 β 受体拮抗剂治疗 HF 的 Meta 分析显示，总死亡率降低 16%（$P = 0.011$）。COMET 研究显示，卡维地洛组 HF 患者新发糖尿病降低 32%。但是 β 受体拮抗剂对糖尿病患者低血糖反应时机体的肾上腺素能反应有钝化作用，注意观察。

5）醛固酮受体拮抗药：HF 时醛固酮水平增高，醛固酮促进纤维化及 HF 进展。RALES 研究在症状性 HF 及 LVEF≤35% 的患者，应用螺内酯治疗死亡率降低 50%（$P < 0.001$）。近期研究显示，醛固酮受体拮抗药还可减少糖尿病患者尿蛋白的产生，延缓肾病进展。

6）其他：戒烟；合并酸碱失衡及水电解质紊乱者，应注意纠正；用阿司匹林、双嘧达莫或噻氯匹定等改善血液凝固性异常。

（二）影响预后的因素及贯穿糖尿病心血管事件治疗始终的基础治疗

一系列的 Meta 分析已证实，约 70% 的 2 型糖尿病患者死于心血管并发症。糖尿病患者发生心血管的风险为非糖尿病患者的 3～5 倍。近十年来，多项治疗糖尿病的多中心、大样本、长期、随机对照试验的结果相继发表，证实了糖尿病具备了许多动脉粥样硬化的危险因素，如血脂异常、高血压、肥胖、高凝状态及血栓倾向。对这些因素的积极干预不仅改善了相应的临床、生化代谢指标，更令人信服的是可以减少糖尿病患者心血管疾病的终点事件，从而使对糖尿病的治疗超越了以"葡萄糖为中心"的传统观念，提出了在糖尿病治疗中全面控制心血管危险因子的原则。改善生活方式、控制血糖、血压、降脂、减轻体重、抗栓等治疗是各种糖尿病心血管事件治疗的基础。

1. 降糖同时减少血糖波动

（1）个体化降糖，关注血糖波动：长期高血糖所带来的大血管病变是致残、致死的主要原因。英国糖尿病前瞻性研究（UKPDS）结果指出，严格血糖控制组（HbA_{1C} 7.0%）较传统疗法组（HbA_{1C} 7.9%）心肌梗死发生率减少 16%，这说明，严格控制血糖对于预防大血管并发症的发生是十分有益的。然而，一些研究结果也指出，血糖控制更严格反而增加了全因死亡。这与低血糖所带来的危害是息息相关的。特别是对于老年糖尿病患者，血糖波动带来的危害很可能是致命的。单纯的关注 HbA_{1C} 的水平可能忽视了血糖的波动，尤其是餐后血糖的波动比慢性持续高血糖更能触发氧化应激，血糖波动可以使 C 反应蛋白合成增加，进而激活补体，促进黏附因子的释放，促进动脉粥样硬化和血栓形成，增加大血管并发症风险。所以，理想的血糖控制是在关注血糖达标的同时，更应该减少血糖波动，要强调个体化降糖和心血管疾病多重危险因素的同时治疗。

（2）糖尿病心血管事件降糖药选择的注意事项：UKPDS、HOME 研究均证实了二甲双胍能够降低心血管风险。2002 年的 STOP-NIDDM 研究证实，阿卡波糖不但使 2 型糖尿病的发病风险降低 36%，更可使心肌梗死风险降低 91%，任一心血管事件风险降低 49%。磺脲类药物除了作用于胰岛细胞膜上的 ATP 敏感的钾离子通道（K-ATP）外，也可关闭心肌/血管平滑肌细胞膜上的 K-ATP,阻断心血管组织由于缺血时 K-ATP 通道开放带来的保护作用,即心脏的缺血预适应。因此,磺脲类药物在合并冠心病的 2 型糖尿病患者中应用的安全性受到了质疑。噻唑烷二酮类药物作为胰岛素增敏剂,理论上可以减轻胰岛素抵抗、改善血脂、延缓动脉粥样硬化进程。然而该类药物又可引起水钠潴留、体重增加,增加心力衰竭的风险,是否具有心血管益处还有争议。胰岛素不仅有降糖作用,还具有抗炎、抑制血小板聚集的作用,外源性胰岛素的应用对于降低血糖十分重要,并且胰岛素可能通过其心血管系统作用阻止内皮细胞进一步受损,减少血小板的聚集。

近年来,胰高血糖素样肽-1 受体激动剂(GLP-1RA)利拉鲁肽、钠-葡萄糖耦联转运体 2(SGLT2)抑制剂恩格列净等新型降糖药物的出现为我们全面管理糖尿病患者的多重心血管危险因素、改善心血管结局提供了可能。当前,合并临床 CVD 的 2 型糖尿病患者的管理模式正在变革,新型降糖药物的心血管结局研究(CVOT)为这一变革提供了充分的循证医学证据支持。具有里程碑式意义的 LEADER 研究是肠促胰岛素领域以及 GLP-1RA 领域首项展示降糖药物具有心血管获益的 CVOT;SGLT2 抑制剂三项重磅研究:恩格列净的 EMPA-REG OUTCOME 研究、卡格列净的 CANVAS 研究、达格列净的 DECLARE-TIMI 58 研究对于作为主要终点的主要心血管不良事件(MACE)结果揭晓,阐述了新型降糖药物对糖尿病患者心血管影响。2019 年美国糖尿病协会(ADA)2 型糖尿病诊疗指南中指出,对于存在已证实的动脉粥样硬化性心血管疾病(ASCVD)的 2 型糖尿病患者,降糖治疗应从生活方式干预和二甲双胍开始,随后在考虑药物特性和患者因素后,加用一种被证实可减少主要心血管不良事件和心血管死亡风险的药物(如利拉鲁肽和恩格列净)。2018 年《ADA/EASD 2 型糖尿病高血糖管理专家共识》指出,对于伴明确 ASCVD 的 2 型糖尿病患者,可应用已被证实具有心血管获益的 GLP-1RA 或 SGLT2 抑制剂作为血糖管理的一部分。

2. 控制血压

(1)目标值:ADVANCE 研究是继 UKPDS 之后,关于 2 型糖尿病患者血压和血糖干预规模最大的一项研究。其降压分支结果显示:强化降压可降低 2 型糖尿病患者的总病死率及心血管疾病危险。ADVANCE 研究结果显示,对这部分患者的降压治疗也使联合血管事件减少 9%,与伴有高血压者效果相当,提示对血压正常的糖尿病患者人群,适当的降压治疗与更严格的控制血压是有益的。因此,ADVANCE 研究表明对糖尿病患者而言,可以通过降压来降低糖尿病患者病死率。但是,一些研究结果显示了相反的意见,提示过度降压可能会有害。IDNT 研究的后续分析显示,血压小于 120/85mmHg 时心血管事件明显增加。

2017 年美国高血压指南将大多数患者的血压控制目标推荐为<130/80mmHg,但 2019 ADA 标准对于血压目标值的建议似乎更强调个体化决策。其建议为每位患者确定个体化的血压控制目标,将心血管高危患者(确诊 ASCVD 者或 10 年心血管风险>15% 的患者)的血压控制在<130/80mmHg;若糖尿病合并高血压的患者心血管事件风险较低(10 年心血管风险<15%),血压控制目标为<140/90mmHg;合并糖尿病的妊娠期高血压患者,应将血压控制在 120~160/80~105mmHg 范围内。无论如何,降压治疗对于糖尿病患者的心血管事件的预后有着非常重要的意义。

(2)糖尿病患者降压药物的选择:糖尿病患者选择降压药,既要考虑到其降压效果和靶器官保护作用,还应注意到所选药物对于糖代谢的影响。2010 年版《中国 2 型糖尿病防治指南》指出,血管紧张素转化酶抑制剂(ACEI)和血管紧张素受体阻滞药(ARB)为糖尿病患者降压的首选药物。联合用药推荐以 ACEI 或 ARB 为基础降压药物,理由是与其他类型降压药相比,这两类药物在靶器官保护以及对糖代谢影响方面具有更多优势。可以联合使用 CCB、吲达帕胺类药物、小剂量噻嗪类利尿剂或小剂量选择性 β 受体拮抗剂,尤其是合并冠心病者。现在普遍认为,ACEI 和 ARB 对糖尿病伴微量白蛋白尿、临床蛋白尿或肾病者更为有益。噻嗪类利尿剂对于老年单纯收缩期高血压患者效果显著。由于 β 受体拮抗剂对糖脂代谢有不利的影响,故不宜作为 2 型糖尿病伴高血压患者的首选降压药物,但是对于已经合并冠心病的糖尿病患者,卡维地洛可以作为首选的降压药物，CCB可以作为进一步降低血压时联合用药的备选。通过分析现有研究证据，2017年ADA新版指南认为ACEI、ARB、噻嗪类利尿剂与钙通道阻滞剂对于糖尿病患者具有相同的治疗效果，因而均可选择应用。并强调尽早使用固定复方制剂（FDC），因ADVANCE、ADVANCE-ON研究证实ACEI+噻嗪类利尿剂能有效降低糖尿病患者的血管事件、心血管病死亡以及全因死亡。对于尿蛋白排泄量增高（尿白蛋白肌酐比值≥30）的患者，应该首选最大耐受剂量的ACEI或ARB治疗，且每年至少应监测1次血肌酐、eGFR和血钾。若应用包括利尿剂在内的三种降压药物治疗后血压不能达标者应考虑加用盐皮质激素受体拮抗剂治疗（2019ADA）。

3. 降脂治疗 糖尿病患者血脂异常的特征是高密度脂蛋白胆固醇（HDL-C）减低，甘油三酯（TG）升高，低密度脂蛋白胆固醇（LDL-C）可正常或略高于正常。值得注意的是，糖尿病中低密度脂蛋白（LDL）发生了致动脉粥样硬化的改变。一方面，小而密LDL颗粒的比例增高，此种颗粒易进入单核细胞，而且易于氧化；另一方面，LDL中的载脂蛋白（Apo）B出现非酶糖化，在血糖一般控制者达2%～5%，糖化LDL加强单核细胞中胆固醇酯的合成，并使内皮细胞功能受损，糖化LDL又易被氧化，氧化LDL可迅速被巨噬细胞摄取，进而形成泡沫细胞。可见，对糖尿病患者降低LDL-C对防止动脉粥样硬化有重要意义。根据美国国家胆固醇教育计划成人治疗组第3次指南（ATP Ⅲ）的建议，治疗的首要目标为LDL-C，治疗目标为<2.6mmol/L（100mg/dl）。对LDL-C处于2.6～3.38mmol/L（100～130mg/dl），加强生活方式改良。LDL-C≥3.38mmol/L（130mg/dl），加强生活方式改良的同时采用降LDL-C药物（首选他汀类，次选结合胆酸树脂或非诺贝特）。LDL-C已达标，而TG介于5.2～13.0mmol/L（200～500mg/dl），可考虑加大他汀类剂量，或加用烟酸或贝特类，如TG≥13.0mmol/L（500mg/dl），为了防止出现胰腺炎应先用贝特类或烟酸以降低TG，待TG<13.0mmol/L（500mg/dl），再转向降LDL-C治疗。ADA指南推荐较为激进的他汀类药物治疗策略，建议合并ASCVD或心血管病危险性显著增高的糖尿病患者应用高强度他汀类药

物治疗，同时建议为部分急性冠脉综合征患者联合应用他汀类药物与依折麦布，这有助于在不增加安全性事件的前提下进一步降低不良心血管事件的风险。2019 ADA糖尿病诊疗指南建议：生活方式干预是糖尿病患者血脂异常管理的基石；对于甘油三酯升高（≥1.7mmol/L）或/和高密低脂蛋白胆固醇降低（男<1.0mmol/L、女<1.3mmol/L）的患者应该强化生活方式干预并优化血糖控制；其中，空腹甘油三酯≥5.6mmol/L的患者，应评估其继发性因素，并针对甘油三酯严重升高进行药物治疗以降低胰腺炎风险；甘油三酯轻中度升高者（2.3～5.6mmol/L），应注意生活方式干预、排查继发性因素以及药物影响；同时，伴ASCVD的糖尿病患者，经过最大耐受剂量他汀治疗后若LDL-C仍≥1.8mmol/L，可加用其他降胆固醇药物（如依折麦布或PCSK-9抑制剂，处于价格考虑优选前者，但不推荐他汀与贝特或烟酸联合用药，并不能增加获益）；指南建议，无论任何年龄，只要糖尿病患者合并ASCVD或其10年心血管风险>20%，均应在生活方式干预的基础上启动高强度他汀治疗；伴有其他ASCVD危险因素且年龄<40岁的糖尿病患者，应接受中等强度他汀治疗；不伴ASCVD但年龄>40岁的糖尿病患者，应予以中等强度他汀治疗；伴有多重ASCVD危险因素的糖尿病患者，应用高强度他汀治疗是合理的；启动他汀或其他降脂药治疗时应检测血脂，并于4～12周后复查。此后至少每年检查1次；我国更新并颁布的《中国成人血脂异常防治指南（2016年修订版）》同样肯定了他汀类药物的核心地位，但主张将常规剂量的中等强度他汀类药物作为主要治疗方法。

4. 生活方式干预 生活方式干预是预防或延缓糖尿病前期向糖尿病进展的基础治疗，同时可以降低微血管和大血管疾病的风险。具体是指改变饮食结构（低盐低脂、低饱和脂肪和反式脂肪酸，富含膳食纤维的饮食）、规律运动、减轻体重、戒烟限酒等。中国大庆研究随机纳入577例糖耐量减低患者，分别进入对照组或生活方式干预组，为期6年的干预结算后进入14年的随访期。干预组糖尿病的发生率比对照组减低43%。干预组的心血管死亡率有明显下降趋势，但由于病例数较少，无统计学差异。

5. 减轻体重 肥胖是 2 型糖尿病发生发展的高危因素，同时也是心血管疾病发生的重要原因之一。中心型肥胖与糖耐量减低、胰岛素抵抗、高胰岛素血症、高血压、高脂血症、动脉硬化症、胆囊疾病、某些癌症和骨关节炎相关，减轻体重可降低上述危险因素，并改善生活质量。评价肥胖常用的简易指标是代表总体脂含量的体重指数（BMI），世界卫生组织将 $25kg/m^2 \leqslant BMI < 30kg/m^2$ 定义为超重，$BMI \geqslant 30kg/m^2$ 定义为肥胖，而我国则将 $24kg/m^2 \leqslant BMI < 28kg/m^2$ 定义为超重，$BMI \geqslant 28kg/m^2$ 定义为肥胖。研究表明，肥胖与心血管疾病之间的联系不仅取决于总体脂量，而且与脂肪组织的分布异常有密切关系，其中最值得关注的是腹部脂肪聚积在糖尿病及心血管疾病的发生和发展过程中所起的作用。近年的流行病学及临床研究均显示，与总体脂相比，腹型肥胖在胰岛素抵抗、MS、2 型糖尿病及心血管疾病的发病过程中是更重要的致病因素，且体内脂肪分布与亚临床动脉粥样硬化相关。2010 年，《新英格兰医学杂志》发表了一项对来自美国 19 个中心，5～28 年不等的随访期，共计 146 万名成年白种人的研究结果，即 BMI 与全因死亡率呈 J 型曲线，尤其 $BMI \geqslant 30.0kg/m^2$ 者，其死亡风险急剧上升，并独立于吸烟等常见危险因素，在成年白人中，BMI 保持在 $20.0～24.9kg/m^2$ 之间的全因死亡率最低。

6. 抗栓治疗 在众多的抗血小板药物中，阿司匹林被各国指南一致推荐为抗栓治疗的一线用药。《中国 2 型糖尿病防治指南（2010 版）》建议推荐：具有心血管疾病病史的糖尿病患者应用阿司匹林 75～150mg/d 作为二级预防措施。同时应进行整体心血管风险评估以选择阿司匹林作为糖尿病患者心血管事件一级预防措施。针对阿司匹林的安全性，JPAD 研究为我们提供了完全基于亚洲人群的安全性资料，亚组分析结果显示，与安慰剂相比，阿司匹林显著降低 2 型糖尿病患者致死性心血管事件，且未增加消化道和颅内出血风险。尽管抗血小板药物在糖尿病患者心血管事件一级预防中充满争议，2017 ADA 指南建议合并 ASCVD 的糖尿病患者，推荐应用阿司匹林（74～162mg/d）进行二级预防。若对阿司匹林过敏，应予以氯吡格雷（75mg/d）治疗。指南同时提到年龄≥50 岁并伴至少 1 项危险因素（早发 ASCVD 家族史、高血压、血脂异常、吸烟、蛋白尿）的糖尿病患者的心血管病风险明显增高，若不伴出血高危因素应考虑接受阿司匹林治疗。2019 ADA 指南中则提出无 ASCVD 但心血管风险增高的糖尿病患者应用阿司匹林治疗。

总之，对糖尿病患者的治疗应尽可能进行多因素干预，特别是合并心血管危险因素的糖尿病患者，不能将治疗片面单一化，应综合考虑各个方面的因素，针对不同患者，实现个体化治疗的目标。

四、糖尿病影响心血管事件预后的机制研究进展及思考

心血管事件是糖尿病患者的主要死亡原因，反过来糖尿病也是心血管疾病发生发展的危险因素及预后不良的重要因素之一。糖尿病患者在发生心血管事件后，其预后较不伴有糖尿病患者差，影响预后的因素很多，但深究其机制则仍处于百家争鸣的状态。因此，对糖尿病影响心血管事件发生发展的危险因素和病理生理机制需要全面评估和综合控制，对于糖尿病的心血管危险因素的控制更应得到重视。

（一）糖尿病促发心血管事件的发生与发展

糖尿病作为代谢综合征的一部分，聚集了众多的心血管疾病危险因素，包括高血压、脂代谢紊乱、高凝以及慢性炎症反应，导致血管活性物质及血流动力学变化和血管内皮功能损伤，促进动脉粥样硬化以及心血管事件的发生，且又抑制心血管事件之后内皮祖细胞的再生。

高血糖可使几乎所有的蛋白质发生糖基化，晚期糖基化终末产物（AGE）可诱导血管壁的胶原及细胞外间质发生交联，使血管壁的结构发生改变；血糖高，己糖激酶呈饱和状态，过剩葡萄糖不能通过正常的氧化或酵解途径代谢，醛糖还原酶（AR）活性增强，多元醇通路激活，催化细胞内葡萄糖转变为山梨醇。山梨醇是一极性很强的化合物，不能自由进出细胞，大量山梨醇在内皮细胞内蓄积，导致细胞内高渗，细胞外液渗入细胞，引起细胞渗透性水肿、破裂、功能障碍以及细胞膜损害；PCK 激活是糖尿病血管损伤的共同通路。高血糖激活 PKC 通路包括：①使组织细胞内

甘油二酯（DAG）增多，激活 PKC；② AGE 与其受体相互作用激活 PKC；③氧化应激及游离脂肪酸等激活 PKC。PKC 活化，通过 NADPH 氧化酶而产生氧自由基导致氧化应激，影响细胞内信号转导改变内皮功能，促使糖尿病微血管病变的发生和发展；AGE 通过与其受体（RAGE）结合而产生过多活性氧（ROS），ROS 增加胞质内钙离子浓度，减少 NO 的生成，使血管舒张作用减弱。

糖尿病合并高血压或脂代谢紊乱会加重心血管病变的危险性，2 型糖尿病高血压机制可能与高胰岛素血症、动脉硬化、细胞外液的增加等有关。高糖状态下，低密度脂蛋白被糖基化，动脉内膜细胞及巨噬细胞对低密度脂蛋白的吸收增加，从而刺激了泡沫细胞的形成，低密度脂蛋白的糖基化和氧化，均可促进动脉粥样硬化的形成。糖尿病胰岛素缺乏和胰岛素抵抗可能导致 VLDL 的分泌增加，其结果为：① VLDL 减少 NO 的释放，上调细胞因子和黏附分子在血管内皮细胞的表达，可能会导致血管内皮功能障碍；②提高血液中低密度脂蛋白的氧化，是动脉粥样硬化和发生炎症反应的诱因；③ HDL 有助于抑制氧化损伤、血管炎症、血小板聚集和动脉粥样硬化的发展，但是 VLDL 增加会诱导载脂蛋白 A-1 从 HDL 解离，损失 HDL，促进脂质沉积在血管，加速动脉粥样硬化斑块的形成。

不论 1 型或 2 型糖尿病，血浆内皮素（ET）、血栓素 E2（TXB$_2$）升高；前列环素（PGI$_2$）的合成和其代谢产物 6- 酮 -PGF（6-keto-PGF）降低，使糖尿病患者血管活性物质及血流动力学发生变化，且使血小板功能异常导致高凝状态，加重心血管事件的发生。目前广泛认为 2 型糖尿病是由细胞因子介导的炎症反应，如果炎症过程持续发展，炎症因子会改变内皮细胞间黏附受体的分布，使内皮细胞间连接结构发生变化，诱导巨噬细胞和血管平滑肌细胞凋亡，直接参与动脉粥样硬化及其并发症的发生。

糖尿病诱发心血管事件的多重机制见图 7-1-7。

（二）糖尿病加重心肌缺血 / 再灌损伤的可能机制

心肌细胞在经历一段时间的缺血、缺氧或再灌注后，会出现不同程度的细胞凋亡。急性缺血，2 小时开始出现细胞凋亡，3 小时后显著加

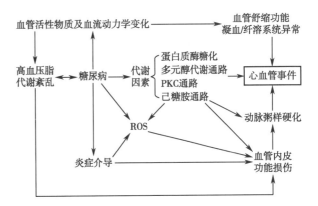

图 7-1-7　糖尿病通过多重机制诱发心血管事件

重，6 小时后逐渐下降并持续数天。梗死灶中心的细胞坏死主要是由于严重缺血所致，而梗死灶边缘凋亡的细胞主要是由再灌注触发的。在心肌缺血 / 再灌注过程中，缺氧性代谢紊乱和溶酶体激活会进一步加重细胞凋亡。

（1）在缺血、缺氧条件下，无氧酵解增加，促使乳酸产生增多，造成心肌细胞有氧代谢障碍，供能体系中 ATP 的含量明显减低。血糖过高时，缺血时限延长，乳酸堆积进一步加剧，引起细胞酸中毒，加重心肌细胞的损伤。

（2）正常生理情况下，心肌以有氧代谢形式在线粒体内通过氧化磷酸化生成三磷酸腺苷（ATP），为心肌提供做功所需能量。心肌缺血时则转为无氧代谢为主，线粒体呼吸功能障碍，氧化磷酸化功能受损，ATP 生成减少，以致心肌舒缩功能障碍。ATP 生成减少时，肌膜及肌浆网膜钙泵功能出现障碍，由于钙泵功能障碍细胞质中过多的钙不能被排出和摄取，致使细胞质中游离钙浓度增加而造成钙超载。细胞质中过多的钙最终形成磷酸盐沉积于线粒体，使线粒体结构及功能更加破坏。再灌注时，心肌对氧的利用度并未发生明显的增加，考虑与线粒体受损以及合成高能磷酸化合物的前体物质匮乏有关。因此，缺血 / 再灌注致使心肌损伤进一步加重。

（3）缺血缺氧介导细胞酸中毒，细胞内 pH 降低，在再灌注时细胞内外形成 pH 梯度差，由于 Na$^+$-H$^+$ 交换，致细胞内钠增加。此外，缺血时钠钾 ATP 酶活性降低，也可造成细胞内 Na$^+$ 超载，激活细胞质膜上的 Na$^+$-Ca^{2+} 交换蛋白，交换机制使细胞外钙大量内流造成细胞钙超载。而 Ca^{2+} 作为信号转导系统的第二信使，在细胞凋亡过程

中起着重要的作用。

（4）长时间缺血过程中，细胞质内的溶酶体酶被激活，使细胞膜发生蛋白水解性破坏和液化，使膜受损，通透性增高出现钙离子等内流。乳酸增多和离子内流均会导致细胞内渗透压增高和水潴留，致使细胞膜破坏。

（5）自由基虽然具有极为活泼的反应性，能与各种细胞成分发生反应。但在生理条件下，对机体无有害影响。缺血 / 再灌注时，活性氧产生增多并有抗氧化酶活性下降，自由基引发线粒体膜脂质过氧化增强，细胞内形成脂质过氧化物明显增多，使线粒体受损导致功能障碍。线粒体在缺氧时又是产生自由基的场所，因此会进一步加重线粒体的损伤，加剧心肌细胞凋亡。

（6）心肌缺血再灌注损伤中，许多炎症因子（如白细胞介素、肿瘤坏死因子、NF-κB）都参与了心肌缺血再灌注损伤。研究报道在缺血再灌注损伤的心肌细胞中可见白细胞浸润。白细胞又可以释放许多炎症介质以增加血管通透性并引发水肿，加剧细胞功能障碍和细胞凋亡。

（7）糖尿病在增加缺血时限的同时，也增加体内 ROS 的含量，线粒体过氧化物加剧断裂，进而激活参与 DNA 修复的多聚 ADP 核糖酶，该酶激活后 3- 磷酸甘油醛脱氢酶受抑制，减少了细胞内 ATP 的总量，进而加重心血管病变，影响心血管事件的预后。随着缺血、缺氧时间延长，高血糖进行无氧糖酵解增加，乳酸堆积，离子稳态失衡加重，心肌细胞进行性变性、坏死。

（8）糖尿病患者心肌细胞防御系统：在发生缺血 / 再灌注损伤时，机体会产生内源性的心肌保护措施，可明显减轻心肌缺血再灌注损伤，可以减少心肌酶的漏出，提高氧自由基的清除能力，减少脂质过氧化物的形成，进而抑制氧自由基介导的心肌细胞的损害作用，即缺血预适应（ischemic preconditioning, IPC）（文末彩图 7-1-8）。①但在糖尿病、高血糖的情况下，IPC 对心肌的保护作用被抑制，考虑其与参与调控 IPC 信号通路受到抑制，使心肌细胞内线粒体通透性转换孔（mitochondrial permeability transition pore, MPTP）开放有关。IPC 对心肌的保护作用在糖尿病患者中被明显减弱，进一步加重了缺血性心脏病患者的预后。②可能伴有糖尿病广泛心肌微血管病

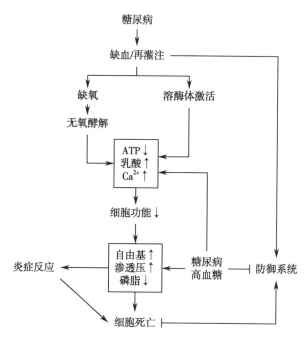

图 7-1-8　糖尿病加重心肌缺血 / 再灌损伤的可能机制

变，影响心肌缺血后侧支循环的建立。③一般情况下，该类患者糖尿病病史较长，心肌细胞长期处于糖毒性、脂毒性及其所致的一系列级联代谢异常，氧化应激及炎症因子的微环境，心肌细胞发生变性、坏死；并且细胞抵御缺血、再灌损伤的自我保护机制薄弱。

（三）糖尿病心肌病发生的可能机制

1972 年，Rubler 等首次提出糖尿病心肌病概念，指特发于糖尿病患者、独立于冠心病、高血压等疾病、以心室舒张或心室收缩功能障碍及心脏结构改变为主要表现、最终可进展为心力衰竭的一种疾病。组织病理表现为心肌细胞肥厚、变性、坏死，微血管病变伴血管再生障碍及血管周围和心肌间质纤维化，其发生机制目前不十分清楚。实验研究指出多方面的代谢紊乱构成了糖尿病心肌功能和结构改变的基础（图 7-1-9）。

1. 糖代谢紊乱、高胰岛素血症　高血糖以一连串次级转换反应介导其损伤效应，包括蛋白质非酶糖基化、多元醇代谢旁路、蛋白激酶 C 通路及己糖胺通路。这些代谢紊乱将直接或间接使线粒体 ROS 生成过多，导致心肌炎症和内皮功能障碍；使心肌胶原沉着和纤维变性。AGE 能钝化 NO，损伤冠状血管扩张，组织血流量减少，增加细胞外基质沉着，毛细血管基底膜增厚，血管渗透性增加伴新生血管形成。高胰岛素血症通过级

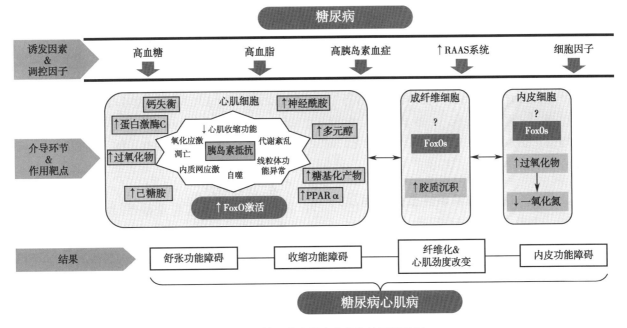

图 7-1-9　糖尿病心肌病变发生的可能机制

联效应激活 ERK 和 PI3K/Akt/mTOR 通路,进而导致心肌细胞肥大、兴奋交感神经及 RAS 系统。

2. 脂代谢紊乱　糖尿病心肌中脂肪酸供给增加导致了数个主要的细胞代谢紊乱。β 氧化增加和线粒体长链脂酰肉毒碱蓄积,致使氧化磷酸化解偶联,结果是糖酵解的中间产物过多,诱导细胞凋亡,导致心肌生物能学和舒张 / 收缩偶联的紊乱。

3. 氧化应激损伤　糖代谢紊乱及其所致的级联效应引起线粒体电子传递异常,氧自由基和脂质过氧化物生成增多,多因子的协同作用激活参与 DNA 修复的多聚 ADP 核糖酶,该酶激活后 3- 磷酸甘油醛脱氢酶受抑制,减少了细胞内 ATP 的总量,使细胞能量供应逐渐减少以致发生细胞功能障碍;还原性谷胱甘肽水平下降,降低细胞膜的完整性及流动性。心肌细胞自由基增多,将影响多种酶活性及表达,如钠钾 ATP 酶、钙泵,进而影响离子转运及细胞功能。

4. 炎症介导的心肌细胞损伤　无论 1 型还是 2 型糖尿病,炎症反应增强是一普遍现象。IL-1、IL-2、TNF 及黏附分子等炎性因子在促进心肌细胞凋亡及 DCM 的发展中起重要作用以拮抗这类细胞因子为靶标的治疗策略都能降低糖尿病患者发生心肌病的危险。TNF-α 通过激活 p38 丝裂原激活蛋白激酶(MAPK)信号通路诱导心肌细胞死

亡,金属硫蛋白可抵抗 TNF-α 诱导的心脏毒性,对糖尿病心肌病具有保护效应。动物实验表明,糖尿病心肌病大鼠心肌组织核因子 -κB(NF-κB)及外周血 TNF-α、IL-6、IL-1β 表达明显增加,糖脂代谢紊乱,心肌超微结构损伤明显,下调了转录因子 NF-κB 的表达,抑制了 NF-κB 通路的激活,可以明显防治糖尿病心肌病的发生。

5. RAS 系统激活　在糖尿病中,心脏负荷的轻度改变即可上调 RAS 系统,导致心肌结构和构型改变,损害了心脏做功能力。动物实验表明血管紧张素 II 表达过多导致了心肌肥大和细胞凋亡。

6. 能量及离子稳态　糖代谢紊乱及其级联效应,可引起心肌细胞能量失衡,ATP 总量减少,致使心肌细胞变性、坏死。糖尿病心肌病的发展过程中,前面提到的氧化应激、长链脂肪酸及心肌细胞膜磷脂的变化等,导致肌纤维膜钠钾 ATP 酶、Na^+-Ca^{2+} 交换,钙泵活性的异常会导致细胞内钙超负荷,复极 K^+ 电流减少,致使心肌电生理异常。

7. 微血管病变　糖尿病患者易导致组织、器官微血管病变,同样心肌也存在心肌微血管病变。在应激情况下,如缺血缺氧等,心肌微血管反应性下降或缺如,侧支循环形成差,故易于梗塞。同时广泛心肌微血管病变导致心肌易损伤性。

8. 自主神经损伤　糖尿病自主神经病变会导致冠状阻力血管对交感神经刺激增加的血管舒张反应受损；平均心率变异显著减少和舒张期最大充盈率异常关联。因此交感神经/副交感神经在整体环境变化过程中反应失衡，导致血管舒缩功能的改变，心肌细胞受损。心脏β肾上腺素能兴奋性增强，诱发心肌细胞肥厚，间质纤维化，从而降低心肌功能并伴有心肌细胞的凋亡。

五、糖尿病及心血管事件相关指南及共识解读

新近发表的国内外糖尿病指南均一致将综合防治作为糖尿病心血管并发症的常规策略。

（一）国外指南方面

降糖、调脂、降压、抗血小板治疗是治疗基础，CABG 和 PCI 应因人制宜。

1. 强化血糖控制　干预共同病因。

（1）2019 年，美国糖尿病协会（ADA）将 $HbA_{1C} \geqslant$ 6.5% 作为糖尿病的诊断标准之一。

（2）2019 年 ADA 标准推荐：非妊娠状态的成人 HbA_{1C} 目标值为 <7%。对于大部分非妊娠成年人餐前血糖的目标范围在 4.4～7.2mmol/L，餐后血糖峰值目标为 <10mmol/L。并应注意严重低血糖的发生。

（3）2019 ADA 推荐：对于存在心血管疾病的 2 型糖尿病患者，降糖药物 SGLT2 和 GLP-1 受体激动剂具有明确的获益，建议考虑作为降糖方案的一部分。

2. 强化调脂　LDL-C 依然是主要治疗目标。

（1）2019 AHA/ADA 标准推荐：对于无明确心血管病患者，建议将低密度脂蛋白胆固醇（LDL-C）降至 <2.6mmol/L；对于有明确心血管病患者，建议 LDL-C<1.8mmol/L，同时建议甘油三酯（TG）目标值 <1.7mmol/L；高密度脂蛋白胆固醇（HDL-C）目标值：男性 >1.0mmol/L，女性 >1.3mmol/L。

（2）LDL-C 为首要治疗目标，首选他汀类药物，高强度他汀治疗不达标准者，也可考虑联合依折麦布治疗。

3. 强化血压控制　降压目标个体化。

2019 ADA 标准推荐：对于血压目标值的建议更强调个体化决策。其建议为每位患者确定个体化的血压控制目标，将心血管高危患者（确诊 ASCVD 者或 10 年心血管风险 >15% 的患者）的血压控制在 <130/80mmHg；若糖尿病合并高血压的患者心血管事件风险较低（10 年心血管风险 <15%，血压控制目标为 <140/90mmHg；合并糖尿病的妊娠期高血压患者，应将血压控制在 120～160/80～105mmHg 范围内。与糖尿病血压的控制标准相接轨，提示血压的严格控制对于糖尿病患者而言较非糖尿病患者更为重要。

4. 抗栓治疗

（1）2010 ADA 标准推荐：对于男性 >50 岁或女性 >60 岁，合并至少一项主要危险因素（心血管病家族史、高血压、吸烟、血脂异常或蛋白尿）的高危患者，阿司匹林（75～162mg/d）治疗可作为一级预防；对于无心血管病危险因素、男性 <50 岁或女性 <60 岁，不建议常规使用阿司匹林预防心血管病。对于有心血管病史的糖尿病患者，阿司匹林（75～162mg/d）可作为二级预防策略。对于有心血管病但对阿司匹林过敏的患者，应使用氯吡格雷（75mg/d）替代。

（2）2019 年 ADA 推荐：在上述 2010 推荐基础上建议，大于 70 岁的老人，应用阿司匹林作为一级预防应慎重，不推荐常规应用。

5. 血运重建治疗　CABG 和 PCI 选择应具体评估。

（1）2018 ESC/EACTS 指南：对糖尿病患者而言，不论是冠状动脉旁路移植术（CABG）还是经皮冠脉介入术（PCI）的概率都很高，糖尿病患者更易发生左主干及多支血管病变，累及范围较广，小血管受累明显。

（2）最新研究表明合并急性冠脉综合征的糖尿病患者，实施 CABG 手术比 PCI 手术获益更多，更多证据支持对于糖尿病或多支血管病变的患者施行 CABG 手术。

（二）国内指南方面

1.《中国 2 型糖尿病防治指南（2017 年版）》《中国 2 型糖尿病防治指南（2017 年版）》指出，生活方式干预、降血糖、降血压、调血脂和抗血小板等的综合治疗是显著减少糖尿病大血管、小血管并发症和死亡发生风险的最有效措施。

（1）降糖化血红蛋白及阿司匹林治疗：指南明确指出，可将 $HbA_{1C} \geqslant 7\%$ 作为 2 型糖尿病患者启动临床治疗或需要调整治疗方案的重要判断标

准。糖尿病患者的 HbA_{1C} 水平目标值应 <7.0%。同时指出对中、高危心血管风险的糖尿病患者推荐使用阿司匹林作为一级预防，对有心血管疾病史的糖尿病患者应用阿司匹林作为二级预防措施。

（2）血压达标：糖尿病患者高血压的诊断切点为收缩压≥130mmHg 和 / 或舒张压≥80mmHg，具体控制目标为 <130/80mmHg。

（3）调脂治疗：指南明确指出在进行调脂治疗时，应将降低 LDL-C 作为首要目标。LDL-C 治疗目标值为 <2.6mmol/L。

2.《糖尿病患者多重心血管危险因素综合管理中国专家共识》(2012 年)

（1）加强 2 型糖尿病患者心血管可控性危险因素管理，治疗性地改善生活方式的主要内容包括合理饮食、适量运动、控制体重、限制饮酒、戒烟以及对不良情绪的矫治。

（2）血糖管理，注重个体化管理。

（3）血压管理：仍推荐 <130/80mmHg 作为多数 2 型糖尿病患者的降压治疗目标值。但是对于高龄、一般健康状况较差或已经发生严重缺血性心脏病的患者，血压目标值 <140/90mmHg。ARB 与 ACEI 是高血压糖尿病患者降压治疗的基石。

（4）血脂管理：对于已经发生动脉粥样硬化性心血管疾病的 2 型糖尿病患者，无论其血脂水平如何，均应在改善生活方式的基础上予以他汀治疗。年龄≥40 岁的 2 型糖尿病患者，虽然其血脂水平无增高且无心血管并发症，应用他汀类药物亦可使其获益。年龄 <40 岁但已发生心血管疾患或存在多种其他心血管危险因素者，亦需给予他汀治疗。

2 型糖尿病患者中 TG 增高更为常见，将 TG 降低至 1.7mmol/L（150mg/dl）以下。若 TG 水平轻中度升高[< 5.6mmol/L（500mg/dl）]，仍应首选他汀治疗。对于 TG 严重升高[≥5.6mmol/L（500mg/dl）]的患者，则应将降低 TG 水平作为首要治疗目标以预防急性胰腺炎，此时常需首选贝特类药物。对于以 HDL-C 降低为主要表现的血脂异常患者，仍可首选他汀类药物治疗，将 HDL-C 升高至 1.0mmol/L（40mg/dl）（男性）或 1.3mmol/L（50mg/dl）（女性）以上。单药治疗不能达标者，考虑联合应用烟酸类或贝特类药物。

（5）合理应用抗血小板药物，加强微量蛋白尿的筛查。

（王桂侠）

第七节　胰岛素的使用

糖尿病本质上是胰岛素分泌不足和 / 或作用缺陷，导致以慢性高血糖为特征的代谢性疾病。有针对性地改善胰岛素的作用及分泌是糖尿病治疗的根本所在，现今胰岛素的使用仍具有不可替代的作用，是糖尿病治疗医师的必备技能。

胰岛素的发现和应用是糖尿病治疗史上的一个里程碑，是转化医学的成功范例之一。胰岛素的使用挽救了无数 1 型糖尿病患者的生命，从根本上改善了糖尿病急性代谢紊乱的救治，改善了糖尿病患者的代谢控制与预后。但是，糖尿病的危害远未消除，虽然胰岛素制剂的不断改进为匹配临床治疗需求提供了多种选择，胰岛素治疗的糖尿病患者血糖和 HbA_{1C} 达标率仍不高。在综合治疗的基础上，针对每一位患者的具体情况合理选择与使用好胰岛素，使患者血糖持续安全达标仍是一个十分困难的问题。

一、胰岛素的研发和使用历程——成就与问题同在

胰岛素发现和初次应用于临床已近百年，在应用初期改进胰岛素的分离、提取技术，满足糖尿病患者的大量需求是主要问题。之后，胰岛素的提纯技术的突破与改进减少了注射部位的不良反应和过敏反应。

为延长胰岛素皮下注射的作用时间，减少注射次数，方便患者使用，1936 年制成了鱼精蛋白锌胰岛素。1946 年性质更为稳定的中性鱼精蛋白胰岛素面世。

随着对胰岛素化学本质，空间三维结构的了解和基因工程的进展，20 世纪 80 年代实现了人胰岛素的商业化生产，进一步降低了胰岛素制剂的免疫原性，提高了纯度。然而，人胰岛素皮下注射后的作用过程为非生理性方式，常常难以匹配患者餐后或基础状态下对胰岛素的需求。

20 世纪 90 年代，胰岛素类似物问世。从药代动力学上超短效胰岛素类似物更适合于餐时注

射,满足一餐的胰岛素需要;长效胰岛素类似物一日一次的注射满足基础胰岛素的需要。胰岛素类似物的不同组合较过去更易于达到模拟胰岛素生理性替代的目标。但是,胰岛素非生理性的使用方式,仍是制约我们达到胰岛素生理性替代或补充之理想目标的根本原因。

二、胰岛素使用的现状、问题与难点

(一)胰岛素适应证的把握

1 型糖尿病需要胰岛素终身替代治疗早已共识,某些特殊类型糖尿病需要胰岛素补充或替代治疗。2 型糖尿病基于代谢控制,在一些情况下需要使用胰岛素治疗。

我国《成人 2 型糖尿病胰岛素临床应用的中国专家共识》建议了 2 型糖尿病的胰岛素适应证:①急性并发症或严重慢性并发症;②应激情况(感染、外伤、手术等);③严重合并症,肝肾功能不全;④妊娠期间。

以下情况可给予胰岛素单药治疗,亦可给予口服药和胰岛素联合应用:①新诊断 2 型糖尿病患者,$HbA_{1C} \geq 9.0\%$ 且糖尿病症状明显;②在采用有效的生活方式干预及两种或两种以上口服降糖药物次大剂量治疗 3 个月后血糖仍不达标($HbA_{1C} \geq 7.0\%$)的患者;③病程中出现无明显诱因的体重下降者。

这一建议反映了 2 型糖尿病胰岛素使用的主流观点。然而,胰岛素使用"早与晚"的争论始终存在。现实情况是,我国胰岛素起始治疗时间延迟与胰岛素非合理使用情况并存。把握患者胰岛素适应证存在的时限及胰岛素的使用力度是关键与难点。

(二)胰岛素常用制剂与方案选择

胰岛素的常用制剂有每毫升含 40U 和 100U 两种规格,使用时应注意注射器与胰岛素浓度相匹配。

胰岛素有多种分类方法,按制剂来源不同分为动物胰岛素(猪、牛)、合成人胰岛素、胰岛素类似物;按作用起效快慢和维持作用时间分为短(速)效、中效和长效胰岛素;按制剂 pH 值不同分为酸性和中性胰岛素等。

1. 临床常用胰岛素制剂有以下几种:

(1)短效胰岛素:普通胰岛素或正规胰岛素(regular insulin, RI),有动物胰岛素和基因重组人胰岛素。短效胰岛素皮下注射后 30min 左右开始降糖,2~4h 作用高峰,作用持续 5~8 小时,可用于皮下、肌内注射和静脉注射。

(2)中效胰岛素:低精蛋白锌胰岛素(neutral protamine Hagedorn, NPH, 中性精蛋白胰岛素),亦有动物胰岛素和人胰岛素,皮下注射 1.5~3h 起效,作用高峰 5~7h,持续 13~16h。作用持续时间长短与注射剂量有关。

中效胰岛素可以单独使用,也可与短效胰岛素以所需要的比例混合注射,每日 1~2 次。中效胰岛素是混悬液,抽取前需要摇匀,只可用于皮下注射或肌内注射,不可静脉点滴。

(3)长效胰岛素:精蛋白锌胰岛素(protamine zinc insulin, PZI, 鱼精蛋白锌胰岛素)3~6h 起效,作用高峰 12~20h,作用持续 24~36h。亦为混悬液,不可静滴。PZI 可与短效胰岛素混合使用,一般 RI∶PZI 约为(2~4)∶1U 使用,如果 RI∶PZI = 1∶1 混合其作用持续时间相当于 NPH。可按病情需要皮下注射每日 1~2 次。

(4)预混胰岛素:是为方便患者使用和减少注射次数,将短效和中效胰岛素预先混合的制剂。分为不同比例,短效人胰岛素占 30%,中效人胰岛素占 70% 的(30/70)制剂,称为"30R";短效与中效人胰岛素各占 50% 的(50/50)制剂,称为"50R"。

一般短效胰岛素主要用于控制第一餐饭后高血糖,中效胰岛素主要作用在控制第二餐饭后高血糖;长效胰岛素作用的高峰相对低,主要提供基础水平的胰岛素;预混胰岛素作用相当于短效与中效胰岛素的叠加。

(5)速效胰岛素类似物:它们的共同特点是改变了胰岛素分子的自聚力,使胰岛素从六聚体变成单体或二聚体胰岛素的速度较人胰岛素快,而起效早,作用时间相对短。通常皮下注射 15min 起效,血浆达峰时间 30~60min,作用持续 3~5 小时。餐时给药,更适宜用于胰岛素泵控制血糖。主要制剂有:①赖脯胰岛素(insulin lispro),是将人胰岛素 B 链 28 位脯氨酸和 29 位的赖氨酸次序倒位。②门冬胰岛素(insulin aspart),是将人胰岛素 B 链 28 的脯氨酸(Pro)被一个天冬氨酸(Asp)残基替换。③谷赖胰岛素(insulin glulicine),是将

B链3位的天冬氨酸用赖氨酸取代,将B链29位的赖氨酸用谷氨酸取代而成的一种新型速效胰岛素类似物。

(6)长效胰岛素类似物:起效时间1.5~3小时,持续24小时,峰值不明显。补充基础胰岛素的分泌不足。主要有:①甘精胰岛素(insulin glargine),是将人胰岛素A链21位天冬氨酸换成甘氨酸(Gly),在B链末端加两分子精氨酸(B31Arg,B32Arg),使胰岛素在皮下吸收缓慢,稳定性增加。②地特胰岛素(insulin determir)是去掉B链30位的苏氨酸(Thr),在B链29位赖氨酸(Lys)上连接了一个C14脂肪酸链,可与血液和组织中白蛋白结合而延长了其半衰期。③德谷胰岛素(insulin degludec)一种新型的超长效基础胰岛素类似物,是将人胰岛素B链的30位苏氨酸去掉,并通过谷氨酸连接子将一个十六碳脂肪二酸侧链连接到B链29位赖氨酸上。这增加了分子间的自我聚合能力,注射后在皮下形成可溶、稳定的多六聚体,缓慢释放单体入血发挥降糖作用,并可通过脂肪二酸侧链与血浆白蛋白可逆性结合,进一步延缓向外周靶器官扩散和分布,从而具有超长效、无峰的药效学曲线。

(7)预混胰岛素类似物:是将速效胰岛素类似物与精蛋白结晶的胰岛素类似物以不同比例预先混合的制剂。有助于控制餐后,兼顾基础。

2. 常用的胰岛素治疗方案主要有以下组合

(1)三餐前短效人胰岛素(或速效胰岛素类似物)和睡前中、长效胰岛素(NPH、PZI或长效胰岛素类似物)方案,符合生理要求,灵活性强,容易实施,应用普遍。缺点是:需每日注射4针。

(2)三餐前短效(R)和早餐和/或晚餐前长效胰岛素(PZI)方案,可以R、R、R+PZI;R+PZI、R、R;或R+PZI、R、R+PZI,剂量比例和分布因人而异。特点:较组合(1)少注射一针,但尚无预混制剂。

(3)短效(R)和中效胰岛素(NPH)混合注射方案,R与NPH按一定比例预先混合后(如30R、40R、50R)在早晚餐前各注射1次。一般早餐前剂量为全天剂量的2/3。由于简便易行,患者乐于接受。如果中餐后血糖不佳,可于午餐前加注短效胰岛素。

预混速效胰岛素类似物与预混人胰岛素用法类似,并可对2型糖尿病在需要时采用3次/d的强化方案。

(4)长效胰岛素每日1次方案,用于胰岛素需要量较少或与口服降糖药物联合治疗。

(5)中效胰岛素每日1~2次方案,用于胰岛素需要量较少或与口服降糖药物联合治疗。如口服降糖药+睡前或早餐前NPH注射。

(6)早餐前中、短效混合胰岛素、晚餐前短效胰岛素和睡前NPH方案,用于部分儿童糖尿病患者。

(7)胰岛素泵持续皮下胰岛素输注(continuous subcutaneous insulin infusion,CSII),是更理想的胰岛素注射方案,可模拟生理胰岛素分泌,血糖控制易于平稳。但治疗成本高。

(三)胰岛素治疗的难点

目前胰岛素治疗的难点在于治疗方案的恰当选择与治疗力度的合理把握。理想的治疗应该是兼具血糖控制的有效性、安全性、方便性和经济性,但由于机体血糖受多因素影响,存在极大的变异性和个体差异,胰岛素治疗又具有的两面性(降糖的同时存在低血糖风险),加之胰岛素非生理性注射方式的限制和糖尿病治疗的长期性等因素,使得胰岛素治疗面临诸多困难与挑战。

在胰岛素治疗方案的选择上,现在尚无证据表明何种治疗方案更优,各权威学术组织推荐的胰岛素启动治疗方案不尽相同。关键是同一种胰岛素适应证或相近的病情下,不同的方案可能均有效,而不同个体相似的病情却对同一方案的治疗反应不一。

更难把握的是治疗力度。由于胰岛素治疗的两面性,剂量不足血糖控制不好。剂量过于充分,不仅低血糖风险显著增加,而且血糖常常同样控制不佳。此时,由于机体对抗低血糖的保护作用(升糖激素动员、饥饿、加餐等)可致血糖波动,无症状低血糖的存在和血糖检测时限、方法、意愿、意识、便利性的限制等诸多因素使得低血糖不一定能及时发现,对胰岛素剂量的调节造成困难。

三、用好胰岛素需要关注的问题

(一)需要了解的相关基础知识

1. 胰岛素的基本结构与化学特性　胰岛素

是由 51 个氨基酸组成的小分子蛋白质,在胰岛 β 细胞内合成。首先合成前胰岛素原,为一种长链多肽,分子量 11 500。前胰岛素原在粗面内质网上被蛋白裂解酶水解掉信号肽后形成胰岛素原,胰岛素原分子量 9 000,由 86 个氨基酸组成。胰岛素原在高尔基体内裂解为胰岛素和 C 肽,并释放出两个二肽。C 肽由 31 个氨基酸构成,与胰岛素等分子分泌,无胰岛素活性。

胰岛素分子由两条多肽链组成,A 链含 21 个氨基酸,B 链含 30 个氨基酸,两条肽链由两个二硫键连接起来(A_7、B_7 及 A_{20}、B_{19} 位上的半胱氨酸),在 A 链内部还有一个二硫键,将第 6 和第 11 氨基酸残基连接起来。人与猪、牛的胰岛素氨基酸序列不同。

胰岛素的化学特性决定了其治疗特性:①分子量 5 802,很难通过黏膜和内皮,在组织中吸收缓慢。②高浓度时胰岛素分子可以形成二聚体和六聚体,多以六聚体形式存在,进一步延缓了其在组织中的吸收。

2. 胰岛素的分泌与代谢 正常成人每天分泌约 2mg(50U)胰岛素,内源性胰岛素分泌入血后随门脉血液首先进入肝脏,经过肝脏时有 40%～50% 胰岛素被灭活,其余部分通过体循环送往全身作用于靶细胞。门静脉血胰岛素是外周动脉血的 2～3 倍,静脉血的 3～4 倍。

生理情况下胰岛素分泌可分为持续的基础分泌和负荷后胰岛素分泌。基础状态下(血糖 70～110mg/dl),胰岛素分泌约每小时 1U,高血糖时分泌每小时 5U,低血糖时(血糖 <30mg/dl)停止分泌。正常人空腹血胰岛素含量 10～20μU/ml,进餐后可立即升高到 50～150μU/ml。

血浆胰岛素以游离和结合两种形式存在,大部分以与血浆 β 球蛋白结合的形式存在,并与游离部分保持平衡。胰岛素血浆半衰期为 5min,体外注射的胰岛素,一次静脉注射,其 90% 量在 20min 内从血中消失。尿中排出不到 20%,绝大部分被组织吸收或肝脏灭活。

(二)把握胰岛素的使用原则与制剂选择

充分了解胰岛素适应证和不同胰岛素制剂种类的特点是用好胰岛素的基础,在此基础上注意以下原则:

(1)无论哪一类型的糖尿病,胰岛素治疗应在一般治疗和饮食治疗的基础上进行,胰岛素的剂量应根据患者的血糖水平、治疗需要和对治疗反应情况来调整。

(2)理想的胰岛素治疗应尽可能模拟内源性胰岛素分泌,使血糖得到最佳控制。即采用基础 + 餐时的每日 3～4 针模式,尤其对于 1 型糖尿病的胰岛素替代治疗。

(3)开始使用胰岛素时,宜使用短效胰岛素。初始剂量应根据患者情况从小剂量开始,参考剂量每日 0.3～0.6U/kg,分 3 次于三餐前皮下注射。以后根据治疗反应逐步调节剂量和使用方法,如餐后血糖有所控制,而空腹及晚餐前较高需要加用基础胰岛素时,则可加用中、长效胰岛素。

(4)对于 2 型糖尿病,胰岛尚有一定功能或 / 和口服降糖药还有一定疗效,采用胰岛素补充治疗时,多可与口服降糖药联合使用。此时采用胰岛素每日 1～2 针的简化方案,常可控制病情,患者易于接受。

具体可视患者口服降糖药使用中血糖谱的状况而定,以空腹及餐前血糖升高为主,餐后血糖升高幅度有限时,给予基础胰岛素联合治疗;以餐后血糖升幅明显,而空腹血糖升高有限时,给予预混胰岛素 2 针方案。

(5)糖尿病酮症酸中毒、高渗性昏迷等危重症抢救或其他急需控制血糖时应予以胰岛素静脉点滴。

(6)1 型糖尿病血糖波动大(表现为脆性糖尿病),易于低血糖,无口服降糖药禁忌时,可在胰岛素治疗基础上辅以二甲双胍、阿卡波糖等口服药治疗。

(7)胰岛素注射可使用胰岛素注射器、胰岛素笔、胰岛素泵及无针注射器等。

(三)关注胰岛素剂量的确定与调节

1 型糖尿病患者每日胰岛素需要量一般为 0.5～1.0U/kg,但蜜月期胰岛尚有一定分泌功能,故 0.2～0.6U/kg 的胰岛素即可满足需要。

初始选用小剂量,短效胰岛素。其胰岛素剂量分布,一般早晨餐前需要量最大、晚餐前次之、中餐前第三、午夜需要量最少。以后根据血糖情况,数天调节胰岛素剂量一次,直至取得满意控制。

调节胰岛素剂量应注意以下几点:

1. 血糖控制情况应以全天多点测定的血糖谱为依据，切忌仅凭单次空腹或餐后血糖调节胰岛素剂量。

2. 由于患者反应各不相同，每次胰岛素调节幅度不宜过大，避免过量发生低血糖。

3. 增减某次胰岛素剂量，取决于血糖不满意的时间点（目标点）是哪一次注射的哪一种胰岛素之作用，或调节何时、何种胰岛素可以达到预期目的。应注意不同时间和不同种类的胰岛素可能的叠加作用。如早餐后和中餐前血糖高，提示早餐前短效胰岛素量不足，应加早餐前短效胰岛素；中餐后血糖高应增加中餐前短效胰岛素或早餐前中效胰岛素剂量。

4. 糖尿病患者胰岛素的控制剂量和维持治疗剂量可能不同，多数患者维持治疗剂量小于病情控制剂量。因而，一旦高血糖控制，应警惕低血糖，必要时胰岛素减量。

部分 1 型糖尿病患者在初次胰岛素治疗后一段时间内，病情部分或完全缓解，胰岛素剂量减少或可完全停用，称为糖尿病蜜月期。但缓解是暂时的，数周或数月，一般不超过 1 年，糖尿病会再次加重。蜜月期原则上胰岛素不停用，但应减量，避免低血糖。

5. 多种因素可影响血糖和胰岛素用量应予注意：

（1）疾病类型与轻重：1 型糖尿病胰岛素替代治疗；2 型糖尿病胰岛素补充，部分替代治疗，但 2 型多有胰岛素抵抗。

（2）胰岛素抗体：人胰岛素不产生，高纯度胰岛素产生少。

（3）其他疾病：肝硬化、肾病伴肝肾功能不全胰岛素需要量减少；感染、创伤、应激等胰岛素需要量增加。

（4）拮抗胰岛素的激素：肾上腺糖皮质激素、胰高血糖素、生长激素、儿茶酚胺类的增减。

（5）生理因素：生长发育期、妊娠期胰岛素需要量常增加。

（6）精神、情绪和运动：运动增加糖的消耗，改善胰岛素敏感性。

（7）进餐种类、总量和时间：需符合生理、工作与糖尿病治疗的要求，与运动和胰岛素治疗方案相协调与配合。

（8）黎明现象：清晨 5—8 点血糖升高，难以控制。

（9）索莫吉反应（Somogyi effect）：低血糖后反应性高血糖。

（10）其他药物影响：许多药物影响糖代谢而影响胰岛素的剂量，应予关注。

（四）胰岛素的副作用与处理

1. **低血糖**　胰岛素使用最主要的制约因素。常与胰岛素剂量过大和 / 或饮食不当有关，如进食不足、延迟进餐、运动未加餐等有关。

低血糖一般表现为交感神经兴奋（预警）症状和脑功能障碍，重者可抽搐、偏瘫、昏迷。低血糖时间过长极易损伤脑组织，甚至造成永久性损害。医师、患者和家属应熟知低血糖表现，及时发现与处理。

糖尿病患者怀疑低血糖时应该：①证实是否低血糖，测血糖低于 3.9mmol/L 就应采取措施。如果没有条件及时测定血糖，先按低血糖救治；②纠正低血糖，患者神志清楚时，立即给予可快速吸收的碳水化合物，如糖、果汁、饼干等，如果进食后症状不缓解，或失去知觉的低血糖患者应急送医院，给予 50% 葡萄糖液静脉注射，直至患者清醒；③寻找原因，防止再发，低血糖纠正后应寻找原因，针对不同原因采取相应措施以防今后再发。

有些低血糖无明显症状或表现不典型，但危害仍在。应注意识别索莫吉反应，以免发生胰岛素调节上的错误。

2. **胰岛素水肿**　胰岛素治疗初期可因水钠潴留作用发生轻度水肿，一般可自行缓解无须停药，严重水肿者可用利尿剂。

3. **视物模糊**　为晶状体曲光改变，常于数周内自然恢复。

4. **脂肪营养不良**　在注射部位呈皮下脂肪萎缩或增生，停止在该部位注射胰岛素后可缓慢自然恢复。使用高纯度或人胰岛素制剂较少发生，经常更换注射部位可防止其发生。

5. **过敏反应**　通常为局部反应，先在注射部位瘙痒，继而出现荨麻疹样皮疹，可伴有恶心、呕吐、腹泻等消化道症状。罕见严重过敏反应。处理：更换胰岛素制剂种属，使用抗组织胺药和糖皮质激素，以及脱敏疗法。

（五）其他需要注意的几个问题

1. 胰岛素的注射部位 腹壁（吸收最快）、上臂、大腿和臀部（吸收最慢）。

2. 胰岛素需要量与治疗方案选择 全天需要注射胰岛素的量少，则注射次数可少，需要注射胰岛素的量多，则注射次数要多。相同的胰岛素需要量时，注射次数多的方案血糖易于稳定。一般每日胰岛素需要量 10U 左右，可每日注射 1 次；20～30U 可每日注射 2 次；40U 以上多需要每日注射 3～4 次。但长效胰岛素与口服降糖药联合使用时情况有所不同。

3. 胰岛素与口服药联合应用 原则上任何口服降糖药均可与胰岛素联合使用，关键是为什么要联合用？患者本身有无禁忌。一般 1 型糖尿病胰岛素与二甲双胍或糖苷酶抑制剂合用可减少胰岛素剂量，血糖易于平稳；2 型糖尿病胰岛素与各种口服降糖药均可合用，胰岛功能很差时不用磺脲类药物，二甲双胍 + 胰岛素有助于控制体重，胰岛素与非促泌剂合用低血糖风险少。

4. 胰岛素的静脉使用 主要用于急需控制血糖，以及静脉输注葡萄糖，如静脉营养时等。血糖过高（>17mmol/L）时，生理盐水 + 胰岛素约 0.1U/（kg·h）（一般 3～6U/h 即可），液体量视需要定，可以生理盐水（NS）500ml + 胰岛素 12U 或生理盐水 200ml + 胰岛素 12～20U，控制血糖于 14mmol/L 左右时，予葡萄糖 + 胰岛素补充水和能量，比例灵活，可以（2～6）g 糖：1U 胰岛素，一般（3～4）g：1U。根据患者治疗反应调节胰岛素量和比例，维持血糖在 6.7～11.1mmol/L 为宜。必要时需查输液前后的血糖，以了解患者的治疗反应。

值得注意的是，胰岛素的需要量和比例因人和病情而异，受多种因素影响。同一胰岛素比例，液体速度不同、葡萄糖浓度不同，机体反应就不同。

5. 胰岛素手术前后的使用 手术前应常规查血糖，轻型患者，血糖控制良好者，可行手术，中小手术无须调整治疗，但术后应及时观察与处理，保持血糖稳定；重病人、使用胰岛素治疗者或进行大型手术者，应予胰岛素治疗。

（1）术前胰岛素的使用方法：能进食者，三餐前皮下注射胰岛素，小剂量开始（如每日 20U），根据血糖调节用量。不能进食者，给予静脉营养，稳定血糖。择期手术者，血糖稳定后进行；急症手术者，血糖基本平稳、无急性代谢紊乱，可输入葡萄糖和胰岛素稳定血糖的同时进行手术。血糖高或伴有急性代谢紊乱者，应积极予静脉胰岛素降糖、纠正水、电解质紊乱和酸碱失调，病情初步稳定后，即可手术。

（2）术前需禁食者，静脉营养，防止血糖波动。手术当日，晨起停口服降糖药，血糖大于 8.5mmol/L 可视情况予小剂量胰岛素；原使用胰岛素者，给予原胰岛素剂量的 20%～50% 的短、中效胰岛素。

（3）手术中胰岛素的使用：中小手术，术中不用葡萄糖液者，可不用胰岛素，术后监测血糖。较大手术或病情较重者，术中 1～2 小时监测血糖 1 次，据血糖皮下或静脉注射胰岛素。术中需用葡萄糖时，按比例给予葡萄糖胰岛素液，根据血糖水平调节胰岛素比例和剂量，维持血糖 7～11mmol/L 为宜，谨防低血糖和血糖过高。

（4）手术后胰岛素的使用：病情平稳，术后不影响进食者，可按术前方案治疗，需监测血糖等，必要时调整治疗。术后不能正常进食者，应静脉营养加胰岛素控制血糖，每日输糖≥100g，防止酮症发生。

胰岛素剂量根据病情调整，部分血糖难以稳定者，可静脉胰岛素不间断使用，或除静脉胰岛素外，给予基础胰岛素。

基础胰岛素的使用方法：长效胰岛素 18～22U，皮下注射，每日 1 次；或中效胰岛素 10～12U，皮下注射，每 12 小时一次。

可以进餐后，减少静脉营养量，根据血糖，逐渐过渡到皮下胰岛素和 / 或常规治疗。

6. 胰岛素泵的使用 胰岛素泵持续皮下胰岛素输注（CSII），是利用人工智能控制的胰岛素输入装置，通过设定脉冲式皮下持续输注小剂量胰岛素，维持机体基础胰岛素水平，控制基础血糖，进餐时根据需要设定餐前胰岛素量及输注模式控制餐后血糖的治疗方法。能较好地模拟胰岛素的生理性分泌模式，适合胰岛素的强化治疗。但胰岛素剂量的设定与调节仍需根据患者情况和治疗反应进行，具有诸多影响因素。

《中国胰岛素泵治疗指南（2014）》建议了胰岛素泵治疗的短期与长期适应证及胰岛素泵治疗

规范等。胰岛素泵的短期适应证有：①1型糖尿病患者和需要长期胰岛素强化治疗的2型糖尿病患者住院期间；②需要短期胰岛素强化治疗的新诊断或已诊断的2型糖尿病患者；③2型糖尿病患者伴应激状态；④妊娠糖尿病、糖尿病合并妊娠及糖尿病患者孕前准备；⑤糖尿病患者的围手术期血糖控制。

长期胰岛素泵治疗适于需长期胰岛素治疗者，以下人群使用胰岛素泵获益更多：①1型糖尿病患者；②需要长期胰岛素治疗的2型糖尿病患者，特别是：血糖波动大，虽采用多次胰岛素皮下注射方案，血糖仍无法得到平稳控制者；黎明现象严重导致血糖总体控制不佳者；频发低血糖，尤其是夜间低血糖、无感知低血糖和严重低血糖者；作息时间不规律，不能按时就餐者；不愿接受胰岛素每日多次注射，要求提高生活质量者；胃轻瘫或进食时间长的患者；需要长期胰岛素替代治疗的其他类型糖尿病（如胰腺切除术后）。

不适合胰岛素泵治疗的人群及禁忌证：①不需要胰岛素治疗的糖尿病患者；②糖尿病酮症酸中毒急性期、高渗性昏迷急性期；③伴有严重循环障碍的高血糖患者；④对皮下输液管或胶布过敏的糖尿病患者；⑤不愿长期皮下埋置输液管或长期佩戴泵，心理不接受胰岛素泵治疗的患者；⑥患者及其家属缺乏相关知识，接受培训后仍无法正确掌握使用；⑦有严重的心理障碍或精神异常的糖尿病患者；⑧生活无法自理，且无监护人的年幼或年长的糖尿病患者。

CSII的胰岛素剂量的调节原则基本同一般胰岛素皮下注射时的剂量调节原则，CSII结合血糖监测有助于个体化地设置与调节胰岛素的输注模式与剂量分布。将动态血糖监测（continuous glucose monitoring，CGM）与CSII联合应用，根据CGM的监测结果，制定、调整和评估个体化的CSII治疗方案，使降糖治疗更为精细。局限性在于CGM的数据要下载后分析，时效性差，血糖信息和胰岛素信息需要医师整合。

实时动态血糖监测为及时调整CSII方案提供了可能。利用糖尿病综合管理的软件系统，即时将实时动态血糖监测与CSII整合达到根据血糖变化按需输注胰岛素，实现自动血糖控制，即为"人工胰腺"。目前将实时动态血糖监测、CSII

与糖尿病综合管理软件整合在一起的开环系统已用于临床。半封闭环的人工胰腺项目，及接近闭环式系统的人工胰岛设计也在研发中。

采用检测界值暂停功能的自动化模拟胰腺胰岛素反应的大型临床随机对照试验表明了其有效性和安全性。界值暂停功能是指由胰岛素泵、软件及可持续监测血糖水平的传感器组成的人工胰腺系统，能在血糖水平达到预设界值时暂时停止胰岛素输注。其在血糖水平降得过低时可暂时关闭胰岛素泵的智能设备，能成功降低夜间低血糖的发生率及其持续时间。

（汤旭磊）

第八节 糖尿病的代谢性手术治疗

一、概述

"代谢性手术"是一类以治疗2型糖尿病与肥胖症为主要目的的胃肠手术，是20世纪后期医疗伟大贡献之一。基于该手术可为合并2型糖尿病的肥胖症患者带来诸多益处，2009年美国糖尿病协会（American Diabetes Association，ADA）在2型糖尿病治疗指南中正式将此类手术列为肥胖症合并2型糖尿病的治疗措施之一；2011年，国际糖尿病联盟（IDF）正式推荐代谢手术可作为肥胖症合并2型糖尿病的治疗方法。

二、代谢性手术的起源及发展

代谢性手术起源于20世纪50年代，最早的报道见于1952年，Henrikson报道了第一例针对肥胖症患者的空肠回肠旁路术（jejunoileal bypass，JIB），这被认为是代谢性手术的萌芽。之后，各种改良的术式相继出现。在20世纪70年代，逐渐出现了胃旁路术（gastric bypass，GBP）以及其他改进的胃限制型手术。由于GBP的减重效果更为理想，使得GBP成为20世纪90年代的主流术式。随着微创外科技术的进步，人们对生活质量要求的不断提高，代谢性手术数量开始迅猛增加。

在众多的代谢性手术中，GBP研究较早且较多，对肥胖伴2型糖尿病患者治疗效果最好。1980年，北卡罗来纳大学的肥胖外科专家Pories先后为3例伴有严重肥胖的2型糖尿病患者施行 GBP 术治疗肥胖症时发现，这些患者在术后血糖水平迅速恢复正常，甚至可不再服用任何降糖药物。随后，他对 608 例接受 GBP 的肥胖症患者（其中 146 例伴有 2 型糖尿病）进行长达 14 年的随访，并于 1995 年在 *Annals of Surgery* 杂志上报道随访结果：GBP 术后，有 83% 的 2 型糖尿病患者，99% 的糖耐量异常患者血糖、血清胰岛素及糖化血红蛋白水平均恢复正常，并且这一情况可维持长达 14 年之久，同时他还发现与糖尿病相关的各种并发症如高血压、睡眠呼吸暂停综合征及关节炎等也在不同程度上得到改善。这一成果引起了学术界的高度重视，相关研究深入展开。2004 年，Ferchak 等通过前瞻性对照研究发现，同常规治疗组相比，肥胖伴 2 型糖尿病患者在接受 GBP 治疗后，不需要药物降糖并能长期保持血糖正常的病例数明显高于非手术组，且糖尿病相关并发症的发生率和病死率明显降低。2009 年，Arterburn 等还发现患者术后出现了收缩压降低、血脂异常及尿酸水平得到改善，心血管疾病发生风险减轻等有益变化。2008 年澳大利亚一项研究表明，同生活方式干预相比，手术治疗可以明显提高肥胖 2 型糖尿病患者 2 型糖尿病的缓解率。由此可见，对于血糖控制不佳的肥胖 2 型糖尿病患者来说，代谢手术治疗是一种安全、有效的治疗方式，在控制体重、减轻胰岛素抵抗、改善血糖控制、降低病死率方面，比单纯内科治疗效果更加显著。

我国代谢外科手术起步较晚，随着腹腔镜的出现才逐步发展起来。2003 年，郑成竹教授成功完成了国内第一例腹腔镜可调节胃束带术（laparoscopic adjustable gastric banding，LAGB），同时也是国内第一例代谢性手术。从此之后，我国的代谢外科开始迅猛发展，手术的专业名称也随着变化，由原来的减重手术、减重与代谢手术、糖尿病治疗手术等再到如今普遍采用的名称——代谢性手术。在部分医院已经成立了由多学科参与（如麻醉科、内分泌科、营养科、心内科、消化内科、内镜中心、妇产科、儿科、骨科、整形外科、心理精神科、五官科等）的专科病房，逐步形成了外科学的亚专科——肥胖与代谢外科，我国人民卫生出版社第 9 版《外科学》已将该专科正式收录，并详尽介绍。

三、代谢性手术治疗糖尿病的机制与假说

目前代谢性手术治疗 2 型糖尿病的具体机制尚未完全阐明，可能均与下述因素有关。

（一）摄食减少及体重减轻

众所周知，饮食及体重控制是 2 型糖尿病的非手术治疗中的基石，代谢性手术起源于减重手术，术后患者出现进食减少，热量摄取减少以及营养吸收不良情况，从而导致体重减轻，即同时改善上述两种情况。起初人们相信，代谢性手术对糖尿病的治疗效果来自上述情况的继发作用。然而进一步的研究发现，却并非如此。比如：限制摄食量作用最强的减肥手术是可调节胃束带术（adjustable gastric banding，AGB）等纵行减肥手术而并非 GBP 手术，但是 AGB 术后 2 型糖尿病治愈率（40%～47%）却明显低于 GBP（83%）。此外，接受代谢性手术的患者，往往在术后数日内即可出现血糖和胰岛素水平恢复正常的情况，远早于体重减轻的出现。这说明摄食减少和体重减轻并非代谢性手术导致血糖改善的唯一决定因素。

（二）胃肠道激素

20 世纪 60 年代 Perley 提出"肠促胰岛素"的概念，即食物在经过消化系统时，胃肠道可分泌某种"激素"，这些激素可以促进胰岛素的分泌，这些激素及其胰岛素关联统称为肠 - 胰岛轴（enteroinsular axis）。这就可以解释为什么口服葡萄糖比静脉注射同量葡萄糖引起血糖水平要低，但是胰岛素的分泌反应却强得多。据推测口服葡萄糖后所释放的胰岛素，可能有一半是由肠道因素所引起的。肠促胰岛素主要由胰高血糖素样肽 1（glucagon-like peptide1，GLP-1）、抑胃肽（GIP）、胃促生长素（ghrelin）、酪酪肽（peptide YY，PYY）、胆囊收缩素（cholecystokinin，CCK）以及其他一些生物活性肽组成，这些胃肠道激素一起参与了调节进食后胰岛素的反应，肠促胰岛素产生的促进胰岛素分泌的效应约占餐后胰岛素分泌总量的 60% 左右。

GLP-1 主要由肠道 L 细胞分泌，不仅能够促进胰岛素分泌并抑制胰高血糖素产生，同时还能刺激胰岛 β 细胞增殖并抑制凋亡。此外，GLP-1 还有降低食欲、抑制胃排空和促外周组织利用胰

岛素的作用，但其在体内会很快被二肽基肽酶4（dipeptidyl peptidase -4，DPP4）降解而失去活性。GIP是由十二指肠和近段空肠的K细胞合成释放的一种激素，具有抑制胃蠕动和排空，刺激胰岛素释放的作用。不仅如此，GIP在体内还发挥着调节脂肪细胞的分化成熟、调控脂肪细胞的脂解及再酯化、促进甘油三酯的贮存、促进脂肪细胞对葡萄糖的摄取等多重作用，从而加速肥胖和胰岛素抵抗的形成，产生高胰岛素血症。Patriti等研究显示，在对非肥胖2型糖尿病GK大鼠模型行胆胰分流术（biliopancreatic diversion，BPD）或GBP术后发现其近端空肠释放的GIP显著减少，从而改善了糖代谢。ghrelin主要由胃底和近侧小肠分泌，为内源性生长激素促分泌素受体的天然配体，故称作胃促生长素。胃促生长素是迄今所发现的唯一的一个具有增进食欲生理活性的胃肠道激素，注射外源性胃促生长素可引起饥饿感，使摄食明显增加，抑制能量消耗和脂肪分解，其水平与体重呈负相关，引起肥胖和增重。胃促生长素也有抑制胰岛素分泌、调节血糖的作用。研究提示GBP术后胃促生长素水平下降，这可能是由于GBP使食物绕过了胃促生长素分泌细胞最密集的大部分近端胃，加之手术还阻断了迷走神经所介导的胃促生长素释放，使患者血浆胃促生长素水平下降，改善糖代谢。PYY是一种由36个氨基酸组成的多肽，与GLP-1储存在肠道L细胞内，餐后分泌入血。能稳定维持人体摄食中枢的正常功能，减少饥饿感，增强饱腹感，有效地抑制病理性的过多获取食物。CCK是由近端小肠黏膜I细胞释放的一种肽类激素。该激素主要由于可以促进胆囊收缩和胆汁分泌而得名，该激素还可促进胰岛β细胞的分裂和再生。此外，还可调节肝糖原的生成，减少高脂饮食后的胰岛素抵抗。

在病理状态下，胃肠道激素水平存在显著异常，会促进代谢性疾病如肥胖和糖尿病的发生和发展；代谢性手术后，能够明显改变这些和胰岛素相关的胃肠道激素的水平，从而达到相应的内分泌效应。在代谢性手术改善肥胖和糖尿病的机制中，主要有以下两种学说，即"前肠学说"和"后肠学说"。前肠学说由Rubino等提出：该学说认为代谢性手术后，由于食糜不经过十二指肠及上段空肠，减少了食物对十二指肠和近端空肠上皮细胞的刺激，减少"胰岛素抵抗因子"（如GIP等）的释放，从而降低其刺激胰岛细胞分泌过量胰岛素的功能，减轻胰岛素抵抗，从而降低血糖。后肠学说由Cummings等人提出，该学说认为：代谢性手术均不同程度地缩短了食糜由胃到回肠的通路，未经充分消化吸收的食物提前到达末端回肠而未被过度稀释，从而产生更为强烈的刺激，进而刺激L细胞分泌肠道降糖激素如GLP-1和PYY，从而抑制食欲、胃排空和胃肠蠕动，降低血糖。

（三）胆汁酸

胆汁酸是一类胆固醇的代谢物，在机体胆固醇与能量代谢平衡等方面起着重要作用。除了可作为乳化剂促进小肠中脂类等物质的吸收及转运，同时也作为重要的信号分子，与多种受体结合，包括核受体法尼醇X受体（farnesoid X receptor，FXR）及细胞膜表面受体G蛋白偶联受体（cell membrane surface receptor-G protein coupled receptor，TGR5）等，从而对胆汁酸及糖脂代谢等方面产生一定影响。研究发现，代谢性手术后血清胆汁酸水平发生显著改变，具体变化随手术方式及术前健康状态不同而有所不同。胆汁酸可通过与核受体FXR结合，进而激活一系列FXR下游调控糖脂代谢的靶基因，从而促进肝糖原的合成，减少肝脏的糖异生。Ryan等采用高通量测序表明：袖状胃切除术（sleeve gastrectomy，SG）后FXR信号通路显著活化，在FXR敲除动物模型中，SG降低体重和改善糖代谢的能力显著减弱。以上说明，FXR信号通路改变是SG发挥代谢效应的重要靶点。此外，胆汁酸还可以通过激活膜受体TGR5，增加GLP-1的释放。有研究发现代谢性手术后升高的胆汁酸水平与分泌增加的GLP-1呈显著正相关。

（四）肠道菌群

肠道微生物菌群是一个庞大复杂的生态系统，在人体能量代谢过程中起着重要作用。肥胖伴2型糖尿病者的肠道菌群种类的多样性和相关基因的丰富度均降低，而代谢手术后，2型糖尿病大鼠的肠道菌群失调得以改善，主要表现在肠道菌群的多样性和基因的丰度均逐渐接近正常水平，具有改善代谢功能的相关菌株丰度明显增加。为进一步研究肠道菌群变化对代谢性手术术后代谢获益究竟具有多大贡献，瑞典哥德堡大学团队将接受代谢性手术患者的术前及术后粪便分别移植给未经任何处理的无菌小鼠,发现接受术后粪便移植的小鼠出现体重减轻、体脂减少、糖耐量改善等类手术后表现,证明代谢性手术后肠道菌群的改变不仅仅是与手术本身简单相关,手术带来巨大的代谢获益至少部分通过肠道菌群的变化而实现。

四、代谢性手术的术式分类

目前,代谢性手术主要分为3类:

1. **限制性手术(限制摄入)** 如腹腔镜可调节胃束带术(laparoscopic adjustable gastric banding,LAGB)、腹腔镜下袖状胃切除术(laparoscopic sleeve gastrectomy,LSG)、垂直胃成形术(vertical-banded gastroplasty,VBG)。

2. **吸收不良性手术(限制吸收)** 如BPD或胆胰分流并十二指肠转位术(biliopancreatic diversion with duodenal switch,BPD-DS)、空肠回肠旁路术(JIB)及十二指肠空肠旁路术(duodenal-jejunal bypass,DJB)等。

3. **吸收不良以及限制性的联合型手术** 如腹腔镜胃旁路术(laparoscopic Roux-en-Y gastric bypass,LRYGB)、改良简易型胃肠短路术(mini gastric bypass,MGB)和新近出现的腹腔镜下袖状胃切除术附加空肠旁路术(laparoscopic sleeve gastrectomy plus jejunoileal bypass,LSGJJB)。

目前临床较常用的术式主要为LRYGB、LSG及BPD-DS,具体手术方式及步骤图解见表7-1-8所示。

五、手术治疗糖尿病的效果评价

代谢性手术可以使47.9%~99%的肥胖伴2型糖尿病患者达到临床缓解。代谢性手术不仅能治愈或改善糖尿病、减轻体重,还能改善与糖尿病和肥胖相关的疾病,如高血脂、高血压及睡眠呼吸暂停综合征等,从而降低与之相关的心血管事件的发生。而不同的手术方式对糖尿病及其相关伴发病的改善情况有所差别,具体见表7-1-8所示。

六、代谢性手术的术后并发症

任何有创治疗都存在一定的风险,尤其对糖尿病患者而言,在高血糖的状态下,手术切口不易愈合,感染发生率也会明显增加。因此,糖尿病患者行手术治疗的风险比一般人要大很多。除了术前、术中将血糖控制在良好平稳的水平之外,也需要谨慎防范术后其他并发症。这些并发症具体包括:

1. **手术早期并发症** 出血、肠梗阻、疝、胃轻瘫、吻合口漏、切口感染、深静脉血栓形成、肺栓塞、肺部感染、呼吸衰竭及心血管意外等。

2. **手术远期并发症** 吻合口溃疡、吻合口狭窄、胃囊扩张、倾倒综合征、反流性食管炎、胆囊结石、胆管扩张、营养缺乏相关并发症(如贫血、低钙血症、低蛋白血症、低血糖、维生素缺乏及脱发)等。

七、代谢性手术治疗的前景及热点问题

代谢性手术已有超过50年的历史。虽然国内在代谢性手术方面的起步较晚,但近年发展迅速,虽然代谢性手术的治疗前景非常广阔,但还需要更多的探索,未来代谢性手术研究的热点如下:

(一)代谢性手术适应证是否需要扩大

根据《中国肥胖及2型糖尿病外科治疗指南(2019版)》,无论单纯肥胖患者还是2型糖尿病患者,代谢性手术适应证均应以BMI为基础进行。然而来自国内外的证据表明,代谢性手术不仅对于肥胖、糖尿病本身具有传统内科治疗无法企及的疗效,而且对多种肥胖及糖尿病的合并症、并发症,如代谢综合征、睡眠呼吸暂停综合征及糖尿病肾病等具有良好的改善和缓解作用,彰显了代谢手术的临床价值及治疗地位。那么,主要以BMI的切点确定代谢性手术的适应证是否合适,是否需要发展和评估2型糖尿病患者除BMI外的更多适宜手术参数是未来亟须探讨的问题。

1. **阻塞型睡眠呼吸暂停综合征** 肥胖是阻塞型睡眠呼吸暂停综合征(obstructive sleep apnea syndrome,OSAS)最重要的可逆性危险因素,40%的肥胖患者合并OSAS,而70%的OSAS患者属于肥胖人群。OSAS的治疗中,无创气道正压通气治疗是标准第一线治疗,但依从性较差。手术干预可以消除梗阻组织重建气道,但复发风险高。2013版美国《OSAS规范诊疗指南》中明确表示,强烈建议肥胖型OSAS患者进行减重治疗,减

表7-1-8　不同类型代谢性手术相关特点

术式		LRYGB	LSG	BPD-DS
手术类型		混合型	限制摄入	减少吸收
术式图解				
治疗效果	体重改善	70%	60%	>90%
	血糖改善	84%	63%	98%
	高血压改善	87%	88%	83%
	高脂血症改善	71%	—	99%
	睡眠呼吸暂停综合征改善	95%	87%	92%
并发症	早期并发症（术后＜30天）	出血 吻合口漏 疝 肠梗阻	出血 胃瘘 胃腔狭窄	出血 吻合口漏 疝 肠梗阻
	远期并发症（术后＞30天）	吻合口溃疡、狭窄、扩大 胃囊扩张 倾倒综合征 胆囊结石 营养缺乏相关并发症	反流性食管炎 胃溃疡 胆囊结石 营养缺乏相关并发症	吻合口溃疡 倾倒综合征 残胃癌 营养缺乏相关并发症
优势		降糖、调脂、降压效果优于LSG	手术操作简单、风险低，减重效果优于LRYGB，营养缺乏等相关并发症少	降糖、减重及肥胖相关代谢治疗效果最好
劣势		术后胃肠道反应及营养缺乏相关并发症稍多	胃瘘及反流性食管炎的发生率较高	术后营养缺乏相关并发症发生率较高
主要的选择适应证		肥胖合并2型糖尿病患者	以单纯减重为主要目的，对术后营养需求较高者	极重度肥胖者

重术后 OSAS 的治愈率高达 84%，缓解率可达 86%。但目前对于合并 OSAS 的肥胖患者手术适应证仍未形成统一的规范。根据《中国肥胖及 2型糖尿病外科治疗指南（2019 版）》，其适应证的基础也是基于 BMI 而还没有结合相应 OSAS 严重程度，因此需要更多的治疗机构进行多学科、多中心的合作，开展肥胖合并 OSAS 患者独特的前瞻性的临床研究，行疗效 Meta 分析，进一步积累经验、探索肥胖性 OSAS 单独的适应证标准。

2. 肥胖型 1 型糖尿病　《中国肥胖及 2 型糖

尿病外科治疗指南（2019 版）》明确指出 1 型糖尿病是代谢性手术的禁忌证，但是在 1 型糖尿病人群中约有 20% 的患者超重和肥胖，而肥胖型 1 型糖尿病患者罹患心血管疾病风险显著高于消瘦型，其心血管疾病致死率也明显高于普通人群。目前对于肥胖 1 型糖尿病的代谢性手术治疗刚刚起步。从现有的文献报道来看，减重手术应用于肥胖型 1 型糖尿病患者后的 BMI、胰岛素日需要量、血压及血脂等显著降低，胰岛素抵抗、多囊卵巢综合征及 OSAS 等均得到显著改善。然而，减重手术治疗肥胖型 1 型糖尿病在各国医疗界尚未达成共识，未被纳入糖尿病治疗指南。目前对于减重手术治疗肥胖型 1 型糖尿病的研究，多是病例报道为主，存在样本数量过小且都属于回顾性研究，无法利用统计学方法对其做相关统计学分析。但是可以肯定的是，减重手术给肥胖型 1 型糖尿病的治疗带来了新的希望，除了对血糖的影响尚存在争议外，其在降低 BMI、改善肥胖相关性疾病、缓解甚至逆转糖尿病并发症等方面均起到显著的作用。因此，对于伴有严重肥胖的 1 型糖尿病（BMI≥35kg/m²）患者可以推荐行减重手术，而对于 BMI<35kg/m² 的 1 型糖尿病患者，应全面评估患者术后是否获益及获益程度，并进行大规模的临床研究来明确肥胖型 1 型糖尿病的代谢手术适应证及减重手术治疗肥胖型 1 型糖尿病的机制，这将是未来代谢性手术治疗领域的重要研究方向。

（二）代谢性手术对微血管疾病和心血管疾病的长期效果

代谢性手术是否能改善糖尿病慢性血管病变的危险因素和结局已引发了广泛地关注，也是未来大型临床研究需要解决的一个重要问题。

1. 大血管病变 与体重正常人群相比，肥胖 2 型糖尿病患者拥有更多的高血压、血脂异常等大血管并发症的危险因素，这些因素可导致心血管疾病发生率增加。一项研究随访了 217 例行代谢性手术的 2 型糖尿病患者术后 6 年，结果发现，与基线相比，患者额外体重平均减少了 60.7%，糖尿病缓解率高达 61%，体重减轻与糖尿病缓解率直接相关；10 年的 CVD（冠心病、脑卒中和外周血管疾病）总体风险、10 年冠心病风险、10 年心肌梗死风险、10 年脑卒中风险分别了降低 27%、

20%、40% 和 42%。研究发现，代谢性手术可能通过改善 CVD 危险因素和预测因素使肥胖患者的心血管获益，其中包括：

（1）代谢性手术对血压的影响：代谢性手术在短期内可降低血压，但对于血压的长期影响尚有不同报道。总体认为术后血压有显著下降、降压药物剂量或种类减少。不同手术术式对血压的影响有所不同，亟须开展以长期血压控制程度为主要目标的代谢性手术相关前瞻性研究，明确代谢性手术对血压的影响及影响的程度及时限。

（2）代谢性手术对血脂的影响：以代谢性手术对血脂的改善为主要终点事件的研究相对较少，但现有证据提示代谢性手术可显著改善血脂异常，且 RYGB 优于 LSG。研究表明，代谢性手术主要改善高甘油三酯血症，术后发生动脉粥样硬化的风险减少。考虑到部分血脂异常患者在术后血脂仍不能达标，术后监测血脂仍有必要。

2. 微血管并发症 代谢性手术对 2 型糖尿病微血管并发症的影响方面，既往的研究表明肥胖 2 型糖尿病患者行 RYGB 术后糖尿病得到缓解，10 年后发生微血管并发症的概率较非手术组明显减少。代谢性手术后即使患者最终糖尿病复发，但每年发生微血管病变的风险仍降低。与术前 4 年以上确诊 2 型糖尿病行代谢性手术的患者相比较，术前 1 年确诊 2 型糖尿病行代谢性手术的患者在大血管和微血管并发症的预防方面获益更大。但是，代谢性手术对糖尿病前期患者微血管并发症的长期影响目前是未知的。

综上所述，目前关于代谢性手术对微血管疾病和心血管疾病疗效的报道多为回顾性、非随机设计、单中心、小样本、短时间的报道，仍需要大样本、前瞻性、多中心、长时间的临床研究来进一步观察，并需要比较药物、手术以及药物联合手术对肥胖 2 型糖尿病患者血管病变的影响。最好是建立合适的国家级 / 国际性 2 型糖尿病患者代谢手术档案，更急需促进包括心血管疾病、死亡率和其他相关结局的高质量、长期数据标准化采集而设计的实验方案。

（三）手术风险评估及术后管理

尽管代谢性手术带来很大获益，但手术并发症也会给患者带来极大风险。如何减少风险并最大化获益是我们未来需要关注的热点问题。患者

术前评估涉及内分泌、代谢、体格检查、营养和心理健康等方面，包括常规临床检测和糖尿病特异性指标，糖化血红蛋白、空腹血糖、血脂谱，视网膜病变、肾病和神经病变的检查。区分1型和2型糖尿病的检查（空腹C肽、谷氨酸脱羧酶抗体或其他自身抗体）。

同时应密切进行术后管理及随访，近20年来，随着肥胖代谢外科手术技术的逐渐成熟，减肥手术的手术例数与日俱增，与此同时，手术效果不佳、体重反弹、代谢病复发、手术并发症的发生次数也增多，部分患者因此需要接受修正手术。既往的文献数据表明，肥胖代谢外科的修正手术发生率为5%～50%；目前临床实践中关于修正手术的适应证、禁忌证、手术方式、效果评估等方面仍无统一的标准，所以术后长期管理及随访至关重要，这也是未来的工作热点。术后最初6个月，患者应根据专科医生的意见谨慎评估血糖水平，选择合适的降糖药物。最初6个月以后，应根据病情调整糖尿病药物治疗剂量，但在实验室检查证实血糖正常稳定之前不应停用降糖药物。在考虑完全停用降糖药物之前，至少有两次3个月周期的糖化血红蛋白（共六个月）检查提示血糖正常稳定（如糖化血红蛋白在正常范围），停用某些一线用药（如二甲双胍）应更谨慎。如果术后早期血浆葡萄糖水平很快恢复正常，应适当调整药物治疗方案（药物类型和剂量）以防止低血糖。术后早期糖尿病患者可使用低血糖的风险较低的药物，如二甲双胍、噻唑烷二酮、GLP-1类似物、DPP4抑制剂、α-糖苷酶抑制剂和钠-葡萄糖耦联转运体2抑制剂等。

减重代谢手术方式多样，技术难度和治疗机制各异，临床结局和手术安全也各不相同，外科医生的能力（包括知识结构和手术操作）也与临床结局密切相关。在过去的20年间，随着微创技术的发展和普及，代谢性手术的安全性极大提升，目前手术死亡率控制在0.1%～0.5%之间。不高于胆囊切除术和子宫切除术。目前四种标准减重代谢手术比较，LRYGB最为标准化，对于大多数2型糖尿病患者，风险获益比最佳。SG手术尚缺乏长期临床资料，然而中短期临床研究显示SG术后体重降低效果优异，对2型糖尿病治疗效果良好，对于担忧胃肠道重建不良反应的患者不

失为最佳选择。AGB对于2型糖尿病的治疗效果依赖于体重的降低程度，远期再手术率较高，目前已逐渐被其他术式取代。

未来的方向应该继续研究针对治疗2型糖尿病的手术适应证，并进行长期临床随访和治疗机制研究，以推动个性化手术设计和针对2型糖尿病的个性化治疗，包括药物、手术和生活方式干预的整合，以期长期控制2型糖尿病，并减少和预防2型糖尿病相关并发症的发生。

（四）青少年中进行代谢性手术的长期安全性和有效性

《中国肥胖及2型糖尿病外科治疗指南（2019版）》中代谢手术的适应年龄是16岁以上，但事实上肥胖在各个年龄段发病率均明显上升，是未成年人现在所面临的最重要的公共健康问题之一，并且青少年人群越来越普遍罹患典型的"成人"的疾病，如2型糖尿病、高血压、血脂异常。这些合并症的早期出现将明显下降预期寿命。由于缺乏青少年2型糖尿病患者代谢性手术疗效的Ⅰ级证据，国内国际指南目前均不建议在这部分人群中开展胃肠道代谢手术。但是由于肥胖的发病年龄逐渐年轻化，未成年人还是应该考虑更积极的治疗方法，包括手术治疗。该人群的手术治疗具有特殊的风险和获益，青少年患者独特的心理和情感需求，使患者的选择过程及围手术期的管理基本上不同于成年患者，这也是代谢性手术未来研究的一大热点——期望建立未成年人肥胖人群的详细管理档案及探索在青少年人群中进行代谢性手术的适应证。

（五）增加对手术机制的理解

尽管目前对减重及代谢手术治疗肥胖伴2型糖尿病的机制有一定研究，但尚无精确定论，有研究认为肥胖伴随代谢紊乱是一种胃肠道疾病，也有可能是一种全身性疾病，尚需今后大量的临床试验、基础研究以及代谢学研究来验证其机制。手术机制的明确，对于探讨减重及代谢手术方式的优劣，进一步规范手术操作，手术适应证和禁忌证的合理界定；针对不同基础条件，如体重、体重指数、基础血糖水平等的患者，如何选择性价比较高的术式以及进一步提高手术的疗效、减少术中、术后并发症发生的风险、避免再次手术等都有着举足轻重的作用。不仅在外科治疗方

面,而且在内科治疗方面,尤其在靶向药物治疗的研制方面,起着重要的作用,内科治疗肥胖及2型糖尿病的手段可以有效减少不必要的手术损伤从而实现精准医疗。而对于减重及代谢外科治疗肥胖及其并发症机制的深入探究离不开我们相关科室临床医生的共同努力,目前临床研究的手段多为由"果"到"因"的宏观研究,通过术后患者的长期随访进行大量的回顾性研究,对术后疗效的判定以及术后并发症的处理和评价,结合手术患者的基本特点、所选术式等来进一步探究其产生一系列疗效的可能机制。

而微观方向研究的发展对于机制的阐明具有重要的意义。目前,这一方面的研究主要依赖于动物实验,尚不清楚实验中的诸多影响因素(如物种内脏解剖结构的差异、胃肠道吸收功能的差异等)对试验结果的影响。总之,代谢性手术治疗肥胖及其伴随的一系列代谢紊乱机制的阐明离不开解剖学、组织胚胎学、遗传学、分子生物学、细胞生物学、生理学、病理学以及病理生理学等的发展,应从基因水平、分子细胞水平,再到器官、个体等方面深入探讨其机制。

综上所述,减重手术为肥胖合并2型糖尿病的患者提供了一种全新高效的治疗手段,但还有很多问题尚待解决。减重及代谢手术的术后并发症发生率和术后对体重减轻效果及对各个代谢指标改善效果不仅取决于对手术适应证的把握,即患者术前的基本情况,而且还取决于手术术式的选择和手术操作水平。目前尚需大量研究来论证手术中存在的一系列精确性问题。最令人期待的是由于3D腹腔镜和达芬奇机器人的出现,为减重代谢外科的发展带来了新的契机,尤其是达芬奇机器人手术系统,可以扩大手术的视野,使3D内景更为直观和立体,并且由于机械操作,动作更加精细,活动的角度也远远超过了人工操作,可以在腔镜下有限狭窄的空间里完成复杂精密的动作,极大地提高了手术的精确性。目前,还出现了单孔腹腔镜技术和经自然腔道的微创手术,进一步减少了手术的有创性,随着减重代谢手术的进一步发展,相信未来会给患者带来更加安全、便捷和舒适的外科治疗。

(高政南)

第九节　2型糖尿病与血脂代谢异常

血脂代谢异常(血脂异常)在糖尿病患者中很常见。国内以往的调查显示,糖尿病患者血脂异常的检出率为63.8%,其中高胆固醇高甘油三酯血症最为常见,为23.9%,高胆固醇血症为16.1%,高甘油三酯血症为15.0%,低高密度脂蛋白胆固醇血症为5.5%,同时合并高胆固醇高甘油三酯和低高密度脂蛋白胆固醇为3.3%。与对照组相比较,高甘油三酯组、高胆固醇高甘油三酯组中女性的比例明显增加。除高胆固醇组外,其他血脂异常组患者的体重指数和腰臀比(WHR)均明显高于对照组。高胆固醇高甘油三酯组的大血管病变检出率明显高于对照组,该组及高胆固醇血症组、高甘油三酯组的平均血压以及高血压的检出率明显高于对照组。血脂异常组的微血管病变检出率与对照组差异无显著性。除低高密度脂蛋白胆固醇组外,各血脂异常组的胰岛素抵抗指数均高于对照组,以并有高胆固醇高甘油三酯和低高密度脂蛋白胆固醇组胰岛素抵抗最为严重。动物实验观察到,OLETF大鼠在糖耐量减低状态,已经有肥胖、内脏脂肪增加,血胆固醇、甘油三酯较对照组LETO大鼠明显升高;胰腺、骨骼肌脂肪浸润,但其严重程度较糖尿病组轻。糖脂代谢异常往往并存于2型糖尿病患者,2型糖尿病又被称之为糖脂综合征。

在2型糖尿病,脂代谢异常是代谢综合征的一部分。脂代谢异常增加了糖尿病患者动脉硬化性疾病和死亡的危险。就心血管疾病的危险性而言,男性2型糖尿病患者是非糖尿病男性的2倍,女性糖尿病患者则高达3倍。许多大型的多种危险因素干预研究发现,与非糖尿病患者比较,脂代谢异常是糖尿病心血管病变的绝对危险因素。除脂代谢异常之外,其他危险因素也增加了糖尿病患者冠心病的危险,如高血糖、肥胖、氧化应激和吸烟。

一、2型糖尿病与脂蛋白胆固醇代谢

糖尿病患者中总胆固醇(TC)和低密度脂蛋白胆固醇(LDL-C)与非糖尿病者相似,特别是血糖控制好的患者。

2型糖尿病与非糖尿病患者血清胆固醇相似，但是不能因此而认为胆固醇不是糖尿病患者合并冠心病的危险因素。多因素干预试验提示，冠心病死亡率增高是曲线形的，在糖尿病和非糖尿病患者中都是随胆固醇水平的增高而升高，这两条曲线形状相似，但是糖尿病曲线要明显高于非糖尿病患者。在任何血胆固醇水平，糖尿病患者的冠心病死亡率均高于非糖尿病患者2～4倍。有许多因素可以解释这点。首先，血清增高的胆固醇水平反映的是所有的脂蛋白，而不仅仅是LDL-C。血清TC水平增高可能是富含甘油三酯（TG）的脂蛋白增高。其次，还有许多非脂蛋白的致冠心病的危险因素，如糖基化终末产物增加了糖尿病患者的心血管风险。最后，LDL-C可以被修饰，在性质上可以更容易使动脉硬化，如糖化和氧化。LDL-C水平可以通过Friedewald公式计算得出，即LDL-C＝TC－（高密度脂蛋白胆固醇＋TG），但在糖尿病患者这种公式计算得出的数值与通过超速离心所得到的数值相关性很差，这可能是因为糖尿病患者的极低密度脂蛋白（VLDL）中TC和TG的比例有改变。

LDL-C异常的趋势是变成更具有致动脉硬化作用的小而致密的LDL_3颗粒（LDL B表现型）。Feingold等发现，糖尿病血脂正常的男性比较非糖尿病无血脂异常男性，其LDL B类型血脂异常增加2倍。在Kaiser Permanente妇女双胞胎研究发现，LDL B亚型是胰岛素抵抗综合征的一部分。突出表现为小的LDL血脂异常的病例随访3.5年，其发生2型糖尿病的危险性增加2倍。

HDL-C颗粒富含甘油三酯，增加胆固醇与蛋白质的比例，选择性减少载脂蛋白A_1。载脂蛋白A_1和A_2糖基化，促进HDL分解代谢，在HDL尚未通过血液循环来获得胆固醇而成为HDL-C之前就被清除。HDL-C被糖基化损伤了其促进胆固醇流出细胞的能力。

研究显示，2型糖尿病患者血液中脂蛋白a[Lp（a）]可以升高、无变化或者更低。许多这样的研究是小样本的。相关的专家共识为：糖尿病的状态不影响Lp（a）。但一些研究发现，与非糖尿病患者比较，糖尿病合并冠心病患者常有高水平的Lp（a）。印度研究证实，Lp（a）是糖尿病患者合并冠心病的危险因素，虽然其水平不一定升高。

糖尿病患者有更多的LDL-C糖基化颗粒，这说明这种LDL-C更容易被氧化。糖尿病患者的LDL-C被氧化明显增加。

二、2型糖尿病与甘油三酯代谢

高甘油三酯血症也是发生糖尿病的危险因素。杨文英等观察了解高甘油三酯血症与糖尿病发病的关系，在432例非糖尿病人群中分析了空腹血浆TG（FTG）水平对糖尿病发病率的影响。按初检时FTG水平从低到高分成三组，最高FTG组（平均2.5mmol/L）的6年2型糖尿病发病率是最低TG组（平均0.7mmol/L）的2.3倍（38.6%，16.6%，$P<0.01$），6年后口服葡萄糖耐量试验显示2小时血糖平均值高2.4mmol/L（43mg/dl，即180.3mg/dl vs 137.4mg/dl）。FTG水平升高是糖尿病发病的独立危险因素。

糖尿病患者部分心血管风险由于高甘油三酯血症所致，高甘油三酯血症是糖尿病血脂异常的主要类型之一，同样易致胰腺炎。极高甘油三酯血症（尤其＞10～11mmol/L）增加急性胰腺炎的风险，且导致或加重糖尿病患者血液高凝状态。英国心脏病学会、英国高血压学会和英国糖尿病学会联合指南指出，空腹TG＞1.7mmol/L患者心血管的风险增加30%，因此把血甘油三酯水平1.7mmol/L定为干预治疗的界限值视乎是合理的。

高甘油三酯血症增加糖尿病患者的心血管疾病风险。Strong Heart研究随访2 108例2型糖尿病患者和2 060例非糖尿病对照者。随访9年后，糖尿病和非糖尿病组分别有521例和145例进展为心血管疾病。校正多个非血脂因素变量后，与甘油三酯小于1.20mmol/L者比较，男性甘油三酯在1.20～1.98mmol/L之间和大于1.98mmol/L患者更易患心血管疾病。与甘油三酯小于1.28mmol/L者比较，女性甘油三酯在1.28～1.98mmol/L之间和大于1.98mmol/L患者分别增加36%和61%患心血管疾病的风险。

高TG水平与胰岛素抵抗的程度有着直接的联系，是代谢综合征诊断的一个条件。相关研究报道：4 616例2型糖尿病患者中高甘油三酯血症（≥1.7mmol/L）为39%；进一步分析甘油三酯水平与心血管危险因素集簇的关系，发现随着心血管危险因素的增加（即糖尿病、高血压、高甘油三酯血症、低高密度脂蛋白血症、中心性肥胖、全身肥胖、微量白蛋白尿)——单纯糖尿病患者的血甘油三酯水平为1.0、合并1~6个心血管危险因素的各组TG均数分别为1.4mmol/L、1.7mmol/L、2.3mmol/L、2.8mmol/L、3.5mmol/L、5.4mmol/L；心电图异常率亦随之增加，从单纯糖尿病组的20%增加到合并4个以上危险因素组的49%；下肢动脉病变从20.5%增加到26.1%。

Schulze等对基线无心血管疾病的921例女性糖尿病患者随访10年，其中122例患者进展为有冠脉事件的冠心病。进展为冠心病的女性患者基线时平均年龄为60.6岁，空腹血清TG 2.56mmol/L，而未进展为冠心病者为58.0岁，TG 2.15mmol/L，具有显著差异。校正了其他因素后，平均空腹血清TG水平从0.98mmol/L到3.45mmol/L，冠心病的相对风险的增加虽无显著性意义，但仍趋向增加(RR=1.42，95%CI 0.79~2.54)。对糖化血红蛋白低的患者，空腹TG水平的增高将增加冠心病的风险；比较空腹血TG四分位最低与最高值，心血管疾病的相对风险增加3.32倍，此种风险的增加并不出现于高糖化血红蛋白的患者，这说明血糖控制不良掩盖低HDL-C和高TG的风险。

40%~60%的慢性胰腺炎患者同时患糖尿病。高甘油三酯血症可能导致部分病例发病。高甘油三酯导致10%以内的急性胰腺炎和一半以内的妊娠高脂血症性胰腺炎患者。甘油三酯只有在相当高的血清浓度时才趋向于成为胰腺炎的主要病因。

三、2型糖尿病患者脂代谢异常的机制

胰岛素抵抗在2型糖尿病的病因学上具有重要位置，可以引起高甘油三酯血症、小密度的LDL-C颗粒占血脂主要成分。

正常情况下，胰岛素抑制脂肪组织中激素敏感的脂肪酶。然而，胰岛素抵抗可以引起脂肪分解过度而不受到限制，导致脂肪酸流向肝脏增加，肝脏细胞内合成TG增加。血管内皮内活跃的胰岛素依赖性的脂蛋白酯酶(LPL)活性下降，引起富含TG的磷脂蛋白内TG清除减少。胰岛素直接影响肝内TG和VLDL的合成，这取决于暴露时间的长短。短期的暴露抑制而长期的暴露

则增加肝脏分泌VLDL。在2型糖尿病患者，胰岛素抵抗导致高胰岛素血症，然而，长期在胰岛素暴露下肝脏分泌VLDL的作用尚不清楚。在2型糖尿病患者，很可能既存在脂肪组织酯酶和内皮LPL缺乏，又存在过多的胰岛素作用，造成TG增加。VLDL中富含TG，在胆固醇酯转运蛋白(CETP)支持下，TG转送到LDL-C增加，这些富含TG的VLDL的成分是肝脏酯酶活性的底物，导致小而密LDL的形成。

普遍认为，胰岛素抵抗和代偿性高胰岛素血症与导致动脉硬化的血脂因素有联系，前提是胰岛的β细胞代偿性分泌增加。TG的增高和低HDL-C同时存在。许多前瞻性研究通常在非糖尿病患者中进行，发现胰岛素水平是冠心病独立的危险因素，与动脉硬化之间的关联具有统计学意义。因此，对于2型糖尿病患者长期应用胰岛素治疗的安全性自然有重要意义，因为此时胰岛素水平是显著增高的，控制胰岛素的水平无论是在1型还是2型糖尿病患者都是有必要的。控制高胰岛素血症可以引起非糖尿病患者TG水平的下降。低的胰岛素血症和低水平的TG水平有关。然而，胰岛素瘤与血浆中TG水平下降有关。因此，高胰岛素血症在高TG中的意义还存在问题。胰岛素抵抗(而不是高胰岛素血症)是高甘油三酯血症的可能原因。

UKPDS研究发现，强化治疗的2型糖尿病患者(其中相当多的正在用胰岛素)并没有增加冠心病的死亡率，反而下降16%。

在通过血脂指标预测心血管事件率方面存在性别差异。Sone等观察了1 771例2型糖尿病患者的8项血脂指标，以预测冠心病。8项指标为TC、LDL-C、HDL-C、TG、非HDL-C、TC/HDL-C比值、LDL-C/HDL-C比值和TG/HDL-C比值。结果发现，预测日本男性冠心病最好的血脂指标是非HDL-C和TC/HDL-C，而预测女性冠心病的最佳指标是TG。

四、在糖尿病患者中筛查血脂异常

1. **频度** 每年检查1次血脂，尤其是2型糖尿病患者，因为此类患者是动脉粥样硬化高危人群。一旦确定有异常，需要经常检查血脂以调整降脂药物的剂量。

2. 检验时注意事项　总胆固醇、HDL-C 和 TG 检查需要空腹状态,只有 TG 明显受试验前 12 小时饮食的影响。除非紧急情况,血脂检查应该在血糖控制良好后进行,可以避免不必要的药物治疗。

大多数试验室条件不能直接检查 LDL-C,而是用 Freidewald 公式计算。所以可能在糖尿病患者中出现误判。另外,有许多方法被推荐,如美国的国家胆固醇教育计划。血脂控制主要是看 LDL-C 水平。当 TC 数值在推荐的 LDL-C 治疗值的 1.5 倍即可启动调脂治疗。

对于糖尿病患者,必须关注了解 LDL 和 HDL 亚成分情况。即使报告的总 LDL-C 正常的,但小而密的 LDL 升高仍然是有害的。

如果血脂正常,要研究餐后血脂水平,在糖尿病患者,乳糜颗粒清除障碍,这可以引起或加重粥样硬化过程,乳糜残余颗粒高度致动脉硬化。

五、糖尿病患者血脂异常的治疗

2001 年 5 月美国国家胆固醇教育计划(NCEP)发表了《国家胆固醇教育计划专家组关于成人高胆固醇血症检出、评估以及治疗的第三份报告》(NCEP ATP Ⅲ),提出了最新的糖尿病患者脂代谢异常的治疗策略 NCEP Ⅲ。其中主要提到以下几点:糖尿病是冠心病的等危症;不合并冠心病的糖尿病患者,与不合并糖尿病的冠心病患者,都具有相同的发生心血管事件的危险;合并多种代谢性危险因素者(代谢综合征)是应进行加强生活方式改变的人群。糖尿病患者推荐的治疗目标为 LDL-C < 100mg/dl(2.59mmol/L);升高 HDL-C 水平的推荐标准由 > 35mg/dl(0.907mmol/L)提高到 > 40mg/dl(1.037mmol/L);建议 TG 的起始治疗值为 ≥150mg/dl(1.693mmol/L)。建议在血脂检测筛查时,应检测整个血脂谱(包括总胆固醇、LDL-C、HDL-C、TG),而不是仅仅筛查总胆固醇和 HDL-C。

美国糖尿病协会(ADA)根据于 ATP Ⅲ 指南,指出调脂的首要目标是降低 LDL-C,其次是升高 HDL-C 和降低 TG。降低 LDL-C 到 100mg/dl(2.59mmol/L)。对于 40 岁以上的糖尿病患者,胆固醇 ≥135mg/dl(3.497mmol/L),需要他汀类药物调脂,目标是使基线 LDL-C 水平降低 30%。

中华医学会糖尿病学分会编写的《中国 2 型糖尿病防治指南(2017 年版)》中要求,糖尿病患者的血脂控制目标是:TC < 4.5mmol/L;TG < 1.5mmol/L;LDL-C < 2.6mmol/L(未合并冠心病),< 1.8mmol/L(合并冠心病);HDL-C > 1.0mmol/L(男性),> 1.3mmol/L(女性)。

糖尿病调脂治疗的第一个目标是降低 LDL-C 水平,且 LDL-C 的治疗目标值下调的趋势仍在继续。所选的药物主要是 β- 羟 -β- 甲戊二酸单酰辅酶 A(HMG-CoA)还原酶抑制剂(他汀类)调脂药。

第二个治疗目标是升高 HDL-C 水平,尽管 2 型糖尿病患者可采取改变生活方式、控制血糖、应用烟酸类制剂等措施,但往往没有如同降低 LDL-C 的药物有效,使用大剂量烟酸也存在许多问题,尤其是升高血糖、面色潮红等。ADA 指南推荐的 HDL-C 高于 40mg/dl(1.036mmol/L),女性患者的 HDL-C 水平应该再高 10mg/dl(0.259mmol/L)是合适的。

最近有文献报告,糖尿病患者联合应用非诺贝特和格列酮类降糖药,引起 HDL-C 水平下降,需要引起临床医生注意。

虽然一直推荐降低 TG,但并没有被普遍接受的目标值。ADA 推荐 TG 超过 400mg/dl(4.516mmol/L)是药物治疗的指征,治疗达标值为 150mg/dl(1.694mmol/L),即使没有心血管危险因素情况下也一样。存在严重高甘油三酯血症,如 TG > 1 000mg/dl(25.9mmol/L)时,需要严格控制食物中脂肪(脂肪含量低于总热量的 10%),同时给予药物治疗,以降低胰腺炎的风险。开始贝特类药物治疗降低 TG 前,改善血糖控制十分重要。

理想的治疗模式是生活方式干预、血糖控制和适当应用调脂药物。作为一般原则,药物治疗必须在生活方式干预之后。冠心病患者或是存在很高 LDL-C 水平(2.258mmol/L)的患者,药物治疗应该与生活方式干预同时开始。美国心脏学会(AHA)进行的研究发现,医学营养治疗能够降低 LDL-C 达 15~25mg/dl(0.389~0.648mmol/L)。因此,对于心血管高危患者(糖尿病合并既往心梗病史或者其他冠心病危险因素者),当 LDL-C 超出目标值 25mg/dl(0.649mmol/L)时,在行为干预的同时需要药物治疗。

然而,在给予任何调脂药物治疗前,必须排

除其他继发性诱因，如甲状腺功能低下（即使是亚临床型）、肾脏疾病（肾病综合征、慢性肾衰引起的血脂异常）、酒精滥用、肝脏疾病（慢性梗阻性肝病、急性肝损害）、药物（非特异性β受体拮抗剂、噻嗪类利尿剂、糖皮质激素、非甾体抗炎药、雌激素、孕酮、舍曲林、异维A酸、环孢素、HIV蛋白酶抑制剂）等，纠正诱因可以治疗高血脂。

1. 非药物治疗　与血糖控制建议相同，治疗脂代谢紊乱的首选方案是生活方式干预和加强运动，重点在于减轻体重。这些措施可以有效地降低糖尿病患者的TG，升高HDL-C，降低LDL-C。

推荐的血脂异常的患者饮食调整方案包括减少饱和脂肪的摄入和相应增加碳水化合物或单不饱和脂肪。美国心脏学会称，患者即使最大程度地坚持这种膳食方案，生活方式干预也只能使LDL-C降低15～25mg/dl（0.389～0.648mmol/L）。因此，如果初始的LDL水平超过目标值之上的范围比这一区间要高，仅仅通过生活方式改变以达到理想控制水平的可能性很小。

但是，非药物干预措施对TG的影响似更显著。超重患者通过减少摄入总热量和开始运动计划，如果能减重2～5kg，TG水平就会大幅下降。

运动与药物治疗结合可以改善胰岛素抵抗和血糖控制。其降低TG、LDL-C和升高高密度脂蛋白的降脂治疗也是有益的。

糖尿病患者生活方式的干预的效果远不止于改善高血脂，但是患者对于治疗的依从性往往很差。因此，常常需要药物干预。

2. 药物治疗　无论以什么方法降血糖治疗，2型糖尿病患者的血TG水平降低常与血糖下降相一致，LDL-C和HDL-C却没有变化。

为了良好地控制血糖，不恶化病情，能够改善血脂，对于严重高血糖合并血脂异常的患者，及时应用胰岛素治疗是很有必要的。在口服降糖药物中，二甲双胍、DPP4抑制剂和格列酮类药物优于磺脲类药物，原因是这三类药物有改善胰岛素敏感性和调整血脂的作用。

血糖控制会影响血脂，调脂治疗一般在高血糖得到良好控制后进行。

糖尿病患者血脂异常的药物治疗有多种可供选择的方案，尤其是他汀类对各型的血脂异常都有作用。对于不同的患者，个性化的治疗选择往往体现在药物的剂量、作用和花费上，尽可能达到理想控制指标，获得最大益处。大剂量的他汀类药物有非常显著的降TG作用。

临床上，2型糖尿病患者血脂异常的药物治疗的基本路径如下：

第一个治疗目标：降低LDL-C。首选HMG-CoA还原酶抑制剂（他汀类），该类药物基础作用能有效地降低LDL-C；附加作用能升高HDL-C和降低TG。次选（二线治疗）胆酸螯合树脂，基本作用是降低LDL-C，附加作用是升高TG、升高HDL；肠道胆固醇吸收抑制剂依折麦布，基本作用是抑制胆固醇吸收、降低LDL-C。

第二个治疗目标是升高HDL-C。一线治疗是烟酸类，基本作用是降低LDL-C，附加作用是升高HDL-C、降低TG。二线治疗：纤维酸衍生物类（贝特类），作用见以下描述。

第三个治疗目标是降低TG。一线治疗是贝特类药物（吉非罗齐、非诺贝特），基本作用是十分有效地降低TG，附加作用是升高HDL-C。二线治疗是他汀类药物，大剂量使用。

应用调脂药物时，需要关注这些药物的副作用，如他汀类药物可以引起肌病、贝特类药物的肝损伤。因此，调脂治疗过程中需要监测肝功能和肌酶等。

（赵家军）

参 考 文 献

[1] HP H. Diabetes mellitus: its differentiation into insulin-sensitive and insulin-insensitive types. Lancet, 1936（227）: 127-130.

[2] Li S, Brown MS, Goldstein JL. Bifurcation of insulin signaling pathway in rat liver: mTORC1 required for stimulation of lipogenesis, but not inhibition of gluco-neogenesis. Proc Natl Acad Sci USA, 2010, 107（8）: 3441-3446.

[3] Vatner DF，Majumdar SK，Kumashiro N，et al. Insulin-independent regulation of hepatic triglyceride synthesis by fatty acids. Proc Natl Acad Sci USA，2015，112（4）：1143-1148.

[4] Jocken JW，Goossens GH，Boon H，et al. Insulin-mediated suppression of lipolysis in adipose tissue and skeletal muscle of obese type 2 diabetic men and men with normal glucose tolerance. Diabetologia，2013，56（10）：2255-2265.

[5] Wefers J，van Moorsel D，Hansen J，et al. Circadian misalignment induces fatty acid metabolism gene profiles and compromises insulin sensitivity in human skeletal muscle. Proc Natl Acad Sci USA，2018，115（30）：7789-7794.

[6] 陈家伦. 临床内分泌学. 上海：上海科技出版社，2011.

[7] Newgard CB，An J，Bain JR，et al. A branched-chain amino acid-related metabolic signature that differentiates obese and lean humans and contributes to insulin resistance. Cell Metab，2009，9（4）：311-326.

[8] Shulman GI. Ectopic fat in insulin resistance，dyslipidemia，and cardiometabolic disease. N Engl J Med，2014，371（23）：2237-2238.

[9] DeFronzo RA，Tobin JD，Andres R. Glucose clamp technique：a method for quantifying insulin secretion andresistance. Am J Physiol，1979，237（3）：E214-E223.

[10] Butler AE，Janson J，Bonner-Weir S，et al. Beta-cell deficit and increased beta-cell apoptosis in humans with type 2 diabetes. Diabetes，2003，52（1）：102-110.

[11] DeFronzo RA. Pathogenesis of type 2 diabetes mellitus. Med Clin North Am，2004，88（4）：787-835.

[12] Hollingdal M，Juhl CB，Pincus SM，et al. Failure of physiological plasma glucose excursions to entrain high-frequency pulsatile insulin secretion in type 2 diabetes. Diabetes，2000，49（8）：1334-1340.

[13] O'Meara NM，Sturis J，Van Cauter E，et al. Lack of control by glucose of ultradian insulin secretory oscillations in impaired glucose tolerance and in non-insulin-dependent diabetes mellitus. J Clin Invest，1993，92（1）：262-271.

[14] Laedtke T，Kjems L，Porksen N，et al. Overnight inhibition of insulin secretion restores pulsatility and proinsulin/insulin ratio in type 2 diabetes. Am J Physiol Endocrinol Metab，2000，279（3）：E520-E528.

[15] Gautier JF，Wilson C，Weyer C，et al. Low acute insulin secretory responses in adult offspring of people with early onset type 2 diabetes. Diabetes，2001，50（8）：1828-1833.

[16] Furuyama K，Chera S，van Gurp L，et al. Diabetes relief in mice by glucose-sensing insulin-secreting human αcells. Nature，2019，567（7746）：43-48.

[17] Vauhkonen I，Niskanen L，Vanninen E，et al. Defects in insulin secretion and insulin action in non-insulin-dependent diabetes mellitus are inherited. Metabolic studies on offspring of diabetic probands. J Clin Invest，1998，101（1）：86-96.

[18] Lehtovirta M，Kaprio J，Forsblom C，et al. Insulin sensitivity and insulin secretion in monozygotic and dizygotic twins. Diabetologia，2000，43（3）：285-293.

[19] Stolerman ES，Manning AK，McAteer JB，et al. *TCF7L2* variants are associated with increased proinsulin/insulin ratios but not obesity traits in the Framingham Heart Study. Diabetologia，2009，52（4）：614-620.

[20] Hales CN，Barker DJ，Clark PM，et al. Fetal and infant growth and impaired glucose tolerance at age 64. BMJ，1991，303（6809）：1019-1022.

[21] Larsen CM，Faulenbach M，Vaag A，et al. Interleukin-1-receptor antagonist in type 2 diabetes mellitus. N Engl J Med，2007，356（15）：1517-1526.

[22] McGarry JD. Banting lecture 2001：dysregulation of fatty acid metabolism in the etiology of type 2 diabetes. Diabetes，2002，51（1）：7-18.

[23] Park HS，Kim HZ，Park JS，et al. β-cell-derived angiopoietin-1 regulates insulin secretion and glucose homeostatis by stabilizing the islet microenvironment. Diabetes，2019，68（4）：774-778.

[24] Perley MJ，Kipnis DM. Plasma insulin responses to oral and intravenous glucose：studies in normal and diabetic sujbjects. J Clin Invest，1967，46（12）：1954-1962.

[25] Girard J. The incretins：from the concept to their use in the treatment of type 2 diabetes. Part A：incretins：concept and physiological functions. Diabetes Metab，2008，34（6 Pt 1）：550-559.

[26] Mulherin AJ，Oh AH，Kim H，et al. Mechanisms underlying metformin-induced secretion of glucagon-like peptide-1 from the intestinal L cell. Endocrinology，2011，152（12）：4610-4619.

[27] Prigeon RL，Quddusi S，Paty B，et al. Suppression of glucose production by GLP-1 independent of islet hormones：a novel extrapancreatic effect. Am JPhysiol Endocrinol Metab，2003，285（4）：E701-E707.

[28] Manning S, Pucci A, Batterham RL. GLP-1: a mediator of the beneficial metabolic effects of bariatric surgery. Physiology (Bethesda), 2015, 30(1): 50-62.

[29] Batterham RL, Bloom SR. The gut hormone peptide YY regulates appetite. Ann N Y Acad Sci, 2003(994): 162-168.

[30] Shi YC, Loh K, Bensellam M, et al. Pancreatic PYY Is Critical in the Control of Insulin Secretion and Glucose Homeostasis in Female Mice. Endocrinology, 2015, 156(9): 3122-3136.

[31] Sam AH, Gunner DJ, King A, et al. Selective ablation of peptide YY cells in adult mice reveals their role in beta cell survival. Gastroenterology, 2012, 143(2): 459-468.

[32] Chandarana K, Gelegen C, Irvine EE, et al. Peripheral activation of the Y2-receptor promotes secretion of GLP-1 and improves glucose tolerance. Mol Metab, 2013, 2(3): 142-152.

[33] Wang G, Anini Y, Wei W, et al. Apelin, a new enteric peptide: localization in the gastrointestinal tract, ontogeny, and stimulation of gastric cell proliferation and of cholecystokinin secretion. Endocrinology, 2004, 145(3): 1342-1348.

[34] Dray C, Knauf C, Daviaud D, et al. Apelin stimulates glucose utilization in normal and obese insulin-resistant mice. Cell Metab, 2008, 8(5): 437-445.

[35] Alfa RW, Park S, Skelly KR, et al. Suppression of insulin production and secretion by a decretin hormone. Cell Metab, 2015, 21(2): 323-334.

[36] Umpierrez G, Korytkowski M. Diabetic emergencies-ketoacidosis, hyperglycaemic hyperosmolar state and hypoglycaemia. Nat Rev Endocrinol, 2016, 12(4): 222-232.

[37] Maahs DM, Hermann JM, Holman N, et al. Rates of Diabetic Ketoacidosis: International Comparison With 49,859 Pediatric Patients With Type 1 Diabetes From England, Wales, the U.S., Austria, and Germany. Diabetes Care, 2015, 38(10): 1876-1882.

[38] Nyenwe EA, Kitabchi AE. The evolution of diabetic ketoacidosis: An update of its etiology, pathogenesis and management. Metabolism, 2016, 65(4): 507-521.

[39] Dhatariya KK, Vellanki P. Treatment of diabetic ketoacidosis(DKA)/hyperglycemic hyperosmolar state(HHS): novel advances in the management of hyperglycemic crises(UK Versus USA). Curr Diabetes Rep, 2017, 17(5): 33.

[40] Nambam B, Menefee E, Gungor N, et al. Severe complications after initial management of hyperglycemic hyperosmolar syndrome and diabetic ketoacidosis with a standard diabetic ketoacidosis protocol. J Pediatr Endocrinol Metab, 2017, 30(11): 1141-1145.

[41] Handelsman Y, Henry RR, Bloomgarden ZT, et al. American Association of Clinical Endocrinologists And American College of Endocrinology Position statement of the association of SGLT2 and diabetic ketoacidosis. Endocr Pract, 2016, 22(6): 753-762.

[42] Introduction: Standards of Medical Care in Diabetes-2018. Diabetes Care, 2018; 41(Suppl 1): S1-S2.

[43] Zelniker TA, Wiviott SD, Raz I, et al. SGLT2 inhibitors for primary and secondary prevention of cardiovascular and renal outcomes in type 2 diabetes: a systematic review and meta-analysis of cardiovascular outcome trials. Lancet, 2019, 393(10166): 31-39.

[44] Mann J, Orsted DD, Brown-Frandsen K, et al. Liraglutide and renal outcomes in type 2 diabetes. N Engl J Med, 2017, 377(9): 839-848.

[45] Cooper ME, Perkovic V, McGill JB, et al. Kidney disease end points in a pooled analysis of individual patient-level data from a large clinical trials program of the dipeptidyl peptidase 4 inhibitor linagliptin in type 2 diabetes. Am J Kidney Dis, 2015, 66(3): 441-449.

[46] Pop-Busui R, Boulton AJ, Feldman EL, et al. Diabetic Neuropathy: A Position Statement by the American Diabetes Association. Diabetes Care, 2017, 40(1): 136-154.

[47] Callaghan BC, Cheng HT, Stables CL, et al. Diabetic neuropathy: clinical manifestations and current treatments. Lancet Neurol, 201, 11(6): 521-534.

[48] American Diabetes Association. CardiovascularDisease and Risk Management: Standards of Medical Care in Diabetes -2018. Diabetes Care, 2018, 41(Suppl 1): S86-S104.

[49] Shah B, Rockman CB, Guo Y, et al. Diabetes and vascular disease in different arterial territories. Diabetes Care, 2014, 37(6): 1636-1642.

[50] 中华医学会内分泌学分会. 成人 2 型糖尿病胰岛素临床应用的中国专家共识. 中华内分泌代谢杂志, 2013, 29(1): 1-6.

第二章 1型糖尿病

第一节 成人隐匿性自身免疫糖尿病：回顾、现状与展望

一、成人自身免疫糖尿病的命名及变迁

成人隐匿性自身免疫糖尿病（latent autoimmune diabetes in adults，LADA）的概念现已深入人心，但该病的本质尚未完全清楚。就 LADA 名称而言，其概念提出也经历了一段变迁。

自 20 世纪 70 年代，有学者观察到部分成年非胰岛素依赖糖尿病患者血胰岛细胞抗体（islet cell antibody，ICA）或谷氨酸脱羧酶抗体（glutamic acid decarboxylase antibody，GAD-Ab）阳性，大多数为非肥胖者，易出现口服降糖药继发失效而需改用胰岛素治疗。鉴于其临床表现介于 1 型和 2 型糖尿病之间，学者称其为 1.5 型糖尿病。随着认识的进展，人们发现这部分患者具有以下特点，如 HLA-DR3 和 DR4 等 1 型糖尿病的易感基因频率增加；随访观察到其 β 细胞功能持续下降，故将其称之为隐匿性（latent）或迟发性（late-onset）1 型糖尿病、缓慢进展性胰岛素依赖性糖尿病（slowly progressive IDDM，SPIDDM）、抗体阳性的 2 型糖尿病、诊断时不需要胰岛素的自身免疫性糖尿病（autoimmune diabetes not requiring insulin at diagnosis）等。

现在国内外文献普遍倾向于将 GAD-Ab 或 ICA 等胰岛自身抗体阳性的成人起病的酷似 2 型糖尿病者采用 LADA 这一名称。之所以将 LADA 这一名称单独提出，其中一个重要的目的是引起人们对成人自身免疫性糖尿病的重视，将貌似 2 型糖尿病的这部分 1 型糖尿病患者区别开来。

尽管 LADA 这一名称应用最为广泛，近来越来越多的学者对这一命名提出了质疑。首先，

"隐匿性自身免疫糖尿病"患者从定义上来说，应该是仅仅有休眠或隐藏的自身免疫病理过程，而没有糖尿病的临床表现，而事实却不是这样。LADA 患者存在胰岛素分泌进行性减少的病理过程，并伴有胰岛自身抗体的血清学证据，只要进行检测，自身免疫的病理改变是客观存在的，并不是隐匿的。其次，这种隐匿起病的特征不是仅限于成年人，年轻人一样可以患上这种进展缓慢的自身免疫性糖尿病，由此可见，起病隐匿、进展缓慢的自身免疫糖尿病可见于各个年龄阶段，因此去除"成人"这个后缀，不做进一步限定而使用定义更广的名称"自身免疫性糖尿病"，会使它在临床工作中更加实用。所以，将来"LADA"一词可能会成为历史。但不管怎样命名，他们的共同点即是胰岛自身抗体阳性（主要指 ICA 和 GAD-Ab），这也是学者们研究 LADA 的重点之一。

尽管存在争论，但是 LADA 这一概念仍具有重要意义：① LADA 特指这部分成年起病、进展缓慢、存在自身免疫证据的糖尿病；有助于与经典 1 型和 2 型糖尿病的区分。② LADA 的提出强调了病因学（自身免疫证据的筛查）对于糖尿病诊断分型的重要作用。③ LADA 的提出部分明确了临床初诊 2 型糖尿病具有异质性的原因，对于减少误诊有重要作用。有理由相信，LADA 的命名将随着研究进展的深入而继续演变，以使其能更精准地描述这一特殊糖尿病群体。

二、对临床特征和诊断的认知

从 LADA 这一名称上讲，诊断 LADA 应主要具备成年起病、病程进展缓慢（起病至少 6 个月内不依赖胰岛素治疗或无诱因时不发生酮症）、具有胰岛自身免疫破坏的证据（如一种或多种胰岛自身抗体阳性）三个特征。胰岛自身抗体作为 β 细胞发生自身免疫破坏的标志物，可将 LADA 从

2 型糖尿病中区别出来；而在诊断后有一段时期不依赖胰岛素治疗或不发生酮症则是 LADA 与 1 型糖尿病的不同点。

LADA 最重要的特征——缓慢进展的免疫破坏过程，在临床上表现为逐渐减退的胰岛功能。理论上讲，其胰岛功能的衰减速度应介于经典 1 型和 2 型之间。但真实情况如何，哪些是预测胰岛功能衰减的指标？这些都是早期学者们重点探讨的问题，尤其是起病年龄、病程、性别、体重、胰岛功能的自然病程、其他自身免疫性内分泌紊乱的合并情况等是研究热点。

1. **起病年龄** 关于 LADA 诊断的最小年龄界限，由 15 岁至 45 岁不等，目前多数采用 30 岁。年轻者 LADA 患病比例较高；而且在 7~8 岁的儿童亦存在缓慢进展的自身免疫性糖尿病，被称为青年人隐匿性自身免疫糖尿病（latent autoimmune diabetes in the young, LADY）。目前，国际上较为公认的 LADA 诊断标准为国际糖尿病免疫学会（IDS）标准，将起病年龄界定在 30 岁。根据在 25 个城市共 46 个中心联合进行的"LADA China"多中心协作研究显示，中国 18 岁以上初诊 2 型糖尿病中 LADA 的患病率为 6.1%。依据目前国际通用的年龄划分点，LADA China 多中心研究发现在中国人群中，小于 30 岁的临床初诊 2 型糖尿病患者 GADA 阳性率高达 11.4%；而大于 30 岁患者 GADA 阳性率为 5.9%，大于 30 岁患者以 10 岁为年龄段划分的各年龄亚组间无统计学差异。考虑中国对于成人的定义为 18 周岁以上，并且国内已有相应年龄的患病数据，因此在《中华医学会糖尿病学分会关于成人隐匿性自身免疫糖尿病（LADA）诊疗的共识》中，我国专家建议将年龄节点定为 18 岁。

研究发现胰岛自身抗体的检出率及抗体滴度也与年龄相关。UKPDS 的结果显示，起病年轻者的 GAD-Ab 检出率和高抗体滴度的比例均大于其他起病年龄较大组，且这种趋势在 25~65 岁之间以 10 岁区分的各年龄组中均存在。通过对不同起病年龄 LADA 亚组的分析则发现，GAD-Ab 的阳性率在 15~34 岁组最高，为 14.2%，而年龄大于 35 岁组的阳性率为 6.5%；且 15~34 岁组患者的平均抗体滴度也高于起病大于 35 岁者。随访研究显示，起病年龄较轻者具有的残存胰岛 β 细

胞功能较差，其胰岛细胞破坏可能呈直线性快速进展，而年龄较大（大于 40 岁）发病者的细胞损伤可能以迂曲反复的方式缓慢进展。因此，不同年龄组别患者中 GAD-Ab 的阳性率及滴度分布是 LADA 患者免疫破坏进展速度差异的一种反应。对大于 65 岁起病的老年糖尿病患者来说，GAD-Ab 检出率也在 5%~10% 之间，提示自身免疫性糖尿病在老年糖尿病患者中亦较为多见，应重视对这部分患者进行胰岛自身抗体的筛查。

2. **病程** LADA 的发病过程在临床上可分为非胰岛素依赖阶段和胰岛素依赖阶段。起病半年或数年后出现胰岛 β 细胞功能衰竭、患者发生继发性口服药物失效、需依赖胰岛素治疗。LADA 患者的胰岛功能衰减速度不同，因此每一个体从发病至出现胰岛素依赖的时间不一，也短至半年者，也有长达十几年者。Landin-Olsson 指出 LADA 发病后一般 3 年内会发展为胰岛素依赖，而胰岛自身抗体阴性的 2 型糖尿病患者通常需要 6~8 年。UKPDS 对新诊糖尿病患者的随访研究显示，起病年龄小于 45 岁的 LADA 患者仅 2 年就有一半的患者依赖胰岛素治疗，所有患者在起病 5 年后均进展为胰岛素依赖阶段。通过对国人 2 型糖尿病和 LADA 患者胰岛 β 细胞功能进行的长达 4 年和 6 年的前瞻性观察显示，在病程 3 年时，LADA 患者空腹 C 肽下降达 50% 以上者所占百分比已达 33%，而在病程 6 年时此比例达 100%；而 2 型糖尿病患者在病程 7 年时仅有 22% 空腹 C 肽下降达 50% 以上。胰岛 β 细胞功能随病程变化趋势的这种差异提示 LADA 本身也具有异质性。就平均而言，LADA 患者在糖尿病诊断后 3~5 年内可进展为胰岛素依赖，而 2 型糖尿病诊断后 7~8 年才见 C 肽水平降低。

根据文献报道，LADA 的一个诊断标准就是：在诊断为糖尿病后，至少有 6 个月的时间是不依赖胰岛素的。但对患者是否依赖胰岛素治疗的影响因素很多，如疾病的自然病程，疾病诊断的时间相对自然病程处于的时期，医生的个人治疗意见等。因此，为了使 LADA 诊断统一化及标准化，尚需要对其自然病程与发病机制的相关知识进一步深入研究。在鉴别诊断上，酮症起病的 2 型糖尿病，经胰岛素治疗而解除糖毒性后，可迅速不依赖胰岛素治疗，这个过程通常小于半年。

而青少年起病的1型糖尿病患者通常终身依赖胰岛素治疗。虽然开始使用胰岛素的时间能否作为LADA的诊断标准尚存争议，但目前是否依赖胰岛素治疗是区分酮症起病的经典1型糖尿病与LADA的唯一有效的临床指标。因此，在《中华医学会糖尿病学分会关于成人隐匿性自身免疫糖尿病（LADA）诊疗的共识》中，我国专家建议将"诊断糖尿病后至少半年不依赖胰岛素治疗"作为LADA的诊断标准之一。

3. 胰岛自身抗体　胰岛自身抗体，包括胰岛细胞抗体（ICA）、谷氨酸脱羧酶抗体（GAD-Ab）、胰岛素自身抗体（IAA）、酪氨酸磷羧酶抗体（IA-2Ab）及锌转运体8自身抗体（ZnT8Ab）是诊断LADA的重要免疫指标。ICA由于检测方法难标准化，目前临床应用有限。LADA的筛查主要采用GAD-Ab。因GAD-Ab出现早且持续时间长，临床预测价值已证实，加之检测业已标准化，是迄今公认的诊断LADA最敏感的免疫指标。其余如IAA、IA-2Ab及新近发现的ZnT8Ab等阳性对LADA的诊断也有参考价值。虽然IAA、IA-2Ab及ZnT8Ab在中国人群中阳性率低于高加索人群，但结合GAD-Ab检测仍可提高LADA诊断的敏感性。羧基肽酶H自身抗体（CPH）、SOX13抗体等也被报道与自身免疫糖尿病相关，但因其与胰岛功能无明显关联，尚未广泛应用于临床诊断。综上所述，我国专家建议将"胰岛自身抗体阳性（GAD-Ab为首先推荐检测的抗体，联合IA-2Ab、IAA、ZnT8Ab可提高检出率）"作为LADA的诊断标准之一。

胰岛自身抗体的数目和滴度高低代表自身免疫的程度。LADA患者可根据GAD-Ab滴度的高低分为两个亚组。高滴度的LADA患者临床特征更类似1型糖尿病，胰岛功能衰退速度很快，而低滴度的LADA更类似于2型糖尿病。胰岛自身抗体滴度与胰岛功能衰减的速度呈正相关，提示应用连续的观点来看待糖尿病的分型诊断，提示处于自身免疫机制介导的以胰岛素缺乏为主的经典1型糖尿病和以胰岛素抵抗为主的2型糖尿病之间的，是既存在胰岛素分泌缺陷又存在胰岛素抵抗的过渡类型——LADA。需要明确的是，抗体的产生是自身免疫进程的标志物，抗体本身并不对胰岛发生破坏作用。也有少数研究显示抗体滴度与胰岛功能并不相平行。

综上，在《中华医学会糖尿病学分会关于成人隐匿性自身免疫糖尿病（LADA）诊疗的共识》中，我国专家建议中国LADA的诊断标准为：糖尿病诊断成立后，排除妊娠糖尿病或其他特殊类型糖尿病，并具备下述3项：①胰岛自身抗体阳性（GADA为首先推荐检测的抗体，联合IA-2Ab、IAA、ZnT8Ab可提高检出率）；②年龄≥18岁（如年龄小于18岁并具有①和③者则诊断为LADY）；③诊断糖尿病后至少半年不依赖胰岛素治疗。

4. 性别　许多自身免疫性疾病（如系统性红斑狼疮等）的发生与性别有关。对于经典的1型糖尿病而言，有研究显示其在白人中男性略多于女性，而在非白种人中则女性略多于男性，其差异不十分显著。性别对于LADA的患病率及其病程进展是否有影响尚无定论。瑞典的研究显示，ICA在15～34岁的糖尿病患者中的阳性率无性别差异；而其在30～34岁组中的阳性率则偏低。日本学者Kobayashi的研究发现，ICA阳性的男性LADA患者的胰岛功能较女性差，指出男性是LADA进展的一个危险因素。虽然胰岛自身抗体在初诊2型糖尿病患者中的检出率不存在性别差异，但男性患者似乎比女性的胰岛功能减退得更快，这可能与性激素及其结合蛋白、性连锁易感基因位点及体脂分布的差别有关。这与其他的自身免疫性疾病有何差异？值得研究。

5. 合并其他自身免疫性疾病的情况　LADA作为一种自身免疫性疾病，较易伴有与经典1型糖尿病关联的其他自身免疫性疾病，包括自身免疫性甲状腺病、乳糜泻（celiac disease）、自身免疫性A型胃炎及艾迪生病等。自身免疫性甲状腺疾病是LADA最常合并的自身免疫性疾病。国外研究报道LADA患者甲状腺过氧化物酶抗体（TPO-Ab）的阳性率为22.1%～30%，而甲状腺球蛋白抗体（TgAb）阳性率为2%～8.8%。在中国人LADA中，TPO-Ab阳性率为16.7%，高于2型糖尿病患者（7%）。LADA甲状腺任一抗体阳性率（TgAb或TPO-Ab阳性）为18.9%，与经典1型糖尿病无显著差异（18.9%）。在最近的全国多中心研究中发现LADA患者TPO-Ab阳性率为16.3%，乳糜泻相关抗体转谷氨酰胺酶抗体（tissue transglutaminase antibody，tTGA）阳性率为

2.1%，而艾迪生病 21- 羟化酶抗体（21-hydroxy-lase autoantibodies，21-OHA）的阳性率为 1.8%。LADA 患者中亚临床甲状腺功能异常（亚临床甲减或甲状腺功能亢进）为 7%～11.1%，其中绝大多数是亚临床甲减。TPO-Ab 阳性者发生甲状腺功能异常的风险显著增加。因此与 1 型糖尿病相似，LADA 患者也应常规筛查自身免疫性甲状腺疾病。

三、胰岛自身抗体与 LADA

LADA 以 β 细胞缓慢损害为特征，进展速度不一，可长期维持一定的分泌功能也可较快进展为胰岛素依赖，说明 LADA 的异质性。LADA 其胰岛 β 细胞功能的缓慢衰减与遗传基因、体液免疫和细胞免疫均密切相关，早期探测患者的高危因素对预测胰岛功能进展、指导治疗等均有重要作用。目前证据较为充足的研究集中在胰岛自身抗体滴度对胰岛功能的影响方面，这也进一步说明了为何胰岛自身抗体是诊断 LADA 的必要指标。

1. 胰岛自身抗体对胰岛功能的影响 LADA 作为一种特殊类型的糖尿病，患者的临床表型具有很大的异质性，既有类似于经典的 1 型糖尿病、胰岛功能迅速衰竭的患者，也有数年病程无明显进展的；既有特别消瘦的，也有肥胖或合并有代谢综合征的。许多学者对这种异质性的原因进行过研究，发现其和胰岛自身抗体水平有关。而在所有的抗体中，与 LADA 胰岛功能最为密切的是 GAD-Ab。GAD-Ab 的存在较为稳定，持续时间较长，可维持存在十余年。我们在临床中也观察到不同患者的抗体水平存在不同的变化规律，大部分保持稳定，部分呈现滴度逐渐下降或者转阴，也有极少数患者的抗体滴度逐渐上升或转阳。

早在 2001 年，Lohmann 观察到 ICA 和 GAD-Ab 皆阳性和高滴度 GAD-Ab 的 LADA 患者的临床特征更类似经典 1 型糖尿病，而单独 ICA 阳性或低滴度 GAD-Ab 的 LADA 患者的表现接近 2 型糖尿病，从而提出 LADA-1 亚型和 LADA-2 亚型的概念。这一概念的提出丰富了 LADA 的疾病谱。中国的研究也发现：以 GAD-Ab 滴度 0.3 为界可将 LADA 的异质性加以区分。这提示处于自身免疫机制介导的以胰岛素缺乏为主的经典

1 型糖尿病和以胰岛素抵抗为主的 2 型糖尿病之间的，是既存在胰岛素分泌缺陷又存在胰岛素抵抗的过渡类型——1.5 型糖尿病即 LADA。进一步细分，LADA-1 亚型患者的胰岛素缺乏程度较重，或许可称之为 1.2（或 1.3）型糖尿病；LADA-2 亚型的胰岛素抵抗较为明显，可称其为 1.7（或 1.8）型糖尿病。因此，糖尿病从整体上表现为一个连续的疾病谱，在典型青少年起病的 1 型糖尿病和伴有多种代谢异常的 2 型糖尿病之间存在多种过渡类型。提示应用连续的观点来看待糖尿病的分型诊断。就这方面而言，或许基于任何意义上的糖尿病分型都存在其局限性。

但有关 LADA 亚型的观点并未得到学者的一致认可，Palmer 在讨论如何将自身免疫性糖尿病的命名标准化时，强调从病理机制而不是临床表型入手。他建议将成人起病且进展迅速的患者归为 1 型糖尿病；那些抗体阳性但临床表现与 2 型糖尿病相似的患者称为 1.5 型糖尿病；而只有那些起病年龄大于 35 岁、抗体阳性且起病早期不依赖胰岛素治疗的非肥胖患者被称为 LADA。

ICA 滴度常随病程发展下降，那么初诊时的 ICA 滴度对胰岛功能是否有预测价值呢？数个大规模的前瞻性观察未能明确发现 ICA 对 LADA 胰岛功能衰退的预测价值：ICA 对胰岛功能的预测价值仍存在争议，其与 LADA 患者残存 β 细胞间的关联有待进一步深入探讨。此外，ICA 由于检测复杂、难以标准化、结果判定主观性强等缺陷限制了它在临床的大规模应用。目前越来越趋向于采用特异性胰岛自身抗原抗体的放射配体检测替代 ICA 的免疫荧光检测，可提高 LADA 诊断的特异性。

其他在 LADA 中少见的抗体，如 IA-2Ab、ZnT8Ab 以及 IAA 是 LADA 筛查的第二线自身抗体，这些抗体对 LADA 的诊断缺乏特异性以及检测方法难度较大，限制了其临床应用。值得注意的是，由于目前的方法尚不能有效区分使用外源性胰岛素产生的胰岛素抗体（IA）以及 IAA，所以 IAA 检测需在患者未使用过胰岛素或使用时间不超过 7 天内采集血样本。

总之，国内外研究均已证实 GAD-Ab 是胰岛 β 细胞免疫破坏的特异性标志，亦是诊断 LADA 的最佳指标。总的来说，GAD-Ab 具有与 β 细胞

缓慢损伤相关性更好、出现早、持续时间长、年龄跨度大、阳性率高、检测方便等特点，是公认的较好的诊断 LADA 及预测胰岛功能进展的免疫学指标。

2. **易感基因与胰岛自身抗体**　研究表明 DR3-DQ2/DR4-DQ8 是高加索人 LADA 患者易感基因型；而 DR9/DR9 是中国 LADA 患者易感基因型。在高加索人群中，HLA Ⅱ类易感等位基因 DR3、DR4、DQ2 和 DQ8 自经典 1 型糖尿病到 LADA 及健康对照中呈现频率由高到低的变化。但 UKPDS 研究显示 DR3/DR4 和 DQ2/DQ8 在 LADA 与经典 1 型糖尿病的频率相似，而随 LADA 诊断年龄的增加而降低。在中国人群中，HLA-DQ 易感基因的频率在糖尿病疾病谱中亦表现出由经典 1 型糖尿病、LADA 至 2 型糖尿病的递减趋势。有研究指出胰岛自身抗体阳性的数目联合 HLA 高危基因的频率对于 LADA 胰岛功能的预测优于抗体滴度。现已有证据表明，强烈的遗传易感性（主要是 HLA 基因）与快速细胞破坏相关的多为高滴度的 ICA 和 GAD-Ab，因此认为 HLA 基因不仅可促进免疫应答的发生且在一定程度上控制了应答强度，甚至某个基因型的存在可能促进某种抗体的形成。与 GAD-Ab 相关的是 HLA-DR3、DR3/DQ2。但也有结果不同的报道：携不同基因的 1 型糖尿病同胞间的 GAD-Ab/ICA/IAA 分布并无显著性差异，提示基因与抗体类型间并无关联，且并非所有携高危基因 / 抗体阳性者一定会发展成 1 型糖尿病；也有报道发现 LADA 后代携较高的 HLA-DQB1 基因型，但急性期胰岛素释放低于对照，说明该基因型与胰岛素分泌下降有关，然而自身抗体与胰岛素分泌间却未发现联系，提示 HLA 与自身抗体对胰岛功能的影响尚不十分清楚，需深入探讨。

3. **细胞免疫与胰岛自身抗体**　LADA 和经典 1 型糖尿病一样，是由 T 细胞介导的胰岛 β 细胞选择性破坏的自身免疫性疾病。20 世纪 70 年代中期到 90 年代中期，研究多集中在自身抗体的检测并由此发现了许多重要的自身抗原，曾认为 B 细胞介导的体液免疫在 1 型糖尿病的发病过程中起决定性作用，但随着研究的深入，这一观点已日益受到挑战。因为将 ICA 及 GAD-Ab 阳性患者外周血单个核细胞转移给严重联合免疫缺陷小鼠，并通过转移人类 B 淋巴细胞使小鼠产生 ICA，但其并未发生胰岛细胞损害、糖耐量异常或糖尿病。这说明胰岛自身抗体本身并不足以诱导 β 细胞破坏，而只是针对 β 细胞自身免疫反应的标志物而已，而且出现的时间晚于自身免疫性 T 细胞。

学者们常利用外周血单个核细胞（PBMC）对胰岛抗原的增殖反应来观察细胞免疫。60%～70% 的新发 1 型糖尿病和亲属可测得对谷氨酸脱羧酶（GAD）的该种反应，可见细胞免疫在发病前就已存在。1992 年就有学者发现 LADA 患者的 PBMC 可抑制大鼠的胰岛细胞分泌胰岛素，这足以证明 LADA 体内活跃着细胞介导的自身免疫反应。Fukui 等观察到 GAD-Ab 阳性的 2 型糖尿病患者不仅存在胰岛炎还鉴别出 PBMC 对 GAD 的反应，并将患者分成胰岛素缺乏和非缺乏组进行比较：前者与对照有差异后者无，说明疾病发展越接近 1 型者其细胞免疫反应越强。但机体诱发的细胞免疫过程非常复杂，与病程和胰岛自身抗原存在多个显性表位等因素有关，加上研究方法复杂、不易标准化，因此细胞免疫检测未能广泛应用于临床。

Tetramer 技术通过体外构建 MHC 分子 - 肽四聚体复合物识别 T 细胞受体，即可通过流式细胞仪定量检出体内抗原特异性 T 淋巴细胞，并能将其分选出以供体外培养扩增和功能分析，是目前检测外周血中微量的抗原特异性 T 细胞最有前途的技术。已有研究表明，四聚体（tetramer）对 1 型糖尿病的诊断敏感性和特异性可分别达 56% 和 94%，但由于目前 HLA-Ⅱ类 tetramer 技术尚不成熟，且 T 细胞受体亲和力较低的细胞可能无法检测到。因此，tetramer 染色如结合增殖和 / 或细胞因子分泌试验也许可以获得更多的信息。

四、应重视 LADA 存在的胰岛素抵抗及代谢综合征

LADA 作为自身免疫性 1 型糖尿病，以胰岛 β 细胞遭受免疫破坏、内源性胰岛素绝对缺乏为特点，因此长期以来有关 LADA 的研究多集中在胰岛素缺乏方面。尽管目前已有证据表明 LADA 患者也存在胰岛素抵抗，但有关此方面的研究并没引起重视，没有研究通过标准的高胰岛素正糖

钳夹试验来报道 LADA 患者的胰岛素抵抗情况。

Carlsson 研究了 111 例 LADA 患者在三种血糖水平（5.6mmol/L、14mmol/L、28mmol/L）时胰岛 β 细胞对葡萄糖和精氨酸的反应，将精氨酸刺激胰岛素分泌高峰的 1/2 处血糖水平用以反映胰岛素敏感性。结果发现在所有的血糖水平，LADA 患者对精氨酸的反应所产生的胰岛素分泌能力均较 2 型糖尿病差，而胰岛素的敏感性在两者间并无差异，且两组的胰高血糖素水平均较正常对照组为高，但 LADA 和 2 型糖尿病间无显著性差异，作者认为 LADA 存在胰岛素抵抗，但其胰岛素的分泌能力较 2 型糖尿病差，同时具有经典 1 型糖尿病和 2 型糖尿病的共同特点。此后 Behme 及周智广等用稳态模型（HOMA）公式评价了胰岛素抵抗水平，也发现 LADA 患者的 HOMA 胰岛素抵抗指数显著高于正常对照。由于 LADA 患者存在一定程度的胰岛素抵抗，在评价其胰岛 β 细胞功能时应注意校正。

从临床角度来看，对 LADA 患者进行代谢综合征的研究亦能揭示胰岛素抵抗在患者中的分布情况。但目前有关 LADA 与代谢综合征关系的研究很少。欧洲多中心的 ACTION-LADA，发现代谢综合征在 1 型糖尿病、LADA 和 2 型糖尿病中的比例分别为 31.9%、41.9% 和 88.8%；提示近半的 LADA 患者伴有代谢综合征。多中心的 LADA China 研究显示，约 59.8% 的 LADA 伴有代谢综合征，高 GAD-Ab 滴度 LADA 患者伴有代谢综合征的比例约为 38.9%，显著低于低滴度患者的 67.8%。与胰岛素抵抗相关的炎症因子如 IL-6、脂质运载蛋白 2（LCN2）、超敏 CRP（hs-CRP）和脂连蛋白在 LADA 患者也明显升高，而且脂连蛋白与 GAD-Ab 滴度呈正相关。

肥胖的糖尿病患者中也有一定数量的 LADA。周智广研究组关于 2 035 例初诊 2 型糖尿病的研究表明 LADA 在肥胖糖尿病者（以 BMI≥25kg/m² 作为判断标准）中的患病率达 8.8%，提示肥胖并不是排除 LADA 的标准。而且，随着现代生活方式变化所引起肥胖症的患病率逐渐增加，肥胖的 LADA 患者也会增多，因为一方面有更多的 LADA 患者合并有肥胖，另一方面肥胖及其伴随的胰岛素抵抗会诱导胰岛功能已有一定程度受损的 LADA 前期患者发病。已有学者提出"肥胖是

1 型糖尿病发病的加速器"；但目前肥胖与 LADA 的关系尚未受到足够重视。我们建议对所有的新发糖尿病患者进行抗体检测，以明确 LADA 在肥胖糖尿病患者中的分布频率及早期正确分型。

处理伴有胰岛素抵抗的 LADA 患者时，除积极尽量维持良好的糖代谢外，直接改善胰岛素抵抗对于减少其发生心血管并发症具有重要意义。尤其对于低 GAD-Ab 滴度的患者，是否可单用胰岛素增敏剂或与胰岛素合用以纠正其存在的胰岛素抵抗和胰岛素缺乏，尚在研究中。

五、LADA 的治疗策略及研究进展

LADA 存在非胰岛素依赖及胰岛素依赖两个临床阶段，对 LADA 的诊断和治疗的重点在非胰岛素依赖阶段。在此阶段中，治疗 LADA 的目的在于减少胰岛自身免疫损害、尽可能保留残存 β 细胞功能，延缓胰岛素依赖阶段的出现、取得良好的代谢控制、防止并发症。由于血糖水平于 LADA 患者是较抗体阴性的 2 型糖尿病患者更严重的危险因素，控制血糖以延缓并发症的发生是重要的，同时要保护残存的胰岛细胞功能，因为对 1 型糖尿病患者的研究证明有 C 肽分泌功能的患者发生微血管并发症的频率较低。针对 LADA 患者胰岛 β 细胞遭受缓慢免疫破坏的特点，最佳的治疗方式应是除能满意控制血糖以外，尚可预防和延缓 β 细胞功能衰竭。对 LADA 进行干预的临床试验很少，因此目前临床治疗尚无统一策略。各类降糖药物对 LADA 患者的胰岛功能和预后可能产生不同的影响。

1. **磺脲类药物** 促胰岛素分泌的作用将持续刺激 β 细胞而引起胰岛素分泌颗粒中抗原性物质的释放，可能会加剧正在进行的免疫破坏，促使胰岛细胞衰竭。从而激活针对 β 细胞的免疫反应、最终加速 β 细胞的破坏。Kobayashi 等的小样本及后续的多中心研究均显示磺脲类药物会加速 LADA 胰岛 β 细胞功能的衰减。因此目前对临床确诊为 LADA 的患者多不主张使用磺脲类药物。

2. **双胍类药物** 降糖机制为抑制肝糖输出、促进外周组织对葡萄糖的摄取即提高胰岛素敏感性，无胰岛素促泌作用。对 NOD 小鼠的研究表明二甲双胍不能阻止胰岛中淋巴细胞的浸润和 NOD 小鼠发生糖尿病，提示此药可能对 LADA

的免疫破坏无作用,但其降糖作用可能会使胰岛细胞免受高血糖的刺激而起到有益作用。因此对于胰岛素抵抗明显的肥胖LADA患者早期可考虑使用。

3. 格列酮类药物 为PPARγ的配体,有潜在的抗炎和免疫调节作用,可保存内源性胰岛素和促进胰岛素合成,降低血中IFN-γ和TNF-α等细胞因子水平。近来的研究表明,这类药物(如罗格列酮和吡格列酮)均可预防NOD小鼠发生糖尿病。对国人LADA患者进行的小样本的干预结果显示,罗格列酮(较磺脲类药物或较单用胰岛素治疗)均有助于保护LADA患者的胰岛β细胞功能。这为LADA及1型糖尿病的治疗和预防提供了新的可能,值得进一步研究。

4. DPP4抑制剂及GLP-1RA DPP4抑制剂及GLP-1RA是近年来对LADA干预治疗的热点,主要干预药物包括西格列汀、沙格列汀、利格列汀和艾塞那肽、度拉糖肽。对新发LADA患者使用上述中DPP4抑制剂进行1~2年的干预随访,空腹C肽(FCP)与刺激后C肽均明显高于对照组(使用磺脲类或单纯使用胰岛素),在使用利格列汀的研究中随访2年后FCP较基线时上升。在少数病例中也有研究观察到LADA患者在接受西格列汀治疗后GAD-Ab滴度下降。总体来说,至今为止关于DPP4抑制剂在LADA患者中疗效的研究均为前期探索性研究,规模尚小,干预时间尚不足以得到确证的支持使用的依据,但亦无使用的反指征。而关于GLP-1RA的干预研究还比较少,已有的结果提示GLP-1RA在胰岛功能尚未完全丧失的LADA患者中具有潜在的保护β细胞功能的作用。我们期待关于该类药物对于LADA患者胰岛功能影响的临床结果的出现。

5. 胰岛素 可使β细胞得到休息、减少自身抗原的异常表达、促进残存β细胞修复还有诱导免疫耐受、提高Th2细胞功能及抑制β细胞凋亡等作用。临床试验也表明胰岛素可防止LADA的β细胞进一步损害并维持一定功能,尤其早期应用胰岛素对抗体滴度高且胰岛功能较好的LADA患者有保护作用,对入组时C肽水平低于10ng/ml者无效,这提示LADA患者应尽早使用胰岛素保护残存β细胞。但是每位LADA患者由胰岛素非依赖性进展至胰岛素依赖性的病程不一致,与患者多种临床和生化特点相关。研究发现,GAD-Ab滴度越高,胰岛素依赖发生得越早;高GAD-Ab滴度在LADA患者中是进展至胰岛素依赖阶段风险的预测标志;根据LADA China的系列研究报道,具有低滴度GAD-Ab(GAD-Ab<180U/ml)的LADA患者,其疾病表型及胰岛功能衰退的速度与2型糖尿病患者类似。因此对每一位患者均过早的使用胰岛素治疗是不必要的,亦不符合个体化治疗的原则。但何时开始胰岛素治疗,以什么标志为节点启用胰岛素治疗,实际上仍无定论。基于目前已有的研究证据,我们认为当面对低抗体滴度、年龄较大、低血糖风险增高,且胰岛功能良好的LADA患者时,我们可在随访观察血糖及胰岛功能的状态下,首先考虑口服降糖药物治疗。而对于高抗体滴度、代谢状况不佳的LADA患者,则考虑尽早启动胰岛素治疗。

6. GAD疫苗 由于自身抗原可诱导自身免疫耐受,所以GAD抗原可被用于1型糖尿病的预防和治疗。但直接给予自身抗原诱导免疫耐受仍存在许多不足,如效率不高、所需量大、蛋白纯化烦琐等,将编码鼠GAD65的DNA质粒(DNA疫苗)直接注射NOD小鼠并使其在体内表达GAD65可免除上述问题。因此近年来,基因疫苗已成为一种有广阔前景的预防包括1型糖尿病在内的自身免疫性疾病的手段。最近有一项Ⅱ期临床试验报道了GAD疫苗对LADA患者的干预效果,初步显示了GAD疫苗保护胰岛细胞功能、延缓β细胞破坏的作用。国内构建GAD疫苗的技术也已成熟,这为1型糖尿病的免疫干预提供了实验基础。期待构建的基因疫苗将来能应用到临床预防和治疗1型糖尿病及LADA患者。

7. 其他 其他可能用于LADA的措施多来自对经典1型糖尿病的预防研究,如以抗原为基础的疗法、CD3等单克隆抗体疗法、细胞因子疗法、免疫抑制剂(如环孢素A、雷公藤多苷等)、烟酰胺、卡介苗、二氮嗪等。这些免疫疗法对经典1型糖尿病的保护作用尚不确切且停药后容易反复,对胰岛功能的保护作用尚不确定,其对LADA患者的效果需要进一步的临床试验阐明。

因此,我国专家建议:LADA患者应避免使用磺脲类药物。LADA患者如代谢状态(血糖、糖化血红蛋白、胰岛功能等)良好,可考虑使用除磺脲类外的其他口服降糖药治疗方案（双胍类等），直至进展至胰岛素依赖阶段。胰岛自身抗体高滴度且代谢状况较差的 LADA 患者应早期使用胰岛素治疗。

由于 LADA 的进展缓慢，存在胰岛素非依赖阶段，这为临床干预提供了更广阔的治疗机会，可作为研究自身免疫糖尿病的人类疾病模型，因此应对 LADA 患者开展更多的临床干预研究。考虑到 LADA 存在较大的异质性，在选择病例时，应对患者的病程、年龄、胰岛功能、抗体数目及滴度、HLA 基因型等情况进行匹配。

六、LADA 的进一步研究思路

目前世界范围内对于 LADA 的研究掀起了高潮，多中心合作研究方兴未艾。这些关于 LADA 的研究涉及了流行病学、遗传及免疫病因学、临床表型等各个方面，同时，对于 LADA 的干预和治疗方案也有了更加深入的探索。流行病学研究显示：LADA 在全球范围内的患病群体远比我们想象中的要庞大。LADA 在不同人种和地区在糖尿病患者中所占比例也不尽相同。遗传和免疫病因学的探索在各种新技术、新方法的推动下也逐步深入地揭示 LADA 的根本病理生理机制。目前已明确的是，体液免疫和细胞免疫均在 LADA 发病的过程中起到了重要的作用。但这一复杂的自身免疫反应网络尚未被清晰地描绘出来。在未来的临床工作中，检测糖尿病相关自身抗体及其他的自身免疫指标，如 PBMC 增殖状况、自然杀伤细胞和调节性 T 细胞（Treg 细胞）比例变化及酶联免疫斑点试验（ELISPOT）检测 Th1/Th2 细胞比例，探测早期自身免疫状况的变化，可能实现 LADA 的早期诊断。HLA 及非 HLA 基因均被证实与 LADA 的发病密切相关，未来的遗传病因学研究亟待多中心临床合作的支持。据目前 LADA 的研究现状，结合国际近年来对于经典 1 型糖尿病及 2 型糖尿病的研究热点，LADA 的研究——从病因机制到临床特征再到干预，都亟待更加深入的研究。且由于 LADA 的不同入选标准和世界各地不同实验室的检测方法，多中心国际合作是未来的研究趋势。随着研究的进一步深入和推进，对于 LADA 的研究将更多地利用先进的科技方法，如高通量测序及大数据分析；涉及更多的

维度，如基因组学、蛋白组学、表观遗传组学和代谢组学等；采用更先进的干预治疗手段，如免疫细胞治疗、基因编辑等最新的免疫干预方式等。

（李 霞 周智广）

第二节 暴发性 1 型糖尿病临床研究进展

随着 1997 年 ADA 和 1999 年 WHO 相继公布糖尿病诊断标准，糖尿病的分型诊断从临床分型进入了病因学分型时代。其中，1 型糖尿病可分为自身免疫性糖尿病和缺乏自身免疫证据的特发性 1 型糖尿病（idiopathic type 1 diabetes mellitus，T1BDM）。暴发性 1 型糖尿病（fulminant type 1 diabetes，FT1DM）是 Imagawa 等 2000 年提出的 1 型糖尿病的新亚型。由于胰岛自身抗体检测多为阴性，所以 FT1DM 被认为是 T1BDM 的亚型。但随着自身免疫检测手段的发展及多种胰岛自身抗原的应用，越来越多的证据表明部分 FT1DM 中存在自身免疫特征。另外，起病急、进展快、病情重、预后差等是 FT1DM 的主要临床特征，如未能及时诊断和治疗，常可导致严重的临床后果。关于 FT1DM 免疫学分型的认识不断发展，其不良预后也引起了临床工作者对其诊断与治疗的思考和重视。

一、FT1DM 命名的由来及发展

1979 年 Yoon 等在《新英格兰医学杂志》上报道了 1 例 10 岁男孩在出现流感样症状后第 3 天发生了严重的酮症酸中毒，7 天后死亡。2000 年，Gienke 报道了 1 例以突发酮症酸中毒就诊的 6 周龄女婴，该患儿起病时血糖 27.4mmol/L，HbA$_{1C}$ 5.3%，谷氨酸脱羧酶抗体（GAD-Ab）阴性。由此可见，超急性起病的 1 型糖尿病并不是新近发现的糖尿病类型，而是因其临床严重性重新进入了我们的视野。

2000 年，日本学者 Imagawa 等将 56 例新发 1 型糖尿病患者根据胰岛自身抗体和糖化血红蛋白水平进行分组并分析各组间临床特征，发现胰岛自身抗体阴性并糖化血红蛋白较低的一组患者具有病程明显更短，血糖更高，缺乏胰岛自身抗体，绝大多数伴有胰酶升高、胰岛功能衰竭等特点。

因其起病急、进展快、病情重、预后差等特点而被命名为暴发性1型糖尿病。

FT1DM被提出以后，相继有个案报道，如韩国Jung报道了1例流感症状7天后出现的FT1DM。日本Taniyama报道了1例生活在日本的菲律宾妇女低热2天后出现极度的口干多饮，酮症酸中毒，诊断为FT1DM。在我国，周智广研究组首先报道了急骤起病伴胰酶升高的1型糖尿病（即FT1DM）2例。Chiou报道了1例药物过敏综合征后发生的FT1DM。周健等报道了1例FT1DM合并横纹肌溶解症病例。然而，在高加索人群中，Pozzilli观察了新诊断的82例意大利1型糖尿病患者，Maldonado观察了41例美国休斯敦地区连续的酮症倾向糖尿病患者均未发现FT1DM患者。由此可见，FT1DM病例主要集中于东亚人群。

日本和韩国的研究显示：FT1DM分别占以酮症或酮症酸中毒起病1型糖尿病的19.4%和7.1%。我国郑超等对湖南汉族人群的研究显示其患病率约为1型糖尿病的10%。FT1DM患者起病年龄跨度大，90%以上发病人群大于20岁。FT1DM患者男女发病率相当，且无显著性差异。中国FT1DM患者发病在时间和空间上均呈散发，没有特别的时间和区域差异性。

二、对临床特征的认识

从1型糖尿病到LADA，再到2型糖尿病，糖尿病各亚型呈一个连续的疾病谱。而FT1DM提出后，其地位则处于糖尿病谱的一个极端——起病最急、进展最快、病情更重、预后更差。FT1DM具体临床特征有以下几个方面：

（一）诱发因素

FT1DM绝大多数为成人起病，妊娠妇女为本病的高危人群，特别以妊娠中晚期或分娩后2周内发病较多见。且妊娠合并FT1DM比非妊娠患者的临床症状更严重，表现为更低的糖化血红蛋白和动脉血pH值，死胎发生率更高。日本研究报道18例妊娠期间发病的FT1DM女性患者中12例发生了死胎。另外，大多数患者发病前2周内有前驱感染病史，上呼吸道感染样症状者占71.7%，表现为发热、咽喉痛、头痛、关节痛等，以发热最为常见。腹部不适症状者占72.5%，表现为恶心、呕吐、腹痛、腹泻等，以恶心、呕吐最为

常见。血清学检测同样可见柯萨奇病毒、腮腺炎病毒等病毒抗体阳性。另有报道显示FT1DM也可能和头孢氨苄、头孢呋辛、对乙酰氨基酚、卡马西平、别嘌醇等药物过敏综合征有关。

（二）发病急骤、进展迅速

患者从出现"三多一少"等高血糖症状到发生酮症酸中毒时间一般在1周以内，平均（4.4±3.1）天，明显短于T1ADM患者（36.4±25.1）天。有些患者甚至不出现高血糖症状，直接以酮症酸中毒就诊。Sekine报道了1例患者发病前1天血糖在正常范围，次日即出现血糖骤升和C肽水平骤降。某些患者甚至出现发病前低血糖现象，可能和胰岛迅速被破坏致大量胰岛素释放入血有关。由于病程短暂，患者起病时的糖化血红蛋白水平往往正常（6.4±0.9）%或者轻度升高（<8.5%）。

（三）严重的代谢紊乱

90%以上的FT1DM患者以酮症酸中毒起病，约半数起病时伴有意识障碍。与T1ADM相比，FT1DM患者起病时平均血糖水平更高[（44.4±20.0）mmol/L>（24.1±11.8）mmol/L]。酮症酸中毒、电解质紊乱情况更为严重。

（四）胰岛功能衰竭

T1ADM患者起病时往往有少量胰岛功能残留，而FT1DM患者起病时胰岛功能近乎完全丧失。患者起病时空腹C肽、餐后或者胰高血糖素刺激后的C肽水平均极低。郑超等对12例FT1DM患者进行了为期3年的随访观察，发现无1例患者出现胰岛功能好转或恢复，提示胰岛细胞发生了完全不可逆的破坏。胰岛自身抗体阳性的糖尿病患者，胰岛β细胞功能明显低于抗体阴性者。与T1ADM、LADA患者不同，抗体阳性和抗体阴性的FT1DM患者间胰岛功能及血糖、糖化血红蛋白、胰岛素剂量等均无差异。

（五）胰腺外分泌异常

日本多中心研究对100例FT1DM患者胰酶水平检查发现，有98例患者存在至少一种胰酶水平增高，而43例T1ADM患者中有17例出现胰酶升高。Imagawa报道的11例FT1DM患者中有3例在诊断5个月内接受了胰腺组织活检，发现胰岛α和β细胞均明显减少，胰岛内/周围没有淋巴细胞浸润，而在胰腺外分泌腺中发现了淋巴细胞浸润，且和胰酶升高呈正相关。但大多数

FT1DM 患者起病前的腹部 CT 和 B 超检查并没有观察到胰腺水肿等影像学改变，且随着酮症酸中毒的好转，胰酶一般在 2~3 周内恢复正常，这和急性胰腺炎的病程不同。胰酶升高可以发生在起病前，也可以在起病后，这提示 FT1DM 病程中胰腺内分泌腺和外分泌腺的异常可以同时并存，但却各自独立。

（六）其他特点

除胰腺外分泌功能异常外，FT1DM 患者还可同时合并心、肝、肾、肌肉等多脏器的功能损害，如酮症酸中毒时由于严重失水，有效血容量减少可引起急性肾衰竭。另外，FT1DM 患者还应警惕横纹肌溶解导致的急性肾衰竭的发生。严重的电解质、酸碱平衡紊乱还可导致致死性的心律失常，甚至心搏骤停等。

（七）并发症

日本的一项前瞻性研究表明，FT1DM 患者胰岛功能比 T1ADM 患者更差，血糖波动幅度及严重低血糖事件发生频率更高，导致糖尿病急性并发症如酮症酸中毒及慢性微血管并发症发生的风险增加。

三、应重新认识 FT1DM 的免疫病理特征

（一）体液免疫

虽然 1 型糖尿病是 T 淋巴细胞介导胰岛被破坏的自身免疫性疾病，但目前直接在体检测致病性 T 细胞仍较困难。因此，胰岛自身抗体是 1 型糖尿病诊断和判断预后的重要指标。目前，日本学者关于 FT1DM 的研究均采用谷氨酸脱羧酶抗体（GAD-Ab）作为诊断是否存在自身免疫的指标。一项日本全国多中心研究发现 GAD-Ab 在 FT1DM 患者中的阳性率为 4.8%（7/138）。但在中国人群 1 型糖尿病的研究中发现 GAD-Ab 联合蛋白酪氨酸磷酸酶抗体（IA-2Ab）及锌转运体 -8 抗体（ZnT8Ab）能显著提高自身免疫糖尿病的诊断效率。F1 China 研究同时检测了 GAD-Ab、IA-2Ab 及 ZnT8Ab，发现 20 例 FT1DM 患者中有 8 例患者存在至少 1 种胰岛自身抗体阳性，其中 7 例为 GAD-Ab 阳性。由此可见，中国 FT1DM 患者胰岛自身抗体阳性率远高于日本。另外，IA-2Ab 在 FT1DM 患者中均阴性，ZnT8Ab 阳性患者有 4 例。提示 FT1DM 可以出现多种胰岛自身抗体阳

性，联合多种胰岛自身抗体检测可有助于 FT1DM 的免疫异常探讨。对抗体滴度的随访观察发现，GAD-Ab 滴度可以降低、转阴或者增高，这或许部分解释了日本研究中 GAD-Ab 多为阴性，可能是随着病程发展滴度降低至转阴。由于大多数 FT1DM 患者胰岛抗体滴度低，且转阴很快，所以检测时机也非常重要。

另外，FT1DM 可以和多种自身免疫性疾病并存，如格雷夫斯病等。FT1DM 患者的血清中可以检测到其他胰岛自身抗体，如类风湿因子和促甲状腺激素受体抗体（TRAb）；胰腺相关自身抗体，如抗碳酸酐酶抗体（ACA）、抗乳铁蛋白抗体（ALF）、α 淀粉酶 2 自身抗体等。

（二）细胞免疫

多个研究发现部分 FT1DM 存在针对 GAD 抗原的自身反应性 T 细胞。其中，Kotani 等发现 FT1DM 患者中 69.3%（9/13）存在 GAD 反应性 T 细胞，高于 T1ADM 患者中 GAD 反应性 T 细胞阳性率（46.9%，23/49）。酶联免疫斑点检测（enzyme-linked immunospot assay，ELISPOT）是一种体外在单个细胞水平检测抗原特异性刺激后细胞因子水平以反映细胞功能的方法。相对于 T 细胞增殖法（^{3}H 掺入法）、有限稀释法、ELISA 及流式细胞内染色法，该方法具有较高的敏感性，应用于 1 型糖尿病、结核等疾病中致病性 T 细胞的检测。郑超利用 ELISPOT 的方法检测了 GAD 反应性 T 细胞在 6 例 FT1DM 患者中的分布，发现 3 例患者中存在 GAD 反应性 T 细胞。而日本研究中 GAD 反应性 T 细胞阳性率 69.3%（9/13），两个种族 FT1DM 均有较高频率的 GAD 反应性 T 细胞。由此可见，从细胞免疫的角度讲，两个种族 FT1DM 间自身免疫特征是相似的。另外，除了 GAD 抗原外，还有胰岛素原、前胰岛素原、胰岛素、C 肽等胰岛自身抗原可用于胰岛抗原反应性 T 细胞检测。因此，联合检测多种胰岛抗原反应性 T 细胞可有助于丰富 FT1DM 的免疫学特征。

基于体液和细胞免疫检测的结果，日本学者进一步分析了 GAD-Ab 和 GAD 反应性 T 细胞在同一患者中的分布。结果发现 GAD-Ab 和 GAD 反应性 T 细胞在 FT1DM 中存在不同的排列组合：GAD-Ab 阳性病例中可以无 GAD 反应性 T 细胞；GAD-Ab 阴性病例中可以有 GAD 反应性

T 细胞,即同一个患者内 GAD-Ab 和 GAD 反应性 T 细胞可以不同时出现。张冬梅等对初步诊断为特发性 1 型糖尿病的病例进一步检测了罕见的胰岛自身抗体,发现部分 T1BDM 患者中可以有羧基肽酶抗体和 SOX13 抗体等。张翼等发现部分 T1BDM 患者存在自身反应性 T 细胞。因此,随着自身免疫检测手段的发展及多种胰岛自身抗原的应用,"缺乏自身免疫证据"的特发性 1 型糖尿病(包括 FT1DM)也逐渐暴露了自身免疫的证据。因此,在中国 FT1DM 患者中,只有联合检测针对多种胰岛抗原的体液和细胞免疫指标提高其自身免疫诊断的效率,从而揭示其自身免疫的本质。

(三)遗传易感性

HLA 基因是 1 型糖尿病发病相关的主要免疫遗传基因,其与 FT1DM 的关联尚无一致结论。日本学者发现 HLA DR4-DQ4 在 FT1DM 患者中频率为 41.8%,高于 T1ADM(22.8%)和正常对照(12.1%)。Jung 等报道 1 对韩国孪生兄弟,两者有同样的 HLA DRB1*0405/*0701、DQA1*0303/*0201、DQB1*0401/*0202,一例为 T1ADM,另一例为 FT1DM。王建平等研究发现汉族人群 T1ADM 易感单体型为 HLA-DQA1*03-DQB1*0303、DQA1*03-DQB1*0401 和 DQA1*05-DQB1*0201,保护性单体型为 DQA1*0102-DQB1*0602。而郑超等将 FT1DM 患者 HLA DQ 单体型的频率与 T1ADM 患者 HLA DQ 单体型进行比较,结果发现 T1ADM 的易感单体型中 HLA-DQA1*03-DQB1*0303 的频率在 FT1DM 中降低,DQA1*03-DQB1*0401 和 DQA1*05-DQB1*0201 则无显著性差别。保护性单体型 DQA1*0102-DQB1*0602 的频率也无显著性差别。但是 DQA1*0102-DQB1*0601 单体型的频率在 FT1DM 患者组中较 T1ADM 和正常对照组明显增高,提示该单体型可能为 FT1DM 特有的易感单体型。因此,FT1DM 患者的易感/保护单体型与 T1ADM 患者并不完全一致,需要大样本研究明确及相关机制研究证实。

(四)组织病理

FT1DM 患者是否存在胰岛炎尚有争议。Imagawa 等对 3 例起病 5 个月内的 FT1DM 患者进行胰腺活检时发现无胰岛炎的表现,但胰腺外分泌腺中有单核细胞的浸润。Yamazaki 和 Hayashi 报道了 1 例起病 33 天后胰腺活检也未发现胰岛炎。然而,Tanaka 等对 1 例入院 30min 后死亡的 FT1DM 患者胰岛病检发现胰岛内有淋巴细胞的浸润。值得注意的是,两项研究观察到胰腺外分泌组织的淋巴细胞浸润。胰腺病检发现 T1ADM 患者主要以胰岛 β 细胞特异性减少,而 FT1DM 患者 α 和 β 细胞均明显减少。T1ADM 患者胰腺中可以观察到胰岛细胞上 Fas 和浸润的单核细胞上 Fas 配体的表达,而在 FT1DM 患者的胰腺内没有该现象,提示 FT1DM 患者的胰岛破坏机制与 T1ADM 患者不完全相同。

四、诊断和鉴别诊断的要点

(一)诊断标准

目前关于 FT1DM 的诊断,国际上尚无统一的标准。目前主要参考的是 2012 年日本糖尿病学会的标准,包括筛查标准、诊断标准及其他辅助诊断的临床表现:

1. **筛查标准**　①出现糖代谢紊乱症状(口干、多饮、多尿、体重下降等)1 周内发生糖尿病酮症或酮症酸中毒;②初诊时血浆葡萄糖水平 ≥16.0mmol/L。

2. **诊断标准**　①出现糖代谢紊乱症状迅速(一般 1 周以内)出现酮症或酮症酸中毒;②初诊时血浆葡萄糖水平 ≥16.0mmol/L 或 HbA_{1C} <8.7% [美国国家糖化血红蛋白标准化计划(NGSP)标准];③尿 C 肽 <10μg/d 或空腹 C 肽 <100pmol/L(0.3ng/ml)、胰高血糖素刺激后或进食后 C 肽峰值 <170pmol/L(0.5ng/ml)。

3. **其他临床表现**　①胰岛自身抗体,如 GAD-Ab、IA-2Ab、IAA 等多为阴性;②起病到开始胰岛素治疗在 1~2 周以内;③约 98% 的患者伴有胰酶升高等胰腺外分泌功能受损的表现;④ 70% 的患者伴有流感样症状(发热、上呼吸道症状等)或消化道症状;⑤发生于妊娠过程中或产后;⑥ HLA DRB1*0405-DQB1*0401 单体型。

(二)鉴别诊断

1. **经典 1 型糖尿病**　多为青少年起病,"三多一少"症状明显,一般在起病半年内自发酮症或酮症酸中毒,胰岛自身抗体阳性,胰岛功能差,依赖胰岛素治疗。FT1DM 患者则病程更短,胰岛功能更差,糖化血红蛋白正常或轻度升高。

2. 特发性 1 型糖尿病 可分为三种临床表现形式，即表现同 T1ADM 但缺乏自身免疫证据的 T1BDM、FT1DM 和非典型糖尿病。FT1DM 需与临床表现类似 T1ADM 的 T1BDM 鉴别。一般而言，虽然二者胰岛功能均较差，胰岛自身抗体为阴性，但 FT1DM 患者病程更短，胰岛功能更差，糖化血红蛋白更低。

3. 急性胰腺炎 急性胰腺炎患者血淀粉酶升高同时可伴有高血糖和酸中毒，起病前多有胆道疾病或暴饮暴食、饮酒等诱因，重症胰腺炎有相应的体征和影像学改变。而 FT1DM 伴有胰酶升高的大多数患者起病初期无腹部体征和影像学改变，且随着酮症酸中毒的好转，胰酶逐渐恢复到正常，但胰岛功能不能恢复。

五、FT1DM 的治疗策略及研究进展

1. 急性期酮症酸中毒的处理

（1）持续胰岛素静脉滴注：由于暴发性 1 型糖尿病患者起病时多脱水严重，皮下微循环障碍，皮肤吸收胰岛素能力差，故不推荐皮下注射胰岛素治疗；同时监测血糖变化，避免血糖下降过快。

（2）补液：应监测患者尿量、心肾功能的情况下积极补液；注意补液的速度、性质及患者血容量恢复的变化。

（3）处理诱因：积极处理感染、药物过敏及妊娠等常见诱发因素；注意结合患者肝肾功能情况用药及原发病的处理；注意口腔、肛周、泌尿系等不易识别的感染灶。

（4）处理并发症：胰腺外分泌功能受损、肝肾功能不全及横纹肌溶解等多脏器损害多随着酮症酸中毒的缓解而恢复正常。因此，应积极处理酮症酸中毒；同时注意动态监测血气、血酮、血糖、电解质、胰酶、肝肾功能、肌酶、心电图等变化，避免多脏器损害向多脏器衰竭发展。

（5）营养支持：部分暴发性 1 型糖尿病患者起病时常伴有严重的消化道症状，应尽可能肠内营养；如果不能耐受，应积极提供肠外营养支持。

2. 妊娠期暴发性 1 型糖尿病的处理 妊娠期暴发性 1 型糖尿病包括妊娠期间发生的暴发性 1 型糖尿病及暴发性 1 型糖尿病合并妊娠的情况，应尽快解除代谢紊乱对母体和胎儿的影响；对于宫内胎儿发育完全或接近完全的患者，应联合妇产科和新生儿科，及时终止妊娠，挽救母亲和胎儿生命。

3. 缓解期血糖管理 胰岛功能差、血糖波动大及反复低血糖是暴发性 1 型糖尿病患者的主要特点。建议患者使用持续胰岛素皮下输注（即胰岛素泵）治疗，最大限度模拟胰岛素的生理性分泌模式，最大限度地控制血糖平稳，减少血糖波动和低血糖事件。对于经济情况不允许的情况，建议患者使用速效胰岛素联合长效胰岛素每日皮下 4 次的强化方案。嘱患者监测血糖和定期门诊随诊，每 3 个月复查糖化血红蛋白，每半年到 1 年系统评估糖尿病慢性并发症。

4. 动态血糖监测及持续胰岛素皮下输注治疗 日本一项前瞻性研究表明：FT1DM 患者胰岛功能比 T1ADM 患者更差，血糖波动幅度及严重低血糖事件发生频率更高，导致糖尿病微血管并发症发生风险增高。周健等利用动态血糖监测系统监测患者血糖变化，并比较两种强化治疗方案治疗效果，发现采用每日胰岛素四次皮下注射治疗（三短一长）的 FT1DM 患者较持续胰岛素皮下输注治疗（胰岛素泵）仍存在较大的血糖波动，以平均血糖波动幅度定量判断，是正常上限的 2～3 倍。而持续胰岛素皮下输注治疗不仅能改善 FT1DM 患者日内血糖波动幅度，还能减轻日间的血糖波动。从而提高患者每日间的血糖重复性，使得治疗方案的调整有规律可循。其原因可能与胰岛素泵治疗使用短效或超短效胰岛素，吸收稳定性更好，且注射部位相对恒定，胰岛素吸收变异度小等有关。

六、FT1DM 研究尚存在的问题和展望

FT1DM 作为 1 型糖尿病的新亚型，为大家所认识不过 10 余年的时间。尽管临床医生和基础研究者做了大量关于 FT1DM 的工作，但对于其发病机制的认识尚存在争议，对其诊断标准和治疗策略仍需进一步探索。

（一）发病机制

自身免疫是否参与了 FT1DM 的发生呢？日本学者认为由于 FT1DM 起病急骤、进展迅速。一方面，患者体内尚未形成足够的胰岛自身抗体并呈现出体液免疫异常；另一方面，患者胰岛细胞迅速破坏，抗原丢失使得患者无法产生相应的

免疫效应。因此，FT1DM 属于缺乏自身免疫证据的 T1BDM。但越来越多的证据，分别从体液免疫、细胞免疫、免疫病理、遗传易感性等层面，表明 FT1DM 存在自身免疫证据。因此，日本糖尿病协会在 2007 年关于 FT1DM 筛查标准和主要诊断标准均未再提及需要胰岛自身抗体阴性。然而，另一个问题出现：为什么 FT1DM 患者中 GAD 反应性 T 细胞阳性率高于 T1ADM 患者呢？

近年来，研究发现自身免疫疾病的发生与调节性 T 细胞功能异常，不能有效抑制自身免疫反应有关。主要表现为调节性 T 细胞频率的减少及相关功能分子表达的下降。日本学者发现 CTLA-4 基因 CT60AA 可增加 FT1DM 的易感性，且血清 sCTLA-4 水平较正常人低。而在尸检胰岛中发现有效应性 T 细胞浸润，但未检测到调节性 T 细胞浸润。调节性 T 细胞可以在胸腺、外周血、胰腺周围淋巴结及胰岛等多个环节发挥作用，抑制效应性 T 细胞分化、增殖及过度的免疫反应。因此，日本学者的研究提示 FT1DM 中在外周血和胰岛局部均可能存在调节性 T 细胞免疫缺陷。另有研究发现 CD28$^{-/-}$NOD 小鼠由于不能产生足够数量的调节性 T 细胞，在注射病毒双链 RNA 后 1 周内发生糖尿病，其表现类似于人 FT1DM。王臻等研究则发现 FT1DM 患者外周血单个核细胞中调节性 T 细胞特异转录因子 Foxp3 及效应分子 CTLA-4 表达降低。因此，FT1DM 的发生可能和调节性 T 细胞缺陷有关。

目前尚无理想的研究 FT1DM 的模型。不同动物模型除了呈类暴发性起病外，具体机制却不尽相同。王臻等发现 FT1DM 患者外周血单个核细胞中 TLR9 表达降低，进一步研究发现 TLR9 通路可以促进调节性 T 细胞关键转录因子 Foxp3 表达。然而，由于 FT1DM 患者 Foxp3 基因启动子区域呈高甲基化状态，DNA 甲基化阻止了 TLR9 通路对 Foxp3 的转录激活作用。Zhang Y 和 Wen L 均在 NOD 小鼠中发现 TLR9 基因敲除可以延缓糖尿病的发生，可能是通过抑制 CD8$^+$T 细胞活化成为致病效应性 T 细胞。Zipris D 在 BBDR 大鼠中发现克氏病毒（KPV）通过 TLR9 通路诱导天然免疫活化和自身免疫发生。Fallarino C 在链脲菌素诱导的自身免疫糖尿病鼠模型中发现 TLR9 通路激活可以保护糖尿病的发生。因此，TLR9 通路在自身免疫糖尿病中起保护作用，还是致病作用呢？考虑研究结果不一致的原因包括：

（1）研究的层面：是在体研究还是体外研究；

（2）研究的角度：在机制研究上，没有从致病性和保护性两方面进行探讨；

（3）研究的对象：NOD 小鼠和 BBDR 大鼠模型的研究支持 TLR9 通路在糖尿病中致病性作用，而链脲菌素糖尿病鼠模型及糖尿病患者的研究支持 TLR9 通路在糖尿病中保护性作用。因此，建立适当的 FT1DM 动物模型对阐明其发病机制具有重要作用。

（二）诊断标准

1. 自身免疫 国内 FT1DM 研究组系统地探讨了 FT1DM 免疫学特征，发现联合体液和细胞免疫检测手段，可显著提高 FT1DM 免疫分型诊断效率。因此，建议对 FT1DM 患者应早期联合检测针对多种胰岛抗原的自身抗体及自身反应性 T 细胞。同时，建议不应过度强调免疫分型对 FT1DM 诊断的影响。

2. 糖化血红蛋白的诊断切点值 近年来关于 FT1DM 的糖化血红蛋白诊断切点的争议较多。有学者倾向于突出"起病急、进展快"的特点，建议降低糖化血红蛋白诊断切点；另有学者考虑到"病情重、预后差"的特点，建议放宽糖化血红蛋白诊断切点，以便患者能被早期识别和及时诊治。因此，建议暂时参考前述日本糖尿病学会提出的关于糖化血红蛋白诊断切点的意见。

3. 糖化白蛋白的诊断切点值 糖化白蛋白可反映近 2～3 周内血糖控制的平均水平。日本学者发现 FT1DM 患者糖化白蛋白为 22.9%±4.8%，明显低于经典 1 型糖尿病患者（44.3%±8.3%）。利用糖化白蛋白诊断 FT1DM 的最佳截断值为 33.5%，敏感性和特异性分别为 97.4% 和 96.8%。国内学者报道了 2 例 FT1DM 患者起病时的糖化白蛋白分别为 22% 和 24%（正常参考值为 11%～17%）。因此，糖化白蛋白对于 FT1DM 的病情评估和诊断的意义值得进一步研究。

（三）治疗

目前关于 FT1DM 患者血糖控制的研究罕有报道。周健等提出在动态血糖监测下采用持续胰岛素皮下输注治疗能使 FT1DM 患者血糖控制获得更大收益。

总之，FT1DM 的研究任重道远，亟待多中心合作，在全国范围内进行针对 FT1DM 全面系统的流行病学调查，包括患病率、高危因素、远期并发症和不同方案治疗效果等，以进一步阐明其发病机制和病程转归，为临床治疗和预防该疾病提供坚实的理论基础。

（王　臻　周智广）

第三节　胰岛自身抗体及其检测研究进展

一、概述

自身免疫糖尿病是由 T 细胞介导的自身免疫性疾病，以遗传为基础，在某些环境因素的作用下，诱发以胰岛炎为病理特征的胰岛 β 细胞自身免疫反应，损伤 β 细胞使其丧失合成和分泌胰岛素的功能，引起糖代谢紊乱。自身免疫糖尿病患者或发病前期个体体内存在胰岛自身抗体等体液免疫标志物。目前直接反映胰岛 β 细胞破坏的自身反应性 T 细胞检测尚有待于进一步优化和标准化，故胰岛自身抗体检测仍然是自身免疫糖尿病鉴别诊断和预测的重要基石。

常见的胰岛自身抗体有胰岛细胞抗体（ICA）、胰岛素自身抗体（IAA）、谷氨酸脱羧酶抗体（GAD-Ab）、蛋白酪氨酸磷酸酶自身抗体（IA-2Ab）、锌转运体 8 自身抗体（ZnT8Ab），以及新发现对 LADA 患者胰岛功能衰竭具有预测作用的四次穿膜蛋白 7 抗体（tetraspanin-7Ab，TSPN7A）等。而羧基肽酶 H 抗体（CPHA）、转录因子 SOX-13 抗体（SOX-13A）的阳性率较低，人细胞外酶 CD38 抗体的出现与病程及空腹 C 肽水平相关联，这些特征制约了其临床应用。ICA69 虽然在鼠胰腺中特异性表达，但非人胰岛特异性抗原。此外热激蛋白、骨桥蛋白在人胰岛和肾脏中均有表达，这些自身抗体均未用于临床自身免疫糖尿病的诊断与预测。本节就胰岛自身抗体特性、临床应用以及检测方法及标准化等方面作一介绍。

二、胰岛自身抗体特性

（一）胰岛细胞抗体

1974 年，Bottazzo 等在研究其他自身免疫性疾病时发现了胰岛细胞抗体（ICA）。随后研究人员发现 70%～85% 新发 1 型糖尿病患者血清中存在 ICA，并随病程延长而阳性率降低。有报道病程 10 年以上 1 型糖尿病患者血清中 ICA 阳性率仅存 5% 左右。在 1 型糖尿病一项临床试验（DPT-1）中，ICA 阳性的未发病 1 型糖尿病一级亲属，如果伴随第一时相胰岛素反应降低，则 5 年发展为 1 型糖尿病风险性为 60%，10 年则接近 90%。另外在 5.3% 的 2 型糖尿病患者中也可检出 ICA，ICA 阳性的 2 型糖尿病患者有随后几年发展为胰岛素依赖的倾向，且其葡萄糖刺激的胰岛素分泌的最大能力低于对照组和 ICA 阴性 LADA 患者的后代。在一项对成人发病的糖尿病患者进行 12 年的前瞻性研究发现，初诊抗体阴性患者在随访中 ICA 如果转为阳性，即表现出空腹 C 肽水平下降。目前大部分研究观察到自身免疫糖尿病患者中 ICA 与 GAD-Ab 的阳性率相似，但 ICA 滴度波动大，随病程延长滴度降低迅速，认为将其与 GAD-Ab 联合检测时有诊断意义。

ICA 是多克隆抗体，与胰岛细胞所有基质均发生反应，按理来说应当最能全面反映自身免疫糖尿病的体液免疫状态，目前 ICA 检测应用受到限制的原因是：①因检测方法为间接荧光免疫法，特异性较差，干扰因素众多而难以标准化，且难以实现高通量检测。②该法易造成胰岛素组分在自身抗原固定和洗涤过程中丢失，故 ICA 检测与 IAA 一致性差。③因每个实验室采用的胰岛组织切片来源不同，导致不同实验室结果可比性差。④随着 GAD 和 IA-2 克隆成功，使重组蛋白能用于抗体的液相结合检测，液相分析比固相分析能更好地反映构象型空间表位。而且 GAD-Ab 和 IA-2Ab 等检测日趋标准化，联合多种抗体检测不仅能替代 ICA，而且能获得更多的临床信息。

（二）胰岛素自身抗体

1. IAA 的发现　1959 年 Berson 和 Yalow 首先报道了在接受外源性胰岛素治疗的糖尿病患者血清中存在胰岛素抗体（IA）。其基本结构是免疫球蛋白，主要是 IgG 型，而在疾病早期可有 IgM 型抗体。1967 年，Deckert 等应用人和猪胰岛素配体来研究胰岛素治疗糖尿病患者前后血清中的胰岛素抗体，认为其在胰岛素治疗开始之前并不存在。尽管 1960 年有学者提出 IAA 可存在于未接受胰岛素治疗的患者血清中，但 Berson 和 Yalow 的观点仍然盛行多年。

1968 年，日本学者平田幸正在 1 例未经胰岛素治疗的自发性低血糖患者血中发现抗胰岛素抗体，并称该病为胰岛素自身免疫综合征（IAS）。空腹低血糖或反应性低血糖及内在胰岛素自身抗体是该病的特征。1972 年日本又报道了 6 例类似的病例。随后，全世界超过 100 例得以报道。1983 年，Palmer 等用放射结合分析法（RBA）报道了 112 例未经治疗的 1 型糖尿病患者中的 18 例血清 γ 球蛋白有胰岛素结合特性，并称之为 IAA。数月后，Wilkin 和 Nicholson 报道了用 ELISA 在非糖尿病的自身免疫患者血清中发现能与胰岛素结合的 IgG 抗体。随着检测技术的不断发展以及对抗体产生的免疫学机制深入研究，IAA 对 1 型糖尿病特别是 1 型糖尿病的一级亲属患病预测越来越受到关注。研究还发现，IAA 可出现在其他非糖尿病的自身免疫性疾病，如甲状腺疾病、系统性红斑狼疮等，以及有自身免疫倾向的精神分裂症患者血清中。一些药物，如使用含巯基（-SH）的药物甲巯咪唑能诱导患者 IAA 的产生，这说明 IAA 并非糖尿病特异性抗体。

2. IAA 的起源　有证据表明，胰岛素自身免疫综合征、Graves 病或系统性红斑狼疮患者出现的 IAA 分子，其轻链属于 κ 或 λ 类型，未发现两种类型同时存在，提示克隆局限化。然而，糖尿病患者出现的 IAA 是否克隆局限化尚未证实。一些学者认为 IAA 的出现与胰岛损伤无关，IAA 释放可能是由于胰岛损伤导致结构变异的胰岛素分子释放，后者为免疫识别系统当着外来抗原识别，从而诱导产生 IAA。也有可能并非胰岛素分子本身变异，而是抗原的不正常表达导致 IAA 的形成，有报道在胰岛 β 细胞质膜上发现胰岛素有免疫反应性。近年来，更有学者提出，一种或多种病毒可能以与胰岛素有足够的分子相似性而诱导 IAA 的产生。这些相似性例子有：乙肝抗体肽与变应性脑炎的髓磷脂碱性蛋白有交叉反应；抗链球菌 M 蛋白抗体与风湿性心脏病肌浆球蛋白有交叉反应。人们尚发现，在一种由呼肠孤病毒引起的鼠科动物糖尿病中，有 IAA 及其他自身抗体的出现。另外，在 NOD 小鼠中，p73（一种在糖尿病鼠中发现的内源性脉压反转录病毒和特异性

抗原）的自身抗体与 IAA 同时存在且具有相似的结合特性。然而，人类糖尿病中 IAA 的出现及 B 细胞损伤机制是否与 NOD 小鼠一致尚未证实。

目前倾向于 IAA 可能是自身免疫疾病的一个易感性指标。自身免疫性甲状腺疾病、胰岛素自身免疫综合征及药物诱导 IAA 形成均支持这个结论。正常人有低水平的循环自身抗体，可能保护个体不受周围环境中与自身抗原有相似肽段的物质损害。通常，这些抗体水平为免疫抑制机制所调节，当正常的免疫抑制缺乏时，才导致自身反应性克隆被激活，引起疾病的发生。非糖尿病的 Graves 病患者 IAA 与甲状腺抗体一同出现，即是免疫系统对未知损害应答，导致 IAA 被多克隆激活。所以，IAA 可能是一个独特型和抗独特型级联的反应。一旦胰岛 β 细胞开始损害，一个抗独特型抗体将形成来结合和封闭更多的 IAA 影响。反之，如果正常人出现低水平的自身抗体（可能通过封闭外界抗原与自身表位反应来避免自身免疫疾病），IAA 将对胰岛 β 细胞免疫损害起防御作用。

3. IAA 的免疫学特性　与胰岛素抗体（IA）不同，IAA 出现于未用过胰岛素的个体。两种抗体比较见表 7-2-1。

表 7-2-1　IA 与 IAA 比较

	IA	IAA
与胰岛素治疗	有关	无关
抗体类型	IgG	IgG（与 1 型糖尿病有关）IgM（尚未知）
克隆化	多克隆	未知
临床意义	影响糖尿病治疗效果 影响胰岛素药代动力学	胰岛素自身免疫综合征 1 型糖尿病的预测与诊断

胰岛素诱导产生的 IA 分子有 λ 和 κ 轻链，而在一些胰岛素自身免疫综合征患者出现的 IAA 有其特有的 κ 轻链，有报道 IgG 型 IAA 与 1 型糖尿病关系更密切。IAA 分子呈均一性，尽管 IAA 与 HLA-DR4 高度相关，而个体的 HLA-DR 单倍体呈多样性，但 IAA 与胰岛素分子结合的位点却是相同的。人胰岛素原与 IAA 结合力稍高于胰岛素，猪胰岛素仅 1 个氨基酸残基不同于人类胰

岛素(B30 位置上),而牛、鼠、绵羊胰岛素分别有 3～4 个残基不同于人类,四种胰岛素均能与人类 IAA 结合,只是结合力略低于人类胰岛素;鸡胰岛素有 7 个残基与人类不同,与 IAA 结合力比人胰岛素低 20 倍;鱼胰岛素与 IAA 反应低下,豚鼠胰岛素几乎不存在与 IAA 结合力。胰岛素的类似物——谷氨酰胺[17]A 胰岛素和去 -(B23—B30)胰岛素与 IAA 反应性良好,提示 A17 和多个 B 链残基并不为 IAA 识别所必需。然而,胰岛素类似物色氨酸 13A 胰岛素显著降低反应性。Castano 等用不同的胰岛素类似物,绘制了 IAA A8—A13 和 B1—B3 区域的识别表位区域。这些表位与胰岛素受体结合区域不相关,受体结合区域位于胰岛素三维晶状结构的反面,受体结合胰岛素原和去 -(B23—B30)胰岛素能力为 IAA 的 5%～10% 和 0.1%。单独的 A 链和 B 链均不能竞争结合 IAA,提示 IAA 识别胰岛素分子的共同表位,同时也说明线性肽段序列不能与 IAA 结合。IAA 具有高亲和力和低结合容量,提示 T 淋巴细胞参与 IAA 的形成过程。Sklener 证实,在 IAA 产生过程中,T 淋巴细胞似乎比 B 淋巴细胞作用更大。

4. IAA 的临床应用 非糖尿病母亲的婴儿脐带血中可含高滴度 IAA,但这种 IAA 属于 HLA- 限制性。在前瞻性的 BABYDIAB 研究发现,42 例糖尿病母亲的新生儿脐带血样中,32 例(76%)显示 IAA 增高,其中 18 例 IAA 滴度与母体循环水平呈高度相关;247 例 1 型糖尿病父亲的子代脐带血中无 1 例 IAA 水平超过正常,且与婴儿 9 个月时血样 IAA 无显著性差异。这提示胰岛自身免疫是从出生后开始,母亲的子代脐带血 IAA 可能来自胎盘。

IAA 对 1 型糖尿病发病风险性预测价值已得到证实。在高危人群如一级亲属中,IAA 多出现于 ICA 阳性血清中,有报道 32%～40% ICA 阳性个体中 IAA 呈阳性。一项 Barts-Windsor-MiddLesex 预期家庭研究报道,ICA 与 IAA 同时阳性的 11 例中 8 例随后进展为 1 型糖尿病;ICA 阳性而 IAA 阴性的 9 例中 3 例进展为 1 型糖尿病;IAA 阳性而 ICA 阴性中的 12 例中只有 1 例进展为 1 型糖尿病,说明 IAA 与 ICA 联合检测可增加 1 型糖尿病的预测价值。IAA 在无论新诊断的 1 型糖尿病患者或其高危亲属中均与年龄呈负相

关,通过静脉葡萄糖耐量试验发现,在糖尿病一级亲属中 IAA 和 ICA 同时阳性对胰岛 β 细胞功能异常也有预测意义。Atkinson 等发现,ICA 和 IAA 均阳性的非糖尿病一级亲属 70% 为胰岛素分泌不足,而 ICA 阳性、IAA 阴性的人 26% 为胰岛素分泌不足。

然而,也有一些学者对 IAA 的预测价值提出质疑。在 BB 鼠中,有报道 IAA 阳性后来并未进展为糖尿病;在另一项研究发现,NOD 小鼠中 ICA 与 IAA 阳性对 1 型糖尿病发病并无预测价值。一些药物,如青霉胺、甲巯咪唑、普鲁卡因胺以及肼屈嗪均报道与 IAA 产生有关联,慢性病毒性肝炎患者注射 α 干扰素也可诱导 IAA 产生。有报道 21 例用青霉素治疗的类风湿性关节炎患者 43% IAA 阳性,当停用药物,IAA 的效价仍呈高滴度。另有报道某些病毒入侵,如鸡痘病毒、腮腺炎病毒等,可诱导体内 IAA(IgG/IgM)出现。

综上所述,IAA 并非糖尿病特异性抗体,IAA 发现者美国 Palmer 教授提出四种可能性:① IAA 未参与 β 细胞损伤,仅是 β 细胞损伤的一个标志;② IAA 倾向于出现在有自身免疫疾病的个体,这些人随后小部分进展为 1 型糖尿病;③ IAA 直接或间接介导 β 细胞损伤过程,但未发现残余 β 细胞功能与 IAA 滴度之间的关系;④ IAA 不介导 β 细胞损伤,仅是机体对防御 β 细胞损伤的一个部分。许多研究表明,自身抗体是健康人体的一部分,并非都与疾病有联系,许多正常个体均存在自身抗体。

目前,对 IAA 与 β 细胞功能关系并无定论,多数观点认为 IAA,特别是与 ICA 联合对 1 型糖尿病具有预测价值。对于新诊断 2 型糖尿病来说,在筛查 GAD-Ab 和 IA-2Ab 基础上进一步检测 IAA,能够增加 LADA 的阳性诊断率。

(三)谷氨酸脱羧酶抗体

1. 谷氨酸脱羧酶(GAD) GAD 是人和动物体内的正常酶蛋白,为抑制性神经递质 γ- 氨基丁酸(GABA)的合成酶,它存在于分泌 GABA 的神经元细胞及非神经元(包括胰岛 β 细胞、甲状腺、胸腺、卵巢、睾丸、肾上腺、垂体、肝、肾、脾等组织)中。1990 年,Baekkeskov 等证明了 1 型糖尿病患者血清中存在 GAD-Ab,且认为 GAD 是 1 型糖尿病自身免疫反应的关键抗原。

GAD 存在 GAD65 和 GAD67 两种同工酶形式，分别由位于第 10 号染色体和第 2 号染色体上的 2 个非等位基因所编码，各含有 585 和 594 个氨基酸，这两者分子量近似于 65 000 和 67 000。它们有 65% 的氨基酸序列相同，主要区别在于 N 端的 1—95 位及 325—355 位氨基酸。不同种属之间有高度的同源性，大鼠和人的 GAD65 和 GAD67 的氨基酸序列分别有 96% 和 97% 的一致性。人胰岛中仅有 GAD65，人脑神经元细胞中 GAD65 和 GAD67 两者均有，以 GAD65 为主。在新发病的 1 型糖尿病患者及其前期患者血清中，有 60%～80% 可检测出 GAD65Ab，仅有 26% 可检测出 GAD67Ab，而且没有单独检测出 GAD67Ab。GAD65Ab 是针对 GAD65 的特异性抗体，而 GAD67Ab 识别的抗原决定簇是两种同工酶共有的区段。所以，GAD65 是人类 1 型糖尿病自身免疫反应的主要自身抗原。GAD67 是由于具有与 GAD65 相同的抗原决定簇而引起的交叉反应的抗原。

2. 谷氨酸脱羧酶的免疫学特性 GAD65 有两个立体抗原决定簇和多个线性抗原决定簇。两个立体抗原决定簇分别位于第 240—435 位氨基酸和第 451—570 位氨基酸之间。免疫印迹法证实，来自新发 1 型糖尿病和 1 型糖尿病前期的患者血清主要与全长的 GAD65 起反应，不能与变性的 GAD 结合，也不能结合 GAD 片段及合成多肽，说明 1 型糖尿病中特异性的 GAD-Ab 识别的是 GAD 立体抗原决定簇，当 GAD65 蛋白被分解成片段时，其抗原决定簇的空间构型即消失。而僵人综合征（SMS）患者血清 GAD-Ab 在免疫印迹法中能与变性的 GAD65、GAD 片段、GAD 多肽结合，不能与变性的 GAD67 结合，说明 SMS 识别的是 GAD65 线性抗原决定簇和 GAD67 立体抗原决定簇。

3. GAD-Ab 的临床应用 众多研究认为，在已知的胰岛自身抗体中，GAD-Ab 阳性检出率高、持续时间长，是诊断自身免疫糖尿病（包括 1 型糖尿病和 LADA）最敏感的免疫学指标。在初诊 1 型糖尿病患者中，GAD-Ab 阳性率在 50%～80% 之间；而在初诊 2 型糖尿病患者中，GAD-Ab 也存在 3%～15% 的阳性率，并且根据 GAD-Ab 滴度高低能将 LADA 患者分为 LADA-1 和 LADA-2

两个亚型。拥有高 GAD-Ab 滴度的 LADA-1 临床特征更倾向于经典 1 型糖尿病患者，如低体重指数、较差的胰岛功能以及易合并如自身免疫性甲状腺炎等其他自身免疫疾病。而 GAD-Ab 低滴度的 LADA-2 临床特征更类似 2 型糖尿病。

英国前瞻性糖尿病研究（UKPDS）认为，GAD-Ab 阳性的初诊 2 型糖尿病患者预示以后需要胰岛素治疗的可能性增加，高滴度的 GAD-Ab 预示着更快的胰岛 β 细胞功能衰竭。GAD-Ab 作为 LADA 诊断的免疫学指标，其敏感性为 76%，特异性为 88%，而 ICA 的敏感性为 67%，特异性为 68%。可见在检出 LADA 患者时 GAD-Ab 要优于 ICA。GAD-Ab 检测有利于早期发现 LADA 患者，加强随访，早期予以胰岛素治疗，可以保护残存的胰岛 β 细胞功能，也为使用免疫抑制剂等阻断这一自身免疫过程提供了可能性。

（四）蛋白酪氨酸磷酸酶抗体

1. IA-2 抗原 应用 1 型糖尿病患者血清筛选人类胰岛细胞 cDNA 文库，得到一个新的 1 型糖尿病胰岛 β 细胞自身抗原——ICA512。而分离胰岛细胞瘤削减文库独立得到另一个自身抗原，称为 IA-2。后来的序列分析认为 ICA512 和 IA-2 之间的差异主要是由于技术原因所造成。Northern 印迹法证实 IA-2 在胰岛、脑垂体中均有表达，广泛存在于神经内分泌细胞中，但不在非神经内分泌组织中表达。IA-2 是 I 型跨膜糖蛋白，由一胞外结构域、单一跨膜结构域和一胞内结构域组成，其抗原决定簇位于胞内结构域中。多中心研究表明，用 IA-2 胞内结构域作为抗原进行 IA-2Ab 检测，其敏感性和特异性优于全长 IA-2。人 IA-2 与小鼠具有高度同源性，尤其是胞内结构域同源性更高达 95%。人类的 IA-2 和 IA-2β（IA-2 类似物）是两种异构型，各含有 979 及 986 个氨基酸，分子量为 106kDa 及 108kDa，分别是染色体 2q35 及 7q36 编码的自身抗原。IA-2 和 IA-2β 高度同源，全长具有 42% 的同源性，在胞内结构域有 74% 的同源性，两者关系类似于 GAD65 和 GAD67，均能与 1 型糖尿病患者血清发生免疫沉淀反应。

2. IA-2 抗原的免疫学特性 IA-2Ab 与 GAD-Ab 一样，是 ICA 集合体中的一个成分。IA-2 和 IA-2β 的体液免疫主要直接针对蛋白的胞质段，其抗体主要识别构象性抗原表位，但也识别线性抗原表位。目前已鉴定在 IA-2 和 IA-2β 分子上至少有四种抗原性区域：自身抗体特异性针对近膜区、针对 IA-2 PTP（protein tyrosine phosphatase，蛋白酪氨酸磷酸酶）样区、针对 IA-2β PTP 样区和与 IA-2 及 IA-2β 交叉反应的 PTP 样区。一些学者采用 IA-2 缺失突变体、融合蛋白、单克隆抗体研究发现，1 型糖尿病相关的 IA-2A 直接针对 IA-2 的细胞质部分（aa 601—979）近膜区（JM，aa 605—979）的多个表位，以及 PTP 样 C 端区域。且在 1 型糖尿病前驱期，IA-2A 直接针对近膜区和 C 端。临床糖尿病的进展与存在多 IA-2/IA-2β 表位的反应性抗体相关，尤其是与近膜区特异性反应性抗体，且与遗传易感基因相关联。

3. IA-2Ab 的临床应用　IA-2 抗体（IA-2Ab）对 1 型糖尿病诊断、鉴别诊断、预测及治疗监控有着重要的临床意义，且 IA-2Ab 阳性的高危一级亲属合并 IA-2βAb 阳性者糖尿病发病风险性增高。IA-2Ab 存在于 40%～60% 的新诊断 1 型糖尿病患者中，而在健康对照中其阳性率约 1%。IA-2βAb 在新诊断 1 型糖尿病患者中的阳性率较 IA-2Ab 稍低，约 30%～50%。研究发现 IA-2Ab 水平与 IA-2βAb 水平显著相关，且 98% 的 IA-2βAb 阳性血清 IA-2Ab 亦阳性。有 10% 的 1 型糖尿病新诊断患者及糖尿病前期个体血清 IA-2Ab 阳性而 IA-2βAb 呈阴性，仅 1% 个体血清 IA-2βAb 阳性而 IA-2Ab 阴性。在两抗体均阳性的血清中，用过量的 IA-2Ab 重组蛋白预孵育可完全抑制 IA-2β 与其抗体的结合反应，而 IA-2Ab 与 IA-2 的结合仅被 IA-2β 部分抑制，提示针对 IA-2β 的自身免疫反应可能因与其高度同源物 IA-2 的交叉反应引起。

然而，IA-2Ab 和 IA-2βAb 在初诊 2 型糖尿病患者中阳性率较低。UKPDS 研究对 4 169 例 25～65 岁新诊断为 2 型糖尿病的高加索人检测 IA-2Ab 和 IA-2βAb，IA-2Ab 和 IA-2βAb 的阳性率分别为 2.2% 和 1.4%。IA-2Ab 在年轻者中出现频率更高，并与 HLA-DR4 等位基因相关联。而且 IA-2Ab 的出现，增加了诊断后的 6 年内需要胰岛素治疗的可能性。如果 GAD-Ab 和 IA-2Ab 同时存在，则需要胰岛素治疗的风险性由单独 GAD-Ab 阳性的 OR5.4 增加到 OR8.3，相应的阳性预测值由 33% 增加到 50%。提示 IA-2Ab 与 HLA-DR4 单倍体相关联，故 IA-2Ab 检测对 LADA 患者将来需要胰岛素治疗有预测作用。而对于 LADA 患者，联合 IA-2βAb 检测并不能提供更多的信息。目前，IA-2Ab 通常与 GAD-Ab 一起联合检测，用于在初诊 2 型糖尿病中筛查 LADA 患者。

（五）锌转运体 8 自身抗体

1. ZnT8 抗原　在人体组织中，胰腺 β 细胞含锌量最高。对分泌胰岛素的 β 细胞而言，锌是一个重要的金属离子。研究表明无论在生理还是病理状态下锌对胰岛素的合成及功能都起着关键作用。锌的稳态有赖于一类特殊蛋白质，主要包括金属硫蛋白和锌转运体。金属硫蛋白用于细胞内的锌储存和运输，锌转运体则确保锌的跨生物膜转运。锌转运体属于 SLC30（锌转运体蛋白质）家族，允许锌离子外排到细胞外基质或者细胞内囊泡。在哺乳动物细胞，存在 10 个同源性的 SLC30 蛋白质，命名为 ZnT1—ZnT10，ZnT8 为其中之一。

ZnT8 由 369 个氨基酸组成，其拓扑结构在第四和第五个螺旋之间富含组氨酸区域，此序列与 ZnT2、ZnT3 以及 ZnT4 密切关联。在 β 细胞中，ZnT8（GenBank 登记号为：AY117411）是胰岛素成熟和 / 或储存中供锌的主要成分，由 SLC30A8 基因编码，定位于 8q24.11，含 8 个外显子和 7 个内含子。研究发现，大鼠、小鼠、黑猩猩、狗与人 ZnT8 有着相同的基因组结构，编码的蛋白质共享 98% 的保守氨基酸和 70% 相同的残基，反映了序列的高度同源性。ZnT8 在进化中高度保守，提示其在胰腺 β 细胞对锌的转运中发挥了核心作用。ZnT8 mRNA 特异地在胰岛中表达，免疫组织化学分析发现，ZnT8 表达于胰岛细胞，激光共聚焦显微技术进一步显示，ZnT8 仅定位于分泌胰岛素的 β 细胞，是 β 细胞表面的抗原蛋白，其与胰岛素共区域化，在胰岛素合成或分泌中起着重要作用。在胰岛素合成中，ZnT8 能使锌掺入到胰岛素囊泡中，易化锌 - 胰岛素固相六聚体的形成。锌是胰岛 α 细胞和 β 细胞分泌的胰高血糖素以及胰岛素旁分泌和自分泌的调节剂。研究还发现，ZnT8 表达增高能刺激锌的富集和增加分泌胰岛素 INS-1E 细胞内锌浓度，而且 ZnT8 高表达的细胞显示高的葡萄糖刺激胰岛素分泌现象。葡萄糖刺激诱导的 ATP/ADP 比率增高关闭了 ATP 依赖的钾通道，激活浆膜的去极化，导致电压敏感性钙通道开放，钙流出和钙离子浓度增加，胰岛素囊泡与浆膜的融合，引起胰岛素分泌。研究已证明，锌在多个水平上调控此通路，如K-ATP通路、胰岛素合成与储存及α细胞水平方面。

2. ZnT8Ab　2007年，美国Wenzlau等研究人员首次发现ZnT8是1型糖尿病的一种主要自身抗原，并建立了放射免疫结合法（RBA）检测ZnT8Ab。研究发现，60%~80%的新发高加索1型糖尿病患者ZnT8Ab阳性，而在健康对照组中小于2%，在2型糖尿病中小于3%。ZnT8Ab尚存在于26%的其他抗体阴性（包括GAD-Ab、IA-2Ab、IAA和ICA）的1型糖尿病患者中，提示ZnT8Ab很可能是一个独立的1型糖尿病标志物。

ZnT8Ab目前已成为胰岛自身抗体又一新成员。近几年来，各国报道其在1型糖尿病患者中阳性率有所差异，如美国60%~80%、德国60%、瑞典65%、比利时58%，而中国1型糖尿病患者ZnT8A阳性率24.5%，与日本1型糖尿病患者阳性率27.8%相似，提示ZnT8Ab阳性率可能存在种族差异性。

是否与GAD-Ab、IA-2Ab等一样，ZnT8Ab能够应用于从初诊2型糖尿病患者中筛查LADA患者呢？国内周智广牵头的LADA China全国多中心研究结果显示，ZnT8Ab在初诊2型糖尿病患者中存在1.99%的阳性率，与IA-2Ab阳性率1.96%相似，高于目前国际报道的1.4%。如在传统的GAD-Ab和IA-2Ab检测基础上，进一步联合检测ZnT8Ab，则将LADA的诊断阳性率由7.57%提高到8.62%。由于ZnT8具有高度胰岛β细胞特异性，其自身抗体ZnT8Ab阳性较其他自身抗体阳性更能准确和特异地反映胰岛存在的自身免疫反应。故在检测GAD-Ab和IA-2Ab基础上，进一步联合检测ZnT8Ab能够提高LADA的诊断阳性率，降低漏诊误诊率，在临床中有着重要的实际意义。

ZnT8Ab对1型糖尿病发病的预测价值不如其他主要胰岛抗体如IAA、GAD-Ab、IA-2Ab大（仅为37%，而其他3种均超过50%），临床上ZnT8Ab的主要优势就是联合检测经典1型糖尿病自身抗体提高自身免疫性的总体检出敏感性，并且增加预测价值尤其是对只有单个经典1型糖尿病自身抗体阳性而又没有明显风险因素的个体。由于ZnT8是高度β细胞特异性，因此ZnT8Ab检测对监测起病后胰岛功能破坏和评估治疗干预β细胞特异性自身反应或重建β细胞团可能十分有用。

（六）其他糖尿病相关自身抗体

1. 羧基肽酶H抗体　羧基肽酶H（carboxypeptidase H，CPH）是一种糖蛋白，为羧基肽酶B样酶，广泛分布并表达于分泌多肽激素和神经递质的细胞中，CPH能裂解激素前体的COOH末端，它与两个内肽酶：胰岛素原转化酶2（PC2）和转化酶3（PC3）一起涉及胰岛素原的加工过程。CPH是胰岛素分泌颗粒的主要成分（2%~5%），是仅次于胰岛素原（PI）和胰岛素之后的最丰富的胰岛蛋白。CPH可在多种牛和大鼠组织中检测到，特别是脑组织、胰岛β细胞和非β细胞，人脑中同样可检测到。

免疫细胞化学研究显示，在胰腺组织中，CPH定位于胰岛中的含胰高血糖素的α细胞和含胰岛素的β细胞中。在β细胞中，此酶与胰岛素一起存在于分泌颗粒中，与此前在亚细胞的分离、分泌的研究中的发现一致。人们还观察到β细胞中的CPH密度并不受葡萄糖刺激的影响。CPH与胰岛素共同定位于β细胞膜，并通过胞吐作用将自身释放出来，提示二者可通过这一方式在一定的疾病环境下被免疫系统的某些成分所识别。1996年，Alcalde等首先构建了人胰岛cDNA文库，从中克隆了人胰岛CPH。

CPH虽然是公认的1型糖尿病的潜在自身抗原之一，但因缺乏疾病和器官特异性，对于其是否真正参与了1型糖尿病的发病，目前尚无定论。90年代初，有学者发现1型糖尿病患者血清中CPHA阳性率较低，而且其在GAD-Ab阴性者中无一例阳性，即CPHA并不增加1型糖尿病诊断的敏感性，故认为其对于经典1型糖尿病的诊断价值不大。2003年，我国周智广发现该抗体在LADA患者中的检出率却明显高于正常对照和2型糖尿病患者，且CPHA同时合并GAD-Ab或IA-2Ab阳性者罕见。与抗体阴性的2型糖尿病相比，CPHA阳性者有较低的BMI、低的空腹C肽水平和更多的酮症发生率。CPHA对LADA的诊断价值评价仍需进一步扩大样本量和增加随访时间来证实，同时需进一步研究CPHA阳性患者是否携带自身免疫糖尿病的易感基因。

2. SOX13抗体 人类SOX13是转录因子SOX蛋白家族成员之一，可广泛表达于人类多种组织细胞内，尤以胰腺、肾脏、胎盘最突出。研究发现，*SOX13*基因定位邻近1型糖尿病易感位点D1S504，而SOX13蛋白是1型糖尿病自身抗原ICA12的同源物，由此提示*SOX13*基因或SOX13自身抗体（SOX13-Ab）与自身免疫糖尿病具有相关性。人类SOX13蛋白含有604个氨基酸，包括3个特殊的结构功能区，即为亮氨酸拉链区（LZ区，包含7个亮氨酸的重复序列）、富含谷氨酰胺序列区（Q区）、HMG功能区。

1992年，Rabin等采用1型糖尿病患者血清免疫筛选胰岛细胞抗原，发现6例ICA阳性的患者同时显示出针对ICA12（随后的研究证明ICA12即为SOX13）的反应性，其中5例又均同时表现出针对ICA512的反应性，因此推测ICA12/SOX13与ICA512均可与1型糖尿病患者血清发生免疫反应，且可能为ICA抗原群体中不同的抗原组分。随后人们发现，SOX13分子内部至少存在两个不同的抗原决定簇，分别处于氨基酸序列66—604位（完整的SOX13分子结构）和327—604位（HMG结构区），前者系其免疫原性的主要决定表位。由此，SOX13-Ab逐渐引起各国研究学者的关注。SOX13-Ab在1型糖尿病中阳性率报道为7.6%～18%，近于类风湿性关节炎患者中报道的阳性率4.0%～11.4%。SOX13-Ab在2型糖尿病阳性率为9%，健康对照组为2.0%。在隐匿起病糖尿病患者中阳性率10.4%，且SOX13-Ab常出现在病程较长的患者中，而这部分患者临床特征呈多样性表现。提示其可能并非自身免疫糖尿病患者自身免疫的特异性指标，可能是抗体分子表位扩展所致。

3. 抗CD38抗体 人CD38是45kDa的细胞外酶，为细胞表面受体的转导信号分子，包括一个短的膜内结构域、跨膜结构域和一个长的膜外结构域。CD38主要表达在造血系统及其他组织（包括肌肉组织），人胰岛细胞表面也表达CD38。起因于糖基化的模式不同，表达在胰岛的CD38分子量轻度增高。CD38是胰岛素分泌的生理学调节物，体内及体外实验证实，CD38抗体在靶细胞调节钙离子释放以及胰岛中胰岛素的释

放过程中显示拮抗活性。抗CD38抗体可结合CD38$^+$靶细胞，催化生成环二磷酸腺苷，从而动员钙离子释放，使胰岛细胞向胞外释放胰岛素颗粒，而这种结合不参与ICA的免疫荧光反应。抗CD38抗体在1型糖尿病儿童阳性率为4.4%，且抗CD38抗体阳性与阴性的1型糖尿病患者在临床表型上并无差异。目前认为，抗CD38抗体迟发出现，14.9%的LADA患者抗CD38抗体阳性（健康对照组1.5%），明显高于新发病的1型糖尿病，且抗CD38抗体阳性的LADA患者显示出更好的胰岛素分泌、更高的BMI和更少的胰岛素治疗需要。其临床表型与大多数LADA患者相反。而且进一步对抗CD38抗体阳性LADA患者血清分析发现，均表现出对Ca^{2+}动员的拮抗特性。抗CD38抗体与高的空腹C肽水平相关联，且病程长的糖尿病中检出率反而更高。在2型糖尿病中，抗CD38抗体常与其他胰岛自身抗体共存（如GAD-Ab），单独抗CD38抗体阳性的2型糖尿病患者OGTT显示正常的胰岛功能，更类似于经典2型糖尿病，且抗CD38抗体尚可出现在Graves病（阳性率7.7%）、慢性甲状腺炎（阳性率10.4%）。故认为抗CD38抗体是胰岛免疫的重要组成部分，可用来鉴别残余胰岛功能较好的患者。目前研究的重点可能应放在建立灵敏度和特异性高的抗CD38抗体检测方法，并结合CD38特异性CD4$^+$/CD8$^+$T细胞反应性研究，才能进一步阐明抗CD38抗体在自身免疫糖尿病发生尤其是发展过程中的作用。

4. 四次穿膜蛋白抗体（TSPN7A） 1996年Bækkeskov等首先发现了一种分子量为38kDa的糖蛋白的抗体存在于一部分1型糖尿病人群血清中，并且在儿童1型糖尿病中比例更高（可达50%）。并且发现该蛋白具有疏水性，糖基化发生在氨基酸序列的N端，其核心蛋白分子量为22kDa。然而由于当时分子生物学技术的限制，其具体的分子结构并未确定。直到2016年Christie教授使用液相色谱串联质谱技术确定了这个分子量为38kDa的蛋白为四次穿膜蛋白7（TSPAN7）。

TSPAN7蛋白由*TM4SF2*基因编码，是一个位于细胞表面的糖蛋白，其蛋白分子在空间上跨越细胞膜4次，属于四次穿膜蛋白超家族中的一种。TSPAN7属于四次穿膜蛋白超家族的一

员。四次穿膜蛋白家族具有一些共同点，包括氨基酸序列穿越细胞膜 4 次，同时在细胞膜外形成一个氨基酸大环和一个氨基酸小环。目前发现 TSPAN7 在脑组织、肺脏和胰腺中均有表达。而在胰腺当中，其特异性表达在胰岛中。

研究人员对 TSPAN7A 的潜在临床价值进行了研究，研究表明 TSPAN7A 识别抗原末端的构象型表位，其存在于 19%～43% 的 1 型糖尿病中，同时存在于 21.4% 的 LADA 人群中。联合 TSPAN7A 检测可提高 LADA 人群的多抗体阳性检出率，同时合并该抗体阳性的 LADA 人群胰岛功能下降更快。然而，在 GAD-Ab、IA-2Ab 和 ZnT8Ab 的基础上联合 TSPAN7A 并不能提高免疫病因性 1 型糖尿病的检出率，同时发现在 1 型糖尿病一级亲属中 TSPAN7A 阳性人群糖尿病发病率未发现显著升高。

5. 趋化因子抗体（CCL3 抗体） 趋化因子（chemokine）是小分子量碱性分泌蛋白超家族，能使细胞发生趋化运动，参与了多种细胞的募集和活化过程，诱导细胞运动及细胞脱颗粒。并在各种免疫细胞和免疫器官的发育、免疫应答、炎症反应等方面发挥重要作用。根据其 N 端半胱氨酸残基的相对位置及数目不同可将趋化因子分为 4 个亚族：C、CC、CXC 及 CX3C。CC 趋化因子 3（CCL3），即巨噬细胞炎性蛋白 1-α，是趋化因子超家族 CC 亚族的一员，由单核 / 巨噬细胞、淋巴细胞、中性粒细胞、嗜碱性粒细胞、肥大细胞、成纤维细胞及树突状细胞等免疫细胞产生，通过与细胞表面 CCR1、CCR3 和 CCR5 三种受体相结合而发挥各种生物学效应。巨噬细胞炎性蛋白 1α（MIP-1α）能诱导蛋白在体外表现出各种各样的促炎活动（包括白细胞趋化），可以促使 T 细胞由血液循环进入到炎症组织区域，趋化 $CD4^+$ 细胞、$CD8^+$ 细胞、自然杀伤细胞（NK）及树突状细胞迁移穿过血管内皮细胞与相应受体结合后，在免疫反应部位协调免疫反应的发生。

目前，国际上以及国内对 CCL3 抗体在 1 型糖尿病患者中的阳性率报道是矛盾的（阳性率 3.1%～87.4%），且发现在全身性自身免疫疾病如 SLE 和类风湿性关节炎患者中有较高的阳性率（分别达 15.6% 和 12.5%），究竟是检测方法未标准化还是其他影响因素造成的尚未知。所以，

CCL3 抗体是否对 1 型糖尿病患者诊断具有临床意义尚无定论。

三、胰岛自身抗体的临床应用策略

（一）1型糖尿病诊断

1. 自身抗体阳性率 胰岛自身抗体检测对于 1 型糖尿病的价值主要在于鉴别诊断和发病预测。自身抗体阳性 1 型糖尿病者通常划分为经典 1 型糖尿病即 T1ADM 型，而阴性者归属于特发性 1 型糖尿病即 T1BDM 型。诸多横断面研究显示，IAA、GAD-Ab、IA-2Ab 以及 ZnT8Ab 在白种人 1 型糖尿病中阳性率为 30%～50%、70%～80%、50%～70% 及 60%。我国 1 型糖尿病人群 4 种抗体的阳性率分别为 21.8%、53.4%、25.8% 及 24.1%。因研究对象的遗传背景、年龄、病程等不同而阳性率存在差异。IAA 倾向于出现在年幼的个体，而 GAD-Ab 和 ZnT8Ab 分布受年龄影响不明显。1 型糖尿病患者抗体滴度并非稳定而持续存在，GAD-Ab 较 IA-2Ab 和 IAA 维持时间长。由于自身免疫反应的程度减弱或者胰岛 β 细胞破坏较多而使抗原提呈减少，可发生阳性—阴性转变。或者少量的胰岛 β 细胞再生，甚至存在与 B 细胞结构或功能相似的外源性蛋白，少数患者尚出现阴性 - 阳性转变。联合 GAD-Ab、IA-2Ab 以及 ZnT8Ab 检测，能将我国 1 型糖尿病阳性诊断率提高至 65.5%。

2. 联合筛查策略 在制订 1 型糖尿病筛查策略时，要统筹考虑自身抗体的出现和演变规律以及患者年龄、病程、家属史等。对于 ≤5 岁的疑为 1 型糖尿病的年幼患者，应首选 GAD-Ab 和 IAA 检测，其次是 IA-2Ab 和 ZnT8Ab 检测；大于 5 岁的疑为 1 型糖尿病患者，首选 GAD-Ab 和 IA-2Ab 检测，其次是 IAA 和 ZnT8Ab 检测。如经济条件许可，对所有疑为 1 型糖尿病患者，尽量进行 GAD-Ab、IAA、IA-2Ab、ZnT8Ab 的联合检测，以便正确指导分型。同时，多次抗体的检测能降低经典 1 型糖尿病漏诊率。

（二）1型糖尿病预测

1. 自身抗体出现的时序性 基于 1 型糖尿病自然病史的前瞻性研究，如美国 DAISY 研究、芬兰 DIPP 研究以及德国 BABYDIAB 研究均提示胰岛自身抗体对糖尿病的进展预测有着重要意

义，糖尿病发病前数月或数年乃至于早在一出生体内即可能存在自身抗体，且各种自身抗体的出现呈一定时序性。DAISY 研究曾对 155 例自身抗体阴性的 1 型糖尿病一级亲属每隔 3～6 个月检测 IAA、GAD-Ab、IA-2Ab，直至 1 个抗体转为阳性。发现不存在多个抗体同一时期转阳的现象。而且自第一个抗体出现后，第二或第三个抗体出现的时间间隔数月到数年不等。通常在糖尿病发病时体内已不止一个抗体阳性，且一般在获得最后一个抗体后的 2 年内发病。抗体出现的时序性与携带高危 HLA DQ3/4 并无关联。这说明针对胰岛自身抗原体液免疫的获得是一个循序进程，而非"灾难性"突然发生。进一步对抗体出现顺序进行研究发现，GAD-Ab、IAA 倾向于最先出现，而 IA-2Ab 随后。在最终进展为多抗体阳性者中，2/3 首先获得 GAD-Ab，而 1/3 首先获得 IAA，且 GAD-Ab 和 IAA 的出现先后，对 1 型糖尿病的无病生存率并无影响。在一项对 882 例 1 型糖尿病一级亲属随访 11 年研究发现，每一种自身抗体的出现都额外增加 1 型糖尿病发病的风险性。对于合并两种抗体阳性者，3 年内糖尿病发病风险性为 39%，5 年内为 68%。而合并 3 种抗体阳性者 5 年内发病风险性为 100%。而且与 1 型糖尿病母亲相比，患 1 型糖尿病父亲的后代更易出现 IAA、GAD-Ab、IA-2Ab。另一项研究证实，对于 IA-2Ab 阳性的亲属，如合并其同源物 IA-2βAb 阳性，1 型糖尿病发病风险性显著增高。Siljander 等对 755 例新诊断 1 型糖尿病的非糖尿病同胞以及 3 475 例正常儿童观察 15 年发现，GAD-Ab 或 IA-2Ab 阳性虽然在两种人群间糖尿病预测敏感度上并无显著差异，但在累积发病风险性上非糖尿病同胞组要高于正常儿童组。如果 GAD-Ab 和 IA-2Ab 双抗体阳性，则两组累积发病风险性相当。这说明多种自身抗体检测不仅对于 1 型糖尿病高危人群，而且对于正常儿童 1 型糖尿病发病预测也有着重要的意义。研究尚显示，妊娠糖尿病妇女检测 GAD-Ab、IA-2Ab 有助于评估其在不远的将来进展为 1 型糖尿病的风险性。

2. 联合筛查策略 对于 1 型糖尿病高危亲属，应当至少每隔 1 年进行自身抗体的检测随访，首选 GAD-Ab，其次为 IAA，阳性者再加上 IA-2Ab 检测。而对于正常儿童人群，在将来社会经济条件成熟时，如能筛查 GAD-Ab 和 IAA，对阳性者早期干预，则有望降低 1 型糖尿病的发病率。

（三）LADA 诊断及对胰岛素治疗需要的预测

1. 自身抗体阳性率 UKPDS 报道，4 500 例初诊 2 型糖尿病患者中，11.6% 存在 ICA、GAD-Ab 或 IA-2Ab，而 GAD-Ab 阳性的患者占抗体阳性的 84%，IA-2Ab 占 16.5%。且与经典 1 型糖尿病不同，LADA 患者的 GAD-Ab 水平在诊断后数年尚能稳定存在。超过 50% 的 GAD-Ab 阳性 2 型糖尿病患者在诊断后 6 年内即需要胰岛素治疗，而 GAD-Ab 阴性者不足 10%。我国两项大型全国多中心研究（"LADA China"和"中国人糖尿病和代谢综合征患病率变迁"）结果显示，GAD-Ab 在初诊 2 型糖尿病阳性率分别为 5.9% 和 4.1%，IA-2Ab 和 ZnT8Ab 分别为 1.96 和 1.99% 以及 1.4% 和 1.6%。这说明 GAD-Ab 是诊断 LADA 最敏感的指标。同时，GAD-Ab 阳性的 LADA 患者胰岛 β 细胞功能减退平均速率是 2 型糖尿病的 3 倍，这说明 GAD-Ab 对于预示 LADA 患者以后需要胰岛素治疗的可能性有着重要的临床意义。

GAD-Ab 滴度在 LADA 中呈双峰性分布，可将 LADA 患者分为高滴度 LADA-1 亚型和低滴度 LADA-2 亚型。与低滴度 LADA-2 亚型相比，高滴度 LADA-1 亚型胰岛素缺乏证据更加明显，更接近 1 型糖尿病。有更高的糖化血红蛋白和 IA-2Ab 和 TPO-Ab 阳性率，高的基因型 DRB1*03-DQB1*0201 出现频率，而 BMI、代谢综合征患病率、DQB1*0602 以及 DRB1*0403 出现频率均较低。这说明精确检测 GAD-Ab 滴度不仅能将 LADA 患者从 2 型糖尿病中分辨出来，而且能预测疾病的进程。

IA-2Ab 在初诊 2 型糖尿病中阳性率较低（1.4%～2.2%），GAD-Ab 合并 IA-2Ab 阳性者，诊断后 6 年内需要胰岛素治疗的风险值由单独 GAD-Ab 阳性者的 5.4 增加到 8.3，对应阳性预测值由 33% 上升到 50%。与 1 型糖尿病一级亲属不同，进一步加测 IA-2βAb，则并不能增加预测价值。故在 LADA 筛选中，不推荐 IA-2Ab 作为一线筛查指标，而建议对 GAD-Ab 阳性者加测 IA-2Ab，增加 LADA 患者对胰岛素治疗需要的预测。IAA 在初诊 2 型糖尿病中阳性率达 3.39%，分布与年龄无关（与 1 型糖尿病相异）。IAA 阳性者临床特征与 IA-2Ab 阳性者相似，接近普通 2 型糖尿病患者。GAD-Ab 和 IAA 同时阳性的 LADA 患者与随后快速需要胰岛素治疗相关联，IAA 阳性但 GAD-Ab/IA-2Ab 阴性的个体缓慢发展为胰岛素依赖。ZnT8Ab 在初诊 2 型糖尿病中阳性率与 IA-2Ab 相似，在已检测 GAD-Ab 的基础上，进一步联合 IA-2Ab 和 ZnT8Ab 能将 LADA 的阳性诊断率由 6.43% 提高到 8.62%。

2. 联合筛查策略 就目前兼顾提高 LADA 阳性检出率和预测胰岛素治疗需要来看，LADA 一线筛查指标当首选 GAD-Ab，进一步行 IA-2Ab 和 ZnT8Ab 检测。对未使用过胰岛素治疗的初诊 2 型糖尿病患者，经济条件许可，可进一步联合检测 IAA。

（四）临床应用中遇到的问题

1. 抗体的假阳性或短暂性阳性 假阳性是指本身为阴性的样本因检测技术等因素误判为阳性，可通过重复检测或采用标准化检测方法进行核实。为了避免假阳性的出现，临床上应对单次筛查抗体阳性的标本复查进行核实。对复查后仍处于阈值边缘的弱阳性标本，建议 1～3 个月后重新抽血复查。

短暂性阳性是指经初次抽血复查后抗体仍为阳性的患者，间隔 3～6 个月后重抽血复查转为阴性并一直维持阴性的患者。在基于 1 型糖尿病自然病史的前瞻性研究，如美国 DAISY 等研究中就遇到过这种情况，推测为机体产生一过性自身抗体，建议对此类患者密切随访。

2. 抗体与胰岛 β 细胞功能 对于 1 型糖尿病患者，胰岛自身抗体阳性者 β 细胞功能更差，但每种抗体对 β 细胞的贡献是不同的。随着病程的延长，一方面 β 细胞功能迅速衰竭，可检测出的 C 肽水平受到限制；另一方面，除 GAD-Ab 滴度在一段时期内相对恒定，IAA、IA-2Ab 以及 ZnT8Ab 滴度大多呈进行性降低。因为 1 型糖尿病的 β 细胞破坏以 T 淋巴细胞直接介导，而且自身抗体滴度的降低与 β 细胞功能衰竭是否存在关联尚未知。对于 1 型糖尿病患者 3～6 年胰岛功能的预测，目前认为初诊年龄是主要的预测因素，自身抗体滴度的预测价值尚不足。

对于 LADA 患者，由于相对于经典 1 型糖尿病来说胰岛 β 细胞功能衰竭慢，患者体内自身抗

体的滴度、类型、特别是同时合并自身抗体的数目，均能为 LADA 患者 5 年后胰岛功能以及胰岛素治疗需要提供预测信息。

3. 使用胰岛素治疗与 IAA 检测 尽管采用噬菌体展示技术等能区分 IAA 与患者因使用外源性胰岛素治疗而产生的 IA，但就目前临床采用的检测方法而言，尚不能有效地将两者鉴别开来。根据机体产生抗体的规律，对使用胰岛素治疗 1 周（初次使用胰岛素至采血时间）以上的糖尿病患者，不建议进行 IAA 检测。

四、胰岛自身抗体检测方法及标准化

（一）检测方法回顾

自 20 世纪 80 年代末，相关人员最初采用蛋白质印迹法（Western blotting）检测胰岛自身抗体以来，检测方法先后经历了免疫荧光法（IFA）、免疫酶活性沉淀法（EIP）、放射免疫分析（RIA）、酶联免疫吸附分析（ELISA）、放射性配基结合分析 [RBA，也称放射配体分析（RLA）] 等阶段。

1. 蛋白质印迹法 最初该方法是用人或鼠脑制备 GAD 粗品，经 10%SDS 聚丙烯酰胺（SDS-PAGE）凝胶电泳后，转移到硝酸纤维素膜上与待检血清温育，再与兔抗羊或兔抗人的免疫球蛋白 G 的抗体温育，最后与 ^{125}I- 蛋白 A 结合并进行放射自显影，根据放射自显影的图谱来测定 GAD-Ab。该方法的特异性好，但操作烦琐耗时，灵敏度低，因而应用较少。

2. 免疫荧光法（immunofluorescence） 将待测血清与含 GAD 的组织或细胞培养物作用，分离组织或细胞，洗涤，再与结合荧光染料的抗人免疫球蛋白抗体作用，于荧光显微镜下分析可检测 GAD-Ab。该方法操作步骤简便、污染小，但干扰因素多、灵敏度和特异性差，因而应用亦少。

3. 免疫沉淀酶活性分析法（EIP） 血清与鼠脑制备的 GAD 粗提液孵育，而后加入蛋白 A- 琼脂糖分离免疫复合物。洗涤、沉淀与含 L- 谷氨酸和（^{14}C）-L- 谷氨酸的溶液反应，用吸附海胺的滤纸吸收产生的 $^{14}CO_2$，加入闪烁液后于液闪仪上进行计数。该法因操作烦琐费时，不利于大批量标本的常规检测，因此应用受到限制。

4. 放射免疫分析（RIA） 采用氯胺 T 标记法获得 ^{125}I 标记的胰岛自身抗原，然后与血清在分

析缓冲液中 4℃孵育过夜。加蛋白 A- 琼脂糖后于 4℃放置 1 小时，沉淀经洗涤后进行放射计数。目前有方法将孵育模式优化为常温下 2 小时，但灵敏度有所下降。由于采用氯胺 T 标记法前，必须获得高纯度及高活性的胰岛自身抗原。且在标记过程中，有可能导致胰岛自身抗原的损伤或空间构象的改变，从而降低方法的灵敏度，故该法较少应用于标准化分析。

5. 酶联免疫吸附分析（ELISA） ELISA 检测 GAD-Ab 和 IA-2Ab 在我国各级医院应用较广，目前检测方法主要基于 3 种不同原理。

（1）包被抗原法（直接法）：直接用纯化的 GAD 或 IA-2 蛋白包被 96 孔微量滴定板并封闭，加入血清室温下反应后洗涤，而后加入连接碱性磷酸酶的抗人免疫球蛋白抗体和对硝基苯酚磷酸盐溶液，终止反应后于酶标仪上 405nm 处检测吸光度，与标准品对照，即可知待测血清 GAD-Ab 或 IA-2Ab 水平。由于直接包被平板可能导致抗原决定簇空间构象不能充分展露，且易带来 HOOK 效应。此外，直接包被非特异性吸附高，导致检测本底吸光度增高。因此，虽然该方法成本较低，但灵敏度和特异性不高。

（2）包被抗体法（间接法）：先将 GAD-Ab 或 IA-2Ab 单克隆抗体包被于 96 孔微量滴定板内，再加入纯 GAD 或 IA-2 抗原，洗涤后加入预稀释的血清，最后加入连接碱性磷酸酶的抗人免疫球蛋白和对硝基苯酚磷酸盐溶液，终止反应后检测吸光度，与标准品对照，即可知待测血清 GAD-Ab 或 IA-2Ab 水平。该方法与直接法相比，灵敏度和特异性有所提高，但临床应用中还是出现较多的假阳、阴性。

（3）应用亲和素和生物素放大系统的 ELISA 法：亲和素 - 生物素系统在 ELISA 中的应用有多种形式，可用于间接包被，亦可用于终反应放大。可以在固相上先预包被亲和素，应用吸附法包被固相的抗体或抗原与生物素结合，通过亲和素 - 生物素反应而使生物素化的抗体或抗原固相化。这种包被法不仅可增加吸附的抗体或抗原量，而且使胰岛自身抗原决定簇空间构象充分暴露，提高反应灵敏度。另外，酶标抗体也可用生物素化的抗体替代，然后连接亲和素 - 酶结合物，以放大反应信号，增加胰岛自身抗体检测敏感性。

亲和素和生物素放大系统的 ELISA 法，是目前 ELISA 检测检测胰岛自身抗体灵敏度和特异性最高的方法，已得到国际糖尿病自身抗体标准化工作组（DASP）的认可。

6. 放射配体检测法 1994 年，丹麦 Dyrberg 博士和美国华盛顿大学 Lernmark 博士同时建立了 GAD-Ab 的放射配体检测法。经过近 20 年的临床应用证实，放射配体法检测胰岛自身抗体灵敏度和特异性高，是目前国际标准化的检测方法。该方法是在 ^{35}S 标记的蛋氨酸（^{35}S-Met）存在下，胰岛自身抗原 cDNA 在兔网织红细胞裂解反应体系中，经由体外转录 / 翻译直接获得 ^{35}S 标记的胰岛自身抗原。经凝胶过滤层析法纯化后的标记抗原与血清 4℃缓慢振荡孵育 24 小时，用蛋白 A- 琼脂糖沉淀抗原抗体复合物。沉淀物经缓冲液充分洗涤后，加入闪烁液置于液闪仪上计数，结果以抗体指数或国际标准单位形式报告。该方法获得的标记胰岛自身抗原能较好地保持其生物活性与空间构象，全液相缓慢振荡孵育 24 小时能使抗原抗体分子更充分接触，因而灵敏度和特异性高。

上述方法属于试管法，目前国际上权威实验室随后建立了平板放射配体法检测胰岛自身抗体。其采用微孔平板对抗原抗体进行孵育，所需血清量小，适宜于大规模儿童人群的筛查。在洗涤步骤上改用了微孔（millipore）分离技术取代了传统的试管法洗涤沉淀复合物，使洗涤更加充分完全，更易于自动化和大样本检测。该方法灵敏度略低于试管法。国际糖尿病自身抗体标准化工作组（DASP）推荐该方法应用于 IAA 检测，以获得较高的灵敏度和特异性。

7. 时间分辨免疫荧光检测法 GAD-Ab 和 IA-2Ab 的时间分辨免疫荧光检测法于 2003 年得以建立。其原理是采用链霉亲和素包被微孔平板，然后加入生物素标记的抗原孵育后，加入血清标本与质控物，孵育后加入铕标记的抗原。洗涤后，用时间分辨荧光仪检测荧光信号。该方法灵敏度低于放射配体检测法。

8. 荧光素酶免疫沉淀系统法（luciferase immunoprecipitation system，LIPS） 2007 年，建立 LIPS 检测胰岛自身抗体。该方法首先构建抗原与荧光素酶融合的真核表达载体，并用脂质体等方法瞬时转染真核细胞 COS1，以表达抗原与荧光素酶的融合蛋白。将患者的血清与细胞裂解液孵育，随后将之转移到含有蛋白 A/G 磁珠的 96 孔板中以捕获抗原抗体复合物，最后加入荧光素酶的底物，用光度计测定光度值。从 2012 年国际胰岛自身抗体标准化计划（IASP 2012）工作报告来看，该方法灵敏度与放射配体检测法相当，是一种有前途的非同位素标记检测方法，适用于 TSPN7A 等新型抗体的检测。尚需解决的问题是降低检测成本和排除非特异荧光的干扰。

9. 电化学发光(electrochemiluminescence，ECL)法　ECL 技术应用于胰岛自身抗体检测，是近几年美国科罗拉多大学医学院 Barbara Davis 糖尿病中心于立平教授等报道的一种很有效的方法。该方法主要是利用一种钌的衍生物标记抗原技术，通过与生物素标记的抗原共同捕获血清中抗体，然后采用包被有链霉亲和素的 MSD 平板结合生物素 - 抗体 - 钌的衍生物标记抗原。通过 MSD 超敏电化学发光仪对 MSD 平板底部电极通电，检测发光信号并进行分析。就目前报道来看，该方法对于高亲和力的自身抗体敏感性高，采用 ECL 检测 IAA 和 GAD-Ab，能增进抗体阳性的糖尿病一级亲属进展为糖尿病的时间预测能力。

综上所述，放射配体检测法是目前检测胰岛自身抗体的国际标准方法，采用亲和素和生物素放大系统的 ELISA 法能满足于常规临床应用，对可疑的标本，建议采用放射配体检测法进行核实。荧光素酶免疫沉淀法是一种很有前途的胰岛自身抗体检测方法。

（二）检测方法标准化

胰岛自身抗体诸多检测方法的建立与应用，在极大地推动了自身免疫糖尿病研究的同时，也带来了一系列问题。由于胰岛自身抗原的特殊性，能有效应用于其他抗原或抗体的方法并不一定适合于胰岛自身抗体的检测。在实践中人们发现，许多研究报告的结果并不相符，有的甚至还自相矛盾。其原因虽然与人种及样本量有关，但后来证实主要原因是检测方法的灵敏度与特异性，以及结果报告形式各异造成的。这种多样性导致了统一评价研究结果的困难性。自胰岛自身抗体（IAA、ICA、GAD-Ab、IA-2Ab 和 ZnT8Ab 等）检测方法的建立开始，即引起国际糖尿病学界对其标准化工作的关注，国际相关组织和参与标准化的实验室为此投入了大量的工作。

1. 标准化管理机构　从 20 世纪 80 年代开始，先后有国际青少年糖尿病基金会（JDF）、糖尿病免疫工作组（IDW）、英国国家生物制品检定所（NIBSC）等从事过胰岛自身抗体检测国际标准化评估工作。从 2000 年起，国际标准化工作统一由 WHO 指导下的国际糖尿病免疫学会（IDS）和美国疾病预防控制中心（CDC）共同组成的国际糖尿病自身抗体标准化工作组（DASP）工作组负责。而从 2012 年开始，正式指定 IDS 和美国佛罗里达大学共同举办的胰岛自身抗体国际标准化计划（IASP）负责实施。国际上凡发表与胰岛自身抗体阳性率有关的文章，大多引用了采用的检测方法在参加 DASP 中的灵敏度和特异性，以便说明结果具有室间可比性。

2. 标准化工作进展　多次国际标准化研究工作显示，放射配体法（RLA 或 RBA）灵敏度和特异性较高，是检测胰岛自身抗体的最有效方法，也是目前国际权威实验室采用的主流检测方法（全球参加 IASP 2012 的 35 个权威实验室中，采用 RBA 为 23 个，其次为 ELISA 7 个）。近年来国际标准化工作同时显示，ELISA 方法检测 GAD-Ab 和 IA-2Ab 灵敏度在不断提高，已经达到了与 RBA 相当的水平。ZnT8Ab 是 2007 年新发现的一种胰岛自身抗体，作为自身免疫糖尿病预测和诊断的一个新免疫标志物，目前国际上主要采用 RBA 法检测。目前国际标准化的努力方向在于采用统一的标准品，并采用统一的国际标准化单位报告结果，督促参与实验室改进和优化检测方法，最大程度减小不同地区和实验室检测结果的批间误差，实现胰岛自身抗体检测结果的溯源性和可比性。

与检测日趋标准化的 GAD-Ab、IA-2Ab 相比，ICA 和 IAA 因检测方法等原因而应用受到限制。ICA 多采用间接荧光免疫法，干扰因素众多，特异性较差，难以高通量检测；而且 ICA 属多克隆抗体，随着临床研究的深入，人们发现不同自身抗体的存在及滴度高低对胰岛功能衰竭以及合并其他自身免疫疾病风险性的预测价值各异，单独 ICA 检测并不能提供更精细的预测信息。IAA 目前多采用 RIA 法检测，不同实验室之间的检测结果差异较大，而且其检测的灵敏度和特异性还有待于提高，目前国际标准化工作组推荐采用微量平板 RBA 法检测 IAA，并建议在全球有条件的实验室开展。

3. **胰岛自身抗体的国际标准品** 第一次胰岛自身抗体检测标准化工作（ICA 标准化）追溯到 1985 年，一个代码为"673"的血清标本，在所有参加标准化工作的实验室中均检测出阳性。该血清来源于一位新发的 12 岁 1 型糖尿病瑞典女孩，刚接受过血浆置换治疗。1987 年和 1988 年，糖尿病免疫工作组（IDW）和国际青少年糖尿病基金会将首次标准化工作发现的阳性血清"673"作为标准物，用 ICA 阴性血清进行倍比稀释，尝试以统一的 JDF 单位报告结果，发现批间变异得以减小。随着 GAD-Ab、IA-2Ab 放射配体检测法的建立，国外学者在对 GAD-Ab、IA-2Ab 检测标准化研究中发现，ICA 检测的 JDF 标准血清（第一次标准化代码为 673 的血清）GAD-Ab、IA-2Ab 均阳性。为了合理利用此资源，国际青少年糖尿病基金会提出计划，由英国国家生物制品检定所（NIBSC，WHO 生物标准的国际实验室）将该血清分装到 4 000 个安瓿瓶，冷冻干燥，并在氮气下密封。一大批专业实验室参与了此次制备工作，并成立了世界卫生组织 ICA 国际合作研究组，对制备的标准品（代码为 97/550，最初的阳性血清 673）进行了深入研究。此次研究目的在于确定 97/550 是否能成为 ICA 检测的国际标准品，以及成为 GAD-Ab、IA-2Ab 检测的标准品。最终，WHO 生物标准专家委员会审核后确立 97/550 为第一个 ICA 国际标准品，定义为 20 个国际单位。另外，97/550 可作为 GAD-Ab 检测的国际参考物，以及作为 IA-2Ab 检测的 NIBSC 参考物。

目前，胰岛自身抗体国际标准品由 NIBSC 负责保存与分发，由于数量等因素，每年分发量受到限制。故建议每个开展胰岛自身抗体检测的实验室必须建立与国际标准品相匹配的室内标准品。

五、胰岛自身抗体的异质性

在胰岛自身抗体检测方法日趋完善和标准化的同时，人们在临床研究中发现，有的自身抗体阳性个体能快速进展为 1 型糖尿病，而其他拥有相似抗体状况（类型和滴度）个体却在很多年内不受影响，甚至终生不发病。这一方面说明了遗传背景与环境因素的交织作用，另一方面也提示除了抗体的"量"因素影响外，"质"也同时起着重要的作用。自身抗体的存在无疑是预测和诊断自身免疫糖尿病的重要依据，而抗体针对自身抗原表位识别的变化、抗体同种型构成及抗体亲和能力的成熟研究将进一步阐明 1 型糖尿病的病理发展过程。

（一）胰岛自身抗体的异质性与 1 型糖尿病

对于 1 型糖尿病，抗体的异质性研究主要集中在高危亲属发病的预测。在多数 1 型糖尿病患者前期中，GAD-Ab 对抗原表位的识别呈动态，经历了渐进的扩展过程，少数个体在起病前的数月或数年内表位扩展迅速发生变化，而 GAD 抗原中段是自身免疫的始动靶位。亚临床期高危 1 型糖尿病儿童的血清 GAD-Ab 特异性识别 GAD 中段和羧基端。在高危儿童中，特异性结合氨基端和中段的抗体结合强度显著增加，而低危儿童中无改变。高危疾病进展期与特异性识别氨基端和中段构象型表位的抗体出现相关联。而与表位扩展者相比，IA-2Ab 限制性表位反应性者 IgA 表达更频繁以及 IgE 滴度更高，导致这种现象的原因可能是抗原提呈特异性作用于遗传易感性个体，以及环境因素等影响。而对自身抗体亚类分布情况进一步研究发现，多种 IgG 亚类存在与高滴度的自身抗体水平相关联，GAD-Ab 抗体亚类分析并不能区分 GAD-Ab 阳性的 1 型糖尿病一级亲属进展者与非进展者。而在 IA-2Ab 阳性的一级亲属中，IgG2、IgG3 或 IgG4 IA-2Ab 阳性者发病风险性显著高于阴性患者（10 年内发病风险分别为 100% 和 37%），但存在 IgE IA-2Ab 亚类的儿童罕见发展为糖尿病。在 IAA 阳性一级亲属中，IgG2、IgG3 或 IgG4 IAA 阳性者发病风险性也显著高于阴性者（10 年内发病风险分别为 68% 和 28%）。说明 IA-2Ab 和 IAA IgG 亚类分析能显著改进 1 型糖尿病风险性评估，且 IgE IA-2Ab 的出现是一种保护性指标。此外，自身抗体的亲和力高低与 1 型糖尿病高危亲属随后发生多种抗体阳性及发病风险性增高相关联。

（二）胰岛自身抗体的异质性与 LADA

对于 LADA，抗体的异质性研究主要集中在患者胰岛素治疗需要的预测。GAD 蛋白羧基端和中段是最频繁检测出的表位识别模式。与抗体滴度相似，GAD-Ab 针对 GAD 抗原表位识别同样可将 LADA 分为两个亚组，即抗体针对羧基端阳性亚组（占 82%）和阴性亚组（仅针对 GAD 中段阳性，占 18%）。前者平均 BMI 低、基线 C 肽水平低、随后需要胰岛素治疗者比例高，易合并甲状腺自身抗体阳性。此外，抗体针对羧基端阳性者 GAD-Ab 滴度显著高于针对中段单独阳性者。与 1 型糖尿病相异，UKPDS 研究发现，在随访 6 年中 GAD-Ab 表位识别模式随时间变化不明显。提示在 LADA 诊断初期对于 GAD-Ab 阳性者进行表位识别模式分析有助于预测胰岛素治疗需要。先前的抗体亚类研究主要集中在抗体阳性的 1 型糖尿病高危亲属，而对于 LADA 患者鲜有报道。Hillman 发现，1 型糖尿病 IgG 亚类出现频率的高低顺序为 IgG1＞IgG3＞IgG2＞IgG4，而 LADA 为 IgG1＞IgG4＞IgG2＞IgG3，且仅在 LADA 患者中检测出 GAD-Ab IgG4 亚类，GAD-Ab IgG4 抗体阳性者在起病初期有更好的胰岛 β 细胞功能，提示与 Th2 细胞因子高表达有关。但这种高表达可能并不能提供完全的保护，只能延缓 β 细胞损伤。

所以，胰岛自身抗体的检测是诊断自身免疫糖尿病的重要依据，而对自身抗体的异质性研究能进一步阐明自身免疫的发生与发展过程，并增加 1 型糖尿病发病风险和 LADA 患者对胰岛素治疗需要的预测价值。

六、面临的问题及挑战

目前，即使联合所有常见的胰岛自身抗体进行筛查，仍有部分自身抗体阴性的患者漏诊。由于 1 型糖尿病是 T 细胞介导的自身免疫性疾病，检测胰岛自身抗原特异性 T 细胞将更直接反应胰岛自身免疫状态。酶联免疫斑点试验（ELISPOT）是在以往 ELISA 检测基础上、以双抗体夹心法检测胰岛特异性自身抗原刺激 T 细胞分泌的细胞因子等，以生物素-链霉亲和素系统偶联酶放大斑点检测信号，并以电子扫描系统记录分析检测结果，可以直接检测出外周血中极少量的、甚至是早期反应的抗原特异性 T 细胞，以及利用其所形成的克隆在单细胞水平上分析其分泌的细胞因子从而了解其功能，不需要体外扩增，特异性、敏感性都有所提高。然而，ELISPOT 目前尚需进一步

标准化后应用于临床。

反映自身免疫 Th1/Th2 平衡的血清细胞因子检测目前存在许多问题，包括缺乏正常参考范围、检测方法的变异度大、体内浓度受生理因素影响大。此外过敏症（原）存在、药物应用以及外周血浓度与胰腺炎症及自身免疫的关联性等需要在分析时考虑。而且一些细胞因子用现行的技术测出在正常人血清中也存在一定浓度，故对于自身免疫糖尿病缺乏特异性，尚不能独立阐明疾病的病理生理过程。

将来，随着胰岛自身抗体以及抗原特异性 T 细胞检测进一步标准化，胰岛自身抗体并联合抗原特异性 T 细胞检测，有望进一步提高自身免疫糖尿病诊断效率，并建立体液联合细胞诊断和筛查自身免疫糖尿病的新策略。

（黄　干　周智广）

第四节　1型糖尿病与脂代谢紊乱

心血管疾病是 1 型糖尿病患者主要的死亡原因，而脂代谢紊乱是 1 型糖尿病患者重要的冠心病危险因素。因此，要减少 1 型糖尿病患者的心血管疾病就需要重视其脂代谢紊乱。1 型糖尿病患者的脂代谢紊乱主要表现为脂蛋白的异常，其可能导致动脉硬化。这些血脂异常的病理生理机制虽然尚不完全清楚，但高血糖和高胰岛素血症可能是重要的原因之一。

一、1型糖尿病患者的血脂改变

1. 未治疗（糖尿病酮症酸中毒）的 1 型糖尿病患者　糖尿病酮症的 1 型糖尿病患者由于胰岛素缺乏从而出现血脂异常。高甘油三酯血症会导致富含甘油三酯的脂蛋白（乳糜微粒、VLDL）水平升高。这主要是由于脂蛋白酯酶活性降低所致。糖尿病酮症时胰岛素严重不足，而胰岛素可以刺激脂蛋白酯酶活性，因此此时脂蛋白酯酶活性降低。脂蛋白酯酶活性降低将导致富含甘油三酯脂蛋白代谢降低，从而引起高甘油三酯血症。高甘油三酯血症在胰岛素治疗后可以迅速缓解。

糖尿病酮症的 1 型糖尿病患者由于脂蛋白酯酶活性降低导致富含甘油三酯的脂蛋白代谢降低，从而引起低密度脂蛋白胆固醇（LDL-C）水

平降低。同时，高甘油三酯血症也引起高密度脂蛋白胆固醇（HDL-C）水平明显降低。事实上，血浆中富含甘油三酯的脂蛋白增加，其通过胆固醇转运蛋白将甘油三酯由血浆富含甘油三酯的脂蛋白转移至 HDL，从而形成富含甘油三酯的 HDL。而富含甘油三酯的 HDL 是肝脏脂肪酶很好的底物，从而导致其代谢增强，并最终引起血浆 HDL-C 的水平降低。但是，这种低 HDL-C 的情况在胰岛素治疗后将迅速得到纠正。

2. 接受治疗的 1 型糖尿病患者 已经接受治疗的 1 型糖尿病患者也会出现血脂异常。一项纳入 895 例年轻 1 型糖尿病患者的前瞻性研究表明 9.6% 的患者 LDL-C 超过 3.4mmol/L，25.9% 的患者非 HDL-C 水平超过 3.4mmol/L。有研究表明 1 型糖尿病患者血脂异常预示着更差的心血管疾病结果，而糖化血红蛋白也与 LDL-C、非 HDL-C 水平独立相关，这表明血脂异常主要存在于血糖控制较差的患者。一项对 229 例 1 型糖尿病儿童进行随访的研究表明，LDL-C 和非 HDL-C 水平随着病程的延长而逐渐升高。在该研究中，非 HDL-C 与糖化血红蛋白呈正相关，而且约 10% 的患儿血脂水平超过正常范围。一项纳入 29 979 例 1 型糖尿病患者的大型研究显示，糖化血红蛋白与总胆固醇、LDL-C 呈正相关，而与 HDL-C 呈负相关。在 DCCT 研究中，糖化血红蛋白也应与基线总胆固醇、LDL-C 和甘油三酯呈正相关。1 型糖尿病冠状动脉钙化研究（Coronary Artery Calcification in Type 1 Diabetes，CACTI）也显示在未使用调脂药物的患者中，糖化血红蛋白更高，总胆固醇、甘油三酯、LDL-C 和非 HDL-C 水平也更高，糖化血红蛋白每升高 1%，总胆固醇升高 0.101mmol/L，甘油三酯升高 0.052mmol/L，LDL-C 升高 0.103mmol/L，非 HDL-C 升高 0.129mmol/L。在最近的一项纳入 512 例 1 型糖尿病患者和 188 名年龄匹配的健康志愿者研究中，血糖控制不达标（HbA$_{1C}$≥7.5%）的患者血脂异常的比例明显高于血糖控制达标的患者（HbA$_{1C}$<7.5%）。这些研究均表明当 1 型糖尿病未得到良好控制时，血脂异常更常见。

另外，某些 1 型糖尿病患者可能存在胰岛素抵抗，腹型肥胖和 / 或 2 型糖尿病家族史，这样的患者血脂异常更明显。最近一项对 60 例青年 1 型糖尿病患者和 40 例成年 1 型糖尿病患者采用高胰岛素钳夹试验的研究显示，较低的葡萄糖输注（胰岛素抵抗更明显）在青年 1 型糖尿病患者中与低 HDL-C 相关，在青年和成年 1 型糖尿病患者中均与高甘油三酯和高甘油三酯 /HDL 比值有关。这些结果表明胰岛素抵抗可能是造成某些有胰岛素抵抗背景（腹型肥胖、2 型糖尿病家族史）的 1 型糖尿病患者血脂异常的额外因素。

3. 接受治疗但血糖未达标的 1 型糖尿病患者 血糖控制不达标的 1 型糖尿病患者其血浆甘油三酯水平可能升高。这种高甘油三酯血症是由于胰岛素不足导致循环中游离脂肪酸 VLDL 生成增加所致。血糖控制不佳的 1 型糖尿病患者与非糖尿病患者和血糖控制达标的 1 型糖尿病患者相比，LDL-C 水平明显升高。事实上，这种条件下 VLDL 产生增加，当富含甘油三酯脂蛋白的代谢没有降低，这将导致 LDL 生成增加。

4. 接受治疗且血糖控制达标的 1 型糖尿病患者 血糖控制良好的 1 型糖尿病患者，其血脂谱与血糖控制不达标的 1 型糖尿病患者明显不同，其血浆甘油三酯正常或轻度升高。强化胰岛素治疗的患者其血浆甘油三酯可能轻度降低，因为皮下注射胰岛素后引起血浆胰岛素水平升高，从而下调 VLDL 的产生。另外，血糖控制良好的 1 型糖尿病患者其高胰岛素血症与脂蛋白酯酶活性增加有关，这可能是导致血浆甘油三酯降低的额外因素。

血糖控制良好的 1 型糖尿病患者血浆 LDL-C 水平正常或轻度降低，这种轻度降低可能存在于强化胰岛素治疗的患者中，这是由于高胰岛素血症 VLDL 产生减少的后果。

血糖控制良好的 1 型糖尿病患者血浆 HDL-C 水平正常或轻度增加。有研究表明血糖控制良好的 1 型糖尿病患者其 HDL 升高是由于含载脂蛋白（Apo）A 的 HDL 颗粒增加所致。血糖控制良好的 1 型糖尿病患者血浆 HDL-C 升高可能是脂蛋白酯酶 / 肝脏酯酶比值升高的结果（脂蛋白酯酶活性增加而肝脏酯酶活性正常）。脂蛋白酯酶活性增加可能是皮下注射胰岛素引起的高胰岛素血症所致。

5. 皮下胰岛素治疗和腹膜内胰岛素治疗 强化皮下胰岛素治疗能使血糖正常，但会导致高胰岛素血症，其可能改变脂蛋白代谢。腹膜内植入胰岛素泵不仅模拟胰岛素给药的生理途径，同时还能恢复正常门脉—外周胰岛素的浓度梯度。因此，一些研究分析了腹膜内胰岛素治疗替代皮下胰岛素治疗后对脂蛋白代谢的影响。一项研究发现血浆甘油三酯升高，另外三项研究则发现无变化，总胆固醇未见改变，HDL-C降低或未见变化。这些研究之间的差异可能是由于一些混杂因素如皮下注射过程中血糖控制水平和外周胰岛素水平不同所致。因此，尚需进一步研究评估腹膜内胰岛素给药对脂蛋白代谢的影响。

6. **合并糖尿病肾病的1型糖尿病患者**　合并糖尿病肾病以及大量蛋白尿的1型糖尿病患者，其血浆总胆固醇、甘油三酯和LDL-C水平升高，而HDL-C水平由于HDL$_2$的下降而降低。EURODIAB IDDM并发症研究中，大量蛋白尿与血浆甘油三酯、胆固醇、LDL-C水平以及LDL-C/HDL比值升高明显相关，同时女性中与HDL-C降低明显相关。

合并微量蛋白量尿的1型糖尿病患者中也发现存在血脂改变。合并微量白蛋白尿患者与尿白蛋白正常患者相比，血浆ApoB、LDL-C以及ApoB/ApoA$_1$比值均增加。尿白蛋白排泄率与血浆ApoB和ApoB/ApoA$_1$比值呈正相关。EURODIAB IDDM并发症研究中，微量白蛋白尿与血浆甘油三酯升高相关。一项在895例青年1型糖尿病患者中进行的前瞻性研究表明，总胆固醇和非HDL-C与白蛋白/肌酐比值的变化独立相关。但是，目前对于合并微量白蛋白尿的1型糖尿病患者中出现的这些脂蛋白异常的机制尚不清楚。

另外，研究还显示血脂与1型糖尿病患者肾病进展有关。一项对152例1型糖尿病患者中进行8～9年随访的前瞻性研究表明，LDL-C是肾病进展的独立相关因素。

二、1型糖尿病患者的血脂管理

1. **生活方式干预**　对于所有糖尿病患者都建议进行生活方式干预，包括饮食管理、增加体育锻炼、减轻体重和戒烟。所有这些措施都被证实可以有助于某些患者获得更好的血脂水平。饮食管理的方案应根据每个患者的年龄、合并症的情况来制定，同时应避免摄入反式脂肪，减少饱和脂肪和胆固醇的摄入，增加ω-3脂肪酸、膳食纤维和植物类固醇的摄入。

2. **药物干预**

（1）他汀类药物：他汀类药物抑制β-羟-β-甲戊二酸单酰辅酶A（HMG-CoA）还原酶活性，从而抑制胆固醇的合成，增加LDL受体活性和/或数量。他汀类药物对降低LDL-C最有效，同时还能中度升高HDL-C和降低甘油三酯。目前有7种他汀类药物——洛伐他汀、辛伐他汀、普伐他汀、氟伐他汀、阿托伐他汀、瑞舒伐他汀和匹伐他汀。他汀类药物还有其他的作用包括：改善内皮功能、减少血管炎症和血小板聚集、抗血栓形成作用、稳定动脉粥样硬化斑块、增加缺血组织的新生血管形成、增加纤维溶解以及免疫抑制。

目前对于1型糖尿病患者使用他汀类药物的临床试验证据还较少。尽管没有统计学差异，但HPS研究中600例1型糖尿病患者其风险降低的比例与2型糖尿病患者相似。因此，对于1型糖尿病和2型糖尿病患者血脂降低的目标相似似乎是合理的，尤其是如果是存在其他心血管危险因素。

尽管他汀类药物联合烟酸、非诺贝特、依折麦布和胆酸螯合剂可以使LDL-C进一步降低，但尚没有充足的证据表明哪一种联合治疗可以进一步降低CVD风险。

基于目前的证据，动脉硬化性血管疾病的高危糖尿病患者以及高致死率患者，美国糖尿病协会（ADA）建议所有合并心血管疾病的糖尿病患者以及年龄大于40岁且合并1个或多个心血管疾病危险因素（包括心血管疾病家族史、高血压、吸烟、血脂异常或蛋白尿）的无明显心血管疾病的患者均起始他汀类药物治疗。对于这些患者，建议采用大剂量他汀类药物使LDL-C达到更低的水平，即小于1.8mmol/L。

对于无心血管疾病（一级预防）且年龄小于40岁，ADA建议如果在生活方式干预后LDL-C仍大于2.6mmol/L和/或如果存在多个CVD危险因素时，可以增加他汀类药物。对于这些患者目前的ADA指南建议LDL-C小于2.6mmol/L。如果药物治疗的糖尿病患者在最大可耐受剂量的他汀类药物治疗后仍不能达标，LDL-C相对于基线水平下降30%～40%也是可以接受的替代治疗目标。

美国心脏病学会和美国高血压学会联合国家降低心血管风险计划（NPRCR）和国家心脏、肺和血液研究院（NHLBI）曾颁布《2013 ACC/AHA治疗成人血脂以降低动脉硬化心血管风险的指南》。指南强调了预防心脏疾病和卒中，注重他汀类治疗而不是其他未经证实的治疗药物，认识到对于大多数患者来说，更加强化的治疗优于一般强化治疗。而且指出对于他汀类治疗有明确指征的患者（如既往有血管疾病或 LDL-C≥4.9mmol/L）来说，其对心脏病发作、卒中和心血管死亡的获益大于其引起糖尿病或疾病的风险。

2013 ACC/AHA 胆固醇治疗指南不再强调治疗的血脂目标而采用新的基于动脉硬化事件的风险预测公式来建议一级预防中他汀类治疗如何起始。对于糖尿病患者，风险超过或等于 7.5% 来区分高强度和中度强度他汀类治疗方案，其定义为无论基线血脂水平如何，降低 LDL-C 50% 以上或介于 30% 和 50% 之间。

根据指南，对于 21 岁以上的 1 型糖尿病患者进行血脂筛查，如果既往有动脉硬化性心血管疾病，建议高强度的他汀类药物。如果 LDC-C 水平超过 4.8mmol/L，也建议采用高强度的他汀类药物。对于年龄介于 40～75 岁之间，LDL-C 介于 1.8～4.5mmol/L，如果动脉硬化性心血管疾病风险≥7.5%，建议采用高强度他汀类药物；如果动脉硬化性心血管疾病风险 <7.5%，建议采用中强度他汀类药物。如果 1 型糖尿病患者并不符合以上任一情况，则计算其 10 年动脉硬化性心血管疾病风险，如果≥7.5%，且 LDL-C 介于 1.8～4.8mmol/L，考虑起始中强度至高强度他汀类药物。

在针对其他脂蛋白成分的治疗中，饮食和生活方式改变通常对高甘油三酯血症有效。严重的高甘油三酯血症（>11.3mmol/L）通常需要立即给予药物治疗（纤维素衍生物或鱼油）来降低急性胰腺炎的风险。不伴有严重高甘油三酯血症时，在他汀类治疗基础上以 HDL-C 或甘油三酯为治疗目标尚缺乏强有力的增加。对于低 HDL-C 和甘油三酯 >2.3mmol/L 的糖尿病患者，如他汀类药物不耐受可以使用非诺贝特或吉非罗齐。

目前，使用特异性的药物针对三种血脂组分来降低心血管疾病风险的证据与使用他汀类药物的证据相比还不够强。

（2）贝特类：贝特类对脂代谢的作用主要是通过激活过氧化物酶体增殖物激活受体 α（PPARα），其刺激增生物内（主要是线粒体内）的脂肪酸 β 氧化从而降低血浆脂肪酸和三酰基甘油的水平。

一些大型干预试验已经研究了贝特类药物对降低心血管事件的潜在作用。但多数试验都是在 2 型糖尿病患者中进行，且结果不尽一致。

（3）烟酸：流行病学观察性研究显示除了身高 LDL-C 水平，低 HDL-C 水平也是预测心血管疾病风险的独立预测因素。

烟酸是目前升高 HDL-C 最有效的药物。尽管是在非糖尿病患者中进行的研究，对冠脉药物计划进行长期随访发现烟酸可以减少心血管疾病事件。但其对血糖的副作用限制了在糖尿病患者中的使用。最近的资料表明尽管大剂量的烟酸可能升高血糖，但合适剂量的烟酸（750～2 000mg/d）可以明显改善 LDL-C、HDL-C 以及甘油三酯水平，而血糖仅轻度升高且可以通过调整糖尿病治疗使之得到控制。然而，还没有证据表明烟酸可以使糖尿病患者心血管疾病风险明显降低。

总之，1 型糖尿病患者存在复杂的脂代谢异常。脂代谢异常又与大血管动脉硬化和心血管疾病风险增加密切相关。强有力的证据表明他汀类药物对糖尿病患者心血管疾病的一级预防和二级预防均有效，而且他汀类药物引起的心血管事件降低与 LDL-C 水平降低密切相关。对于其他类药物的临床证据还较少。治疗其他危险因素，如高血压、高血糖和肥胖对于糖尿病患者降低风险也同样重要。

（周智广　李　霞）

参 考 文 献

[1] Zhou Z, Xiang Y, Ji L, et al. Frequency, immunogenetics and clinical characteristics of latent autoimmune diabetes in China（LADA China Study）：A nationwide, multicenter, clinic-based cross-sectional study. Diabetes，2013，62（2）：543-550.

[2] Mishra R, Hodge KM, Cousminer DL, et al. A Global Perspective of Latent Autoimmune Diabetes in Adults. Trends Endocrinol Metab，2018，29（9）：638-650.

[3] Hawa MI，Buchan AP，Ola T，et al. LADA and CARDS：a prospective study of clinical outcome in established adult-onset autoimmune diabetes. Diabetes Care，2014，37（6）：1643-1649.

[4] Tuomi T，Groop LC，Zimmet PZ，et al. Antibodies to glutamic acid decarboxylase reveal latent autoimmune diabetes mellitus in adults with a non-insulin-dependent onset of disease. Diabetes，1993，42（2）：359-362.

[5] Fourlanos S，Dotta F，Greenbaum CJ，et al. Latent autoimmune diabetes in adults（LADA）should be less latent. Diabetologia，2005，48（11）：2206-2212.

[6] Xiang Y，Zhou Z，Deng C，et al. Latent autoimmune diabetes in adults in Asians：similarities and differences between East and West. J Diabetes，2013，5（2）：118-126.

[7] Ahlqvist E，Storm P，Karajamaki A，et al. Novel subgroups of adult-onset diabetes and their association with outcomes：a data-driven cluster analysis of six variables. Lancet Diabetes Endocrinol，2018，6（5）：361-369.

[8] Cousminer DL，Ahlqvist E，Mishra R，et al. First genome-wide association study of latent autoimmune diabetes in adults reveals novel insights linking immune and metabolic diabetes. Diabetes Care，2018，41（11）：2396-2403.

[9] Grubb AL，McDonald TJ，Rutters F，et al. A type 1 diabetes genetic risk score can identify patients with gad65 autoantibody-positive type 2 diabetes who rapidly progress to insulin therapy. Diabetes Care，2019，42（2）：208-214.

[10] Niskanen LK，Tuomi T，Karjalainen J，et al. GAD antibodies in NIDDM：ten-year follow-up from the diagnosis. Diabetes Care，1995，18（12）：1557-1565.

[11] Davies H，Brophy S，Fielding A，et al. Latent autoimmune diabetes in adults（LADA）in South Wales：incidence and characterization. Diabet Med，2008，25（11）：1354-1357.

[12] Buzzetti R，Di Pietro S，Giaccari A，et al. High titer of autoantibodies to GAD identifies a specific phenotype of adult-onset autoimmune diabetes. Diabetes Care，2007，30（4）：932-938.

[13] Mohatt J，Gilliam LK，Bekris L，et al. Type 1 diabetes-related autoantibodies are rare in Alaska native populations. Int J Circumpolar Health，2002，61（1）：21-31.

[14] Li X，Huang G，Lin J，et al. Variation of C peptide decay rate in diabetic patients with positive glutamic acid decarboxylase antibody：better discrimination with initial fasting C peptide. BMC Endocr Disord，2013，13：10.

[15] Kawasaki E，Eguchi K. Current aspects on the clinical immunology and genetics of autoimmune diabetes in Japan. Diabetes Res Clin Pract，2007，77（Suppl 1）：104-109.

[16] Qi X，Sun J，Wang J，et al. Prevalence and correlates of latent autoimmune diabetes in adults in Tianjin，China：a population-based cross-sectional study. Diabetes Care，2010，34（1）：66-70.

[17] Huo L，Ji L，Deng W，et al. Age distribution and metabolic disorders in people with Type 1 diabetes in Beijing and Shantou，China：a cross-sectional study. Diabet Med，2018，35（6）：721-728.

[18] Hwangbo Y，Kim JT，Kim EK，et al. Prevalence and clinical characteristics of recently diagnosed type 2 diabetes patients with positive anti-glutamic acid decarboxylase antibody. Diabetes Metab J，2012，36（2）：136-143.

[19] Karvonen M，Viik-Kajander M，Moltchanova E，et al. Incidence of childhood type 1 diabetes worldwide. Diabetes Mondiale（DiaMond）Project Group. Diabetes Care，2000，23（10）：1516-1526.

[20] Törn C，Gupta M，Nikitina Zake L，et al. Heterozygosity for MICA5.0/MICA5.1 and HLA-DR3-DQ2/DR4-DQ8 are independent genetic risk factors for latent autoimmune diabetes in adults. Hum Immunol，2003，64（9）：902-909.

[21] Merriman C，Huang Q，Gu W，et al.A subclass of serum anti-ZnT8 antibodies directed to the surface of live pancreatic β-cells. J Biol Chem，2018，293（2）：579-587.

[22] Gomes KF，Semzezem C，Batista R，et al. Importance of zinc transporter 8 autoantibody in the diagnosis of type 1 diabetes in latin americans. Sci Rep，2017，7（1）：207.

[23] Eugster A，Kraus G，Lidzba V，et al. Cytoplasmic ends of tetraspanin 7 harbour epitopes recognised by autoantibodies in type 1 diabetes. Diabetologia，2019，62（5）：805-810.

[24] Shi X，Huang G，Wang Y，et al. Tetraspanin 7 autoantibodies predict progressive decline of beta cell function in individuals with LADA. Diabetologia，2019，62（3）：399-407.

[25] McLaughlin KA，Richardson CC，Ravishankar A，et al. Identification of tetraspanin-7 as a target of autoantibodies in type 1 diabetes. Diabetes，2016，65（6）：1690-1698.

[26] Gu Y，Zhao Z，High H，et al. Islet autoantibody detection by electrochemiluminescence（ECL）assay. J Clin Cell Immunol，2017，8（6）：1000531.

第三章 特殊类型糖尿病

一、概述

特殊类型糖尿病可由与胰岛素分泌和功能相关的基因缺陷及其他一系列病症引起，分为八个亚型。

1. 胰岛 β 细胞功能遗传性缺陷

（1）第 12 号染色体：肝细胞核因子 -1α（*HNF-1α*）基因突变（MODY3）；

（2）第 7 号染色体：葡萄糖激酶（*GCK*）基因突变（MODY2）；

（3）第 20 号染色体：肝细胞核因子 -4α（*HNF-4α*）基因突变（MODY1）；

（4）线粒体基因突变；

（5）其他。

2. 胰岛素作用遗传性缺陷 A 型胰岛素抵抗、矮妖精貌综合征（leprechaunism）、Rabson-Mendenhall 综合征、脂肪萎缩性糖尿病及其他。

3. 胰腺外分泌疾病 胰腺炎、创伤或胰腺切除术、胰腺肿瘤、胰腺囊性纤维化、血色病、纤维钙化性胰腺病及其他。

4. 内分泌疾病 肢端肥大症、库欣综合征、胰高血糖素瘤、嗜铬细胞瘤、甲状腺功能亢进症、生长抑素瘤、醛固酮瘤及其他。

5. 药物或化学品所致糖尿病 vacor（N-3 吡啶甲基 N-P 硝基苯尿素）、喷他脒、烟酸、糖皮质激素、甲状腺激素、二氮嗪、β 肾上腺素能激动剂、噻嗪类利尿剂、苯妥英钠、α 干扰素及其他。

6. 感染 先天性风疹、巨细胞病毒感染及其他。

7. 不常见的免疫介导性糖尿病 僵人综合征、胰岛素自身免疫综合征、抗胰岛素受体抗体及其他。

8. 其他与糖尿病相关的遗传综合征 唐氏（Down）综合征、克兰费尔特（Klinefelter）综合征、特纳综合征、Wolfram 综合征、弗里德赖希共济失调、亨廷顿病、劳 - 穆 - 比（Laurence-Moon-Biedl）综合征、强直性肌营养不良、卟啉病、普拉德 - 威利（Prader-Willi）综合征及其他。

青少年的成人起病型糖尿病（MODY）是一组典型的常染色体显性遗传缺陷致胰岛素分泌障碍而引起的糖尿病，在发病早期存在轻微的高血糖症状。现已基本阐明 MODY 的病因，并鉴定出 6 种疾病相关的突变基因。其中最常见的是位于 12 号染色体 *HNF-1α* 基因突变（MODY 3），而另一个则是位于 7 号染色体上的葡萄糖激酶基因突变（MODY2）。胰岛素作用遗传性缺陷包括 A 型胰岛素抵抗，矮妖精貌综合征和脂肪萎缩性糖尿病与糖尿病的发生密切相关。而胰腺外分泌疾病通常会通过破坏胰岛引起糖尿病，其典型代表是酒精性胰腺炎，此外血色病和囊性纤维性病变也是病因之一。

纤维钙化性胰腺病好发于热带发展中国家营养较差的人群，以胰腺内外分泌功能同时受累、胰管结石、胰腺钙化及糖尿病为主要特征。最初它被认作为营养不良相关的糖尿病，但目前倾向于认为其更符合"特殊类型糖尿病"这一范畴。

几种内分泌疾病也与糖尿病有关，包括库欣综合征、肢端肥大症、嗜铬细胞瘤、胰高血糖素瘤和甲状腺功能亢进症等。通常在原发的内分泌疾病得到治疗后，糖尿病症状即可得到控制。许多药物和化学物质会导致糖尿病。其中一些会导致 β 细胞破坏，另一些会通过增加易感个体的胰岛素抵抗来引发糖尿病。腮腺炎、先天性风疹、柯萨奇病毒 B 和巨细胞病毒等感染也与糖尿病的发展有关。此外许多遗传综合征也与伴发糖尿病。

然而目前还有其他类型的糖尿病无法归属到具体类别，包括非洲裔美国人中发现的"Flatbush"糖尿病和撒哈拉以南非洲人中发现的"酮症易发性 2 型糖尿病"。它们的特征在于具有绝对胰岛素依赖性的酮症期和可以单独通过饮食控制的糖尿病时期。

特殊类型糖尿病要注意鉴别诊断，排除了自身免疫因素后发病越早越提示可能存在遗传缺陷；一些特殊的遗传方式：常染色体显性遗传且有发病年龄低于 25 岁需考虑 MODY，符合母系遗传特点的糖尿病则可能存在线粒体基因突变；出现特殊体型或临床表现及合并症需特别留意，做好全面体检；若出现极度明显的胰岛素抵抗症状则可能存在胰岛素受体基因突变或抗体。若发现可疑临床表现需采取针对性的检查方法，如基因测序。

二、胰岛 β 细胞功能遗传性缺陷

（一）青少年的成人起病型糖尿病（MODY）

1. **MODY 定义及历史** 单基因糖尿病主要是由于单基因突变导致胰岛 β 细胞功能损害而引起的糖尿病，其中青少年的成人起病型糖尿病（maturity onset diabetes of the young，MODY）最为常见，主要表现为胰岛 β 细胞分泌胰岛素功能缺陷。其最早于 20 世纪 60 年代由美国学者 Fajans 和 Conn 共同发现和提出。他们通过研究报道了一组在非肥胖青少年中出现的轻度和无症状糖尿病，其临床表现与常见的青少年型糖尿病存在明显不同，这些患者无须使用胰岛素且予以磺脲类药物和 / 或饮食调节后，其葡萄糖耐量和空腹高血糖症即可得到明显改善。1975 年，Fajans 和 Tattersal 又陆续报道了 26 个呈常染色体显性遗传的此种类型糖尿病家系，并将其正式命名为青少年的成人起病型糖尿病（MODY）。尽管后续多项研究对 MODY 的临床认识和诊断分型有了更进一步的改进和完善，但 MODY 这一名称仍沿用至今。

2. **流行病学特征** MODY 是一组高度异质性的以常染色体显性遗传方式在家系内传递的临床表现类似于 2 型糖尿病的单基因遗传病，其主要特征为非胰岛素依赖性糖尿病在年轻时发病（通常在 25 岁之前）和胰岛 β 细胞功能障碍。目前已经发现至少 10 个基因的突变可导致 MODY，其中常见的亚型有葡萄糖激酶（GCK）、肝细胞核因子 1-α（HNF1α）、HNF4α 和 HNF1β

等。而对这些突变基因定义和理解对 MODY 患者不同临床亚型、不同病程的治疗和预后具有重要意义。

MODY 型糖尿病约占总糖尿病患者人数 1%～5%，其可见于欧洲、美洲及亚洲等多种人群，而不同种群和不同国家的 MODY 型糖尿病致病的突变基因相对频率也有明显差异。其中白种人以 HNF1α 及 GCK 基因突变多见，而亚洲人群中这两者突变较少见，所占比例不及均 10%。此外，尚未明确的突变基因在白种人群 MODY 型糖尿病中占比 10%～20%，而在中国人中却占 80%～95%。因此，种群间 MODY 基因突变谱具有很大的差异性和异质性，针对未知的 MODY 突变基因也需要后续更进一步的深入研究。

3. **病因与分类分型** MODY 的发生主要由单基因突变引起，研究发现的致 MODY 基因的数量也逐渐增多。自 1991 年以来，迄今为止共有超过 14 种致 MODY 基因突变被报道，而目前公认的 MODY 突变基因至少有 6 种。因此，按照突变基因发现的时间次序，分别将其命名为 MODY1/HNF-4α、MODY2/GCK、MODY3/HNF-1α、MODY4/IPF-1、MODY5/HNF-1β 及 MODY6/NeuroD1 等。而根据这些突变基因的特点，又可将 MODY 型糖尿病分成两类：胰腺 / 胰岛细胞转录因子缺陷型 MODY（transcription factor，TF-MODY）和胰岛素分泌代谢信号缺陷型 MODY（glucokinase MODY，GCK-MODY）。

在这些 MODY 的突变基因中，其中有 5 个为关键的胰腺 / 胰岛细胞转录因子的调控基因，包括 3 个肝细胞核转录因子调控基因（HNF-4α、HNF-1α 及 HNF-1β），1 个胰岛素启动子转录基因（IPF-1）及 1 个神经源分化因子调控基因（NeuroD1/BETA2）。而近几年报道的可能致 MODY 型糖尿病的突变转录因子 Isl-1、BLK、KLF11、NeuroD4、PAX4 及 PAX6 也属于该类别。而转录因子缺陷型 MODY 的患者，其糖尿病在出生时并不存在，通常在青少年阶段发生和发展，并且随着病程进展其治疗要求也逐渐增高，后期与糖尿病相关微血管并发症的发生和发展也存在密切相关性。

而由于目前致胰岛素分泌代谢信号缺陷的 MODY 突变基因主要为葡萄糖激酶，因此胰岛 β

细胞分泌代谢信号缺陷型 MODY 也称为葡萄糖激酶型 MODY（GCK-MODY）。GCK-MODY 的特征在于稳定的空腹高血糖特点，患者从出生时就存在，为非进展型且不需要治疗，并且与后期糖尿病微血管并发症的发生没有很大相关性。近几年报道的参与 ATP 敏感性钾离子通道的 Kir6.2 基因突变的常染色显性遗传糖尿病家系特性也符合 MODY 型糖尿病的诊断特点，其也可能成为 GCK-MODY 的一个候选致病基因。

同时，必须指出的是，MODY 的致病基因可能远不止上述几种，且这些致病基因种类在不同种群间具有显著差异性。例如，在欧洲人群中，上述 6 种 MODY 基因突变所占患者总数可达 60%～80%，而在中国人 MODY 家系中，该 6 种致 MODY 突变基因仅占 10%～20%。因此，由于不同人群间 MODY 基因的异质性，其筛选和鉴定研究仍任重道远。

4. 临床特征及诊断治疗　MODY 型糖尿病具有起病早且最初多无代谢异常等临床表现，疾病进展缓慢，通常在诊断 2～5 年内无须使用外源性胰岛素进行治疗。但部分患者病情可进展至需用胰岛素控制血糖的程度，甚至病程较长患者也可出现相关糖尿病并发症等，其临床有相似于 2 型糖尿病的特征，但亦有与之不同之处。此外，明显糖尿病家族史为其另一重要临床特点之一，患者家系内糖尿病呈常染色体显性遗传，主要表现为每一代直系亲属内均可出现糖尿病患者。其中，父母、同胞及后代子女中约半数可发病，且同一代家庭成员中男女患者数往往相同。目前临床诊断 MODY 的严格诊断标准包括：①发病年龄小于 25 岁；②无酮症倾向，一般至少 5 年内无须外源性胰岛素治疗；③糖尿病家族史（具有三代及以上家族病史，且符合常染色体显性遗传规律）。

由于 MODY 起病早且具有一定的隐匿性，患者往往因无症状未及时监测血糖而延误诊断。此外，MODY 受试者最初往往倾向于非肥胖和不伴随胰岛素抵抗综合征等特点，并且 GAD 和 IA-2 抗体阴性，而研究报道超过 80% 的 MODY 患者最初会被误诊为 1 型或 2 型糖尿病。因此，MODY 临床诊断标准的制定和应用对 MODY 型糖尿病的早期确诊和治疗具有重要意义。由于不同亚型的 MODY 患者其临床表现有一定差异性，因而所采用的临床治疗措施也是截然不同的，因此，MODY 的基因诊断具有十分重要的意义，其可以通过正确区分和确诊 MODY 亚型，针对不同 MODY 患者临床特征的差异性，采用合适的治疗措施，以实现早期诊断和精准医疗。

（二）线粒体基因突变糖尿病

美国糖尿病协会（1997）和世界卫生组织（1999）制定的糖尿病诊断和分型标准，把线粒体基因突变糖尿病列为特殊类型糖尿病，属于胰岛 β 细胞功能遗传缺陷性糖尿病。1992 年 van den Ouweland 等首次报道了由线粒体 tRNA$^{Leu(UUR)}$ 3243A→G 突变引起的一个母系遗传糖尿病伴神经性耳聋家系。之后国内外学者进行大量关于线粒体基因突变与糖尿病关系的研究，发现了几十个突变位点，如 nt3316G→A 突变、nt3394T→C 突变、nt16189T→C 突变、nt3426A→G 突变、nt12026A→G 突变、nt3434A→G 突变等。但线粒体 tRNA$^{Leu(UUR)}$ 3243A→G 突变仍是目前国际上惟一公认的线粒体糖尿病致病点突变，也是国内外报道最多、发病率较高的单基因糖尿病突变位点，多表现为母系传代、感觉神经听力丧失和黄斑样营养不良，又称为母系遗传的糖尿病伴耳聋（maternally inherited diabetes and deafness, MIDD）。

1. 患病率　患病率的确定取决于使用检测方法的敏感性、人群的选择和种族。来自英格兰东北部和芬兰的研究显示，每 10 万普通人群中 tRNA$^{Leu(UUR)}$ 3243A→G 突变人数从 1.4 人到 16.3 人不等。糖尿病患者中 tRNA$^{Leu(UUR)}$ 3243A→G 突变平均患病率在日本为 1.5%，在欧洲为 0.8%，在中国为 0.4%。总的来说，大约 1% 的 2 型糖尿病患者存在 tRNA$^{Leu(UUR)}$ 3243A→G 突变；而在严重胰岛素缺乏但无 1 型糖尿病典型特征（如自身免疫抗体、需要胰岛素泵治疗、酮症酸中毒）患者中该突变频率明显升高（5.4%）。当限定于有耳聋和/或母系遗传家族史的糖尿病患者时，该突变的患病率在所有被研究的族群中都很高（0.8%～60%）。

2. 临床表现

（1）糖尿病：线粒体 tRNA$^{Leu(UUR)}$ 3243A→G 突变糖尿病的临床表现可以类似 1 型或 2 型糖尿病，这取决于胰岛素缺乏的严重程度。大多数表现为与 2 型糖尿病相似，但约 20% 急性起病，8%

发生酮症酸中毒。表现类似 1 型糖尿病的患者中没有发现 1 型 HLA 易感性多态性的增加，大多没有胰岛细胞抗体和谷氨酸脱羧酶抗体。当患者有显著的家族聚集性糖尿病时，应怀疑其是线粒体基因突变糖尿病的可能。虽然这种显著的家族聚集性在 MODY 中也可见，但基于大多数线粒体基因突变糖尿病者存在母系遗传和双侧听力障碍，因此可以与 MODY 区分开来。

大约 85% 的 tRNA$^{Leu(UUR)}$ 3243A→G 突变携带者会在 70 岁之前患上糖尿病，这表明该突变是一个高外显率的糖尿病基因突变。tRNA$^{Leu(UUR)}$ 3243A→G 突变糖尿病诊断年龄范围相当大，平均在（37±11）岁（11~68 岁）时出现临床表现。在先证者的后代人中诊断年龄通常较早，但这可能由于就诊意识增强，而不是发病年龄的真正提前。

胰岛线粒体功能障碍导致胰岛 β 细胞功能异常，胰岛 β 细胞数量减少，胰岛素分泌缺乏。随着时间的推移，胰岛细胞的凋亡可能导致胰岛 β 细胞数量的进行性减少。患者胰岛素敏感性一般正常。

（2）听力障碍：超过 75% 的 tRNA$^{Leu(UUR)}$ 3243A→G 突变糖尿病患者有具有感音神经性听力损失。听力损失是由感觉神经性和耳蜗引起的，而不是由脑神经引起的。听力损失通常发生在成年早期（范围为 2~61 岁），并经常在糖尿病诊断之前出现。男性比女性更容易受到影响，并且有更严重和快速进展的听力损失。半数听力呈现快速丧失或进行性下降，而其余的人则表现为多年后逐渐丧失听力。听力损失通常以每年 1.5~7.9dB 的速度双侧恶化（而正常人每年听力下降 0.3~0.9dB），最初影响较高的频域（>5kHz），最终所有频域的听力损失。

（3）其他表现：

1）神经肌肉病变：患者可有线粒体脑肌病伴高乳酸血症和卒中样发作（mitochondrial encephalomyopathy with lactic acidosis and stroke-like episode，MELAS）的表现如癫痫、脑卒中样发作、小脑共济失调、肌无力、肌萎缩、血乳酸增高等。

2）心肌：表现为心肌病、传导阻滞等。

3）视网膜：不典型色素性视网膜病变，视网膜呈颗粒状"胡椒与盐"样外观，某些区域有色素上皮萎缩，视力多不受影响。

家系成员间的临床表现可不一致，某些成员可仅有糖尿病和 / 或耳聋，而另一些成员呈 MELAS。

3. 基因诊断 线粒体基因突变糖尿病的最终确诊依赖基因分析。对临床怀疑 MIDD 的患者，诊断必须通过线粒体 tRNA$^{Leu(UUR)}$ 3243A→G 点突变的基因检测来确认。由于每个细胞有数千个线粒体，每个线粒体又有多个线粒体 DNA 拷贝，大多数致病突变只存在于线粒体 DNA 的一部分，这种野生型和突变线粒体 DNA 在每个细胞中的混合称为杂胞质性。虽然大多数实验室使用的是血白细胞（收集在 EDTA 管中），但通常白细胞杂胞质性水平最低。因此，在一些罕见的情况下，尽管在其他组织中存在 3243A→G 突变，但在血液中可能会得到阴性结果。其他可诊断的组织，如尿液和漱口水样本的杂胞质性高于血白细胞，因此可用于检测。

随着年龄的增长，tRNA$^{Leu(UUR)}$ 3243A→G 突变的杂胞质性水平在血白细胞中以每年 1.4% 的平均速度下降，而在有丝分裂后的组织中（如肌肉）其水平保持稳定甚至随时间增长。因此对年龄较大的疑诊患者，若血白细胞中基因检测阴性，可考虑用肌肉活捡抽提后进一步筛查。

4. 治疗 由于进行性胰岛 β 细胞分泌功能缺陷是主要的病理生理学，因此已确诊的患者应尽早启用胰岛素治疗。理论上应该避免使用二甲双胍，因为患者线粒体功能障碍致无氧酵解相对增强，潜在的乳酸性酸中毒发生风险增加（尽管目前还没有关于这种意外情况的报告）。是否适合使用磺脲类口服降糖药或胰岛素增敏剂尚不明确。

辅酶 Q10（CoQ10）是线粒体呼吸链的电子载体，可能防止自由基对线粒体膜蛋白及 DNA 的氧化损害，可能改善 MIDD 突变的相关功能障碍。一项针对 76 名有症状和无症状的 MIDD 患者的开放随机研究表明，150mg/d 辅酶 Q10 在预防听力损失和延缓糖尿病进展方面可能具有长期效益。然而作为目前唯一对因治疗的药物，有必要进行随机、双盲、对照试验研究证明 CoQ10 在 MIDD 治疗中的价值。

维持足够的硫胺素摄入量似乎对维持最佳线粒体功能很重要。已知有许多药物对线粒体功能有害，但它们对 MIDD 患者的影响尚不清楚。这些药物包括四环素和氯霉素等抗生素；抗癫痫药，如丙戊酸盐、苯妥英钠和苯巴比妥；核苷类似物逆转录酶抑制剂用于治疗人类免疫缺陷病毒（HIV）。

（三）胰高血糖素瘤

胰高血糖素瘤（glucagonoma）是一种罕见的起源于胰腺 α 细胞的内分泌肿瘤，1942 年由 Becker 首次报道，后由 Mcgavran 经电子显微镜和放射免疫法证实肿瘤组织中含有大量胰岛 α 细胞颗粒和胰高血糖素，1974 年 Mallinson 提出了胰高血糖素瘤综合征（glucagonoma syndrome）的命名，即肿瘤细胞自主分泌大量的胰高血糖素入血引起胰高血糖素瘤综合征。临床上主要表现为反复发生的皮肤坏死松解性游走性红斑、非胰岛素依赖性糖尿病或糖耐量异常、口角炎或舌炎、体重减轻、正细胞正色素性贫血、肝脂肪变性等。

1. 发病机制 胰高血糖素瘤几乎全部发生于胰腺，主要来源于胰腺 α 细胞，少数来自胃或十二指肠的氨前体摄取和脱羧细胞，胰腺导管上皮的多能性干细胞。本病的发病机制多认为与 *c-Maf*、*Gata-4* 等转录因子激活胰高血糖素基因的表达有关。胰高血糖素瘤与 1 型多发性内分泌肿瘤综合征可能有一定的相关性。

2. 临床表现

（1）坏死松解性游走性红斑（necrolytic migratory erythema）——本病特征性临床表现：坏死松解性游走性红斑发生率 65%～90%，可在诊断前数年发生，常为患者首发的临床症状，识别反复出现的坏死松解性游走性红斑有利于胰高血糖素瘤的早期诊断。好发于皮肤皱褶及摩擦处，如会阴、四肢末端、下腹和鼻唇沟等，最终可累及躯干、大腿、手臂甚至颜面部。开始表现为高出皮面的局限性红斑，其后表面形成水疱，水疱破溃结痂后遗留色素沉着，皮疹可反复出现，1～2 周可愈合。由于皮肤病变缺乏特异性，临床上常被误诊。皮肤病变可能与高胰高血糖素血症促进分解代谢造成低氨基酸血症使皮肤营养不良有关，或高胰高血糖素血症直接引起皮肤角质细胞花生四烯酸代谢产物增加有关。

（2）糖尿病或糖耐量异常：糖尿病或糖耐量减低在胰高血糖素瘤患者中的发病率为 80% 左右，且糖尿病症状相对较轻，不依赖胰岛素治疗，饮食调整或口服降糖药物多可控制血糖达标。发

病机制为肿瘤细胞自主分泌较多的胰高血糖素使血糖升高，同时血清中较高的胰高血糖素和血糖又强烈刺激胰岛 β 细胞分泌胰岛素，两种拮抗因素的存在使血糖升高但一般升高并不十分明显，一般不发生酮症酸中毒且慢性并发症少见，易被误诊为 2 型糖尿病。

（3）贫血：患者常有正细胞正色素性贫血，贫血与高胰高血糖素血症促进分解代谢造成氨基酸缺乏、恶性肿瘤的慢性消耗、胰高血糖素抑制红细胞生成等有关。患者血清铁、维生素 B12 和叶酸水平基本正常，口服铁剂不能改善患者贫血。

（4）体重减轻：体重减轻发生率 58%～90%，在皮损好转时可改善。主要与高胰高血糖素血症促进分解代谢、恶性肿瘤的慢性消耗、肿瘤分泌其他多肽引起腹泻等有关。

（5）舌炎、口角炎及其他症状：舌炎、口角炎的发病机制尚不明确，可能与肿瘤引起的低氨基酸血症、锌及脂肪酸等物质的缺乏有关，常在皮损严重时伴随出现。其他症状包括血管栓塞、消化性溃疡、间歇性腹泻、视力障碍及精神异常等。

3. 诊断及鉴别诊断 胰高血糖素瘤的初步诊断主要依靠：

（1）典型临床表现：坏死松解性游走性红斑、舌炎、口角炎、贫血、血糖异常等；

（2）实验室检查：空腹血浆胰高血糖素明显升高（大于 300pg/ml）；

（3）影像学检查可发现胰腺原发病灶或肝内转移灶。有典型的临床症状、血胰高血糖素明显升高联合影像学发现肿瘤可临床诊断该疾病，确诊需有肿瘤病理检测的证据。临床肿瘤组织的活检仍为胰高血糖素瘤诊断的金标准。

鉴别诊断：

（1）家族性高胰高血糖素血症：该病较罕见，有家族史但无胰高血糖素瘤的临床表现，一般胰高血糖素＜500pg/ml，可资鉴别。

（2）与松解坏死性及其他皮炎鉴别：胰高血糖素瘤的皮损为反复出现、经久不愈，多出现在皮肤皱褶多及摩擦处，除皮炎外有其他典型临床表现，血浆胰高血糖素明显升高。与松解坏死性皮炎不同，不发生皮肤棘层松解。

4. 治疗 治疗包括手术切除、生长抑素、化疗、肿瘤栓塞、营养支持及局部皮疹治疗等。

（1）手术切除：胰高血糖素瘤多位于胰尾部且多为单发，手术切除为最常用的根治方法。绝大多数患者在术后 2 周内临床症状消失。若合并胰腺外的转移灶，在切除原发灶的同时尽量切除转移灶。

（2）化疗：达卡巴嗪是目前最为有效的药物，可杀伤肿瘤细胞，使瘤体缩小。化疗过程中注意营养支持、肝肾功能，监测血糖及血酮体变化。

（3）生长抑素治疗：生长抑素类似物对胰高血糖素瘤有一定的抑制作用，但对肿瘤的体积及生长无抑制作用，停药后有反跳现象，长期应用的不良反应为胃肠道副作用及胆道结石。

（4）化疗及肿瘤栓塞：化疗适用于不能手术、术后辅助治疗。肝动脉栓塞适用于肝转移化疗无效或与化疗联合应用。

（5）皮肤病变的局部处理：手术、放化疗及生长抑素的应用均可改善胰高血糖素瘤的典型皮疹，一般仍需对局部进行处理，如糖皮质激素局部应用、局部保护、口服抗生素、补充锌治疗等。

三、胰岛素作用遗传性缺陷

（一）A 型胰岛素抵抗

A 型胰岛素抵抗是胰岛素受体基因突变病中最常见的一种，它由胰岛素受体基因纯合或杂合突变所致。该病多见于女性，常常在青春期或成人后确诊。该病临床症状较其他受体突变轻，患者仅出现严重胰岛素抵抗综合征，而无肥胖和发育异常。

1. 病因和流行病学　A 型胰岛素抵抗可能是由于突变的胰岛素受体失去了调节胰岛素代谢作用的能力，同时保留了调节胰岛素促生长作用的能力而引起。根据损害受体功能的机制，胰岛素受体基因突变可以分为五类：

（1）导致细胞表面胰岛素受体数量减少的突变。例如，过早引入终止密码子降低了胰岛素受体 mRNA 的水平或损害了受体的生物合成。

（2）破坏受体通过内质网和高尔基体向质膜的转运的突变。

（3）削弱受体的功能或者降低与胰岛素结合的亲和力的突变。

（4）削弱受体酪氨酸激酶活性的突变。

（5）加速受体降解速度的突变。

A 型胰岛素抵抗基因突变多见于第一类。许多该病患者的胰岛素受体基因只有一个等位基因发生突变。事实上，发生多个等位基因突变的 A 型胰岛素抵抗患者往往会伴有糖尿病，而只有 1 个突变等位基因的患者伴有空腹葡萄糖耐受不良。胰岛素受体基因突变的普遍性尚不清楚。经计算，一般人群中有 0.1%～1% 是胰岛素受体基因突变的杂合子，非胰岛素依赖性糖尿病患者的患病率可能更高。

2. 临床表现　A 型胰岛素抵抗以胰岛素抵抗、黑棘皮病、高雄激素血症为特征，无肥胖或脂肪萎缩等症状。由于高雄激素血症在女性中表现明显，因此最初诊断为 A 型胰岛素抵抗都是女性。然而，现代研究表明男性亦可患病。A 型胰岛素抵抗患者都伴有高胰岛素血症，其中许多人有糖耐量减低，但大多数并不是糖尿病患者。但在病程中，一些 A 型胰岛素抵抗患者会出现典型糖尿病的慢性并发症，包括糖尿病肾病、神经病变、视网膜病变和大血管疾病等。

3. 诊断　首先要确诊患者存在高胰岛素血症。患者临床表现须存在黑棘皮病、多囊卵巢综合征、多毛、痤疮等高雄激素表现，同时患者无肥胖且不伴有发育异常。实验室检查中，虽然没有一个规范化胰岛素抵抗诊断标准，但是空腹胰岛素水平高于 150pmol/L 和 / 或葡萄糖负荷后胰岛素水平高于 1 500pmol/L 均可表明存在严重的胰岛素抵抗。接着是病因学诊断，基因检测为金标准。通过以上症状和实验室检查，基本能确诊 A 型胰岛素抵抗。为了鉴别 A 型胰岛素抵抗与全身性脂肪营养不良症，可检测患者血清中高分子脂连蛋白。A 型胰岛素抵抗者高分子脂连蛋白增高，而全身性脂肪营养不良症患者血清高分子脂连蛋白一般呈极度降低或正常。

4. 治疗　A 型胰岛素抵抗患者的治疗，一方面应针对其高雄激素血症和黑棘皮病进行对症治疗，更重要的是要减轻患者胰岛素抵抗程度。两种传统的胰岛素增敏剂——二甲双胍和噻唑烷二酮是其首选药物。对于伴有糖尿病的患者，由于严重的胰岛素抵抗，每日需要注射的胰岛素量大，因此我们推荐高浓度胰岛素制剂 U-500。注射普通胰岛素 200U/d 以下的患者，予高浓度胰岛素每日一次注射；200～300U/d 对应高浓度胰岛素每日 2 次（早餐前和晚餐前）注射；300～750U/d 及 750～2 000U/d 者分别予每日 3 次和 4 次注射治疗。近年来有研究使用重组 IGF-1 和重组 IGFBP-3 混合制剂治疗 A 型胰岛素抵抗患者，其血糖、糖化血红蛋白、胰岛素、C 肽均不同程度下降甚至恢复正常。综上所述，A 型胰岛素抵抗的治疗仍需不断探索与规范。

（二）脂肪萎缩性糖尿病

脂肪萎缩性糖尿病包含了一组遗传学异质性的罕见的综合征，表现为全身性脂肪组织萎缩甚至消失而引起完全性脂肪营养不良并伴有显著的高脂血症、不伴有甲状腺功能亢进的基础代谢升高、少有酮症倾向并以胰岛素抵抗为主的糖尿病。

根据脂肪萎缩发病时间，分为先天性（自出生时就存在脂肪萎缩，如 Beradinelli-Seip 综合征）、获得性全身性脂肪萎缩（Lawrence 综合征）以及各种类型的获得性局部性脂肪萎缩。

发病机制上先天性大多与基因突变而导致的产物功能异常有关，而获得性则与环境致病因素（如炎症、免疫、药物以及医源性机制的副作用等）关系密切，近几十年，高度活跃的抗逆转录病毒治疗导致的脂肪营养不良已成为获得性部分脂肪营养不良最常见的形式。

临床表现上先天性或获得性除脂肪组织减少外，两者都可有胰岛素抵抗、代谢综合征以及高胰岛素血症的临床表现，并且其程度和皮下脂肪的丧失程度、部位均有关系。然而先天型患者发病较早且多数在发病初期并无糖耐量减低，但可在婴儿期至青春期发生糖尿病。后天型患者发病较晚，往往女性比男性更常见，一般先出现脂肪萎缩，从脂肪萎缩发病至出现糖尿病可达 1～15 年之久。

对可疑脂肪萎缩性糖尿病的患者，应进行代谢检查，同时瘦素也应该检测，若低于正常值，可以用来预测对替代治疗的反应。目前，基因检测不是常规的，但对于某些脂肪营养不良亚型，可以在临床实验室进行检测。

本病先天性预后不良，多死于与肝硬变、门脉高压有关的消化道出血、肝性昏迷等。获得性型的预后优于先天型，多数死于因肥厚性心肌病引起的心力衰竭。两型均可以因长期糖尿病而继发典型的糖尿病并发症。治疗上，除对症治疗，

如控制血糖、血脂外，尚无特效治疗方法。由于本症糖尿病伴严重胰岛素抵抗，部分患者每日胰岛素用量可超过 3 000U。饮食方面限制糖与脂肪的摄入可得到明显的改善。metreleptin 是一种瘦素类似物，在美国被认为是饮食替代疗法的辅助手段，用于治疗全身性患者瘦素缺乏的并发症。

四、胰腺疾病

（一）胰腺炎

由胰腺外分泌腺疾病引起的糖尿病被称为胰源性或胰腺性糖尿病，而在 2014 年美国糖尿病协会将其定义为 3c 型糖尿病。其中最常见的原因是慢性胰腺炎。本节将介绍不同类型胰腺炎引起的糖尿病，主要包括慢性胰腺炎、急性胰腺炎、胰腺囊性纤维化和热带钙化性胰腺炎。

1. 慢性胰腺炎

（1）病因和发病机制：慢性胰腺炎是 3c 型糖尿病最常见的病因，主要以胰腺炎症和纤维化损伤为特征，导致胰腺实质的不可逆损伤，进而可能导致复杂的代谢紊乱。慢性胰腺炎中糖尿病的发生发展主要是由于胰腺炎症导致胰岛细胞的破坏，使胰岛素生成不足。此外，高血糖也与慢性胰腺炎病程中潜在的免疫发病机制、肝胰岛素抵抗、外周胰岛素抵抗和肠促胰岛素效应降低有关。

（2）临床特点和诊断：慢性胰腺炎病程中可反复急性发作，可导致胰腺结构及功能永久性损毁，出现胰腺外分泌及内分泌功能异常，临床表现轻则可表现为糖耐量异常，重则可表现为高血糖难以控制，低血糖频发的脆性糖尿病，但不易出现酮症。3c 型糖尿病是慢性胰腺炎的常见合并症，患病率估计在 25% 至 80% 之间。

对于 3c 型糖尿病的诊断，目前唯一公布的是 2013 年 Ewald 和 Bretzel 提出的以下标准：

1）主要标准（必需存在）：①存在胰腺外分泌腺功能不全（单克隆粪弹性蛋白酶 -1 检测或直接功能测试）；②病理性胰腺成像（内镜超声、MRI、CT）；③缺乏 1 型糖尿病相关的自身免疫标志物。

2）次要标准：①缺乏胰多肽分泌；②肠促胰岛素分泌受损（如 GLP-1）；③没有过度的胰岛素抵抗（如 HOMA-IR）；④β 细胞功能受损（如 HOMA-B，C 肽 / 葡萄糖比率）；⑤低血清浓度的脂溶性维生素（维生素 A、维生素 D、维生素 E 和维生素 K）。

（3）筛查与治疗：任何慢性胰腺炎的患者都应该监测 3c 型糖尿病的发生，这是平时临床上很少会考虑的病症，但它可能比普遍认为的更加常见。

慢性胰腺炎患者的初步评估应包括空腹血糖和 HbA_{1C}，应每年至少监测 1 次。如果指标出现异常，建议通过 75g 口服葡萄糖耐量试验进一步评估。同时，为区别 2 型和 3c 型糖尿病，可进一步行胰岛素和 / 或 C 肽水平的检测。

通常用于治疗 3c 型糖尿病的药物与 2 型糖尿病相同。首选药物为二甲双胍，二甲双胍治疗证明能够将胰腺癌的风险降低多达 70%，因此其抗糖尿病和抗肿瘤作用可能对慢性胰腺炎引起的 3c 型糖尿病患者有益。基于肠促胰岛素的疗法（如 GLP-1 类似物、DPP4 抑制剂）也增强胰岛素分泌，但会伴随高频率的严重胃肠道不良反应，在确认其安全性前最好避免使用。早期也可考虑使用胰岛素促泌剂（磺脲类和格列奈类），应避免使用噻唑烷类药物，因其有明显副作用（如骨折、液体潴留、充血性心脏病）。然而慢性胰腺炎作为进行性疾病，很多患者最终将需要胰岛素治疗。对重度营养不良患者而言，胰岛素治疗常被作为首选疗法。同时还需治疗胰腺外分泌腺功能不全，适当的胰酶补充疗法可能有助于防止缺乏脂溶性维生素（尤其是维生素 D）。

2. 急性胰腺炎　急性胰腺炎是胰腺的急性弥漫性炎症，是由多种病因导致胰酶被激活而引起胰腺组织自身消化、水肿、出血甚至坏死的炎症反应，常呈自限性。血糖升高在急性胰腺炎的患者较为多见，但多为一过性，然而血糖控制不佳可导致手术延期，甚至引发糖尿病酮症酸中毒和休克、死亡，需加强重视。

3. 胰腺囊性纤维化（cystic fibrosis，CF）　CF是高加索人群中最常见的常染色体隐性遗传病。在 20 世纪 50 年代，CF 患者的预期寿命不到 1 年。随着对肺部感染的管理加强以及对 CF 缺陷的理解加深，CF 的预期寿命明显提高。然而，这种生存率的提高意味着患者除肺病和营养受损外还会出现并发症，其中最常见的就是囊性纤维病相关糖尿病（cystic fibrosis-related diabetes，CFRD）。CFRD 最常发生在与胰腺外分泌腺功能不全相关的严重 CF 基因突变的情况下，并且被认为是胰岛素不足的状态，但酮症酸中毒不常见，启动胰岛素治疗可改善呼吸功能和 BMI。

4. 热带钙化性胰腺炎（tropical calcific pancreatitis，TCP）　TCP 又称热带慢性胰腺炎（tropical chronic pancreatitis，TCP），是许多热带发展中国家流行的一种青少年非酒精性慢性胰腺炎，是热带地区独有的。该病的糖尿病阶段被称为纤维钙化性胰腺性糖尿病（fibrocalculous pancreatic diabetes，FCPD），主要特征为腹痛和胰腺钙化。目前该病的发病机制尚不清楚，但已经推测遗传、营养和炎症因素可能在其发病进程中发挥了作用。主要发病于青少年或年轻成年男性，典型临床特征为反复发作的腹痛、脂肪泻和糖尿病，可通过腹部平片或超声见大而离散的胰腺结石而诊断。通常 FCPD 的患者血糖脆性大，需依赖大量胰岛素治疗，但很少发生酮症。虽然 FCPD 患者与 2 型糖尿病患者一样频繁发生微血管并发症，但大血管疾病并不常见。胰腺恶性肿瘤的发展是最可怕的并发症，任何自述体重减轻、背痛或黄疸的患者均应受到重视。

目前治疗常用非阿片类镇痛药缓解腹痛，严重和难以治愈的疼痛可能需要手术治疗。补充脂溶性维生素，运用胰酶补充剂控制脂肪泻，使用胰岛素降糖，血糖波动大时可使用胰岛素泵治疗。

（二）胰腺切除

胰腺切除术是胰腺肿瘤、弥漫性病变、胰腺假性囊肿、重症胰腺炎等疾病的重要治疗手段。因胰腺切除术后发生糖尿病的人群总数逐渐增多，而术后糖尿病的发生与否与胰腺原发病类型、术前糖代谢情况、胰腺切除比例及位置等均有关。人类胰腺切除后与啮齿动物相比有较弱的 β 细胞再生及胰腺体积的恢复。胰腺不同部位的胰岛内所含的各种胰岛细胞比例并不一致，胰头部 PP 细胞较多，胰体尾部 α 细胞较多，而 β 细胞比例在不同部位的胰岛内相对一致。不同胰腺切除术式后糖尿病的发病率：胰体尾部远端为 4%～42%，胰腺中段为 0～8%，全胰约 100%。

全胰腺切除后由于胰腺内分泌、外分泌功能全部丧失，术后容易发生严重营养不良及各种代谢紊乱，尤其血糖管理较为困难。全胰腺切除术后因 β 细胞完全缺如，胰岛素绝对缺乏，术后患者餐后血糖明显升高且持续时间较长。同时，

α细胞缺乏，使胰高血糖素的拮抗作用大部分丧失，患者对胰岛素又非常敏感，因此应用外源性胰岛素后极易出现低血糖。另外，由于胰高血糖素的缺乏使脂肪分解减少，酮体生成减少，因此较少发生酮症或酮症酸中毒。

胰腺全部切除术后的患者由于胰岛素绝对缺乏及血糖波动较大，降糖治疗上首选胰岛素泵模拟生理胰岛素分泌。患者胰岛素用量通常比1型糖尿病者少，平均每日需要量约20U左右，且此类患者的血糖具有明显的脆性，治疗过程中尤其需要警惕严重低血糖的发生。同时由于胰腺外分泌功能的缺陷，患者易合并比较严重的营养不良、代谢性骨病等，因此适当的胰酶补充及充分的营养支持至关重要。目前胰源性糖尿病治疗的目标可能需要消化、内分泌、营养学等多学科共同合作来完成。

五、内分泌疾病——肢端肥大症

肢端肥大症（acromegaly）是由于骨骺闭合之后，体内生长激素（GH）过多分泌引起的一种起病隐匿、慢性进展性的疾病。GH分泌过多的原因主要为垂体GH瘤或垂体GH细胞增生。肢端肥大症的发生率每年约3/100万，无性别差异，患者多在30～50岁就诊。

1. **临床表现**　特征性外貌表现，如手足厚大、鼻舌大而唇厚、面容丑陋、皮肤增厚、皮脂腺分泌亢进，骨骼改变有面部增长、下颌增大前突、眉弓及颧骨过长、齿间隙增宽、手指足趾短粗、桶状胸和驼背等。其他临床表现包括：

（1）垂体肿瘤引起的压迫症状，如头痛、视野缺损、腺垂体功能减退，其中以性腺功能减退最为常见；

（2）心血管系统：高血压、心脏肥大、冠心病等；

（3）呼吸系统：气道狭窄、呼吸睡眠暂停等；

（4）糖脂代谢紊乱：高胰岛素血症、高血糖、高血脂等；

（5）结肠息肉、胃肠肿瘤、甲状腺癌等肿瘤发病率增高；

（6）钙磷及骨代谢改变。

2. **诊断**　结合上述临床表现，尤其是特征性的外貌改变，辅以实验室和影像学检查帮助诊断，包括：

（1）基础GH测定（正常值小于5μg/L）：大于

5μg/L可考虑肢端肥大症，大于10μg/L诊断价值更大；

（2）口服葡萄糖耐量试验（OGTT）后GH大于5μg/L；

（3）IGF-1测定（正常值小于2.5ng/ml）：IGF-1反映24小时GH分泌总体水平，肢端肥大症时升高可达10倍；

（4）其他激素水平异常：如PRL、FSH、LH、ACTH、TSH等；

（5）影像学：头颅MRI和CT帮助发现垂体GH瘤。

3. **治疗**　治疗目的是消除或减轻临床症状，将GH和IGF-1水平降为正常。具体措施：

（1）手术治疗：一般首选，经蝶手术治疗垂体GH瘤效果明显；

（2）放射治疗：作为术后残余肿瘤的辅助治疗；

（3）药物治疗：包括溴隐亭、生长抑素类似物等。

六、药物致糖尿病

药物致糖尿病是继发性糖尿病的一种，目前已知的药物有：糖皮质激素、烟酸、甲状腺激素、二氮嗪、苯妥英钠、α肾上腺素能激动剂、β肾上腺素能激动剂、吡甲硝苯脲、α干扰素、噻嗪类利尿剂等，他汀类药物亦有继发血糖异常的相关报道。其中最为常见的是糖皮质激素应用后出现的糖尿病，称为类固醇性糖尿病。

出现类固醇性糖尿病的风险与糖皮质激素的剂量大小和疗程长短相关，激素剂量越大、总疗程越长则发病率上升，同时与2型糖尿病的高危因素有关，如年龄、糖尿病家族史、肥胖等，其发病机制与2型糖尿病亦类似，可能的机制有：①促进肝脏中的糖异生；②抑制周围组织，特别是肌肉组织对葡萄糖的摄取及利用；③提高肝细胞对升糖激素的敏感性，拮抗胰岛素的降糖作用；④抑制葡萄糖刺激后的胰岛素释放等。

其临床表现的特点有：①起病较快，既往无糖尿病史的人群在糖皮质激素治疗后平均2～3周内可出现糖耐量异常；②病情相对较轻，"三多一少"症状轻或者不典型，并发酮症酸中毒的比例低；③肾脏排糖阈值降低，血糖和尿糖不成比例；④晨起单次应用糖皮质激素时中餐后至睡前血糖升高明显，空腹血糖可不高甚至出现低血糖；⑤停用激素后，许多患者的高血糖能逐步缓解，但也有部分患者无法恢复。

因其血糖特点在治疗选择上：长效促泌剂不针对餐后血糖，可能出现低血糖，对于血糖轻度升高的患者可选择短效促泌剂或 α- 糖苷酶抑制剂，而血糖升高明显者推荐胰岛素治疗，推荐短效或速效胰岛素为主，其剂量一般中餐前 > 晚餐前 > 早餐前，如空腹及晚餐前血糖控制不佳可在早餐前加用中效或长效胰岛素。

七、遗传综合征——Wolfram 综合征

Wolfram 综合征是一种常染色体隐性遗传疾病，其主要症状为糖尿病、视神经萎缩，其他症状还包括尿崩症、耳聋、神经退行性变等。这种遗传疾病较为罕见，发病率约为 1/（16～77）万，由 Wolfram 和 Wagener 在 1938 年首次报道。

1. **发病机制**　目前研究发现，Wolfram 综合征主要有两种致病基因，即 WFS1 基因和 CISD2（WFS2）基因。90% 的 Wolfram 综合征由 WFS1 基因突变引起，该基因位于染色体 4p16.1，编码 Wolframin 蛋白，一种定位于内质网的跨膜蛋白，在胰腺、大脑、心脏和肌肉中大量表达。在胰腺中，Wolframin 蛋白主要在 β 细胞中表达，参与内质网应激及钙稳态的调节。还有一小部分 Wolfram 综合征由 CISD2 基因突变引起，该基因定位于染色体 4q22-24，编码 ERIS 蛋白，同样也定位于内质网。

2. **临床表现**　在 Wolfram 综合征中，糖尿病常为其首发症状，平均发病年龄为 6 岁，大部分患者都需要胰岛素替代治疗。其疾病类型与 1 型糖尿病更为接近，但日均胰岛素需要量及糖化血红蛋白值均低于 1 型糖尿病患者。视神经萎缩也较为常见，平均发病年龄为 10 岁，常在糖尿病发病 2～3 年后出现，并最终进展至失明。同时，约有 46%～62% 的患者出现耳聋，从婴儿期至青春期都可发病。其他常见症状还包括尿崩症、尿路异常、共济失调等。男性患者常有原发性性腺功能低下，而女性患者可保留生育能力。

3. **诊断**　在需要胰岛素替代治疗的糖尿病青年患者中，若出现视神经萎缩等症状则应怀疑 Wolfram 综合征。由于大多数 Wolfram 综合征都是 WFS1 及 CISD2 基因突变引起，因此基因测序是其确诊手段之一。

4. **治疗**　目前对于 Wolfram 综合征尚无有效治疗手段，主要为对症治疗。糖尿病治疗方案同 1 型糖尿病，并根据其他症状进行相应对症治疗。

5. **预后**　Wolfram 综合征患者预后较差，平均寿命为 30 岁。早期诊断有助于并发症的治疗，从而降低病死率，延长寿命，因此对幼年发病的糖尿病患者应进行常规筛查。

八、展望

特殊类型糖尿病种类多样，随着诊疗技术的提高，人们发现了越来越多的新糖尿病亚型，以至于传统的诊断分型标准远无法满足临床科研需要，因此糖尿病的精准医疗已然成为国际化热点。而糖尿病的准确分型有助于认识发病机制判断预后，也是定制化治疗的基础。正如 Leif Groop 教授在 2017 年 EASD 会议所说："我们相信将来可以通过遗传、表观、基因等方法对糖尿病进行明确分型，进而为糖尿病的精准诊疗提供科学依据"。

（杨　涛　沈　敏）

参 考 文 献

[1] Fajans SS, Bell GI. MODY: history, genetics, pathophysiology, and clinical decision making. Diabetes Care, 2011, 34（8）: 1878-1884.

[2] Chen M, Liang H, Zhou W, et al. A novel heterozygous deletion in the intron 8-exon 9 boundary of the glucokinase gene in a Chinese pedigree of GCK-MODY. Acta Diabetol, 2017, 54（8）: 799-802.

[3] Wang Y, Zhao Y, Zhang J, et al. A case of a novel mutation in HNF1beta-related maturity-onset diabetes of the young type 5 with diabetic kidney disease complication in a Chinese family. J Diabetes Complications, 2017, 31（7）: 1243-1246.

[4] Bell GI, Xiang KS, Newman MV, et al. Gene for non-insulin-dependent diabetes mellitus（maturity-onset diabetes of the young subtype）is linked to DNA polymorphism on human chromosome 20q. ProcNatl Acad SciU S A, 1991, 88（4）: 1484-1488.

[5] Froguel P, Vaxillaire M, Sun F, et al. Close linkage of glucokinase locus on chromosome 7p to early-onset non-insulin-dependent diabetes mellitus. Nature, 1992, 356（6365）: 162-164.

[6] Velho G, Blanche H, Vaxillaire M, et al. Identification of 14 new glucokinase mutations and description of the clinical profile of 42 MODY-2 families. Diabetologia, 1997, 40（2）: 217-224.

[7] Yamagata K, Furuta H, Oda N, et al. Mutations in the hepatocyte nuclear factor-4alpha gene in maturity-onset diabetes of the young（MODY1）. Nature, 1996, 384（6608）: 458-460.

[8] Yamagata K, Oda N, Kaisaki PJ, et al. Mutations in the hepatocyte nuclear factor-1alpha gene in maturity-onset diabetes of the young（MODY3）. Nature, 1996, 384（6608）: 455-458.

[9] Wang H, Antinozzi PA, Hagenfeldt KA, et al. Molecular targets of a human HNF1 alpha mutation responsible for pancreatic beta-cell dysfunction. EMBO J, 2000, 19（16）: 4257-4264.

[10] Shih DQ, Screenan S, Munoz KN, et al. Loss of HNF-1alpha function in mice leads to abnormal expression of genes involved in pancreatic islet development and metabolism. Diabetes, 2001, 50（11）: 2472-2480.

[11] Colclough K, Bellanne-Chantelot C, Saint-Martin C, et al. Mutations in the genes encoding the transcription factors hepatocyte nuclear factor 1 alpha and 4 alpha in maturity-onset diabetes of the young and hyperinsulinemic hypoglycemia. Hu Mutat, 2013, 34（5）: 669-685.

[12] Ellard S, Colclough K. Mutations in the genes encoding the transcription factors hepatocyte nuclear factor 1 alpha（HNF1A）and 4 alpha（HNF4A）in maturity-onset diabetes of the young. Hum Mutat, 2006, 27（9）: 854-869.

[13] Stoffers DA, Stanojevic V, Habener JF. Insulin promoter factor-1 gene mutation linked to early-onset type 2 diabetes mellitus directs expression of a dominant negative isoprotein. J Clin Invest, 1998, 102（1）: 232-241.

[14] Yamada S, Zhu Q, Aihara Y, et al. Cloning of cDNA and the gene encoding human hepatocyte nuclear factor（HNF）-3 beta and mutation screening in Japanese subjects with maturity-onset diabetes of the young. Diabetologia, 2000, 43（1）: 121-124.

[15] Hinokio Y, Horikawa Y, Furuta H, et al. Beta-cell transcription factors and diabetes: no evidence for diabetes-associated mutations in the hepatocyte nuclear factor-3beta gene（HNF3B）in Japanese patients with maturity-onset diabetes of the young. Diabetes, 2000, 49（2）: 302-305.

[16] Pearson ER, Velho G, Clark P, et al. Beta-cell genes and diabetes: quantitative and qualitative differences in the pathophysiology of hepatic nuclear factor-1alpha and glucokinase mutations. Diabetes, 2001, 50（Suppl 1）: S101-S107.

[17] Hattersley AT. Maturity-onset diabetes of the young: clinical heterogeneity explained by genetic heterogeneity. Diabet Med, 1998, 15（1）: 15-24.

[18] Shields BM, McDonald TJ, Ellard S, et al. The development and validation of a clinical prediction model to determine the probability of MODY in patients with young-onset diabetes. Diabetologia, 2012, 55（5）: 1265-1272.

[19] Pearson ER, Starkey BJ, Powell RJ, et al. Genetic cause of hyperglycaemia and response to treatment in diabetes. Lancet, 2003, 362（9392）: 1275-1281.

[20] Maassen JA, Kadowaki T. Maternally inherited diabetes and deafness: a new diabetes subtype. Diabetologia, 1996, 39（4）: 375-382.

[21] Maassen JA, 'T Hart LM, Van Essen E, et al. Mitochondrial diabetes: molecular mechanisms and clinical presentation. Diabetes, 2004, 53（Suppl 1）: S103-S109.

[22] Maassen JA, Janssen GM, 'T Hart LM. Molecular mechanisms of mitochondrial diabetes（MIDD）. Ann Med, 2005, 37（3）: 213-221.

[23] Finsterer J. Genetic, pathogenetic, and phenotypic implications of the mitochondrial A3243G tRNALeu（UUR）mutation. Acta Neurol Scand, 2007, 116（1）: 1-14.

[24] Murphy R, Turnbull DM, Walker M, et al. Clinical features, diagnosis and management of maternally inherited diabetes and deafness（MIDD）associated with the 3243A＞G mitochondrial point mutation. Diabet Med, 2008, 25（4）: 383-399.

[25] Majamaa K, Moilanen JS, Uimonen S, et al. Epide-

miology of A3243G, the mutation for mitochondrial encephalomyopathy, lactic acidosis, and strokelike episodes: prevalence of the mutation in an adult population. Am J Hum Genet, 1998, 63(2): 447-454.

[26] Suzuki S, Hinokio Y, Ohtomo M, et al. The effects of coenzyme Q10 treatment on maternally inherited diabetes mellitus and deafness, and mitochondrial DNA 3243 (A to G) mutation. Diabetologia, 1998, 41(5): 584-588.

[27] Bannwarth S, Abbassi M, Valéro R, et al. A novel unstable mutation in mitochondrial DNA responsible for maternally inherited diabetes and deafness. Diabetes Care, 2011, 34(12): 2591-2593.

[28] Zhu J, Yang P, Liu X, et al. The clinical characteristics of patients with mitochondrial tRNA Leu(UUR) m.3243A > G mutation: Compared with type 1 diabetes and early onset type 2 diabetes. J Diabetes Complications, 2017, 31(8): 1354-1359.

[29] 翁建平. 线粒体基因突变糖尿病的现状及筛查与诊治的建议. 中华医学杂志, 2005, 85(28): 1951-1956.

[30] 吴松华, 项坤三. 线粒体 nt3243 A → G 突变糖尿病: 中国现状. 中国糖尿病杂志, 2001, 9(增刊1): 50-51.

[31] Cochran E, Musso C, Gorden P. The use of U-500 in patients with extreme insulin resistance. Diabetes Care, 2007, 30(4): 1035-1035.

[32] Savage DB, Semple RK, Chatterjee VKK, et al. A clinical approach to severe insulin resistance. Endocr Dev, 2007, 11: 122-132.

[33] Semple RK, Savage DB, Cochran EK, et al., Genetic syndromes of severe insulin resistance. Endocr Rev, 2011, 32(4): 498-514.

[34] Taylor SI. Lilly Lecture: molecular mechanisms of insulin resistance. Lessons from patients with mutations in the insulin-receptor gene. Diabetes, 1992, 41(11): 1473-1490.

[35] Araújo-Vilar D, Santini F. Diagnosis and treatment of lipodystrophy: a step-by-step approach. J Endocrinol Invest, 2019, 42: 61-73.

[36] Hussain I, Patni N, Garg A. Lipodystrophies, dyslipidaemias and atherosclerotic cardiovascular disease. Pathology, 2019, 51(2): 202-212.

[37] Hart PA, Bellin MD, Andersen DK, et al. Type 3c (pancreatogenic) diabetes mellitus secondary to chronic pancreatitis and pancreatic cancer. Lancet Gastroenterol Hepatol, 2016, 1(3): 226-237.

[38] Ewald N, Bretzel RG. Diabetes mellitus secondary to pancreatic diseases (Type 3c)--are we neglecting an important disease. Eur J Intern Med, 2013, 24(3): 203-206.

[39] Ewald N, Hardt PD. Diagnosis and treatment of diabetes mellitus in chronic pancreatitis. World J Gastroenterol, 2013, 19(42): 7276-7281.

[40] Unnikrishnan R, Mohan V. Fibrocalculous pancreatic diabetes (FCPD). Acta Diabetol, 2015, 52(1): 1-9.

[41] Mohan V, Premalatha G, Pitchumoni CS. Tropical chronic pancreatitis: an update. J Clin Gastroenterol, 2003, 36(4): 337-346.

[42] Kelly A, Moran A. Update on cystic fibrosis-related diabetes. J Cyst Fibros, 2013, 12(4): 318-331.

[43] O'Shea D, O'Connell J. Cystic fibrosis related diabetes. Curr Diabetes Rep, 2014, 14(8): 511.

[44] Kayani K, Mohammed R, Mohiaddin H. Cystic fibrosis-related diabetes. Front Endocrinol (Lausanne), 2018, 9: 20.

[45] Rigoli L, Di Bella C. Wolfram syndrome 1 and Wolfram syndrome 2. Curr Opin Pediatr, 2012, 24(4): 512-517.

[46] Delprat B, Maurice T, Delettre C. Wolfram syndrome: MAMs' connection. Cell Death Dis, 2018, 9(3): 364.

[47] Urano F. Wolfram syndrome: diagnosis, management, and treatment. Curr Diab Rep, 2016, 16(1): 6.

[48] Boutzios G, Livadas S, Marinakis E, et al. Endocrine and metabolic aspects of the Wolfram syndrome. Endocrine, 2011, 40(1): 10-13.

第四章 肥 胖 症

肥胖症（obesity）系指以体内脂肪过度蓄积和／或分布异常，常伴有体重增加为特征的慢性代谢性疾病。其由环境及遗传等多种因素相互作用所致。截至 2016 年，全球有超过 6.5 亿成年人患有肥胖症，而中国是全球肥胖发展速度最快的国家之一，总肥胖人数高居全球首位。WHO 早在 1948 年就将肥胖列入疾病分类名单。目前肥胖症已是成为全球最主要的慢性疾病之一。

全球肥胖流行病学调查显示，截至 2016 年，全球成人（≥18 岁）超重患病率达 39%，成人肥胖患病率高达 13.0%。我国流行病学调查显示：截至 2014 年，20～59 岁成年人群中，我国超重、肥胖、中心性肥胖患病率分别为 41.2%、12.9%、24.9%，以上患病率在男性中高于女性，且随着年龄增长而上升。肥胖问题在我国日益凸显，其发病率城市高于农村，但在农村的增长速度（每年增长约 0.49%）则远高于城市（每年增长约 0.23%）。此外，肥胖发病率在我国东部、中部、西部地区依次降低。值得关注是，许多低收入的人群面临着疾病的"双重负担"：即在面临感染性疾病和营养不良的同时，也正在经历诸如肥胖和超重等慢性疾病迅速增加的问题。在过去的十年间，我国肥胖的患病率已增长了 67.6%。

第一节 肥胖症的界定

一、肥胖的界定

肥胖的界定标准并非一成不变，目前临床上主要通过测量身体外部特征来间接反映体内脂肪含量和分布，目前应用最广泛的标准为体重指数（body mass index，BMI），BMI 为体重除以身高的平方（kg/m^2），国际上不同地区对肥胖界定所采用的 BMI 值不尽相同。目前，WHO 将 $BMI \geqslant 25kg/m^2$ 定义为超重，$BMI \geqslant 30kg/m^2$ 定义为肥胖。针对亚洲人群整体体型小于其他人种，在 2002 年《亚太区肥胖的重新定义与处理》中建议将 BMI 在 $23.0\sim24.9kg/m^2$ 定义为超重，大于 $25kg/m^2$ 定义为肥胖。2003 年，我国卫生部疾病控制司发布了《中国成人超重和肥胖症预防控制指南（试行）》，提出中国人肥胖诊断的 BMI 界定值，建议将 BMI 在 $24.0\sim27.9kg/m^2$ 定义为超重，$\geqslant28kg/m^2$ 定义为肥胖。尽管 BMI 测量方法安全、简便、成本低，但是其在不同种族、不同性别、不同个体中的差异较大，相同的 BMI 对应着不同的肥胖水平。同时，由于体内骨骼、肌肉因素的影响，BMI 水平的高低并不能直接反映体内脂肪的含量及分布情况。

腰围是另一个反映肥胖的较为普遍的指标，该指标可反映腹部内脏脂肪堆积的程度。关于腰围的测量部位目前尚未达成共识，WHO 推荐采用最低肋骨下缘与髂前上棘连线的中点作为测量点，被测者在平静呼吸状态下直立，用软尺松紧适度地水平环绕与测量部位，测量过程中避免吸气，同时保持软尺水平。关于腰围的诊断范围，WHO 建议男性腰围大于 94cm，女性大于 80cm 作为肥胖的标准，而亚太地区男性大于 90cm，女性大于 80cm 作为肥胖的标准。也有部分研究建议中国女性腰围大于 85cm 可能更加合适。腰围可反映腹部内脏脂肪堆积情况，因此，BMI 合并腰围对肥胖及其相关风险的评估更为准确。

肥胖作为一种慢性代谢性疾病，其伴随多种慢性并发症。关于肥胖的评估，既往多项指南沿用"以 BMI 为中心"的诊断模式，该方法存在局限性。新近的指南将慢性疾病防治的诊断分级概念引入到肥胖症的诊治中，采用"以肥胖相关并发症为中心"的诊断模式，使用 BMI 和腰围，同时筛查肥胖相关并发症并评估其严重程度，分级标准见表 7-4-1。

表 7-4-1 采用 BMI 和腰围对超重和肥胖进行分级

| 分级 | BMI | | 腰围 | |
	BMI/(kg/m²)	并发症风险	男≤102cm 女≤88cm	男＞102cm 女＞88cm
低体重	<18.5	低	—	—
正常体重	18.5～24.9	平均	—	—
超重	25～29.9	增加	增加	高
Ⅰ度肥胖	30～34.9	中度	高	非常高
Ⅱ度肥胖	35～39.9	重度	非常高	非常高
Ⅲ度肥胖	≥40	非常严重	极高	极高

注：1. 大部分国家以 BMI≥25kg/m² 作为超重的标准，中国以≥24kg/m² 作为标准。

2. 大部分国家以 BMI≥30kg/m² 作为肥胖的标准，中国以 BMI≥28kg/m² 作为标准。

3. 美国的腰围标准为男≥102cm，女＞88cm。

4. 中国腰围以男≥90cm，女≥80cm 为标准。

5. 肥胖的并发症包括：代谢综合征、2 型糖尿病、血脂异常、高血压、非酒精性脂肪性肝病、多囊卵巢综合征、女性不孕、男性性腺功能减低、阻塞型睡眠呼吸暂停综合征、哮喘/气道高反应性、骨性关节炎、压力性尿失禁、胃食管反流病、抑郁等。

此外，腰臀比（waist-to-hip ratio，WHR）也可反映腹部脂肪堆积，正常成人 WHR：男性＜0.90，女性＜0.85。腰围身高比（waist-to-height ratio，WHtR）被认为可更好反映肥胖相关风险。WHtR 被认为可更加精准地预测高血压、糖尿病和心脏病等肥胖相关的疾病发生风险。但是 WHtR 的诊断价值尚待进一步研究证实。DEXA、超声、CT、MRI 等检测也可用来评估肥胖状态，特别是对内脏脂肪含量的评估较为敏感。

二、中心性肥胖的界定

中心性肥胖与代谢综合征、糖尿病、高血压、高脂血症、心血管疾病等代谢性疾病发生密切相关，是代谢综合征的中心环节。

关于中心性肥胖的界定目前仍存在争议。WHO 建议男性 WHR 大于 0.90，女性 WHR 大于 0.85 为中心性肥胖；而美国《胆固醇教育计划成人治疗组第三次报告》（NCEP-ATP Ⅲ）则界定男性腰围大于 102cm，女性腰围大于 88cm 为中心性肥胖。国际糖尿病联盟（IDF）则根据种族差异设定中国人群中心性肥胖的标准为男性腰围大于 90cm，女性腰围大于 80cm。

三、儿童肥胖症的界定与争议

儿童期肥胖对生长发育和心理健康有着较大的影响，且与代谢综合征关系密切。根据儿童生长发育特点，WHO 推荐 10 岁以下儿童使用身高别体重（weight for height，WFH）作为评价指标。国际肥胖问题工作组织（IOTF）推荐使用 BMI 作为评价肥胖的指标，美国疾病控制预防中心（CDC）将 BMI≥同龄同性别 BMI 的第 95 百分位数定义为肥胖，第 85～95 百分位数定义为超重。在我国，1999 年中华医学会儿科学分会儿童保健学组将 WFH 超过同龄同性别 20% 定义为肥胖，10%～19% 定义为超重。2003 年，中国肥胖问题工作组（WGOC）制定了中国学龄儿童超重、肥胖的 BMI 筛查分类参考标准。但有研究发现，使用 BMI 诊断出儿童期肥胖的比例低于腰围和 WHtR 这两个指标。因此，关于儿童期肥胖的界定标准仍需进一步评估。

第二节 肥胖症发病机制的研究现状

肥胖症的核心病理生理改变是能量平衡的紊乱及体重调节的失衡。目前认为肥胖是包括遗传和环境在内的多种因素相互作用所致的异质性疾病。肥胖症按其病因可分为原发性和继发性。继发性肥胖症主要指由于下丘脑 - 垂体及靶腺的病变如感染、肿瘤、创伤、增生等所导致。此外甲状腺或性腺功能减退、胰岛素瘤、某些药物的使用也可导致肥胖。目前认为原发性肥胖症的病因包括遗传因素、表观遗传修饰、环境因素、体重"调定点"上调、肠道菌群等。

1. 遗传因素 肥胖症有家族聚集倾向，约25%～50% 的肥胖症可遗传。然而至今仍未能确定肥胖的遗传方式和分子机制，属遗传性多基因复杂病。目前认为绝大多数人类肥胖症是复杂的多基因系统与环境因素综合作用的结果，也不能完全排除共同饮食、活动习惯的影响。

大部分原发性肥胖症为多基因遗传，是多个微效基因作用相互叠加的结果。通过全基因组关联分析，在欧裔人群中发现了 56 个和 BMI 相关的遗传位点，这些位点占 BMI 变异的 30%。临近这些位点的基因多集中在中枢神经系统，提示 BMI 主要受下丘脑调节能量摄入的影响。腰臀比作为体内脂肪分布的重要指标，大规模 GWAS 的 Meta 分析发现了 49 个与腰臀比相关的遗传位点，这些位点占腰臀比变异的 1.4%。而位于这些位点附近的基因多集中在脂肪组织，提示体内脂肪的分布主要受脂肪组织局部的调节。

少数肥胖症由单基因突变引起，如劳 - 穆 - 比（Laurence-Moon-Biedl）综合征、普拉德 - 威利（Prader-Willi）综合征、巴尔得 - 别德尔（Bardet-Biedl）综合征、Alstrom 综合征等经典的遗传综合征。新近发现了多种与单基因肥胖有关的基因位点，如瘦素（OB）、瘦素受体（LEP-R）、阿黑皮素原（POMC）、黑皮质素受体（MC4R）、脑源性神经营养因子（BDNF）、前蛋白转化酶枯草溶菌素 1（PCSK1）、过氧化物酶体增殖物激活受体（PPARγ）、神经酪氨酸受体 2 型（NTRK2）等。

1962 年，James Neel 提出"节俭基因"假说，认为人类祖先为适应饥饿的环境，逐渐形成储存剩余能量的能力。在长期进化过程中，携带节俭基因的个体更容易生存下来。然而，当能量储存基因型暴露于食物供给丰富的现代生活方式时，即引起（腹型）肥胖和胰岛素抵抗。节俭基因（腹型肥胖易感基因）包括 β_3 肾上腺素受体基因、激素敏感性脂酶基因、PPARγ 基因、IRS-1 基因、糖原合成酶基因等。此外，近年来基于个体的适应性变化提出了"节俭表型"理论，即在胎儿期营养缺乏的环境下，机体会倾向于能量储存模式而非能量消耗模式，其成年后更易患代谢性疾病。然而，目前"节俭基因"假说遭受质疑，但是并没有直接的证据能推翻该假说，利用现代分子遗传学的方法寻找基因印记有望验证这一假说。

2. 表观遗传修饰 表观遗传是在不改变基因序列的情况下，使基因的表达发生可遗传性的改变，包括 DNA 甲基化、组蛋白修饰、非编码 RNA 调控、染色质重塑等。表观遗传可通过影响胎盘功能、胎儿生长速度、器官功能或调节能量稳态基因的表达而影响个体成年期的表型。

孕早期营养不足可通过表观遗传修饰增加后代肥胖的患病风险。围产期体内的 DNA 甲基化水平对营养不良较敏感。全基因组表观遗传基因组学分析在营养不良的孕产妇体内发现了数千个降低的 DNA 甲基化位点，如 IGF-1、POMC 等。

孕产妇肥胖同样可通过表观遗传修饰增加后代肥胖的患病风险。如促进脂肪分化的基因 Znf483 在肥胖状态下呈现低甲基化状态，使该基因高表达，促进脂肪组织的形成，导致肥胖。

3. 环境因素 环境因素是近年来肥胖患病率骤增的主要原因。主要表现为不良的饮食习惯、坐位生活方式、体力活动不足等。饮食对肥胖风险的影响很大程度上取决于其对卡路里摄入的影响，而不是进食过程中的能量消耗或内环境的改变。因此，习惯性食用高度适口和能量密集的饮食将造成体重增加，而与其中某项宏量营养素的具体含量无关。此外，出生时低体重婴儿，在成年期出现营养提升即"追赶生长"现象，也容易发生肥胖症。环境污染产生多种内分泌干扰物（EDC），近年来发现其可促进肥胖的发生，如双酚 A（BPA）、溴化阻燃剂、多氯联苯、二噁英类似物、有机氯农药、全氟化学品等，其机制与模拟内源性激素有关，如雌激素、雄激素、甲状腺激素等。

4. 脂肪组织和脂肪细胞在肥胖发生中的作用 脂肪组织分为棕色脂肪、白色脂肪和米色脂肪，棕色脂肪在解偶联蛋白 1（UCP1）的作用下将体内的能量转化为热能，白色脂肪主要发挥能量储存的作用，新近发现的米色脂肪激活后发挥和棕色脂肪相似的产热功能。棕色脂肪和米色脂肪具有较强的可塑性，在寒冷刺激、运动、β 肾上腺素受体激动剂等条件下被激活，因此，其作为新的治疗靶点在肥胖及其相关代谢性疾病中得到较多的关注。除了能量储存功能外，脂肪组织还是一种活跃的内分泌器官，可分泌数十种脂肪细胞因子、激素或其他调节物质，在机体能量代谢和内环境稳定中发挥重要作用。营养状况、激素及各种细胞生长因子均可促进前脂肪细胞分化、增殖为成熟的脂肪细胞。但短期内出现的体重迅速改变往往是脂肪细胞体积增大或缩小的结果，而非脂肪细胞数量的改变。

脂肪的分布具有性别差异性。男性体内的脂肪主要分布在内脏和上腹部皮下，称为"腹型"或"中心性"肥胖。女性体内的脂肪主要分布于下腹部、臀部和股部皮下，称为"外周性"肥胖。中心性肥胖者发生代谢综合征的危险性较大。

5. 体重"调定点"上调 体重"调定点"是机体维持体重恒定的结果。在长期高热量饮食、睡眠不足、压力等因素作用下，体重增加，体重"调定点"上升。之后即使通过生活方式干预短期内降低体重，体重仍会自动代偿，倾向于恢复到"调定点"水平。这是肥胖治疗中的重要障碍。

6. 肠道菌群 在宿主基因型和生活方式等因素作用下，肠道菌群可通过调节脂质生成和沉积相关基因的表达在肥胖的发病中发挥作用。如"肥胖菌群"从饮食中获取能量和促进脂质沉积的作用较正常菌群更强，从而促进肥胖的发生。肠道菌群通常于3岁发育成熟伴随菌群多样性增加。肠道菌群可受饮食影响而发生重塑。体内肠道菌群稳态被破坏后，会引发多种疾病。新近发现肠道菌群产生的小分子物质是肠道菌群发挥作用的关键。具体的机制有待深入研究。

第三节　肥胖症的治疗对策

肥胖治疗主要包括减轻和维持体重的措施及对伴发疾病和并发症的治疗。改善体重的具体治疗措施包括医学营养治疗、体力活动、认知行为干预、药物治疗以及手术治疗。医学营养治疗、体力活动和认知行为疗法是肥胖管理的基础也是贯穿始终的治疗措施。肥胖症的治疗应强调早期预防、疾病管理及并发症防治，进行系统规范的治疗（表7-4-2）。

1. 超重/肥胖症治疗的临床目标（表7-4-3）

2. 肥胖治疗的具体措施 肥胖治疗主要包括减轻和维持体重及针对并发症的治疗。改善体重的具体治疗措施包括生活和行为方式治疗、药

表7-4-2　肥胖症的特异性防治

干预阶段	定义	预防方法
一级预防	预防超重和肥胖的发生	公共教育、环境建设、促进健康饮食及规律的体力运动
二级预防	预防超重或肥胖患者体重进一步增加和肥胖相关并发症的发生	使用BMI进行筛查；使用BMI进行肥胖诊断，评估并发症；生活方式/行为干预治疗±减重药物治疗
三级预防	使用减重疗法治疗以减少或改善肥胖相关并发症，阻止疾病进程	生活方式/行为干预治疗联合减重药物治疗；考虑肥胖手术

物治疗和手术治疗。生活和行为方式治疗包括医学营养治疗、体力活动和认知行为干预，是肥胖管理的基础，也是贯穿始终的治疗措施。必要时辅以药物或者手术治疗，以达到治疗肥胖症并减少和控制并发症的目的。

（1）生活及行为方式治疗

1）医学营养治疗：医学营养治疗主要是减少能量的摄入，提倡均衡营养饮食。建议每日饮食减少500～750kcal，每日合适的热量摄入=理想体重（kg）×每千克体重所需热量（kcal/kg），见表7-4-4。同时补充充足的营养素，如必需氨基酸、微生物、矿物质等。尤其注意蛋白质的补充，避免减重造成蛋白质丢失。此外，要制定合适的营养素分配比例，蛋白质占总热量的15%～20%，脂肪占比小于30%，碳水化合物占50%～55%。蛋白质以优质蛋白为主（≥50%），如蛋、奶、鱼或大豆蛋白；摄入足够量的新鲜蔬菜和水果；适当增加膳食纤维的摄入；避免食用油炸、快餐、巧克力等高热量食物。

目前常用的减重膳食方式包括限制能量平衡膳食（calorie-restricted diet，CRD）、低热量饮食（low calorie diet，LCD）、极低能量膳食（very-low calorie diet，VLCD）、高蛋白饮食（high protein diet，HPD）等。

限制能量平衡膳食在限制能量摄入的同时保证基本营养需求，其宏量营养素的供能比例符合平衡膳食的要求。CRD目前主要有三种类型：①在目标摄入量基础上按一定比例递减（减少30%～50%）；②在目标摄入量基础上每日减少

表 7-4-3 超重 / 肥胖相关并发症减重及临床治疗目标

诊断	并发症	减重目标	临床目标
超重 / 肥胖 （BMI≥25kg/m²，部分 地区 BMI≥23kg/m²）	代谢综合征或糖尿病前期	10%	预防 2 型糖尿病的发生
	2 型糖尿病	5% 到≥15%	降低 HbA_{1C}；减少降糖药物种类或剂量；缓解糖尿病（病程较短）
	血脂异常	5% 到≥15%	降低 TG；升高 HDL-C；降低非 HDL-C
	高血压	5% 到≥15%	降低收缩压或舒张压；减少降压药物使用种类或剂量
	非酒精性脂肪性肝病	5% 或更多	减少肝细胞内脂质，减轻肝脏炎症及纤维化
	多囊卵巢综合征	5%～15% 或以上	排卵；月经规律；减少多毛症；增加胰岛素敏感性；降低血雄激素水平
	女性不育	10% 以上	排卵；怀孕及活产
	男性性腺功能减退	5%～10% 或以上	增加血中睾酮水平
	阻塞性睡眠呼吸暂停	7%～11% 或以上	改善症状；降低呼吸暂停低通气指数
	哮喘 / 气道反应性疾病	7%～8% 或以上	改善第一秒用力呼气容积；改善症状
	骨关节炎	≥10%；5%～10% 或联合更多运动	改善症状；提高功能
	压力性尿失禁	5%～10% 或以上	减少尿失禁频率
	胃食管反流病	10% 或以上	减少发作频率及严重程度
	抑郁症	未知	减轻症状；改善抑郁评分

表 7-4-4 成人每日热量供给量表

单位：kcal/kg

体型	卧床	轻体力 劳动	中等体力 劳动	重体力 劳动
消瘦	20～25	35	40	40～45
正常	15～20	30	35	40
超重 / 肥胖	15	20～25	30	35

注：1kcal = 4.186 8kJ。

500kcal 左右；③每日供能 1 000～1 500kcal。该方法适用于所有需要减轻体重者。

低热量饮食在满足蛋白质、维生素、矿物质、膳食纤维和水这五大营养素的基础上，适量减少脂肪和碳水化合物的摄取，将正常自由进食的能量减去 30%～50%。通常需要在医生监督下进行。

极低能量膳食通常指每日只摄入 400～800kcal能量，主要来自蛋白质，而脂肪和碳水化合物的摄入受到严格限制。机体处于饥饿状态，因其能引起瘦组织减少、痛风发生风险增加以及电解质平衡紊乱等不良反应并不作推荐。该方法必须在医生严格指导下进行，预防并发症的发生。

高蛋白饮食每日蛋白质摄入量超过每日总能量的 20% 或 1.5g/（kg•d），但一般不超过每日总能量的 30%［或 2.0g/（kg•d）］。该方法适合单纯性肥胖伴血脂异常者，合并慢性肾病者应慎重选择。

近年来也有学者提出轻断食膳食也称间歇式断食（intermittent fasting）。在 1 周中仅 5 天正常饮食，其他两天极低热量饮食来达到减轻体重的目的。

2）运动治疗：运动是减重治疗中不可或缺的一部分，其可通过减少脂肪成分、增加肌肉含量维持机体健康。初始体育运动的患者，运动量和强度应当逐步递增，最终目标应在每周运动150min 以上，每周运动 3～5 天。针对主要肌群的单一重复训练可有效减少脂肪成分，建议每周2～3 次，同时需减少静坐。根据患者体能情况制订个体化的体育运动方案，可以提高患者依从性和疗效。

3）认知行为干预：认知行为方式干预包括在肥胖症治疗过程中对患者进行心理疏导和支持，并对相关的精神异常，如抑郁、焦虑等进行治疗。借助认知行为方式干预，可提高患者生活质量和依从性。

（2）药物治疗：生活及行为方式治疗是肥胖

症治疗的基础，药物治疗可作为肥胖症的辅助治疗。

1）药物治疗的指征：对于通过生活及行为方式干预失败或合并相关并发症的肥胖患者，可考虑联合药物治疗的方案。此外，有疾病或使病情出现新变化的患者也需考虑采用药物辅助减重。欧洲成人肥胖治疗指南建议对于 BMI>30kg/m² 或 BMI>27kg/m² 同时伴肥胖相关疾病者进行药物治疗。国内建议药物减重的适应证为：①食欲旺盛，餐前饥饿难忍，每餐进食量较多；②合并高血糖、高血压、血脂异常和脂肪肝；③合并负重关节疼痛；④肥胖因其呼吸困难或有阻塞型睡眠呼吸暂停综合征；⑤ BMI≥24kg/m² 有合并症情况，或 BMI≥28kg/m² 不论是否有合并症，经过 3～6 个月的单纯控制饮水和增加活动量仍不能减重 5%，甚至体重有上升趋势者，可考虑用药物辅助治疗。

不适宜用药物减重的情况：儿童，孕妇和乳母，对该类药物有不良反应者，正在服用其他选择性 5-羟色胺再摄取抑制药，用于美容的目的。

2）药物减重的目标：使原体重减少 5%～10%；减重后体重可维持不反弹；使降压、降糖、调脂药物能更好发挥作用。

3）药物治疗的选择：目前 FDA 批准了 6 种可用于治疗肥胖症的减肥药物，即氯卡色林、芬特明/托吡酯、纳曲酮/安非他酮、利拉鲁肽、奥利司他、芬特明。上述减肥药物的特点见表 7-4-5。

目前在我国唯一被国家药品监督管理局批准上市的非处方类减肥药是奥利司他。推荐剂量 120mg，每天 3 次，尤其是在进食高油脂食物前服用可明显减少脂肪吸收。

4）药物治疗效果的评价：药物治疗建议 3 个月后进行疗效评价。如非糖尿病患者体重下降 >5%，糖尿病患者体重下降 >3% 可以被视为有效，可继续药物治疗。对于无效患者则宜停药，对整体治疗方案重新评估。为避免可能出现的不良反应，应对使用中枢性减重药物者加强随访，起始时每 2～4 周 1 次，3 个月后可改为每月 1 次。

（3）手术治疗：对于重度肥胖患者，手术治疗是改善肥胖及相关并发症、长期维持体重稳定的有效手段。

1）手术治疗的指征：手术治疗肥胖症的主要目的是预防及治疗其伴发疾病，单纯以 BMI 作为手术指征具有局限性。《中国肥胖及 2 型糖尿病外科治疗指南（2019 版）》建议肥胖患者的外科手术治疗适应证如下：① BMI≥37.5kg/m²，建议积极手术；32.5kg/m²≤BMI<37.5kg/m²，推荐手术；27.5kg/m²≤BMI<32.5kg/m²，经改变生活方式和内科治疗难以控制，且至少符合 2 项代谢综合征组分或存在合并症，综合评估后可考虑手术。②男性腰围≥90cm，女性腰围≥85cm，参考影像学检查提示中心型肥胖，经多学科综合治疗协作组（MDT）广泛征询意见后可酌情提高手术推荐等级。③建议手术年龄为 16～65 岁。

表 7-4-5　目前美国 FDA 批准的 6 种减肥药物比较

药品名称	作用机制	1 年内体重降低	不良反应	禁忌证
氯卡色林	5-羟色胺 2C 受体激动剂	3.6%	头痛、头晕、恶心、口干、乏力、便秘	妊娠和哺乳期
芬特明/托吡酯	激活交感神经和 GABA 受体	6.6%～8.6%	头晕、失眠、口干、便秘、味觉障碍、感觉异常	妊娠和哺乳期、甲亢、青光眼，和单胺氧化酶抑制剂及儿茶酚胺合用
纳曲酮/安非他酮	抑制多巴胺和去甲肾上腺素受体再摄取，拮抗阿片受体	4.8%	头痛、头晕、恶心、呕吐、便秘	高血压、厌食症、药物或酒精戒断
利拉鲁肽	GLP-1 受体激动剂	5.8kg	恶心、呕吐、胰腺炎	髓样甲状腺癌、多发性内分泌腺瘤-Ⅱ型
奥利司他	肠道脂肪酶抑制剂	2.9%～3.4%	脂溶性维生素吸收减少、胃胀气、脂肪泻	慢性吸收不良综合征、胆汁淤积、妊娠或哺乳期
芬特明	激活交感神经	2～24 周减少 3.6kg	头晕、口干、失眠、血压升高、心率增快	心脏疾病、高血压、妊娠或哺乳期、焦虑症

2）手术类型：减重手术根据其原理可分为减少吸收型手术及限制摄入型手术。前者包括胆胰旷置术、十二指肠转位术、小肠绕道术和回肠转位术等。后者包括垂直绑带式胃减容术、胃球囊术和可调节胃绑带术。目前，被广泛接受的减重外科式式包括腹腔镜胃袖状切除术（laparoscopic sleeve gastrectomy，LSG）、腹腔镜 Roux-en-Y 胃旁路术（laparoscopic Roux-en-Y gastric bypass，LRYGB）、胆胰转流十二指肠转位术（biliopancreatic diversion with duodenal switch，BPD/DS）。其中，LRYGB 手术可兼顾减少吸收和限制摄入，是目前认为治疗极度肥胖和肥胖相关并发症最有效的治疗方法之一。

3）手术治疗的风险：大部分手术方式将永久性改变患者的消化道解剖结果，患者需充分了解手术将带来的可能并发症及术后生活方式的改变。恶心、呕吐为术后最常见的症状；术后并发症包括胃肠道出血、肠梗阻、脂肪泻、吻合口漏、吻合口狭窄等。减少吸收型手术可出现维生素和微量元素的缺乏。胃旁路手术患者因高尿酸尿、低钙血症所致患尿路结石的风险较高。

4）术后随访：手术治疗后长期按计划对患者进行随访和监测是保证术后疗效、防止体重反弹的关键。同时注意有无手术并发症发生、有无营养物质、维生素和矿物质的缺乏，以便及时进行针对性的治疗，必要时进行相关心理治疗。术后第 1 年中，至少进行 3 次门诊随访、更多的电话随访或其他方式随访。对于施行可调节胃绑带术的患者，门诊随访的次数可相应增加，根据患者的减重程度对绑带进行适当的调节。

肥胖是一种慢性疾病，在超重 / 肥胖诊治过程中，应"以肥胖相关并发症为中心"对超重 / 肥胖进行分级诊断。治疗上倡导多学科协作，个体化、针对性地对超重 / 肥胖进行管理和长期随访（表 7-4-6）。

（4）儿童期肥胖的治疗：儿童期肥胖治疗的原则为不影响儿童正常生长发育。行为方式干预、饮食调整结合运动的治疗方案较为有效。禁食、药物治疗及手术治疗不适用于儿童期肥胖的治疗。

表 7-4-6　超重 / 肥胖症诊断及治疗的总体指南

BMI	疾病阶段	慢性疾病防治分级	建议治疗
<25kg/m², 部分地区 <23kg/m²	正常	一级	健康的生活方式
25～29.9kg/m², 部分地区 23～24.9kg/m²	超重 0 级	二级	生活及行为方式治疗
≥30kg/m², 部分地区 ≥25kg/m²	肥胖 0 级	二级	生活及行为方式治疗；减重药物
≥25kg/m², 部分地区 ≥23kg/m²	肥胖 1 级（至少合并 1 种轻中度并发症）	三级	生活及行为方式治疗；减重药物
≥25kg/m², 部分地区 ≥23kg/m²	肥胖 2 级（至少合并 1 种重度并发症）	三级	生活及行为方式治疗；减重药物；可考虑外科手术

（陈璐璐）

参 考 文 献

[1] Tian Y，Jiang C，Wang M，et al. BMI，leisure-time physical activity，and physical fitness in adults in China：results from a series of national surveys，2000-14. Lancet Diabetes Endocrinol 2016，4（6）：487-497.

[2] GBD 2015 Obesity Collaborators，Afshin A，Forouzanfar MH，et al. Health effects of overweight and obesity in 195 countries over 25 Years. N Engl J Med 2017，377（1）：13-27.

[3] 中国超重 / 肥胖医学营养治疗专家共识编写委员会. 中国超重 / 肥胖医学营养治疗专家共识（2016 年版）. 中华糖尿病杂志，2016，8（9）：451-455.

[4] Garvey WT，Mechanick JI，Brett EM，et al. American

association of clinical endocrinologists and American college of endocrinology comprehensive clinical practice guidelines for medical care of patients with obesity. Endocr Pract 2016, 22（Suppl 3）：1-203.

[5] 中华医学会内分泌学分会肥胖学组. 中国成人肥胖症防治专家共识. 中华内分泌代谢杂志. 2011, 27（9）：711-717.

[6] Apovian CM, Aronne LJ, Bessesen DH, et al. Pharmacological management of obesity: an endocrine Society clinical practice guideline. J Clin Endocrinol Metab 2015, 100（2）：342-362.

[7] Bray GA, Heisel WE, Afshin A, et al. The science of obesity management: an endocrine society scientific statement. Endocr Rev 2018, 39（2）：79-132.

[8] Durrer Schutz D, Busetto L, Dicker D, et al. European practical and patient-centred guidelines for adult obesity management in primary care. Obes Facts 2019, 12（1）：40-66.

[9] Styne DM, Arslanian SA, Connor EL, et al. Pediatric obesity-assessment, treatment, and prevention: an endocrine society clinical practice guideline. J Clin Endocrinol Metab 2017, 102（3）：709-757.

[10] Schwartz MW, Seeley RJ, Zeltser LM, et al. Obesity pathogenesis: an endocrine society scientific statement.

Endocr Rev 2017, 38（4）：267-296.

[11] Yumuk V, Tsigos C, Fried M, et al. European guidelines for obesity management in adults. Obes Facts, 2015, 8（6）：402-424.

[12] Stegenga H, Haines A, Jones K, et al. Identification, assessment, and management of overweight and obesity: summary of updated NICE guidance. BMJ, 2014（349）：g6608.

[13] 中华医学会外科学分会甲状腺及代谢外科学组, 中国医师协会外科医师分会肥胖和糖尿病外科医师委员会. 中国肥胖及 2 型糖尿病外科治疗指南（2019版）[J]. 中国实用外科杂志, 2019, 39（4）：301-306.

[14] Goodarzi MO. Genetics of obesity: what genetic association studies have taught us about the biology of obesity and its complications. Lancet Diabetes Endocrinol 2018, 6（3）：223-236.

[15] Bessesen DH, Van Gaal LF. Progress and challenges in anti-obesity pharmacotherapy. Lancet Diabetes Endocrinol, 2018, 6（3）：237-248.

[16] Ford ND, Patel SA, Narayan KM. Obesity in Low- and Middle-Income Countries: Burden, Drivers, and Emerging Challenges. Annu Rev Public Health, 2017（38）：145-164.

第五章 非酒精性脂肪性肝病

非酒精性脂肪性肝病（non-alcoholic fatty liver disease，NAFLD）是一种进行性代谢性疾病，其疾病谱非常广泛，从单纯性非酒精性脂肪肝（NAFL）到非酒精性脂肪性肝炎（non-alcoholic steatohepatitis，NASH）、肝硬化、肝细胞癌（HCC）、肝移植和死亡。有研究表明 NAFLD 的临床负担不仅局限于肝相关的发病率和死亡率，而且越来越多的证据表明 NAFLD 是一种多系统疾病，影响多个肝外器官和调节通路。目前以人群为基础的 NAFLD 患病率在男性中约为 30%～40%，在女性中约为 15%～20%，在 2 型糖尿病患者中甚至更高，在这组患者中高达 70%。一项 Meta 分析显示，NAFLD 总体死亡率增加了 57%，主要原因是肝脏相关疾病和心血管疾病（CVD），NAFLD 患者中 2 型糖尿病发病风险增加了约 2 倍，NAFLD 患者慢性肾脏病（CKD）风险增加约 2 倍。NAFLD 与其他慢性疾病代谢疾病有关，如睡眠呼吸暂停、结直肠癌、骨质疏松症、银屑病和多囊卵巢综合征等。随着生活水平的提高和生活方式及饮食习惯的改变，NAFLD 的流行在亚洲迅速增长，成为一个重要的公共卫生问题。由于亚洲是一个大而异质性的地区，其社会经济地位和肥胖患病率存在潜在的差异，NAFLD 的总体患病率差异很大，从 15% 到 40% 不等。我国最近数据显示 NAFLD 患病率约 30%，NAFLD 的流行趋势与西方世界报道的相似，这表明 NAFLD 是一种值得初级保健医生、专家和医生注意的全球性疾病。

一、NAFLD 的定义

首先要明确脂肪肝的定义：脂肪肝是指肝脏脂肪（主要是甘油三酯）的过量沉积。在肝组织切片上观察到肝脂肪变性细胞大于 5% 即为脂肪肝。如果根据质子磁共振波谱法（¹H-MRS）评估肝脏脂肪含量——高于 5.6% 定义为脂肪肝。然后明确非酒精性脂肪性肝病的定义：NAFLD 是指除外过量饮酒和其他明确的损肝因素所致的肝细胞内脂肪过量积聚。其特点是肝脏脂肪含量过多沉积，并与胰岛素抵抗（IR）有关。NAFLD 的诊断需要排除继发性原因和饮酒量（乙醇量）。男性大于 30g/d、女性大于 20g/d——超过上述饮酒量限制发生的脂肪肝即为酒精性脂肪肝病。

NAFLD 包括具有不良预后的两种病理情况：单纯性非酒精性脂肪肝（NAFL）和非酒精性脂肪性肝炎（NASH）；后者可以进展为一系列不同严重程度的肝脏疾病：包括肝纤维化、肝硬化和肝细胞癌（表 7-5-1）。

表 7-5-1　非酒精性脂肪性肝病分级

分级
单纯性非酒精性脂肪肝（NAFL）
单纯脂肪变性
轻度脂肪变性，小叶炎症
非酒精性脂肪性肝炎（NASH）
早期 NASH：无或轻度纤维化（F0～F1）
伴纤维化：显著（≥F2）或者进展性（≥F3，纤维桥形成）
肝纤维化
NASH-肝硬化（F4）
肝细胞肝癌

二、NAFLD 流行病学

NAFLD 是全球最常见的慢性肝病，普通成人 NAFLD 患病率介于 6.3%～45%[25.24%（22.10%～28.65%）]，其中 10%～30% 为 NASH。中东和南美洲 NAFLD 患病率最高，非洲最低，包括中国在内的亚洲多数国家 NAFLD 患病率处于中上水平（大于 25%）。来自上海、北京等地区的流行病学调查显示，普通成人 B 超诊断的 NAFLD 患病率 10 年间从 15% 增加到 31% 以上，50～55 岁以前男性患病率高于女性,其后女性的患病率增长迅速甚至高于男性。1996 年至 2002 年期间,上海某企业职工健康查体血清谷丙转氨酶(alanine aminotransferase,ALT)增高者 NAFLD 检出率从 26% 增至 50% 以上,NAFLD 目前已成为健康查体血清 ALT 和 γ- 谷氨酰转肽酶(gamma-glutamyl transferase,GGT)增高的主要原因。中国香港成年人在 3～5 年内 NAFLD 累计发生率为 13.5%,但是重度肝脂肪变和进展性肝纤维化相对少见。浙江省宁波市非肥胖成人 NAFLD 患病率和年发病率分别为 7.3% 和 1.8%。在 152 例肝活检证实的 NAFLD 患者中 NASH 占 41.4%,肝硬化占 2%;另一项 101 例肝活检证实的 NAFLD 患者中,NASH 和肝硬化分别占 54% 和 3%,合并代谢综合征(MS)、2 型糖尿病的 NAFLD 患者通常肝组织学损害严重,NASH 和进展性肝纤维化检出率高。

中国 NAFLD 患病率变化与肥胖症、2 型糖尿病和 MS 流行趋势相平行。目前我国成人总体肥胖、腹型肥胖、2 型糖尿病患病率分别高达 7.5%、12.3% 和 11.6%。一方面,肥胖症、高脂血症、2 型糖尿病患者 NAFLD 患病率分别高达 60%～90%、27%～92% 和 28%～70%;另一方面,NAFLD 患者通常合并肥胖症[51.34%(41.38%～61.20%)]、高脂血症[69.16%(49.91%～83.46%)]、高血压病[39.34%(33.15%～45.88%)]、2 型糖尿病[22.51%(17.92%～27.89%)]以及代谢综合征(MS)[42.54%(30.06%～56.05%)]。

与肥胖症密切相关的富含饱和脂肪和果糖的高热量膳食结构,以及久坐少动的生活方式同样也是 NAFLD 的危险因素。腰围增大与 IR 和 NAFLD 的关联高于皮下脂肪增多及体重指数(BMI)增加。即使应用 2000 年世界卫生组织西太平洋地区标准诊断超重和肥胖症,BMI 正常成人(瘦人)NAFLD 患病率亦高达 10% 以上。瘦人 NAFLD 通常有近期体重和腰围增加的病史,高达 33.3% 的 BMI 正常的 NAFLD 患者存在 MS,NAFLD 比 BMI 所反映的总体肥胖和腰围所提示的腹型肥胖更能预测 MS。肌少症与瘦人和肥胖症患者脂肪肝的发生都独立相关。我国汉族居民 NAFLD 的遗传易感基因与国外报道基本相似,PNPLA3 I148M 和 TM6SF2E167K 变异与 NAFLD 及其严重程度相关,这类患者 IR 的特征不明显。此外,高尿酸血症、红细胞增多症、甲状腺功能减退、垂体功能减退、睡眠呼吸暂停综合征、多囊卵巢综合征也是 NAFLD 发生和发展的独立危险因素。

三、发病机制

一般认为 NAFLD 的发生依赖于脂肪组织和肝脏存在 IR。当外周脂肪组织存在 IR 的情况下,脂肪组织中的甘油三酯分解为甘油和游离脂肪酸(FFA)。大量 FFA 流向肝脏,在肝脏再生成脂肪。当过量的脂肪沉积于肝脏不能充分氧化分解或转运的情况下,脂肪毒性中间体如二酰甘油(DAG)的积累导致肝脏 IR 的发生。肝脏中 FFA 流量的增加反过来使肝细胞处于代谢超负荷状态,促进肝细胞脂毒性和内质网应激(ERS),并释放多种细胞因子,如库普弗细胞释放的内毒素 Toll 样受体 4(TLR4)诱导的细胞因子和免疫介导的肝细胞损伤共同激活细胞损伤和细胞死亡通路,标志着单纯性脂肪肝向 NASH 的进展。当这些过程持续和反复存在时,肝脏星型细胞活化、胶原沉积,最终导致肝纤维化发生。

1. 肝脏脂质稳态　外周脂肪酸(FA)输送到肝脏、通过酯化或氧化利用以及循环之间的精细调控来维持平衡。胰岛素信号转导对脂糖代谢的整合至关重要,它通过激活固醇调节元件结合蛋白 1c(SREBP-1c)和 Akt 调节 VLDL 的产生来控制脂质的从头合成(DNL)。过氧化物酶体增殖物激活受体(PPARγ)促进脂质氧化和脂肪酸转运蛋白(FATP)的表达。膳食脂肪首先被肠道吸收。肠上皮细胞通过胆汁酸(BA)水解脂质并吸收。脂质一旦被吸收,则在肠上皮细胞中被酯化并包装成初级乳糜微粒,通过淋巴系统释放到循环系统中。初级乳糜微粒进入循环后,通过载脂蛋白 E(ApoE)和载脂蛋白 C2(ApoC2)而成熟。成熟的载脂蛋白 2 可以激活脂蛋白脂酶,将甘油三酯水解成甘油和脂肪酸(FA)。FA 部分被脂肪组织吸收,剩余部分掺入进乳糜残粒,与载脂蛋白 E 受体结合后被肝脏摄取。

2. 肝脏脂肪生成　肝脏 FA 来源于肝细胞摄取的外周脂肪分解、肝细胞内脂肪从头合成(DNL)和饮食来源的脂肪酸。FA 一旦进入肝细胞，则根据机体不同的代谢需求被进一步加工形成甘油三酯储存于肝细胞或被线粒体氧化产生能量和酮体或与脂蛋白结合以 VLDL 的形式转运到肝细胞外或用于合成磷脂。乙酰辅酶 A（acetyl-CoA）和丙二酰辅酶 A（malonyl CoA）是肝脏内 DNL 重要代谢中间体。乙酰辅酶 A 羧化酶（ACC）和脂肪酸合成酶（FAS）是催化肝 FA 合成的两种主要酶。DNL 分别通过 SREBP-1c 和碳水化合物反应元件结合蛋白（ChREBP）在转录水平上受到胰岛素和葡萄糖的严格调控。SREBP-1c 和 ChREBP 的活性均受肝脏 X 受体（LXR）的控制，LXR 与 CYP7A1 等靶基因启动子的反应元件结合。LXRα 亚基缺失小鼠显示 SREBP-1c 降低及脂肪生成减少。LXR 直接诱导 ACC 和 FAS 表达，并通过胰岛素和葡萄糖间接激活。FA 以甘油三酯的形式存储于肝细胞，然后以脂滴的形式存储在肝细胞内，或装配成 VLDLs。SREBP-1c 通过降低微粒体转移蛋白的表达抑制 VLDL 向肝细胞外的转运。在胰岛素抵抗状态下，由于脂肪细胞脂解增加，非酯化脂肪酸（NEFA）池增大，FA 不仅被肝细胞被动地接受，而且在 FATP2 和 FATP5 作用下主动进入肝脏。脂肪酸转位酶（CD36/FAT）表达于巨噬细胞、脂肪细胞、肌细胞、肠上皮细胞和肝细胞，促进细胞对脂肪酸的摄取和转运。在肝脂肪变性啮齿动物中发现 CD36/FAT 表达增加，而且是 LXR、孕烷 X 受体、PPARγ 的共同靶点。其在人类脂肪性肝病中的作用尚不清楚，然而，在病态肥胖的 NAFLD 患者中，NASH 患者肝脏 CD36/FAT mRNA 水平与肝脂肪含量以及肝细胞凋亡呈正相关。

3. 肝脂肪酸氧化 FA 在线粒体、过氧化物酶体或微粒体氧化，是机体最有效的能量来源。FA 在线粒体 β 氧化，是禁食状态的主要能源，FA 需要从细胞质转移到线粒体才能进行 β 氧化。短链和中链脂肪酸可以直接扩散到线粒体膜上，但长链脂肪酸（LCFA）被胞质中酰基辅酶 A 合成酶激活生成酰基辅酶 A。LCFA 由肉碱棕榈酰转移酶 1（CPT-1）穿梭并在线粒体外膜上催化。丙二酰 CoA 是 DNL 的关键中间体，也是 CPT-1 的抑制剂。这一步骤由 PPARα 促进并上调 FA 转运蛋白质和载脂蛋白 B 代谢相关酶。在正常情况下，短链脂肪酸、中链脂肪酸和长链脂肪酸在线粒体进行 β 氧化，而超长链脂肪酸则在过氧化酶体中氧化。当 FA 过量时，则启动内质网 CYP4A 依赖的 ω 氧化。同样，过量的 FA，乙酰辅酶 A 可以转化为酮体而不是进入三羧酸循环。

4. 肝脏葡萄糖代谢 碳水化合物的摄入也可以影响 FA 在肝脏中的代谢。过量的葡萄糖通常在胰岛素的作用下以糖原的形式储存于肝脏。过量的葡萄糖不能通过三羧酸循环彻底氧化的情况下，产生大量中间代谢产物，包括甘油、磷酸丙糖和乙酰辅酶 A，进一步转化成甘油三酯或 VLDL。进食后葡萄糖通过门静脉输送到肝脏，以胰岛素非依赖方式由葡萄糖转运体 2 转运至肝细胞。一旦进入肝细胞，葡萄糖被肝脏葡萄糖激酶（L-GCK）磷酸化为 6-磷酸-葡萄糖，进入糖酵解或三羧酸循环。

5. 糖酵解和糖原合成与分解 胰岛素通过 10 个步骤步调节糖酵解过程。葡萄糖代谢为丙酮酸的过程中，每分子葡萄糖生成两分子 ATP 和两分子 NADH。参与调控的关键酶包括葡萄糖激酶（L-GCK）、磷酸果糖激酶、AMP 和丙酮酸激酶。丙酮酸激酶由磷酸烯醇丙酮酸激活，并且受 ATP 丰度的限制。ChREBP 通过葡萄糖诱导丙酮酸激酶的转录；胰岛素、肾上腺素和胰高血糖素通过 PI3K 途径调节丙酮酸激酶。丙酮酸脱羧生成乙酰辅酶 A，然后进入三羧酸循环进行分解途径或进入脂肪酸从头合成途径。胰岛素还通过抑制蛋白激酶 A（PKA）激活糖原合成，PKA 是糖原合成酶的抑制剂，是催化尿嘧啶-二磷酸葡萄糖生成糖原的关键酶。

6. 胰岛素抵抗和脂肪肝 当胰岛素信号转导障碍时，肝细胞发生脂肪变性。随着脂肪组织和肝脏 IR 的发展，FA 持续过量转运至肝脏。同位素示踪研究发现，NAFLD 患者中，大部分肝脂肪来自 NEEF 池（59%），其余的来自 DNL（26%）和饮食（15%）。IR 状态下，胰岛素介导的抑制脂肪细胞的脂解作用减弱，并在脂肪组织中招募巨噬细胞，引起促炎细胞因子分泌增加（如 TNF-α），引起脂肪分解，导致过多 NEFA 流向肝细胞形成脂肪肝。同样，过多的 NEFA 流向骨骼肌，发生骨骼肌的胰岛素抵抗，骨骼肌葡萄糖摄取受损。结果导致外周 IR 的发展和代偿性高胰岛素血症，引起 FA 向肝脏的输送进一步增加。高胰岛素血症导致转录因子 SREBP1c 和 ChREBP 过度刺激，使肝细胞脂肪合成增加。在肝脏胰岛素抵抗状态下，尽管有高胰岛素血症，但是糖异生并没有被抑制，这为 DNL 提供了更多的底物。在 NAFLD 患者肝脏 β 氧化和 VLDL 装配过程均受到抑制，导致脂肪在肝脏进一步累积。

7. 胆汁酸与脂肪肝 胆汁酸（bile acid，BA）从肠道吸收，是葡萄糖和脂质平衡的重要调节因子，并且与肝脏法尼酯 X 受体（FXR）结合。在肝脏，FXR 是 BA 合成的关键负调控因子，通过上调小异二聚体伴侣（SHP）蛋白干扰 CYP7A1 启动的胆固醇向初级胆酸的转化。FXR 通过直接抑制 ChREBP 和 SHP-SREBP1c 轴抑制糖酵解和脂肪合成。激活肝脏 FXR 可以使肝脏脂肪酸和甘油三酯合成减少，诱导 PPARα 增加 FFA 的 β 氧化。*FXR* 基因缺失的小鼠发生中度肝脂肪变性。

8. 非酒精性脂肪性肝炎（NASH） 单纯肝细胞脂肪变性认为是 NAFLD/NASH 发病机制中的"第一个打击"，但现在许多研究者认为这是反映肝细胞 FFA 流量和细胞应激反应变化的一种附带现象。因此，肝脂肪变性可以被认为是对肝细胞应激的早期适应性反应。甘油三酯是一个相对稳定的分子，储存于肝细胞，但是，过多的 FFA 对肝脏产生损伤。研究表明，在蛋氨酸缺乏饮食（MCD）饲养的瘦素受体缺乏小鼠（db/db 小鼠）沉默表达二酰甘油酰基转移酶 2（催化 FFA 合成甘油三酯的关键酶），增加小鼠肝脏氧化应激、肝脏炎症、纤维化和肝细胞凋亡。因此，讨论 NAFLD/NASH 的发病机制和进展时应该考虑基本生化和免疫过程的共同影响，而不是仅仅遵循"二次打击"学说。当肝脏清除 FA 有害作用的适应性机制被破坏，则启动 ROS、ERS 和细胞功能损伤，即脂质毒性。肝细胞损伤引发免疫介导的肝细胞损伤、坏死、凋亡、修复通路等复杂机制作用下，肝脏星状细胞被活化，导致纤维形成，最终形成肝纤维化和肝硬化。

9. 天然免疫与 NASH 脂多糖（LPS）是革兰氏阴性菌外壁的关键成分之一，在天然免疫应答中起着重要作用，是促进 NASH 形成的研究热点之一。LPS 通过门静脉直接转运到肝脏，由位于库普弗细胞（Kupffer 细胞，肝脏巨噬细胞）上的 Toll 样受体 4（TLR4）识别。LPS 激活 TLR4 需

要核心受体 CD14 和 MD-2 参与，激活骨髓分化因子 88（MyD88）依赖的 Toll/IL-1 受体区域适配诱导干扰素 β（TRIF）信号通路，最终导致 NF-κB 通路和 JNK 通路上调。小鼠模型显示，在 MCD 饲养的野生型小鼠中，TLR4 表达增强，门脉内毒素水平升高。TLR4 突变小鼠肝脏脂质沉积减少，肝纤维化标志物 mRNA 水平降低。高脂饮食饲养小鼠 4 周改变了肠道菌群的含量，增加了 LPS 的水平。给小鼠皮下注射 LPS 引起的内毒素血症可以诱导 NASH 表型。在瘦素缺乏或瘦素抵抗小鼠中，用益生菌抑制革兰氏阴性菌使肠道内毒素减少，可防止 NASH 和 IR 的发生。目前还不清楚导致 NASH 发病的 TLR-4 的确切下游通路，但可能包括伴侣蛋白、转录因子和 ROS。TLR 是一系列识别受体家族，它们在天然免疫系统中发挥关键作用，可以识别病原体上的特定区域，包括 LPS（TLR4）、肽聚糖（TLR2）和非甲基化 CpG 序列（TLR9）。目前对 NASH 的研究一般集中于 TLR4，最近 TLR9 和 TLR2 的作用正在研究中。

10. NAFLD/NASH 的遗传因素 肥胖、CVD、2 型糖尿病和 NAFLD 具有共同的共患遗传风险，其相对风险约占 30%～50%。孟德尔遗传模式的特征是导致疾病的特定基因发生单一、罕见、高度外显的突变，与此相反，NAFLD 等复杂性状是环境暴露和敏感的多基因背景相互作用的结果，包括多个独立的修饰因子。双胞胎研究、家族聚集、不同种族易感性以及预后的明显变异性的证据表明，NAFLD 是一种可遗传的组分。通过全基因组关联分析（GWAS）或候选基因分析与 NAFLD 相关的基因得到了独立验证。包括 patatin 样磷脂酶域蛋白 3（PNPLA3）、葡萄糖激酶调节因子（glucokinase regulator GCKR）和最近发现的跨膜 6 超家族 2（TM6SF2）。这些基因不仅与肝 TG 含量的变化有关，还与肝纤维化的发生有关。

11. 肠道微生物组与 NASH 胃肠道中大约有一百万亿个共生生物，含有 7 000 多种不同的细菌。细菌的数量因肠道的位置而异，从胃到结肠都在增加。细菌的组成也取决于年龄和饮食。肠道与肝脏之间的相互作用称为肠 - 肝脏轴，在 NAFLD 的发展和演变中发挥着重要作用。门静

脉血流量是连接肠 - 肝轴的纽带。由门静脉进入肝脏血液的很大一部分暴露在肠道微生物群产生的代谢产物中，包括苯酚、乙醛和氨以及促炎细菌成分，如肽聚糖和 LPS。肝脏有多种多样的免疫细胞（如淋巴细胞、巨噬细胞、树突状细胞和自然杀伤细胞）。先天免疫系统通过细胞内或肝细胞表面表达的模式识别受体（PRR）对细胞损伤或病原体作出反应，损伤细胞释放的损伤相关分子模式（DAMPs）或细菌产生的病原体相关分子模式（PAMP）被 PRR 识别。（TLR 的功能是诱导先天免疫系统相关反应的分子基因转录，TLR 在星状细胞、库普弗细胞和肝细胞中表达，能够识别多种能诱导促炎反应的 PAMPs。因此，它们的激活对 NAFLD 的发生发展中起着重要作用。

12. 乙醇和非酒精性脂肪性肝病 乙醇是人体代谢的正常副产品。肝脏通过乙醇脱氢酶、过氧化氢酶和微粒体氧化系统来清除乙醇。酒精假说提出内源性酒精水平的增加与氧化应激的增加有关，直接导致炎症级联激活，最终导致脂肪肝和肝硬化。有研究显示没有摄入任何含乙醇饮料的 NASH 患者的血清酒精水平高于非 NASH 患者和非 NASH 的肥胖及正常体重者。有趣的是，通常注意到 NASH 患者的肝脏活检与酒精性肝病患者的肝脏活检组织学相似，这可能表明了一个共同的启动子是导致肝脏变化的原因。此外，乙醇含量的增加也表明增加肠道通透性，导致 LPS 水平增高。NAFLD 个体中乙醇水平升高的机制尚未完全了解。一些研究表明，肠道菌群是内源性酒精的主要来源。

四、NAFLD 的临床特点

越来越多的证据表明，NAFLD 是一种全身性代谢性疾病。其临床特点主要包括肝病进展相关的特征和全身代谢紊乱相关的特征。

1. 肝病相关特征 NAFLD 患者起病隐匿且肝病进展缓慢，NASH 患者肝纤维化平均 7～10 年进展一个等级，间隔纤维化和肝硬化是 NAFLD 患者肝病不良结局的独立预测因素。在包括 1 495 例 NAFLD 随访 17 452 人年的系统综述和 Meta 分析中，全因死亡特别是肝病死亡风险随着肝纤维化的出现及程度加重而显著增加。非酒精性肝脂肪变患者随访 10～20 年肝硬化发生率仅

为 0.6%～3%，而 NASH 患者 10～15 年内肝硬化发生率高达 15%～25%。合并 MS 和 / 或血清 ALT 持续增高的 NAFLD 患者肝组织学分型更有可能是 NASH，大约 40.8%（95%CI 34.7～47.1）的 NASH 患者发生肝纤维化进展，平均每年进展 0.09 等级（95%CI 0.06～0.12）。NAFLD 相关肝硬化和 HCC 通常发生于年长患者。年龄大于 50 岁、BMI 大于 $30kg/m^2$、高血压病、2 型糖尿病、MS 是 NASH 患者肝纤维化和肝硬化的危险因素。与肥胖的 NAFLD 患者相比，BMI 小于 $25kg/m^2$ 的 NAFLD 患者的肝脏炎症损伤和纤维化程度相对较轻。合并高血压病的 NASH 伴肝纤维化患者也是疾病进展的高危人群。NAFLD 相关肝硬化患者代偿期病程可以很长，一旦肝脏功能失代偿或出现 HCC 等并发症则病死率高。NAFLD 与 HCC 之间有因果关系，NAFLD 患者 HCC 发病率为 0.29‰～0.66‰，其危险因素包括隐源性肝硬化、MS 和 2 型糖尿病，PNPLA3 rs738409 C > G 患者更易发生 HCC。NASH 肝硬化患者发生 HCC 的风险显著增加。

2. 全身代谢紊乱相关的特征 近十年来，有研究表明 NAFLD 的临床负担不仅仅局限于肝相关的发病率和死亡率，而且越来越多的证据表明 NAFLD 是一种多系统疾病，影响多个肝外器官和调节通路。由于 NAFLD 已成为世界许多地区慢性肝病的主要病因，NAFLD 也可能成为肝外慢性并发症的一个重要负担。

3. NAFLD 与糖尿病 一项意大利的人群研究发现，糖尿病患者死于慢性肝病的风险大约是正常人的 3 倍。一些研究已经验证了 NAFLD 和 2 型糖尿病之间的关系。大量的临床研究表明 NAFLD 显著增加了发生 2 型糖尿病的风险，从增加 64% 到增加 5.5 倍的风险。随着 NAFLD 严重程度的增加，糖尿病风险显著增加。在普通人群中，无论是血清 ALT 和 GGT 增高还是 B 超诊断的 NAFLD 都显著增加 MS 和 2 型糖尿病的发病率。NAFLD 患者随访 5～10 年 2 型糖尿病风险增加 1.86 倍（95%CI 1.76～1.95），MS 发病风险增加 3.22 倍（95%CI 3.05～3.41）。显然，NAFLD 人群即为 2 型糖尿病的高危人群。

4. NAFLD 与 CVD NAFLD 患者通常具有 MS 的特征，同时也有大量其他新的 CVD 危险

因素。一项对 27 项横断面研究 Meta 分析表明，NAFLD 患者颈动脉内膜中层厚度增加、冠状动脉钙化增加、血流介导的血管舒张功能受损和动脉硬化。几项大型横断面人群和基于医院的研究（包括非糖尿病患者和糖尿病患者）一致表明，NAFLD 患者的临床 CVD 患病率增加，冠状动脉、脑血管和外周血管疾病的患病率高于非 NAFLD 患者，冠状动脉造影的患者中，NAFLD 与冠状动脉疾病严重程度高于非 NAFLD 患者。所有这些关联均独立于传统的 CVD 危险因素。

5. NAFLD 与心肌代谢、心功能及结构异常　NAFLD 与心肌代谢异常有关，Perseghin 等首先利用心脏 MRI 报告了非肥胖、非糖尿病、血压正常的年轻 NAFLD 患者心肌能量代谢受损。与无 NAFLD 的对照组相比，^{31}P 标记的磁共振波谱显示，心外膜区磷酸肌酸 /ATP 比值降低，且脂肪积聚增加。有趣的是，尽管左心室形态特征正常，收缩和舒张功能正常，但仍能检测到这些心肌代谢改变。肝脏内脂肪含量较高的人群心肌脂肪含量增高（心肌脂肪变性）、胰岛素抵抗也更为严重。肝内脂肪含量增加的 2 型糖尿病患者相应地增加心肌胰岛素抵抗，降低心肌灌注。心脏脂肪变性是左室舒张功能障碍很强的预测因子，在儿童 NAFLD 中也证实了类似的发现。与非 NAFLD 患儿相比，超重或肥胖的 NAFLD 患儿具有早期左室功能障碍的超声心动图特征。这些心肌功能异常与多种 CVD 传统危险因素无关。总之，NAFLD 患者心肌底物代谢异常发生在心血管疾病的早期（心肌能量代谢障碍、心肌胰岛素抵抗），对以后发生的心功能和结构异常的结局（如左室功能障碍和肥厚）起着重要作用，这可能与 NAFLD 患者发生充血性心力衰竭风险增加有关。

6. NAFLD 与心律失常　在弗雷明汉心脏研究队列中发现轻度肝转氨酶升高已被证明与房颤发生率的增加呈独立相关。血清肝酶升高（主要是血清 GGT 水平）与房颤风险之间存在类似的联系，这一更大的前瞻性社区研究对 9 333 名受试者进行了为期 12 年的平均随访。意大利一个研究小组最近报道了更多与 NAFLD 相关的 AF 风险增加的直接证据。他们在一项病例对照研究中发现，超声诊断的 NAFLD 与 2 型糖尿病住院患者房颤的发生率增加有关，且这种相关性与以往传统的房颤危险因素无关。对 2 型糖尿 NAFLD 患者平均随访 10 年的前瞻性研究表明，伴有 NAFLD 的 2 型糖尿病患者发生房颤的风险是非 NAFLD 患者的 5 倍。有趣的是，最新的数据表明 NAFLD 与 Q-Tc 间期延长也有独立的联系，是室性心律失常和心脏猝死的强预测因子。这一关联可能与心肌能量代谢障碍有关。

7. NAFLD 与慢性肾脏病（CKD）　NAFLD 和 CKD 之间可能的联系最近引起了相当大的科学兴趣。几项基于人群和医院的大型研究（包括无糖尿病的成年人和糖尿病患者）表明慢性肾病[定义为估算的肾小球滤过率（eGFR）降低和 / 或明显蛋白尿]的患病率在 NAFLD 患者中增加。有报道慢性肾病在 NAFLD 患者中的患病率约为 20%～55%，而非 NAFLD 患者的患病率为 5%～35%。尤其是用肝脏活检病理诊断 NAFLD 的研究中，均报道了 NAFLD 的存在和严重程度与 CKD 分期相关，且独立于传统的肾病危险因素。值得注意的是，在所有这些研究中，NAFLD 都是通过超声诊断的，研究者使用基于肌酐的 GFR 估计方程而不是直接的 GFR 测量来定义 CKD。应该鼓励直接测量 GFR，因为基于肌酐的方程在估计 GFR 时并不准确，尤其是对于严重肥胖或肝硬化患者。有些发表的研究都没有明确评估随访期状态的变化（新脂肪肝的发展、肝硬化的进展或现有脂肪肝的消退）是否改变了发生 CKD 的风险，同样，缺乏 NAFLD 相关的特定肾脏病理 / 形态学的详细信息。因此，需要对更多经活检证实的 NAFLD 患者进行更长期的前瞻性研究，以确定 NAFLD 的改善（对某种 NAFLD 的治疗的反应）最终是否会预防或延迟 CKD 的发展和进展。

五、NAFLD 的病理特征

肝脏活检对诊断 NASH 是必需的，也是唯一可以区分单纯性非酒精性脂肪肝（NAFL）及 NASH 的方法，尽管存在抽样变异的局限性。NAFL 包括：①单纯性肝脂肪变性；②肝细胞脂肪变性及小叶或汇管区炎症，无气球样变；③肝脂肪变性伴气球样变，但无炎症。诊断 NASH 需要同时存在肝脂肪变性、气球样变和小叶炎症。NASH 也可能有其他组织学特征，但不是诊断 NASH 所必需的，如汇管区炎症、多形核白细胞浸润、马洛里小体(Mallory body)、凋亡小体、明显的空泡核、小泡性脂肪变性核及巨线粒体。

1. 单纯性脂肪肝 肝脂肪变性是指肝细胞内脂滴的积聚,当肝脂肪变性细胞大于 5% 时定义为单纯肝脂肪变性。在成人,通常首先影响肝小叶 3 区(小叶中央区)的肝细胞,在儿童患者中影响小叶 1 区(门静脉周围)或全小叶更为常见。单纯性肝细胞脂肪变性分为大泡性脂肪变性、微泡性变性和混合性脂肪变性。混合脂肪变性在 NAFLD 中很常见,大泡性脂肪变性和小泡性脂肪变性并存。单纯的肝脂肪变性可能不会随着 NAFLD 的进展而持续,而且在肝硬化患者减少或消失,而被纤维化所替代。脂肪变性程度的组织学评估基于肝细胞受累的百分比,通常是半定量的。最常见的是,按照脂肪变性的范围分为三度:轻度 5%～33%,中度 33%～66%,重度 >66%。

2. 肝脂肪变性与炎症 单纯肝脂肪变性在 NAFLD 中很少孤立存在,常常伴有小叶内慢性单核细胞炎症性浸润。由淋巴细胞(主要是 T 细胞)、罕见浆细胞和单核细胞组成,中性粒细胞混合炎症较少见。库普弗细胞被认为在 NAFLD 的发病和发展过程中发挥着重要的作用,通过调节肝脏甘油三酯的储存,介导炎症,与促进肝细胞损伤,启动纤维化有关。先天免疫信号异常可引起 NAFLD 炎症反应,而氧化应激可通过刺激体液和细胞免疫反应促进疾病进展。

3. NASH 临床上明确区分单纯肝细胞脂肪变性、轻度炎症和脂肪性肝炎是非常重要的。大多数专家认为,对 NASH 形态学改变的最低要求包括肝细胞气球样变性、脂肪变性和炎症。这些主要的病变在肝小叶第 3 区。肝细胞气球样变性的特点是肝细胞呈圆形、体积增大(通常细胞直径大于 30μm),胞质轻染。气球样变性是目前所有评估 NAFLD 活性分级系统的重要组成部分。

4. NASH 相关纤维化与肝硬化 NASH 是一种动态状态,在一定条件下,可以恢复到单纯性脂肪肝,也可以在有害因素持续刺激下向肝纤维化进展,或导致进展性纤维化,最终导致肝硬化。肝纤维化分为 0～4 期(F0～F4):

——无纤维化(F0);
——门脉周围纤维化、无纤维隔形成(F1);
——门脉周围纤维化、很少量纤维隔(F2);
——中央静脉和门脉之间纤维隔形成(F3);
——肝硬化(F4)。

进展性肝纤维化定义为:肝脏病理可见 2 期或 2 期以上纤维化(F2)。

六、诊断及鉴别诊断

(一)NAFLD 的诊断

1. 临床特征和实验室检查

(1)临床特征:可无症状;部分可出现乏力、消化不良、肝区隐痛、肝脾肿大等症状及体征,常伴有超重 / 肥胖,可以伴有内分泌代谢疾病和 MS 其他组分表现。

(2)饮酒量:男性饮酒折合乙醇量 < 30g/d(<210g/ 周),女性 <20g/d(<140g/ 周)。计算方法:乙醇的摄入量(g)= 体积(ml)× 酒精度数(%)× 0.8。

(3)排除引起 NAFLD 或肝酶升高的其他肝病:病毒性肝炎、自身免疫性肝炎、乳糜泻、肝豆状核变性、α₁- 抗胰蛋白酶缺乏等慢性肝病以及肝脏恶性肿瘤、感染和胆道疾病。对于肝酶异常的 HBsAg 阳性患者,若其血清 HBV DNA 滴度小于检测下限且存在代谢危险因素时,其肝酶异常更有可能是 NAFLD。

(4)除外服用可能导致脂肪肝的药物:糖皮质激素、合成雌激素、他莫昔芬、胺碘酮、丙戊酸钠、奥氮平等。

(5)伴随全身疾病的继发性脂肪性肝病:全胃肠外营养、炎症性肠病、腺垂体功能减退、甲状腺功能减退、脂肪萎缩症、性腺功能减退等。此时疾病的命名应该包括病因和相应的病理改变,如肠外营养诱导性脂肪性肝病(或脂肪性肝炎),而不是笼统地诊断为"继发性脂肪性肝病"。

(6)肝酶学检查:丙氨酸转氨酶(ALT)和天冬氨酸转氨酶(AST)可轻度升高,通常在正常上限 1.5～2 倍。没有其他原因可以解释的肝酶轻度异常可以考虑 NAFLD 的诊断。肝酶升高至正常上限 2～3 倍,强烈提示 NASH。但仅靠 ALT 和 AST 诊断可能会低估 NASH 的诊断,因为很多情况下 NASH 患者肝酶仍在正常范围。另外在疾病的发展过程中肝酶可能出现波动,甚至在肝硬化阶段可以正常。因此,肝酶轻度升高作为疾病活动的诊断和监测存在一定的局限性。

2. 影像学检查

（1）定性诊断

1）腹部超声检查：根据亚太地区 NAFLD 诊疗指南，经腹部超声检查具备以下异常表现两项以上者可诊断为脂肪肝：①肝脏近场回声增强，远场回声减弱；②肝脏实质回声致密，强于肾脏实质；③肝内血管和胆道结构显示不清。

2）磁共振影像检查：通过对比磁共振肝脏正相位影像（增强水和脂肪信号）和反相位影像（抑制水和脂肪信号），可特异显示肝脏内脂肪沉积，做出脂肪肝的诊断。

该方法仍属于定性诊断，且价格昂贵，并不由于超声波定性诊断，因此不作为常规诊断脂肪肝的方法。

（2）定量诊断

1）^{1}H 磁共振波谱成像（^{1}H magnetic resonance spectroscopy，^{1}H-MRS）：^{1}H-MRS 利用水和脂质分子上的质子磁共振波谱频率的差别，通过测定特定肝区脂、水分子总量的比例，从而获得精确的肝脏脂肪含量信息（以脂肪含量百分比表示）。目前，^{1}H-MRS 已成为无创定量肝脏脂肪含量的"金标准"应用于临床研究。

2）标准化超声定量肝脏脂肪含量方法：利用脂肪肝病变在超声影像学上表现为肝脏回声衰减和肝肾回声比值降低的特点，借助计算机图像分析软件对脂肪肝影像学参数进行量化分析，可测定肝脏脂肪含量（以肝脏脂肪含量百分比表示）。其准确性良好（可解释变异量 79.8%），成本低廉，操作简便，更适合于无条件购置 Fibroscan 仪器的基层单位进行肝脏脂肪含量的筛查，在临床具有很好的实用性和可推广性。

3）FibroScan 或 FibroToch 检查：受控衰减参数（controlled attenuation parameter，CAP）是一项基于 FibroScan 或 FibroTouch 的肝脏瞬时弹性成像平台定量诊断脂肪肝的新技术。CAP 能够检出 5% 以上的肝脂肪变，可以区分轻度肝脂肪变与中-重度肝脂肪变。虽然 CAP 区分不同程度肝脂肪变的诊断阈值及其动态变化的临床意义尚待明确，但客观的测定值能够增加医生对治疗方法的选择和患者对治疗的依从性。基于 FibroScan 或 FibroTouch 的振动控制瞬时弹性成像（VCTE）检测的肝脏弹性值（liver stiffness measurement，LSM）对 NAFLD 患者肝纤维化的诊断效率优于血清学预测模型，有助于区分无/轻度肝纤维化（F0、F1）与进展期肝纤维化（F3、F4），同样至今仍无公认的阈值用于确诊肝硬化。重度肝脂肪变（CAP 值显著增高）、明显的肝脏炎症（血清氨基酸转移酶大于 5 倍正常值上限）、肝脏淤血和胆汁淤积等都可高估 LSM 值判断肝纤维化的程度。

4）MRI 实时弹性成像（MRE）：MRE 是利用磁共振技术检测肝脏组织弹性信息，从而对肝脏纤维化进行无创评估，单位以 kPa 表示，对 NAFLD 患者肝硬化的阴性预测值较 VCTE 高。

3. 肝活检病理诊断 具体病理诊断依据见 NAFLD 病理特征。这里主要介绍两个病理诊断的评分系统。

国内外大多数指南推荐按照美国国立卫生研究院 NASH 临床研究网病理工作组指南常规进行 NAFLD 活动度积分（NAS）和肝纤维化评分，用于 NASH 严重程度分级。NAS 评分系统由 3 个部分组成：①脂肪变性（S0～3 分），②肝小叶炎症（LI0～3 分），③气球样变性（B0～2 分），总分 0～8 分。NAS<3 分定义为非 NASH，NAS>5 分定义为 NASH，NAS 介于 3～4 之间定义为 NASH 可能。美国一项用吡格列酮或维生素 E 与安慰剂随机对照研究（PIVENS 研究）中进一步优化了对 NASH 的诊断，当 NAS=4 时，并且组织学表现同时存在脂肪样变性、小叶内炎症、气球样变性时，可归为 NASH。肝纤维化评分单独分为 5 级（F0～F4），对应评分 0～4 分。NAS 评分系统多用于临床研究中疗效评价的终点。

欧洲肝病学会（EASL）、欧洲糖尿病研究学会（EASD）、欧洲肥胖研究学会（EASO）联合发布的 NAFLD 临床实践指南，推荐将肝脂肪变性、活动度、纤维化评分系统（steatosis，activity，and fibrosis，SAF）用于 NASH 严重程度分级。SAF 评分系统包括：①脂肪变性（S 0～3 分）；②活动度（A 0～4 分），肝小叶炎症 0～2 分和气球样变性 0～2 分的算术和；③纤维化（F 0～4 分），总分 0～11 分。SAF 评分系统中只要组织学表现同时存在脂肪变性、肝小叶炎症、气球样变性，即可归为 NASH。SAF 评分系统多用于临床诊断与评估。

NAFLD 的临床诊断通常无须肝活检证实。建议在以下几种情况下可以进行肝活检：① NASH

和进展性纤维化的高危 NAFLD 人群{(NASH 和进展性纤维化的高危险因素包括：合并 MS 以及 NAFLD 纤维化评分[NFS>0.676，NFS=-1.675+0.037×年龄（岁）+0.094×BMI（kg/m²）+1.13×是否空腹血糖受损或糖尿病（是 =1，否 =0）+0.99×AST/ALT 比值 -0.013× 血小板（10⁹/L）-0.66× 血白蛋白（g/dl）]}；②临床疑诊 NAFLD 但需要排除合并其他慢性肝病和明确脂肪肝病因的患者；③临床研究的疗效评价终点。

鉴于肝组织学诊断难以获得，NAFLD 工作定义为：肝脏影像学表现符合弥漫性脂肪肝的诊断标准且无其他原因可以解释；和 / 或有 MS 相关组分的患者出现不明原因的血清 ALT 和 / 或 AST、谷氨酰转移酶（GGT）持续增高半年以上。减重和改善 IR 后，异常肝酶谱和脂肪肝影像学改善或恢复正常者可以明确 NAFLD 的诊断。

4. 生物标志物 血浆细胞角蛋白 18（CK-18）片段与 NASH 有很好的相关性，可以较好地预测 NAFLD 患者中 NASH 患病情况，但目前缺乏商品化的检测，尚未建立诊断阈值。其他生物标志物如脂连蛋白、瘦素（leptin）、抵抗素（resistin）、胃促生长素（ghrelin）、FGF21 和视黄醇结合蛋白 4 可在一定程度上反映 NASH 的存在，但尚不能作为诊断指标。

5. 基因分型 *PNPLA3* I148M、*TM6SF2* E167K 突变个体肝脏脂肪含量更高、NASH 发病风险增加。在我国人群中发现，*PNPLA3*I148M 突变与肝脏脂肪沉积具有相关性，rs738409G 等位基因携带者更易发生肝脂肪变性，此外，*TM6SF2* rs58542926 与 NAFLD 也具有相关性。目前基因分型主要用于临床研究。

（二）NAFLD 相关代谢紊乱的诊断与评估

NAFLD 诊断一旦确定，应该对患者的代谢紊乱状况和心血管风险进行评估。代谢紊乱的评估对 NAFLD 患者应该常规测定 BMI、腰围、血压、血糖、血脂谱等以评估 MS 和各个组分。

1. MS 评估 根据 2005 年国际糖尿病联盟（IDF）提出的 MS 定义进行诊断 MS。

2. 糖代谢异常的评估 ①对无糖尿病病史的 NAFLD 患者应筛查糖尿病及糖代谢异常，进行 75g 口服葡萄糖耐量试验（OGTT）以利于糖尿病和糖尿病前期的早期诊断。同步测定胰岛素水平，评估 IR 状态；②对已经诊断的糖尿病患者应常规进行 NAFLD 筛查与评估。

3. 2 型糖尿病患者脂肪肝 /NASH 评估 NAFLD 患病率在 2 型糖尿病人群中显著升高，此外，2 型糖尿病患者更易发展为 NASH 和进展性纤维化。2 型糖尿病合并 NAFLD 患者应该同时评估代谢控制状况和无创肝脏病变严重程度。对符合肝活检指征的患者进行肝活检病理诊断。

4. 评估是否伴随其他内分泌疾病 多囊卵巢综合征、皮质醇增多症、肾上腺皮质功能减退、甲状腺功能减退、腺垂体功能减退等。

5. 对 NAFLD 患者 CVD 和 CKD 风险评估 大量证据表明，NAFLD 与 CVD 和 CKD 风险具有相关性，且独立于传统危险因素。因此，应对 NAFLD 患者进行 CVD 和 CKD 相关危险因素进行评估，如 ECG 和 / 或颈动脉内中膜厚度（IMT）等测定，尿白蛋白测定及 eGFR 测定。有条件可以测定 C 反应蛋白和其他相关脂肪因子。结合年龄、吸烟史、动脉粥样硬化和高血压、心脑血管病变家族史以及 MS 各组分情况，对 NAFLD 患者的 CVD 和 CKD 风险进行全面评估。

七、治疗

（一）生活方式治疗

NAFLD 的生活方式治疗包括饮食控制、运动、减重。对超重或肥胖（尤其是腹型肥胖）的 NAFLD 患者，应将以减轻体重为目的的生活方式治疗作为首选。减重是组织单纯性脂肪肝向 NASH 进展的关键。应该鼓励和教育所有 NAFLD 患者控制饮食和增加运动，通过改变不良生活方式，减轻体重和改善胰岛素抵抗。研究表明体重降低 5%，可以改善单纯性脂肪肝，体重降低 ≥7%，可以部分改善 NASH，体重降低 ≥10%，可以改善 NASH 所有病理特征。

1. 运动 建议 NAFLD 患者进行中等程度运动锻炼。中等程度的运动能获得与高强度的运动相同的降低肝脏脂肪含量的效果。推荐快步走运动方式，运动时间每周不少于 150min。研究表明，中等强度运动干预中止 1 年后仍能继续降低肝脏脂肪含量、腹型肥胖和血压。

2. 控制饮食 限制热卡饮食[建议 25kcal/（kg·d）]（1kcal = 4.186 8kJ）或将目前饮食减少

500kcal/d。减少含果糖食物和饮料摄入。目前尚不推荐生酮饮食用于 NAFLD 患者。

3. 减轻体重目标　对于超重和肥胖患者，最初 6 个月以内减轻目前体重的 5%～10%。

（二）避免引起肝损或引起脂肪肝的药物

避免使用或者慎用对肝脏具有潜在毒性作用的药物。这些药物包括：乙酰氨基酚、胺碘酮、丙戊酸、他莫昔芬等。

（三）药物治疗

1. 保肝抗炎药物　对伴肝酶增高、MS、2 型糖尿病合并 NAFLD 患者、肝活检病理证实为 NASH 和病程呈慢性进展者，可合理选用多烯磷脂酰胆碱、双环醇、甘草酸制剂、水飞蓟素、水飞蓟宾、S- 腺苷蛋氨酸和还原型谷胱甘肽等 1～2 种药物作为辅助治疗。保肝抗炎药物的疗程有明显的个体差异，一般的原则是：连续 3 个月检测肝酶在正常范围后，再巩固治疗 3～6 个月，然后逐渐减量停药。

2. 胰岛素增敏剂类　鉴于胰岛素抵抗在 NAFLD 发病机制中的重要作用，胰岛素增敏剂可能是治疗 NAFLD 最有前景的药物。目前已经陆续报道应用噻唑烷二酮类（TZD）药物治疗 NAFLD 的随机对照研究。吡格列酮可以降低肝脏脂肪含量和肝酶水平，改善糖脂代谢紊乱，改善 NAFLD 组织学特征、延缓肝纤维化进展。二甲双胍作为胰岛素增敏剂是 2 型糖尿病的基础用药，但是对 NASH 的组织学改变呈中性结果。

3. 其他降糖药物　胰高血糖素样肽 1（GLP-1）受体激动剂可以改善 NAFLD 患者肝脏脂肪含量及炎症，但样本量太小，值得进一步研究。钠 - 葡萄糖耦联转运体 2（SGLT2）抑制剂治疗 NAFLD/NASH 尚处于临床试验阶段。

八、随访与长期管理

NAFLD 一旦诊断，根据病情程度，制订相应的治疗方案实施之后应该进行定期评估。建议在无糖尿病病史的 NAFLD 患者中筛查 2 型糖尿病，定期评估体重、腰围、BMI、血糖、血脂、血压、肝功能，及肝脏超声检查；对合并糖尿病的 NAFLD 患者，除代谢及肝脏脂肪含量评估外，应同时评估糖尿病并发症、CVD 风险以及肝脏炎症和纤维化程度。对于达到 NAFLD 肝活检适应证的患者推荐进行肝活检病理学检查，并与肝病、消化疾病、营养学、运动医学专业的医生共同讨论制订诊疗方案。建立多学科团队，实现对 NAFLD 患者的长期有效管理。

（高　鑫）

参 考 文 献

[1] Chalasani N, Younossi Z, Lavine JE, et al. The diagnosis and management of nonalcoholic fatty liverdisease: Practice guidance from the American Association for the Study of LiverDiseases. Hepatology, 2018, 67（1）: 328-357.

[2] Diehl AM, Day C. Nonalcoholic steatohepatitis. N Engl J Med, 2018, 378（8）: 781.

[3] Burt AD, Lackner C, Tiniakos DG. Diagnosis and assessment of NAFLD: definitions and histopathological classification. Semin Liver Dis, 2015, 35（3）: 207-220.

[4] Kleiner DE. Histopathology, grading and staging of nonalcoholic fatty liver disease. Minerva Gastroenterol Dietol, 2018, 64（1）: 28-38.

[5] Hardy T, Oakley F, Anstee QM, et al. Nonalcoholic fatty liver disease: pathogenesis and disease spectrum. Annu Rev Pathol, 2016, 11: 451-496.

[6] 中华医学会内分泌学分会. 非酒精性脂肪性肝病与相关代谢紊乱诊疗共识（第二版）. 中华内分泌代谢杂志, 2018, 34（7）: 549-554.

[7] 中华医学会肝病学分会脂肪肝和酒精性肝病学组, 中国医师协会脂肪性肝病专家委员会. 非酒精性脂肪性肝病防治指南（2018 年更新版）[J]. 实用肝脏病杂志, 2018, 21（2）: 177-186.

第六章 神经性厌食和神经性贪食

第一节 概　述

神经性厌食（anorexia nervosa, AN）和神经性贪食（bulimia nervosa, BN）是进食障碍（eating disorders, ED）的两大主要综合征。

AN 是以患者有意严格限制进食、使体重明显下降并低于正常水平所导致机体功能受损为主要特征的一类进食障碍。最常见于青少年女性和年轻女性，男性患者相对少见。AN 的主要表现是患者恐惧发胖，对体重和体型极度关注，有意造成体重明显减轻，从而导致机体营养不良。通常出现内分泌及代谢紊乱，如女性出现闭经、男性出现性功能障碍，严重者可因极度营养不良而出现恶病质状态甚至危及生命。该病死亡率高达 5%～15%，在所有心理障碍中死亡率最高。

BN 的主要特征是患者反复发作、不可控制地暴食，继而采取防止增重的不适当的抵消行为，如禁食、过度运动、诱导呕吐、滥用泻药等。患者以年轻女性（小于 30 岁）为多见，发病年龄常常较 AN 的发病年龄晚。与 AN 患者不同的是，BN 患者体重正常或轻微超重，30%～80% 的 BN 患者有神经性厌食史。

流行病学研究资料显示：AN 与 BN 多发生于青年女性。AN 的患病率为 4.2/10 万，女性与男性患者的比例为 11∶1。AN 发病的两个高峰年龄是 13～14 岁和 17～18 岁。BN 在 20～24 岁女性中的患病率高于 82/10 万。随着社会经济的发展，进食障碍的患病率呈增加趋势。

AN 与 BN 可交替出现，害怕发胖和对体形体重的歪曲认识与期望是 AN 和 BN 共同的重要病理心理特点。AN 最先出现在西方国家，多见于现代化和城市化的社会，曾被认为是西方国家特有的疾病，国外也有资料认为白种人发病率较高，但近年来日本、新加坡、以色列和中国关于 AN 的研究日益增多，发现 AN 已经较为普遍地存在于亚洲的一些国家和地区。国内大规模流行病学调查相对较少，现有调查结果与西方国家基本一致。

第二节　发病机制的研究现状及思索

AN 与 BN 的发病机制尚未阐明，涉及生物学、社会文化和心理学等方面。在近几十年里，随着神经生物学及相关基因认识的不断深入，AN 与 BN 的发病机制的研究逐渐由生物 - 心理 - 社会医学模式逐渐转为生物医学模式。

一、神经生物学因素

（一）神经内分泌异常

与发病机制相关的神经内分泌激素主要有 4 种：促肾上腺皮质素释放因子（corticotrophin releasing factor, CRF）、阿片样肽、胃促生长素和瘦素。

CRF 水平升高，下丘脑 - 垂体 - 肾上腺轴（hypothalamic-pituitary-adrenal axis, HPA）激活，是 AN 发病机制中最核心的神经内分泌改变。CRF 既是调节 HPA 轴的关键激素，也可以作用于大脑的其他部位如边缘系统和外周神经系统。CRF 的作用主要通过 CRF1 和 CRF2 两种受体介导，CRF1 介导 HPA 轴功能，CRF2 介导 HPA 轴之外的功能。HPA 轴过度活跃可以导致能量负平衡、性功能障碍、心血管改变、情绪异常等。更为重要的是，肥胖恐惧是 AN 与 BN 的核心症状，CRF 在这种条件性恐惧的形成中起关键作用，同时促进条件性恐惧记忆的形成。

阿片样肽可通过调节奖赏系统进而影响能量摄入及利用。AN 患者的过度节食可以导致阿片样肽释放增加，激活中脑腹侧被盖区内多巴胺能神经元，使其位于伏隔核的神经末梢释放多巴胺，引起奖赏效应，产生欣快感，并逐渐形成对节食行为的精神依赖。研究表明阿片样肽通过 γ- 氨基丁酸能神经元间接引起伏隔核中多巴胺水平升高。阿片样肽作用于 γ- 氨基丁酸能神经元上的 μ 受体，减少抑制性神经递质 γ- 氨基丁酸在中脑腹侧被盖区的释放，解除对多巴胺能神经元的抑制而使伏隔核内多巴胺水平上升。

胃促生长素（ghrelin）是肠道激素的一种，是目前发现的唯一由外周分泌的促进动物食欲的激素。Miljic 的研究表明在 AN 患者体内，胃促生长素的浓度高于正常水平，这是机体在饥饿条件下的适应性调节。升高的胃促生长素作用于下丘脑 CRF，可激活 HPA 轴，引发条件性恐惧心理。同时胃促生长素持续升高，可能损伤 GH/IGF-1 轴，从而导致 GH 升高和 IGF-1 降低（即 GH 抵抗），增加分解代谢，机体更加消瘦。

瘦素是作用于摄食中枢的重要激素之一，与胃促生长素作用相反，瘦素可通过抑制下丘脑神经肽 Y 而抑制食欲，减少脂肪合成。Hebebrand 研究发现 AN 患者瘦素水平明显下降，低水平瘦素可以促进骨髓的脂肪沉积，后者在饥饿时具有保护作用，可以提高生存率。因而瘦素水平的降低，是机体的一种保护性调节。

（二）遗传因素

大量的流行病学证据表明，遗传因素在发病中起重要作用。AN 的发生有明显的家族聚集性，AN 患者一级亲属成员终身罹患 AN 的危险性为普通人群的 10 倍；同卵双生子患 AN 的一致率（55%）明显高于异卵双生子（5%）。越来越多的证据支持 AN 是一类家族显性基因遗传缺陷病，已发现大量与 AN 相关的遗传因素。在首个全基因组关联分析中，仅 4 号染色体发现与 AN 存在弱相关。在同胞配对研究中，发现 AN 与 1、2、13 号染色体有关。连锁研究发现，AN、BN 及相关行为特征如强迫症状存在共同的基因位点。

进食障碍的候选基因一般分布在与饮食、体重及进食行为相关的蛋白编码区域，AN 易感基因及相关单核苷酸多态性（SNP）位点的研究主要集中在以下神经生物学系统：

1. 中枢神经系统及神经递质系统　5- 羟色胺 2A 受体基因、5- 羟色胺 1D 受体基因、5- 羟色胺转运体基因、脑源性神经营养因子基因、去甲肾上腺素类基因，小电导钙激活型钾通道。

2. 摄食动机及奖赏系统相关基因　多巴胺 D_2 受体基因、儿茶酚胺氧位甲基转移酶基因、D 型阿片受体基因、大麻素受体 1 基因。

3. 体重调节系统　瘦素基因、饥饿素基因、豚鼠相关蛋白基因、胆囊收缩素基因。

4. 神经内分泌系统着重于性激素　雌激素受体 α 基因、雌激素受体 β 基因。

临床上，有 30%～50% 恢复体重的 AN 患者在出院后 1 年或不足 1 年便会复发，仍需后续治疗；而另外一些体重完全恢复的患者依然存在与 AN 精神病理学相关的追求完美、焦虑及强迫等特质。因此，寻找与 AN 病理机制相关的靶基因，可确立对 AN 个体化诊断、治疗及预防的新途径。另外，AN 可能是一种多基因遗传病，每个基因只起到很小一部分作用，所以需要多个研究进行 Meta 分析得出综合结果。未来应该施行全球性合作策略，制定统一标准，进行严格的多血统大样本研究。而且，有待开展基因与环境交互作用的研究，以进一步阐明 AN 的发病机制。

二、社会因素

流行病学调查表明，AN 的患病率有明显的地域性及性别差异，如发达国家患病率高，城市患病率高于农村，女性患者为主，多发生于青少年期。在进食障碍的多发国家，社会价值观念崇尚的是"以瘦为美"，苗条是社会标榜的理想体形，女性往往通过对苗条身材的追求来获得社会的认可和赞许。大众传媒也对进食障碍的发病起到一定作用。影视、报纸杂志上女性身材几乎都是以苗条为主，瘦即是美，在这种意识形态的影响下，女性为追求理想体形，极易走入进食障碍的误区。

家庭功能失调促进进食障碍的形成。家庭沟通方式、成员关系、父母婚姻和谐度、父母管教子女的态度和方式、父母本身的人格特征以及父母的进食行为和对自己身材的看法，都会影响子女进食障碍的形成。如果父母过度干涉或对子女管教特别严格，对子女期望值过高，会导致子女对自己的要求也过高，增加其患进食障碍的可能。

在进食障碍患者的家庭,成员之间是敌对、干预的关系,患者的情感需求常常被忽视,患者多属于不安全依恋类型。

多个研究表明青春期同伴对体型的关注、对饮食的态度对于进食障碍患者的发病起重要作用。此外,当社交缺乏时,个体的孤独感及其内在压力也是进食障碍的诱发因素之一。

三、心理因素

进食障碍患者常表现一定的人格变异特征和异常进食方式。这些人格特征有:完美主义倾向、自我评价低、高神经质水平等。进食障碍患者具完美主义倾向,她们盲目追求以"瘦"为美的理想体形,将自己属正常范围内的体重体形视为缺陷,采取异常的进食方式来达到"完美体形"。她们的自我评价也很低,自我评价完全依赖于对自己身体的评价。Marina 等研究发现进食障碍患者的共同人格特点为高神经质水平。进食障碍也反映出患者在自我控制方面的问题,常会出现难于应付的局面,因此她们往往选择对进食行为、体态和体形进行自主控制来达成心理独立和自我控制的目的。进食障碍患者也表现出分裂的人格特征,逃避不愿面对的重大创伤性事件。

第三节 临床表现——值得关注的内分泌与代谢并发症

众所周知,AN 以过度关心体重与体形,伴有体象障碍,恐惧体重的增加或肥胖,有意节制食量进而导致以消瘦为核心的症状,常常伴有影响患者社会功能的精神症状,如强迫症状、焦虑、抑郁甚至自杀。近年来,有关 AN 导致的内分泌及代谢紊乱的研究越来越引起人们的关注。患者多因月经紊乱或闭经、骨质疏松、营养不良等并发症就诊。

一、内分泌改变

(1)闭经:闭经是 AN 的诊断标准之一。是由营养不良、运动过度、体脂减少、心理应激引起的下丘脑 - 垂体 - 性腺轴功能紊乱造成的。患者表现为月经停止,子宫萎缩变小;无性欲;生育困难;孕期和分娩期并发症发生率高。青春期早期患者可表现为性发育停止、无月经来潮或第二性征减退。

(2)甲状腺功能减退:患者可出现皮肤干燥、便秘、怕冷,头发干燥、稀疏,皮肤苍白,非指凹性水肿等症状。甲状腺功能低下还可导致心动过缓、心音低弱、心输出量减少。这些症状随着体重的增加一般是可逆的,不必要补充外源性甲状腺素。

(3)肾上腺皮质激素分泌增加:疾病早期,由于肾上腺皮质激素分泌增加,患者虽然营养状况下降却感到精力充沛甚至欣快,因此拒绝增加体重。但这种表现只是身体暂时的适应性变化,逐渐会出现虚弱无力、情绪不稳定、烦躁易怒,女性患者雄性激素分泌相对增多而出现细毳毛。患者对感染的抵抗力也减弱。这些症状都是可逆的,当患者体重恢复后,可逐渐消失。

二、骨骼系统

AN 可以减慢骨骼生长速度,增加骨吸收,减少骨形成,降低骨密度,破坏骨微结构,从而降低骨强度,增加骨折风险。AN 患者可出现骨质疏松和病理性骨折,甚至可发生严重的脊椎骨折。最近一些研究显示 AN 患病两年内就可以出现骨质疏松,而且骨质疏松程度与病程和体重指数密切相关。骨密度降低是营养不良和激素水平变化共同的结局,青春期是骨骼生长发育和峰值骨量最大化的关键时期,与未来骨骼健康和骨折风险密切相关。由于骨成熟受阻甚至骨发育停止,青春期前及青春期早期的患者容易出现生长发育延迟、身材矮小或骨骼发育停止等症状。研究显示在青春期曾患进食障碍的成年女性较正常女性骨密度降低,说明即便 AN 痊愈,其对成人骨量的影响也会持续存在。由此可见,AN 对骨量的影响是持久而终身的。

三、营养不良

AN 患者最严重的并发症源自营养不良,患者表现为肌肉萎缩、无力,生命体征改变,如体温、心率、血压降低,四肢发凉发紫、皮肤变黄或苍白,脱水、电解质紊乱及心律失常。引吐、滥用导泻剂和利尿剂的患者更易出现脱水及电解质紊乱。饮水过度时会出现低钠血症,低钠血症与水中毒可诱发致命性的抽搐与昏迷。AN 常伴有骨髓抑制，红细胞、白细胞、血小板计数降低，白细胞降低会导致难治性感染，改善营养可以使红细胞、白细胞、血小板计数恢复正常。另外转氨酶升高也是 AN 营养不良的常见表现。

BN 患者的体重一般都保持在正常范围内。大多数 BN 患者的躯体症状由引吐、导泻所致，如口腔前部牙釉质侵蚀、腮腺无痛性肿胀、慢性咽炎和慢性声带炎、严重的水电解质紊乱（特别是低血钾）。极少数情况下，暴食过程中会可能出现致命的并发症，如胃穿孔、食管破裂。

与 AN 相比，BN 患者清楚自己的行为，对此更具悔恨或罪恶感，在富有同情心的医生面前，会更坦率地承认自己的担心和忧虑，此类患者也不像 AN 患者那么内向、易冲动，滥用药物和酒精及明显的抑郁症状。

AN 患者的躯体并发症相对繁多，有的甚至会危及患者的生命安全。当患者出现了乏力，营养吸收不良或者是女性闭经的时候，会自我感知到身体的不适，继而及时就医。相对 AN 而言，BN 的躯体并发症就显得比较隐晦，不容易被发现。很多 BN 患者存在一定程度的精神抑郁或者是心理障碍，如果得不到及时有效地缓解，就可能造成患者轻生。因此，我们需要对这种情况予以高度的重视，加大对进食障碍诊疗常识的宣传。

第四节　日趋完善的诊断标准

19 世纪末英国 William Gull 提出了"神经性厌食症"，但直到 20 世纪 50 年代之后，才逐渐引起临床医生的注意。1959 年美国 Stunkard 报道了在肥胖和正常体重的人群中，存在暴食、继之呕吐、导泻等现象，并称之为"狂吃综合征"，后改为"贪食症"。1979 年，英国 Russell 首次提出"Bulimia nervosa"这一术语，并逐渐被公众所接受。

诊断标准的制定和完善对治疗的发展具有促进作用，过去通常采用 2000 年美国精神病学会制定的《精神障碍诊断和统计手册》第 4 版的修订版（DSM-Ⅳ-TR）。

DSM-Ⅳ-TR 对 AN 的诊断标准：

（1）拒绝保持与自身年龄和身高所对应的最低正常体重值（如体重减轻并维持在正常体重值的 85% 以下或在发育期体重不能正常增长，低于期望体重值的 85%）。

（2）即使体重过低，仍非常害怕增重或变胖。

（3）不能正确感知自身的体重或体形，自我评价受到体重或体形的过度影响，或否认当前体重过低状态的严重性。

（4）已经月经来潮的女性出现闭经，即至少连续 3 个月没有月经（如果女性的月经只有在服用激素（如雌激素、避孕药）的情况下才能发生，就可认为是闭经）。

DSM-Ⅳ-TR 对 BN 的诊断标准：

（1）反复发作的暴食。暴食具有以下两个特征：①在一个独立的时间段内（如在 2 小时内），进食的食物数量明显比大多数人在同等状况下和同等时间内多。在一定时间内（如 2 小时内），进食量明显多于同等条件下的大多数人。②在症状发作时，失去了对进食行为的控制（例如，感觉不能停止进食，无法控制进食的食物种类或数量）。

（2）反复发作的为阻止体重增加而采取的代偿性行为。比如，自我催吐，滥用轻泻药、利尿药或者是其他药物，禁食或者过量运动。

（3）暴食及不恰当的代偿性行为 1 周至少发生 2 次，持续 3 个月。

（4）自我评价受体形及体重的影响。

尽管 DSM-Ⅳ-TR 的诊断标准非常有效与实用，但疾病本身及人们对疾病的认识在过去 10 余年里发生了巨大变化，DSM-Ⅳ-TR 的不足之处也逐渐暴露出来。依据 DSM-Ⅳ-TR，患者在体重下降但未降到应有体重的 85% 以下时，尽管具有体象障碍、肥胖恐惧、故意节食仍不能诊断 AN；除了月经正常或停经不足 3 个连续周期外，符合其他所有 AN 诊断标准的也不能明确诊断；同时，对 BN 的诊断标准也存在很大争议。因此，2013 年 5 月 18 日美国精神病学会正式推出了 DSM-5，对 AN 与 BN 的诊断标准做出重要修正。

DSM-5 与 DSM-Ⅳ相比，对 AN 的诊断变化为：

（1）体重：DSM-Ⅳ要求"低于正常体重的 85% 或 BMI < 17.5kg/m²"，DSM-5 要求"低于正常体重的最低值或低于儿童或青少年的最低预期值"，未制定量化标准。

（2）内分泌改变：DSM-Ⅳ要求"已有月经的女性至少 3 个月经周期停经"，而 DSM-5 去除了闭经这个条件。

（3）DSM-Ⅳ没有疾病严重程度划分，而DSM-5根据BMI划分严重程度。轻度：BMI≥17kg/m²；中度：BMI 16～16.99kg/m²；重度：BMI 15～15.99kg/m²；极重度：<15kg/m²。

（4）病程标准：DSM-Ⅳ无病程标准，DSM-5提出至少3个月的时间限定。

DSM-5较DSM-Ⅳ中对BN的诊断差别为：

（1）暴食及不适当的补偿行为的发生频率：DSM-Ⅳ标准为"3个月内平均至少每周2次"，DSM-5为"3个月内平均至少每周1次，DSM-5较DSM-Ⅳ标准放宽。

（2）DSM-Ⅳ没有疾病严重程度划分，而DSM-5根据不适当代偿行为的频率划分严重程度。轻度：每周平均1～3次；中度：每周平均4～7次；重度：每周平均8～13次；极重度：每周至少14次。

（3）DSM-5取消了DSM-Ⅳ对BN有"非清除型""清除型"两种亚型的划分，主要是因为临床上很难清楚界定非清除行为，分型意义不大。

有研究者比较了DSM-5和DSM-Ⅳ的诊断差别，采用DSM-Ⅳ诊断时，入组患者中37.5%被诊断为除AN和BN之外的其他类型进食障碍，而采用DSM-5诊断时降为9.2%，提示DSM-5较DSM-Ⅳ能更有效地对患者进行区分诊断。

值得思考的是，在美国DSM-Ⅳ-TR中，"肥胖恐惧"一直被认为是AN的"核心"病理心理学，然而亚洲的AN患者常缺乏肥胖恐惧。在中国有许多AN患者否认"怕胖"，甚至希望自己更胖些。"一半多（58.6%）的患者缺乏肥胖恐惧，她们以'胃胀''无胃口''不饿'，甚至'不知道'为理由拒绝进食"。中国和西方巨大的历史、文化、经济差异造成了AN的不同临床表现形式，那么在中国，是否即使不承认怕胖心理，依然可以诊断为AN呢？期待专属于国人的进食障碍诊断标准，或者未来的DSM版本关于进食障碍的分类多些种族与文化的考虑。

第五节　不断提高的治疗手段

一、治疗原则

进食障碍是一种同时并发躯体和心理损害的疾病，在治疗方面应遵循三个原则。

1. 多学科协作治疗的原则　参与协作的专业人员通常涉及精神科医生、内科/儿科医生、营养师、心理治疗师、心理咨询师和社会工作者。各个专业学科之间保持沟通交流，准确评估患者、及时调整治疗计划以及确定各个成员的专业角色和任务是非常必要的。

2. 全面评估的原则　对进食障碍患者的治疗始于全面的评估，包括躯体状况、精神状况、进食相关的症状和行为的评估与监测，安全性的整体评估（包括躯体风险和自伤自杀风险）以及家庭系统的评估。详细的评估可为进一步的综合治疗方案提供依据。在治疗过程中也要对患者发生变化的躯体和精神症状进行评估，尤其是再喂养综合征等应尽早识别和治疗。

3. 综合治疗的原则　综合治疗应包括营养治疗、躯体治疗、精神药物治疗和社会心理干预。这些治疗干预在疾病的不同阶段侧重点不同，但整个治疗过程中都需定期评估患者的生理和心理状况，据此调整治疗策略。综合治疗原则对于促进疾病缓解和防止复发都是至关重要的。

二、营养治疗

（一）AN的营养治疗

对于AN（远低于标准体重）的患者，营养治疗的目标是恢复体重，使饮食模式正常化。

1. 制定目标体重　临床上操作性较好的目标体重可先设定为正常体重的低限，在亚洲成年女性推荐为BMI至少为18.5kg/m²（正常范围为18.5～23.5kg/m²）。而患者个体化的健康体重差异较大：女性患者的健康目标体重是月经周期和排卵期恢复正常时的体重；对于男性患者来说，是睾丸功能恢复正常时的体重。

2. 营养重建方案　对于显著低体重的个体，营养重建至少要经历三个阶段，即稳定化阶段、恢复阶段、巩固维持阶段。

（1）稳定化阶段：目标是纠正患者的脱水、电解质紊乱，阻止体重进一步下降和促进体重初步恢复，稳定生命体征。本阶段应保证患者每日热量摄入在1 400～1 500kcal，建议分5～6餐完成（3次正餐，2～3次加餐）。食物内容可包括普通食物和/或营养补充剂（如肠内营养粉剂、肠内营养混悬液等），可以根据患者的躯体反应和心理承受能力进行调整。

（2）恢复阶段：目标是增加热量摄入，恢复正常的饮食结构，保证体重稳定恢复。恢复体重的速度在住院情况下以 1～2kg/ 周为宜，门诊则以 0.5～1.0kg/ 周为宜。患者的热量摄入需要在维持基本代谢需求的前提下，额外摄入热量 1 000kcal/d（1kcal = 4.186 8kJ），这意味着每日总热量摄入至少 2 200～2 500kcal。随着患者的康复进程，其体重增加和基础代谢率提高，体重增长的速度变慢，需要的热量摄入相应增多，最多可达 3 500kcal/d。建议这样的体重增长方案一直持续到体重恢复至目标体重乃至健康体重为宜，即女性恢复规律月经，所需时间常为数月。

（3）巩固维持阶段：目标是维持体重，学习自我监控和安排进食。这个阶段患者开始练习如何自我安排饮食和自我监控，保证足够的热量摄入以维持健康体重。热量摄入通常为 1 800～2 500kcal，具体因个体代谢水平和运动消耗水平而不同，通常男性患者所需热量更高。

（二）BN 的营养治疗

BN 患者一般都存在与节食、暴食、清除的循环交替饮食模式相关的营养紊乱，因此营养治疗的目标是纠正暴食—清除的恶性循环模式或暴食—节食的紊乱进食模式，减轻节食的程度和损害，减少暴食的冲动，使饮食模式正常化。

三、躯体治疗

进食障碍常有各种躯体并发症，需要在患者营养重建过程中同时给予关注和处理。

1. 贫血或血细胞减少　轻微的全血细胞减少症可不予处理，加强营养治疗是关键，随着营养状况改善，血常规可恢复正常。血红蛋白低于 70g/L 时可补充铁剂。

2. 闭经　月经恢复的前提是体重恢复。是否使用人工周期疗法应根据体重恢复情况及卵巢功能状况来考虑，一般情况下，体重较低时不采用人工周期疗法。人工周期疗法需由妇科专家指导。

四、进食障碍的精神科药物治疗

一般认为 AN 患者的抑郁、焦虑或强迫症状随着体重增加能够缓解，因此不建议在营养状况差、体重较轻时使用精神类药物。如果 AN 患者在躯体情况比较稳定时，抑郁、焦虑、强迫或敌意症状仍明显，可以考虑应用精神科药物，选择性 5- 羟色胺再摄取抑制药（SSRI）为首选药物。第二代抗精神病药，尤其是奥氮平、利培酮、喹硫平、阿立哌唑可能对强烈抵抗体重增加、有严重强迫思维和妄想性信念的患者有效。

关于 BN 药物治疗的研究证据较 AN 多，已有证据表明抗抑郁药可以作为 BN 的初始治疗组成部分，而且该类药物对大多数 BN 患者是有效的。根据现有证据，SSRI、TCA 和托吡酯对 BN 有一定疗效，其他抗抑郁药对 BN 的症状亦可能有改善作用。迄今为止，氟西汀是 SSRI 中研究最充分且唯一获得 FDA 批准用于 BN 的药物。

五、心理治疗

进食障碍循证有效的心理治疗包括认知行为疗法（cognitive-behavioral therapy，CBT）、家庭治疗、人际心理治疗（interpersonal psychotherapy，IPT）、心理动力性心理治疗（psychodynamic psychotherapy）等。

由于 AN 的发生发展与心理因素、人格特征及社会文化因素密切相关，AN 的心理治疗逐渐得到更多的重视，目的是对思维扭曲及自我挫败行为的纠正。AN 是一种较难治疗的精神障碍，每种心理治疗都有其自身的优点和缺点，多种心理治疗的整合成为目前发展的趋势。家庭治疗在儿童和青春期的 AN 治疗中至关重要，可作为一线推荐的治疗方法。

心理治疗是 BN 治疗的关键，而其中 CBT 是研究证据最为充分的有效治疗。CBT 是一组通过改变思维或信念和行为的方法来改变不良认知，达到消除不良情绪和行为的短程心理治疗方法。其目的是建立健康的饮食规则，减少发作性贪食，减少极端减轻体重的行为，改善对体型、体重、自我控制能力等方面的负性认知及处理其他方面的社会心理问题。IPT 是唯一一项可以替代 CBT 且有明确循证证据支持的治疗 BN 的方法，但应告知患者 IPT 需要更长时间才能达到效果。对于那些与父母关系欠佳的青少年患者，还要注重家庭治疗。

（张力辉　张松筠）

参 考 文 献

[1] SminkFR，van HoekenD，HoekHW. Epidemiology of eating disorders：incidence，prevalence and mortality rates. Curr Psychiatry Rep，2012，14（4）：406-414.

[2] Micali N，Hagberg KW，Petersen I，et al. The incidence of eating disorders in the UK in 2000-2009：findings from the General Practice Research Database. BMJ Open，2013，3（5）：e002646.

[3] Tong J，Miao S，Wang J，et al. A two-stage epidemiologic study on prevalence of eating disorders in female university students in Wuhan，China. Soc Psychiatry Psychiatr Epidemiol，2014，49（3）：499-505.

[4] 王向群. 中国进食障碍防治指南. 北京：中华医学电子音像出版社，2016.

[5] Laryea G，Arnett MG，Muglia LJ. Behavioral studies and genetic alterations in corticotropin- releasing hormone（CRH）neurocircuitry：insights into Human psychiatric disorders. Behav Sci（Basel），2012，2（2）：135-171.

[6] Anja H，Hans WH，Ricarda S. Evidence-based clinical guidelines for eating disorders：international comparison. Curr Opin Psychiatr，2017，30（6）：423-437.

[7] Suzuki MH. Bone health in patients with anorexia nervosa. Clin Calcium，2013，23（2）：263-269.

[8] Howgate DJ，Graham SM，Leonidou A，et al. Bone metabolism in anorexia nervosa：molecular pathways and current treatment modalities. Osteoporos Int，2013，24（2）：407-421.

[9] Ornstein RM，Rosen DS，Mammel KA，et al. Distribution of eating disorders in children and adolescents using the proposed DSM-5 criteria for feeding and eating disorders. J Adolesc Health，2013，53（2）：303-305.

[10] O'Connor G，Nicholls D. Refeeding hypophosphatemia in adolescents with anorexia nervosa：a systematic review. Nutr Clin Pract，2013，28（3）：358-364.

[11] Ágh T，Kovács G，Supina D，et al. A systematic review of the health-related quality of life and economic burdens of anorexia nervosa，bulimia nervosa，and binge eating disorder. Eat Weight Disord，2016，21（4）：353-364.

[12] Hay P. A systematic review of evidence for psychological treatments in eating disorders：2005-2012.Int J Eat Disord，2013，46（5）：462-469.

[13] Robinson L，Aldridge V，Clark EM，et al. Pharmacological treatment optionsfor low bone mineral density and secondary osteoporosis in anorexia nervosa：a systematic review of the literature. J Psychosom Res，2017，98（3）：87-97.

[14] Peterson CB，Becker CB，Treasure J，et al. The three-legged stool of evidence-based practice in eating disorder treatment：research，clinical，and patient perspectives. BMC Med，2016，14：69.

[15] Le Grange D，Lock J，Agras WS，et al. Randomized clinical trial of family-basedtreatment and cognitive-behavioral therapy for adolescent bulimia nervosa. J Am Acad Child Adolesc Psychiatry，2015，54（10）：886-894.

第七章　血脂异常的管理

脂类是人体内一大类重要的有机化合物，包括脂肪和类脂。脂肪是三脂肪酸甘油酯即甘油三酯，类脂包括固醇及其酯、磷脂及糖脂等。血浆脂类简称血脂，是血浆中的中性脂肪（胆固醇和甘油三酯）和类脂的总称。包括游离胆固醇（free cholesterol, FC）、胆固醇酯（cholesterol ester, CE）、磷脂（phospholipid, PL）、甘油三酯（triglyceride, TG）、糖酯、游离脂肪酸（free fatty acid, FFA）等。

血脂含量与全身脂类相比只占小部分，但其代谢非常活跃。肠道吸收的外源性食物酯类、肝合成的内源性脂类及脂肪组织贮存的脂肪动员都必须先经血液再到其他组织。因此，血脂水平可反映全身脂类代谢状态。生理状态下，血脂降解和重新合成保持动态平衡，血脂含量稳定在一定范围内。因此测定血脂水平可反映体内脂类代谢状况。

脂类不溶于或微溶于水。血液中的脂类必须与特殊的蛋白质即载脂蛋白结合形成脂蛋白才能被运输至组织进行代谢。所以血脂代谢也就是血浆脂蛋白代谢。目前普遍采用"血脂异常"这一名词，实质也就是"异常血浆脂蛋白血症"。

脂蛋白代谢是血中脂质、脂蛋白、载脂蛋白及其受体和酶相互作用并密切相关的代谢过程。在脂蛋白代谢过程中任何环节出现障碍，都可能导致脂蛋白代谢紊乱。

血脂异常可导致冠心病等动脉粥样硬化性心血管疾病（ASCVD）。近年来我国成人血脂异常患者的知晓率和治疗率虽有提高，但仍处于较低水平，血脂异常的防治工作亟待加强。

我国血脂异常知晓率、治疗率和控制率仍不尽人意。2012年5月，杨文英教授等在 Circulation 上发表的文章，采用中国人群糖尿病和代谢紊乱研究的资料，对46 239例成年人（≥20岁）的血脂水平进行了分析，结果显示，国人平均总胆固醇（TC）、低密度脂蛋白胆固醇（LDL-C）和TG水平显著高于既往调查数据。在我国≥20岁成人中，31.5%（3.08亿）有 TC > 5.18mmol/L，20.4%（1.96亿）有 LDL-C > 3.37mmol/L，22.3%（2.15亿）有 HDL-C < 1.04mmol/L。与既往调查结果相比，仅5～6年时间，国人平均 TC 和 TG 水平分别增加了23.9%和42.7%。而更值得关注的是，血脂异常人群的知晓率、治疗率和控制率仅分别达11.0%、5.1%和2.8%，显著低于西方国家。与国内情况相反，在过去几十年间，世界范围很多国家胆固醇水平呈下降趋势。调查显示，澳大利亚、北美洲和欧洲 TC 水平每10年降低约0.2mmol/L；美国1960—1962年到1999—2002年间，TC 水平由5.75mmol/L 降至5.26mmol/L。

国人血脂异常患病率如同糖尿病患病率呈迅猛增长，如不进行有效干预，在不久的将来，中国的动脉粥样硬化性心血管疾病将剧增。这是一个重要且严峻的公共卫生问题，必须引起全国范围对血脂异常的重视。

一、血脂异常分类

分类较繁杂，最简单的有病因分类和临床分类两种，最实用的是临床分类。

（一）病因分类

1. 原发性血脂异常　占血脂异常的绝大多数，由遗传缺陷与环境因素相互作用引起。由基因缺陷所致的血脂异常多具有家族聚集性，通常称为家族性高脂血症。原因不明的称为散发性或多基因性脂蛋白异常血症。

2. 继发性血脂异常　由其他疾病如甲状腺功能减退症、库欣综合征、肾病综合征等所致，或某些药物如利尿剂、糖皮质激素等所引起的血脂异常。

（二）临床分类

临床上将血脂异常分为高胆固醇血症、高甘

油三酯血症、混合性高脂血症和低 HDL-C 血症（表 7-7-1）。

表 7-7-1 血脂异常的临床分类

类型	TC	TG	HDL-C
高胆固醇血症	↑↑	→	→
高甘油三酯血症	→	↑↑	→
混合型高脂血症	↑↑	↑↑	→
低 HDL-C 血症	→	→	↓

↑: 水平升高；→: 水平正常；↓: 水平降低。

二、病因和发病机制

脂质来源、脂蛋白合成、代谢过程关键酶异常或降解过程受体通路障碍等均可导致血脂异常。

（一）原发性血脂异常

原发性血脂异常是遗传与环境因素相互作用的结果。大部分原发性血脂异常存在单一或多个基因突变，环境因素包括不良饮食习惯、运动不足、肥胖、增龄、吸烟及酗酒等。

家族性脂蛋白异常血症由基因缺陷所致。家族性脂蛋白脂肪酶（LPL）缺乏症和家族性 ApoC2 缺乏症可造成 CM、VLDL 降解障碍。家族性高胆固醇血症的基因突变包括编码 LDL 受体基因的功能缺失型突变、编码与 LDL 受体结合的 *ApoB* 基因突变、分解 LDL 受体的前蛋白转化酶枯草溶菌素 9（*PCSK9*）基因的功能获得型突变、转运 LDL 受体到细胞膜表面的 LDL 受体调整蛋白基因突变等。80% 以上家族性高胆固血症是单一基因突变所致。LDL 受体基因的功能缺失型突变是家族性高胆固血症的最常见病因。家族性高甘油三酯血症通常是参与 TG 代谢的 *LPL*、*ApoC2* 或 *ApoA5* 基因突变导致，表现为重度高甘油三酯血症（TG 大于 10mmol/L）。

（二）继发性血脂异常

1. 甲状腺功能减退症、库欣综合征、肝肾疾病、系统性红斑狼疮、骨髓瘤、多囊卵巢综合征、过量饮酒等通过不同机制影响脂质或脂蛋白的合成、转运或代谢等环节而导致血脂异常。

2. 某些药物长期应用可引起继发性血脂异常，如噻嗪类利尿剂、非选择性 β 受体拮抗剂、长期大量使用糖皮质激素等。

三、临床表现

血脂异常可见于不同年龄、性别的人群。血脂水平随年龄而升高，至 50～60 岁达到高峰，其后趋于稳定或有所下降。中青年女性血脂水平低于男性，但绝经期后显著升高，常高于同龄男性。明显血脂异常患者常有家族史。血脂异常常无明显症状和体征。

（一）黄色瘤、早发性角膜环和眼底改变

黄色瘤是一种异常的局限性皮肤隆起，由脂质局部沉积引起，颜色可为黄色、橘黄色或棕红色，多呈结节、斑块或丘疹形状，质地柔软，最常见于眼睑周围。血脂异常患者可出现角膜环，位于角膜外缘呈灰白色或白色，由角膜脂质沉积所致，常发生于 40 岁以下。严重的高甘油三酯血症可出现脂血症眼底改变。

（二）动脉粥样硬化

脂质在血管内皮下沉积引起动脉粥样硬化，导致心脑血管和周围血管病变。某些家族性血脂异常可于青春期前发生冠心病，甚至心肌梗死。严重的高 TC 血症可出现游走性多关节炎。当 TG > 5.6mmol/L 时，除导致 ASCVD 风险外，急性胰腺炎风险也增高。

四、实验室检查

血脂异常通过实验室检查进行诊断及分型。基本检测项目为血浆或血清胆固醇、TG、LDL-C 和 HDL-C，ApoA、ApoB 对预测 ASCVD 有一定意义。

多种因素可对血脂指标产生影响，因此在检验血脂前需注意以下事项：①采血前 2 周内保持相对稳定的饮食与运动习惯，采血前数日不宜大量饮酒；②采血前 24 小时内不宜剧烈运动；③采血前 12 小时内不进食任何食物。采血前晚可少量饮水（一般不超过 500ml），但当日晨起不宜大量饮水（服药时可少量饮水）；④采血前一般无须停用日常服用的治疗药物，但应告知医生所用药物的种类与剂量；⑤采血前至少静坐休息 5min，采血时一般取坐位；⑥若需自行送检血标本，应在采血后尽快送往化验室。送标本途中避免剧烈摇动试管，避免暴露于过冷或过热的环境中。

早期检出血脂异常并对其血脂进行动态监

测,是防治 ASCVD 的关键措施。建议 20～40 岁成人至少每 5 年 1 次,40 岁以上男性和绝经期后女性至少每年 1 次检测血脂;ASCVD 及其高危人群,应每 3～6 个月检测 1 次。首次发现血脂异常时应在 2～4 周内复查,若仍异常,即可确立诊断。

血脂筛查的重点人群:①有血脂异常、冠心病或动脉粥样硬化家族史,尤其是直系亲属中有早发冠心病或其他动脉粥样硬化病史;②有 ASCVD 病史;③有多项 ASCVD 危险因素(高血压、糖尿病、肥胖、过量饮酒以及吸烟史);④有皮肤或肌腱黄色瘤。

五、诊断与鉴别诊断

(一)诊断

详细询问病史,包括饮食和生活习惯、引起继发性血脂异常的相关病史、引起血脂异常的用药史以及家族史。体格检查需注意有无黄色瘤、角膜环和脂血症眼底改变等。

血脂异常的诊断采用《中国成人血脂异常防治指南(2016 年修订版)》关于我国血脂合适水平及异常分层标准(表 7-7-2)。

(二)正确看待化验单中血脂的正常参考值

多数医院化验单均会注明各项血脂指标的正常值范围,其实所谓的正常参考值并无太大意义。各项血脂参数都在正常值范围内就是正常的概念是错误的,因为具有不同心血管风险时的合适血脂范围是不同的。要正确看待检验单上的正常值,建议各家医院标出不同心血管风险时的合适血脂范围,便于医师及时发现和治疗血脂异常。不同个体相对安全的胆固醇水平是不同的,举例来说,如果较年轻、不吸烟、不肥胖、父母没有心血管病、没有高血压和糖尿病,其 LDL-C 只

要不超过 4.1mmol/L 即可(当然低一些会更好);若患者已经发生冠心病,并且合并糖尿病,其 LDL-C 最好降到 1.8mmol/L 以下。因此不应认为血脂化验单上各项指标均在正常范围内就不需要治疗,需要根据是否有心血管风险来判断。

区分"理想 LDL-C 值"与"目标 LDL-C 值"的观念。血脂管理上区分"理想 LDL-C 值"与"目标 LDL-C 值"很重要。"理想 LDL-C 值"是指为了将个人发生心血管病的风险降到最低所需要维持的 LDL-C 值,强调的是个人终其一生持续维持的管理策略。依照现有流行病学及基因学证据推论出的"理想 LDL-C 值"应该是 <2.59mmol/L,尤其是高危人群;至于 LDL-C 值在 2.59～3.37mmol/L 则是低危人群或没有心血管病危险因素者可接受的"理想 LDL-C 值"。"目标 LDL-C 值"则是指个人已经有一定的心血管病发病风险时,为降低风险而须达到的 LDL-C 值。"目标 LDL-C 值"推论自临床随机对照研究,现行的血脂管理指南都有相关的建议。举例来说:对已经罹患心血管病,需要做二级预防的人群而言,指南建议的"目标 LDL-C 值"可能低于"理想 LDL-C 值",如有 ASCVD 的患者 LDL-C 要降到 <1.8mmol/L。

(三)鉴别诊断

鉴别原发性血脂异常和继发性血脂异常。继发性血脂异常多存在原发病的临床表现和病理特征。对家族性脂蛋白异常血症可进行基因诊断。

六、治疗

血脂异常治疗的主要目的是防治 ASCVD。临床上应根据个体 ASCVD 总体风险的分层来决定治疗措施及血脂的目标水平。

LDL-C 为调脂治疗的首要干预靶点。非 HDL-C 可作为次要干预靶点。由于缺乏足够的

表 7-7-2 血脂异常诊断及分层标准

单位:mmol/L

分层	TC	LDL-C	HDL-C	非 HDL-C	TG
理想水平	—	<2.6	—	<3.4	
合适水平	<5.2	<3.4		<4.1	<1.7
边缘升高	5.2～6.19	3.4～4.09		4.1～4.89	1.7～2.29
升高	≥6.2	≥4.1		≥4.9	≥2.3
降低	—	—	<1.0	—	—

心血管终点研究证据，HDL-C 水平升高仅仅可以用于心血管危险评估，不建议作为治疗和管理的靶标。

治疗性生活方式改变是血脂异常治疗的基础措施。他汀类药物是目前调脂治疗的首选药物。

（一）加强医护人员和患者的教育

首先，医生应转变观念，控制血脂异常可有效减少心血管事件。加强医生对指南的认识和理解，提高实际运用能力；再者，加强患者的教育。让患者了解血脂异常的危害、调脂的时机以及治疗目标和获益等问题，让患者了解血脂异常的管理是一件长期的事情，不能期望短期内治愈。

（二）根据 ASCVD 危险程度决定干预策略

依据 ASCVD 发病风险采取不同强度干预措施是防治血脂异常的核心策略。ASCVD 总体风险是多种危险因素复杂交互作用的结果。全面评价 ASCVD 总体风险是制定血脂异常个体化干预策略的基础。

进行危险评估时，已诊断 ASCVD 者为极高危人群；符合以下条件之一者为高危人群：① LDL-C≥4.9mmol/L，② 1.8mmol/L≤LDL-C<4.9mmol/L 且年龄≥40 岁的糖尿病患者。不具有上述情况的个体，在决定是否需要调脂治疗前，应根据 LDL-C 或 TC 水平、有无高血压及其他 ASCVD 危险因素进行未来 10 年间 ASCVD 总体发病危险评估，并按照 ASCVD 10 年总体发病危险进行危险分层，将<5%、5%～9% 及≥10% 分别定义为低危、中危及高危。

2017AACE/ACE 血脂异常管理与 ASCVD 预防指南中甚至分出了超高危人群（extreme risk）：极高危人指除有明确的 ASCVD，还伴有以下任何一种情况——① LDL-C<1.8mmol/L，仍有不稳定心绞痛在内的进展性疾病；②伴有 2 型糖尿病，慢性肾病 3 期或 4 期或杂合子家族性高胆固醇血症；③伴有早发心脑血管疾病（男<55 岁，女<65 岁）。当然不是所有专家都接受这种分类，但足可见大家对血脂异常管理的重视。

此外，对 ASCVD 10 年发病危险为中危且年龄低于 55 岁的人群，建议进行 ASCVD 余生危险评估，以便对高危个体早期干预。上述人群中，如存在以下危险因素≥2 项，其 ASCVD 余生危险为高危：①收缩压≥160mmHg 或舒张压≥100mmHg，②非 HDL-C≥5.2mmol/L，③ HDL-C<1.0mmol/L，④ BMI≥28kg/m^2，⑤吸烟。

（三）LDL-C 作为首要干预靶点

LDL-C 升高是导致 ASCVD 发病的关键因素。降低 LDL-C 水平是改善动脉粥样硬化、减少 ASCVD 发病率、致残率及致死率的有效措施。系统评价的结果证实，随着 LDL-C 降低，CVD 风险呈剂量依赖性降低；LDL-C 降低越多，心血管风险下降越明显。Meta 分析显示 LDL-C 每降低 1.0mmol/L，可使每年平均心血管事件风险减少 1/5，冠心病死亡风险降低 20%，其他心脏性死亡风险降低 11%，全因死亡风险降低 10%。与标准治疗相比，强化降低 LDL-C 水平（1 年时 LDL-C 差值为 0.51mmol/L）使冠脉死亡和非致死性心肌梗死风险降低 13%，冠脉血管重建风险降低 19%，缺血性卒中风险降低 16%。且不论基线 LDL-C 水平如何，LDL-C 每降低 1mmol/L 减少心血管事件风险相似。与 LDL-C 降低相关的获益，并非他汀治疗所特有。孟德尔随机化研究证实：降低 LDL-C 的获益与降低方式无关；药物干预研究显示：LDL-C 降幅决定 CVD 风险下降程度，与方式无关，且 CVD 下降与 LDL-C 降低持续时间相关；降低 LDL-C 1mmol/L 获益与 LDL-C 基线无关；早期降低 LDL-C 获益是后期降低 LDL-C 获益的 3 倍。ASCVD 预期风险的下降由治疗前 LDL-C 水平、LDL-C 绝对下降及降低持续时间决定。绝对临床获益与患者基线风险有关。短期绝对风险下降取决于：基线绝对风险与基线 LDL-C 水平及 LDL-C 绝对降低程度。LDL-C 低于何种水平获益便终止或发生危害，尚未明确。因此，降低 LDL-C 水平是防控 ASCVD 的首要干预靶点。

由于高甘油三酯血症时残粒脂蛋白水平升高，增高动脉粥样硬化风险，非 HDL-C 应作为次要干预靶点。

非高密度脂蛋白胆固醇（非 HDL-C）是指除 HDL 以外其他脂蛋白中含有的胆固醇总和，计算公式如下：（非 HDL-C）=TC−（HDL-C）。非 HDL-C 作为 ASCVD 及其高危人群防治时调脂治疗的次要目标，适用于 TG 水平在 2.3～5.6mmol/L 时，LDL-C 不高或已达治疗目标的个体。

根据 ASCVD 总体危险分层，设定调脂治疗干预靶点的达标值（表 7-7-3）。针对 LDL-C 基线值较高不能达标者，LDL-C 至少应降低 50%。极高危人群即使 LDL-C 基线水平在达标值以内，仍应将 LDL-C 进一步降低 30%。

表 7-7-3 不同 ASCVD 危险人群降 LDL-C/非 HDL-C 治疗达标值

危险等级	LDL-C/ (mmol·L^{-1})	非 HDL-C/ (mmol·L^{-1})
低危、中危	<3.4	<4.1
高危	<2.6	<3.4
极高危	<1.8	<2.6

（四）治疗性生活方式干预

生活方式的调整是基石，如何强调都不为过。血脂异常明显受饮食和生活方式影响。控制饮食和改善生活方式是治疗血脂异常的基础措施。无论是否选择药物治疗，都必须坚持生活方式干预。

1. 饮食控制 改善饮食结构，根据患者血脂异常的程度、分型以及性别、年龄和劳动强度等制定食谱。减少总能量摄入（每日减少 300～500kcal）。在满足每日必需营养和总能量基础上，限制胆固醇摄入量（<300mg/d），补充植物固醇（2～3g/d）。限制饱和脂肪酸摄入量（占总能量比例一般人群 <10%，高 TC 血症 <7%），脂肪摄入优先选择富含 ω-3 脂肪酸的食物。摄入碳水化合物占总能量 50%～60%，补充可溶性膳食纤维（10～25g/d）。

2. 控制体重 肥胖是血脂代谢异常的重要危险因素。血脂代谢紊乱的超重或肥胖者的能量摄入应低于身体能量消耗，以控制体重增长，并争取逐渐减少体重至理想状态。减少每日食物总能量（每日减少 300～500kcal），改善饮食结构，增加身体活动，可使超重和肥胖者体重减少 10% 以上。维持健康体重（BMI 20.0～23.9kg/m^2），有利于血脂控制。

3. 增加运动 每天 30min 中等强度代谢运动，每周 5～7 天。对于 ASCVD 患者应通过运动负荷试验充分评估运动的安全性。

4. 其他 戒烟、限盐、限制饮酒、禁烈性酒。

（五）药物治疗

在生活方式调整的基础上，如有必要应及时加用调脂药物，特别是他汀类药物，并根据血脂目标和副作用适时调整药物剂量和种类。非他汀类药物如依折麦布与 PCSK9 抑制剂，可作为他汀类药物的重要补充。

1. 他汀类 他汀类药物竞争性抑制体内胆固醇合成限速酶（HMG-CoA 还原酶）活性，减少胆固醇合成，同时上调细胞表面 LDL 受体，加速 LDL 分解代谢，还可抑制 VLDL 合成。可显著降低血清胆固醇、LDL-C 和 ApoB，也在一定程度上降低 TG，并轻度升高 HDL-C。

他汀类药物在人类 ASCVD 防治史上具有里程碑式的意义。他汀类降低冠心病死亡率和患者总死亡率。他汀治疗后，LDL-C 每降低 1mmol/L，心血管事件相对危险降低 20%。他汀治疗也能使基线胆固醇不高的高危人群受益。58 项他汀临床试验（治疗组 76 359 人；安慰剂 71 962 人）结果显示，LDL-C 降低幅度越大，时间越长、心脏事件减少越多，即他汀需要长期应用。他汀类药物适用于高胆固醇血症、混合性高脂血症和 ASCVD。目前国内临床常用的他汀和每天剂量范围：洛伐他汀（lovastatin，10～80mg）、辛伐他汀（simvastatin，5～40mg）、普伐他汀（pravastatin，10～40mg）、氟伐他汀（fluvastatin，10～40mg）、阿托伐他汀（atorvastatin，10～80mg）、瑞舒伐他汀（rosuvastatin，10～20mg）。不同种类与剂量的他汀降 TC 幅度存在较大差别。

高强度他汀（LDL-C 降幅≥50%）：阿托伐他汀 40（80）mg 或瑞舒伐他汀 20（40）mg；中等强度他汀（LDL-C 降幅 30%～50%）：阿托伐他汀 10（20）mg，氟伐他汀 80mg，洛伐他汀 40mg，匹伐他汀 2～4mg，普伐他汀 40（80）mg，瑞舒伐他汀（5）10mg，辛伐他汀 20（40）mg。他汀建议每日服用 1 次，可在任何时间段，但晚上服用时 LDL-C 降幅稍有增加。取得预期疗效后应坚持长期服用。如应用他汀后出现不良反应，可更换他汀种类、减少剂量、隔日服用或更换非他汀类药物。

关于他汀剂量的问题。临床研究和真实世界研究都证明：中等强度他汀可使我国大多数患者降脂达标。2016 年 DYSIS-CHINA 研究显示在中国患者中，大剂量他汀治疗并不能提高 LDL-C 达标率；同时，大剂量他汀治疗显著增加不良事件。目前尚无中国人群高强度他汀治疗的安全性数据，基于以上原因国内外权威血脂指南／共识均不推荐亚裔患者使用大剂量他汀。

由于他汀的广泛使用，应关注其安全性问题。常见问题如下：

（1）他汀强化降脂可能导致肌酶升高：他汀剂量增加，肌病风险增加。SEARCH 试验中辛伐他汀用药剂量为 80mg 的患者中有 52 例发生肌病，而剂量为 20mg 的患者中仅 1 例发生肌病。此外，大剂量组中有 22 例出现横纹肌溶解，20mg 剂量组则均未出现。患者在服药第 1 年内发生肌病和横纹肌溶解风险最高，上述风险在老年和女性患者中更高。2011 年美国 FDA 建议：限制使用大剂量辛伐他汀。在新诊断患者中不应启动辛伐他汀 80mg 治疗，包括已服用小剂量辛伐他汀的患者；辛伐他汀 80mg 应限于已服用该药 12 个月，且无肌病证据患者。同时，FDA 建议：在服用胺碘酮、维拉帕米和地尔硫䓬的患者中，辛伐他汀剂量不应超过 10mg；在服用氨氯地平的患者中，辛伐他汀剂量不应超过 20mg。

（2）大剂量他汀增加新发糖尿病风险：早在 2001 年发表的西苏格兰冠心病预防研究（WOSCOPS）中研究者就注意到了他汀与新发糖尿病有一定的关系。该研究中普伐他汀可减少糖尿病风险 30%。但后续多个他汀研究却得出了相反的结论。2003 年 HPS（辛伐他汀）、2004 年 ASCOT-LIA（阿托伐他汀）、2007 年 CORONA（瑞舒伐他汀）和 2008 年发表的 JUPTTER（瑞舒伐他汀）研究发现，他汀治疗分别将糖尿病风险增加了 14%、15%、14% 和 25%。2006 年 Takano 等在 2 型糖尿病患者中观察到，阿托伐他汀有使血糖升高的趋势。2010 年 Koh 等一个小样本的随机双盲研究表明，在高胆固醇血症的患者中阿托伐他汀 10mg、20mg、40mg 和 80mg 治疗 2 个月后，HbA$_{1c}$ 分别较基线升高 2%、5%、5% 和 5%，空腹胰岛素同时升高了 25%、42%、31% 和 45%。同年，Bays 等在代谢综合征的患者中也观察到他汀类药物可使血糖轻度上升。

2008 年 Coleman 等 Meta 分析显示普伐他汀倾向于减少糖尿病风险而其他他汀却增加糖尿病风险。2009 年 Swapnil 等 Meta 分析显示在纳入的 5 个他汀研究中，糖尿病风险增加 13%。2010 年，Sattar 和 Preiss 等在 *Lancet* 发表的 Meta 分析显示在 13 个他汀研究中（共 91 140 名受试者），

平均随访 4 年，与安慰剂和标准治疗比较，大剂量他汀治疗增加了 9% 新发糖尿病风险，特别是老年患者。2011 年 Preiss 等在 *JAMA* 上发表的一项 Meta 分析显示，与中等剂量的他汀相比，大剂量他汀增加新发糖尿病风险（比值比为 1.12），但同时显著减少新发心血管疾病的风险。

目前缺乏确切的理论来解释大剂量他汀与糖尿病风险增加之间的关系。在大剂量他汀治疗中，应注意到心血管风险的不断减小可能伴随糖尿病风险的增加。另一方面，这些结果的公布不应使心脏病患者或存在心脏病高危因素的人群远离他汀类药物。心脏病患者、有既往卒中史或存在心脏病高危因素的人群仍然可以从他汀类药物中获益。

（3）他汀的肝脏毒性：他汀类致肝酶升高的发生率并不高。对一些活动性肝病等患者，他汀不能使用，但对非酒精性脂肪性肝病（NAFLD）和非酒精性脂肪性肝炎（NASH）的患者，使用小剂量及中剂量的他汀是安全的。

开始他汀类药物治疗前进行肝酶检查，此后有临床指征再行监测。对他汀所致无症状性肝酶增高，轻度增加无须停药；对出现肝功能不全患者，应立即停药并交由肝病科处理。

（4）他汀对认知的影响：为评估他汀类药物对认知功能的作用，FDA 回顾了 AERS 数据库、已公布的医学文献（病例报道和观察研究）和临床随机试验。

上市后不良事件报道描述了大于 50 岁的个体，但不明确的记忆丧失或障碍，在停用他汀类药物治疗后是可逆性的，这种影响与年龄显著相关。发生这一损害的时间高度可变，从开始使用他汀类药物一天到几年不等。这些病例看起来与进行性痴呆如阿尔茨海默病无相关性。在审查中，此类不良事件和某一特定他汀类药物、个体的年龄、他汀类药物的剂量或同时服用的药物之间并未发现存在相关性。来自观察性研究和临床试验的数据表明，认知改变或临床显著的认知下降和他汀类药物应用之间不存在相关性。

在他汀类说明书中添加了有关他汀类药物潜在的非严重性和可逆性认知方面的副作用，如记忆丧失、意识模糊等。

总的来说，大多数患者对他汀类耐受性良好。

少数接受大剂量治疗患者可出现转氨酶升高、肌痛、肌炎、血清肌酸激酶升高，极少数可发生横纹肌溶解而致急性肾衰竭。长期应用他汀类药物有增加新发糖尿病的风险。他汀不宜与环孢素、雷公藤、环磷酰胺、大环内酯类抗生素以及吡咯类抗真菌药（如酮康唑）等合用。儿童、孕妇、哺乳期妇女和准备生育的妇女不宜服用。

同时，在临床工作中，LDL-C 降幅大小并非绝对，个体化降脂治疗可能更为重要，在他汀类药物治疗时，特别是强化降脂时，药物的效益-风险比亦值得考虑。

2. **肠道胆固醇吸收抑制剂** 依折麦布（ezetimibe）口服后被迅速吸收，结合成依折麦布-葡萄醛甘酸，作用于小肠细胞刷状缘，抑制胆固醇和植物固醇吸收。依折麦布单药治疗可使高胆固醇血症患者的 LDL-C 降低 15%～22%。与他汀类联合治疗可使 LDL-C 水平降幅增加 15%～20%。适用于高胆固醇血症和以胆固醇升高为主的混合性高脂血症，单药或与他汀类联合使用。IMPROVE-IT 研究与 SHARP 研究显示，与单用他汀相比，联合应用依折麦布和他汀所产生的心血管获益幅度相同，亦即在 LDL-C 降幅相同的情况下，联合应用他汀和依折麦布或单用他汀具有等效性。依折麦布与他汀联合使用可进一步降低急性冠脉综合征（ACS）患者心血管事件风险。推荐剂量为 10mg，每天 1 次。依折麦布可与任何种类、剂量的他汀类药物同时使用。该药耐受性良好，没有报道重大的不良反应，最常见的不良反应是肝酶中度升高和肌痛，停药后恢复。妊娠期和哺乳期禁用。

3. **普罗布考** 普罗布考（probucol）渗入到 LDL 颗粒核心中影响脂蛋白代谢，促进 LDL 通过非受体途径清除，降低胆固醇和 LDL-C，明显降低 HDL-C。适用于高胆固醇血症。常用剂量为 0.5g，每天 2 次口服。常见不良反应为恶心，偶见 Q-T 间期延长。室性心律失常、Q-T 间期延长、低血钾者禁用。

4. **胆酸螯合剂** 属碱性阴离子交换树脂，在肠道内与胆汁酸不可逆结合，阻断胆酸的肠肝循环，促使胆汁酸随粪便排出，减少胆固醇的重吸收。适用于高胆固醇血症和以胆固醇升高为主的混合性高脂血症。主要制剂及每天剂量范围：考来烯胺（cholestyramine，4～16g）、考来替哌（colestipol，5～20g）、考来维仑（colesevelam，1.875～4.375g）。与他汀类联用可明显提高调脂效果。常见不良反应为恶心、呕吐、腹胀、腹痛、便秘。可干扰其他药物的吸收，如叶酸、地高辛、贝特类、他汀类、抗生素、甲状腺素、脂溶性维生素等。此外，在某些患者此类药可升高循环 TG 水平。异常 β 脂蛋白血症和血清 TG > 4.5mmol/L 为绝对禁忌证。

5. **贝特类** 激活过氧化物酶体增殖物激活受体 α（PPARα）和 LPL，降低血清 TG、升高 HDL-C 水平，促进 VLDL 和 TG 分解以及胆固醇的逆向转运。适用于高甘油三酯血症和以 TG 升高为主的混合性高脂血症。临床常用主要制剂：非诺贝特（fenofibrate，0.1g 每天 3 次或微粒型 0.2g 每天 1 次）；苯扎贝特（bezafibrate，0.2g 每天 3 次或缓释型 0.4g 每晚 1 次）。常见不良反应与他汀类药物类似。贝特类能增强抗凝药物作用，联合使用时需调整抗凝药物剂量。禁用于肝肾功能不良者以及儿童、孕妇和哺乳期妇女。

6. **烟酸类** 烟酸（nicotinic acid）也称维生素 B$_3$，其调脂作用可能与抑制脂肪组织中酯酶活性、减少游离脂肪酸进入肝脏、减少 VLDL 分泌有关。大剂量使用时可降低胆固醇、LDL-C 和 TG，升高 HDL-C。适用于高甘油三酯血症和以 TG 升高为主的混合性高脂血症。烟酸有普通和缓释两种剂型，以缓释型较常用。推荐剂量为 1～2g 每天睡前 1 次，建议从小剂量（0.375～0.5g/d）开始，4 周后增至推荐剂量。烟酸类衍生物阿昔莫司（acipimox）0.25g，每天 1～3 次餐后口服。烟酸常见不良反应包括面部潮红、瘙痒和胃肠道症状，偶见肝功能损害、高尿酸血症等。慢性活动性肝病、活动性消化道溃疡和痛风者禁用，糖尿病患者一般不宜使用。

7. **高纯度鱼油制剂** 鱼油主要成分为 ω-3 长链多不饱和脂肪酸，包括二十碳五烯酸（EPA）和二十二碳六烯酸（DHA）等，其调脂机制尚不清楚，降低 TG 和轻度升高 HDL-C，对胆固醇和 LDL-C 无影响。适用于高甘油三酯血症和以 TG 升高为主的混合性高脂血症。常用剂量为 0.5～1g，每天 3 次口服。不良反应少见。有出血倾向者禁用。

8. 新型调脂药物

（1）ApoB100 合成抑制剂：米泊美生（mipomersen）是针对 ApoB mRNA 的反义寡核苷酸，通过抑制 ApoB 转录减少 VLDL 合成和分泌，可使 LDL 降低 25%。2013 年，美国 FDA 批准其单独或与其他调脂药物联合用于治疗纯合子家族性高胆固醇血症（HoFH）。常见不良反应为注射局部肿痛、瘙痒。

（2）前蛋白转化酶枯草溶菌素 9（PCSK9）抑制剂：通过抑制 PCSK9 阻止 LDL 受体降解，从而促进 LDL-C 的清除。PCSK9 单抗单独或与他汀联合使用均明显降低血清 LDL-C（40%～70%），同时改善 HDL-C、LP（a）等指标。FOURIER 研究显示，应用 PCSK-9 抑制剂降低 1mmol/L 的 LDL-C 所产生的心血管获益幅度与他汀相同。在 LDL-C 降幅相同的情况下，PCSK-9 抑制剂或他汀降低心血管事件的疗效具有生物学等效性。此外，PCSK-9 抑制剂与他汀联用可进一步降低 LDL-C 和 ASCVD 风险。FDA 和欧洲药品管理局（EMA）已批准注射型 PCSK9 单抗——依洛尤单抗（evolocumab）和阿利西尤单抗（alirocumab）上市，国内尚处于临床试验阶段。此类药物价格昂贵，需经皮下注射给药，通常隔 1 周注射 1 次。因为其不干扰口服药物的药代动力学或药效动力学，所以不会与口服吸收的药物相互反应。最常报道的副作用是注射部位的瘙痒和流感样症状。

（3）微粒体 TG 转移蛋白抑制剂：洛美他派（lomitapide）于 2012 年被 FDA 批准上市，主要用于治疗 HoFH，可使 LDL-C 降低达 40%。不良反应发生率较高，主要包括转氨酶升高和脂肪肝。

9. 中药　中医认为高脂血症的主要病机是脾、肾、肝等脏腑功能紊乱，导致气机郁滞、痰浊化生、瘀阻脉络。治疗基本原则是化痰、活血、理气。具有调脂作用的中药有山楂、苦丁、绞股蓝、菖蒲等，可选用具有降脂作用的中成药有血脂康、脂必妥、蒲参胶囊等。中药可与其他调脂药物联用。

（六）如何选择调脂药物

先评估患者总体心血管风险；识别风险水平的 LDL-C 目标值（TG≥5.6mmol/L 时，需立即启动非诺贝特治疗，预防急性胰腺炎）；计算达到目标值需要降低 LDL-C 的百分率；选择一种能达到

降低幅度的他汀类药物和平均剂量；个体对他汀类药物治疗的反应不同。因此，可能需要调整剂量；如果最大可耐受剂量的他汀类药物不能达到目标值，则考虑药物联用。当然，选择药物有通用的标准，诸如患者的临床情况、并用的药物、药物耐受性、当地用药传统和药品价格等因素，在决定药物和剂量的最后选择时可能起主要的作用。

首选他汀类药物降低 LDL-C，并且坚持长期使用。需要注意的是：尽管我们强调 LDL-C 达标的重要性，但并不是他汀类剂量越大越好。他汀药物剂量加倍，而疗效（如 LDL-C 的降低）并没有等比例增加（仅增加 6%～7%）。目前单用强化他汀降脂所能达到的水平是 LDL-C＜1.81mmol/L，但 80mg/d 阿托伐他汀已使患者发生不良反应的危险性增加；且强化降脂不能带来更高的临床获益（发生主要冠心病事件风险的降低）。故要达到更低的 LDL-C 水平，势必进一步加大他汀剂量或联合用药，不良反应风险肯定明显增加，可能会抵消心血管事件方面的获益。此外，在临床应用中，剂量加大，费用必然增加，可能有很多患者不能长期坚持。

他汀是血脂异常干预中的基石药物。然而，患者个体间对他汀的反应有很大差异，使用同等剂量的他汀，有些患者的 LDL-C 变化很小。对他汀反应不良的因素包括外在因素和内在因素，前者如依从性不好、饮食、治疗时间、同时使用的其他药物等，后者则主要由患者的基因型决定。在临床实践中，医务人员或许需要基于个体化患者对药物的应答（如副作用、耐受性、LDL-C 水平）调整他汀治疗的强度。由于遗传学背景的差异，我国人群对于大剂量、高强度他汀治疗的耐受性和安全性较差，发生肝毒性、肌肉毒性的风险明显高于欧美国家患者。中等强度他汀治疗已可使大多数患者 LDL-C 达标，故不推荐我国患者常规选择大剂量高强度他汀治疗。同时，在使用他汀过程中，还要关注他汀对血糖和认知的影响。

此外，血脂异常患者很多为高龄，在高龄人群中使用他汀类时要注意：①在虚弱人群中，应密切监测他汀类的肌肉副作用，并且他汀类不应与贝特类药物联用，调脂目标和血脂测定频率均可降低要求；②在痴呆人群中，调脂目标和血脂测定频率均可降低要求，应考虑对非动脉粥样硬

化痴呆的个体进行适宜的他汀类药物治疗，在没能得到充分照顾的晚期痴呆老年患者中，应审慎选用药物治疗；③在临终关怀患者中，通常不需要调脂治疗，并且可考虑撤除原治疗。

总体上，他汀类药物总体安全性好。部分患者和医务人员对他汀类药物所致轻度肝酶可能过于关注和反应过度；他汀类药物增加新发糖尿病的风险远远小于它们减少 ASCVD 事件的效果。他汀类药物对横纹肌的不良反应应当重视，但横纹肌溶解症极少见；他汀类药物引起老年痴呆的证据不足；他汀类药物不增加癌症风险。

不能耐受他汀类药物或不能耐受实现 LDL-C 治疗目标所需他汀剂量的用药方案：①更换他汀品种；②减低他汀剂量；③隔日服药；④联合或更换其他调脂药物（依折麦布、贝特类、烟酸、PCSK9 等）；⑤强化生活方式治疗。

（七）何时联合

他汀类药物存在"6"定律，即他汀类剂量加倍，LDL-C 降幅仅增加 6%，同时随着剂量的加大，药物的副作用和费用随之增加；同时，即使他汀使 LDL-C 水平达标，仍存在发生严重大血管事件的残留风险。高 TG 和低 HDL-C 水平均为独立于 LDL-C 的心血管事件预测因子。在他汀治疗基础上加用其他种类的调脂药，可进一步降低 LDL-C 水平，纠正高 TG 和低 HDL-C 水平也是毋庸置疑的。

虽然很多患者用单药治疗可达到 LDL-C 目标值，但很大一部分高危患者或 LDL-C 水平极高的患者需要额外的治疗。还有一些患者不耐受他汀或不能耐受较大剂量他汀。在这些情况下，应当考虑联合治疗。

1. 他汀类与依折麦布　高胆固醇血症患者如对中等强度他汀治疗血脂不达标或不耐受，可考虑联合应用依折麦布，在他汀治疗基础上可使 LDL-C 进一步下降 18%，且不增加他汀的不良反应。ASCVD 极高危患者采用本方案可降低心血管事件风险。

2. 他汀与PCSK9 抑制剂联合　尽管 PCSK9 抑制剂尚未在中国上市，他汀与 PCSK9 抑制剂联合应用已成为欧美国家治疗严重血脂异常尤其是家族性高胆固醇血症（FH）的联合方式，可较任何单一的药物治疗带来更大程度的 LDL-C 水平

下降，提高达标率。FH 尤其是 HoFH 患者，经生活方式加最大剂量调脂药物（如他汀 + 依折麦布）治疗，LDL-C 水平仍大于 2.6mmol/L 的 ASCVD 患者，加用 PCSK9 抑制剂，组成不同作用机制调脂药物的三联合用。

2018 年美国心脏协会（AHA）与美国心脏病学会（ACC）共同制定的降胆固醇治疗临床实践指南：极高危 ASCVD 患者，可在他汀类基础上加用非他汀类药物将 LDL-C 降低至 1.8mmol/L 以下。极高危患者包括既往多次发生严重 ASCVD 事件史者或发生过 1 次严重心血管事件且并存多种高危因素者。极高危患者经过最大耐受剂量他汀治疗后 LDL-C 仍不能降至 1.8mmol/L 以下，加用依折麦布是合理的。极高危患者经过最大耐受量他汀与依折麦布联合治疗后 LDL-C 仍高于 1.8mmol/L 者，加用 PCSK9 抑制剂是合理的。

3. 他汀类与贝特类　他汀与贝特类联用能更有效降低 LDL-C 和 TG 水平，同时升高 HDL-C，尤其适用于高危心血管病患者他汀治疗后仍存在 TG 或 HDL-C 控制不佳者。他汀与非诺贝特联用可使高 TG 伴低 HDL-C 血症患者心血管获益。由于他汀和贝特类药物代谢途径相似，联用时发生不良反应概率增加。应从小剂量开始，可采用晨服贝特类药物，晚服他汀类药物的方式，并严密监测肌酶和肝酶。

（八）其他治疗措施

1. 脂蛋白血浆置换　是 FH（尤其是 HoFH）的重要辅助治疗措施，可使 LDL-C 降低 55%～70%。最佳治疗频率为每周 1 次。也用于极个别对他汀类药物过敏或不能耐受的严重难治性高胆固醇血症者。该治疗价格昂贵，有创且存在感染风险。

2. 手术治疗　对极严重的高胆固醇血症，如 HoFH 或对药物无法耐受的严重高胆固醇血症患者，可考虑手术治疗，包括部分回肠末段切除术、门腔静脉分流术和肝脏移植术等。

（九）治疗过程的监测

调脂治疗一般是长期的，甚至是终生的。不同个体对同一治疗措施或药物的疗效和副作用差异很大，应严密监测血脂水平及其他相关指标。非药物治疗者，开始 3～6 个月应复查血脂，如达标则继续非药物治疗，但仍需每 6～12 个月复查

1次。首次服用调脂药物者,应于用药6周内复查血脂、转氨酶和肌酸激酶;如血脂达标且无不良反应,逐步减为每6～12个月复查1次;如血脂未达标且无不良反应,每3个月复查1次。如治疗3～6个月血脂仍未达标,应调整药物剂量或种类,或联合应用不同作用机制的调脂药物。每次调整药物种类或剂量均需在6周内复查血脂、转氨酶和肌酸激酶。

（十）特殊人群血脂异常的管理

1. 糖尿病 糖尿病合并血脂异常主要表现为TG升高、HDL-C降低、LDL-C升高或正常。调脂治疗可以显著降低糖尿病患者发生心血管事件的危险。糖尿病患者血脂异常应按照ASCVD危险评估流程进行危险分层干预管理,并根据心血管疾病危险程度确定LDL-C达标值。40岁及以上糖尿病患者血清LDL-C水平应控制在2.6mmol/L以下。用药首选他汀类药物,如合并高TG伴或不伴低HDL-C者,可采用他汀类与贝特类药物联合应用。

2. 高血压 调脂治疗能够使多数高血压患者获益,特别是在减少冠心病事件方面。他汀与降压药联合应用,使心血管危险下降更为显著。中等危险的高血压患者均应启动他汀治疗,根据不同危险程度确定调脂达标值。

3. 代谢综合征 代谢综合征是一组以肥胖、高血糖、高血压以及血脂异常[高甘油三酯血症和/或低HDL-C血症]集结发病的临床综合征。代谢综合征患者是发生心血管疾病的高危人群。代谢综合征的主要防治目标是预防ASCVD以及2型糖尿病,对已有ASCVD者要预防心血管事件再发。原则上应先启动生活方式治疗,如果不能达标,则应针对各个组分采取相应药物治疗。代谢综合征血脂代谢紊乱的治疗目标是LDL-C＜2.6mmol/L、TG＜1.7mmol/L、HDL-C≥1.0mmol/L。

4. 慢性肾脏病（CKD） CKD常伴随血脂代谢异常并促进ASCVD的发生。在可耐受的前提下,推荐CKD患者接受他汀类治疗。治疗目标:轻、中度CKD者LDL-C＜2.6mmol/L,非HDL-C＜3.4mmol/L;重度CKD、CKD合并高血压或糖尿病者LDL-C＜1.8mmol/L,非HDL-C＜2.6mmol/L。推荐中等强度他汀类治疗,必要时联合胆固醇吸收抑制剂。

CKD患者是他汀类引起肌病的高危人群,发病风险与他汀剂量密切相关,故应避免大剂量应用。中等强度他汀治疗LDL-C不能达标时,推荐联合应用依折麦布。贝特类可升高肌酐水平,在中重度CKD患者中与他汀联用时,可能增加肌病风险。

七、预防和预后

血脂异常的预防措施主要包括普及健康教育,提倡均衡饮食,增加体力活动及体育运动,预防肥胖,避免不良生活习惯,并与肥胖症、糖尿病、心血管疾病等慢性病防治工作的宣教相结合。经积极的综合治疗,本病预后良好。

（严 励）

参 考 文 献

[1] Anderson TJ, Gregoire J, Hegele RA, et al. 2012 update of the Canadian cardiovascular society guidelines for the diagnosis and treatment of dyslipidemia for the prevention of cardiovascular disease in the adult. Can J Cardiol, 2013, 29(2): 151-167.

[2] Stone NJ, Robinson JG, Lichtenstein AH, et al. 2013 ACC/AHA guideline on the treatment of blood cholesterol to reduce atherosclerotic cardiovascular risk in aduts: a report of the American College of Cardiology/American Heart Association Task Force on Practice Guidelines. J Am Coll Cardiol, 2014, 63(25 Pt B): 12889-2934.

[3] Expert dyslipidemia panel of the international atherosclerosis society panel members. An international atherosclerosis society position paper: global recommendations for the management of dyslipidemia-full report. J Clin Lipidol, 2014, 8(1): 29-60.

[4] Catapano AL, Graham I, De Backer G, et al. 2016 ESC/EAS guidelines for the management of dyslipidaemias. Eur Heart J, 2016, 37(39): 2999-3058.

[5] Jellinger PS, Handelsman Y, Rosenblit PD, et al. American Association of Clinical Endocrinologists and American College of Endocrinology guidelines for manage-

ment of dyslipidemia and prevention of atherosclerosis. Endocr Pract，2017，23（Suppl 2）：1-87.

[6] Cholesterol Treatment Trialists'（CTT）Collaboration，Fulcher J，O'Connell R，Voysey M，et al. Efficacy and safety of LDL-C lowering therapy among men and women：meta-analysis of individual data from 174 000 participants in 27 randomised trials. Lancet，2015，385（9976）：1397-1405.

[7] Nordestgaard BG，Langsted A，Mora S，et al. Fasting Is Not Routinely Required for Determination of a Lipid Profile：Clinical and Laboratory Implications Including Flagging at Desirable Concentration Cutpoints-A Joint Consensus Statement from the European Atherosclerosis Society and European Federation of Clinical Chemistry and Laboratory Medicine. Clin Chem. 2016，62（7）：930-946.

[8] 诸骏仁，高润霖，赵水平，等. 中国成人血脂异常防治指南（2016 年修订版）. 中国循环杂志，2016，31（10）：937-953.

[9] 2014 年中国胆固醇教育计划血脂异常防治建议专家组，中华心血管病杂志编辑委员会，血脂与动脉粥样硬化循证工作组，等. 2014 年中国胆固醇教育计划血脂异常防治专家建议. 中华心血管病杂志，2014，42（8）：633-636.

第八章 高尿酸血症与痛风

高尿酸血症（hyperuricemia，HUA）是嘌呤代谢紊乱引起的代谢异常综合征。生理状态下，当血尿酸超过其在血中或组织液中的饱和度，将在关节局部形成单钠尿酸盐（monosodium urate，MSU）晶体并沉积，诱发局部炎症反应和组织破坏，即痛风。同时，过高的血尿酸可在肾脏形成MSU或尿酸结晶，引起急性或慢性尿酸性肾病或尿酸性肾结石。此外，越来越多的证据表明，高尿酸血症和痛风与慢性肾脏病、高血压、心脑血管疾病及糖尿病等重大疾病密切相关，是这些疾病发病和不良事件的独立危险因素及过早死亡的独立预测因子。

痛风经历了从罕见病到少见病再到常见病这样一个发展过程。从罕见病到少见病耗时几个世纪，然而从少见病到常见病仅仅经历了几十年时间。全球经济发展所带来的饮食结构的改变，特别是酒类、果糖饮料和海鲜类食品的大量消耗是其重要原因之一。目前，我国HUA患病率高达13.3%，患病人数超过1.2亿；痛风患病人数超过1700万，HUA和痛风已成为继糖尿病之后我国又一常见代谢性疾病，成为常见三高"高血压、高血脂、高血糖"之后的第四高。在沿海经济发达地区甚至已成为第一大代谢性疾病。HUA和痛风除累及关节，引起关节剧烈疼痛、畸形、骨折外，尚可诱发高尿酸性肾病（痛风性肾病）并最终发展为尿毒症。还诱发和加重冠心病、心衰、脑卒中等心脑血管疾病，已成为严重危害国民健康的慢性全身性疾病。面对这一新生常见病，广大医务工作者特别是基层医生对该病尚不够熟悉，在该病的发病机制、诊断、鉴别诊断和治疗上，还存在许多盲区，甚至误区，亟需一本规范化教材来指导和规范我国痛风的临床实践和科学研究。

第一节 高尿酸血症

一、尿酸代谢过程

尿酸（uric acid）是一种含有碳（C）、氢（H）、氧（O）、氮（N）四种元素的杂环化合物，分子式为$C_5H_4N_4O_3$，为三氧基嘌呤。尿酸的分子结构如图7-8-1所示。正常生理条件下，血液pH值在7.35～7.45之间，98%尿酸解离为尿酸根阴离子（urate-）。细胞外液中含有高浓度的钠离子，因此尿酸在血液中主要以游离的MSU形式运输。MSU的分子结构见图7-8-2。尿酸微溶于水，MSU在水中的溶解度约为尿酸的18倍。尿液pH值在5.7～5.8，MSU的氮原子与游离氢离子相互作用形成尿酸，因此更容易形成晶体。

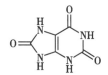

图7-8-1 尿酸的分子结构

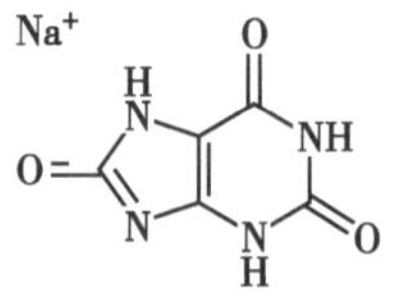

图7-8-2 单钠尿酸盐分子结构式

尿酸是人体内嘌呤代谢的终末产物，由肝脏、小肠以及肌肉、肾脏和血管内皮产生，主要经由肾脏和肠道排泄。人体内尿酸的生成量与排泄量较恒定。正常情况下，体内尿酸池稳定在1 200mg左右，尿酸每日的更新率为50%～60%。尿酸的生成量为600mg/d，其中20%由食物摄取的外源性嘌呤分解而来，80% 由体内细胞分解、衰亡所释放的内源性嘌呤转化而来；尿酸的排泄量为 600~700mg/d，其中肾脏排泄占 2/3 左右，肠道排泄占 1/3 左右。尿酸的来源及排泄详见图 7-8-3。

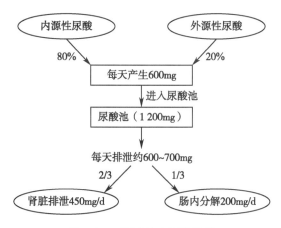

图 7-8-3 尿酸的来源及排泄

下面对尿酸代谢的基本过程做一简单介绍：

1. 外源性嘌呤的吸收 尿酸是嘌呤代谢的终末产物，嘌呤由核酸分解代谢生成。食物中的核酸以核蛋白的形式存在，其在体内的消化过程主要经过以下步骤：首先，在胃内被胃酸水解为核酸和蛋白质；核酸进入肠道后，在胰核酸酶的作用下水解为单核苷酸及寡核苷酸的混合物，磷酸酯酶可以增强胰液核酸酶降解核酸为单核苷酸的活性，释放出的单核苷酸被胰、肠核苷酸酶水解为核苷，核苷可进一步被核苷酶降解为嘌呤和嘧啶碱基。食物核酸的消化过程见图 7-8-4。

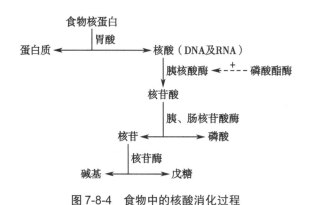

图 7-8-4 食物中的核酸消化过程

2. 内源性嘌呤的生成 核苷酸是核酸的基本结构，主要由机体细胞自身合成。细胞内嘌呤核苷酸合成途径有两条：从头合成为主和补救合成为辅（图 7-8-5）。从头合成是指，以 5- 磷酸核糖为底物，消耗三磷酸腺苷（ATP），经磷酸核糖

焦磷酸合成酶（PRPS）催化生成磷酸核糖基焦磷酸（PRPP），PRPP 与谷氨酰胺作用，经酰胺转移酶催化生成磷酸核糖胺（PRA），PRA 继续在甘氨酸、一碳单位、二氧化碳、天冬氨酸以及 ATP 的参与下，经过一系列酶促反应合成次黄嘌呤核苷酸（IMP）。IMP 不是核酸分子的成分，IMP 继续在多种酶的催化下生成核酸分子的前体——腺嘌呤核苷酸（AMP）和鸟嘌呤核苷酸（GMP）。补救合成途径中的关键酶是腺嘌呤磷酸核糖基转移酶（APRT）和次黄嘌呤鸟嘌呤磷酸核糖基转移酶（HPRT）。APRT 使 PRPP 的磷酸核糖基转移到腺嘌呤生成 AMP，HPRT 使 PRPP 的磷酸核糖基转移到次黄嘌呤和鸟嘌呤，分别生成 IMP 和 GMP。脱氧核苷酸则通过核糖核苷酸还原酶还原各碱基对应的核苷二磷酸（NDP）而成。与从头合成相比，补救合成可减少氨基酸和能量的消耗，且脑、骨髓等器官缺乏从头合成所需的酶系而只能依赖补救合成。

3. 嘌呤核苷酸的分解 嘌呤核苷酸分解的基本过程是：IMP 经核苷酸酶水解生成次黄嘌呤核苷，次黄嘌呤核苷在嘌呤核苷磷酸化酶（PNP）作用下生成次黄嘌呤（hypoxanthine）和 1- 磷酸核糖。次黄嘌呤经黄嘌呤氧化还原酶（xanthine oxidoreductase enzyme，XOR）作用生成黄嘌呤（xanthine），黄嘌呤继续被 XOR 氧化生成尿酸。AMP 和 GMP 分别在腺苷酸脱氨酶和鸟苷酸还原酶的作用下生成 IMP，腺嘌呤核苷在腺苷脱氨酶（adenosine deaminase，ADA）的作用下转化为次黄嘌呤核苷，鸟嘌呤可转化为黄嘌呤，最终都可进入嘌呤分解、尿酸生成的通路中。肝脏、小肠和肾脏是嘌呤核苷酸分解的主要发生器官。

4. 尿酸的排泄 正常人体内尿酸总量平均约为 1 200mg，其中 60% 参加代谢。产生的尿酸中 2/3 经肾排泄，1/3 在肠道经菌群分解或皮肤汗腺等排出（肾外排泄途径）。经典的人肾脏尿酸排泄模型（图 7-8-6）包括四个部分：尿酸分子量很小，几乎 100% 从肾小球滤过膜自由滤过；近端小管 S1 段和 S2 段分别是肾小球后重吸收和分泌的主要部位，98%~100% 的尿酸在近端肾小管 S1 段被主动重吸收，近 50% 的尿酸在近端肾小管 S2 段分泌到肾小管腔中；40%~44% 的尿酸继续被近端肾小管 S3 段重吸收；最终，约 6%~10%

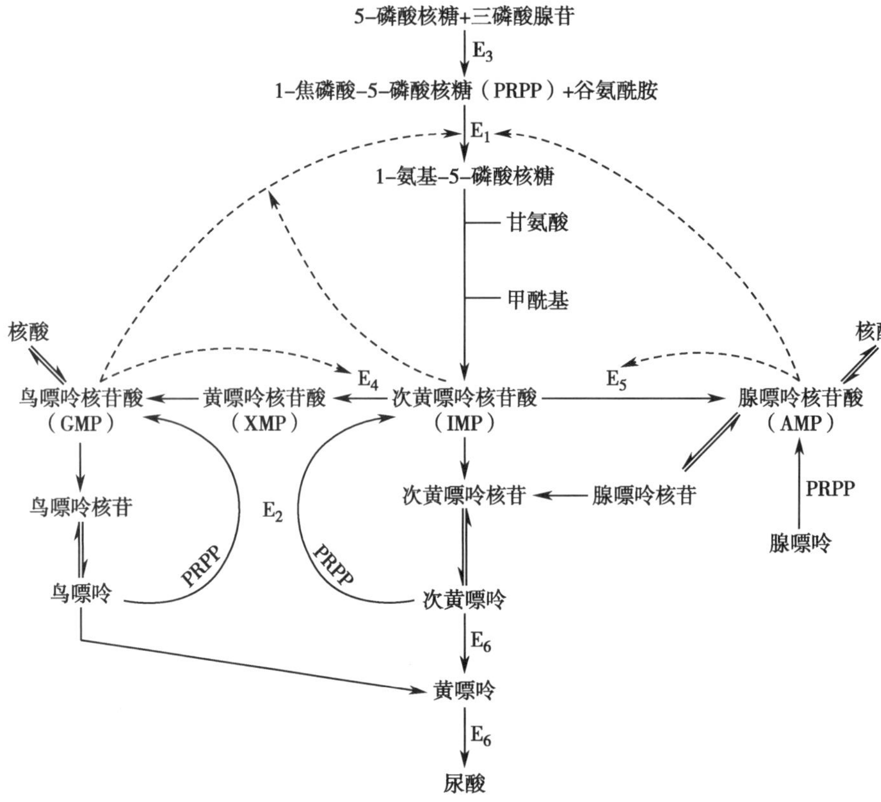

5-磷酸核糖+三磷酸腺苷
E3
1-焦磷酸-5-磷酸核糖（PRPP）+谷氨酰胺
E1
1-氨基-5-磷酸核糖
甘氨酸
甲酰基
核酸
核酸
E4
E5
鸟嘌呤核苷酸
（GMP）
黄嘌呤核苷酸
（XMP）
次黄嘌呤核苷酸
（IMP）
腺嘌呤核苷酸
（AMP）
鸟嘌呤核苷
E2
次黄嘌呤核苷
腺嘌呤核苷
PRPP
腺嘌呤
PRPP
PRPP
鸟嘌呤
次黄嘌呤
E6
黄嘌呤
E6
尿酸

图 7-8-5 嘌呤合成和尿酸生成过程

的尿酸排出体外。肾脏是负责尿酸排泄最重要的器官，大部分高尿酸血症和痛风患者存在肾脏尿酸排泄障碍。

肾小球
肾小球滤过血尿酸
100%
肾小管重吸收
98%~100%
S1
0~2%
肾小管分泌
S2
近端小管
50%
S3
40%~44%
肾小管重吸收
远端小管
6%~10%
尿中排出

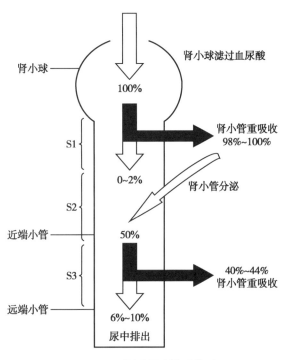

图 7-8-6 肾脏尿酸排泄模型

二、高尿酸血症定义及流行病学

HUA 是指在正常嘌呤饮食状态下，非同日两次空腹血尿酸水平无论男性还是女性高于 420μmol/L，称之为高尿酸血症。随着富含嘌呤或果糖食物摄入增加及人均寿命延长，全球范围内 HUA 的患病率逐渐升高。有资料显示，美国 HUA 的患病率为 18.2%。HUA 在我国的患病率已接近欧美发达国家，其流行总体呈现逐年升高的趋势，男性高于女性。1996—1997 年我国上海黄浦区流行病学调查显示，该地区 HUA 患病率为 10.1%，较 1980 年的调查结果有大幅上升。2009 年我国山东沿海地区流行病学调查显示，该地区 HUA 患病率为 16.99%，比 2004 年同地区有明显增加，并随着年龄增长而增高。滕卫平教授对我国 2000—2014 年的流行病学研究进行 Meta 分析，该分析纳入 36 篇文章，155 247 名研究对象，涵盖中国大陆 16 个省、市和自治区，结果显示，中国大陆高尿酸血症的总体患病率为 13.3%。

三、分类与病因

目前国内外学者将 HUA 分为由于尿酸产生增多所致的生成过多型，尿酸经肾排泄减少所致的排泄低下型和混合型三种类型。2006 年 EULAR 指南推荐对年轻起病或有年轻起病家族史的痛风患者起始降尿酸药物治疗前应检测肾脏尿酸排泄情况，以指导降尿酸药物的选择。日益增多的资料显示，对 HUA 进行病因分型有助于降尿酸药物的选择。例如，2018 年中国台湾指南明确提出，对于普食状态下，24 小时尿尿酸排泄量 >800mg 患者不推荐促排药物。传统 HUA 分型多采用肾脏尿酸排泄分数（FEUA）或 24 小时尿尿酸排泄量（UUE）单一指标，导致同一患者采用不同的分型方法，得到不同的分型结果。例如，2018 年中国的一项年轻痛风队列研究显示，部分患者的 UUE > 600mg/（d·1.73m²），FEUA < 5.5%。该类患者如果按照单一 UUE 分型，将被归类为生成过多型，如果按照单一 FEUA 分型，将被归类为排泄减少型。显然，依靠单一指标分型，分型结果一致性差，不能精准指导临床实践。2012 年，日本学者建议 HUA 的分型应结合 UUE 和 FEUA 两个指标来判定：①排泄不良型：UUE≤600mg/（d·1.73m²）且 FEUA < 5.5%；②肾负荷过多型：UUE > 600mg/（d·1.73m²）且 FEUA≥5.5%；③混合型：UUE > 600mg（d·1.73m²）且 FEUA < 5.5%；④肾排泄正常型：UUE≤600mg/（d·1.73m²）且 FEUA≥5.5%。由于该建议充分考虑了低嘌呤饮食状态下，24 小时肾脏尿酸排泄总量和肾脏尿酸排泄率两个指标，使分型结果更加准确、可靠（图 7-8-7）。

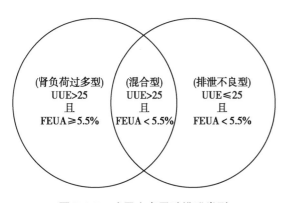

图 7-8-7 痛风患者尿酸排泄类型

根据发病机制不同，可将 HUA 分为原发性和继发性两类，其中原发性占绝大多数，属于多基因遗传病，其发病具有明显的家族聚集性，遗传度为 40%～70%。原发性 HUA 的病因多数未明，目前先天性嘌呤代谢障碍导致的尿酸生成过多或肾脏尿酸排泄减少被认为是其主要病因。

嘌呤代谢障碍导致尿酸生成过多的主要致病机制为嘌呤代谢酶的缺陷，常见的有：HPRT（hypoxanthine-guanine phosphate ribose transferase）缺陷、PRPP（phosphoribosyl pyrophosphate）活性增加、PRPPAT（ribose phosphate acid transfer enzyme）增多或活性增加、APRT（adenine phosphoribosyltransferase）缺陷等。肾脏是尿酸排泄的主要器官，因肾脏尿酸排泄减少引起的原发性 HUA 占 60%～90%。肾脏对尿酸的处理经历了肾小球滤过、分泌前重吸收、肾小管主动分泌和分泌后重吸收四个过程。尿酸盐为极性分子，不能自由通过细胞膜脂质双分子层，其在肾近曲小管的重吸收和分泌有赖于离子通道。肾脏对尿酸的重吸收和分泌以及肠道对尿酸的排泄主要由上皮细胞表面表达的尿酸转运蛋白完成。目前已发现多种尿酸盐转运蛋白，例如：人尿酸盐转运子（human urate transporter，hUAT）、人尿酸盐阴离子交换器（human urate-anion exchanger 1，hURAT1）、人有机阴离子转运蛋白 1（human organic anion transporter 1，hOAT1）、hOAT3、ABCG2（ATP-binding cassette，sub-family G，member 2）、钠依赖的磷酸转运蛋白 1（sodium-dependent phosphate transport protein 1，NPT1）、葡萄糖转运体 9（glucose transporter 9，GLUT9）等。任何一个转运蛋白功能障碍都将引起尿酸排泄异常。肠道尿酸排泄是机体清除尿酸的另一重要途径，人体内约三分之一的尿酸通过肠道排出。有关资料显示 ABCG2 和 GLUT9 参与肠道尿酸的跨膜转运，其功能异常与肠道尿酸排泄减少有关。在尿酸肾负荷过多型患者中，部分患者是因为肠道尿酸排泄减少，肾脏代偿性排泄增加所致。肾脏对肠道尿酸排泄减少失代偿，多出现于高尿酸血症患者中肾尿酸排泄正常型患者。

继发性 HUA 由各种比较明确的原因所致（表 7-8-1），包括：

（1）生理性升高，如摄入过多嘌呤类食物、长期禁食与饥饿；

（2）先天性代谢性疾病，如莱施 - 奈恩（Lesch-Nyhan）综合征、糖原贮积症等；

（3）其他代谢性疾病，如糖尿病酮症酸中毒、乳酸性酸中毒及酒精性酮症等；

（4）某些血液病，如白血病、多发性骨髓瘤、淋巴瘤、红细胞增多症、溶血性贫血等；

（5）肿瘤广泛转移和溶解、肿瘤放疗或化疗后；

（6）慢性肾脏病变，主要有慢性肾小球肾炎、肾盂肾炎、多囊肾、高血压晚期、铅中毒等；

（7）药物：如噻嗪类利尿药、呋塞米、阿司匹林、大剂量维生素 C、喹诺酮类抗生素、青霉素类抗生素、胰岛素、吡嗪酰胺、乙胺丁醇、左旋多巴、静脉注射硝酸甘油等。

表 7-8-1　HUA 的病因

原发性 HUA	继发性 HUA
PRPP 活性增高	代谢性疾病（糖原贮积症、酮症酸中毒等）
PRPPAT 活性增高	血液病（多发性骨髓瘤、淋巴瘤、红细胞增多症、溶血性贫血等）
HPRT 缺陷	肿瘤广泛转移和溶解、肿瘤放疗或化疗后
黄嘌呤氧化酶活性增高	慢性肾脏病变
APRT 缺陷	生理性升高（摄入过多嘌呤类食物、长期禁食与饥饿）
肾脏尿酸排泄减少	药物（噻嗪类利尿药、呋塞米、阿司匹林等）

四、临床表现及可能机制

1. 临床表现　原发性 HUA 可见于任何年龄段，患病率随年龄增长有逐渐增高趋势。临床仅表现为血尿酸一过性或持续性升高，无其他临床症状。继发性 HUA 还伴有其原发病的临床表现。高尿酸血症是痛风最重要的生化基础，血尿酸水平升高与痛风风险呈显著正相关。在原发性 HUA 患者中，约 10%～20% 最终发展为痛风。法国的一项研究收集了从 1965 年到 1970 年 4 257 例受试者的相关数据。研究发现，血尿酸水平 < 6.0mg/dl、6.0～7.9mg/dl 和 > 8.0mg/dl 的痛风患病率分别为 1.3%、3.2% 和 17.6%。中国台湾的一项前瞻性观察研究发现，无症状性高尿酸血症

5 年内痛风累积发生率高达 18.3%。德国的研究发现，与正常血尿酸个体相比，高尿酸血症患者痛风风险增加 32 倍。美国 Choi HK 等的 Meta 分析结果显示，血尿酸水平 ≤360μmol/L 时，痛风的发生率为 0.8/（年·1 000 人）；血尿酸 ≥600μmol/L 时，痛风的发生率为 70.2/（年·1 000 人），从血尿酸增高至痛风症状出现可达数年至数十年。

2. HUA 的常见合并症

（1）HUA 与肥胖：HUA 与肥胖关系密切。有研究表明，BMI < 25.0kg/m² 的人群中，HUA 的患病率为 17.8%，而在 BMI > 25.0kg/m² 的人群中，HUA 高达 37%。美国 Framingham 研究显示，男性体重每增加 30%，血清尿酸水平增加 60μmol/L，女性体重每增加 50%，血清尿酸水平增加 48μmol/L。对我国汉族及维吾尔族等民族的调查研究发现：肥胖——特别是腹型肥胖与 HUA 密切关联。

众多研究显示，HUA 患者经过减轻体重后，可有效地降低血尿酸水平。Emmerson 报道，肥胖的 HUA 患者在降低体重后，不仅血尿酸水平下降，尿酸清除率及尿酸转换率也明显升高，而且尿酸池也明显缩小，提示 HUA 和肥胖密切相关，控制体重可能起到预防 HUA 的作用，同时可减少其他肥胖相关并发症。

肥胖引起 HUA 的机制包括下列几个方面：①因嘌呤和热量摄入增加，嘌呤代谢亢进，尿酸生成增多；②肝脏脂肪酸合成亢进时，由 NADP-NADPH 介导的 5- 磷酸核糖向磷酸核糖基焦磷酸（PRPP）合成途径活跃，导致甘油三酯合成及尿酸产生增多；③肥胖患者有明显的交感神经系统和肾素 - 血管紧张素系统的激活，脂肪组织分泌血管活性因子，导致肾血流量下降，肾缺血、缺氧，乳酸产生增加；④脂肪组织可分泌脂肪因子，包括内脂素、抵抗素、脂连蛋白等，影响血尿酸水平；⑤肥胖和 HUA 之间可能存在某些共同遗传缺陷。Hayashi 等对日本人的研究发现，β₃ 肾上腺素受体基因 *Trp64Arg* 多态性不仅与肥胖有关，也与 HUA 密切关联。

（2）HUA 与心血管疾病

1）HUA 与冠状动脉粥样硬化性心脏病：目前多数研究表明，血尿酸水平与传统心血管危险因素关联，HUA 是动脉粥样硬化等心血管疾病的独立危险因素，而动脉粥样硬化是冠心病（CHD）

的主要致病因素。HUA 患者心脑血管疾病的发生率是正常人群的 2.5 倍。CHD 患者一旦合并 HUA，其心肌梗死的发生率明显升高，死亡率明显增加。在已确诊的冠心病患者中，血尿酸大于 433μmol/L 人群的死亡率是血尿酸小于 303μmol/L 人群的 5 倍；血尿酸每升高 59.5μmol/L，在死亡危险性方面，男性增加 48%，女性增加 126%。一项纳入 26 个研究共 402 997 例患者的系统回顾和 Meta 分析显示，HUA 患者 CHD 总体发生风险为 1.09，死亡风险为 1.16；血尿酸每增加 60μmol/L，CHD 死亡的风险增加 12%，女性的相关性更为显著。一项大型回顾性分析，共纳入 65 329 例成年患者的研究结果显示，血尿酸≥8mg/dl 的患者心肌梗死、充血性心力衰竭、CHD 及肾脏疾病的发病率明显升高（$P<0.000\ 1$）。

降尿酸治疗能否降低 HUA 和痛风患者心血管疾病及心血管事件的发生率，国内外学者观点不一。有学者认为，别嘌醇和非布司他通过清除和预防氧化应激时黄嘌呤氧化酶产生的氧自由基积聚，可降低高尿酸造成的组织损伤，带来心血管获益。中国台湾学者对 44 447 人平均随访 6.5 年的研究发现，未降尿酸治疗的痛风患者心血管死亡风险和全因死亡风险分别升高 2.43 倍和 1.45 倍，而降尿酸治疗者仅为 0.29 倍和 0.47 倍。

HUA 引起动脉粥样硬化的可能机制：①促进低密度脂蛋白氧化和脂质过氧化；②尿酸盐作为促炎介质，通过经典和旁路激活补体，刺激中性粒细胞释放蛋白酶和氧化剂，促进血小板聚集和血栓形成，刺激血管平滑肌细胞增殖；③使氧自由基生成增加，启动氧化应激反应；④尿酸微结晶沉积于血管壁，引起局部炎症，直接损伤血管内膜，导致内皮细胞功能紊乱。

2）HUA 与高血压：HUA 患者中高血压的患病率高达 40%～60%。男性血尿酸水平每增加 1.14mg/dl，高血压发病相对危险增加 1.4 倍。血尿酸水平大于 420μmol/L 者比小于 420μmol/L 者发生高血压的危险增加 2.19 倍。高血压患者常伴发 HUA。未经治疗的高血压患者中约 25% 合并 HUA；使用利尿剂治疗的高血压患者中，50% 合并 HUA；而在急进型高血压中，HUA 发病率可高达 75%。HUA 是脑血管疾病的独立危险因素。高血压患者一旦合并 HUA，则脑卒中的概率将增加 3～5 倍。高血压合并 HUA 患者降尿酸治疗能否改善心脑血管事件，尚无定论。日本学者针对 60 例高血压伴 HUA 患者的为期 6 个月前瞻性研究结果提示，非布司他可降低高血压伴 HUA 心血管疾病风险。

原发性高血压易伴发 HUA 可能机制：①利尿剂增加肾小管对尿酸的重吸收，血乳酸抑制尿酸在肾小管的分泌；②高血压微血管损害导致组织缺氧，抑制离子交换与转运，使肾小管分泌尿酸被抑制；③高血压引起肾脏病变，如肾动脉硬化、肾血管阻力增加等导致 HUA。

3）HUA 与血脂异常：HUA 患者多存在不同程度的脂代谢紊乱。有关资料显示，随着血尿酸水平的升高，2 型糖尿病患者血甘油三酯水平逐渐升高。与血尿酸正常人群相比，HUA 人群血甘油三酯水平显著升高，而 HDL-C 水平则显著降低。临床研究发现，HUA 患者中 50%～75% 伴发高甘油三酯血症，高甘油三酯血症患者中约 80% 合并 HUA，提示 HUA 和高甘油三酯血症有关。

HUA 易伴发血脂异常的可能机制与胰岛素抵抗相关。胰岛素抵抗是高尿酸血症和脂代谢紊乱共同的"发病土壤"。胰岛素抵抗导致胰岛素相对不足，胰岛素抑制游离脂肪酸分解作用减弱，肝脏合成甘油三酯及极低密度脂蛋白增强；胰岛素抵抗也可引起脂蛋白脂肪酶活性下降，极低密度脂蛋白降解缓慢，进一步导致极低密度脂蛋白升高。此外，胰岛素抵抗可引起肝 Apo Ⅲ 受体异常，导致极低密度脂蛋白形成高密度脂蛋白的过程受阻，因此，HUA 患者主要表现为富含甘油三酯的极低密度脂蛋白升高以及高密度脂蛋白水平下降。

（3）HUA 与糖代谢异常：HUA 是糖尿病的独立危险因素，HUA 患者 12.2%～26.9% 合并糖尿病。美国学者对 11 134 例基线无糖尿病史的社区受试者，平均随访 9 年，结果发现，血尿酸每增加 60μmol/L，新发糖尿病的风险增加 18%；对 1 923 例无糖尿病史的美国退伍军人随访 6.7 年的结果显示，血尿酸正常组糖尿病发生率为 19%，血尿酸 7～9mg/dl 组为 23%，血尿酸 > 9mg/dl 组为 27%。在所有新发糖尿病患者中，8.7% 源于高尿酸血症。中国台湾学者对 2 690 例原发性高尿酸血症患者长达 9 年的随访结果显示，糖尿病的累计发病率为 20.4%，血尿酸水平最高组糖尿病发病风险是最低组的 1.63 倍。日本学者对 2 310 例日本成年男性，随访 7 年的结果显示，血尿酸水平最高组的糖尿病发病风险是最低组的 1.78 倍。美国学者对 4 536 例非糖尿病人群，长达 10 年的随访结果显示，血尿酸水平最高组的糖尿病发病风险是最低组的 2.83 倍。HUA 易伴发糖代谢紊乱的机制与胰岛素抵抗和胰岛 β 细胞受损有关。作者及其课题组应用拥有自主知识产权的尿酸氧化酶基因敲除自发高尿酸血症小鼠模型的研究结果显示，单纯高尿酸血症可引起胰岛 β 细胞凋亡，导致长期糖耐量异常，但不会发展为糖尿病。降尿酸治疗虽然不能逆转胰岛 β 细胞凋亡，改善糖耐量异常，但明显改善肾间质尿酸盐沉积，改善肾小管形态，延缓糖尿病的发生、发展，相关研究结果发表在 *Diabetes*。

（4）HUA 与肾脏疾病：HUA 人群中，虽然大部分患者处于无症状状态，但近年来大量研究表明，无症状 HUA 不仅导致肾脏疾病的发生，还可加重已有的肾脏损害。有研究发现，HUA 男性和女性人群终末期肾病的发生危险分别增加 4 倍和 9 倍。血尿酸 > 510μmol/L 者，肾衰竭风险较尿酸 298～381μmol/L 者增加 8 倍。2009 年 9 月—2010 年 9 月，一项在中国 13 个省市进行的 CKD 发病率横断面调查，纳入 50 550 例患者，并根据年龄、性别、并发症等相关因素进行了分析。结果显示，高尿酸血症是估算的肾小球滤过率（eGFR）< 60ml/(min·1.72m²) 的独立预测因素。

肾结石是 HUA 患者常见的并发症。我国普通人群中肾结石患病率为 6.4%，HUA 患者中肾结石的患病率达 10%～30%。特别是血尿酸高于 780μmol/L 者，肾结石患病率高达 50%。肾结石是导致慢性泌尿系统感染的常见诱因，加速慢性肾功能不全的进展。如同时伴有高血压、糖尿病等，则肾功能恶化的速度更快。

有关资料显示，对伴有 HUA 的慢性肾功能不全患者使用抑制尿酸合成药物（别嘌醇、非布司他），减少尿酸生成，可有效缓解肾脏病进展，这一点有别于其他类型肾脏疾病。

五、诊断

1. 血液检查　血尿酸升高是高尿酸血症患者最显著的临床生化特点。健康人群随着饮食结构和生活习惯的改变，血尿酸有上升的倾向。摄入高嘌呤食物及饮酒、运动等可使血尿酸一过性上升。因此在正常嘌呤饮食状态下，无论男性还是女性，非同日两次空腹血尿酸水平高于 420μmol/L（7.0mg/dl）可诊断为高尿酸血症。

2. 尿液检查　正常人经过 7 天低嘌呤饮食控制后，24 小时尿尿酸排泄量一般为 400～600mg。尿酸排泄分数：尿酸清除率（Cua）与肌酐清除率（CCR）的比值，即 FEUA=（血肌酐×尿尿酸）/（血尿酸×尿肌酐）×100%，正常值范围：6%～10%，反映从肾脏排出尿酸占 24 小时内从肾小球滤过尿酸的百分比。高尿酸血症时，24 小时尿尿酸排泄量及 FEUA 常低于正常。另外，有尿酸性肾结石时，尿中可出现红细胞和尿酸盐结晶。

六、治疗策略

对于血尿酸水平增高，但无痛风发作，也无尿酸性肾结石的人群定义为“无症状 HUA”。无症状 HUA 是否需要治疗一直存在争议。欧美指南多不推荐药物治疗，亚洲多国指南均主张分层治疗。早在 2002 年，日本痛风核酸代谢协会首次提出，对于无症状 HUA 人群应该根据是否存在心血管危险因素或是否存在心血管疾病给予分层治疗。2009 年中国心血管医师协会、2013 年中华医学会内分泌学分会有关共识、2016 年中华医学会风湿免疫学会有关指南和 2019 年中华医学会内分泌学分会制定的《中国高尿酸血症与痛风诊疗指南（2019）》均建议：①无论有无合并症（≥CKD2 期、尿路结石、高血压、高血脂、糖尿病、心脏病、脑卒中等）及其危险因素，血尿酸 ≥540μmol/L，起始降尿酸药物治疗。②有合并症，且血尿酸 ≥480μmol/L，起始降尿酸药物治疗。③无合并症，血尿酸 420～540μmol/L，长期生活指导，血尿酸控制目标 <420μmol/L。④有合并症，血尿酸 420～480μmol/L，长期生活指导，血尿酸控制目标 <360μmol/L。

（一）生活方式干预

1. 大部分 HUA 可预防，通过调整饮食结构、合理运动，可以达到降尿酸目的。因此建议所有 HUA 患者保持健康的生活方式，限制酒精尤其是黄酒、啤酒、白酒的摄入；限制贝类海产品、动物内脏、浓肉汤等高嘌呤食物的摄入。

2. 由于果糖在肝脏内代谢，消耗大量ATP，增加了嘌呤代谢的原材料腺嘌呤核苷酸产生，进而促进尿酸生成，此外，大量进食果糖增加血中胰岛素水平，诱发胰岛素抵抗，间接导致肾脏尿酸排泄减少，因此应限制含高果糖食品及含果糖软饮料的摄入。

3. 既往认为豆类及豆制品属中嘌呤食品，高尿酸及痛风患者应慎用。近年来有关研究显示，豆类在加工成豆制品如豆腐的过程中会流失大部分嘌呤成分，并不增加血尿酸水平。同时豆类植物中含有丰富的蛋白质、纤维素、维生素及矿物质，可降低冠心病、脑卒中及2型糖尿病的发病风险。因此适度进食豆制品对HUA有益。

4. 大部分蔬菜中嘌呤含量较低，但少数蔬菜中的嘌呤含量较高，如香菇、扁豆、豌豆、大豆、黄豆及其制品（豆腐、豆皮等）等。然而，大量研究证实，进食嘌呤含量高的蔬菜并不增加血尿酸水平，因此鼓励新鲜蔬菜的摄入。

5. 心肾功能正常者鼓励摄入充足水分，维持每天尿量大于2 000ml，以利于尿酸排泄，预防尿路结石形成。

6. HUA患者应养成良好的运动习惯，控制体重，规律有氧运动。运动前后应注意补充水分，防止大汗淋漓造成的尿酸从肾脏排泄减少。尽量从事较舒缓的运动，如慢跑、太极拳、游泳、踢毽子等。

（二）药物治疗

近年来，借助新的更敏感和更特异的影像学检查，一些研究在部分无症状HUA患者关节局部发现了尿酸钠晶体沉积、痛风石以及相邻组织的炎症和骨破坏，提示HUA和痛风可能是一个连续的病理过程。无症状高尿酸血症降尿酸治疗的目的在于阻止新的尿酸盐晶体沉积、促使已沉积的晶体溶解、逆转和治愈高尿酸相关组织损伤，预防和治疗相关并发症。在使用降尿酸药物过程中，由于血尿酸水平下降，导致局部MSU晶体溶解或局部MSU晶体溶解后被重吸收，转移到其他部位重新形成MSU晶体，引起痛风反复发作，这种现象称之为转移性痛风或二次痛风。常累及多个关节，但一般疼痛程度较轻，小剂量镇痛药物有效。该类患者在降尿酸起始时是否需要合用预防痛风发作药物，目前国内外学者尚未达成共识。

可用于高尿酸血症患者降尿酸的药物主要包括抑制尿酸合成药物、促进尿酸排泄药物及促进尿酸分解药物。通常根据肾功能、24小时尿尿酸排泄量、患者的依从性及经济承受能力等合理选择药物。

1. 抑制尿酸合成药物 该类药物通过抑制嘌呤分解代谢途径的关键酶，抑制尿酸的合成。参照作用靶点不同又分为黄嘌呤氧化酶抑制剂：如别嘌醇、非布司他、奥昔嘌醇和托布司他。嘌呤核苷酸磷酸化酶抑制剂：如BCX4208，该类药物尚未用于临床，目前处于临床观察阶段。黄嘌呤氧化酶抑制剂为降尿酸一线药物。当出现肾功能异常时，建议首选非布司他。奥昔嘌醇为别嘌醇的活性代谢产物，作用比别嘌醇弱。托布司他最大的特点为其代谢产物100%从胆汁排泄，对肾脏的安全性高。

（1）别嘌醇：为黄嘌呤氧化酶抑制剂，主要通过抑制黄嘌呤氧化酶，使次黄嘌呤不能转化为尿酸。口服后在胃肠道内吸收完全，2～6小时血药浓度达峰值，3小时内在肝脏即完全代谢为有活性的羟基嘌呤醇，两者都不能和血浆蛋白结合。羟基嘌呤醇的半衰期为15～24小时，主要由肾脏排出体外。别嘌醇可迅速降低血尿酸浓度，抑制痛风石及尿酸结石形成。该药适用于体内嘌呤产生过多，而肾功能正常及痛风石或尿酸结石比较明显患者，为目前降尿酸治疗的首选药物。从小剂量起始逐渐加量，一般起始剂量50～100mg/d，每2～4周增加50～100mg，根据尿酸水平逐渐增加剂量，直到血尿酸达标（≤360μmol/L）。别嘌醇的常见副作用主要有腹泻、恶心、呕吐、白细胞减少、血小板减少等，停药和对症治疗后一般可恢复。个别患者可发生严重不良反应如急性肝细胞坏死、超敏反应（重症多形红斑性药疹、剥脱性皮炎型药疹、大疱性表皮坏死松解型药疹）。别嘌醇超敏反应多在使用后的1～728天（平均47天）发生，在中国台湾的发生率为2.7%，但致死率高达30%。超敏反应的主要危险因素有肾功能不全、应用利尿剂、起始剂量大、*HLA-B*5801* 阳性等。已证实该严重不良反应的发生与 *HLA-B*5801* 基因存在明显相关性（*OR* = 3.94）。汉族人群携带该基因型的频率为 10%～20%。因此，对于 *HLA-B*5801* 阳性患者，国内外指南均不推荐使用别嘌醇。根据成本 - 效益分析研究，对亚裔人群使用别嘌醇前应进行 *HLA-B*5801* 基因检测，特别是高尿酸血症和痛风合并 CKD 3 期及以上。

（2）非布司他：为特异性黄嘌呤氧化酶抑制剂，不但抑制还原型，而且抑制氧化型黄嘌呤氧化酶，因此较小剂量就能发挥强大的黄嘌呤氧化酶抑制作用。此外，该药不干扰嘌呤和嘧啶的合成，副作用较别嘌醇小。本品口服后在肠道吸收，生物利用度 47%，在血中与血浆蛋白结合率 99.2%，主要在肝脏代谢，半衰期为 5～8 小时，在肝脏的代谢产物为非活性物质，49% 通过肾脏排泄，45% 经过粪便排泄，属于双通道排泄药物，因此轻中度肾功不全患者 [eGFR≥30ml/(min·1.73m^2)] 使用不需要调整剂量。适用于高尿酸血症合并痛风的长期治疗，包括尿酸生成增多和肾脏尿酸清除率下降的患者，尤其适合别嘌醇不能耐受或有禁忌、别嘌醇治疗不达标的患者，不推荐用于无症状高尿酸血症患者的治疗。用法：口服，每天 1 次用药，服药不受食物和胃酸的影响。轻中度肾功能不全患者及轻、中度肝功能不全（Child-Pugh A、B 级）患者，无须改变剂量。起始剂量为 20mg/d，加量间隔 2～4 周，加量幅度 20mg/d，最大用量 80mg/d。此外，食物不影响其降血尿酸效果，因此可在任何时候服用。2018 年 White WB 等的 CARES 研究结果显示，非布司他增加心源性猝死的发生率。虽然 CARES 研究对象主要在欧美人群，亚洲人群仅占 3%，但中国专家组仍然建议在合并心脑血管疾病的老年人中，应谨慎使用非布司他，在使用过程中需密切关注心血管事件。

（3）奥昔嘌醇：别嘌醇的活性代谢产物，其分子结构与别嘌醇相似，有生物活性，为黄嘌呤氧化酶抑制剂，通过抑制黄嘌呤氧化酶活性减少尿酸的生成，降低血尿酸水平。该药降尿酸作用较别嘌醇弱，口服吸收良好，半衰期为 15～24 小时，口服给药 6 周起效，主要经肾脏排泄，仅有小部分经肝脏代谢。对别嘌醇过敏者、肝病患者、肾功能不全者、骨髓抑制者慎用。口服给药，高尿酸血症者推荐初始量 100mg/d，监测血尿酸水平，每 2 周增加 100mg，直至血尿酸水平降至理想值（<420μmol/L）

或临床症状改善，最大用量 800mg/d。

（4）托布司他：其分子结构与别嘌醇、非布司他的分子结构均明显不同，该药为一新型的降尿酸药物。2013 年在日本上市，迄今仅在日本销售。该药为特异性黄嘌呤氧化酶抑制剂，与非布司他的结合位点相同，通过与氧化型和还原型黄嘌呤氧化酶结合，抑制黄嘌呤氧化酶活性，减少尿酸的生成。其抑制作用具有高度选择性，对嘌呤、嘧啶代谢的其他酶没有抑制作用，不影响嘌呤和嘧啶的合成。该药几乎 100% 经过肝脏代谢和胆汁排泄，不经过肾脏排泄，因此特别适合肾功能不全患者。初步研究的结果显示，该药常规剂量的疗效优于别嘌醇。该药在日本有 20mg、40mg、60mg 三种剂型，成年人起始剂量 20mg，每日 2 次，参照血尿酸水平，逐渐增加剂量。2 周后如果尿酸未达标，改为 40mg，每日 2 次，6 周后尿酸仍未达标，改为 60mg，每日 2 次，最大剂量 80mg，每日 2 次。

（5）BCX4208：为嘌呤核苷酸磷酸化酶抑制剂，抑制嘌呤核苷酸的磷酸化，作用于嘌呤代谢上游途径，抑制次黄嘌呤核苷、黄嘌呤核苷、鸟嘌呤核苷转化为次黄嘌呤、黄嘌呤和鸟嘌呤，减少尿酸的生成。目前正在进行 Ⅲ 期临床试验，尚未用于临床。常用剂量 40～120mg 每日 1 次。适应证：①可单独用于高尿酸血症和痛风的治疗；②单用别嘌醇治疗未达标的患者，加用 BCX4208 后，达标率可增加 1 倍。该药主要经肾脏清除，不经过肝细胞代谢，不会诱导或抑制 CYP 异形体或常见药物转运体，药物相互作用风险低。

2. 促尿酸排泄药物　促尿酸排泄药物适用于肾功能正常且普通饮食情况下 24 小时尿尿酸排泄量小于 800mg 的患者。该类药物通过抑制肾近端小管对尿酸的重吸收，促进肾脏尿酸的排泄，降低血尿酸。参照作用靶点又分为：①非选择性 URAT-1 抑制剂，如丙磺舒、苯溴马隆、磺吡酮均属于此类药物；②选择性 URAT-1 抑制剂，如 RDEA-594、URAT-1 抑制剂等。为避免用药后因尿尿酸浓度急剧增高而导致肾脏损害及尿路结石，用药时应从小剂量开始，在用药的同时口服枸橼酸制剂或碳酸氢钠碱化尿液，并多饮水，保持每日尿量在 2 000ml 以上，以促进肾脏尿酸排泄。

（1）丙磺舒：为临床上最早使用的降尿酸药

物，也是第一个促尿酸排泄药物，是美国高尿酸血症和痛风患者的主要促尿酸排泄药物。丙磺舒被列为二线降尿酸药物。降尿酸机制与苯溴马隆相似，通过抑制尿酸在近曲肾小管的主动重吸收，增加肾脏尿酸排泄，降低血尿酸水平。该药经胃肠道迅速吸收，在肝脏代谢，代谢物经肾脏排泄。其血浆半衰期介于 6～12 小时。起始剂量 250mg，每日 2 次，血尿酸不达标可加量至 500mg，每日 2 次，剂量范围在 500～2 000mg/d，分 2～3 次服用，最大用量 2 000mg/d。禁忌证：对磺胺药过敏者禁用，孕妇及哺乳期妇女、泌尿系结石、胱氨酸尿症者禁用。

（2）苯溴马隆：通过抑制 URAT1，抑制肾小管对尿酸的重吸收，促进肾脏尿酸的排泄。苯溴马隆口服后 50% 被吸收，在肝脏转化为 6-羟基苯溴马隆和 1-羟基苯溴马隆。6-羟基苯溴马隆仍有生物活性，半衰期为 30 小时，占 75%，主要由肝脏细胞色素 P450 2C9（CYP2C9）进行转化。此代谢途径比 P450 3A4 途径少见，因此苯溴马隆与其他药物间的相互作用少。此外，由于 6-羟基苯溴马隆的半衰期长，而且具有一定的生物学活性，故苯溴马隆可以每日一次口服用药。起效时间快，4 小时内起效。该药可对抗噻嗪类利尿剂所致的高尿酸血症。可增强苯丙酮香豆素、双香豆素等抗凝效应。禁忌证：对苯溴马隆过敏者和 GFR 小于 20ml/min 者；孕妇、可能怀孕妇女及哺乳期妇女；肾积水、多囊肾、海绵肾等导致尿液排出障碍的疾病；嘌呤代谢酶的异常、血液病或体重急剧下降引起的尿酸大量产生或过度排泄时。特别适合于肾脏尿酸排泄减少的高尿酸血症和痛风患者；对尿酸合成增多或有肾结石高危风险的患者不推荐使用；肾结石患者是相对禁忌证，应根据结石和肾功能情况权衡利弊后选择用药；GFR 小于 30ml/min 的患者此类药物几乎无效。由于促尿酸排泄药物，均通过抑制肾小管对尿酸的重吸收，促进尿酸从肾脏的排泄。

因此使用该类药物后，肾小管中尿酸的浓度将增加 60% 以上，为防止尿酸盐形成结晶和结石，必须同时采取下列措施：

1）大量饮水：一般每日饮水量超过 2 000ml，以确保每日尿量在 2 000ml 以上，以稀释原尿中尿酸浓度，促进尿酸从肾脏排泄。

2）碱化尿液：口服碱化尿液药物，如枸橼酸制剂、小苏打等，使尿 pH 值维持在 6.2～6.9 之间，以增加尿酸在原尿中的溶解度。

苯溴马隆在白种人有引起爆发性肝坏死的报道，欧洲指南多作为二线降尿酸药物推荐，但在亚裔人中罕见。研究认为可能与亚裔人群 CYP2C9 基因多态性与欧美人种不同有关。基于现有研究，我国指南推荐苯溴马隆作为高尿酸血症与痛风降尿酸治疗的一线用药，建议起始剂量为 25mg/d，加量间隔 2～4 周，加量幅度 25mg/d，最大用量 100mg/d。虽然苯溴马隆导致爆发性肝坏死在我国报道较少，但我国专家仍然建议在合并慢性肝病患者中，应谨慎使用苯溴马隆，在使用过程中应密切监测肝功能。

（3）lesinurad：是一种新型促尿酸排泄药物，通过特异性抑制肾近端小管 URAT1 而阻断尿酸的重吸收，促进肾脏尿酸排泄。因此，是一种选择性尿酸重吸收抑制剂。2015 年 12 月，美国 FDA 批准 lesinurad 用于单用黄嘌呤氧化酶抑制剂血尿酸仍未达标的痛风患者。该药的突出特点是肝毒性小。lesinurad 200mg/d 或 400mg/d 可分别使 40% 或 60% 患者的血尿酸 <360μmol/L。轻中度肾功能不全患者 83% 有效。

3. 促进尿酸分解药物 此类药物主要为尿酸氧化酶，可将尿酸分解为分子量更小的尿囊素排出体外，降尿酸作用强，是降尿酸二线用药。主要应用于难治性痛风、肿瘤溶解综合征患者。普瑞凯希为静脉用尿酸氧化酶，属于基因工程重组产物，能使尿酸分解为可溶性尿囊素、过氧化氢和二氧化碳，前者可自肾脏排出。由于本药为蛋白质类药物，静脉滴注时大部分患者会产生过敏等不良反应，且价格昂贵，因此目前国内外指南均不推荐作为降尿酸一线用药。ACR 指南推荐用于对口服降尿酸药物反应差或不能耐受的患者；EULAR 指南推荐用于难治性痛风或有痛风石的患者。Anderson A 等对普瑞凯希治疗难治性痛风的疗效及安全性进行了系统评价，结果显示，随着普瑞凯希剂量从 4mg 升至 12mg，尿酸 <360μmol/L 的患者比例从 56% 升至 88%，但 86%～100% 的患者有过 1 次或多次痛风发作。其中，普瑞凯希 8mg，每 2 周给药一次疗效最好，副作用最小，但是普瑞凯希静脉注射的不良反应

（肌肉骨骼疼痛、脸红、红斑、恶心/呕吐、呼吸困难、头疼、血压变化、荨麻疹）发生率高达 20%～40%。该现象多发生于抗-普瑞凯希抗体滴度高的患者，因此在用药前需给予抗组胺药和皮质类固醇。对于葡萄糖-6-磷酸脱氢酶缺乏症患者，应避免使用普瑞凯希，以防止增加溶血和高铁血红蛋白血症的发生风险。对于伴有心血管疾病患者应避免使用普瑞凯希，以防加重心衰。

第二节 痛　风

一、定义及流行病学

痛风（gout）是长期嘌呤代谢紊乱和/或尿酸排泄减少所引起的一组异质性慢性代谢性疾病，其临床特点为高尿酸血症、反复发作的急慢性关节炎、关节畸形，可累及肾脏引起肾脏病变，并常伴心脑血管疾病甚至危及生命。

痛风是一种常见的代谢性疾病。有关资料显示，该病在世界各地的患病率为 0.3%～15.3%。2008 年美国痛风患病率为 3.9%，而在大于 80 岁的老年人中，其患病率高达 12.6%。1948 年以前，我国仅有 2 例痛风病例报道，1958 年以前也只有 25 例报道，而 2010 年，我国痛风患病的统计人数已超过 1 700 万，是导致 40 岁以上男性关节疼痛和畸形的最主要原因。2009 年山东沿海居民痛风流行病学调查结果显示，痛风患病标化率为 1.36%，已接近欧美发达国家水平。

二、诱因及发病机制

痛风常见诱因为饮酒、进食高嘌呤食物、劳累、寒冷、感染、情绪波动、创伤及手术等。

痛风是尿酸钠晶体在关节内及其周围组织广泛沉积所引起的急慢性炎症反应。与类风湿性关节炎、骨性关节炎和化脓性关节炎等其他关节炎不同，痛风性关节炎是 MSU 晶体诱导的关节自限性炎症，分为三个阶段。①起始阶段：血尿酸过饱和后析出 MSU 晶体并沉积于关节及软组织，关节局部巨噬细胞吞噬 MSU 晶体，分泌 IL-6、IL-8、IL-1β 及 TNF-α 等前炎症因子。②急性期：前炎症因子作用于关节滑膜细胞释放中性粒细胞趋化因子及致炎因子，同时沉积在晶体表

面的补体蛋白（C3a、C5a、C5b-9）等被活化，促炎因子和活化的补体共同启动和增强中性粒细胞的募集。大量的中性粒细胞趋化到尿酸盐所在部位吞噬尿酸盐晶体，释放大量的炎性因子，触发炎症“瀑布”，导致痛风急性发作。③缓解期：关节滑膜细胞和血管内皮细胞在炎性因子刺激下释放 MCP-1（单核细胞趋化因子），在 MCP-1 的趋化下，血中的单核细胞向炎症部位迁移，到达炎症部位的单核细胞转化为巨噬细胞，一部分补充局部巨噬细胞，一部分在炎症部位释放 TGF-β、IL-10 及 IL-1Ra 等抑炎因子，抑制炎症因子的继续释放，促进炎症缓解。在此过程中，高尿酸血症是痛风发作的必要条件，巨噬细胞对尿酸盐晶体的吞噬是痛风发作的始动因素，细胞因子对中性粒细胞的趋化是关键环节，中性粒细胞对尿酸盐晶体的吞噬和大量炎性因子的释放是痛风发作的直接原因，而来自血液中的单核细胞向炎症部位的趋化、迁移并释放 TGF-β 是痛风炎症自我缓解的重要机制。

原发性痛风属于多基因遗传病，其发病具有明显的家族聚集性，提示遗传因素与痛风发病密切相关。痛风的发生涉及两个关键环节：其一血尿酸水平升高，尿酸单钠晶体的形成；其二尿酸盐晶体诱发炎症反应。目前对第一个关键环节的遗传背景已有较深入的研究，通过全基因组测序和全基因组关联分析，国内外学者已发现 28 个与血尿酸水平密切相关的易感基因，如 SLC2A9、ABCG2、GCKR 等，为开展高尿酸血症的精准分型和精准治疗奠定了基础。然而，对第二个关键环节的研究甚少，尿酸盐晶体诱发炎症反应的遗传背景仍处于未知阶段。而该环节恰是痛风发病的关键所在。因为临床研究发现，高尿酸血症患者中只有 10% 发生痛风而大部分人不发生痛风，对其进行深入研究，将揭示痛风的发病机制。

作者及其课题应用 GWAS 方法对 11 977 例中国汉族男性痛风研究队列进行了全基因组扫描和重复验证，完成了亚洲首个大样本痛风 GWAS 研究，发现了 3 个全新痛风易感基因：KCNQ1、BCAS3、RFX3。生物信息分析结果提示，这 3 个基因与血尿酸水平无关，可通过调节单核/巨噬细胞活性，参与痛风发病，相关研究成果发表于 *Nature Communications*。

三、临床表现

临床上原发性痛风分为五期，即高尿酸血症期、急性关节炎期、间歇期、慢性关节炎期与痛风性肾病期。

1. **高尿酸血症期** 仅表现为血尿酸一过性或持续性升高，无其他临床症状。在原发性高尿酸血症患者中，约10%～20%将发展为痛风，发病比例与血尿酸水平呈正相关，发病时间也与血尿酸水平有关，血尿酸水平越高，发病时间越早。从血尿酸增高至症状出现可达数年至数十年。

2. **急性关节炎期** 急性痛风性关节炎往往起病急骤，多数患者发病前无先兆症状，或仅有疲乏、全身不适、关节刺痛等。部分患者可伴有体温升高、头痛等症状。常于夜间或清晨突然发病，症状一般在数小时内发展至高峰。常见诱因为饮酒、暴饮暴食、进食高嘌呤食物、劳累、寒冷、感染、创伤及手术等。初发时往往表现为单关节受累，继之可累及多个关节，以第一跖趾关节为好发部位，其次为足背部、踝、足跟、膝、腕、指和肘关节。常于夜间发作，数小时内出现患处关节及周围软组织明显肿胀、发热、活动受限及剧烈疼痛（文末彩图7-8-8），疼痛常影响行走及睡眠。在反复发作的过程中，距小腿关节、膝关节和第一跖趾关节是三个最常受累的关节。可伴有体温升高、白细胞增多、血沉增快等全身症状。急性痛风性关节炎的发作多具自限性。一般急性关节

炎期经数小时至数日可自行缓解。轻微发作一般经过数小时即可缓解，症状严重者可持续7～14天或更久。通常情况下，急性痛风性关节炎发作缓解后，患者症状全部消失，关节活动完全恢复正常。有些患者存在局部皮肤瘙痒脱屑，甚至仅表现为高尿酸血症。缓解期一般数月到数年不等，但随着痛风病程的延长及痛风发作次数的增多，缓解期会逐渐缩短。急性痛风性关节炎有明显的季节性，春季较为多见，秋季发病者相对较少。有学者对痛风发作的周期性与月周期的关系进行研究发现，痛风发作的高峰期与日月潮汐的高峰期一致，月周期中新月和满月时发作的人数最多。受地理环境和饮食习惯的影响，不同地域痛风发作周期不同，如青岛地区，每年的8～9月份为急性痛风性关节炎高发期，可能与恰逢青岛国际啤酒节期间，饮用大量啤酒和食用大量海鲜有关。

3. **间歇期** 两次痛风发作之间称之为间歇期。高尿酸血症为该期主要临床特征，患者无痛风临床表现。该期患者与高尿酸血症期的最大区别在于，所有患者均为痛风患者，因此治疗原则与高尿酸血症有所不同，降尿酸治疗过程中，需同时口服小剂量秋水仙碱（0.5～1mg/天）3～6个月，预防痛风发作。

4. **慢性关节炎期** 若痛风未治疗或者治疗不规范，将导致痛风反复发作，进入慢性关节炎期。该期有以下临床特点：①发作频繁（≥2次/

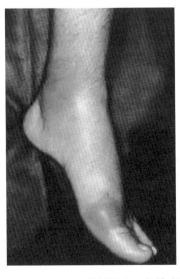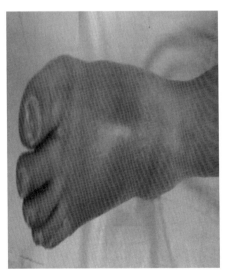

图7-8-8 急性痛风性关节炎受累关节的表现

年），缓解期缩短，疼痛加剧，疼痛时间延长，甚至有些患者表现为痛风持续性发作；②受累关节增多，表现为好发关节以外的关节受累及多个关节同时受累；③出现关节畸形、活动受限；④痛风石形成，常出现在耳郭、手足、胫前、尺骨鹰嘴等处（文末彩图 7-8-9、文末彩图 7-8-10），如痛风石破溃，可导致无菌性溃疡，分泌物中可检测出白色粉末状的尿酸盐结晶；⑤骨质破坏甚至骨折，痛风引起的骨质破坏影像学往往表现为虫蚀样、斧凿样的透亮骨质缺损，后期可表现为骨皮质的不连续甚至骨折。

当血尿酸浓度超过 535μmol/L 时，约 50% 的患者出现痛风石；而血尿酸低于 475μmol/L 时，

约 90% 不发生痛风石。病程越长，痛风石越多。另外，经饮食控制和药物治疗后，将血尿酸长期控制在 300μmol/L 以下，可使痛风石逐渐缩小甚至消失。

5. 肾脏病变期　尿酸在血中以尿酸钠的形式运输，当其在血中的浓度超过其在血中的溶解度时，过量的尿酸钠将形成结晶，在肾脏中沉积，导致肾脏损伤，称之为痛风性肾病或尿酸性肾病。痛风性肾病在临床上主要有以下三种形式：

（1）慢性尿酸性肾病：为尿酸盐结晶在肾间质沉积引起。起病隐匿，早期可仅表现为轻度腰痛及间歇性蛋白尿和镜下血尿；随着病程进展，可发展为持续性蛋白尿、肉眼血尿、高血压；如处理不当，一般 10～30 年后可进展至氮质血症甚至尿毒症期。但如果早期诊断并给予恰当治疗，肾脏病变可以减轻或停止进展，甚至逆转，这点有别于其他不可逆肾病。

（2）急性尿酸性肾病：起病急骤，由大量尿酸盐结晶沉积于肾间质及肾小管内，肾小管管腔被尿酸填充、阻塞所致。患者可突然出现少尿、无尿，如处理不及时将造成急性肾衰竭。主要见于骨髓增生性疾病、恶性肿瘤放化疗后或应用噻嗪类利尿剂后，亦可发生于短期内尿酸急剧升高的原发性高尿酸血症及痛风患者。

（3）尿酸性肾结石：为尿酸盐结晶沉积在肾脏及尿路形成的泥沙样、砂砾状结石。男性较女性多见，多发于青壮年。细小泥沙样结石可以通过尿液排出，较大结石常引起肾绞痛、血尿、尿路感染及尿路梗阻等症状（文末彩图 7-8-11）。

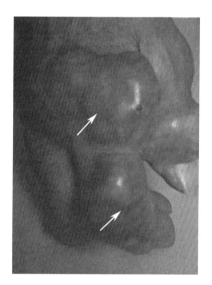

图 7-8-9　手痛风石

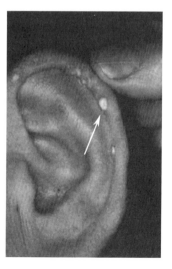

图 7-8-10　耳郭痛风石

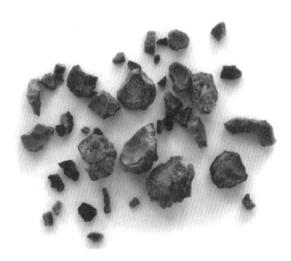

图 7-8-11　尿酸性肾结石

四、诊断及鉴别诊断

（一）诊断

应用偏振光显微镜，在痛风石或关节腔抽吸液中找到双折光的针状 MSU 晶体（文末彩图 7-8-12）是诊断痛风的金标准。临床实践中，具备典型关节炎临床表现、对秋水仙碱反应良好、高尿酸血症、明确的诱因、痛风家族史，应考虑痛风的诊断。此外，高血压病、糖尿病、肥胖、慢性肾功能不全、使用影响尿酸代谢与排泄的药物等相关病史，提示痛风的诊断。目前，各国高尿酸血症与痛风诊治指南及教科书中使用的分类标准主要为 1977 年美国风湿病学会（ACR）痛风分类标准和 2015 年 ACR/EULAR 联合推出的痛风分类标准。

1. 1977 年 ACR 痛风分类标准　对于中年以上的男性，有或无诱因而突然出现第一跖趾等单个关节的红、肿、热、痛、活动障碍，尤其是伴有泌尿系统结石病史或者痛风石者，均应考虑痛风可能。结合血尿酸增高及骨关节摄片，受累关节软骨穿凿样缺损，滑囊液检查发现有 MSU 结晶等，一般诊断并不困难。1977 年美国风湿病学会制定的诊断标准：

（1）关节液中有特异性 MSU 结晶；

（2）用化学方法或偏振光显微镜证实痛风石中含 MSU 结晶；

（3）具备以下 12 条（临床、实验室、X 线表现）中 6 条：①急性关节炎发作 >1 次；②炎症反应在 1 天内达高峰；③单关节炎发作；④可见关节发红；⑤第一跖趾关节疼痛或肿胀；⑥单侧第一跖趾关节受累；⑦单侧跗骨关节受累；⑧可疑痛风石；⑨高尿酸血症；⑩不对称关节内肿胀（X 线证实）；⑪无骨侵蚀的骨皮质下囊肿（X 线证实）；⑫关节炎发作时关节液微生物培养阴性。

ACR 诊断标准中的第（1）（2）条均强调只要

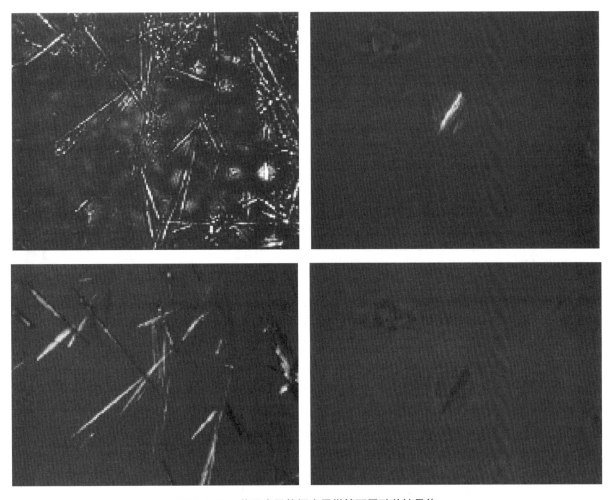

图 7-8-12　普通光及偏振光显微镜下尿酸单钠晶体

发现或证实尿酸盐结晶即可确诊痛风。但作为创伤性检查，尿酸盐结晶临床获取存在一定的难度。实际工作中，90%以上的痛风患者通过ACR诊断标准中第（3）条来诊断。参照ACR诊断中的第3条即符合12条中的6条来诊断痛风的敏感性为87.6%，误诊率为19.5%。

2. 2015年ACR/EULAR痛风分类标准　2015年ACR和EULAR更新的痛风分类标准较其他标准更加科学、系统、全面（表7-8-2）。该标准适用于至少发作过1次外周关节肿胀、疼痛或压痛的痛风疑似患者。对已在发作关节液、滑囊或痛风石中找到尿酸盐结晶者，可直接诊断痛风。该标准包含三个方面，8个条目，其中两个分类条目为负值，5个分类条目为0，分类标准总分之和为23，当得分≥8分，可诊断痛风（表7-8-2）。进一步分析显示，当满足临床表现、实验室检查、影像学检查三个方面时，诊断痛风的敏感度为0.92，特异度为0.89，AUC_{ROC}为0.95；若仅考虑临床表现，其敏感度为0.85，特异度为0.78，AUC_{ROC}为0.89。但该标准纳入的受试对象与我国人群存在种族差异，是否对我国痛风患者有完全一致的敏感度和特异度，应进一步开展相关研究。

上述分类标准虽然目前在临床广泛应用，但尚存在一定的缺陷。首先，虽然典型表现强烈提示急性痛风性关节炎，但并非所有高尿酸血症患者第一跖趾的炎症都是痛风；其次，近1/3患者在痛风急性发作时血尿酸正常，这可能与酒精摄入有关，或者由于急性炎症时糖皮质激素应激性分泌增加所致；第三，痛风以外的其他疾病偶尔也会随着秋水仙碱的治疗好转，包括假性痛风、焦磷酸钙肌腱炎、结节病关节炎、结节红斑、血清病、类风湿性关节炎和家族性间歇性发热等；第四，痛风急性发作时，尿酸盐晶体不在关节液中。近期的一项双能CT（DECT）研究证实急性发作时在关节周围组织存在尿酸盐，常位于肌腱端，可能造成患者有典型关节炎，但关节穿刺液晶体检查阴性，令人困惑；最后，痛风性关节炎与化脓性关节炎同时存在时会造成临床表现的混乱，痛风会掩盖后者。

近年出现的新型影像技术已用于急慢性痛风的诊断与鉴别诊断。关节超声特征性的表现为关节软骨表面线状高回声、不规则线样改变，称为"双轨征"或"尿酸盐霜冻征（urate icing）"。另外一种特征性超声表现为非均质的高回声，痛风石样物质包绕无回声的边缘，形成"暴雪征""菊花征"等。超声检查发现这些特征性表现对痛风

表7-8-2　2015年ACR/EULAR痛风分类标准

	标准	分类	得分
临床表现	受累关节部位和数目	踝关节/足中段（单关节或寡关节）	1
		第一跖趾关节（单关节或寡关节）	2
	特异性症状（红肿、明显压痛、活动受限）	符合1条	1
		符合2条	2
		符合3条	3
	典型发作次数（符合2～3条为典型发作：①疼痛达峰时间<24小时；②症状缓解时间<14天；③2次发作之间完全缓解）	单次典型发作	1
		多次典型发作	2
	痛风石	有	4
实验室指标	血尿酸水平（未使用降尿酸药物；急性发作4周后；任意时间的最高值）	360～479μmol/L	2
		480～599μmol/L	3
		≥600μmol/L	4
影像学	超声或双能CT发现尿酸盐沉积	有	4
	X线示痛风骨破坏表现	有	4

注：UA<240μmol/L，-4分；滑液MSU晶体检查阴性，-2分；总分≥8可诊断急性痛风性关节炎。

的诊断有极高的特异性，但对于发现早期痛风、关节侵蚀和痛风石，MRI 和 CT 以及 DECT 敏感性更高。DECT 能够敏感地检测到痛风石和侵蚀灶，并能够准确定位尿酸性肾结石。DECT 的假阴性结果易出现在急性的、新近发生的痛风，而假阳性结果易出现在伴有严重骨关节炎的膝关节。

3.《中国高尿酸血症与痛风诊疗指南(2019)》
2018—2019 年期间，中华医学会内分泌学分会，组织内分泌、风湿科、肾内科、心内科、消化内科等高尿酸血症与痛风相关学科专家，遵循国际通用 GRADE 分级方法，采用临床循证指南制定流程，由方法学专家在内的多学科专家参与制定了《中国高尿酸血症与痛风诊疗指南（2019）》。该指南包含 3 条推荐总则和针对 10 个临床问题的推荐意见，在痛风诊断方面，在国际上首次提出了亚临床痛风、难治性痛风的概念和诊治意见。

（1）亚临床痛风：随着新型影像学检查的广泛开展，在以往临床定义的无症状 HUA 患者和间歇期痛风患者中，发现有 20%～45% 的尿酸盐沉积或痛风石，以及由此产生的关节积液、骨髓水肿、骨和关节的侵蚀等改变。这些研究结果说明，高尿酸血症和痛风是连续的病理过程，因此在《中国高尿酸血症与痛风诊疗指南（2019）》中明确提出了亚临床痛风概念。对影像检查证实关节局部存在 MSU 晶体或骨侵蚀的无症状 HUA 患者应诊断为亚临床痛风，并进行相应的治疗。

（2）难治性痛风：难治性痛风的定义及其治疗原则是目前广大临床医生普遍关注的重点，迄今，国内外尚缺乏共识。中华医学会内分泌学分会高尿酸血症与痛风诊疗指南制定小组参照国内外相关研究，结合中国痛风临床实践，对难治性痛风进行了如下定义。具备下列三条中至少一条可诊断为难治性痛风：①单用或联用常规降尿酸药物足量、足疗程，血尿酸仍≥360μmol/L；②接受规范化治疗，痛风发作仍≥2 次 / 年；③存在多发性和（或）进展性痛风石。

（二）痛风与其他关节病的鉴别诊断
临床上，痛风需与假性痛风、骨性关节炎、类风湿性关节炎和化脓性关节炎等相鉴别。

1. 假性痛风 假性痛风是指焦磷酸钙双水化合物结晶沉着于关节软骨所致的疾病。多见于甲状腺激素替代治疗的老年人，常为单关节炎，

慢性时可侵犯多关节，呈对称性，进展缓慢，与骨关节炎相似。常累及膝、髋、肩、肘等大关节，四肢小关节较少受累，很少累及第一跖趾关节。临床表现与痛风相似，但症状较轻。血尿酸水平不高，关节滑液中可发现焦磷酸钙双水化物结晶，X 线可见关节软骨成点状或线状钙化（文末彩图 7-8-13）。

2. 骨性关节炎 骨性关节炎是一种慢性关节疾病，主要病理改变为关节软骨的退行性变和继发性骨质增生。起病缓慢，多在 40 岁以后发病。女性发病率高于男性。常累及膝、髋等负重关节，往往伴有压痛、骨性肥大、骨性摩擦音等体征。关节痛与活动有关，休息后疼痛可缓解。血尿酸水平一般不高，X 线表现为关节间隙变窄，关节面凹凸不平（图 7-8-14）。

3. 类风湿性关节炎 类风湿性关节炎是一种以关节滑膜炎为特征的慢性全身性自身免疫性疾病。发病年龄 20～45 岁，女性多见。好发于手、腕、足等小关节，反复发作，呈对称分布。近侧的指间关节最常发病，呈梭状肿大。早期有关节红肿、热痛和功能障碍，晚期关节出现不同程度的僵硬、畸形。晨间关节僵硬，肌肉酸痛，适度活动后僵硬现象可减轻。类风湿因子多为阳性，血尿酸水平正常。X 线显示关节面粗糙，关节间隙变窄、融合，但骨质穿凿样缺损不如痛风明显（图 7-8-15）。

4. 化脓性关节炎 化脓性关节炎是一种由化脓性细菌直接感染，并引起关节破坏及功能丧失的关节炎。好发于儿童、老年体弱和慢性关节疾病患者。男性多见，常见于 10 岁左右儿童。90% 为单关节炎，成人多累及膝关节，儿童多累及髋关节。突发寒战、高热等中毒表现。关节红、肿、热、痛，压痛明显，活动受限。多有原发感染病的症状和体征。血尿酸水平正常。关节腔积液细菌培养阳性。关节滑囊液检查无尿酸盐结晶（图 7-8-16）。在慢性痛风性关节炎结节破溃或急性发作关节红肿时，易与化脓性关节炎混淆，有时亦误诊为结核性关节炎。但两者滑囊液及分泌物中均无尿酸钠盐结晶，而有大量白细胞，培养发现有致病菌。

5. 丹毒 丹毒为链球菌感染所致，沿淋巴管走行，局部皮肤为鲜红色，周围边界清楚，累及关

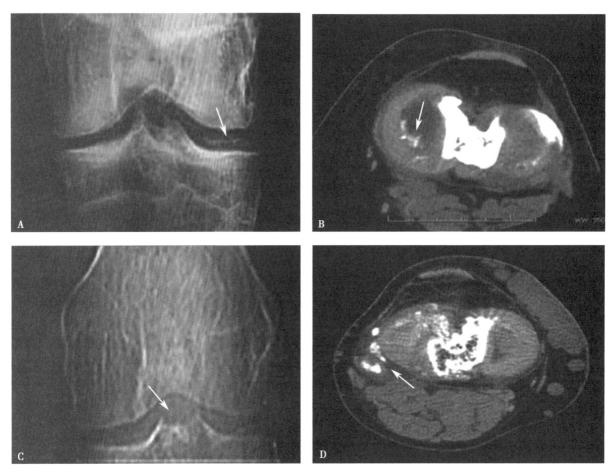

图 7-8-13 膝关节假性痛风和膝关节痛风

A. 膝关节假性痛风，半月板钙化线，边缘锐利；B. 半月板内见斑片状、条状钙化；C. 膝关节痛风，关节间隙略增宽；D. 半月板表面见高密度的尿酸盐沉积，并与周围软组织内痛风结节相延续。

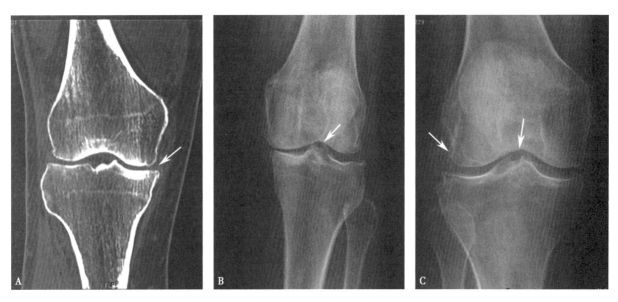

图 7-8-14 膝关节痛风性关节炎和骨性关节炎

A. 膝关节痛风性关节炎：CT 冠状位示周围软组织见高密度痛风结节，未见明显关节退变征象；B. 膝关节骨性关节炎：内侧关节间隙变窄，关节面边缘见骨赘形成，周围软组织无明显肿胀改变；C. 膝关节痛风性关节炎合并骨性关节炎：平片示弧形骨质破坏，云雾状软组织肿胀，髁间隆突变尖。

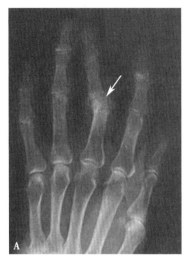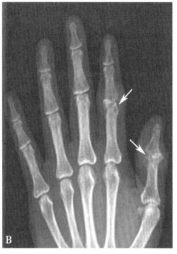

图 7-8-15　手部类风湿性关节炎和痛风性关节炎

A. 手部类风湿性关节炎，第三近节指关节半脱位，周围软组织肿胀。
多个指间关节间隙变窄，伴有广泛骨质疏松；B. 手部痛风性关节炎，第
一指间关节、第二近节指间关节骨缘见虫蚀样骨质破坏，未见明显脱
位，周围软组织肿胀，内见云雾状高密度，无骨质疏松改变。

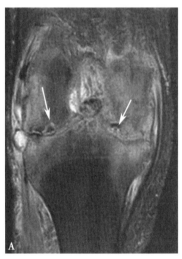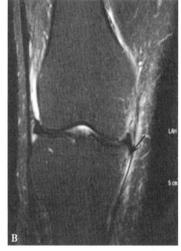

图 7-8-16　膝关节化脓性关节炎和痛风性关节炎

A. 膝关节化脓性关节炎，MR 冠状位示关节间隙变窄，弥漫性软骨和软
骨下骨质破坏，股骨和胫骨见大片状骨髓水肿，周围软组织肿胀；B. 膝
关节痛风性关节炎，关节间隙尚正常，可见长 T_1 高压脂信号的痛风结
节，相邻骨质见小片状骨髓水肿信号，周围软组织肿胀。

节时关节处压痛并非是最重处。丹毒病情严重时
可有高热寒战，血白细胞计数升高，取血及脓做
培养可以发现病原菌，应用抗生素治疗有效。滑
液中无 MSU 结晶，血尿酸不高，不治疗症状不会
自行消失，秋水仙碱对其无效，可与痛风性关节
炎相鉴别。

6. 创伤性关节炎　创伤或劳累易诱发痛风
发作，因此有时误诊为创伤性关节炎，但后者持续
时间长，与创伤有密切关系，且血尿酸水平不高。

7. 风湿热急性关节炎　该病发病前一般有
A 族溶血性链球菌感染病史，主要影响心脏和关
节，下述特点可兹鉴别：①青少年多见；②起病前

1~4周常有溶血性链球菌感染如扁桃体炎病史；③常侵犯膝、肩、肘、踝等关节并且具有游走性、对称性；④常伴有心肌炎、环形红斑和皮下结节等表现；⑤抗溶血性链球菌抗体升高，如 ASO>500U，抗链球菌激酶>80U，抗透明质酸酶>128U；⑥水杨酸制剂治疗有效；⑦血尿酸水平正常。

（三）辅助检查

1. 血液检查　血尿酸升高是痛风患者重要的临床生化特点。不同的检测方法血尿酸水平略有不同，尿酸氧化酶法应用最广。男性及女性正常上限为416μmol/L。另外，急性痛风性关节炎发作期间可有外周血白细胞增多、CRP 升高及血沉加快。痛风性肾病影响肾小球滤过功能时，可出现血尿素氮和肌酐升高。

2. 滑囊液检查　通过关节腔穿刺抽取关节滑囊液，在偏振光显微镜下可发现双折光的针状尿酸钠晶体。此外，滑囊液的白细胞计数一般在 $(1\sim7)\times10^9/L$，主要为分叶核粒细胞。急性痛风性关节炎患者的关节滑液增多，抽取滑液可见外观多为白色不透明的液体，白细胞计数 $5\times10^9/L$，以中性分叶核细胞为主，在偏振光显微镜下可于白细胞内见到双折光的针状尿酸盐晶体（图7-8-12）。关节炎急性发作期双折光针状尿酸盐晶体的检出率一般在95%以上。用普通光学显微镜检查，其阳性率仅为偏振光显微镜检查的一半。

3. 尿液检查　尿常规及尿酸排泄分数是常见的尿液检查方法，具体见上节。

4. 酶活性测定　有条件者测定患者红细胞中的 PRPP 合酶、PRPPAT、HPRT 及黄嘌呤氧化酶的活性，将有助于酶缺陷部位的确定。

5. HLA-B*5801　HLA-B*5801 是引起别嘌醇超敏反应的高风险基因（$OR=3.94$），汉族人携带该基因型频率高，美国和中国的指南均建议在使用别嘌醇前最好检测该基因。山东省痛风病临床医学中心近年来应用 PCR 测序分型法（sequencing-based typing，PCR-SBT）对中国北方汉族1 200余例痛风患者 HLA-B*5801 的检测结果显示，HLA-B*5801 突变阳性率为12.5%，在目前报道的各种族中仅次于韩国。

6. 影像学检查　早期急性痛风性关节炎仅表现为软组织肿胀，关节显影一般正常。随着病情进展，可出现关节软骨缘破坏、关节面不规则、关节间隙变窄。受累关节骨质边缘可出现虫噬样或斧凿样缺损、边缘锐利，缺损边缘骨质可有增生反应。痛风性关节炎晚期时，关节附近骨质被破坏，边缘可呈穿凿样改变，严重时可出现病理性骨折。

（1）普通 X 线检查：普通 X 线检查价格低廉、简单易行，是患者乐于接受的影像学检查。可显示四肢骨关节较为明显的骨质改变、关节间隙和骨性关节面异常及关节肿胀。X 线平片通常作为了解痛风患者有无骨关节受累的首选影像学检查方法。痛风性关节炎急性发作期出现突发弥漫性或局限性软组织肿胀，多见于跖趾、掌骨和膝关节旁及肘关节鹰嘴两侧，其中以第一跖趾关节最为常见。X 线主要表现为关节周围软组织偏侧性或弥漫性局限性膨大（图7-8-17A），有时可见密度增高、皮肤和皮下脂肪分界及肌间脂肪线模糊、皮下和肌间脂肪密度增高，可呈网格状—"云雾征"。关节间隙、骨性关节面和关节周围骨质多正常。软组织肿胀多为唯一的 X 线表现，而且早期多为可逆性。随着病程的进展，可出现上述明显的骨质破坏征象，如虫噬样或斧凿样缺损，悬挂边缘征等（图7-8-17B～F）。对于痛风关节炎的诊断，预后评估具有重要的意义。

（2）双源 CT 检查：双源 CT 通过双能量扫描，在一次扫描中生成包含有同一解剖结构的不同能量数据的信息。双能量扫描时，两个球管以不同的管电压发出两种不同能量的射线进行同步螺旋扫描，由于尿酸盐结晶存在不同的能量衰减，因此表现出不同的 CT 值差异，从而可以检测出沉积的尿酸盐结晶及其分布范围，并且可以区分、标识、鉴别成像的软组织结构，以获得超出形态学扫描对象的更多特殊细节。采用双源 CT 扫描时，通过特殊显示算法对不同的化学成分标记不同颜色，尿酸盐结晶为绿色，骨髓为粉色，骨皮质为蓝（图7-8-17）。双源 CT 配套的软件可准确计算尿酸盐结晶沉积的体积，从而准确地分析尿酸盐沉积有无、数量、部位及大小，双源 CT 可发现最小直径为3mm 的尿酸盐结晶沉积。已有研究证实：首次急性发作的急性痛风性关节炎患者关节腔内可见痛风石产生，双源 CT 对首次发作的急性痛风性关节炎有一定的诊断价值，可作为一个潜在的诊断急性期痛风的工具。双源 CT 的

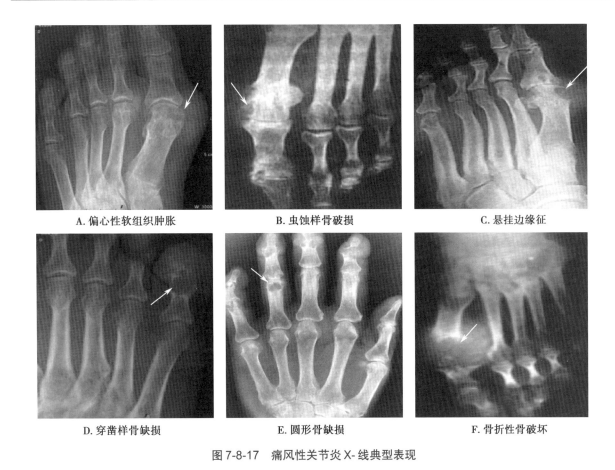

A. 偏心性软组织肿胀　　　　　　　B. 虫蚀样骨破损　　　　　　　　C. 悬挂边缘征

D. 穿凿样骨缺损　　　　　　　　　E. 圆形骨缺损　　　　　　　　　F. 骨折性骨破坏

图 7-8-17　痛风性关节炎 X- 线典型表现

特点：可清晰辨别尿酸盐结晶，可发现罕见部位的尿酸盐结晶，可定量检测尿酸盐结晶的体积，特别适合于不典型痛风的诊断和痛风疗效的评估，已成为难诊断患者的重要检测手段。痛风性关节炎双源 CT 的辐射量远低于普通胸部平扫。但双源 CT 也存在一定的不足，主要为特异性高但早期敏感性差，不能显示细小 MSU 结晶。此外，价格相对较高，存在伪影（文末彩图 7-8-18）。

双源 CT 尿酸盐晶体假阳性常见部位：尿酸盐晶体假阳性常见于较厚的皮肤、末梢甲床、血管钙化部位、软骨及射线聚集部位等（文末彩图 7-8-19）。

（3）CT 检查：相对于 X 线片，CT 具有较高的

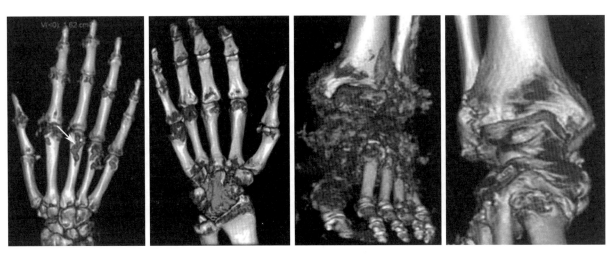

图 7-8-18　痛风双源 CT 表现
清晰显示手足关节尿酸盐晶体所在部位、大小、面积（绿色部分）

密度分辨率,横断扫描可避免结构的相互重叠,在显示痛风引起的软组织肿胀、轻微骨质破坏及关节内微小痛风石方面有着极大的优势。可作为 X 线平片的补充检查手段。早期 CT 检查发现上述征象,可指导患者及时接受有效治疗,防止关节内痛风石和骨质破坏进一步发展。急性痛风时,肢体远端关节突发的局限性或弥漫性的肿胀在 CT 上表现为软组织的增厚、皮下及肌间脂肪内网状和斑片状软组织密度影、肌肉密度减低(图 7-8-20)。

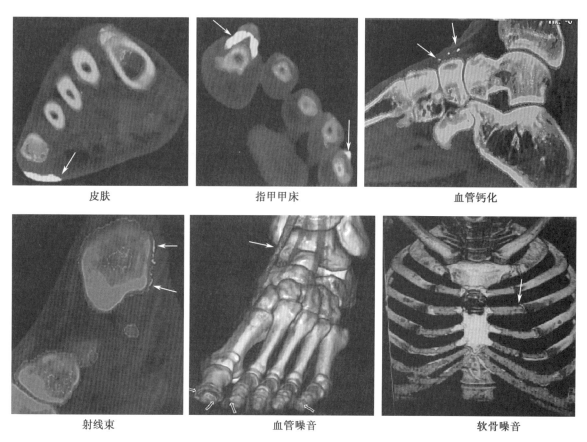

| 皮肤 | 指甲甲床 | 血管钙化 |
| 射线束 | 血管噪音 | 软骨噪音 |

图 7-8-19 双源 CT 尿酸盐晶体假阳性所在部位

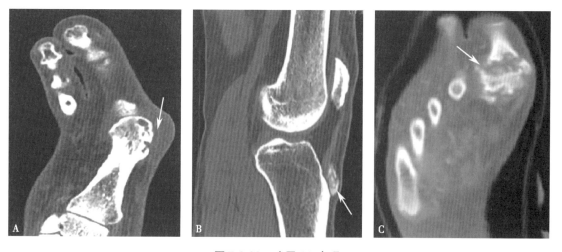

图 7-8-20 痛风 CT 表现

A. 皮下和肌间脂肪密度增高并可呈网格状或条片状软组织密度影;B. 密度在 150～200HU 的痛风石可良好显影;C. 第一跖趾关节显示严重的侵蚀性改变,但相邻骨质密度正常。

CT 在结构复杂、重叠较多的颅底、骨盆、胸壁、脊柱等部位，可确定放射学检查阴性或可疑的微小骨质破坏及周围硬化；可清楚地显示骨病变的范围、边界和内部有无死骨、钙化及脂肪，对病变的早期发现和定性具有重要意义；可明确病变在髓腔和软组织内的浸润范围。病变沿髓腔蔓延，取代密度更低的脂肪组织，易为 CT 所显示；可清楚显示病变骨周围软组织的密度、边界和血供情况，更好地确定病变的性质。根据周围软组织的密度、边界和增强情况，可区分脓肿、水肿、纤维肉芽组织和肿瘤。有助于鉴别诊断；清楚显示关节肿胀并确定其病理性质；清楚显示关节或滑囊内钙化、骨化游离体、关节囊或滑囊的钙化、骨化和肥厚，邻关节骨和软组织病灶；清楚显示冠、矢状走行的关节面和关节间隙异常。

但因多数部位只能进行横断扫描，又因计算机图像处理本身的限制，CT 难以对病变进行整体性全面观察，特别是对骺板软骨的显示不及 X 线平片。在显示水平走行的骨性关节面、关节间隙和手足小关节方面不及 X 线平片，亦难以显示关节软骨的破坏。对骨膜反应的形态、手足指（趾）小骨和关节的病变显示较 X 线平片亦无明显优势。而且 CT 检查有辐射，组织对比度不如MRI，常常不能正确反映软组织、肌肉、肌腱受累程度。

（4）MRI 检查：MRI 检查具有良好的组织分辨力，能够多方位、多序列成像，且无辐射，因此其应用范围越来越广。与其他影像学检测方法相比，MRI 检查有助于精确诊断痛风累及的滑囊、滑膜、肌腱和骨髓水肿，可以显示深部组织，有助于痛风沉积物的定位（文末彩图 7-8-21）。此外，由于其对软组织改变有较好显示，对痛风石、骨质侵蚀等特征性改变有较高的敏感度，因此，MRI 检查对早期痛风关节周围软组织、骨髓及关节腔积液的显示优于 X 线片及 CT 检查。但该检测方法显示痛风石特异性低，不能对骨病变进行整体观察，价格贵，扫描时间长。

（5）超声检查：超声检查无辐射且经济、方便、快捷，为痛风常规影像学检查。超声检查可识别滑囊炎、肌腱内沉积物及皮下结节，用于早期诊断和动态检测药物治疗反应。典型的痛风性关节炎呈现明显的"双轨征""萤火虫征"和"暴风雪征"（图 7-8-22）。急性痛风性关节炎或慢性痛风急性发作时，受累关节的超声检查可以出现关节滑膜炎及积液、肌腱炎、腱鞘炎、滑囊炎、皮肤及皮下组织改变等。高频超声具有较高的软组织分辨率，是急性痛风性关节炎重要的影像诊断方法。超声的优势是不用对比剂就可以显示软组织、软骨、关节及痛风沉积物，无射线且价格低廉。缺点是不能显示骨内 MSU 结晶，对微小骨结构不敏感，对复杂结构难以显示。

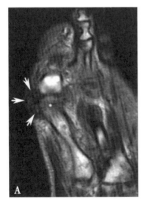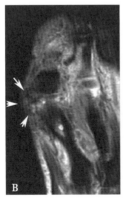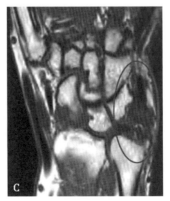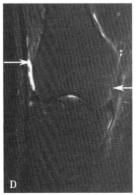

图 7-8-21 痛风 MRI 表现

A. 关节旁软组织肿胀；B. 第一跖趾关节内侧骨髓水肿；C. 尺侧腕伸肌肌腱表面的痛风石侵蚀尺骨茎突；D. 关节腔内可见积液（左侧箭头），右膝关节周围软组织略肿胀（右侧箭头）。

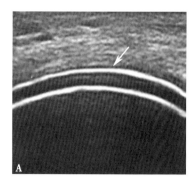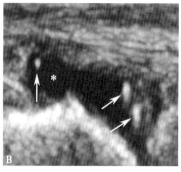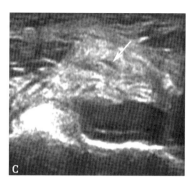

图 7-8-22 痛风超声表现

A. 关节软骨表面高回声增强，呈现"双轨征"；B. 关节腔内可见点状强回声，表现为"萤火虫征"；C. 慢性痛风性关节呈现"暴风雪征"。

五、痛风规范化治疗

高尿酸血症及痛风目前已成为严重危害国民健康的慢性全身性疾病。有关资料显示，我国高尿酸血症的患病率高达 13.3%，患病人数超过 1.2 亿；痛风患病人数超过 1 700 万，是导致关节疼痛、畸形及慢性肾衰的常见原因，与高血压、肥胖、糖尿病等密切相关。山东省痛风病临床医学中心针对我国痛风患病率急剧攀升，危害巨大，防治薄弱，误诊、误治率高，治疗依从性差及致残、致死率高等现状，针对痛风精准医疗匮乏这一亟待解决的临床问题，开展了系统深入研究，提出了痛风病的"分期、分级、联合、综合"规范化诊疗原则。该原则强调临床医生应根据痛风发病的不同时期，不同严重程度进行"分期、分级"诊断，针对不同分期和分级的病理特点，采用不同的药物"联合"；针对多病并存、多药并用状态，综合考虑疾病间的相互影响及药物间的相互作用，特别是关注痛风不同合并症治疗药物对尿酸代谢和排泄的影响，关注痛风治疗药物，如 NSAID 等对心、脑、肾等脏器的影响，优化组合治疗方案，以实现副作用最小、疗效最大"综合"治疗目标。

（一）分期治疗原则

目前国内外学者将痛风分为四期，即高尿酸血症期、急性痛风性关节炎期、间歇期和慢性痛风性关节炎期。基于人工智能和痛风大数据分析，作者及其项目组发现，痛风病史 5 年以上患者 74% 伴有肾脏疾病，病史 10 年以上几乎 100% 合并痛风性肾病，痛风性肾病目前已成为慢性肾衰的第六大病因。合并肾病的痛风患者，在降尿酸、镇痛和碱化尿液药物选择方面与传统各期明显不同，药物种类和剂量的选择及调整主要依赖于肾小球滤过率。因此，项目组在传统四期分期基础上，将痛风性肾病期列为第五期，并对不同分期制订了相应诊疗方案。痛风性肾病期的提出和治疗方案的推广增加了医患双方对高尿酸和痛风性肾损害的高度关注，提高了相关药物治疗的规范化和依从性，有效地延缓了慢性肾衰的发生和发展。

1. 高尿酸血症期 见上文。

2. 痛风急性期 该期患者主要表现为单个关节的红、肿、热、痛。多位于下肢，其中以第一趾跖关节的红、肿、热、痛最为常见。由于急性期大量炎性因子产生和应激激素水平升高，肾代偿性尿酸排泄增加，使该期患者血尿酸水平比平时低 60～100μmol/L，约 30% 的患者血尿酸可处于正常水平；但急性期过后，血尿酸水平又恢复到基线水平，即血尿酸升高 60～100μmol/L。该期的治疗原则如下。

（1）镇痛：为主要治疗措施。秋水仙碱和非甾体抗炎药（NSAID）为一线药物，强调足量、足疗程。糖皮质激素为二线药物。上述三类药物均要求起始大剂量，逐渐减量，疗程 10～14 天。

1）秋水仙碱：秋水仙碱用于痛风急性期的治疗至今已有 2 000 多年的历史，它一直作为一种缓解痛风疼痛的特效药在临床使用。但由于其有效量和中毒量非常接近，约 80% 以上服用该药治疗痛风的患者出现腹痛、腹泻等消化道中毒症状。由于秋水仙碱的副作用，限制了该药在临床的广泛使用。

目前秋水仙碱控制急性痛风性关节炎的使用原则为小剂量、联合非甾体抗炎药，尤其是选择性环氧化酶-2抑制剂（见后）。推荐用法为：0.5mg，每日3次，1～3天后进入维持量0.5mg，每日1次或2次；或首剂量1.0mg，1小时后再服0.5mg，12小时后进入维持量0.5mg，每日1次或2次。该方案特别适用于痛风初次发作、疼痛评分＞3分者。另外，应用此方案可大幅度降低秋水仙碱副作用的发生率，同时可较好地控制急性痛风性关节炎，提高患者的依从性。

秋水仙碱是预防痛风复发的首选用药。在降尿酸过程中，建议秋水仙碱0.5mg，每日1次或每日2次，连续使用3～6个月。应用秋水仙碱时应注意：①肾功能不全时剂量要减量，内生肌酐清除率低于15ml/min者禁用；②与他汀类降脂药合用将增加他汀类药物的副作用—肌溶解的机会；③与下列药物合用将增加秋水仙碱中毒机会，如钙调蛋白抑制剂、P-糖蛋白或强CYP3A4抑制剂（克拉霉素、红霉素、酮康唑、氟康唑、维拉帕米等）。

2）非甾体抗炎药（NSAID）：无并发症及禁忌的急性痛风性关节炎发作首选NSAID，与秋水仙碱合用可增强止痛效果，并减少各自用量，减少药物副作用。目前临床用于痛风治疗的NSAID有几十种，可大致分为非选择性NSAID（吲哚美辛、布洛芬、双氯芬酸等）及选择性环氧化酶-2抑制剂（依托考昔、塞来昔布、罗非昔布等）。由于选择性环氧化酶-2抑制剂抗炎作用较强，胃肠道副作用发生率较低，目前临床较多选用。治疗急性痛风性关节炎推荐剂量为依托考昔120mg，每日1次，3天后改为60mg，每日1次，继续使用7天后停药。NSAID药物使用注意事项：首选起效快、胃肠道副作用小的药物，如依托考昔。

剂量及疗程：NSAID治疗强调足量、足疗程（直到急性痛风性关节炎完全缓解），通常需要数天至2周时间。伴有合并症、肝肾功能损害的患者剂量应减小。对于心衰、缺血性心脏病、外周血管疾病、肝肾功能不全、既往有消化道溃疡、出血、穿孔的患者应用时需提高警惕。尽量避免不必要的大剂量和长期应用NSAID；确实需要长期用药时，应在医师或药师指导下使用，用药过程中注意监测可能出现的各系统、器官和组织的损害。

下列情况应禁服或慎服NSAID：活动性消化道溃疡和近期胃肠道出血者，对阿司匹林或其他NSAID过敏者，肝功能不全者，肾功能不全者，严重高血压和充血性心力衰竭患者，血细胞减少者，妊娠和哺乳期妇女。用药过程中如出现可疑不良反应时应立即停药，必要时对不良反应给予合适的处理。用药期间不宜饮酒，否则会加重对胃肠道黏膜的刺激。不宜与抗凝药（如华法林）合用，因为可能增加出血的危险。不宜同时使用两种或两种以上的NSAID，因为会导致不良反应的叠加。特别注意一药多名，同一种化学成分的药物可能以不同的商品名出现，避免重复用药。肾移植、妊娠、分娩、血小板异常、慢性肾功能不全患者禁用；高血压、心脑血管疾病、消化道溃疡患者慎用。

痛风患者常合并心血管疾病，患者常需长期服用小剂量阿司匹林。大部分非选择性NSAID都会干扰阿司匹林的抗凝作用，而选择性（环氧合酶-2）COX-2抑制剂不影响小剂量阿司匹林的抗凝活性。此外，有关资料显示，小剂量阿司匹林和非选择性NSAID联用会增加上消化道不良反应的发生率。而不同的选择性COX-2抑制剂与阿司匹林联用对上消化道不良反应的发生率报道不一。基于现有研究，需长期服用小剂量阿司匹林的高尿酸血症和痛风患者，建议优先考虑选择性COX-2抑制剂与阿司匹林联用。所有NSAID均可能导致肾缺血，诱发和加重急慢性肾功能不全。因此，对于痛风合并肾功能不全的患者，建议慎用或禁用NSAID，其中，对于GFR＜30ml/（min·1.73m^2）的患者禁用，GFR＜60ml/（min·1.73m^2）的患者不建议长期使用。

3）糖皮质激素：糖皮质激素几乎作用于急性痛风性关节炎的各个环节，因此有强大的消炎镇痛作用，治疗痛风急性发作有"特效"，但停药后容易"反跳"。其主要消炎镇痛机制包括：①抑制白细胞的趋化、黏附和吞噬；②抑制促炎性因子的释放；③抑制白细胞从血管渗出。糖皮质激素类药物治疗痛风，在亚洲和欧美国家的指南明显不同。ACR和EULAR指南均推荐，糖皮质激素类药物为治疗急性痛风一线药物。中华医学会风湿病学分会、内分泌学分会指南均推荐，糖皮质激素类药物为治疗急性痛风二线药物。对NSAID和秋水仙碱无效或有禁忌证或过敏时，才选择糖皮质激素。对于无法口服药物的急性期痛风患者，ACR 指南推荐关节腔内注射激素、静点激素。糖皮质激素对急性痛风性关节炎发作具有迅速缓解作用，但停药后容易复发，且长期应用易导致糖尿病、高血压等，故不宜长期使用。糖皮质激素仅对秋水仙碱、非甾体抗炎药治疗无效或有禁忌证者短期全身应用。山东省痛风病临床医学中心研究发现，糖皮质激素局部应用优于全身。利用低频超声电导仪将糖皮质激素在患处关节局部导入，可显著缓解痛风急性期关节疼痛，同时避免了全身用药的副作用。因为局部用药激素用量只有全身用量的 1/5，但局部药物浓度却是全身用药的 20 倍。关于全身和局部使用糖皮质激素及其使用的剂量，一般首先评估受累关节数量和疼痛程度，受累关节数量≥2 个关节或疼痛评分≥7 分时，可选择下列糖皮质激素用法之一：①泼尼松：剂量为 0.5～1mg/(kg·d)，疗程为 3～5 天，直接停药，或 0.5～1mg/(kg·d)，3～5 天，然后逐渐减量，7～10 天停药；②甲泼尼龙：肌肉或静脉注射甲泼尼龙，起始剂量 0.5～2mg/kg；③皮下注射 ACTH 25～40IU；④地塞米松 5～10mg 静脉点滴，连用 3～5 天停药。慢性痛风性关节炎，开始降尿酸治疗后，急性痛风发作频率增高，首选的预防复发药物是秋水仙碱，次选药物为 NSAID 联合质子泵抑制剂或其他消化性溃疡抑制药。如果对秋水仙碱和 NSAID 长期治疗不能耐受，有禁忌证或无效的患者，建议用小剂量泼尼松（10mg/d）预防痛风复发，疗程 3～6 个月。

糖皮质激素使用过程中需注意：①注意激素应用的禁忌证和副作用；②最好和秋水仙碱联合使用，以免停药后反跳；③尽量避免与 NSAID 联用，以免加重对胃黏膜的损伤；④局部关节腔穿刺注射比口服效果好、副作用小；⑤多关节受累，尤其是大关节受累，持续高热，剂量要加大，如泼尼松 30～60mg/d［约 0.5～1mg/(kg·d)］，疗程不超过 1 周；⑥糖皮质激素尽可能短期用，不要长期用，以免增加痛风石发生机会。

4）生物制剂：近年来，随着痛风炎性机制研究的不断深入，新型痛风镇痛药物 IL-1 受体拮抗剂逐渐用于痛风的治疗和预防。目前市场上 IL-1 受体拮抗剂主要有阿纳白滞素（anakinra）、卡那单抗（canakinumab）和利纳西普（rilonacept）。其

中阿纳白滞素 2011 年被美国 FDA 批准用于风湿性疾病的治疗，并已作为标签外使用药物应用于痛风的治疗。卡那单抗和利纳西普虽未被美国 FDA 获批用于痛风的治疗，但 2012 年，ACR 仍推荐卡那单抗用于急性痛风性关节炎严重发作的治疗；2013 年，卡那单抗被欧洲药品管理局（EMA）批准用于不耐受或不能使用常规抗炎镇痛药物痛风患者的治疗。利纳西普虽然预防痛风有效，但尚未得到国际权威机构的推荐。

阿纳白滞素是短效重组 IL-1β 受体拮抗剂，半衰期 4～6 小时，主要用于常规抗炎镇痛药不敏感的急慢性痛风患者的治疗，阿纳白滞素 100mg，皮下注射，每天 1 次，持续 3 天，73%～90% 的患者痛风症状明显好转。不良反应主要包括注射部位局部反应、上消化道感染、头痛、恶心等，严重肾功能不全患者，应延长给药间隔并谨慎使用。此外，有研究显示，对于需长程治疗的患者，长效 IL-1 受体拮抗剂优于短效。

卡那单抗是人源化抗 IL-1β 单克隆抗体，可结合 IL-1β 而阻断其与受体结合，半衰期约 28 天，主要用于痛风频繁发作的患者。与曲安奈德 40mg 相比，卡那单抗 150mg 比曲安奈德更能迅速缓解疼痛，而安全性相似。

利纳西普是一融合蛋白，即可与血中的 IL-1β 结合，也可与 IL-1Ra 结合，阻断 IL-1R 的激活。利纳西普的半衰期 8.6 天，主要用于降尿酸治疗初期痛风发作的预防。利纳西普首次负荷量 320mg，以后每周 160mg，连续治疗 8 周，痛风急性发作频率显著低于对照组（14.6% vs 78.57%，$P = 0.001$），不良反应差异无显著性。最常见的不良反应是感染及骨骼肌异常。

TNF-α 抑制剂依那西普（etanercept）是重组人 II 型肿瘤坏死因子受体抗体融合蛋白。虽然该药尚未得到国际权威机构的推荐，但有关资料显示，对于严重、频发且常规治疗无效的痛风患者，依那西普 25mg，2 次/周，皮下注射，连续治疗 3 个月，痛风发作频率和严重程度均明显降低。

（2）碱化尿液：为必要治疗措施。因痛风急性期，大量尿酸甚至尿酸盐结晶从肾排泄，对肾造成损伤。碱化尿液可提高尿酸在尿液中的溶解度，促进尿酸盐结晶的溶解，减轻对肾的损伤。但

应密切注意电解质、血压和心肾功能情况，高钠血症、重度高血压或严重心肾功能不全患者禁用。

（3）降尿酸：各国指南均建议痛风急性期禁止使用降尿酸药物，降尿酸药物须镇痛治疗 14 天后再使用。但 2012 年美国 ACR 指南中提到，在给予足量镇痛药物的同时，可起始降尿酸治疗。该建议的依据是一个小样本的 RCT 研究（51 例急性痛风患者），为 C 类证据。目前该建议尚未被国内外学者所接受，仍需大样本验证。此外，急性期尿酸水平达到多少可起始降尿酸治疗？痛风急性期应采用何种降尿酸药物？上述问题目前尚无明确答案。山东省痛风病临床医学中心对上述问题进行了初步探讨。痛风急性期是否需要降尿酸治疗主要参照血尿酸水平，如果血尿酸 >480μmol/L 开始降尿酸治疗。降尿酸药物主要选择黄嘌呤氧化酶抑制药如别嘌醇或非布司他，促排降尿酸药物禁用。

3. 痛风间歇期 两次痛风发作之间称为间歇期。高尿酸血症为该期主要临床特点，患者无痛风临床表现。该期患者与高尿酸血症期的最大区别在于，所有患者均为痛风患者，因此，治疗原则与高尿酸血症期有所不同，治疗原则如下：

（1）降尿酸治疗是该期核心治疗，应将血尿酸控制在 360μmol/L 以下。

（2）为预防降尿酸过程中痛风反复发作，小剂量秋水仙碱连续使用 3～6 个月。

（3）同时兼顾心血管危险因素及其他代谢性疾病的治疗。

4. 痛风慢性期 急性痛风性关节炎反复发作可发展为多关节受累，并从急性期的关节局部肿胀发展为慢性期的关节畸形、局部骨质破坏、痛风石等表现。关节肿胀和 / 或关节疼痛持续不缓解，甚至出现关节畸形及痛风反复发作，为该期典型临床表现。该期的治疗注意掌握下列原则：

（1）使血尿酸长期 ≤300μmol/L 是治疗的核心部分。参照肝功和肾功情况，合理选择降尿酸药物。降尿酸药物可单用，也可联合用药，参照血尿酸水平，调整药物的剂量。

（2）秋水仙碱采用小剂量长疗程治疗方案。

（3）起始阶段秋水仙碱 0.5mg，每日 2 次，至血尿酸 ≤300μmol/L 及关节畸形明显改善后，减量

为 0.5mg，每日 1 次，直到关节症状和体征明显好转，考虑停药。

（4）NSAID 类药物采用中剂量短疗程治疗方案。慢性痛风性关节炎治疗早期，为尽快缓解关节局部的肿胀和疼痛，可短期应用 NSAID 类药物，特别是 COX-2 抑制药，如依托考昔 60mg，每日 1 次，连用 10 天后停药。

（5）碱性药物建议采用中小剂量、长疗程治疗方案。小苏打和枸橼酸钾钠颗粒是临床常选药物。无论选择黄嘌呤氧化酶抑制药还是促肾尿酸排泄药物，降尿酸过程中，都将有大量 MSU 甚至 MSU 晶体从肾排泄。碱性药物通过碱化尿液，抑制 MSU 晶体的形成，促进肾尿酸盐晶体的溶解，减轻 MSU 晶体对肾的损伤，促进肾尿酸的排泄。

（6）关节畸形的处理原则：原则上采用非手术治疗，但如果关节功能基本丧失，严重影响日常生活，考虑采用关节置换手术治疗。

（7）痛风石的处理原则：对于生长缓慢、大小稳定的痛风石以药物治疗为主；对于存在痛风石并出现局部并发症（感染、破溃、压迫神经等）或严重影响生活质量的患者，或生长迅速或有侵袭性团块或结缔组织破坏的痛风石，可考虑手术治疗。

5. 肾病期 HUA 和痛风合并慢性肾病患者一旦确诊即开始非药物治疗，疗效不佳者根据血尿酸水平以及合并症开始药物治疗，该期的治疗原则如下：

（1）出现肾功能损害（G2 期及以上）、尿酸性肾石症等患者，血尿酸超过 480μmol/L 即开始降尿酸治疗，治疗目标值 <360μmol/L；

（2）如合并严重痛风（如痛风石、慢性关节炎、痛风频繁发作）应严格控制血尿酸水平，治疗目标值 <300μmol/L，但不建议降至 180μmol/L 以下；

（3）降尿酸治疗：抑制尿酸生成药物为一线用药，促尿酸排泄药物为二线用药，首选药物为非布司他；

（4）急性痛风的抗炎镇痛治疗：糖皮质激素为一线用药，NSAID 为二线用药，秋水仙碱酌情使用；

（5）碱化尿液：由于该期患者合并多种并发症，如中重度高血压、心力衰竭、肾功能不全等，

碱化尿液时应充分考虑利弊,选择好适应证,首选小苏打,钾制剂慎用或禁用。

(二)分级治疗原则

对痛风常见症状、体征和实验室检查结果等参照国内外相关文献,尽可能进行量化,根据量化赋分情况决定药物的种类和剂量。目前国内外仅针对痛风急性期关节疼痛、关节肿胀进行了分级。随着对痛风认识的不断深入和应用人工智能痛风辅助诊疗系统对痛风大数据的不断挖掘,山东省痛风病临床医学中心创建了痛风慢性期关节畸形、痛风石和肾结石的分级标准,并对不同分级提出相应规范化治疗方案。该分级标准为临床医生综合判断痛风石和肾结石患者手术还是药物治疗的选择提供了决策依据,降低了痛风致残、致死率。

1. 关节疼痛分级及治疗原则

(1)关节疼痛分级:目前国际上普遍采用的是视觉模拟评分法(visual analogue scale,VAS)。该方法将疼痛的程度用 0~10 共 11 个数字表示。其中,0 表示无痛,10 代表最痛,病人根据自身疼痛程度在 0~10 个数字中挑选一个数字代表疼痛程度(图 7-8-23)。该法简单、准确、可操作性强,已为国内外学者广泛接受。

(2)关节疼痛严重程度评估:痛风疼痛严重程度的评估依据为疼痛 VAS 评分和受累关节数目。

1)VAS 评分:①≤4 分,轻度;②5~6 分,中度;③≥7 分,重度。

2)受累关节数目:①1 个或少数几个小关节;②1 个或 2 个大关节;③多关节受累;④3 个及以上大关节;⑤4 个及以上。

(3)关节疼痛治疗原则:对于疼痛 VAS 评分 ≥7 分,特别是多关节受累者,推荐起始治疗为联合治疗,否则给予起始单药治疗。

2. 关节肿胀分级及其治疗原则

(1)关节肿胀分级:

1)0 分:皮肤纹理、骨突无改变,关节无积液;

2)1 分:皮肤纹理变浅、附近骨突清晰可见,关节积液少量;

3)2 分:皮肤纹理基本消失、肿胀与骨突相平,骨突标志不明显,关节积液中等;

4)3 分:皮肤纹理完全消失、肿胀高出骨突,骨突标志消失,关节积液多,影响功能。

(2)关节肿胀治疗原则:

1)肿胀评分在 2 分以内者,镇痛药物治疗后,肿胀多在 3~5 天消退。

2)肿胀评分达 3 分且发生在较大关节者,除常规镇痛治疗外,尚须辅以关节局部治疗,如关节腔内抽液及生理盐水冲洗或激素超声离子透入,肿胀一般在 7 天左右消退。

3)肿胀长期不消者,多因软组织内尿酸盐晶体沉积导致组织损伤及慢性炎性组织增生所致。除尽量将血尿酸长期维持在 300μmol/L 左右外,尚应采取局部治疗及小剂量秋水仙碱和碱性药物长期维持治疗。

3. 关节畸形分级及其治疗原则 慢性痛风性关节炎出现关节畸形及关节功能受损时,应参照畸形和功能受损程度,采取不同的治疗方案。

(1)重度关节畸形,关节融合,关节功能基本丧失,建议关节置换。

(2)中度关节畸形,关节间隙变窄,关节活动度部分受限,建议药物治疗。

(3)轻度关节畸形,关节间隙正常,关节功能基本正常,建议药物治疗。

4. 痛风石的分级及其治疗原则

(1)痛风石分级

1)轻度:痛风石大小稳定,生长缓慢,累及

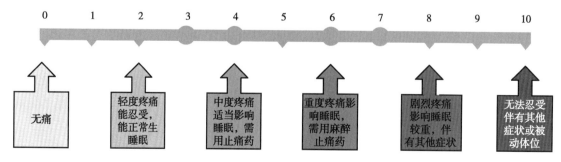

0 1 2 3 4 5 6 7 8 9 10

无痛 | 轻度疼痛能忍受,能正常生睡眠 | 中度疼痛适当影响睡眠,需用止痛药 | 重度疼痛影响睡眠,需用麻醉止痛药 | 剧烈疼痛影响睡眠较重,伴有其他症状 | 无法忍受伴有其他症状或被动体位

图 7-8-23 疼痛 VAS 评分法

单一关节；关节无异常分泌物，无侵袭性团块或结缔组织破坏。

2）中度：痛风石大小稳定，生长缓慢，但累及2~4个关节。

3）重度：痛风石累及的关节数超过4个或关节有异常分泌物；有侵袭性团块或结缔组织破坏；痛风石生长迅速；严重的慢性痛风石性关节炎。

（2）痛风石治疗原则

1）轻度和中度痛风石以非手术治疗为主。

2）重度痛风石出现下列情况时，考虑手术治疗：①神经受压迫；②机械性损伤创面长期不愈合；③痛风石破溃；④关节严重畸形，影响关节功能；⑤合并感染；⑥特殊部位的痛风石，如脊柱、心脏、眼球后等。

5. 肾结石的分级及其治疗原则

（1）肾结石分级：主要参照肾结石的大小、密度、数目和性质而定。结石的直径和密度越大，数目越多，对肾的损害越重，病情越重。

（2）肾结石治疗原则：目前肾结石的治疗主要有药物溶石、体外碎石、手术取石三种治疗方法。参照肾结石的分级，采用不同的治疗策略。

1）直径>2.5cm的肾结石：一般为钙盐结石或混合性结石，容易在泌尿系统嵌顿，引起肾积水，影响肾功能，建议手术或体外碎石治疗。

2）直径1~2.5cm的肾结石：如果伴有肾积水，建议手术治疗。

3）直径为0.6~2.5cm的肾结石：可选择药物治疗或体外碎石治疗。

4）直径<0.6cm的尿酸性结石：建议选择黄嘌呤氧化酶抑制药使血尿酸达标，同时选择溶石药物如枸橼酸钾钠颗粒溶石治疗，并大量饮水，促进肾结石的排出。

5）直径<0.6cm的钙盐结石：建议采用排石合剂治疗，特别注意使尿pH<6.9，因酸性环境利于钙盐结石的崩解。

6）直径<0.6cm的混合性结石：可先使用枸橼酸钾钠颗粒使结石缩小或碎裂，然后再使用其他排石合剂治疗，同时多饮水，促进肾结石的排出。

6. 痛风性肾病的分期及其治疗原则

（1）1期 eGFR≥90ml/（min·1.73m²）：根据适应证合理选择降尿酸药物，促排和抑制尿酸合成药物均可选择，药物剂量必要时可用至最大量。

（2）2期 eGFR60~89ml/（min·1.73m²）：轻度肾损伤。降尿酸药物选择及用法同1期。

（3）3期 eGFR30~59ml/（min·1.73m²）：中度肾损伤。非布司他和苯溴马隆无须调整剂量，但别嘌醇需根据肾功能调整剂量。

（4）4期 eGFR15~29ml/（min·1.72m²）：重度肾损伤。非布司他起始剂量20mg/d，最大剂量40mg/d。不推荐苯溴马隆和别嘌醇。

（5）5期 eGFR<15ml/（min·1.73m²）：肾衰竭。苯溴马隆和别嘌醇禁用，非布司他慎用。

（三）联合治疗原则

处于不同阶段的痛风患者，关节、肾脏等部位病变程度不同，基本联合用药的种类和剂量不同，应选择不同的治疗策略进行联合治疗。国内有研究基于长期临床实践，创新性的提出痛风"联合治疗"原则，联合应用抗炎镇痛、碱化尿液、降尿酸治疗、关节局部手术等治疗手段，并根据痛风不同分期灵活运用，有效降低了痛风病和相关药物对机体的损伤，实现了疗效最大化。联合治疗原则如下：

1. 急性期 镇痛为该期患者的主要治疗措施，该期联合治疗原则如下（图7-8-24）：

（1）镇痛药+碱化尿液药物：由于急性期大量尿酸从肾排泄，肾处于易损期，因此对于所有急性期痛风患者，镇痛药+碱化尿液药物组合为该期患者最基本的联合治疗方案。但应注意碱性药物，特别是小苏打长期使用会引起血压升高，加重心力衰竭，因此一定要掌握好适应证。在肾功能良好的情况下，碱化尿液药物建议首选枸橼酸制剂，因为该类药物不但碱化尿液作用比小苏打强，而且钠离子含量少，同时补充尿枸橼酸，而低枸橼酸尿是钙盐结石形成的常见诱因。

（2）镇痛药物间联合用药：主要针对疼痛程度较重的患者（VAS评分≥7分或累及两个关节以

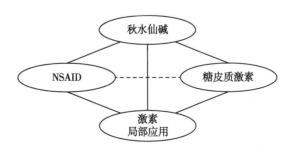

图7-8-24　急性期痛风的联合治疗原则

上）。联合用药方案如下：①秋水仙碱＋NSAID；②口服激素＋秋水仙碱；③关节腔内注射激素＋口服秋水仙碱/NSAID；④不推荐NSAID联合全身使用激素。镇痛药物的联合治疗剂量：两药均足量，或一种药物足量、另一种药物预防量。

2. 间歇期 降尿酸为该期患者主要治疗措施，应设法使血尿酸水平长期≤360μmol/L。该期联合治疗原则如下：

（1）降尿酸药物＋秋水仙碱＋碱性药物联合治疗：长期降尿酸治疗是根治痛风的关键。对于血尿酸升高的痛风患者，开始服用降尿酸药物后，由于血尿酸水平的波动引起关节内外的痛风石或MSU结晶溶解，导致痛风性关节炎反复发作。在降尿酸治疗早期（3～6个月），如果不给予预防用药，血尿酸水平虽显著降低，但痛风发作频率并未明显减少，约12%～61%的患者痛风反复发作。在降尿酸治疗早期，同时给予小剂量秋水仙碱（0.5～1.0mg/d）预防，则3～6个月内痛风发作频率下降至20%左右。此外，MSU结晶溶解所产生的尿酸将进入血液，大部分从肾排泄，加重肾脏负担，甚至对肾造成损伤，碱化尿液不但抑制MSU在肾形成结晶，而且促进肾内MSU结晶的溶解，因此降尿酸药物＋秋水仙碱＋碱性药物联合治疗是该期基本联合治疗方案（图7-8-25）。

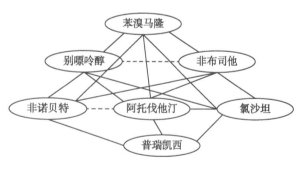

图7-8-25 间歇期痛风的联合治疗原则

（2）降尿酸药物间的联合治疗：如果使用1种降尿酸药物连续治疗1个月以上，且每日用量已接近最大量，血尿酸仍未达标，可考虑下列联合治疗方案：

1）别嘌醇＋苯溴马隆：如果患者同时具备别嘌醇和苯溴马隆适应证，可考虑二药联合应用。

2）非布司他＋苯溴马隆：如果患者存在使用别嘌醇超敏反应的高风险因素，如 *HLA-B*5801*

阳性或慢性肾功能不全或长期使用利尿药等，可选择非布司他替代别嘌醇与苯溴马隆联合用药。

3）不推荐两种黄嘌呤氧化酶抑制药联用：如非布司他＋别嘌醇或非布司他＋托布司他等。

4）不推荐两种促排药物联用：如苯溴马隆＋丙磺舒或苯溴马隆、丙磺舒与lesinurad等联用。

5）不推荐尿酸氧化酶普瑞凯西与其他降尿酸药物联用。

3. 慢性期 关节畸形和关节功能受限为该期患者主要临床特征，恢复关节功能，改善关节畸形为该期主要治疗目标。围绕这一目标，建议联合治疗方案如下：

（1）秋水仙碱＋碱性药物＋降尿酸药物：该治疗方案为痛风慢性期最基本治疗方案，其中降尿酸药物和秋水仙碱为方案核心，强调小剂量、长疗程。小剂量秋水仙碱应用时间不能低于6个月，降尿酸药物需长期使用，甚至终身使用。血尿酸长期达标将改善关节畸形，逐步恢复或部分恢复关节功能。

（2）秋水仙碱＋碱性药物＋降尿酸药物＋NSAID药物：该方案用于慢性痛风急性发作或重度痛风单纯使用秋水仙碱预防无效，痛风反复发作者。慢性痛风急性发作时，NSAID药物强调起始大剂量，逐渐减量，连续用药7～10天后停药。秋水仙碱预防无效者，建议同时口服小剂量NSAID药物，优先选择COX-2抑制剂，必要时口服胃黏膜保护剂，连续应用1～3个月停药。余药物用法同上。

（3）秋水仙碱＋碱性药物＋降尿酸药物＋局部治疗：该方案用于慢性痛风急性发作或肿胀持续不消、疼痛持续不缓解或关节腔积液患者。一般先采用低频超声离子导入方法改善局部炎症或关节腔积液，然后局部外用青鹏软膏或双氯芬酸二乙胺软膏，直至局部症状改善。该方法关节肿胀、关节疼痛及关节积液改善快，不良反应小。

（4）降尿酸药物＋秋水仙碱＋关节保护药物：该方案用于关节软骨明显受损患者。血尿酸达标后，如果患者仍存在关节不适症状，且影像学证据表明关节软骨受损，可考虑应用改善关节软骨药物，如硫酸氨基葡萄糖等。

（5）降尿酸药物＋秋水仙碱＋抑制破骨细胞活性药物＋补钙药物：该方案用于骨侵蚀患者。

沉积于关节腔内的尿酸盐晶体通过激活破骨细胞，导致骨出现虫噬样、斧凿样破坏。抑制破骨细胞活性药物，如阿仑膦酸钠片，通过抑制破骨细胞的骨溶解作用，促进骨形成，补钙药物通过提供骨形成所需的原料，修复骨破坏，改善关节畸形，预防骨折。该方案目前尚处于临床观察阶段，在患者知情同意下，酌情使用。

（6）降尿酸药物 + 秋水仙碱 + 关节局部手术：该方案用于关节腔内痛风石或关节周围痛风石严重影响关节功能且预计痛风石清除后关节功能有所恢复的患者。手术前必须明确下列几点：①明确骨破坏的程度，如果已接近骨折或已经骨折，但痛风石起内固定作用者禁止手术；②排除糖尿病或使空腹血糖≤7mmol/L；③血尿酸≤360μmol/L。

（7）降尿酸药物 + 关节置换术：该方案用于严重关节畸形，关节功能基本丧失的患者。手术前应确保：①血尿酸≤360μmol/L；②排除糖尿病或使空腹血糖≤7mmol/L。

4. 肾病期 肾小管浓缩功能降低（肾性尿崩症）及进行性的血尿素氮（BUN）和肌酐升高，为该期主要临床特征。逆转或改善肾小管功能，提高肾小球滤过率，降低 BUN 和肌酐为本期主要治疗目标。参照该期不同阶段，采用不同的治疗方案：

（1）抑制尿酸合成药物 + 碱性药物：为痛风性肾病期最基本的联合治疗方案。适用于大部分痛风性肾病患者。特别适合于肾小管浓缩功能降低的早期痛风性肾病患者。通过使血尿酸长期≤300μmol/L，使 pH 长期为 6.2～6.9，可促进沉积在肾集合管区域的 MSU 结晶或结石溶解，抑制新的 MSU 结晶或结石的形成，改善肾集合管局部区域的炎症状态，进而改善甚至逆转肾小管浓缩功能。

（2）抑制尿酸合成药物 + 碱性药物 + 抗肾间质纤维化药物：该联合治疗方案中的抗肾间质纤维化药物可选择冬虫夏草及其衍生物，如金水宝等。主要用于高尿酸血症所引起的慢性间质性肾炎患者。

（3）抑制尿酸合成药物 + 碱性药物 + 激素：该联合治疗方案特别适合于肾病期和急性痛风性关节炎期重叠的患者。该方案充分考虑了药物对肾功能的影响，在已有肾病变的基础上，尽量选择对肾无损伤或损伤小的药物。因所有 NSAID 类药物均加重肾缺血对肾造成损伤，特别是和其他药物合用时，对肾的损伤更严重。因此，痛风性肾病期痛风急性发作时，NSAID 类药物为二线镇痛药物，不建议首选，糖皮质激素局部或全身应用作为镇痛主要措施。

（4）抑制尿酸合成药物 + 碱性药物 + 降低 BUN 和 / 或肌酐的药物：该联合治疗方案适合于 BUN 和 / 或肌酐轻中度升高患者。临床上降低 BUN 和 / 或肌酐药物常选择药用炭和复方 α- 酮酸。因为药用炭不但抑制 BUN 肝肠循环，降低血 BUN 水平，而且促进肠道尿酸排泄，兼有降尿酸作用。因此，特别适合于痛风性肾病患者。开同可将肌酐诱导为 α- 酮酸，进入三羧酸循环，不但降低血肌酐，而且为机体提供能量（ATP）。有关资料显示，经上述联合治疗后，大部分轻中度肾功能不全患者肾功能明显改善。

（四）综合治疗原则

60% 以上的痛风患者多病缠身、多药并用，由于疾病间存在相互影响，药物间存在相互作用，因此在治疗方案的决策上应综合考虑患者疾病和健康状况，采取"多病同治"或"多病分治"的治疗理念。该理念强调重病先治，慢病缓治；在治疗药物选择上应综合考虑药物对疾病的影响，在降尿酸、镇痛及碱化尿液药物选择方面应综合考虑对血压、血脂、血糖及心、脑、肝和肾功能的影响，在降压、降脂、降糖、抗凝等药物选择方面应综合考虑对尿酸代谢、排泄及痛风发作的影响，尽可能选择"一箭双雕"或"一箭多雕"药物，通过优化组合，实现疗效的最大化，降低药物副作用和医疗负担。

高尿酸血症和痛风常同时伴发高血压、脂代谢紊乱、糖尿病等多种疾病。由于这些疾病相互影响、互为因果。因此，在患者健康状况允许的情况下，应选择兼有降尿酸作用的药物，避免升尿酸药物，坚持"综合治疗"的原则。

高尿酸血症和痛风患者 47.2%～77.7% 合并高血压。不同降压药物对血尿酸和痛风发作的影响不同。合并高血压时，降压药物首选氯沙坦和 / 或钙通道阻滞剂，不推荐噻嗪类和祥利尿剂等排钾利尿剂用于降压治疗。有关资料显示，氯沙坦和钙通道阻滞剂在降压的同时，兼有降尿酸作用,并可降低痛风发作风险。其中氯沙坦通过促进肾脏尿酸排泄,使血尿酸水平进一步下降7%~15%。二氢吡啶类钙通道阻滞剂,如氨氯地平,通过促进肾脏尿酸排泄,兼有降尿酸作用。长效钙通道阻滞剂,如西尼地平,通过抑制缺氧状态下骨骼肌细胞尿酸前体的生成,发挥降尿酸作用,使血尿酸水平下降0%~6%。而排钾利尿剂、β受体拮抗剂、血管紧张素转换酶抑制剂和非氯沙坦血管紧张素Ⅱ受体阻滞剂,均明显增加痛风发生风险。

高尿酸血症和痛风患者67%合并脂代谢紊乱。不同的降脂药物对血尿酸的影响不同。合并高甘油三酯血症时,调脂药物建议首选非诺贝特;合并高胆固醇血症时,调脂药物建议首选阿托伐他汀钙。有关资料显示,非诺贝特通过抑制URAT1,抑制肾近端小管尿酸重吸收,促进肾脏尿酸排泄,在降甘油三酯的同时使血尿酸水平在原来的基础上进一步下降20%;阿托伐他汀钙通过促进肾脏尿酸排泄,在降胆固醇的同时使血尿酸水平进一步下降6%~10%。

高尿酸血症和痛风患者12.2%~26.9%合并糖尿病。不同的降糖药物对血尿酸的影响不同。合并糖代谢紊乱时,降糖药物建议优先选择兼有降尿酸作用的药物,次选不升高血尿酸的药物。目前已明确有降尿酸作用的降糖药物主要有α-糖苷酶抑制剂、胰岛素增敏剂、DPP4抑制剂、SGLT2抑制剂、二甲双胍等。在正常人群中,α-糖苷酶抑制剂,如阿卡波糖,通过抑制蔗糖的分解,减轻蔗糖摄入引起的血尿酸浓度升高($P<0.01$)。胰岛素增敏剂,如罗格列酮和吡咯列酮,通过改善胰岛素抵抗,促进肾脏尿酸排泄,降低血尿酸水平。其中罗格列酮使2型糖尿病患者血尿酸水平下降24μmol/L。DPP4抑制剂,如利格列汀与黄嘌呤结构相似,可能通过竞争抑制黄嘌呤氧化酶活性使2型糖尿病患者血尿酸水平下降24μmol/L。SGLT2抑制剂通过抑制肾近端小管尿酸重吸收,促进肾脏尿酸排泄,降低血尿酸水平。目前上市的达格列净、托格列净和卡格列净均有明显的降尿酸作用。对于2型糖尿病患者,达格列净可使血尿酸水平降低49.4~51.7μmol/L;托格列净使男性血尿酸水平下降48μmol/L,女性下降60μmol/L;卡格列净使血尿

酸水平降低10.7%~13.7%。二甲双胍通过抑制游离脂肪酸的合成,抑制尿酸合成,使痛风合并糖尿病患者血尿酸水平从(569±109.5)μmol/L下降至(442.8±107.4)μmol/L。对健康超重人群和2型糖尿病人群的研究结果显示,GLP-1受体激动剂,如利拉鲁肽和艾塞那肽,均不影响血尿酸水平,但艾塞那肽增加24小时尿酸排泄量和排泄分数,改善尿pH。胰岛素通过激活URAT1,促进肾近端小管尿酸重吸收,有明显升尿酸作用。痛风合并糖尿病患者,胰岛素治疗后平均血尿酸升高75μmol/L。

(五)难治性痛风的治疗原则

难治性痛风的治疗原则主要包括两点:使血尿酸长期达标和改善临床症状。在降尿酸药物选择方面,普瑞凯希(pegloticase,聚乙二醇重组尿酸酶制剂)对大部分难治性痛风有较好的疗效,且其药代动力学不受年龄、性别、体重和肌酐清除率的影响,可用于传统降尿酸治疗无效的难治性痛风。普瑞凯希8mg,每2周给药一次疗效最好,副作用最小。普瑞凯希静脉注射的不良反应(肌肉骨骼疼痛、脸红、红斑、恶心/呕吐、呼吸困难、头疼、血压变化、荨麻疹)发生率为20%~40%,该现象多发生于抗-普瑞凯希抗体滴度高的患者,因此在用药前需给予抗组胺药和糖皮质激素预防或降低不良反应的发生。对于葡萄糖-6-磷酸脱氢酶缺乏症的病人,应避免使用普瑞凯希,以防止增加溶血和高铁血红蛋白血症的发生风险。对于伴有心血管疾病患者应避免使用普瑞凯希,以防加重心衰。虽然尿酸氧化酶在中国尚未上市,但原研药已引入中国,且仿制品正在开发,因此建议普瑞凯希用于难治性痛风的降尿酸治疗。

近年来,新型痛风抗炎镇痛药物IL-1抑制剂逐渐用于痛风的治疗和预防。国际上已批准用于风湿性疾病的IL-1抑制剂主要有阿纳白滞素(anakinra)、卡那单抗(canakinumab)和利纳西普(rilonacept),均未在中国上市。ACR分别于2011年、2012年推荐阿纳白滞素和卡那单抗用于严重的急性痛风性关节炎的治疗。2013年卡那单抗被欧洲药品管理局(EMA)批准用于不耐受或常规抗炎镇痛药物存在禁忌的痛风。利纳西普虽然预防痛风有效,但尚未得到国际权威机构的推荐。

第三节　特殊类型痛风

一、儿童及青少年痛风

儿童及青少年痛风是指痛风患者的发病年龄在 19 岁以下，占全部痛风患者的 6%～7%，10 岁以下患者极为少见。该类型痛风多见于男性，通常病情较重，预后差，患儿容易因肾功能衰竭或其他并发症而夭折。与成年人痛风相比，儿童及青少年痛风具有以下特点：

1. 大部分有家族史，阳性率高达 70% 以上。

2. 血尿酸水平较成人高。2010 年中国台湾的一项调查研究显示，在 17～95 岁的 5 896 名常规体检者中，血尿酸水平最高的年龄段为 17～25 岁，且男性高于女性。儿童及青少年痛风常病情较重，24 小时尿尿酸排出量明显增加，提示该类痛风血尿酸升高的主要原因为尿酸生成明显增多，而非肾脏尿酸排泄减少。

3. 绝大多数患者为继发性痛风，多继发于先天性酶缺陷或白血病、淋巴瘤、恶性肿瘤等疾病。

4. 痛风肾和 / 或尿酸性肾结石多见，常出现在痛风性关节炎之前，肾功能损害严重，容易引起急性肾衰竭或感染。

5. 痛风性关节炎出现相对较晚，但一旦发作，疼痛剧烈，发作频繁，间歇期短，甚至持续性发作，无明显间歇期。

6. 病情重，预后差，死亡率高，治疗效果不理想。治疗方面，病因诊断尤为重要，应尽早确定患者是否存在遗传疾病以及白血病等恶性疾病，以便及早治疗。该类型痛风常出现严重的肾脏受累而导致死亡，故需要特别注意保护患者的肾功能，以预防或延缓肾衰竭的发生。

下面分别介绍不同类型的儿童及青少年痛风。

（一）莱施 - 奈恩综合征

莱施 - 奈恩（Lesch-Nyhan）综合征，又称自毁性综合征，是由于次黄嘌呤鸟嘌呤磷酸核糖基转移酶（hypoxanthine guanine phosphoribosyl transferase，HGPRT）完全缺乏所致的一种极罕见的 X 连锁隐性遗传病，几乎只见于男性。该病发病率约为 1∶380 000，无种族差别。2011 年英国一项调查研究显示，该病在英国的患病率约为 1∶556 000，而我国从 1980 年起就陆续出现 Lesch-Nyhan 综合征的相关报道，目前尚无流行病学研究。

1. 发病机制

（1）尿酸生成增多的机制：① HGPRT 在嘌呤补救合成途径中催化鸟嘌呤、次黄嘌呤与磷酸核糖基焦磷酸（PRPP）合成鸟嘌呤核苷酸、次黄嘌呤核苷酸，HGPRT 缺乏导致嘌呤补救合成途径受阻，次黄嘌呤、鸟嘌呤增加，未被利用的嘌呤碱基经黄嘌呤氧化酶作用生成尿酸；② PRPP 增加，经 PRPP 氨基转移酶（嘌呤从头合成的限速酶）合成嘌呤核苷酸，增加嘌呤的合成；③ IMP、GMP 能够负反馈抑制 PRPP 氨基转移酶的生成，当 HGPRT 缺乏时 IMP、GMP 生成减少，对 PRPP 氨基转移酶的反馈抑制作用下降，PRPP 氨基转移酶作用增强，导致嘌呤合成增多。这种双重作用机制导致 HGPRT 缺失时嘌呤碱基重利用下降及嘌呤核苷酸合成增加，血尿酸生成明显增加。

（2）神经系统改变发病机制：目前尚未完全阐明，多方面的研究提示，Lesch-Nyhan 综合征的神经症状可能与基底神经节多巴胺神经递质系统的功能异常有关，多巴胺不足与嘌呤代谢异常之间的关系至今尚不明了。

（3）血液系统改变的机制：Lesch-Nyhan 综合征患者嘌呤从头合成增加，叶酸消耗增加，因此导致叶酸不足，引起巨幼红细胞贫血，但补充叶酸并不能纠正 Lesch-Nyhan 综合征患者的巨幼红细胞贫血。

2. 临床表现　该病病情始自幼儿期，临床主要表现为严重的高尿酸血症、痛风及突出的神经系统症状，包括锥体束征、锥体外系症状及特征性的强迫性自伤行为，如撞头，咬破自己的手指、嘴唇和颊黏膜等，可伴有血液系统的临床表现。

（1）高尿酸相关的肾脏、关节症状几乎出现在所有 HGPRT 缺失的患者，症状严重程度与 HGPRT 缺失程度无关。所有与痛风有关的临床表现均可出现（急性关节炎、痛风石、肾结石、泌尿系结石、肾脏疾病），最早出现的是尿布上橙色结晶、结晶尿、幼年型关节炎，诊断和治疗延误则可出现痛风石和肾功能衰竭。

（2）神经系统症状：主要表现为——①运动异常，常见肌张力减退、手足舞动、抽搐，也可见构音障碍、吞咽困难，晚期可出现强直状态、反射亢进及病理征阳性；②认知功能异常，表现为智力低下，注意力不集中等；③强迫的自残行为，病初表现为咬嘴唇、舌头、手指，严重者出现自毁和攻击性行为（文末彩图7-8-26）。

（3）血液系统表现：常见巨幼红细胞贫血，也可出现小细胞性贫血和食管裂孔疝。

3. 诊断　该病的致病基因 *HGPRT* 编码尿酸生成通路的关键酶 HGPRT，该基因突变所导致的酶活性减弱或丧失，使次黄嘌呤和鸟嘌呤转化为次黄嘌呤核苷酸和鸟嘌呤核苷酸减少，被黄嘌呤氧化酶分解增加，导致尿酸生成增多。酶的活性与临床表现相关，当酶活性不足 1.5% 时表现为 Lesch-Nyhan 综合征，当酶活性尚大于 8% 时，则仅有尿酸生成增多性高尿酸血症和痛风（见下文 Kelley-Seegmiller 综合征）。

临床诊断主要依靠血尿酸和尿中次黄嘌呤水平的检测，确诊则需检测红细胞中 HGPRT 活性及 HGPRT 基因变异。

4. 治疗　该病目前尚无有效的治疗方法，临床常用的干预措施包括饮食控制、尿酸控制、支持疗法等，基因治疗是目前主要的研究方向。

（1）尿酸生成增多的治疗：黄嘌呤氧化酶抑制剂别嘌醇及非布司他可以抑制尿酸的生成，降低血尿酸水平，阻止尿酸盐结晶、肾结石、痛风性关节炎及痛风石的形成，但对行为和神经症状无效。别嘌醇的剂量范围为 50～600mg/d，起始剂量为 5～10mg/(kg·d)，逐渐调整剂量，使血尿酸维持在正常偏高水平，尿尿酸和肌酐比值低于 1.0。非布司他常用剂量 40～80mg/d。

（2）神经系统症状的治疗：因病因不明缺少有效的治疗方法，苯二氮䓬类和 γ- 氨基丁酸抑制剂可以治疗肌张力障碍、改善行为症状和焦虑；约束治疗是防止自残行为的有效措施（文末彩图7-8-27）。

（3）其他正在研究的方法：如加巴喷丁、局部注射肉毒素、苍白球深部脑组织刺激治疗、多巴胺替代治疗等，但这些治疗方法的有效性和安全性尚需进一步证实。

5. 预后　通过黄嘌呤氧化酶抑制剂（别嘌醇和非布司他）治疗，肾功能可以得以保存，患者可以活到 20～30 岁。通过约束和药物治疗，自毁行为可以得到有效控制。常见死因为肺炎及其他感染性疾病。

（二）Kelley-Seegmiller 综合征

该综合征是由于 HGPRT 部分缺乏所引起的一种 X 连锁隐性遗传病，目前尚无准确患病率。由于患者体内的 HGPRT 尚具有部分活性，因此脑组织的功能和代谢缺陷相对较轻。其临床症状常以痛风和 / 或尿路尿酸结石为主，可无或仅有轻微的神经系统症状，无自残行为。该病的诊断原则与 Lesch-Nyhan 综合征相同，但该病患者的红细胞 HGPRT 活性大多数正常，因此确诊需要采用特殊的分子生物学技术检测基因突变，治疗方法同 Lesch-Nyhan 综合征。

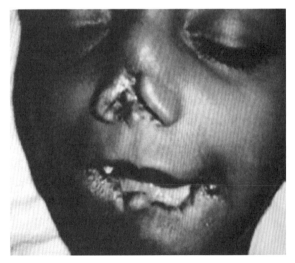
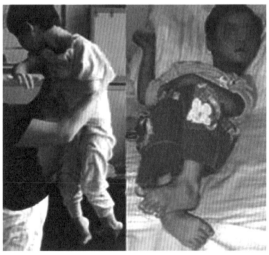

图 7-8-26　Lesch-Nyhan 综合征自毁容貌及神经系统改变

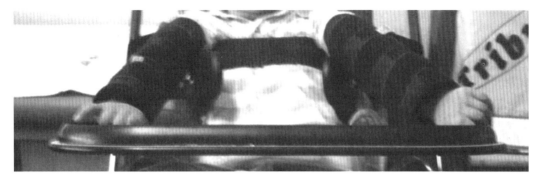

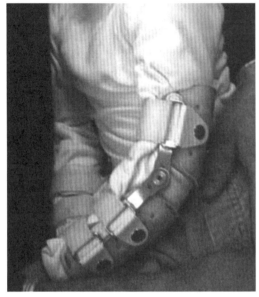
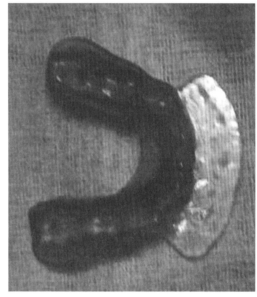

图 7-8-27　Lesch-Nyhan 综合征的约束治疗方法

（三）PRPP 合成酶（PRS）活性增高

磷酸核糖基焦磷酸（phosphoribosylpyrophos-phate，PRPP）合成酶活性增高是一种罕见的 X 连锁隐性遗传病，约占原发性痛风的 0.5%～1%，目前国内外尚无准确的患病率。该病患者多为男性（纯合子），其母亲多为致病基因携带者。根据临床表现可分为两型：

1. 儿童早期发病型　临床表现主要为明显的高尿酸血症以及神经系统发育异常，包括运动失调、感音神经性耳聋、肌张力低下以及智力发育迟缓等，其中神经系统最常见的表现为耳聋；

2. 青少年或成人早期发病型　临床主要表现为高尿酸血症、痛风及尿酸性肾结石，无神经系统异常表现。此外，杂合子的母亲也可有痛风及感音神经性耳聋的表现。

该病致病基因为磷酸核糖焦磷酸合成酶 1（phosphoribosylpyrophosphate synthetase 1，*PRPS1*），其功能获得性突变导致 PRPS1 活性明显增强，造成 PRPP 聚积，而 PRPP 是嘌呤合成的重要底物，其聚积导致嘌呤合成明显增加。

该病临床诊断依赖血尿酸水平的测定，确诊需要进行红细胞中 PRPS1 的酶活性测定以及成纤维细胞培养等手段，治疗上同 HGPRT 缺乏症。

（四）糖原贮积症 I 型

糖原贮积症（glycogen storage disease，GSD）是一组常染色体遗传性疾病，主要病因为先天性糖代谢酶缺陷所造成的糖原代谢障碍。由于酶缺陷的种类不同，临床表现可多种多样。根据临床表现和生化特征，共分为 13 种类型，临床症状上伴随高尿酸血症和痛风的包括 I a 型、I b 型、III 型、V 型和 VII 型，其中以 I a 型最为多见。

糖原贮积症 I 型又称 von Gierke 病，为常染色体隐性遗传病，发病率约为 1：100 000～1：50 000，国内尚无流行病学数据。患者双亲为携带者。临床表现主要为肝脏体积增大、空腹低血糖、代谢性酸中毒、身材矮小、肥胖、高脂血症等。本病患者几乎都有不同程度的高尿酸血症和尿尿酸排出增多，并有 50% 左右的患者可出现痛风性关节炎、尿酸性肾结石，在年龄较大者更为多见。

致病基因 *G6P* 是合成葡糖 -6- 磷酸酶（glucose-6-phosphatase，G-6-pase）的基因，其突变导致 G-6-pase 缺乏。由于 G-6-pase 缺乏，糖原脱下的 6- 磷酸葡萄糖不能水解为葡萄糖，易发生严重低血糖和大脑发育不良，病患常不到 2 岁即死亡；肝细胞大量糖原沉积致肝肿大，肾脏大量糖原沉积致进行性肾小球硬化、肾功能衰竭；未水解的 6- 磷酸葡萄糖流入磷酸戊糖途径，生成 5- 磷酸核糖，为核苷酸的从头合成提供底物，嘌呤合成以及尿酸生成增多，引起高尿酸血症和痛风。

诊断方面，通过典型临床表现、血液生化检查、胰高血糖素试验、果糖或半乳糖转变为葡萄糖试验、影像学等检查即可诊断，其中肝穿刺活检是本病的确诊依据。本病的治疗方法包括饮食疗法，纠正低血糖、代谢性酸中毒和高血脂，此外还需积极控制高尿酸血症，包括使用黄嘌呤氧化酶抑制剂和 / 或促进尿酸排泄药物、控制饮食、碱化尿液、多饮水等。

（五）家族性青少年高尿酸性肾病

家族性青少年高尿酸性肾病（familial juvenile hyperuricemic nephropathy，FJHN）是一种罕见的常染色体显性遗传病。最早在 1960 年发现，至今在文献中报道的家系已超过 50 个，其病因和机制尚不十分确定。本病临床特点为青少年发病，具有明显的高尿酸血症、肾小管尿酸排泄障碍以及进行性发展的间质性肾炎。患者可以出现痛风性关节炎，且具有病情重、间歇期短、持续时间长、常出现在肾脏损害以后等特点。此外，该病患者的尿酸性肾结石患病率也较高。

该病致病基因为编码尿调节素（uromodulin，又称 Tamm-Horsfall 蛋白）的基因 *UMOD*，该基因的缺陷导致尿调节素在髓袢升支粗段细胞中异常聚积，导致髓袢升支粗段钠离子重吸收障碍，进而促进近端小管钠离子重吸收，而这个过程与尿酸的重吸收偶联，因而导致高尿酸血症。尿调节素的聚积同时也会导致髓袢升支粗段细胞的凋亡，引起肾小管瘢痕形成和肾单位的损伤，最终导致肾功能进行性衰竭。

临床诊断依据两个重要的生化指标：①高尿酸血症与年龄不成正比；②尿酸清除率下降（EFUA）小于 5% 且与年龄不成正比。确诊需要 *UMOD* 基因的基因测序。此外，患者的 4 个特点可以为医生诊断提供线索：①未知病因的肾小管间质病变；②明确肾病家族史；③明确痛风家族史；④患者及其亲属的青少年痛风病史。该病目前常使用别嘌醇、非布司他治疗，但由于治疗效果有限，因此应注意早期筛查、早期发现、早期治疗。

二、女性痛风

痛风多见于男性患者，但女性痛风亦不少见。由于雌激素的促尿酸排泄作用，男女痛风发病率之比在绝经前后存在着明显差异。男性青年人群中痛风的发病率是绝经前女性的 5～10 倍，45～65 岁男性痛风发病率为女性的 3～4 倍。65 岁以上患者，男性痛风发病率约为女性的 1.5 倍。根据部分地区数据统计显示，我国男性痛风发病率约为 1.3%～2.8%，女性痛风发病率约为 0.3%～0.8%。其中，绝经前女性痛风发病率不足 0.1%，45～65 岁女性痛风发病率约为 0.5%，65 岁以上女性痛风发病率约为 2.5%。女性自身的生理特点决定了痛风的发病及病理特点与男性存在差异。女性在绝经期前雌激素水平明显高于男性，雌激素不仅能促进肾脏尿酸的排泄，降低血尿酸的水平，而且能够抑制 MSU 结晶的形成，抑制痛风急性发作期炎症因子的释放。因此，女性绝经期前痛风的发病率明显低于男性（女性男比例约为 1:20），发病年龄比男性晚 7～12 年，而绝经期后女性痛风发病率与男性相仿。近几年女性痛风的发病率呈上升趋势。女性痛风在不同年龄阶段均有各自的特点。

（一）绝经后痛风

女性痛风多见于绝经后女性，绝经后痛风占女性痛风的 90% 以上，绝经前痛风相对少见，这与雌激素的促尿酸排泄作用有着密切的联系。女性绝经后，随着雌激素水平降低，尿酸水平接近于男性，痛风发病率也更接近男性痛风。但绝经后女性痛风也表现出一些不同于男性的临床特点：

1. 女性痛风患者中慢性肾脏病和恶性血液病的发病率明显高于男性；

2. 利尿剂更容易导致绝经后女性痛风的发生；

3. 女性痛风中有更多患者出现高血压、高脂血症、冠心病等合并症；

4. 女性痛风患者更易出现肾结石及痛风石，甚至早于痛风性关节炎而成为首发表现；

5. 在痛风性关节炎方面，女性痛风起病关节以踝关节为主，男性以足第一跖趾关节多见，而女性痛风患者累及上肢关节以及手指关节较男性更多见；

6. 女性痛风患者更容易合并骨关节炎，推测与发病年龄较晚有关。

这些临床表现的差异，为我们对绝经后女性痛风患者的诊断提供了更丰富的思路，更多地关注女性痛风患者的差异性症状，争取更早关注不典型症状，更早发现不典型的女性痛风，使患者更早地接受规范治疗。

（二）青少年女性痛风

青少年痛风最早报道于 19 世纪 70 年代，主要与家族性青少年痛风性肾病（familial juvenile gouty nephropathy，FJGN）有关。由于发病人数很少，这部分患者的发病率并不清楚。其中约 50% 的患者有遗传性痛风病史，如 HGPRT 酶活性不足和家族性青少年高尿酸性肾病。PRPP 合成酶活性过高也是导致青少年痛风的原因之一。其中，家族性青少年高尿酸性肾病的早期诊断和治疗对阻断相关肾脏疾病的进展有着重要意义。Lesch-Nyhan 综合征在女性患者相对少见，仅当患者遗传了两个突变的等位基因时才会发生，此外，糖原贮积症、肉碱棕榈酰转移酶 II 缺乏症、常染色体显性遗传的多囊肾、肾髓质囊性病、脂肪酸氧化异常等疾病也可导致青少年女性痛风。有一部分少见的青少年女性痛风可继发于甲状腺功能减退、铅性肾病和传染性单核细胞增多症。

（三）绝经前痛风

绝经前女性痛风患病率明显低于男性，男女性人数之比约为 20∶1，绝经前女性痛风患者大多有痛风阳性家族史，或是继发于其他原因导致的高尿酸血症。与青少年女性痛风类似，HGPRT 酶活性不足和 PRPP 合成酶活性过高也会导致绝经前女性痛风。而遗传性肾脏疾病则是导致绝经前女性痛风最常见的原因，包括常染色体显性遗传的家族性青少年痛风性肾病（FJGN）、多囊肾、肾髓质囊性病等。药物使用也是导致绝经前痛风的重要因素。最为典型的例子是器官移植后的患者

长期使用环孢素 A 和利尿剂，而且单独使用利尿剂导致绝经前痛风的案例也有报道。此外，有一类不寻常的痛风案例报道，少量女性使用泻药后出现痛风，并且伴有全身乏力、低钾血症、碱中毒等症状。这些症状与泻药的使用互相依存，低钾血症又可导致肠道蠕动减弱，使患者需要进一步使用泻药。

（四）妊娠期痛风

妊娠期女性发生痛风非常罕见，仅有少数个案报道，且均为其他病因导致的继发性痛风。结合少数案例介绍，利尿剂的使用、肝功能受损和内分泌功能紊乱被认为是出现妊娠期痛风的重要原因。需要注意的是，孕期高尿酸血症是先兆子痫的诱因之一，而子痫所引起的肝肾功能受损则会导致血尿酸升高，进一步诱发痛风发作。因此，对于患有痛风的孕妇，避免子痫的发生有着明确的意义。

总之，相比绝经前女性，痛风更常见于绝经后女性。青少年和绝经前女性痛风多为遗传性或继发性痛风。对于绝经后女性痛风患者，我们则需要更注重利尿剂使用情况、慢性肾功能不全及某些恶性疾病的可能。此外，异于男性患者的部分临床表现以及合并症情况，也是女性痛风诊治中值得注意的地方。

第四节 展　望

一、高尿酸血症与痛风关键致病机制的研究仍是未来研究的重点

目前普遍认为，高尿酸血症和痛风是分子网络疾病，其发生、进展及转归是基因与基因及基因与环境间相互作用的结果。遗传因素研究方面，目前国内外多为单种族和小样本研究，缺乏跨种族分析，遗传易感位点发现数量有限，仅解释了 20% 欧洲人群遗传度；在环境与遗传交互作用研究方面，受痛风遗传变异筛查方法和样本数量的限制，国内外都难以发现大量与环境交互作用的遗传位点。近年来随着基因组学、转录组学、代谢组学及蛋白组学等多组学技术的不断涌现和完善，基于多组学研究的大数据整合成为目前研究痛风等复杂疾病的最有效手段。应用该

手段在涵盖全球主要人种（白种人、黄种人、黑种人）的原发性高尿酸血症和痛风人群中开展机制研究，可从人类整体角度探索基因、突变位点和表型（蛋白质、代谢层面）之间的作用方式，建立可能的相互调控模型，确定痛风关键基因和生物学通路，最终阐明原发性高尿酸血症和痛风关键致病机制。

二、建立痛风预警体系是降低痛风致死、致残率的迫切需求

高尿酸血症是痛风的前期阶段，但高尿酸群体最终仅 5%～10% 发展为痛风，目前我们尚不能对发展为痛风的高尿酸血症患者做出早期预测。建立原发性高尿酸血症大样本队列，定期随访并采集样本，连续监测痛风发生过程的动态变化，结合系统生物学方法寻找疾病发生的关键节点，获得基于动态网络标志物模型的痛风早期预测多组学特征谱，以此为基础建立基于多组学技术及大数据整合的痛风早期预测模型是解决这一问题的有效途径。

回顾性资料显示，约 60% 的痛风患者处于疾病活跃状态，每年发作≥2 次，临床定义为频发型，约 40% 的患者每年发作≤1 次，临床定义为偶发型。由于国内外缺乏痛风活动度预警体系，难以精准预测和评估痛风活动度，指导临床实践，常导致偶发型患者治疗过度，频发型患者治疗不足，不但造成医疗资源的巨大浪费，而且由此引起的疗效不佳和药物不良反应，已成为痛风患者致残、致死的重要原因。创建痛风活动度预警体系，实现痛风精准医疗是解决上述问题的必由之路。

三、精准分型是当前亟须解决的痛风临床问题

痛风存在明显的临床异质性。目前临床通常根据尿酸排泄分数将痛风分为尿酸生成增多型、尿酸排泄减少型和混合型三种类型。该分型方法需低嘌呤饮食 5 天，收集 24 小时尿量等烦琐过程，患者依从性差，难以在临床广泛使用。更为重要的是，高尿酸血症只是痛风发生的基本条件，免疫系统异常才是痛风发生的关键环节，因此，仅依据尿酸水平的临床分型，显然不能充分反映痛风的发病机制。作为一种遗传占主导的复杂疾病，痛风的发生涉及基因组、转录组、表观遗传组、蛋白组、免疫组和代谢组学等多个层面，因此，应用多组学检测技术，寻找特异性分子标志物，是创建痛风精准分子分型体系的唯一途径。

四、肠道降尿酸药物的研发将改变患者的生活状态和疾病转归

人体产生的尿酸近 1/3 从肠道排泄。目前对肠道尿酸产生、转运及分解虽有一定的了解，但尚未开发出成熟的肠道降尿酸药物。已知外源性嘌呤通过肠道嘌呤转运蛋白吸收入血，在肝脏几乎 100% 代谢为尿酸，这是暴饮、暴食后引起血尿酸水平升高，继而诱发痛风的主要原因。这种诱因，只有通过严格限制富含嘌呤的食物摄入才能消除。但是，高嘌呤食品多为脍炙人口的美味佳肴，患者长期禁食难以做到。因此开发抑制肠道嘌呤吸收的药物，阻止或减少外源性嘌呤在肠道的吸收，将是未来治疗痛风新药开发的热点。目前编者和日本学者已开始该方面的研究工作，并初步发现了一些抑制肠道嘌呤吸收的药物先导，随着该方面研究的不断深入，相信在不久的将来，国内外科学家将能够开发出可用于抑制人类肠道嘌呤重吸收的药物，使患者达到"嘌呤穿肠过，不在血中留"的理想境地，消除饮食对血尿酸和痛风的影响。

五、肠道菌群与痛风间的关联将成为未来研究的热点

人类肠道中含有 800 多种菌属、7 000 多种菌株的肠菌。其庞大的数目（约 100 万亿个，总重约 1～2kg）构成了肠道微生物组。肠道菌群在人类健康中扮演着重要角色，参与糖代谢、脂代谢和免疫调节等生命活动。大量的研究表明，肠道菌群在调节代谢方面发挥重要作用。肠道微生物失衡与糖尿病、肥胖、胰岛素抵抗等密切相关，多种代谢性疾病发生时都存在肠道菌群的改变。肠道微生物失衡是否与高尿酸血症及痛风有关？调节肠道菌群能否改善高尿酸血症与痛风？目前尚不清楚。肠道菌群与高尿酸血症及痛风间的关联将成为未来研究的热点。

（李长贵　程晓宇　马利丹）

参 考 文 献

[1] Chen S, Du H, Wang Y, Xu L. The epidemiology study of hyperuricemia and gout in a community population of Huangpu District in Shanghai. Chin Med J(Engl), 1998, 111(3): 228-230.

[2] Liu R, Han C, Wu D, et al. Prevalence of Hyperuricemia and Gout in Mainland China from 2000 to 2014: A Systematic Review and Meta-Analysis. Biomed Res Int, 2015, 2015: 762820.

[3] Zhang W, Doherty M, Pascual E, et al. EULAR evidence based recommendations for gout. Part I: Diagnosis. Report of a task force of the Standing Committee for International Clinical Studies Including Therapeutics(ESCISIT). Ann Rheum Dis, 2006, 65(10): 1301-1311.

[4] Ichida K, Matsuo H, Takada T, et al. Decreased extra-renal urate excretion is a common cause of hyperuricemia. Nat Commun, 2012, 3: 764.

[5] Nath SD, Voruganti VS, Arar NH, et al. Genome scan for determinants of serum uric acid variability. J Am Soc Nephrol, 2007, 18(12): 3156-3163.

[6] Yang Q, Guo CY, Cupples LA, et al. Genome-wide search for genes affecting serum uric acid levels: the Framingham Heart Study. Metabolism, 2005, 54(11): 1435-1441.

[7] Whitfield JB, Martin NG. Inheritance and alcohol as factors influencing plasma uric acid levels. Acta Genet Med Gemellol(Roma), 1983, 32(2): 117-126.

[8] Hall AP, Barry PE, Dawber TR, et al. Epidemiology of gout and hyperuricemia. A long-term population study. Am J Med, 1967, 42(1): 27-37.

[9] Campion EW, Glynn RJ, DeLabry LO. Asymptomatic hyperuricemia. Risks and consequences in the Normative Aging Study. Am J Med, 1987, 82(3): 421-426.

[10] Zalokar J, Lellouch J, Claude JR, et al. Serum uric acid in 23, 923 men and gout in a subsample of 4257 men in France. J Chronic Dis, 1972, 25(5): 305-312.

[11] Lin KC, Lin HY, Chou P. The interaction between uric acid level and other risk factors on the development of gout among asymptomatic hyperuricemic men in a prospective study. J Rheumatol, 2000, 27(6): 1501-1505.

[12] Duskin-Bitan H, Cohen E, Goldberg E, et al. The degree of asymptomatic hyperuricemia and the risk of

gout. A retrospective analysis of a large cohort. Clin Rheumatol, 2014, 33(4): 549-553.

[13] Shiozawa A, Szabo SM, Bolzani A, et al. Serum Uric Acid and the Risk of Incident and Recurrent Gout: A Systematic Review. J Rheumatol, 2017, 44(3): 388-396.

[14] Hayashi H, Nagasaka S, Ishikawa S, et al. Contribution of a missense mutation(Trp64Arg)in beta3-adrenergic receptor gene to multiple risk factors in Japanese men with hyperuricemia. Endocr J, 1998, 45(6): 779-784.

[15] Kim SY, Guevara JP, Kim KM, et al. Hyperuricemia and coronary heart disease: a systematic review and meta-analysis. Arthritis Care Res(Hoboken), 2010, 62(2): 170-180.

[16] Essex MN, Hopps M, Bienen EJ, et al. Evaluation of the Relationship Between Serum Uric Acid Levels and Cardiovascular Events in Patients With Gout: A Retrospective Analysis Using Electronic Medical Record Data. J Clin Rheumatol, 2017, 23(3): 160-166.

[17] Gliozzi M, Malara N, Muscoli S, et al. The treatment of hyperuricemia. Int J Cardiol, 2016, 213: 23-27.

[18] Pillinger MH, Bangalore S, Klein AB, et al. Cardiovascular disease and gout: real-world experience evaluating patient characteristics, treatment patterns, and health care utilization. J Manag Care Spec Pharm, 2017, 23(6): 677-683.

[19] Cannon PJ, Stason WB, Demartini FE, et al. Hyperuricemia in primary and renal hypertension. N Engl J Med, 1966, 275(9): 457-464.

[20] Gokcel A, Gumurdulu Y, Karakose H, et al. Evaluation of the safety and efficacy of sibutramine, orlistat and metformin in the treatment of obesity. Diabetes Obes Metab, 2002, 4(1): 49-55.

[21] Juraschek SP, Miller ER 3rd, Gelber AC. Body mass index, obesity, and prevalent gout in the United States in 1988-1994 and 2007-2010. Arthritis Care Res(Hoboken), 2013, 65(1): 127-132.

[22] Pacifico L, Cantisani V, Anania C, et al. Serum uric acid and its association with metabolic syndrome and carotid atherosclerosis in obese children. Eur J Endocrinol, 2009, 160(1): 45-52.

[23] Zhu Y, Pandya BJ, Choi HK. Comorbidities of gout and hyperuricemia in the US general population: NHANES 2007-2008. Am J Med, 2012, 125(7): 679-687 e671.

[24] Juraschek SP, McAdams-Demarco M, Miller ER, et al. Temporal relationship between uric acid concentration and risk of diabetes in a community-based study population. Am J Epidemiol, 2014, 179(6): 684-691.

[25] Krishnan E, Akhras KS, Sharma H, et al. Relative and attributable diabetes risk associated with hyperuricemia in US veterans with gout. QJM, 2013, 106(8): 721-729.

[26] Zhang L, Wang F, Wang L, et al. Prevalence of chronic kidney disease in China: a cross-sectional survey. Lancet, 2012, 379(9818): 815-822.

[27] DiBianco JM, Jarrett TW, Mufarrij P. Metabolic syndrome and nephrolithiasis risk: should the medical management of nephrolithiasis include the treatment of metabolic syndrome. Rev Urol, 2015, 17(3): 117-128.

[28] Kenny JE, Goldfarb DS. Update on the pathophysiology and management of uric acid renal stones. Curr Rheumatol Rep, 2010, 12(2): 125-129.

[29] Khanna D, Fitzgerald JD, Khanna PP, et al. 2012 American College of Rheumatology guidelines for management of gout. Part 1: systematic nonpharmacologic and pharmacologic therapeutic approaches to hyperuricemia. Arthritis Care Res(Hoboken), 2012, 64(10): 1431-1446.

[30] Khanna D, Khanna PP, Fitzgerald JD, et al. 2012 American College of Rheumatology guidelines for management of gout. Part 2: therapy and antiinflammatory prophylaxis of acute gouty arthritis. Arthritis Care Res (Hoboken), 2012, 64(10): 1447-1461.

[31] 中华医学会内分泌学分会. 高尿酸血症和痛风治疗的中国专家共识. 中华内分泌代谢杂志, 2013, 29(11): 913-920.

[32] 中国医师协会心血管内科医师分会, 中国医师协会循证医学专业委员会. 无症状高尿酸血症合并心血管疾病诊治建议中国专家共识. 中国当代医药, 2009, 16(24): 4-8.

[33] 中华医学会风湿病学分会. 2016 中国痛风诊疗指南. 中华内科杂志, 2016, 55(11): 892-899.

[34] 高尿酸血症相关疾病诊疗多学科共识专家组. 中国高尿酸血症相关疾病诊疗多学科专家共识. 中华内科杂志, 2017, 56(3): 235-248.

[35] Pavlos R, Mallal S, Phillips E. HLA and pharmacogenetics of drug hypersensitivity. Pharmacogenomics, 2012, 13(11): 1285-1306.

[36] 中国慢性肾脏病患者合并高尿酸血症诊治共识专家组. 中国慢性肾脏病患者合并高尿酸血症诊治专家共识. 中华肾脏病杂志, 2017, 33(6): 463-469.

[37] White WB, Saag KG, Becker MA, et al. Cardiovascular Safety of Febuxostat or Allopurinol in Patients with Gout. N Engl J Med, 2018, 378(13): 1200-1210.

[38] Yu KH, Chen DY, Chen JH, et al. Management of gout and hyperuricemia: Multidisciplinary consensus in Taiwan. Int J Rheum Dis, 2018, 21(4): 772-787.

[39] Arai M, Yokosuka O, Fujiwara K, et al. Fulminant hepatic failure associated with benzbromarone treatment: a case report. J Gastroenterol Hepatol, 2002, 17(5): 625-626.

[40] Roberts RL, Wallace MC, Wright DF, et al. Frequency of CYP2C9 polymorphisms in Polynesian people and potential relevance to management of gout with benzbromarone. Joint Bone Spine, 2014, 81(2): 160-163.

[41] Anderson A, Singh JA. Pegloticase for chronic gout. Cochrane Database Syst Rev, 2010(3): CD008335.

[42] Becker MA, Baraf HS, Yood RA, et al. Long-term safety of pegloticase in chronic gout refractory to conventional treatment. Ann Rheum Dis, 2013, 72(9): 1469-1474.

[43] Lipsky PE, Calabrese LH, Kavanaugh A, et al. Pegloticase immunogenicity: the relationship between efficacy and antibody development in patients treated for refractory chronic gout. Arthritis Res Ther, 2014, 16(2): R60.

[44] Baraf HS, Yood RA, Ottery FD, et al. Infusion-related reactions with pegloticase, a recombinant uricase for the treatment of chronic gout refractory to conventional therapy. J Clin Rheumatol, 2014, 20(8): 427-432.

[45] Shannon JA, Cole SW. Pegloticase: a novel agent for treatment-refractory gout. Ann Pharmacother, 2012, 46(3): 368-376.

[46] Martin WJ, Harper JL. Innate inflammation and resolution in acute gout. Immunol Cell Biol, 2010, 88(1): 15-19.

[47] Hochberg MC. Mortality in osteoarthritis. Clin Exp Rheumatol, 2008, 26(5 Suppl 51): S120-124.

[48] Rostom A, Muir K, Dube C, et al. Prevention of NSAID-related upper gastrointestinal toxicity: a meta-analysis of traditional NSAIDs with gastroprotection and COX-2 inhibitors. Drug Healthc Patient Saf, 2009(1): 47-71.

[49] Silverstein FE, Faich G, Goldstein JL, et al. Gastro-

intestinal toxicity with celecoxib vs nonsteroidal anti-inflammatory drugs for osteoarthritis and rheumatoid arthritis: the CLASS study: A randomized controlled trial. Celecoxib Long-term Arthritis Safety Study. JAMA, 2000, 284(10): 1247-1255.

[50] Moon KW, Kim J, Kim JH, et al. Risk factors for acute kidney injury by non-steroidal anti-inflammatory drugs in patients with hyperuricaemia. Rheumatology (Oxford), 2011, 50(12): 2278-2282.

[51] Group KDIGOKCW. KDIGO 2012 clinical practice guideline for the evaluation and management of chronic kidney disease. Kidney Int Suppl, 2013, 3: 1-150.

[52] Tausche AK, Richter K, Grassler A, et al. Severe gouty arthritis refractory to anti-inflammatory drugs: treatment with anti-tumour necrosis factor alpha as a new therapeutic option. Ann Rheum Dis, 2004, 63(10): 1351-1352.

[53] Yamanaka H, Tamaki S, Ide Y, et al. Stepwise dose increase of febuxostat is comparable with colchicine prophylaxis for the prevention of gout flares during the initial phase of urate-lowering therapy: results from FORTUNE-1, a prospective, multicentre randomised study. Ann Rheum Dis, 2018, 77(2): 270-276.

[54] Wurzner G, Gerster JC, Chiolero A, et al. Comparative effects of losartan and irbesartan on serum uric acid in hypertensive patients with hyperuricaemia and gout. J Hypertens, 2001, 19(10): 1855-1860.

[55] Lee SJ, Terkeltaub RA. New developments in clinically relevant mechanisms and treatment of hyperuricemia. Curr Rheumatol Rep, 2006, 8(3): 224-230.

[56] Rubio-Guerra AF, Garro-Almendaro AK, Elizalde-Barrera CI, et al. Effect of losartan combined with amlodipine or with a thiazide on uric acid levels in hypertensive patients. Ther Adv Cardiovasc Dis, 2017, 11(2): 57-62.

[57] Mizuta E, Hamada T, Igawa O, et al. Calcium antagonists: current and future applications based on new evidence. The mechanisms on lowering serum uric acid level by calcium channel blockers. Clin Calcium, 2010, 20(1): 45-50.

[58] Choi HK, Soriano LC, Zhang Y, et al. Antihypertensive drugs and risk of incident gout among patients with hypertension: population based case-control study. BMJ, 2012, 344: d8190.

[59] Desager JP, Hulhoven R, Harvengt C. Uricosuric effect of fenofibrate in healthy volunteers. J Clin Pharmacol, 1980, 20(10): 560-564.

[60] Waldman B, Ansquer JC, Sullivan DR, et al. Effect of fenofibrate on uric acid and gout in type 2 diabetes: a post-hoc analysis of the randomised, controlled FIELD study. Lancet Diabetes Endocrinol, 2018, 6(4): 310-318.

[61] Derosa G, Maffioli P, Reiner Z, et al. Impact of Statin Therapy on Plasma Uric Acid Concentrations: A Systematic Review and Meta-Analysis. Drugs, 2016, 76(9): 947-956.

[62] Moriwaki Y, Kobayashi T, Inokuchi T, et al. Acarbose alleviates rise in plasma uric acid concentration induced by sucrose ingestion. Int J Clin Pharmacol Ther, 2008, 46(4): 187-192.

[63] Maalouf NM, Poindexter JR, Adams-Huet B, et al. Increased production and reduced urinary buffering of acid in uric acid stone formers is ameliorated by pioglitazone. Kidney Int, 2019, 95(5): 1262-1268.

[64] Macic-Dzankovic A, Dzankovic F, Pojskic B, et al. Evaluation of risk markers fluctuation during an initial therapy with rosiglitazon in patients suffering from metabolic syndrome. Bosn J Basic Med Sci, 2009, 9(4): 320-328.

[65] Yamagishi S, Ishibashi Y, Ojima A, et al. Linagliptin, a xanthine-based dipeptidyl peptidase-4 inhibitor, decreases serum uric acid levels in type 2 diabetic patients partly by suppressing xanthine oxidase activity. Int J Cardiol, 2014, 176(2): 550-552.

[66] Ferrannini E, Ramos SJ, Salsali A, et al. Dapagliflozin monotherapy in type 2 diabetic patients with inadequate glycemic control by diet and exercise: a randomized, double-blind, placebo-controlled, phase 3 trial. Diabetes Care, t 2010, 33(10): 2217-2224.

[67] Ouchi M, Oba K, Kaku K, et al. Uric acid lowering in relation to HbA1c reductions with the SGLT2 inhibitor tofogliflozin. Diabetes Obes Metab, 2018, 20(4): 1061-1065.

[68] Davies MJ, Trujillo A, Vijapurkar U, et al. Effect of canagliflozin on serum uric acid in patients with type 2 diabetes mellitus. Diabetes Obes Metab, 2015, 17(4): 426-429.

[69] Barskova VG, Eliseev MS, Kudaeva FM, et al. Effect of metformin on the clinical course of gout and insulin resistance. Klin Med(Mosk), 2009, 87(7): 41-46.

[70] Tonneijck L, Muskiet MHA, Smits MM, et al. Effect of immediate and prolonged GLP-1 receptor agonist administration on uric acid and kidney clearance: Post-hoc analyses of four clinical trials. Diabetes Obes Metab, 2018, 20(5): 1235-1245.

[71] MacFarlane LA, Liu CC, Solomon DH. The effect of initiating pharmacologic insulin on serum uric acid levels in patients with diabetes: a matched cohort analysis. Semin Arthritis Rheum, 2015, 44(5): 592-596.

第九章 低血糖症

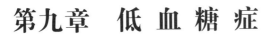

一、低血糖症的定义和诊断——诊断切点尚未统一

低血糖是由多种原因引起的血浆葡萄糖（简称血糖）浓度过低状态，血糖降低并出现相应的症状及体征时，称为低血糖症。目前对低血糖的定义并未达成共识，惠普尔（Whipple）三联症中2.8mmol/L（50mg/dl）的低血糖定义沿用至今。2009年美国内分泌学会临床指南推荐低血糖诊断和治疗只适用于有Whipple三联症的患者，即与低血糖相符的症状和/或体征，血糖浓度低，血糖回升后上述症状或体征缓解。低血糖的临床表现没有特异性，不能单凭一次血糖浓度即做出诊断，需排除人为假象。《中国2型糖尿病防治指南（2017年版）》指出，对非糖尿病患者来说，低血糖症的诊断标准为血糖<2.8mmol/L；而接受药物治疗的糖尿病患者只要血糖水平≤3.9mmol/L就属低血糖范畴。

二、低血糖的病理生理学

血糖是血液中的葡萄糖，正常人血糖的来源和去路是相对稳定的，并保持在一个较窄的范围内，这是机体在糖的消化、吸收和代谢过程中多种因素共同调节的结果。一旦这种平衡被破坏，就会引起高血糖或者低血糖。

1. 机体葡萄糖的代谢和平衡 正常情况下，进入机体循环和进入非大脑组织的内源性葡萄糖受到激素的调节——降糖激素和升糖激素。利用这些激素的调节机制，可以有效地预防低血糖、高血糖的发生，从而保证大脑可以持续地获得葡萄糖的供应。然而，在大量外源性葡萄糖进入机体（如大量进食之后）或机体大量丢失葡萄糖（如剧烈运动之后）的情况下，这一平衡将被打破。当从食物获取外源性葡萄糖和机体产生内源性葡萄

糖的速率低于大脑或其他组织（如肌肉、肝脏、肾脏）对葡萄糖的消耗时，将出现低血糖症的情况。

（1）禁食状态：又称吸收后症状，是指进餐后5～6小时开始的一段餐间时间，通常是指过夜禁食10～14小时得到的数据。大脑大约消耗60%的基础葡萄糖代谢。剩下的部分被可以进行糖酵解的组织或利用。

在禁食一夜后，肝脏是内源性葡萄糖生成的主要来源。肾脏由于自身既产生又消耗葡萄糖，因而对于葡萄糖的净生成贡献较少。血糖主要来源于食物、糖原分解和糖异生。禁食5～6小时以上的血糖水平主要靠肝糖原分解维持，如果禁食持续24～48小时，血糖水平将先下降，之后保持稳定。肝糖原含量下跌至不到55mmol/L（10g），则糖异生成为葡萄糖生成的主要来源。肌肉和脂肪对葡萄糖的利用实际上将停止。引起脂肪降解和酮体生成速度加快，循环系统内的酮体量增多，导致酮体成为大脑能量的主要来源。因此，大脑对葡萄糖的利用减少了一半，导致为维持血糖水平而进行的糖异生速率降低，从而减少了蛋白的消耗。在长时间的禁食（40天）后，酮体提供大脑80%～90%的能量供应。同时，肾脏的糖异生作用提供大约50%新生成的内源性葡萄糖。

（2）进食后状态：进食后机体吸收进入循环系统的葡萄糖超过吸收后状态下内源性葡萄糖的2倍。当然，这还要考虑食物中糖类的量以及消化、吸收的速率。吸收葡萄糖后，内源性产生葡萄糖的过程受到抑制，肝脏、肌肉和脂肪对于葡萄糖的利用增加。因此，机体吸收了外源性葡萄糖，血糖水平回到吸收后状态。

（3）锻炼后状态：锻炼能将肌肉利用葡萄糖的能力较吸收后状态提高几倍。正常情况下内源性的葡萄糖生成速率将加快以平衡耗用速度，从而维持血糖水平。

2. 血糖浓度的调节

（1）激素调节因子：激素是葡萄糖调节最重要的因子。包括胰岛素、胰高血糖素、肾上腺素、生长激素和皮质醇在内的葡萄糖调节激素的释放，在很大程度上都受葡萄糖（特别是血糖水平）的影响。

胰岛素作为重要的降糖激素，可以抑制内源性葡萄糖的生成，并通过对胰岛素敏感的组织激活葡萄糖利用，从而降低血糖水平。胰岛素被胰岛β细胞释放后，进入门脉循环，并作用于肝脏和周围组织。胰岛素刺激肝脏和外周组织摄取、储存和利用葡萄糖，增加糖原合成；抑制糖原分解，减少糖异生，减少内源性葡萄糖生成。空腹状态下，胰岛素主要通过控制肝糖生成来调节血糖水平。餐后，需要更高水平的胰岛素来激活葡萄糖的利用。

升糖激素或拮抗激素包括胰高血糖素、肾上腺素、生长激素和皮质醇。当血糖水平降低时，胰岛的α细胞将胰高血糖素释放入门脉系统。其可以激活肝糖分解，并在一定程度上激活糖异生，最终在数分钟内增加肝脏的葡萄糖生成量。但由于胰高血糖素介导的肝糖分解过程无法持续，故胰高血糖素升高血糖作用迅速，但作用短暂。

肾上腺素所产生的高血糖作用相对复杂一些。血糖下降后，肾上腺髓质分泌肾上腺素，激活肝脏和肾脏产生葡萄糖，并限制对葡萄糖的利用。α和β肾上腺素受体均直接或间接地调控肾上腺素的上述作用。与胰高血糖素相比较，肾上腺素主要通过β肾上腺素能机制来限制（如骨骼肌等）胰岛素敏感组织对葡萄糖的利用。由于其对葡萄糖利用的持续作用，高肾上腺激素血症可以导致高血糖。

长期的高生长激素和皮质醇水平，会限制葡萄糖的利用，激活葡萄糖生成。生长激素在开始时具有类似胰岛素的降血糖作用，其升糖作用在几小时内不会发挥作用。与之类似的是，皮质醇也是在2~3小时后才会发挥升糖作用。

（2）神经源性调节因子：交感神经递质的去甲肾上腺素，可以通过类似肾上腺素的升糖机制来升高血糖。有所不同的是，去甲肾上腺素主要由交感神经节后神经元突触分泌，这些突触紧邻交感神经所支配靶组织细胞的肾上腺素受体。交感神经兴奋增加肝葡萄糖生成，而副交感神经则与此相反。因此，可以预测，肽类神经递质和神经调质也影响葡萄糖代谢。

（3）底物调节因子：葡萄糖本身改变肝脏代谢并倾向于促使肝脏合成糖原。肝脏的葡萄糖自身调节机制可能是一种葡萄糖的拮抗调节因子。由于胰岛素对血糖的直接与间接调节的复杂性，我们很难弄清楚血糖浓度变化时葡萄糖生成的改变是否与激素或神经源性葡萄糖调节因子相关，从而无法建立葡萄糖自身调节机制。

（4）葡萄糖调节因子的调控：胰岛素和胰高血糖素的释放受到底物、神经和激素的调节。胰岛β细胞直接感知血糖水平的下降，从而减少胰岛素的释放。低血糖时，激活的交感神经和肾上腺髓质系统进一步限制了胰岛素的释放。肾上腺交感兴奋和副交感兴奋同样也能激活胰高血糖素释放。

三、低血糖症的分类及病因——分类繁多，病因复杂

按照低血糖发生速度可分为急性、亚急性和慢性低血糖；按照病因分为器质性、功能性和外源性低血糖；按照其与进食的关系又可分为空腹低血糖及餐后低血糖，通常该分类更为常用，但该传统分类方案已经受到质疑。这些分类方法之间有着内在联系，又存在一定的交叉。

下文介绍的是依据疾病类型将低血糖症分为空腹低血糖和餐后低血糖，该分类比较实用，更助于寻找病因。

低血糖临床分类：

1. 空腹低血糖

（1）药物性：胰岛素或胰岛素促泌剂、酒精等。

（2）严重的系统性疾病：严重肝/肾功能/心功能不全、败血症、营养不良。

（3）激素缺乏：皮质醇、胰高血糖素和肾上腺素缺乏。

（4）胰外肿瘤。

（5）内源性高胰岛素血症：

1）胰腺β细胞紊乱：肿瘤（胰岛素瘤）；非肿瘤；

2）β细胞促泌剂（如磺脲类）；

3）自身免疫性低血糖：胰岛素抗体、胰岛素受体抗体、β细胞抗体、异位胰岛素分泌。

（6）其他：非β细胞瘤、婴幼儿低血糖。

2. 餐后(反应性)低血糖

(1)内源性高胰岛素血症:胰岛素抗体、非胰岛素瘤胰源性低血糖。

(2)糖类代谢的先天性酶缺陷:遗传性果糖不耐受症、半乳糖血症。

(3)其他:营养性低血糖、特发性(功能性)餐后低血糖。

四、低血糖症的临床表现

1. 低血糖的症状 可以分成两组:神经性低糖症状和自主神经性症状。神经性低糖症状是中枢神经系统血糖缺乏的直接结果。其包括行为改变、意识障碍、无力、抽搐,轻者表现为嗜睡、意识模糊,重者昏迷。当低血糖时间过长时,可以导致死亡。自主神经性症状则是低血糖诱发交感肾上腺系统释放激素导致的生理变化。包括肾上腺素能症状——心悸、焦虑、震颤,以及胆碱能症状——出汗、饥饿、感觉异常。

2. 低血糖的影响因素 与血糖降低的速度相比,低血糖导致的损伤与血糖最低浓度的负相关性更大。过去,曾认为当血糖逐渐下降时,自主神经性症状会比较轻。但是,长期忍受低血糖的患者中,低血糖反应相对较轻。这种现象与交感系统对低血糖反应的血糖阈值下调有关。与此相反,在那些长期高血糖的患者中,低血糖反应的血糖阈值相对调高,以至于在一个相对较高的水平上就会出现低血糖反应。

3. 低血糖严重程度 当血糖下降至 $2.8\sim$ $3.0mmol/L$ 时,胰岛素分泌受抑制,升糖激素(胰高血糖素、肾上腺素、生长激素和糖皮质激素)分泌增加,出现交感神经兴奋症状,主要表现为出汗、心悸、紧张、焦虑、饥饿、软弱无力、面色苍白、心率加快等。当血糖下降至 $2.5\sim2.8mmol/L$ 时,大脑皮层受到抑制,表现为精神不集中,思维和语言迟钝、头晕、嗜睡、视物不清、步态不稳,可出现幻觉、躁动、易怒、行为怪异等精神症状;继而波及皮层下中枢,包括基底节、下丘脑及自主神经中枢,可出现骚动不安,甚而强直性惊厥、锥体征阳性。最后累及延髓可进入昏迷状态,各种反射消失,若低血糖纠正,可按上述顺序逆向恢复;如果低血糖持续得不到纠正,常不易逆转、甚至死亡。

五、低血糖症的实验室检查

1. 激素检查

(1)发作时血糖、血浆胰岛素、胰岛素原、C肽的测定:血糖 $<3.0mmol/L$ 时,血清胰岛素应低于 $3\mu U/ml$($18pmol/L$),C肽应低于 $0.6ng/ml$,胰岛素原低于 $5.0pmol/L$,如出现低血糖症状体征而指标高于上述标准则支持内源性高胰岛素血症。C肽测定可用于内源性和外源性高胰岛素血症的鉴别。低血糖症伴胰岛素水平增高,但C肽水平低下提示误用胰岛素的可能性。正常情况下,胰岛素原一般不超过免疫反应性胰岛素总量的22%,而85%以上的胰岛素瘤患者的胰岛素原所占百分比超过25%。

(2)胰岛素释放指数:该指数对于确定胰岛素不适当分泌更有意义,胰岛素释放指数 = 血浆胰岛素(uU/ml)/ 血浆葡萄糖(mg/dl)。正常人此比值小于 0.3,如大于 0.3 则为异常。

(3)胰岛素释放修正指数:血浆胰岛素(uU/ml)× 100/ 血浆葡萄糖 -30(mg/dl),如小于 $50\mu IU/mg$ 为正常,大于 $85\mu IU/mg$ 提示胰岛素瘤可能。

(4)OGTT + 胰岛素 +C肽释放试验(延长至 5 小时):OGTT 对于胰岛素瘤的诊断价值不大,但对于低血糖症的鉴别诊断具有一定的意义。胰岛素瘤患者约有半数服糖后呈典型低平曲线,服糖后 1 小时呈早期低血糖症者约 10%,但不少患者曲线属正常型或耐量减退型。

2. 饥饿试验(72 小时) 在无自发性低血糖发作时可采用饥饿试验(72 小时),为本病定性诊断的经典试验,但必须按照严格的要求进行。

(1)试验方法:①以末次能量摄入时间为禁食起点(晚 8 时起),暂停一切非必需的药物使用。②允许患者摄入不含卡路里和咖啡因的饮料。③保证患者进行正常的体力工作。④每 2 小时测定毛细血糖,每 6 小时重复测定血浆葡萄糖、胰岛素、胰岛素原、C肽,直至血糖降至 60mg/dl($3.3mmol/L$)以下,之后每 1 小时重复测定 1 次毛细血糖。⑤当血糖 $<45mg/dl$($2.5mmol/L$),伴典型的低血糖症状或体征时,终止试验。⑥测定末次血浆葡萄糖、胰岛素、胰岛素原、C肽。

(2)结果判读:如出现低血糖症状及(或)体征,血糖 $<3.0mmol/L$,胰岛素 $\geq3.0\mu U/ml$($18pmol/L$),

C肽≥0.6ng/ml（0.2nmol/L），胰岛素原≥5.0pmol/L或胰岛素释放指数＞0.3支持内源性高胰岛素血症。胰岛素瘤患者禁食12小时后约35%发生低血糖，24小时75%以上发生低血糖，48小时92%以上发生低血糖，如72小时内无低血糖发作，可排除胰岛素瘤诊断。

3. 胰岛素抗体与胰岛素受体抗体测定 胰岛素自身免疫综合征（IAS），多见于日本人，可同时伴有其他自身免疫性疾病，低血糖发生往往与使用含巯基的药物有关，如青霉素、青霉胺、亚胺培南、卡托普利、甲巯咪唑、丙硫氧嘧啶、硫辛酸、硫普罗宁、谷胱甘肽等。胰岛素抗体所致低血糖患者血清胰岛素水平通常较高（＞100μU/ml），需收集患者血清进行抗体沉淀后，再行胰岛素测定。

4. 血浆拮抗激素测定 通过对血浆拮抗激素测定的测定，包括胰高血糖素、儿茶酚胺、生长激素、皮质醇等，可排除腺垂体功能低下和原发性肾上腺皮质功能低下。

5. 影像学检查 腹部B超能检出胰腺直径大于1.0cm肿瘤，胰腺CT检查可减少伪影，在静脉注射对比剂后可显示小到5mm的增强病变，其敏感性约75%。胰腺MRI明确有无胰腺肿瘤，常见的为胰岛细胞瘤。现在多采用超声内镜，超声内镜需要特殊设备和专门技术，可能发现到小到5mm的肿瘤。采用在十二指肠的探头可见到胰头部，而在胃部中的探头则可见到胰体和胰尾部。敏感性约为94%，可取组织行病理诊断。

6. 特殊检查 其他特殊检查包括动脉钙刺激静脉采血（ASVS测定），通过动脉插管一支由胃十二指肠动脉、肠系膜上动脉到达脾动脉；另一支导管由下腔静脉，停留在右肝静脉，动脉导管注射葡萄糖酸钙后静脉导管从肝静脉取血测胰岛素，亦有助于肿瘤定位。

六、低血糖症的诊断思路——明确诊断、寻查病因是关键

（一）明确低血糖症

低血糖症的临床表现为非特异性，且存在个体差异。因此，虽然病史对发现可能存在的低血糖症状具有重要意义，但诊断不能依赖症状和体征。同样，低血糖的诊断也不能完全依赖血糖的测定。临床上遇到疑似低血糖患者时，应首先仔细询问病史，详细的病史记录对于诊断十分关键，尤其是有无Whipple三联症；其他内容包括患者的年龄、低血糖发作时间、频率、临床表现类型、有无发病诱因、酗酒史、家族史、既往史、服药后症状能否缓解等。在出现交感神经过度兴奋症状和神经低血糖症状时需考虑低血糖症的存在。测定血浆或毛细血管的葡萄糖浓度，以明确血糖水平。接受药物治疗的糖尿病患者，出现血糖的快速下降，应警惕低血糖的发生；而血糖低于3.9mmol/L，即应考虑低血糖症。非糖尿病患者，则应根据Whipple三联症确定低血糖症的诊断，通常血糖＜2.8mmol/L。可靠的低血糖诊断多建立在Whipple三联症的基础上：低血糖症状、低血浆葡萄糖浓度和升高血糖后症状缓解。

（二）寻找低血糖症的病因

低血糖症的病因诊断是关键。寻找低血糖病因首先要测定胰岛素、C肽水平，胰岛素原水平。停用已知可引起低血糖症的药物和酒精，可减少不必要的检查。如有条件可测定胰岛素促泌剂的血药浓度，以排除误服药物的可能性。如果低血糖发作不频繁，可采用饥饿试验诱发低血糖，并观察胰岛素及C肽分泌是否受抑制。定性诊断有赖于低血糖发作时胰岛素或C肽水平、饥饿试验结果、胰岛素自身抗体等。定位诊断有赖于腹部B超、CT、造影等。低血糖症的诊治流程见图7-9-1。

七、低血糖症的鉴别诊断

低血糖症的症状和体征往往缺乏特异性。常被误诊为精神病、癫痫、急性脑血管病等。故低血糖症还需与具有神经精神症状的其他疾病相鉴别。详细询问病史，全面细致的体格检查，及时的血糖测定及其他化验室指标的测定，能最大程度地避免误诊。

八、低血糖症的处理原则

1. 低血糖症发作时的紧急处理

（1）轻度低血糖患者发作时应经口喂食糖水、糖果等通常可缓解。

（2）当意识丧失疑似低血糖昏迷者，立即快速血糖测定，如果血糖降低，立即静脉推注50%葡萄糖液100ml，清醒者可自己进食，仍昏迷者反

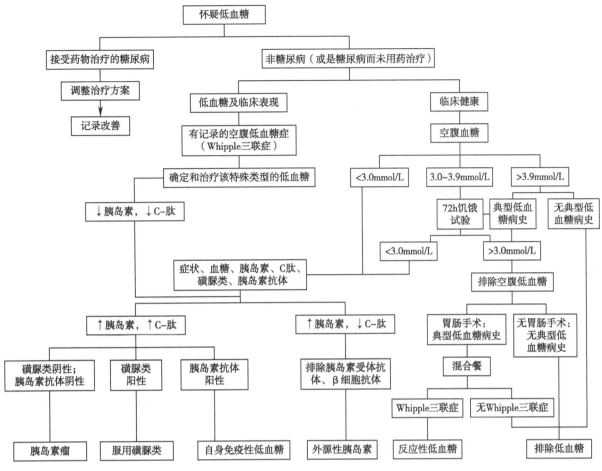

图 7-9-1 低血糖症的诊治流程

复注射直至清醒，并滴注 5%～10% 的葡萄糖液，预防再次陷入低血糖，直至血糖处于安全范围，神志清楚后改为口服进食，期间应每 15～20 分钟检查一次血糖水平，确定低血糖恢复情况。神志不清者切忌经口喂食，避免因呛咳导致吸入性肺炎或呼吸道窒息等不良事件发生。

（3）经静脉注射葡萄糖后血糖仍没有升高或仍未清醒者，可用氢化可的松 100mg 加入葡萄糖液中静脉滴注；或胰高血糖素 1mg 皮下注射、肌内注射或静脉注射；血糖恢复正常后，患者意识仍未恢复正常超过 30min，应按低血糖合并脑水肿进行综合性急救处理：予以 20% 甘露醇 40g 或糖皮质激素静脉滴注并维持血糖正常。

2. 祛除低血糖病因

（1）降糖治疗造成的低血糖最为常见，因避免使用容易造成低血糖的药物，加强糖尿病患者的自我教育，制订个性化降糖方案，进行血糖监测十分重要，此外还应合理用药并改善不良的生活习惯，如酗酒等。

（2）胰岛素瘤所致的低血糖经手术切除肿瘤后多可痊愈。未能确切定位的胰岛素瘤或不适合手术或为转移性胰岛素瘤的患者可改用药物治疗（包括生长抑素、二氮嗪、维拉帕米、苯妥英钠等）。

（3）非 β 细胞肿瘤源性低血糖首选手术治疗，早期诊断和肿瘤的完整切除是影响预后的关键因素。

（4）胰岛素自身免疫综合征（IAS），去除诱因后，大多数患者低血糖发作会逐渐减少。需应用糖皮质激素、免疫抑制剂，必要时血浆置换治疗。IAS 对糖皮质激素反应敏感，仅少量使用即可控制病情、加速缓解。IAS 预后良好，80% 的患者停药 1～3 个月内可自行缓解。

（5）肝肾疾病、心衰、营养所致的低血糖主要对症处理并尽可能治疗原发病。

3. 饮食调理 低血糖症患者应少量多餐，以低糖、适度蛋白和脂肪饮食为主，以减少对胰岛素分泌的刺激作用，避免低血糖的发生。

九、展望

目前低血糖症以及胰岛素瘤的诊断和治疗较以前相比有了很大的进步，但是仍然缺乏早期发现的方法，治疗手段也较少，还有待于继续研究。对于糖尿病患者，新药物、新剂型的出现，使得患者在有效降糖的同时减少了低血糖的风险。Troyer 等研究了胰高血糖素受体拮抗剂和 β 肾上腺素受体拮抗药均可延迟低血糖的恢复。此外，大脑对血糖的感受区域 VMH 有许多潜在治疗靶点，需要进一步的探讨，以减少低血糖的发生风险。

（章　秋）

参 考 文 献

[1] Cryer PE，Axelrod L，Grossman AB，et al. Evaluation and management of adult hypoglycemic disorders：an Endocrine Society Clinical Practice Guideline. J Clin Endocrinol Metab，2009，94（3）：709-728.

[2] 中华医学会糖尿病学分会. 中国 2 型糖尿病防治指南（2017 年版）. 中华糖尿病杂志，2018，10（1）：4-67.

[3] Melmed S，Polonsky KS，Larsen PR，et al. Williams Textbook of Endocrinology. 13th ed. Philadelphia：Elsevier Saunders，2015.

[4] 陈灏珠. 实用内科学. 8 版. 北京：人民卫生出版社，2001.

[5] 宋少伟，刘宁. 低血糖症的诊断和鉴别诊断. 中国实用外科杂志，2010（9）：802-804.

[6] de Herder WW. Biochemistry of neuroendocrine tumours. Best Pract Res Clin Endocrinol Metab，2007，21（1）：33-41.

[7] Kim CH，Park JH，Park TS，et al. Autoimmune hypoglycemia in a type 2 diabetic patient with anti-insulin and insulin receptor antibodies. Diabetes Care，2004，27（1）：288-289.

[8] Falconi M，Bettini R，Boninsegna L，et al. Surgical strategy in the treatment of pancreatic neuroendocrine tumors. JOP，2006，7（1）：150-156.

[9] 赵菲菲，张磊，董砚虎. 低血糖的研究进展：第 71 届美国糖尿病协会年会专题报道. 国际内分泌代谢杂志，2012，32（1）：68-69.

第十章　胰岛 β 细胞瘤

胰岛 β 细胞瘤又称胰岛素瘤（insulinoma），是一种罕见的功能性胰腺神经内分泌肿瘤（pancreatic neuroendocrine tumours，pNET），每年估计发病率为 4/100 万。胰岛素瘤通常是散发的，但在少数病例中作为遗传综合征的一部分发生，最常见的是多发性内分泌肿瘤 1 型（MEN1）（＜5%）的特征，更罕见的是作为一种遗传综合征的特征，如 Von Hippel-Lindau 病（VHL）、神经纤维瘤病 1 型（NF1）和结节性硬化综合征（TSC）等。胰岛素瘤大多为良性（约 90%），它们通常是一个小的（＜2cm）、界限清楚孤立的结节，可以出现在胰腺的任何部位，散发性胰岛素瘤的治疗主要是外科切除。胰岛 β 细胞瘤根据是否有内分泌紊乱相关临床症状而分为功能性胰岛细胞瘤和非功能性胰岛细胞瘤，本章主要讨论功能性胰岛素瘤。

一、历史回眸

在 19 世纪，人们观察到临床有几种疾病的共同特征是低血糖，但不知道其发生的机制。直到 1922 年多伦多研究人员詹姆斯·R. 麦克劳德（J James R Macleod）、弗雷德里克·G. 班廷（Frederick G Banting）和医学生查尔斯·H. 贝斯特（Charles H Best）首次从狗胰腺提取物中分离出能够降低血糖的胰岛素，人们才知道高胰岛素血症是低血糖的一个重要原因。1924 年，美国外科医生西尔·哈里斯（Seale Harris）在拜访班廷并观察了胰岛素过量的临床效应后，首次报道了 1 例内源性高胰岛素症的病例。而人类对胰岛细胞的认识时间要早于胰岛素，早在 1869 年，还在医学院读博士的德国病理学家保罗·朗格汉斯（Paul Langerhans）首次描述了胰岛细胞。1902 年，加拿大病理学家艾伯特·乔治·尼科尔斯（Albert George Nicholls）首次描述了一种源自胰岛的肿瘤，他称之为"腺瘤"，只是当时还不知道它的功能。

人类第一次记载的胰岛素瘤病例应该是 1926 年，美国梅奥诊所外科医生威廉·J. 梅奥（William J Mayo）对一例 39 岁复发性严重低血糖的整形外科医师进行剖腹探查，发现一个无法切除的胰腺肿瘤，伴有多发肝脏、淋巴结和肠系膜转移。罗素·M. 怀尔德（Russel M Wilder）将这名患者死后的肝转移病灶的提取物注射到兔子体内时发生了明显的低血糖。1954 年，美国内科医生保罗韦尔默（Paul Wermer）报告了一个家庭的 5 个成员中 1 个或多个内分泌腺的紊乱，包括胰岛素瘤，这种家族性综合征曾被称为韦尔默综合征，也就是现在所称的多发性内分泌肿瘤（multiple endocrine neoplasia，MEN）1 型。

1935 年，美国外科医生艾伦·O. 惠普尔（Allen O Whipple）和病理学家维吉尼亚·科伦德·弗朗茨（Virginia Kneeland Frantz）第一次确定了胰岛素瘤的诊断标准，即著名的 Whipple 三联症。手术切除是胰岛素瘤的主要治疗方法，1929 年加拿大外科医生罗斯科·R. 格雷厄姆（Roscoe R Graham）报告了第一例通过切除胰岛素瘤来治疗高胰岛素症的成功病例。

二、流行病学

胰岛素瘤是最常见的胰腺功能性神经内分泌肿瘤，占功能性胰腺神经内分泌肿瘤的 70%。来自美国梅奥诊所的 60 年（1927—1986 年）和 20 年（1987—2007 年）两个病例系列研究结果提示，手术中位年龄为 50 岁（17～86 岁），女性患者占 57%。胰岛素瘤可以发生在任何年龄，据文献患病年龄从 5 天到 89 岁均有报道，但 50～60 岁是其好发年龄（≤30 岁：1.1%；31～40 岁：11.1%；51～60 岁：15.6%；＞60 岁：1.1%），男女比例为 1:1.4（41% 男性和 59% 女性）。北京协和医院杨志英等对国内 1981—1999 年发表的 127 篇文献中的 1 395 例胰岛素瘤患病特点的分析结果显示，发病年龄最小的是 6 个月，最大者 83 岁，平均 38.8 岁，男女比 1.3∶1。青岛大学刘国强等对国内 2000—2009 年发表的 191 篇文献中的 3 524 例胰岛素瘤的分析发现，平均年龄 40.7 岁，男女比例为 1.02∶1。与国外的研究结果相比，中国胰岛素瘤的发病平均年龄更早，男性略多。

三、病理生理学

胰岛素瘤患者的低血糖是胰岛素释放失调的结果。正常情况下，血浆胰岛素水平升高和低血糖本身均会抑制胰岛素释放。在胰岛素瘤患者中，胰岛素和低血糖抑制胰岛素释放的作用出现异常，甚至混乱，比如胰岛素瘤患者的胰岛素释放通常不会在高血糖时相应增加，一些患者因此出现糖耐量减低。另外，肿瘤性胰岛功能异常还包括胰岛素原与胰岛素比率的增加，以及正常胰腺组织中胰岛素浓度相对较低。

在大多数胰岛素瘤患者中，低血糖的真正原因是葡萄糖生成受抑制而不是葡萄糖利用率增加所致，这是因为血浆胰岛素浓度通常仅比正常水平高出 50% 到 3 倍（低血糖时这个水平还是不适当）。维持胰岛素瘤患者的正常血糖常需要输注大量葡萄糖，可能的机制是在纠正低血糖的同时产生了轻微的高血糖，后者再刺激某些胰岛素瘤释放胰岛素，从而需要更多的葡萄糖去纠正低血糖。肿瘤释放的胰岛素或反复的低血糖会抑制胰岛中的正常 β 细胞功能，可导致糖耐量异常及肿瘤切除后的短暂糖尿病。

四、症状与体征

除了晚期诊断为恶性胰岛素瘤的病例中可能出现腹部肿块和转移迹象外，体格检查通常是正常的。低血糖是胰岛素瘤的主要临床症状，常见初始症状是困乏、疲劳无力、头痛、昏厥、精神状态改变和行为改变，尤其是儿童甚至常被误诊为癫痫发作而首诊于神经内科，而成人胰岛素瘤频繁发作的低血糖常出现记忆力下降等神经损害的症状。患者为了减少低血糖发作常频繁进餐，因此有近一半患者出现体重增加。由于胰岛素瘤的低血糖症状呈非特异性和隐匿性，从症状发作到诊断的时间平均为 3~5 年，最长的报道是 26 年。

起病初期，交感肾上腺能亢进症状包括心悸、出汗和发抖等自主症状比较明显，但后期可出现无症状的低血糖综合征，甚至血糖浓度低于 2mmol/L 的胰岛素瘤患者完全无症状并不少见。大部分患者表现为空腹低血糖，约 21% 的患者可既有空腹低血糖又有餐后低血糖，约 6% 的患者可仅表现为餐后低血糖。

如果胰岛素瘤是 MEN1 的一部分，除了低血糖外也会表现出高钙血症和伴随的甲状旁腺功能亢进或其他激素分泌过多的症状（包括促肾上腺皮质激素、胃泌素和血管活性肠肽的胰岛分泌）。

五、病理学

国外的一篇综述报道，大约 94% 胰岛素瘤是散发病例，87% 为良性，90% 为单个腺瘤，大约 84% 的胰岛素瘤的平均直径小于 2cm，10% 是由多发性良性腺瘤引起的，胰岛素瘤在胰腺的头、颈和尾部的分布概率基本相当，弥漫性胰岛细胞增生症在成人中并不常见。北京协和医院赵玉沛等总结 1953—2007 年北京协和医院诊治 404 例胰岛素瘤的临床资料提示，直径小于 2cm 者占 79.6%，36.2% 的肿瘤位于胰头部，28.2% 位于胰体部，35.6% 位于胰尾部。从国内 2000—2009 年的统计数据看，良性胰岛素瘤占 91.8%，恶性占 6.6%，胰岛细胞增生占 1.7%，有报道的 56 例恶性胰岛素瘤患者中 41 例（73.2%）发生了远处转移。大约 5% 的胰岛素瘤与 MEN1 有关，在这种情况下，肿瘤更可能是多发性和恶性的，并可异位分泌其他激素，如胃泌素或促肾上腺皮质激素等。

六、诊断

（一）定性

任何具有典型的 Whipple 三联症的患者都应怀疑胰岛素瘤：①空腹时出现低血糖症状；②有记录的低血糖症；③补充外源性葡萄糖后症状缓解。为了提高诊断胰岛素瘤的准确性，有人建议采用以下 6 个标准：①记录的血糖水平 <2.2mmol/L（40mg/dl）；②同步的血浆胰岛素浓度 >6μU/ml（36pmol/L，免疫化学发光法测定 >3μU/L）；③ C 肽水平 >200pmol/L；④胰岛素原水平 >5pmol/L；⑤β- 羟基丁酸 <2.7mmol/L；

⑥血浆或尿液中未检测出磺酰脲（代谢物）。延长的 3～5 小时的口服葡萄糖耐量试验对胰岛素瘤诊断价值不大，72 小时饥饿试验仍是诊断的金标准，75% 的胰岛素瘤患者 24 小时内会出现低血糖，90% 以上患者会在 72 小时内出现低血糖。值得强调的是，许多胰岛细胞增生症患者 72 小时饥饿试验可以是正常的，他们常是出现餐后低血糖与高血浆胰岛素和 C 肽水平，这部分患者最好在开始 72 小时饥饿试验前进行混合餐试验。在试验过程中如果出现低血糖，抽血同时检测抗胰岛素抗体、抗胰岛素受体抗体和胰岛素样生长因子 -2 水平可能有助于排除自身免疫原因和非胰岛细胞肿瘤导致的低血糖。

（二）定位

只有在高胰岛素血症相关的低血糖症的生化诊断确定后，才进行定位分析。胰岛素瘤近乎全部位于胰腺内，不足 2% 的胰岛素瘤发生在胰腺外，大多数异位肿瘤位于十二指肠壁或胃脾韧带处。恰当的术前定位检查加上术中超声检查和触诊，98% 的胰岛素瘤患者可以得到准确定位。

1. 传统非侵入性检查

（1）经腹部超声：胰岛素瘤表现为孤立性低回声圆形结节，超声图像显示病变内血管丰富。胰腺在解剖学上位于腹部深处，易受肠内气体干扰。经腹超声检查的平均灵敏度在 9.6%～33% 之间，国内报道为 28.4%，它是一种经济、方便、无创的诊断方法，因此仍被用作临床检查的常规方法。尽管据报道六氟化硫（SF_6）超声造影的灵敏度（92.31%）远高于传统技术，但其应用并不广泛。

（2）CT：由于大多数孤立性胰岛素瘤体积较小（<2cm），不会引起胰腺的形态改变，胰岛素瘤的中心前衰减值与正常胰腺组织相似，在动脉期明显增强。增强 CT 对胰岛素瘤的诊断具有较高的敏感性（33%～60%），国内报道为 54.1%。CT 不易发现小于 1cm 的肿瘤，增强 CT 结合动脉造影可以发现小于 1.0cm 的病灶。双相薄层多源 CT 的灵敏度高于传统 CT，甚至达 94%。因此，CT 是胰岛素瘤患者的首选定位手段。

（3）MRI：胰岛素瘤在 MRI 上表现为低 T_1 加权像（T_1WI）和高 T_2WI 信号强度。T_2WI 序列与正常胰腺组织有更好的对比，因此在诊断胰岛素瘤方面优于 T_1WI 序列。增强的 T_2WI 脂肪抑制序列是胰岛素瘤最理想的成像方式，有助于检测较小的病变。MRI 对胰岛素瘤的诊断敏感性在 15%～75% 之间，国内报道为 56.4%。

2. 侵入性检查

对于非侵入性影像学定位检查阴性的内源性高胰岛素血症性低血糖症患者，进行内镜超声检查（endoscopic ultrasonography，EUS）和选择性动脉钙刺激试验（selective arterial calcium stimulation test，SACST）联合肝静脉采血检查可用于定位肿瘤。目前经皮肝门静脉分段采血测血胰岛素（percutaneous transhepatic portal catheterization，PTPC）已较少采用。

（1）EUS 对胰岛素瘤检测的敏感性在 65%～100%，国内报道为 73.0%。其敏感性取决于胰岛素瘤的位置，对于位于胰腺头部的肿瘤更为敏感。EUS 的另一优势就是可以进行胰岛素瘤的活检，甚至进行介入治疗。

（2）SACST 是诊断胰岛素瘤的金标准，通过选择性向胃十二指肠动脉、脾动脉和肠系膜上动脉注射葡萄糖酸钙，随后对肝静脉流出血液采样来检测胰岛素，钙能刺激功能亢进的 β 细胞（胰岛素瘤或胰岛细胞增生症）释放胰岛素，但不能刺激正常 β 细胞释放胰岛素。钙刺激下释放胰岛素的动脉区域与异常 β 细胞所在区域一致，这有助于手术定位。在相关病例报道中该检查定位胰岛素瘤的敏感性为 93%，国内报道为 89.7%。

EUS 和 SACST 的敏感性高度依赖于操作者，尤其是后者具有一定的风险，因此限制了其运用，近年来分子成像技术的快速发展和评估现在提供了利用多种细胞靶点对胰岛素瘤进行无创定位和特征化的机会，核素标记的分子成像对于恶性转移性胰岛素瘤的诊断和核素治疗前的准备更具有价值。

3. 分子影像学技术

近几年随着分子成像技术的进展，利用不同的分子靶点的同位素标记成像技术被用于胰岛素瘤的定位诊断。由于同位素标记物 ^{68}镓（Ga）较传统的 ^{111} 铟（In）具有更高的 PET 空间分辨率、更低的辐射剂量、更好的患者顺应性以及更低成本等优势，目前 ^{111}In 逐渐被 ^{68}Ga 取代。同位素标记的分子靶点包括肽受体，如生长抑素受体（SSTR）和胰高血糖素样肽 -1 受体（GLP-1R）；胺前体摄取和脱羧（APUD）系统，如 3,4- 二羟苯丙氨酸（DOPA）类似物 6-[^{18}F]-L-

氟 -L-3,4- 二羟苯丙氨酸(^{18}F-DOPA）以及糖酵解代谢途径靶点，如[^{18}F]- 氟代脱氧葡萄糖（FDG）。GLP-1R、SSTR 和 FDP 的亲和力与胰岛素瘤的分化程度的关系呈依次递减，而与恶性胰岛素瘤的恶性度呈递增关系，此称"三重跳"现象。良性胰岛素瘤几乎均有 GLP-1 受体高表达，用放射性标记的激动肽（exendin)-4 化合物 ^{68}Ga-exendin-4 PET/CT 可以对其精确定位。北京协和医院报道 ^{68}Ga-exendin-4 PET/CT 在胰腺灌注 CT 阴性的隐匿性胰岛素瘤定位诊断中具有非常高的诊断效能（灵敏度 96.9%，特异度 100%，准确度 98.3%，阳性预测值 100%，阴性预测值 96.8%），均优于 MRI 和 EUS。部分胰岛素瘤细胞表面还有 SSTR 的表达，目前临床使用的有 ^{68} 镓 - 四氮杂环十二烷四乙酸连接不同奥曲肽的三种化合物，包括 ^{68}Ga-DOTA-TATE、^{68}Ga-DOTA-TOC 和 ^{68}Ga-DOTA-NOC，它们分别对 SSTR2、SSTR5 和 SSTR3/5 具有最高的亲和力。SSTR2 是胰岛素瘤表达的主要亚型，SSTR5 在侵袭性的胰岛素瘤中表达丰度高，^{68}Ga-DOTA-TATE 是目前首选的示踪剂，已经在美国和欧洲被批准用于临床诊断，^{68}Ga-DOTA-TATE 的另一个优势是对 MEN1 的敏感性比 CT 和 ^{111}In- 奥曲肽 SPECT 高。FDPPET/CT 仅在转移性恶性胰岛素瘤的诊断、分期和核素放射治疗前的指导有应用价值，而对良性胰岛素瘤的定位价值不大。

4. 术中定位诊断检查 包括术中触诊和术中超声对胰岛素瘤的定位准确率可以达 95% 以上，术中超声可以发现术前未能定位的直径 2～3mm 的肿瘤，并有助于手术切除方式的选择，减少手术并发症。尽管通过术中的定位诊断可以准确定位大部分胰岛素瘤，但术前的定位诊断必不可少，这样可以缩短手术时间，避免肿瘤无法触诊时出现盲目的胰腺切除。

七、治疗

手术是治疗胰岛素瘤和胰岛细胞增生症的首选方法，对于手术无法切除干净、拒绝手术、有转移的恶性胰岛素瘤无法手术的或难治性、多次复发的患者可以考虑药物治疗，近年来发展起来的一些微创治疗包括内镜超声下注射无水乙醇和射频消融手术也是有效的治疗手段。

（一）手术

胰岛素瘤确诊且定位明确后应该尽早手术，手术方式包括肿瘤摘除术、肿瘤周围部分正常胰腺组织的局部切除和同时切脾的胰体尾切除术。对于直径小于 2cm 的孤立性腺瘤可采用肿瘤摘除术，对于复发的单一胰岛素瘤或多个腺瘤，可采用部分胰腺切除术。位于胰头钩突部的巨大肿瘤、多发肿瘤和恶性胰岛素瘤可采用胰十二指肠切除术。MEN1 患者恶性肿瘤和多发性的比例高，复发风险大，在 MEN1 患者中选择最佳的手术方法包括部分 / 全部胰腺切除术。在胰岛细胞增生症患者中，梯度定向切除 85%～90% 的胰腺可以解除症状。20 余年来，腹腔镜技术越来越多应用于胰岛素瘤切除术，腹腔镜手术主要适用于既往无胰腺手术史、肿瘤位于胰体尾部或胰头浅表部位的患者，术中采用腹腔镜超声可以增加手术的成功率，相对于传统的开腹手术，腹腔镜手术的创伤较小、并发症更低，但部分术中不能定位或需要更广泛手术时常转开腹手术。手术的主要并发症包括急性胰腺炎（13%）、伤口感染（11%）、瘘管（9%）和假囊肿（4%），与手术的程度有关。胰岛素瘤患者再次手术的并发症发生率更高（55%～60%）。由于正常胰岛功能被长期抑制，通常术后会出现短暂的高血糖症，并持续 2～3 周。永久性糖尿病可发生在部分胰腺切除后。

（二）药物

对于等待手术或不适合手术、手术失败、拒绝手术治疗或转移性恶性胰岛素瘤和多次复发的难治性的患者，可以给予药物治疗。

1. 控制症状的药物

（1）二氮嗪：二氮嗪通过激活胰腺 β 细胞中的 ATP 依赖性钾通道而抑制胰岛素释放，此外还可以增加肝糖异生并抑制肌肉糖利用，从而缓解胰岛素瘤患者的低血糖，其临床应用超过 30 年。一般从每日 50～300mg 起始，逐渐加量到每日最大剂量 600mg，副作用包括液体潴留、多毛、头痛、皮疹和胃肠紊乱，长期使用的安全性尚可。

（2）生长抑素类似物（SSA）：生长抑素是胰腺 δ 细胞产生的旁分泌调节胰岛素和胰高血糖素的因子，其受体有 SSTR1—5 五个亚型，良性胰岛素瘤表达的主要是 SSTR2，在分化不好的具有侵袭性的胰岛素瘤中 SSTR5 丰度较高。奥曲肽和兰瑞肽对 SSTR2 具有强亲和力，因此可以抑制胰岛素瘤的胰岛素分泌缓解低血糖。值得注意的是，生长抑素类似物（特别是长效制剂）可能会由于抑制胰高血糖素和生长激素等反调节激素而导致低血糖症的反常恶化。对于恶性胰岛素瘤的 SSTR5 表达明显高于 SSTR2，新型的生长抑素类似物帕瑞肽（SSTR5 高亲和力）可能有效，但目前帕瑞肽并没有批准用于胰岛素瘤的治疗。

（3）糖皮质激素：在难治性低血糖症中可以短期使用糖皮质激素，通过抑制胰岛素释放和增加外周胰岛素抵抗，从而减少低血糖的发生。

2. 恶性胰岛素瘤的药物选择

（1）mTOR 受体抑制剂（mTOR receptor inhibitor）：依维莫司是目前临床上常用的 mTOR 抑制剂，依维莫司可以通过减少胰岛 β 细胞分泌胰岛素、阻断胰岛素信号通路增加肌肉和肝脏胰岛素抵抗和 Akt 介导的蛋白质合成抑制肿瘤细胞增殖等途径升高血糖，后者是其抑制肿瘤进展的主要机制。依维莫司的副作用包括皮疹、口腔炎、乏力和胃肠紊乱。

（2）酪氨酸激酶抑制剂（tyrosine kinase inhibitor, TKI）：舒尼替尼是一种多靶点的口服 TKI，目前已经批准用于转移性恶性胰腺神经内分泌肿瘤，包括恶性胰岛素瘤，可以改善生存期。舒尼替尼并不会直接升高血糖，其副作用是黏膜炎、皮疹和手足综合征，常见的不良反应还有腹泻、恶心、呕吐和乏力等。

（3）化疗：对于部分增殖较快、进展快速的恶性胰岛素瘤，细胞毒性药物较 SSA 和分子靶向药物具有更好的缩减肿瘤作用。5-氟尿嘧啶、阿霉素和链脲菌素是常用的几种无法手术的恶性胰岛素瘤的治疗药物。

（4）放射性核素肽受体介导治疗（peptide receptor radionuclide therapy, PRRT）：PRRT 治疗恶性胰岛素瘤的机制是通过放射性核素标记的多肽激素与肿瘤细胞表面的 SSTRs 的结合，产生的局部射线作用于肿瘤细胞达到清除的目的。目前使用最多的包括钇 -90（^{90}Y）和镥 -177（^{177}Lu）核素标记的生长抑素类似物（^{90}Y-DOTATOC 和 ^{177}Lu-DOTA-TATE）。在采用 PRRT 之前需要 ^{111}In-奥曲肽或 ^{68}Ga-DOTA-TATE 扫描以确认肿瘤细胞有 SSTR 的表达。PRRT 的副作用总体上可以耐受，急性的副作用一般较轻包括恶心和胃肠紊乱，少见的严重副作用是严重的骨髓疾病，包括全血细胞减少、急性骨髓性白血病、骨髓增生异常综合征等，部分患者还会出现肾毒性损害。

（三）局部治疗

1. 消融治疗　通过内镜引导或经皮穿刺在肿瘤局部放射清除肿瘤细胞是一种有效的治疗胰岛素瘤的微创手段。EUS 引导下无水乙醇注射（EA）是近年兴起的一种除外科手术外可选择的一种有价值的胰岛素瘤的新治疗方式，通过内镜超声引导下在肿瘤内注射无水乙醇使肿瘤细胞膜发生裂解和坏死，从而使破坏高功能肿瘤细胞使胰岛素分泌减少和纠正低血糖。EA 的常见副作用是上腹痛、局部出血和一过性的淀粉酶升高，严重的并发症是胰腺炎。EA 作为一种新兴的治疗方法，远期疗效尚需更多研究去证实，包括无水酒精注射的量和复发率的关系等。有报道 EA 治疗良性胰岛素瘤的成功率达 85%，随访复发率 15%。

2. 栓塞治疗　在恶性胰岛素瘤肝脏转移且瘤负荷较大的患者中，采用肝切除和肝动脉栓塞（局部栓塞、化疗栓塞和放射性栓塞）可以改善部分临床症状。外周动脉选择性栓塞可以造成肿瘤暂时但非完全性缺血从而短期控制肿瘤的进展。目前尚缺乏随机对照比较转移性胰岛素瘤局部治疗、姑息性肝手术或药物治疗的疗效差异的研究。转移性恶性胰岛素瘤以肝外转移为主时，可以先进行全身化疗或 PRRT 后再行局部栓塞联合 SSA 治疗。

八、治疗后监测和随访

胰岛素瘤的平均治愈率为 93%，复发率为 7.2%。手术后定期（3、6、12 个月，随后每年 1 次）的随访是很重要的，尤其是对复发率较高的恶性胰岛素瘤和 MEN1 型患者。根据美国国家综合癌症网络（National Comprehensive Cancer Network, NCCN）制定了胰岛细胞瘤治疗后监测的共识指南，随访内容包括病史采集与体格检查、肿瘤标志物检测以及 CT、MRI 检查。如果 20 年内未出现复发，那么随后的复发概率极低。

胰岛素瘤的诊治流程见图 7-10-1。

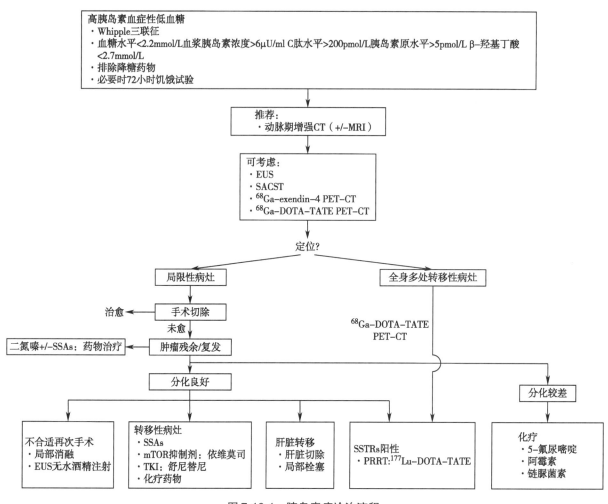

图 7-10-1　胰岛素瘤诊治流程

（温俊平）

参 考 文 献

[1] de Herder WW, Rehfeld JF, Kidd M, et al. A short history of neuroendocrine tumours and their peptide hormones, Best Pract Res Clin Endocrinol Metab, 2016, 30（1）：3-17.

[2] Mehrabi A, Fischer L, Hafezi M, et al. A systematic review of localization, surgical treatment options, and outcome of insulinoma. Pancreas, 2014, 43（5）：675-686.

[3] Pattison DA, Hicks RJ. Molecular imaging in the investigation of hypoglycaemic syndromes and their management, Endocr Relat Cancer, 2017, 24（6）：R203-R221.

[4] Brown E, Watkin D, Evans J, et al. Multidisciplinary management of refractory insulinomas, Clin Endocrinol（Oxf）, 2018, 88（5）：615-624.

[5] Service FJ, McMahon MM, O'Brien PC, et al. Functioning insulinoma--incidence, recurrence, and long-term survival of patients: a 60-year study. Mayo Clin Proc, 1991, 66（7）：711-719.

[6] Jensen RT, Berna MJ, Bingham DB, et al. Inherited pancreatic endocrine tumor syndromes: advances in molecular pathogenesis, diagnosis, management, and controversies. Cancer, 2008, 113（7 Suppl）：1807-1843.

[7] van Heerden JA, Churchward MM. Dr Dickinson Ober Wheelock--a case of sporadic insulinoma or multiple endocrine neoplasia type 1. Mayo Clin Proc, 1999, 74（7）：735-738.

[8] Wilder RM, Power MH. Carcinoma of the islands of the pancreas. JAMA, 1927, 89（5）：348-355.

[9] Wermer P. Genetic aspects of adenomatosis of endocrine glands. Am J Med, 1954, 16(3): 363-371.

[10] Placzkowski KA, Vella A, Thompson GB, et al. Service, Secular trends in the presentation and management of functioning insulinoma at the Mayo Clinic, 1987-2007. J Clin Endocrinol Metab, 2009, 94(4): 1069-1073.

[11] Mehrabi A, Fischer L, Hafezi M, et al. A systematic review of localization, surgical treatment options, and outcome of insulinoma. Pancreas, 2014, 43(5): 675-686.

[12] 杨志英, 刘展, 赵平, 等. 国内近 20 年胰岛素瘤的回顾分析. 中华医学杂志, 2001, 81(12): 757-758.

[13] Creutzfeldt W, Arnold R, Creutzfeldt C, et al. Biochemical and morphological investigations of 30 human insulinomas. Correlation between the tumour content of insulin and proinsulin-like components and the histological and ultrastructural appearance. Diabetologia, 1973, 9(3): 217-231.

[14] Rizza RA, Haymond MW, Verdonk CA, et al. Pathogenesis of hypoglycemia in insulinoma patients: suppression of hepatic glucose production by insulin. Diabetes, 1981, 30(5): 377-381.

[15] Fonseca V, Ames D, Ginsburg J. Hypoglycaemia for 26 years due to an insulinoma. J R Soc Med, 1989, 82(7): 437-438.

[16] 赵玉沛, 丛林, 张太平. 胰岛素瘤 404 例诊治分析. 中国实用外科杂志, 2008, 28(5): 357-359.

[17] Jensen RT, Cadiot G, Brandi ML, et al. Barcelona Consensus Conference, ENETS Consensus Guidelines for the management of patients with digestive neuroendocrine neoplasms: functional pancreatic endocrine tumor syndromes. Neuroendocrinology, 2012, 95(2): 98-119.

[18] Oberg K, Eriksson B. Endocrine tumours of the pancreas. Best Pract Res Clin Gastroenterol, 2005, 19(5): 753-781.

[19] Hofman MS, Hicks RJ. Changing paradigms with molecular imaging of neuroendocrine tumors. Discov Med, 2012, 14(74): 71-81.

[20] 罗亚平, 潘青青, 李方, 等. ^{68}Ga-exendin-4 PET-CT 诊断隐匿性胰岛素瘤的前瞻性队列研究. 中华外科杂志, 2018, 56(11): 1-6.

[21] Pattison DA, Hicks RJ. Molecular imaging in the investigation of hypoglycaemic syndromes and their management. Endocr Relat Cancer, 2017, 24(6): R203-R221.

[22] Nockel P, Babic B, Millo C, et al. Localization of Insulinoma Using 68Ga-DOTATATE PET/CT Scan. J Clin Endocrinol Metab, 2017, 102(1): 195-199.

[23] 陈家伦. 临床内分泌学. 上海: 上海科学技术出版社, 2011.

[24] Boukhman MP, Karam JH, Shaver J, et al. Insulinoma-experience from 1950 to 1995. West J Med, 1998, 169(2): 98-104.

[25] Brown E, Watkin D, Evans J, et al. Cuthbertson, Multidisciplinary management of refractory insulinomas, Clin Endocrinol(Oxf), 2018, 88(5): 615-624.

[26] Abell SK, Teng J, Dowling A, et al. Prolonged life-threatening hypoglycaemia following dose escalation of octreotide LAR in a patient with malignant polysecreting pancreatic neuroendocrine tumour. Endocrinol Diabetes Metab Case Rep, 2015, 2015: 140097.

[27] Mele C, Brunani A, Damascelli B, et al. Non-surgical ablative therapies for inoperable benign insulinoma. J Endocrinol Invest, 2018, 41(2): 153-162.

第十一章　胰岛素自身免疫综合征

胰岛素自身免疫综合征(insulin autoimmune syndrome，IAS)是一种罕见的低血糖症原因，其特征是在无接触外源性胰岛素的情况下出现的针对自身胰岛素抗体的综合征。胰岛素自身免疫综合征(IAS)又称为 Hriata 病，是一种低血糖症的少见原因，在 1970 年首次由 Hriata 提出，其特征是在没有外源性胰岛素的作用下，自身针对内源性胰岛素产生的抗体。在日本，IAS 被认为是继胰岛素瘤以及胰腺外肿瘤引起自发性低血糖的第三大原因。在医学文献中(1970—2007.11)，已报道的 380 例 IAS 诱导的自发性低血糖病例中，有90% 是日本人。如今 IAS 也常出现在非亚洲人中越来越被世界公认。IAS 通常出现在成年人餐后低血糖(通常是 40 岁以后的患者)，也报道 IAS 患者在禁食和运动后出现低血糖的案例。IAS 的发生没有性别的差异，常合并有自身免疫性疾病，如 Graves 病、系统性红斑狼疮、类风湿性关节炎、单克隆丙种球蛋白血症、黑棘皮病及雄激素过多症等。IAS 患者中约有一半的患者报道有药物接触史，其中超过 90% 的患者使用药物中含有巯基。甲巯咪唑是最常涉及的药物，其他包括谷胱甘肽、普鲁卡因胺、异烟肼、肼屈嗪、卡托普利、地尔硫䓬、金硫葡萄糖、甲苯磺丁脲、干扰素、青霉素等。近年来有研究发现用来治疗糖尿病周围神经病变和肥胖的药物 α 硫辛酸也与 IAS 有关，迄今为止已有 27 例由 α 硫辛酸诱发的 IAS 病例在文献中有描述，18 例来自日本，9 例来自其他国家。也有少数病例报道使用质子泵抑制剂，如奥美拉唑、泮托拉唑而引起 IAS 的报道。近来也有研究发现某些中药膏方有可能诱发 IAS，似与膏方内含有巯基的中药成分有关。我国鲁扬等曾报道了 1 例女性患者因使用中药膏方(内含地龙、山药、桃仁等药材)调理身体后出现胰岛素自身免疫综合征的情况，研究发现这种药膏方的药材都含有巯基，是诱发患者患病的主要原因。最近研究表明白蛋白具有半胱氨酸残基(Cys34)，与 α 硫辛酸相似具有很强的还原能力，Kamei 等描述了 1 个发生 IAS 的病例，患者没有服用含有巯基的药物，但服用了白蛋白。

一、临床特点

我国由于该病发病率低，文献多为个案报道，综合其临床特点为：

(1) 各型糖尿病患者均可发病，但常见于非糖尿病患者自发出现低血糖的人群；

(2) 好发于成年人(特别是年龄大于 40 岁的患者)，男女发病率相同；

(3) 常于餐后、空腹、清晨、夜间出现低血糖症，如乏力、头晕、心悸、视物模糊、意识障碍等低血糖症状；

(4) 血浆胰岛素水平显著升高，通常大于 1 000pmol/L，空腹胰岛素与空腹 C 肽比值大于 1，OGTT 检测常显示 1 小时、2 小时血糖多升高，3 小时后常出现低血糖，表现为高低血糖交错；

(5) 排除外源性胰岛素及药物使用史；或合并有自身免疫性疾病(系统性红斑狼疮、类风湿性关节炎、Graves 病等)或单克隆丙种球蛋白病等；

(6) IAS 患者自身抗体阳性，但也有文献报道胰岛素自身抗体为阴性的 IAS 病例；

(7) 此外，也有报道针对靶细胞表面的胰岛素受体的抗体(IRA)阳性，称为 B 型胰岛素抵抗综合征(TBIRS)，较罕见。

二、发病机制

目前 IAS 引起低血糖的确切机制尚不清楚。

最被广泛接受的机制是血浆葡萄糖浓度与内源性胰岛素分泌不匹配。由于胰岛素自身抗体与胰岛素之间呈可逆性结合，进食或口服葡萄糖负荷后，血液中的葡萄糖浓度上升，刺激了内源性胰岛素的分泌，而体内的这些胰岛素自身抗体与胰岛素可逆性结合使他们无法发挥作用，持续性的高糖水平不仅能促进胰岛素的持续性释放，也可能解释 IAS 患者常伴有高糖化血红蛋白，随着血浆葡萄糖浓度最终下降，胰岛素分泌也消退，总胰岛素水平降低。同时，胰岛素分子自发的从糖尿病自身抗体中分离，这突然升高的胰岛素水平与血浆葡萄糖水平不相符合，最终引起了低血糖。胰岛素自身抗体有一个高结合能力和低亲和力，这也是其易引发低血糖症状的原因。

有研究发现，含有巯基的药物能通过促使胰岛素分子之间的二硫键形成而诱导自身抗体的形成并增强其免疫原性，然而潜在的病理生理学机制仍然不清楚。

其次自身免疫性疾病例（如系统性红斑狼疮及风湿性关节炎等）也可能诱发自身抗体产生而导致 IAS 的形成，提示该病与自身免疫功能紊乱有关；

在血液病的情况下，许多研究报告的病理生理学不同于已提出的经典机制。第一例与 IAS 相关的骨髓瘤发生在 1972 年。此后又报道了 10 例与骨髓瘤相关的 IAS。在这种罕见的情况下——以多发性骨髓瘤为特征的单克隆疾病的环境中——可能是 B 淋巴细胞克隆产生的单克隆抗体与自身抗原相互作用的结果。如果单克隆抗体与自身抗原具有足够的亲和力，则可导致临床综合征，这也是多发性骨髓瘤导致 IAS 的原因。

三、基因背景

研究表明 IAS 异常与 HLA 单体型突变有关，大多数 IAS 病例，特别是日本患者存在 *HLADRB1*0406* 单体基因型，这种基因型结构提示该携带者为 IAS 高危人群。近来也有研究发现少数 IAS 患者存在 *DRB1*0403*、*DRBI*0407*、*DRBI*15* 以及 *HLA-DRB1*1104* 单体基因型，这种发现说明 IAS 的基因谱似乎存在更多的异构性，研究同时也发现在 HLA-DR 分子第 74 号位置上形成的谷氨酸与 IAS 中胰岛素自身抗体产生密切相关。

IAS 的一个显著特征是空腹胰岛素的检测结果通常超过 1 000pmol/L，其次是胰岛素自身抗

体检测阳性，因为对于胰岛素瘤来说，血浆胰岛素高达这个水平是非常罕见的。胰岛素和 C 肽等比例从胰腺 β 细胞中分泌，然而他们的代谢途径却不同，胰岛素主要通过肝脏代谢，而 C 肽则主要通过肾脏代谢，因此代谢速度也更慢，不同的代谢途径导致了他们有不同的半衰期。通常胰岛素的半衰期为 5～10 分钟，而 C 肽的半衰期为 30～35 分钟，因此尽管他们是等比例分泌，胰岛素与 C 肽摩尔比率通常是小于 1。由于胰岛素自身抗体同时也能与胰岛素原结合，因此 IAS 患者的免疫活性胰岛素包括游离胰岛素、与胰岛素自身抗体结合的胰岛素以及与胰岛素自身抗体结合的胰岛素原。对于 80% 的患者来说，IAS 只是一个短暂的状态，在诊断的 1～3 个月内都能自发缓解。建议患者少食多餐，食用低糖水化合物的食物以避免餐后高血糖从而刺激胰岛素分泌。

四、诊断

IAS 的诊断通常比较困难，为了得到正确的诊断，获取患者的详细病史是至关重要的，包括年龄、性别、种族、自身免疫性和 / 或血液病的个人史、家族史，是否使用药物和任何保健品、有无伴随病毒或细菌感染、低血糖发作的模式（禁食或餐后）及其对糖的反应。Feng 等和他的同事描述 1 例使用格列齐特治疗 2 型糖尿病患者并发生 IAS 的事件，该患者无外源性胰岛素使用史，需要注意的是格列齐特是一种磺酰脲类药物，可导致低血糖症并引起高水平胰岛素和 C 肽，因此确定低血糖是否由 IAS 引起的并据此治疗患者是一项挑战。

五、鉴别诊断

IAS 主要须与胰岛素瘤、B 型胰岛素抵抗综合征（type B insulin resistance syndrome, TBIR）相鉴别。胰岛素瘤患者的胰岛素一般不超过正常的 10 倍、胰岛素 /C 肽摩尔比 <1、胰岛素抗体（IAA）多为阴性，胰腺影像学检查可见占位。TBIR 也可表现为严重低血糖发作并伴有自身免疫性疾病，但该病好发于中年黑人女性，常伴有难以控制的高血糖、严重胰岛素抵抗、黑棘皮病和高雄激素血症（女性），IAA 阴性、而胰岛素受体抗体呈阳性。

六、治疗

α-糖苷酶抑制剂可减缓食物吸收、避免刺激内源性胰岛素的产生，又可以延长食物吸收从而起到降低餐后早期高血糖的作用，即可"消峰去谷"。当然任何会影响自身抗体形成的药物都应该停止使用。其他治疗选择，如糖皮质激素（口服泼尼松30~60mg/d，并用小剂量5mg维持）及免疫抑制剂作为一种辅助治疗，其疗效是肯定的，特别是在病情比较危重的情况下。日本的一项研究显示，糖皮质激素在治疗IAS的过程中能有效减少胰岛素结合位点的数量，从而减少低血糖症的发生；二氮嗪、部分胰腺切除（通过限制胰岛素分泌，从而减缓血浆中胰岛素水平），以及血浆置换（减少血浆中胰岛素抗体水平）在IAS的管理中都取得成效。值得注意的是，在文献中有一些关于IAS患者被误诊为胰岛素瘤而进行胰腺手术的报道，近来也有越来越多类似的文献相继报道，1例IAS经手术组织学检查发现胰岛增生，另1例IAS患者经胰腺活检证实为胰岛细胞增殖症。因此对于低血糖症提高IAS的诊断率可避免不必要的手术治疗。

IAS是一种罕见并且短暂存在的症状，在非糖尿病患者中出现自发性低血糖，应考虑该病的可能性；IAS的实验室检查结果常表现为胰岛素水平显著升高伴胰岛素与C肽的摩尔比大于1，胰岛素自身抗体阳性。因此，IAS的诊断要点就在于检测到高浓度的血清免疫活性胰岛素和高效价的自身抗体；其次详细的药物使用史，以及自身免疫性疾病和单克隆丙种球蛋白血症的病史，都应详细关注，尽管这些都不是诊断IAS的必备条件。

（陈　刚）

参 考 文 献

[1] Wong SL, Priestman A, Holmes DT. Recurrent hypoglycemia from insulin autoimmune syndrome. J Gen Intern Med, 2014, 29(1): 250-254.

[2] Su CT, Lin YC. Hyperinsulinemic hypoglycemia associated with insulin antibodies caused by exogenous insulin analog. Endocrinol Diabetes Metab Case Rep, 2016, 2016, pii: 16-0079.

[3] Chu JP, Zheng XW, Lu J, et al. Insulin-induced autoimmune syndrome: A case report. Exp Ther Med, 2016, 12(5): 3359-3362.

[4] Sahni P, Trivedi N, Omer A. Insulin Autoimmune Syndrome: a rare cause of postprandial hypoglycemia. Endocrinol Diabetes Metab Case Rep, 2016, 2016. pii: 16-0064.

[5] Jain N, Savani M, Agarwal M, et al. Methimazole-induced insulin autoimmune syndrome. Ther Adv Endocrinol Metab, 2016, 7(4): 178-181.

[6] Uchigata Y, Hirata Y, Iwamoto Y. Drug-induced insulin autoimmune syndrome. Diabetes Res Clin Pract, 2009, 83(1): e19-20.

[7] 鲁扬，宣丽萍，姜宏伟，等. 一例可能与服用中药膏方有关的胰岛素自身免疫综合征. 中华内分泌代谢杂志, 2017, 33(12): 1047-1049.

[8] Kamei S, Kaneto H, Shigemoto R, et al. Human serum albumin: Possible cause of insulin autoimmune syndrome. J Diabetes Investig, 2016, 7(6): 919-920.

[9] Church D, Cardoso L, Bradbury S, et al. Diagnosis of insulin autoimmune syndrome using polyethylene glycol precipitation and gel filtration chromatography with ex vivo insulin exchange. Clin Endocrinol(Oxf), 2017, 86(3): 347-353.

[10] 袁涛，夏维波，赵维纲，等. 胰岛素自身免疫综合征5例诊治分析并文献复习. 北京医学, 2013, 35(2): 94-98.

[11] 陈敏，窦京涛，王先令，等. 胰岛素自身免疫综合征临床特征及随访资料分析并文献复习. 中华内分泌代谢杂志, 2012, 28(10): 813-816.

[12] Lupsa BC, Chong AY, Cochran EK, et al. Autoimmune forms of hypoglycemia. Medicine(Baltimore), 2009, 88(3): 141-153.

[13] Ismail AA. The insulin autoimmune syndrome(IAS) as a cause of hypoglycaemia: an update on the pathophysiology, biochemical investigations and diagnosis. Clin Chem Lab Med, 2016, 54(11): 1715-1724.

[14] Censi S, Mian C, Betterle C. Insulin autoimmune syndrome: from diagnosis to clinical management. Ann Transl Med, 2018, 6(17): 335.

[15] Shenoy K, Boloor A, Pai S, et al. Unusual presentation of multiple myeloma. Indian J Cancer, 2010, 47(3): 347-348.

[16] Arzamendi AE, Rajamani U, Jialal I. Pseudoinsulinoma in a white man with autoimmune hypoglycemia due to anti-insulin antibodies: value of the free C-Peptide assay. Am J Clin Pathol, 2014, 142(5): 689-693.

[17] Yamada T, Imai J, Ishigaki Y, et al. Possible relevance of HLA-DRB1*0403 haplotype in insulin autoimmune syndrome induced by alpha-lipoic acid, used as a dietary supplement. Diabetes Care, 2007, 30(12): e131.

[18] Uchigata Y, Hirata Y, Omori Y, et al. Worldwide differences in the incidence of insulin autoimmune syndrome (Hirata disease) with respect to the evolution of HLA-DR4 alleles. Hum Immunol, 2000, 61(2): 154-157.

[19] Alves C, Constanca J, de Leon DD, et al. A novel atypical presentation of insulin autoimmune syndrome (Hirata's disease) in a child. J Pediatr Endocrinol Metab, 2013, 26(11-12): 1163-1166.

[20] Ismail AA. The insulin autoimmune syndrome (IAS) as a cause of hypoglycaemia: an update on the pathophysiology, biochemical investigations and diagnosis. Clin Chem Lab Med, 2016, 54(11): 1715-1724.

[21] Saxon DR, Mcdermott MT, Michels AW. Novel management of insulin autoimmune syndrome with rituximab and continuous glucose monitoring. J Clin Endocrinol Metab, 2016, 101(5): 1931-1934.

[22] Feng X, Yuan L, Hu Y, et al. Gliclazide-Induced Insulin Autoimmune Syndrome: A Rare Case Report and Review on Literature. Endocr Metab Immune Disord Drug Targets, 2016, 16(4): 230-234.

[23] Ohtsuka Y, Kondo T, Shimada M, et al. Erythrocyte insulin receptor in insulin autoimmune syndrome: effects of corticosteroid therapy. Tohoku J Exp Med, 1987, 151(2): 181-190.

[24] Woo CY, Jeong JY, Jang JE, et al. Clinical features and causes of endogenous hyperinsulinemic hypoglycemia in Korea. Diabetes Metab J, 2015, 39(2): 126-131.

第八篇　多发性内分泌腺瘤病

一、前言

多发性内分泌腺瘤病（multiple endocrine neoplasia，MEN）是一类常染色体显性遗传性疾病，临床表现为同一患者同时或先后出现两个或两个以上的内分泌腺的肿瘤或增生。根据病变的不同组合，MEN 可分为 MEN1、MEN2 及 MEN 混合型，MEN2 又分为 MEN2A、MEN2A 变异型及 MEN2B 三个亚型。本篇重点介绍 MEN1 和 MEN2 这两种相对常见的类型。

二、概念和分类

（一）历史回顾

有关这类疾病的描述，最早见于 20 世纪初，因其可累及多个内分泌器官，并产生多种激素分泌过多的综合征，故被称为 MEN 综合征。随后该综合征被分为 MEN1 和 MEN2 两种主要类型。1950 年以前，尽管 MEN 的个案报道在文献中随处可见，但对这类综合征及其所呈现的家族遗传特征的本质却并不清楚。

1950—1980 年间，随着激素测定技术的发展、影像学和组织病理学技术的进步、遗传性疾病认识水平的提高，使这类综合征能够被更精确地描述，从而推动了诊断和治疗策略的进展。因此人们逐渐认识到，MEN 是在某些家系中规律发生的一系列特定的内分泌肿瘤，并且特定激素分泌过多及其相应的临床综合征与特定肿瘤细胞类型相关。在这个阶段中，已有学者首次提出采用激素测定可对这类综合征的特定肿瘤组分进行确定，希望更早发现这类疾病能够改变其发展进程。譬如，测定催乳素以识别垂体微腺瘤、测定胃泌素和胰岛素以识别胰十二指肠内分泌肿瘤、测定肾上腺素或其代谢产物以识别肾上腺髓质肿瘤，测定降钙素以识别甲状腺髓样癌（MTC）。因此，放射免疫分析技术的发展使 MEN 得以早期精准诊断，在某些病例中还可使受累器官有机会进行根治性手术切除。

与此同时，对 MEN 的认识水平也在逐步提高。MEN 综合征主要包括 MEN1 和 MEN2 两种类型，但 MEN 综合征至少包括六种类型：MEN1、MEN2、希佩尔 - 林道病（von Hippel-Lindau disease，VHL 病）、神经纤维瘤病 1 型（NF1）、卡尼综合征（CNC）、纤维性骨营养不良综合征（MAS）等。前 5 种类型为种系突变，呈常染色体显性遗传。MAS 则是由于胚胎极早期的体细胞突变所致，从而使多种内分泌和非内分泌细胞类型受累。

阐释 MEN 综合征的遗传学机制始于 20 世纪 80 年代。通过经典的连锁分析技术，业已明确 MEN1、MEN2、MEN4、VHL 病、NF1 及 CNC 的致病基因。1987 年至 1993 年，这些疾病的致病基因先后被定位克隆。分子遗传学研究证实，每种综合征的临床表型通常由单一基因突变所致，但 MEN1 和 CNC 可出现例外，这两者在不同染色体位点上可能存在第二个基因突变。在 MEN2 和 VHL 病中，致病基因的特定突变决定了相应的独特临床表型，随着基因诊断技术的提高和普及，对疾病的理解不断深入，特定基因突变的位点能够在一定程度上预测疾病表型遗传外显率，确定特定表型的发病风险，并根据基因型确定优化干预措施。对于 MEN2 而言，遗传学缺陷的发现已驱动了针对突变信号转导通路异常激活的靶向治疗药物的研发，进而开展药物逆转恶性肿瘤生长的临床研究。此外，对于大多数这类疾患而言，同一基因的突变也可见于相同类型的散发性肿瘤，提示这些基因在内分泌肿瘤和非内分泌肿瘤中具有更广泛的意义。

MEN 综合征的分子异常是人类肿瘤中所发现的致病基因异常的典型代表，其中 MEN1、VHL 病、CNC 及 NF1 是由失活突变所致，而 MEN2 和 MAS 则是由激活突变所致。

（二）临床和病理分类

根据病变的不同组合，MEN 可分为 MEN1、MEN2 及 MEN 混合型。MEN1 又称 Wermer 综合征，以甲状旁腺、胰十二指肠及垂体的内分泌肿瘤为特征（表 8-0-1）。MEN2 以同一个患者出现 MTC、嗜铬细胞瘤及其他内分泌组织的增生和 / 或肿瘤为特征。根据临床表现、病理特点及分子遗传学的不同，MEN2 又可分为 3 种亚型：MEN2A、MEN2A 变异型及 MEN2B。MEN2A 又称西普勒（Sipple）综合征，以 MTC、嗜铬细胞瘤及甲旁亢为特征。MEN2A 变异型包括家族性 MTC（FMTC）、MEN2A 伴皮肤淀粉样苔藓、MEN2A（或 FMTC）伴希尔施普龙（Hirschsprung）病。MEN2B，旧称 MEN3 型或黏膜神经瘤综合征，以黏膜神经瘤、MTC、嗜铬细胞瘤及类马方体型为特征（表 8-0-2）。MEN 混合型包括重叠综合征、家族性的两个或两个以上内分泌腺瘤病（VHL 病、NF1 及 CNC）。重叠综合征包括 MEN2 合并胃泌素瘤、MEN2A 合并催乳素瘤、MEN1 合并神经垂体肿瘤、MEN1 合并嗜铬细胞瘤、MEN1 或 MEN2B 伴结肠腺瘤样息肉等。此外，也有人建议将 MAS 归入 MEN 中。

表 8-0-1 成年人 MEN1 的病变组合及其特征

肿瘤类型	外显率
内分泌器官	
甲状旁腺	
腺瘤（或增生）	95%
胰十二指肠	
胃泌素瘤	40%
胰岛素瘤	10%
无功能性腺瘤（包括胰多肽瘤）	20%
其他（胰高血糖素瘤、VIP 瘤等）	每种肿瘤均 <1%
垂体	
催乳素瘤	25%
无功能性腺瘤	10%
生长激素 + 催乳素混合瘤	10%
生长激素瘤	5%
ACTH 瘤	2%
前肠类癌	
胸腺类癌（多为无功能性）	2%
支气管类癌（多为无功能性）	4%
胃肠道嗜铬样细胞肿瘤（多为无功能性）	10%
肾上腺	
无功能性肾上腺皮质腺瘤	30%
功能性肾上腺皮质腺瘤或腺癌	2%
嗜铬细胞瘤	<1%
非内分泌器官	
面部血管纤维瘤	85%
胶原瘤	70%
脂肪瘤	30%
平滑肌瘤（包括子宫平滑肌瘤）	25%
脑膜瘤	5%

注：VIP——血管活性肠肽；ACTH——促肾上腺皮质激素。

表 8-0-2 MEN2 的病变组合及其特征

MEN2A	MEN2A 变异型	MEN2B
甲状腺髓样癌（100%）	家族性甲状腺髓样癌（FMTC）	甲状腺髓样癌（100%）
嗜铬细胞瘤（50%）	MEN2A 伴皮肤淀粉样苔藓	嗜铬细胞瘤（50%）
甲状旁腺肿瘤或增生（10%～35%）	MEN2A（或 FMTC）伴 Hirschsprung 病	没有甲状旁腺疾病类马凡体型（>95%）肠道神经节瘤病和黏膜神经瘤（98%）

三、流行病学

MEN 综合征是一类少见疾病，国内目前尚缺乏流行病学数据。国外尸检资料显示，人群中 MEN1 的患病率大约是 22/10 000，而经生化检测证实的患病率则较低，约为（1～1.75）/100 000。在原发性甲旁亢患者中，MEN1 所占比例约为 1%～5%。因此，按照原发性甲旁亢的患病率进行估算，MEN1 的患病率为（1.5～3）/10 000。据估计，MEN2 在人群中的患病率约为 1/30 000，其中 80% 以上是 MEN2A。

VHL 病的患病率约为（1.3～5.8）/10 000，平均发病年龄为 26.2～30.9 岁，到 60 岁时其外显率为 97%。NF1 在人群中的患病率约为 1/3 000～1/2 000，其中母系遗传占 68.6%，父系遗传占 31.4%。MAS 的患病率估计在（1～10）/100 万之间，女性高于男性。

四、分子遗传学和发病机制

早在 1950—1980 年期间，就已经认识到 MEN1、MEN2、VHL 病、NF1 及 CNC 在家系中以常染色体显性方式遗传。之后，随着分子生物学技术的发展，MEN 综合征各种类型的致病基因陆续被定位克隆。

（一）MEN1

其发病与抑癌基因 *MEN1* 的突变或杂合性缺失有关。该基因定位于第 11 对染色体长臂（11q13）上，全长 9.8kb，包含 10 个外显子，编码一个由 610 个氨基酸组成的蛋白质 menin。该蛋白在几乎所有组织中都有表达，具有抑制肿瘤的作用。研究证实，menin 是一个与 JunD 等转录因子相互作用的核蛋白。然而，menin 抑制肿瘤的分子机制及其在 MEN1 发生中的意义尚未完全阐明。menin 可能通过与 JunD 结合，从而阻断活化蛋白 -1（AP-1）促进细胞增殖的作用；也可通过与 Smad1、Smad3、Smad5 等转录因子的相互作用，进而阻断转化生长因子（TGF）的信号转导。此外，menin 还可参与端粒酶的调节。基因敲除小鼠模型显示，men1 基因敲除杂合子小鼠出生时与野生型未见显著差异，但 8 周龄时可出现内分泌组织增生，12 周龄时出现内分泌肿瘤，累及甲状旁腺、胰腺、垂体等。

迄今为止，在 MEN1 患者中已发现 400 余种 MEN1 基因突变，其中 21% 为无义突变，53% 为插入或缺失突变，7% 是剪切位点突变，19% 是错义突变，大部分突变都造成 menin 的缺乏或失活。MEN1 基因突变位点分布广泛，尚未发现相对集中的突变类型，也未发现 MEN1 中基因型与表现型或肿瘤侵袭性之间存在明确的相关性。此外，有较高比例的散发性甲状旁腺肿瘤、胰腺内分泌肿瘤及类癌亦可存在 MEN1 基因突变。

约 85% 的 MEN1 患者可以检测到 MEN1 基因突变，2006 年 Pellegata 等在无 MEN1 基因突变的一例 30 岁的 MEN1 表现的患者（垂体生长激素瘤、甲状旁腺功能亢进症），检测到位于 12p13.1 的周期蛋白依赖性激酶抑制因子 1B（cyclin-dependent-kinase inhibitor 1B，CDKN1B）的种系杂合突变，在其亲属中也发现携带者有神经内分泌肿瘤。此后又陆续报道了几个家系存在 CDKN1B 的杂合突变，患者多数先后出现垂体腺瘤、甲状旁腺功能亢进、嗜铬细胞瘤和胃肠道的神经内分泌肿瘤、类癌等，与 MEN1 临床表现相似，有人将其命名为 MEN4，目前多数教科书仍然未将此型单独列出。

（二）MEN2

其发病与 RET 的激活突变有关。该基因定位于第 10 对染色体长臂靠近着丝点处（10q11.2），全长 60kb，包含 21 个外显子，编码产物为 1 100 个氨基酸残基组成的酪氨酸激酶受体蛋白 RET。RET 在神经嵴起源的许多组织中均有表达，其中包括甲状腺 C 细胞、肾上腺髓质、交感神经和副交感神经、肠道神经节等。它常与胶质细胞源性神经营养因子（GDNF）的受体 α（GDNFR-α）偶联形成一个多亚基受体。在正常情况下，当 GDNF 与其受体结合后，才能形成 RET 受体二聚体和发生自身磷酸化，进一步激活下游信号转导通路，参与调控细胞生长和分化。

大约 98% 的 MEN2 患者中存在 RET 基因的种系突变，位于第 10、11、13、14、15 及 16 外显子。这些突变主要是错义突变，可分成两大类：一类影响富含半胱氨酸残基的细胞外结构域，另一类则影响细胞内酪氨酸激酶结构域。与 MEN1 不同，MEN2 中特定突变与临床表型存在高度相关性。在 RET 富含半胱氨酸的细胞外结构域中发生的错义突变（例如，第 10 外显子第 609、611、618、620、630 密码子和第 11 外显子第 634 密码子的突变）是造成大多数 MEN2A（93%～98%）和 FMTC（80%～96%）的原因，其中第 634 密码子发生任何错义突变的家系总会出现 MEN2A 或 MEN2A 变异型。这些突变使高度保守的半胱氨酸变成其他氨基酸，从而导致 RET 受体自发形成二聚体，引起受体中酪氨酸残基的自身磷酸化，并激活下游信号转导通路。另一方面，多数 MEN2B 与 RET 细胞内酪氨酸激酶结构域的突变有关。在超过 95% 的 MEN2B 患者中，携带有第 16 外显子第 918 密码子存在错义突变，该突变使蛋氨酸变成苏氨酸，导致在没有 RET 受体二聚体形成的情况下发生酪氨酸残基的自身磷酸化，从而激活下游信号转导通路。此外，3%～5% 的 FMTC 家系中没有发现上述结构域的任何点突变。在少数 FMTC 家系中，已发现密码子 768、790、791、804 及 891 的突变。

RET 基因突变激活 RET 受体的固有活性，促使 RET 酪氨酸激酶的活化，细胞内下游信号转导通路的激活启动了一系列级联反应，使细胞过度增殖，进而形成肿瘤。因此，RET 受体的激活是 MEN2 发病的关键环节。

（三）von Hippel-Lindau 病

由抑癌基因 VHL 的缺失或突变所致。该基因位于染色体 3p25.3，所编码的 VHL 蛋白是泛素连接酶蛋白复合体的重要组成部分，该复合体可与缺氧诱导因子 1（hypoxia-inducible factor-1，HIF-1）和 HIF-2 转录因子的 α 亚单位结合，使 HIF-1 和 HIF-2 的 α 亚单位泛素化和分离，进而被蛋白酶降解。当机体 VHL 蛋白缺失或功能不全或在缺氧环境时，HIF-1 和 HIF-2 的 α 和 β 亚单位结合稳定，不被降解，从而激活血管内皮生长因子（VEGF）、血小板衍生生长因子（PDGF）、TGF 等缺氧反应基因的表达，从而促进肿瘤形成。已有研究证实，在患有嗜铬细胞瘤的 VHL 病家系中，超过 40% 存在第 238 密码子的突变，提示具有该突变的家系应该常规进行嗜铬细胞瘤的筛查。此外，VHL 患者除 VHL 基因突变外，还常常伴有位于 11q13.3 的细胞周期蛋白 D1（cyclin D1，CCND1）基因突变，该突变仅见于合并嗜铬细胞瘤的患者。

（四）神经纤维瘤病 1 型

致病基因 NF1 位于染色体 17q11.2，全长约 350kb，编码由 2 818 个氨基酸残基组成的神经纤维瘤蛋白（neurofibromin），它是一种 ras 鸟苷三磷酸酶（GTP 酶）激活蛋白，其作用是加速对 p21 ras 的 GTP 水解。NF1 基因突变或等位基因缺失可导致神经纤维瘤蛋白的 GTP 酶激活功能的丧失，从而导致 p21 ras 激活、细胞增生及肿瘤形成。

（五）卡尼综合征

连锁分析显示，半数家系在染色体 2p16 发现一个易感位点，而剩余的大部分家系在 17q22-24 发现另一个易感位点。业已证实，编码蛋白激酶 A 调节亚基 1α（PRKA1A）的基因定位于 17q22-24 区域内，该基因失活突变和等位基因缺失可通过升高 cAMP 而引发特定组织的肿瘤发生。

（六）纤维性骨营养不良综合征

呈散发性，与胚胎极早期的体细胞出现 GNAS 基因的错义突变有关。该基因定位于 20q13.2，编码 Gs 蛋白 α 亚基。该基因的点突变使其编码产物第 201 位的精氨酸被组氨酸或半胱氨酸所替代，使 Gs 蛋白 α 亚基固有的 GTP 酶活性显著降低，引起腺苷酸环化酶的持续激活，导致 cAMP 水平增高，从而引发细胞异常增殖和自主性功能亢进。

五、病理学

在 MEN1 中，甲状旁腺是最常见的病变部位，通常 4 个甲状旁腺均受累，早期多为增生，诊断较晚者可为腺瘤或腺瘤样增生，几乎不会进展为甲状旁腺癌。胰十二指肠内分泌肿瘤是第二常见的病变部位，常为多发性腺瘤或腺癌，极少数

为增生。垂体瘤也是常见的病变组分，大多数是单个腺瘤，仅少数为增生。

在 MEN2 中，甲状腺髓样癌（MTC）是最常见和最早出现的病变，起源于甲状腺 C 细胞（滤泡旁细胞）。病理学上最早为 C 细胞局灶性增生，继之发展为结节性增生，随后转变为显微镜下可见的 C 细胞癌，最后形成肉眼可见的 C 细胞癌。C 细胞生长穿透滤泡基底膜是界定增生向癌转化的组织学变化。其主要特征为双侧性和多中心肿瘤。嗜铬细胞瘤也是 MEN2 的重要组分，其组织学演变过程类似 MTC，首先为局灶性增生，继之发展为弥漫性增生和嗜铬细胞瘤。甲状旁腺的病变相对较轻，其组织学演变过程类似 MTC 和嗜铬细胞瘤，即在甲状旁腺细胞增生的基础上形成腺瘤。

六、临床表现

（一）MEN1

MEN1 又称 Wermer 综合征，典型的临床表现包括甲状旁腺肿瘤或增生、胰十二指肠内分泌肿瘤及垂体瘤。然而，某些患者在一生中也不会出现所有上述三种肿瘤的表现。因此，MEN1 被定义为符合上述三种肿瘤中的至少两种。由于 MEN1 演进通常历经 30~40 年的时间，故其表现部分取决于本病何时被发现。

1. 甲旁亢　甲旁亢是 MEN1 最常见的临床表现。高钙血症可在青少年时期出现，而大多数患者到 40 岁才被发现。MEN1 中甲旁亢的表现与散发性甲旁亢者相似，早期患者可能仅有高钙血症和血中甲状旁腺激素（PTH）升高。由于 PTH 增高，可有骨痛、病理性骨折等。由于血钙升高，可出现肌无力、疲乏、便秘、恶心、呕吐、神经精神症状等。尿钙排泄增加，可引起泌尿系结石和肾性尿崩症。

MEN1 的甲旁亢与散发性甲旁亢存在一些不同。第一，两者的流行病学特征不同。MEN1 的甲旁亢较散发性甲旁亢发病年龄早（平均年龄分别为 25 岁与 55 岁），且没有性别差异（男女比例分别为 1:1 与 3:1）。第二，两者的甲状旁腺病理学不同。MEN1 患者进行甲状旁腺探查时，可发现多个甲状旁腺增大，且增大的程度极其不均匀。散发性病例通常为单个的甲状旁腺瘤。第

三，两者在甲状旁腺手术后的结局不同。MEN1患者首次手术中要探查每一个甲状旁腺，这会导致术后甲状旁腺功能减退症发生率增加。接受甲状旁腺次全切手术的MEN1患者，术后随访10年，约一半的患者甲旁亢会复发。散发性甲旁亢患者术后复发很罕见。第四，MEN1的甲旁亢几乎不会进展为甲状旁腺癌。

2. 胰十二指肠内分泌肿瘤 这是MEN1第二常见的表现，约60%～70%的MEN1患者会出现胰十二指肠内分泌肿瘤。其中胃泌素瘤最常见，胰岛素瘤次之，其他类型肿瘤罕见。肿瘤通常为多发性，可过度分泌各种激素，并进展为恶性。与MEN1其他肿瘤不同，胰腺内分泌肿瘤大约1/3表现为恶性特征，其中包括肝转移。约1//3的MEN1患者死于相关类型的癌症，尤其是胃泌素瘤。

（1）胃泌素瘤：MEN1中有胃泌素瘤者均同时伴有甲旁亢，该肿瘤是MEN1的主要死亡原因。胃泌素瘤的临床表现为佐林格-埃利森（Zollinger-Ellison）综合征，该综合征是由于胃泌素产生过多造成胃酸过度分泌所致。可反复出现严重的消化性溃疡，还可伴有腹泻和反流性食管炎。确诊依据是血清胃泌素升高，伴有基础胃酸分泌增加。值得注意的是，MEN1的胃泌素瘤通常伴有其他胰十二指肠内分泌肿瘤。MEN1的胃泌素瘤还有两个相对特异性的特征：①发病年龄较散发性者更早，平均提早十年；②肿瘤呈多发性，常位于十二指肠黏膜下层的小结节（<1cm），而在胰腺中则较少见。

（2）胰岛素瘤：只有10%～30%的MEN1患者会出现胰岛素瘤，因此胰岛素瘤很少是MEN1的首发症状。其临床特征与散发性者相似。主要表现为反复发作的低血糖症。确诊依据为低血糖发作时血清胰岛素、C肽及胰岛素原水平不适当升高。

（3）胰高血糖素瘤：罕见。表现为高血糖、厌食、舌炎、贫血、腹泻、静脉血栓形成、特征性的移行性坏死性皮肤红斑等。在出现临床症状时，胰高血糖素瘤通常体积较大，并已发生转移。

（4）血管活性肠肽瘤：又称为弗纳-莫里森（Verner-Morrison）综合征，罕见。主要表现为水泻、低血钾、低胃酸及代谢性酸中毒。因大量钾盐和HCO_3^-从粪便中丢失，常有严重低血钾和酸中毒。若腹泻引起低血镁，则虽有高血钙，仍可有手足搐搦。血管活性肠肽（VIP）有扩张血管的作用，可导致低血压和面部潮红。此外，约50%患者有高血钙，可能与肿瘤组织分泌甲状旁腺激素相关蛋白（PTHrP）有关。血清VIP水平显著升高是诊断的最直接证据。在出现临床症状时，VIP瘤通常体积较大，并已发生转移。

（5）胰多肽瘤：极罕见。虽有血清胰多肽升高，但常无特殊临床表现。甲旁亢患者可见胰多肽水平升高，其他胰腺内分泌肿瘤也可分泌胰多肽。因此，血清胰多肽升高虽不能代表胰多肽瘤的存在，却可能作为早期发现MEN1中存在胰腺内分泌肿瘤的标志物。

（6）其他：个别文献报道，某些肿瘤可分泌促肾上腺皮质激素（ACTH）、促肾上腺皮质激素释放激素（CRH）、生长激素释放激素（GHRH）、生长抑素、降钙素等其他激素。

3. 垂体瘤 见于约1/3的MEN1患者。大多数是单个腺瘤，仅少数为增生。常见的垂体瘤为催乳素瘤（60%）或无功能瘤（25%），较少见的垂体瘤为生长激素瘤（15%）或ACTH瘤（5%）。临床表现与散发性者相似，取决于垂体瘤的大小及其分泌功能。功能性垂体瘤可引起闭经、溢乳及高催乳素血症，还可引起肢端肥大症或库欣病等。大腺瘤还可出现头痛、视力障碍、视野缺损、垂体功能减退症等局部压迫相关性临床表现。

4. 其他相关肿瘤

（1）类癌：见于约14%的MEN1患者。与散发性者不同，MEN1相关的类癌主要起源于前肠器官，如胸腺、支气管、胃、十二指肠、胰腺等。其中胸腺类癌多见于男性，而支气管类癌多见于女性。MEN1类癌的平均发现年龄是45岁，晚于MEN1的其他肿瘤。70%胸腺类癌可有局部浸润或转移，高于支气管类癌的20%。MEN1的胸腺类癌和支气管类癌很少出现ACTH、降钙素或GHRH分泌过多，也很少出现5-羟色胺或组织胺分泌过多，故表现为潮红、腹泻、腹痛、支气管痉挛等典型类癌综合征者罕见。胃肠道类癌常在发生肝转移后才出现潮红等上述症状。

（2）肾上腺皮质肿瘤："意外瘤"在MEN1中可高达40%。大多数为无功能性腺瘤，极少数为功能性腺瘤,可引起皮质醇增多症、原发性醛固酮增多症或嗜铬细胞瘤的临床表现。此外,尚可见弥漫性或结节性增生,腺癌少见。

（3）面部血管纤维瘤:85% 的 MEN1 患者出现多发性的面部血管纤维瘤。半数 MEN1 患者有 5 个或 5 个以上。

（4）胶原瘤:见于 70% 的 MEN1 患者,在躯干部分呈现发白的斑点样病变,不累及面部和颈部。

（5）脂肪瘤:见于 30% 的 MEN1 患者,通常是位于皮下的小脂肪瘤,有时呈多发性。

在 MEN1 的脂肪瘤、面部血管纤维瘤及胶原瘤中,均存在 11q13 拷贝的缺失,提示可能是由于第二个 *MEN1* 基因的拷贝被失活所致。

（二）MEN2

在 MEN2 中,MEN2A 最多见（占 80% 以上）,而 MEN2B 很少见（约占 5%）。两者均有甲状腺髓样癌（MTC）和嗜铬细胞瘤。MEN2A 还可有甲旁亢,但没有多发性黏膜神经瘤。MEN2B 没有甲旁亢,但大多有黏膜神经瘤等其他组织发育异常。MEN2A 变异型有三个类型,包括 FMTC、MEN2A 伴皮肤淀粉样苔藓、MEN2A（或 FMTC）伴 Hirschsprung 病。

MEN2A 的临床特征为 MTC、单侧或双侧嗜铬细胞瘤（> 50%）、甲状旁腺增生或腺瘤所致的原发性甲旁亢等。MEN2B 是 MEN2 中最具侵袭性的类型,其临床特征包括:疾病表型更早出现（通常比 MEN2A 早 10 年）,更具侵袭性的 MTC,嗜铬细胞瘤（40%~50%）,多发性神经瘤和 / 或胃肠道黏膜神经节瘤病（约 40%）,但一般没有甲旁亢。胃肠道黏膜神经节瘤病可导致腹胀、巨结肠、便秘或腹泻。在 MEN2B 患者中,还可出现身材发育异常,如类马凡体型、上部量 / 下部量比值降低、指（趾）骨细长、漏斗胸、脊柱后侧凸或脊柱前凸、髋内翻、关节松弛等。MEN2B 患者的合并症和死亡率均高于 MEN2A。

1. **甲状腺髓样癌** MTC 是大多数 MEN2 最早出现的临床表现,并可见于所有 MEN2 患者。常于儿童期发生,其主要特征为双侧性和多中心肿瘤。当肿瘤直径 > 1cm 时,大多数（> 80%）会发生局部淋巴结转移,而仅有 C 细胞增生者则罕见淋巴结转移。此外,可经血行转移至远处部位,以肝、肺及骨骼最常见,为 MEN2 患者的主要死亡原因。

MTC 通常可出现血清降钙素水平升高（正常 < 10pg/ml）,降钙素增高幅度与肿瘤大小有关,肿瘤较小者,基础降钙素水平可正常或稍高,但激发试验后可显著增高,血清降钙素水平在 30pg/ml 以下者较少发生转移。因此,降钙素可作为 MTC 的特异性标记物,激发试验有助于更早发现 MTC。

在 MEN2A 患者中,MTC 的生化异常通常出现在 5~25 岁。如果未经治疗,到 15~20 岁时,MTC 可表现为颈部包块或出现颈部疼痛。腹泻可见于广泛转移的患者,此时可伴有很高的血清降钙素水平。在 MEN2B 患者中,MTC 发生比 MEN2A 早 10 年,可见于 1 岁以下的儿童,进展更快。对于那些 1 岁时未进行甲状腺切除术的 MEN2B 患者,可能在早年即可进展为转移性 MTC。

MTC 的临床表现与癌细胞的分泌功能、肿瘤有无转移灶或产生压迫等有关。部分患者可能以甲状腺结节或颈部淋巴结肿大为首发症状。MTC 除了分泌降钙素外,尚可产生下列物质:①多肽类激素,如 ACTH、β 内啡肽、生长抑素、VIP 等;②生物胺和酶类,如 5- 羟色胺、多巴胺、多巴脱羧酶、组织胺酶等;③混杂类,如癌胚抗原（CEA）、黑色素、神经生长因子、前列腺素等。因此,临床上偶可见到伴有皮质醇增多症、面部潮红、腹泻等其他的临床症状和 / 或相应的生化改变。

2. **嗜铬细胞瘤** MEN2 中 50% 以上有嗜铬细胞瘤。

其主要特征包括:

（1）肿瘤多位于肾上腺,肾上腺外极为罕见;

（2）肿瘤常为双侧和多发性,且瘤外肾上腺髓质可见增生;

（3）大多为良性,恶性嗜铬细胞瘤罕见。

许多患者的症状和体征均不典型,这可能是对高危个体进行筛查而得到早期诊断的缘故。早期的肾上腺髓质功能异常可引起发作性头痛、心悸及神经质,但高血压少见。

3. **甲旁亢** 甲旁亢在 MEN2B 中相对罕见。MEN2A 患者 10%~35% 有甲旁亢,但甲状旁腺组织学异常约占 50%,其中 85% 为增生,15% 为腺瘤。其临床表现与散发性甲旁亢相似,但病情大多比较轻,肾损害和骨病较 MEN1 少见。在早期 C 细胞病变行甲状腺切除术的患者中,虽可见到甲状旁腺增生的组织学表现,但临床上均未表现为甲旁亢。

4. MEN2A 变异型 MEN2A 变异型罕见。可伴皮肤淀粉样苔藓,皮肤病变通常位于后背的上部,可在 MTC 发病前出现。另外,一些 MEN2A 患者可伴发 Hirschsprung 病,后者的临床特征是远端的直肠副交感神经丛缺乏自主神经节细胞,从而导致慢性肠梗阻和巨结肠。FMTC 指在同一家系中至少出现 4 个 MTC 患者,MTC 是唯一的临床表现,与 MEN2A 和 MEN2B 相比,其临床经过和预后相对较好。

5. 多发性黏膜神经瘤 多发性黏膜神经瘤是 MEN2B 的主要特征,且常为首发临床表现。在婴儿期即可出现,好发部位主要为舌尖和口唇,也多见于眼结膜下和全胃肠道黏膜。角膜神经受累可由裂隙灯检查发现。颈部或腹部手术时也常可发现神经肥大增粗。胃肠道神经节神经瘤可引起梗阻、结肠扩张或伴有腹泻的儿童期急腹痛样综合征。婴儿期可因咽部神经肌肉发育不良而引起吮乳和吞咽困难。部分可疑黏膜神经瘤者,需行黏膜活检加以证实。与神经瘤同时出现的其他特征还包括类马凡体型等。

(三)其他家族性多发性内分泌腺瘤病

1. von Hippel-Lindau 病 本病可导致多种肿瘤的发生,其特征性表现包括中枢神经系统的血管母细胞瘤、内脏囊肿、肾脏细胞癌、胰腺内分泌肿瘤、嗜铬细胞瘤等。VHL 病可根据基因突变类型分为两型,Ⅰ型的突变类型主要为缺失和截断,临床上不伴有嗜铬细胞瘤;Ⅱ型的突变类型主要为错义突变,临床上常合并嗜铬细胞瘤。到 60 岁时,超过 90% 的基因携带者会表现出一种或多种相关的临床表现。超过 70% 的基因携带者有 1 个或更多的中枢神经系统肿瘤。值得关注的是,25%~35% 患者有单侧或双侧嗜铬细胞瘤,15%~20% 有胰腺内分泌肿瘤。

2. 神经纤维瘤病 1 型 以神经纤维瘤和特征性的皮肤牛奶咖啡斑为主要特征。可伴有多种神经内分泌肿瘤,其中包括嗜铬细胞瘤、甲旁亢、MTC、下丘脑或视神经肿瘤等。通常儿童期起病,先证者往往症状最重。

3. 卡尼综合征(Carney complex) 主要临床表现包括心脏、皮肤及乳腺黏液瘤、点状色素沉着、睾丸肿瘤、肾上腺皮质肿瘤、分泌生长激素的垂体瘤、周围神经鞘瘤等。

4. 纤维性骨营养不良综合征 以多发性骨纤维发育不良、皮肤牛奶咖啡斑及内分泌功能异常为特征。可同时存在多种内分泌功能异常,如外周性性早熟、甲状腺功能亢进症、皮质醇增多症、催乳素瘤、生长激素分泌过多等,其中以外周性性早熟最常见。

七、辅助检查

(一)MEN1

1. 甲旁亢 可测定游离(或白蛋白校正的)血清钙和 PTH 水平,血清钙和 PTH 水平可见升高。对于散发性甲旁亢,通常仅需进行单侧或较局限的颈部探查术,为了提高检出率,甲状旁腺手术前需要进行无创性影像学检查,包括超声波、^{99m}Tc sestamibi 显像或 CT。对于 MEN1 的甲旁亢则不然,初次手术前无须进行这些检查,因为术中必须探查全部腺体。对于需要再次手术的 MEN1 患者,则需行上述无创性检查,必要时还可选择有创性检查,如超声波引导下细针穿刺抽吸活检用于 PTH 分析、选择性动脉造影、选择性静脉取血测定 PTH 等。

2. 胰十二指肠内分泌肿瘤 在 MEN1 的各种胰十二指肠内分泌肿瘤中,血清嗜铬粒蛋白 A 检测的真阳性率最高。在影像学检出的这类肿瘤中,血清嗜铬粒蛋白 A 水平均明显升高。

胃泌素瘤通常存在空腹血清胃泌素水平升高(>171pmol/L),伴有基础胃酸分泌增加。血清胃泌素轻度升高时,应行静脉滴钙或静注促胰液素激发试验,如胃泌素升高幅度大于 114pmol/L,可除外其他原因所致的高胃泌素血症。内镜和内镜超声检查可发现消化性溃疡和十二指肠胃泌素瘤。

胰岛素瘤可表现为低血糖。在出现低血糖症状时,血清胰岛素、C 肽及胰岛素原水平存在不适当升高。若诊断有困难时,可行饥饿试验或胰高血糖素试验。较大的胰岛素瘤可被 CT 扫描所发现。虽然内镜超声或生长抑素受体放射显像技术对胰岛素瘤进行术前定位可能比较困难,但术中超声波检查通常可取得满意的定位效果。对于术前影像学检查未能发现肿瘤者，选择性胰腺动脉插管输注钙剂并收集肝静脉血标本检测胰岛素可进行有效的定位。

3. **垂体瘤** 催乳素瘤患者空腹血清催乳素明显升高，催乳素高于 200g/L 可诊断催乳素瘤，但需除外可能导致假阳性结果的情况，如妊娠、哺乳、服用多巴胺受体拮抗剂等。只有在出现更加明确的指征时，才需要评估其他垂体 - 靶腺轴激素的水平。对于垂体病变而言，最敏感的影像学检测方法是磁共振成像（MRI）。

4. **类癌** 尚缺乏敏感性足够好的生化指标。CT 可用于筛查纵隔或支气管类癌，胃或十二指肠类癌可通过内镜或内镜超声检查发现。此外，必要时还可通过生长抑素受体放射显像技术来发现类癌。

（二）MEN2

1. MTC 基础和激发试验（钙和五肽胃泌素）后的血清降钙素水平增高，但血钙水平一般正常。注射钙或五肽胃泌素后测定血清降钙素水平可更早发现 MTC。降钙素测定不仅是诊断 MTC 的最佳方法，而且是观察术后残存肿瘤灶或转移灶的敏感指标。术前确诊可借超声波引导下穿刺活检，核素扫描（尤其是亲肿瘤显像）对术前诊断也有一定意义。超声波、CT 或 MRI 扫描可用于确定肿瘤范围和远处转移。MTC 肿瘤组织易发生钙化，颈部 X 线检查可见甲状腺部位和转移淋巴结内有致密的团块状钙化灶，边缘为毛刺状。

2. 嗜铬细胞瘤 24 小时尿肾上腺素（E）定量和血中甲氧基肾上腺素水平升高是最敏感的诊断指标。该肿瘤以分泌 E 为主，而去甲肾上腺素（NE）较少，故首先见到的生化异常为尿 E 定量增加和 E/NE 比值升高。在晚期或较大的嗜铬细胞瘤中，尿 E、NE 及其甲氧基代谢产物通常增加。尿香草扁桃酸（VMA）在病程早期一般正常，故不能作为肿瘤筛查的指标。肾上腺 CT 或 MRI 扫描是肿瘤术前定位的最佳方法，CT 检查在大多数情况下即足以确诊，但 MRI 的特异性更强，有助于区分小的嗜铬细胞瘤和肾上腺皮质腺瘤。对于怀疑为多发性或肾上腺外的嗜铬细胞瘤，可行碘 -131- 间位碘代苄胍（[131]I-MIGI）核素扫描。

3. 甲旁亢血清钙和 PTH 水平可见升高。在 MEN2A 的甲状旁腺增生患者中，早期血清钙和 PTH 水平均可正常，但在滴注钙剂时，血清 PTH 水平不受抑制，这是诊断甲旁亢的最早期证据。

八、诊断和鉴别诊断

（一）MEN1

1. **诊断要点** ①甲旁亢，早发，且多为 4 个甲状旁腺同时受累；②胰腺或十二指肠内分泌肿瘤；③垂体瘤；④伴有或不伴有其他肿瘤；⑤常染色体显性遗传家族史。值得注意的是，不同患者的临床自然病程可以完全不同，并且多种腺体可见同时或先后受累，甚至前后间隔很长时间。

2. **鉴别诊断** MEN1 需与非 MEN1 的同类病变（如散发性的甲旁亢、胰腺内分泌肿瘤、垂体瘤等）相鉴别，两者间的临床表现、定性和定位检查相似，但从多种内分泌腺体病变的存在和家族史不难进行鉴别。MEN1 的甲旁亢尚需与家族性低尿钙性高钙血症（FHH）相鉴别。FHH 是由于钙感受器（又称为钙受体）编码基因的失活性突变所致，钙感受器是一种在甲状旁腺和肾脏中表达的跨膜 G 蛋白偶联受体，FHH 也是常染色体显性遗传，同样存在甲状旁腺增生和血清 PTH 升高。两者的鉴别点在于尿钙排泄在 MEN1 的甲旁亢患者中通常增高，而在 FHH 则降低。MEN1 患者出生时罕见血钙升高，而 FHH 新生儿中则常见高血钙，且甲状旁腺切除术不能纠正血钙升高。

（二）MEN2

1. **MEN2A 的诊断要点** ①MTC；②嗜铬细胞瘤；③甲旁亢，多为 4 个甲状旁腺增生；④常染色体显性遗传家族史。

2. **MEN2B 的诊断要点** ①多发性黏膜神经瘤的临床特征；② MTC；③嗜铬细胞瘤；④常染色体显性遗传家族史。

3. **鉴别诊断**

（1）散发性 MTC：一般是单侧和单个肿瘤，没有 C 细胞增生，不伴其他内分泌腺肿瘤，无家族史。

（2）散发性嗜铬细胞瘤：大约 90% 为单侧和单个腺瘤，10% 为肾上腺外。NE 分泌同时可见增多。90% 患者有阵发性或持续性高血压，仅 10% 患者血压正常。也无其他内分泌腺肿瘤和家族史。

（3）散发性甲旁亢：从 MEN2A 的家族史、甲状旁腺可见增生、多个甲状旁腺受累、伴有其他内分泌腺肿瘤等特征，同样即可鉴别。

（4）马方综合征：可有眼部晶状体异位或主动脉异常，MEN2B 则无此类表现。

九、筛查

（一）MEN1

早期诊断和治疗可减少并发症和死亡率，故 MEN1 患者的亲属和已有某个内分泌腺肿瘤表型的可疑 MEN1 患者均应进行筛查。MEN1 筛查通常应满足三个主要目标：发现 *MEN1* 携带者；发现 MEN1 肿瘤，尤其是在可治愈阶段；经济有效。通过种系突变基因检测、致病基因附近的 DNA 单倍型检测及肿瘤性状监测，可发现 *MEN1* 携带者。*MEN1* 基因种系突变分析可发现或排除大多数 *MEN1* 携带者。当 MEN1 先证者未能检测到 *MEN1* 基因的种系突变时，其亲属中携带者的确定就变得比较困难，但仍可通过定期的肿瘤性状监测或单倍型分析来确定携带者。当采用 DNA 方法（突变或单倍型分析）无法确定携带者时，推荐直接进行定期和简化的肿瘤监测（表 8-0-3）。与 MEN2 不同，DNA 分析虽然可发现 *MEN1* 携带者，但对指导药物治疗或外科干预的价值比较有限，且基因筛查也不能确定携带者的患病状态。因此，对于已证实的 *MEN1* 携带者，推荐给予持续的密切监测，但没有针对 MEN1 的预防性手术，只有发病后才能够采取相应的治疗措施（表 8-0-3）。

（二）MEN2

MTC 是 MEN2 最早的临床表现，也是导致合并症和死亡的主要原因。早期识别 MTC（特别是 MEN2B 的 MTC）具有十分重要的意义，这是因为 MEN2B 的 MTC 在早年即有转移倾向。因此，早期发现 *RET* 原癌基因的种系突变，有助于减少 MEN2 患者的合并症和死亡。事实上，早期发现突变基因的携带者，可使这类个体有望在肿瘤出现之前即进行预防性甲状腺切除术，从而达到预防或治愈 MTC。

RET 原癌基因筛查适用于：MEN2 患者及其亲属；MEN2 可疑患者；MTC 患者，尤其是年轻起病和 / 或伴有甲状腺 C 细胞增生者。对突变位点已明确的 MEN2 家系尚可进行产前诊断。

常规生化筛查适用于：不能进行基因筛查时的 MEN2 患者的所有亲属；MEN2 家系中经基因筛查确定的突变基因携带者，而非携带者则不必进一步筛查；突变位点尚无法确定的 MEN2 家系中的所有未发病成员。

生化筛查项目包括：①基础和刺激后的血清降钙素；②尿 E 定量和血甲氧基肾上腺素测定；③血清钙。

基因筛查结果建议应进行二次确认，而生化筛查应每年一次，MEN2A 和 MEN2B 分别从 5 岁和出生后开始进行筛查。影像学检查（如 MRI 或 CT 扫描）通常仅用于生化筛查异常或具有嗜铬细胞瘤疑似症状的个体。

十、治疗

（一）MEN1

肿瘤的多样性是 MEN1 的主要特征，表现为一个组织中出现多个肿瘤和多个组织发生多种肿瘤。即使在次全切除术后，通常还会出现复发。尽管如此，MEN1 相关的肿瘤通常还是需要手术治疗。对大多数这类患者而言，最初的手术不是根治性治疗，患者一生中常需要多次的手术操作及两个或两个以上内分泌腺的手术。因此，处理

表 8-0-3　高度可疑的 MEN1 携带者的肿瘤监测方案

肿瘤	开始检查的年龄 / 岁	每年的生化检查	每 3 ～ 5 年的影像学检查
甲状旁腺腺瘤	8	血钙、PTH	不建议
胃泌素瘤	20	胃泌素	不建议
胰岛素瘤	5	空腹血糖	不建议
其他胰十二指肠肿瘤	15	—	同位素标记的奥曲肽显像、CT 或 MRI
腺垂体肿瘤	5	催乳素、IGF-1	MRI
前肠类癌	20	—	CT

这类患者需要确立明确的目标，而非每次发现一个肿瘤就草率地建议手术治疗。

1. **甲旁亢** 关于手术治疗的时机和方式，目前仍存在争议。有严重高血钙（>3.0mmol/L）、骨病或肾结石者肯定是手术的适应证。轻症甲旁亢伴有胃泌素瘤者也有手术指征，因为血钙恢复正常可能导致血清胃泌素和胃酸分泌的降低，但也有学者持反对意见，理由是针对胃酸分泌过多的药物治疗具有良好的疗效，且甲状旁腺切除术并不能阻止或延缓胃泌素瘤的进展。在没有上述适应证的患者中，有关甲状旁腺探查的必要性仍有争议，对于无症状性的 MEN1 甲旁亢患者，随访观察可能是适当的。优选的手术方式为甲状旁腺全切除术，并将自体甲状旁腺移植于前臂肌肉中。若出现复发而需再次手术时，可在局麻下切除移植组织，并摸索组织切除量，以期使血钙水平恢复正常。次选的手术方式为切除 3 个到 3 个半甲状旁腺，并且仔细标记残留组织的位置，以便在未来需要再次手术时容易进行定位。

在 MEN1 患者中，恶性甲状旁腺肿瘤非常罕见。因此，应用药物进行长期治疗具有一定的可行性。近期，钙受体激动剂的临床应用为治疗甲旁亢提供了一种有效的新选择。已有研究显示，这类药物不仅可降低患者的血清钙和 PTH 水平，还可抑制甲状旁腺增生，可能有望延缓 MEN1 甲状旁腺腺瘤的进展。

2. **胰十二指肠内分泌肿瘤** MEN1 胰腺内分泌肿瘤的两个特征使其治疗变得复杂。首先，胰腺内分泌肿瘤为多中心性，恶性机会约占 1/3，并导致 10%～20% 的患者死亡。其次，为了防止癌变，虽然可进行胰腺全切除术，但可导致糖尿病及其慢性并发症，严重影响患者的生存质量。

鉴于这些特征，制定明确的治疗指南变得非常困难。尽管如此，某些普遍性观点似乎是有充分根据的。第一，产生胰岛素、胰高血糖素、VIP、GHRH 或 CRH 的胰腺内分泌肿瘤应予切除，因为药物治疗通常无效。第二，产生胃泌素的胰十二指肠内分泌肿瘤常为多中心性。在 MEN1 患者中，Zollinger-Ellison 综合征多数由十二指肠壁肿瘤所致，切除这些肿瘤可提高治愈率。然而，对于多中心性肿瘤或伴有肝转移的患者，组织胺 H_2 受体拮抗剂和质子泵抑制剂为治疗消化

性溃疡提供了手术之外的另一种选择。第三，在恶性胰腺内分泌肿瘤高危的家系中，早年施行全胰腺切除术对防止恶变可能是合理的。

胰腺内分泌肿瘤的体积小，且为多发性，故手术能否提高生存率仍存在争议。一项回顾性分析显示，在 MEN1 相关的胰腺内分泌肿瘤（<2cm）患者中，手术治疗的效果并不优于保守治疗。然而，其他队列研究则显示，早期发现并及时手术治疗可使 MEN1 相关的胰腺内分泌肿瘤患者获益。此外，手术前应该对胃泌素瘤、类癌和其他肿瘤的共存情况以及是否出现转移进行评估。

（1）**胃泌素瘤**：药物治疗可使用大剂量的组织胺 H_2 受体拮抗剂（如西咪替丁、雷尼替丁等）或质子泵抑制剂（如奥美拉唑、兰索拉唑等）。对于有严重并发症或长期药物治疗不能耐受的患者，可行全胃切除术。由于 MEN1 的胃泌素瘤一般为多发性的小肿瘤，且经常出现局部转移，故肿瘤切除术后有较高的失败、复发及肝转移的比例。因此，有学者建议施行极端的手术方法，如胰腺全切除术，但其长期获益尚未得到证实，且手术相关死亡率似乎令人难以接受。小样本、短期随访的临床研究显示，部分性胰十二指肠切除术和保留胰腺的十二指肠全切除术可使约 70% 患者的血清胃泌素水平得到恢复。任何胃泌素瘤的治疗方案都需要对有无肝转移进行评估。如手术不能完全切除或已有肝转移者，可用链脲佐菌素和 5- 氟尿嘧啶进行化疗，还可给予奥曲肽、干扰素等药物治疗或肝动脉栓塞。尽管药物治疗 MEN1 的 Zollinger-Ellison 综合征有效，但需要终生服药。此外，小的十二指肠胃泌素瘤比较常见，肝转移患者的 5 年生存率仅为 50%。这些都会使人们不断重新审视治疗的抉择。

（2）**胰岛素瘤**：大多数为多发性小肿瘤，故手术难度较大。如能进行术前或术中定位时，可行肿瘤摘除术或部分胰脏切除术，否则可行胰脏次全切除术。恶性肿瘤不能完全切除或已有转移者，可用二氮嗪控制低血糖症，也可用链脲佐菌素进行化疗，尚可试用奥曲肽。

（3）**其他胰腺内分泌肿瘤**：应做肿瘤摘除术、部分胰脏切除术或全胰脏切除术，已有肝转移者可行肝动脉栓塞，不能切除或已有转移的患者可

用链脲佐菌素、奥曲肽等药物治疗。

3. 垂体瘤治疗原则与散发性患者相同。催乳素瘤首选多巴胺能激动剂溴隐亭治疗，药物治疗无效或不能耐受者可行经蝶窦垂体腺瘤切除手术，术后可加放疗。生长激素瘤和 ACTH 瘤首选经蝶窦手术治疗，术后结合放疗，药物治疗仅用于术前准备、术后复发或不能接受手术治疗者。

4. **其他肿瘤**　随着胰腺内分泌肿瘤和垂体瘤治疗水平的提高，已使 MEN1 患者的预后得到明显改善。因此，现在能够见到其他肿瘤（如类癌综合征）的机会明显增加。类癌需手术切除，而脂肪瘤通常不必治疗。

（二）MEN2

1. **甲状腺髓样癌**　无论 MEN2A 还是 MEN2B 患者，均建议手术治疗。由于病变为双侧性和多发性，且常有局部淋巴结转移，故应行甲状腺全切除术，术中需仔细探查并切除颈部肿大淋巴结。术后给予左甲状腺素替代治疗。理想的状况是在可能进展为恶性的年龄之前进行手术。目前将遗传性 MTC 分为三种不同的危险类别，即极高危组、高危组及中危组。极高危组包括 MEN2B 和 RET 基因第 883、918 或 922 密码子突变的患者。这些患儿在 1 岁以前即可出现 MTC 转移，故推荐在出生后 6 个月内进行甲状腺全切除术和中央区域淋巴结清扫。高危组包括 RET 基因第 609、611、618、620 或 634 密码子突变的患者。在 5 岁前，应进行甲状腺全切除术，至于是否需要进行中央区域淋巴结清扫术，目前意见尚不一致，但多数医生在首次手术时同时进行了此项处理。中危组包括 RET 基因第 768、790、791、804 或 891 密码子突变的患者。其 MTC 侵袭性较小，淋巴结转移和 MTC 相关的死亡不常见。关于这些患者进行甲状腺全切除术的年龄尚未达成共识。然而，目前普遍认为，若这些患者未施行早期甲状腺切除术，应该密切随访降钙素水平，2 岁以上的人群中降钙素水平正常上限 <10pg/ml。放疗和化疗对 MTC 的疗效较差。对于有颈部广泛局部转移病变的患者，外放射虽可防止局部复发或缩小肿瘤体积，但并非根治性方法。应用阿霉素、长春新碱、环磷酰胺及达卡巴嗪联合的化疗可作为姑息性治疗方法。此外，对于所有遗传性 MTC 患者，术前均应常规检查嗜铬细胞瘤是否存在，若同时存在，则在甲状腺手术前应该先行嗜铬细胞瘤切除术。

2. **嗜铬细胞瘤**　在所有 MEN2 患者中，嗜铬细胞瘤切除必须在其他手术之前完成。术前准备同散发性患者，术前和术中应使用 α 肾上腺素受体拮抗药和 β 肾上腺素受体拮抗药。由于肿瘤多为双侧性，故既往多主张行双侧肾上腺全切除术，术中必须补充糖皮质激素和盐皮质激素，术后需终生补充糖皮质激素和盐皮质激素。随着影像学和微创外科技术的发展，更多医生选择腹腔镜下（或外侧手术径路）切除有病变的肾上腺，对单侧肿瘤者尤为合适。术后要终生随访。此外，另一种可供选择的方法是切除嗜铬细胞瘤和肾上腺髓质，而保留肾上腺皮质。虽然有嗜铬细胞瘤复发的风险，但这种方法可避免终身需要类固醇激素替代治疗。

3. **甲旁亢早期患者**　常无临床症状和生化异常，故在甲状腺手术时应常规探查甲状旁腺。如外观异常或可疑者，应做冰冻切片。当证实有增生或腺瘤时，可行手术切除。通常的手术方式是切除 3 个半的腺体，并将剩余的半个腺体保留在颈部。对于甲旁亢临床表现突出（通常与 RET 密码子 634 突变相关）或常有复发的家系，倾向于行甲状旁腺全切除术，并将自体甲状旁腺移植于前臂肌肉中。虽然复发不常见，但术后需常规进行随访。

4. **黏膜神经瘤**　神经瘤一般不会癌变。对于面部神经瘤，主要的处理方式是整形和美容手术。神经瘤引起的肠憩室和巨结肠可行手术切除，其他胃肠道病变则仅需对症治疗。

5. **以逆转 RET 激活为基础的靶向治疗**　酪氨酸激酶抑制剂（TKI），特别是针对 VEGF 受体家族者，可抑制 RET 原癌基因的磷酸化激活。这些靶向治疗药物有助于抑制肿瘤生长，缓解临床症状。TKI 包括凡德他尼（vandetanib）、索拉非尼（sorafenib）、莫特塞尼（motesanib）、卡博替尼（cabozantinib）、阿昔替尼（axitinib）等。临床试验显示，在 MEN2 相关的 MTC 患者中，这类药物可使部分患者的肿瘤和转移病灶出现缩小，并且降低降钙素水平。有关这类靶向治疗药物对 MTC 患者长期预后的影响，目前尚不完全清楚。尽管如此，这已经足以令人感到振奋了。

（三）其他家族性多发性内分泌腺瘤病

对于存在嗜铬细胞瘤、胰腺内分泌肿瘤、MTC、甲状旁腺肿瘤、垂体瘤等内分泌肿瘤的患者，通常也需要手术切除。治疗原则如上所述，但这类患者的处理还应该关注其他的伴随情况。例如，在 VHL 病的患者中，由于同时存在肾脏或中枢神经系统的肿瘤，使其治疗常常变得更为复杂。

（王海宁　洪天配）

参 考 文 献

[1] 洪天配. 多发性内分泌腺病 // 宁光. 内分泌学高级教程. 北京：人民军医出版社，2011：239-249.

[2] 洪天配. 多发性内分泌腺病 // 王海燕. 内科学. 北京：北京大学医学出版社，2005：1065-1073.

[3] Marx SJ，Wells SA Jr. Multiple endocrine neoplasia// Melmed S，Polonsky KS，Larsen PR，Kronenberg HM，et al. Williams Textbook of Endocrinology. 12th ed. Philadelphia：Elsevier Saunders，2011：1728-1767.

[4] Thakker RV，Newey PJ，Walls GV，et al. Clinical practice guidelines for multiple endocrine neoplasia type 1（MEN1）. J Clin Endocrinol Metab，2012，97（9）：2990-3011.

[5] Piecha G，Chudek J，Wiecek A. Multiple endocrine neoplasia type 1.Eur J Intern Med，2008，19（2）：99-103.

[6] Wells SA Jr，Pacini F，Robinson BG，et al. Multiple endocrine neoplasia type 2 and familial medullary thyroid carcinoma：an update. J Clin Endocrinol Metab，2013，98（8）：3149-3164.

[7] Waguespack SG，Rich TA，Perrier ND，et al. Management of medullary thyroid carcinoma and MEN2 syn-dromes in childhood. Nat Rev Endocrinol，2011，7（10）：596-607.

[8] Dumitrescu CE，Collins MT. McCune-Albright syndrome. Orphanet J Rare Dis，2008，3：12.

[9] Pellegata NS，Quintanilla-Martinez L，Siggelkow H，et al. Germ-line mutations in p27Kip1 cause a multiple endocrine neoplasia syndrome in rats and humans. Proc Na. Acad Sci，2006，103（42）：15558-15563.

[10] Tonelli F，Giudici F，Giusti F，et al. A heterozygous frameshift mutation in exon 1 of CDKN1B gene in a patient affected by MEN4 syndrome. Eur J Endocrinol，2014，171（2）：K7-K17.

[11] Hyde SM，Cote GJ，Grubbs EG. Genetics of Multiple Endocrine Neoplasia Type 1/Multiple Endocrine Neoplasia Type 2 Syndromes. Endocrinol Metab Clin North Am，2017，46（2）：491-502.

[12] Marx SJ. Recent Topics Around Multiple Endocrine Neoplasia Type 1. J Clin Endocrinol Metab，2018，103（4）：1296-1301.

第九篇　肿瘤免疫治疗药物导致内分泌腺体损伤

随着肿瘤学基础与临床研究的迅速发展,一系列新型治疗方法孕育而生。尤其是基于对肿瘤细胞免疫反应机制的认识,癌症的治疗在过去 20 年中发生了深刻变化,免疫治疗引领了肿瘤治疗的变革。作为新型强效抗癌药物,肿瘤免疫检查点抑制剂(immune checkpoint inhibitors,ICIs)的使用现在变得越来越广泛。这些新药物在使用过程中需要仔细监测,因为它们可能引起多种副作用,包括内分泌腺体损伤。这些由 ICIs 导致的药物相关性内分泌疾病需要肿瘤科医生、内分泌科医生、药剂师、护士等多学科团队协作共同处理,ICIs 致内分泌腺体损伤是近年医学科技发展带来的新问题,也是肿瘤学与内分泌学的新融合点。

一、常见肿瘤免疫治疗的药物

2013 年,《科学》杂志将肿瘤免疫治疗评选为年度最重要的科学突破。肿瘤免疫治疗通常指的是通过重新启动并维持肿瘤—免疫循环,恢复机体正常的抗肿瘤免疫反应,进而控制和清除肿瘤的一种治疗方法,具体方式包括单克隆抗体类 ICIs、治疗性抗体、癌症疫苗、细胞治疗和小分子抑制剂的应用等。ICIs 作为肿瘤免疫治疗的主要措施,旨在恢复并促进效应 T 细胞特异性识别和杀伤肿瘤细胞的功能,增强全身系统性抗肿瘤免疫反应,从而实现通过自身免疫系统达到抗癌作用。鉴于其所显示的强大抗癌作用,多个 ICIs 已被批准应用于临床治疗。

迄今为止,已有三类 ICIs 被美国 FDA 批准用于多种肿瘤的临床治疗,另有多种药物正在进行各期临床试验。常见的 ICIs 主要包括抗程序性死亡蛋白 -1(programmed death 1,PD-1)/ 程序性死亡蛋白配体 -1(programmed death ligand 1,PD-L1)抑制剂和细胞毒性 T 淋巴细胞抗原 4(cytotoxic T-lymphocyte antigen 4,CTLA-4)抑制剂,代表性药物有纳武利尤单抗(nivolumab)、ipilimumab、帕博利珠单抗(pembrolizumab)、阿替利珠单抗(atezolizumab)、avelumab、度伐利尤单抗(durvalumab)等,详见表 9-0-1。这些药物目

表 9-0-1 已获 FDA 批准用于临床的 ICIs

类型	药物名称	IgG 类型	批准治疗范围
CTLA-4 抑制剂	ipilimumab	IgG1(重组人源)	黑色素瘤 肾细胞癌
PD-1 抑制剂	nivolumab	IgG4(全人源化)	黑色素瘤 非小细胞肺癌 肾细胞癌 经典霍奇金淋巴瘤 头颈鳞状细胞癌 尿路上皮癌 微卫星不稳定高或错配修复缺陷型结直肠癌 肝细胞癌
	pembrolizumab	IgG4(重组人源)	黑色素瘤 非小细胞肺癌 头颈鳞状细胞癌 经典霍奇金淋巴瘤 尿路上皮癌 微卫星不稳定性高肿瘤 胃癌
PD-L1 抑制剂	atezolizumab	IgG1k(重组人源)	尿路上皮癌 非小细胞肺癌
	avelumab	IgG1(全人源化)	梅克尔细胞癌 尿路上皮癌
	durvalumab	IgG1k(全人源化)	尿路上皮癌 非小细胞肺癌

注:本数据截至 FDA 批准 2018 年 5 月。

前主要应用于晚期黑色素瘤、非小细胞肺癌、霍奇金淋巴瘤、头颈鳞癌、肾癌、尿路上皮癌、膀胱癌、前列腺癌等的治疗。

具体来讲，帕博利珠单抗（pembrolizumab）和纳武利尤单抗（nivolumab）是工程化的 IgG4 型 PD-1 单克隆抗体，通过阻断 PD-1 信号来调节 T 细胞活性。ipilimumab（伊匹木单抗）是人源化的 IgG1 单克隆抗体，可以阻断能活化 T 细胞的细胞毒性 T 淋巴细胞抗原 4（cytotoxic T lymphocyte-antigen-4，CTLA-4）信号，是最早获批用于治疗晚期黑色素瘤的 ICIs。atezolizumab、durvalumab 和 avelumab 都是 PD-L1 抗体，其中 atezolizumab 和 durvalumab 都是工程化的 IgG1 单克隆抗体，其 Fc 片段进行了修饰以避免抗体依赖细胞介导的细胞毒作用（antibody-dependent cell-mediated cytotoxicity，ADCC）作用；而 avelumab 包含了具有完整 ADCC 作用的野生型 IgG1 结构。

在 ICIs 应用的过程中，越来越多的免疫相关不良事件（immune-related adverse events，IRAEs）被报道，使得临床医生们不得不重视这一新问题，并就目前暴露出的不良反应和应对策略进行总结，形成相应的指南或专家共识。IRAEs 涉及消化、神经、内分泌、呼吸、心血管、泌尿、血液、骨关节等几乎全身所有系统的损伤，根据其严重程度不同，美国国家癌症研究所（National Cancer Institute，NCI）颁布的《常见不良反应事件评价标准》（*Common Terminology Criteria for Adverse Events，CTCAE*）5.0 将其定义为 1 级（轻度）、2 级（中度）、3 级（重度）、4 级（危及生命）和 5 级（死亡），见表 9-0-2。不同 ICIs 导致的 IRAEs 和相关死亡率有所差别，接受单药 ICIs 治疗的患者，约

90% 出现不同程度的 IRAEs，而整体免疫治疗相关死亡率约为 2%。有效管理 IRAEs 需要早期识别并及时给予规范性干预以减少其不良结局的发生，包含多个专科的临床医生、护士和药剂师的多学科团队协作（MDT）对使用 ICIs 患者进行长期监测管理十分重要，"多学科毒性管理工作组"这一模式在国际多个相关指南中得以强调和推荐。

二、肿瘤免疫治疗药物损伤内分泌腺体的机制

虽然内分泌腺体损伤并不是 ICIs 最常见的 IRAEs，且其严重程度主要归类于 1～2 级，但如不能及时发现并给予正规处理，可能会导致患者生活质量降低、病情恶化、甚至危及生命。甲状腺和垂体是 IRAEs 最常受累的内分泌腺体，多数情况下，ICIs 致内分泌腺体损伤的结果是相应腺体功能减退，仅在甲状腺中可因破坏性炎症或诱发 Graves 病而引起甲状腺毒症。单药治疗时，甲状腺及胰腺损伤多见于 PD-1 抑制剂治疗后，而垂体损伤多见于 CTLA-4 抑制剂。

ICIs 致内分泌腺体损伤的机制尚未明确，目前认为主要源于这些药物本身的作用机制，即阻断免疫抑制增强全身免疫反应，诱发自身抗体产生及炎症反应导致靶腺自身免疫损伤有关。与化疗相关毒性不同，IRAEs 是一种延迟性反应，持续时间较长，部分归因于药物的药效动力学因素。2014 年，有研究报道在 7 例使用 ICIs 治疗后发生垂体炎的患者中无一例外检测到新产生的针对垂体的自身抗体，而未发生垂体炎者使用 ICIs 后无垂体自身抗体产生。后续的尸检发现 II 型和 IV 型超敏反应参与 CTLA-4 抑制剂致垂体炎的过程。80% PD-1 抑制剂治疗后发生无痛性甲状腺炎和甲减的患者体内能够检测到抗甲状腺球蛋白抗体和 / 或抗甲状腺过氧化物酶抗体。ICIs 还可诱发机体产生糖尿病自身抗体，造成胰岛自身免疫损伤而致病。pembrolizumab 治疗后发生 ICIs 相关的原发性肾上腺功能减退患者体内新检出抗 21- 羟化酶和抗肾上腺皮质抗体。此外，循环中 CD56、CD16 和自然杀伤细胞等也参与了 PD-1 抑制剂致甲状腺炎的过程。IRAEs 的不同临床表现及延迟性 IRAEs 又是需要停药数月甚至数年后才会逐渐表现出来，因此 IRAEs 与药物的剂量

表 9-0-2　常见不良反应事件评价标准（*CTCAE* 5.0）

分级	临床表现及干预
1	轻度；无症状或轻度症状；仅用于临床或诊断观察；无指示干预
2	中等；最小、局部或无创非侵入性干预；年龄相当的工具性日常生活受限
3	严重或医学意义重大但不立即危及生命；需住院或住院时间延长；致残；自我护理的日常生活自理能力受限
4	危及生命的后果；需要紧急干预
5	死亡

和暴露时间等相关性还需要进一步的观察分析。

此外,还有学者提出不同 ICIs 药物结构上所分属的 IgG 亚型可能是造成内分泌靶腺损伤风险有别的原因之一。比如,IgG1 亚型的 ipilimumab 触发 ADCC 和激活经典补体通路的效应相对较强,而细胞及动物实验证实 ADCC 和补体通路激活与垂体炎发生相关。调节性 T 细胞数量或者功能异常、单克隆抗体与内分泌靶腺细胞直接结合,以及患者的 CTLA-4、PD-L1 和 PDCD1 的基因多态性表达,也参与了 ICIs 相关内分泌腺体损伤,如甲状腺功能异常、糖尿病和肾上腺炎的发生发展。

值得注意的是,鉴于对 ICIs 致内分泌腺体损伤机制的认识,IRAEs 发生同时也预示患者对 ICIs 治疗有更高的应答,进而有更加良好的肿瘤治疗临床预后。因此,及时发现 ICIs 相关内分泌 IRAEs 并给予规范处理,减少暂停使用 ICIs 时间,使 ICIs 的抗肿瘤作用充分发挥,患者有望从 ICIs 治疗中获益更多。

三、肿瘤免疫治疗药物的内分泌腺体损伤

IRAEs 涉及的内分泌腺体损伤主要包括:急性垂体炎(表现为垂体功能减退,如中枢性甲状腺功能减退、中枢性肾上腺功能不足、低促性腺激素性性腺功能减退)、甲状腺功能异常(主要表现为甲状腺功能减退)、原发性肾上腺皮质功能减退、1 型糖尿病、高钙血症、甲状旁腺功能减退等。值得注意的是,临床众多因素的干扰可能会导致诊断困难,比如多数内分泌 IRAEs 临床表现为非特异性的乏力、厌食、头痛;经验性糖皮质激素的使用;治疗前未常规检测内分泌激素水平;部分肿瘤本身可合并内分泌激素异常等。目前主张怀疑内分泌 IRAEs 临床低阈值,若无法排除混杂因素,则需要进行诊断性内分泌异常的相关检查。

在启动免疫治疗前,所有患者均须检测甲状腺功能(TSH 和游离 T_4)、晨起肾上腺功能(ACTH 和皮质醇)以及血糖情况(血浆葡萄糖和糖化血红蛋白),若出现血糖升高,则应进行血尿酮体检测。每次免疫治疗前,应重复 TSH 和游离 T_4 检测,同时对照基线水平,监测血糖变化。另外,也有推荐对高危患者进行晨起 ACTH 和皮质醇水平的监测,每月 1 次,连续 4 个月;后可调整为每 3 个月 1 次,连续 6 个月;最后每 6 个月 1 次,连续监测 1 年。

(一)垂体

急性垂体炎是 ICIs 药物导致的常见内分泌腺体损伤之一,主要表现为垂体功能减退。CTLA-4 抑制剂 ipilimumab 是最常导致 IRAEs 垂体功能减退的 ICIs 药物,其发病率与药物使用浓度有一定关系,3mg/kg 的剂量导致垂体功能减退的发生率≤10%,而 10mg/kg 的剂量导致的剂量导致垂体功能减退的发生率明显增加到 17%,ipilimumab 联合 nivolumab 发生率≤13%。一般情况下,大多数的垂体功能减退发生在开始使用 ipilimumab 8~9 周或者第三周期治疗后。

1. **临床表现** 非特异性症状主要包括头痛(85%)和乏力(66%),视觉改变并不常见。部分患者存在不同程度的腺垂体功能减退,最常见的是中枢性甲状腺功能减退(>90%)、其次是中枢性肾上腺功能不全和中枢性性腺功能减退。约 75% 患者会同时出现中枢性甲状腺功能减低和合并中枢性肾上腺功能不全;约 50% 患者可出现全垂体功能减退。

2. **检查** 根据垂体各内分泌轴受累的情况,激素水平也会出现相应的中枢性功能减退的血液生化学表现。常规甲状腺功能检查提示游离 T_4 降低合并 TSH 正常或降低均应怀疑垂体功能减退的可能,建议进一步检测明确诊断。这些检测包括早晨 8 点甲状腺功能(TSH 和游离 T_4)、肾上腺功能(ACTH、皮质醇)、性腺功能(睾酮、雌激素、卵泡刺激素和黄体生成素)、生长激素、催乳素及尿渗透压等可酌情考虑。ICIs 药物致垂体损伤的患者鞍区 MRI 检查最常表现为垂体增大,且影像学异常早于临床表现和生化异常。和治疗前相比,大部分确诊的垂体功能减低患者 MRI 检查都有异常表现,如垂体柄增厚、鞍区上凸、腺体信号不均匀强化,这些垂体影像学改变绝大多数在 2 个月后可好转。

3. **治疗** 如果患者确诊垂体功能减低,需先仔细评估垂体各轴是否受损以及受损严重程度。单纯中枢性甲状腺功能减退只需要补充生理剂量的甲状腺激素,推荐左甲状腺素剂量 1μg/kg,开始服用甲状腺激素后,每 6~8 周复查甲状腺功能

评估疗效（第一年每 3 个月，之后每 6 个月复查）。如果合并中枢性肾上腺功能不全，在使用甲状腺激素前应先给予糖皮质激素补充，以免出现肾上腺危象，定期评估，第一年每 3 个月，之后每 6 个月复查，监测临床症状和复查激素水平，评估疗效（皮质醇和 ACTH 和／或低剂量 ACTH 刺激试验）。对于中枢性性腺功能减退者需行性激素替代治疗，每 2～3 个月复查激素水平（表 9-0-3）。

如果患者出现严重头痛、视觉改变或肾上腺危象，应立即住院治疗并给予大剂量糖皮质激素（泼尼松 1mg/（kg·d）或等剂量甲泼尼龙）。对于出现≥2 级的垂体 IRAEs，则需要暂停 ICIs 使用。肾上腺功能减退和甲状腺功能减退往往是长期垂体功能减低的结果，大部分情况下需要坚持随访，长期甚至终生激素替代治疗。

（二）甲状腺

目前的临床证据显示 ICIs 药物致甲状腺功能异常的发生率为 6%～20%，以甲状腺炎和 Graves 病为主要临床类型。甲状腺炎是 ICIs 致甲状腺功能亢进最常见的原因，其中 PD-1/PD-L1 抗体导致的甲状腺炎发生率高于 CTLA-4 抗体。而 Graves 病多见于使用 CTLA-4 抗体的患者。甲状腺功能亢进多发生于使用免疫治疗后 1 个月。

1. 临床表现 ICIs 致甲状腺功能异常既可表现为甲状腺功能亢进（游离 T_4 或总 T_3 升高，合并 TSH 正常或降低）也可表现为甲状腺功能减退（游离 T_4 正常或降低、TSH 增高）。前者临床表现为体重下降、心悸、怕热、多汗、震颤、焦虑、腹泻等高代谢症状；后者则表现为乏力、体重增加、毛发脱落、畏寒、便秘、抑郁等。临床症状根据甲状腺功能异常的程度表现差异较大。若患者同时服用 β 受体拮抗剂可能会掩盖轻度甲状腺功能亢进的高代谢综合征。值得注意的是，通常情况下大部分 ICIs 致甲状腺功能异常患者是无症状的（无痛性甲状腺炎），仅仅表现为生化指标的异常。

2. 检查 ICIs 致甲状腺功能异常血液生化学检查既可表现为游离 T_4 正常或降低、TSH 增高，也可表现为游离 T_4 或总 T_3 升高，合并 TSH 正常或降低。检测相关蛋白及抗体［促甲状腺激素受体抗体（TRAb）、促甲状腺免疫球蛋白（TSI）、甲状腺过氧化物酶抗体（TPO-Ab）］等有助于鉴别甲状腺炎和 Graves 病。放射性碘摄取（RAIUS）或锝（^{99}Tc）甲状腺扫描同样辅助用于 ICIs 药物致甲状腺损伤的诊断。

3. 治疗 ICIs 致甲状腺功能亢进多为自限性，但免疫治疗 2 个月、亚急性甲状腺亢进持续 1 个月会导致永久性甲状腺功能减低。一般情况下，甲状腺功能亢进的亚急性阶段予以保守治疗

表 9-0-3　ICIs 治疗相关的 CTCAE-IRAEs 管理建议：垂体炎

分级	CTCAE 描述	治疗建议
1	无症状或轻度症状	可考虑暂缓免疫治疗直到患者接受稳定的激素替代治疗
		根据需要应进行激素常规补充，治疗甲状腺功能减退和肾上腺功能不全（如氢化可的松 10～20mg 口服上午，5～10mg 口服下午；按体重计算左甲状腺素补充剂量）
		无禁忌证患者按需要补充睾酮或雌激素
		内分泌专科咨询
		补充甲状腺素之前需先启始糖皮质激素治疗数日以避免肾上腺危象的发生
		左甲状腺素替代治疗剂量根据 FT_4 调整（TSH 不准确）
2	中度症状；能进行日常生活	可考虑暂缓免疫治疗直到患者接受稳定的激素替代治疗
		内分泌专科咨询
		激素补充原则同 CTCAE1 级
3～4	严重症状，医学意义重大或危及生命的后果，不能进行日常生活活动	暂缓免疫治疗直到患者接受稳定的激素替代治疗
		内分泌专科咨询
		激素补充原则同 CTCAE1 级
		考虑激素起始冲击治疗泼尼松 1～2mg/（kg·d）口服（或等剂量其他糖皮质激素）至少 1～2 周

已足够，比如服用能阻断 α 受体的非选择性 β 受体拮抗剂普萘洛尔，同时每 2～3 周复查甲状腺功能。对确诊为甲状腺功能减低的患者建议服用甲状腺激素替代治疗，每 6～8 周复查 TSH 和游离 T_4，一旦达到维持剂量，每 12 周进行临床和生化再评估（表 9-0-4，表 9-0-5）。

（三）胰腺

ICIs 致胰腺损伤导致的糖尿病发生率仅 0.1%～0.9%，多见于接受 PD-1 抑制剂治疗的患者，少数也可发生于 PD-L1 抑制剂治疗后，而在 CTLA-4 抑制剂治疗中极少报道。使用 PD-1 或 PD-L1 抑制剂治疗后出现糖尿病的时间波动较大，中位时间为 20 周，最晚可出现在治疗后的 54 个月。

1. 临床表现　由于 ICIs 致糖尿病来源于胰腺组织损伤，为胰岛素缺乏性糖尿病，因此临床表现类似 1 型糖尿病。正在进行肿瘤免疫治疗的

表 9-0-4　ICIs 治疗相关的 CTCAE-IRAEs 管理建议：甲状腺功能减退

分级	CTCAE 描述	治疗建议
1	TSH＜10mIU/L 或无症状	应继续免疫治疗，密切跟踪和监测 TSH、FT_4
2	中度症状：能持续进行日常生活活动；TSH＞10mIU/L	可保持免疫治疗直到症状缓解至基线
		考虑内分泌咨询
		对任何程度 TSH 升高的症状性患者或持续存在 TSH 水平＞10mIU/L（间隔 4 周测量）的无症状患者给予甲状腺激素补充
		每 6～8 周监测 1 次 TSH，同时将激素替代物剂量调整至正常 TSH 水平
		FT_4 可在短期（2 周）内使用，以确保在最初 FT_4 较低的甲状腺功能减退患者接受充分的治疗
		在接受积极的 ICIs 治疗时，或根据症状需要，每 6 周监测 1 次甲状腺功能（至少 TSH），以确保适当的补充治疗剂量；每年重复一次检测，或在症状稳定后定期重复检测
3～4	严重症状：个人自理能力受限；需要住院治疗；危及生命；需要紧急干预处理	维持免疫治疗直到症状通过适当的补充达到正常基线
		内分泌咨询：
		如果出现黏液性水肿（心动过缓、体温过低）症状，可接受静脉注射治疗
		甲状腺激素替代治疗同 CTCAE2 级

表 9-0-5　ICIs 治疗相关的 CTCAE-IRAEs 管理建议：甲状腺功能亢进

分级	CTCAE 描述	治疗建议
1	无症状或轻度症状	可继续免疫治疗，密切随访和每 2～3 周监测 TSH 和 FT_4，直到明确是否会出现持续性甲状腺功能亢进（见下文）或甲状腺功能减退（见表 9-0-4）
2	中度症状，能进行日常生活活动	考虑暂缓免疫治疗直到症状回到基线状态
		考虑内分泌咨询
		β 受体拮抗剂（如阿替洛尔、普萘洛尔）用于症状缓解
		水化和支持治疗
		通常不需要皮质类固醇来缩短病程
		持续性甲状腺功能亢进（＞6 周）或临床怀疑，对 Graves 病（TSI 或 TRAb）进行检查，并考虑使用抗甲亢药物（甲巯咪唑或 PTU），参阅内分泌 Graves 病的治疗
3～4	严重症状，医学意义重大或危及生命的后果，不能进行日常生活活动	考虑暂缓免疫治疗直到通过适当治疗症状缓解至基线状态
		内分泌咨询达到基线
		β 受体拮抗剂（如阿替洛尔、普萘洛尔）用于症状缓解
		对于症状严重或考虑甲状腺危象的住院患者起始强的松 1～2mg/（kg·d）或等效减量维持 1～2 周
		考虑使用碘化钾或抗甲亢药物（甲巯咪唑或 PTU）

患者一旦出现多尿、口渴、多饮、体重下降、恶心、呕吐、腹痛、呼吸急促、昏睡、惊厥或者昏迷等应及时排除 ICIs 致糖尿病及其急性并发症的发生。

2. **检查**　若 ICIs 治疗后出现上述临床表现，或是定期监测提示血糖升高，应引起警惕。对于 ICIs 致糖尿病患者应注意鉴别 1 型或者 2 型糖尿病，可进行内源性胰岛素水平和相关抗体的检测，如谷氨酸脱羧酶抗体、抗胰岛素抗体、抗胰岛细胞抗体、锌转运体 8 抗体。因为 ICIs 治疗致血糖异常的发生发展较快，糖化血红蛋白的升高程度可能与高血糖不相匹配，甚至无明显升高，所以糖化血红蛋白不是确诊和评估发病时长的主要依据。一般情况下，ICIs 致胰腺损伤的诊断无须借助影像学检查，患者的胰腺影像可表现为弥漫性胰腺炎症，也可完全正常或仅有某些非特异性改变。ICIs 相关糖尿病的发病特点与暴发性 1 型糖尿病类似，但后者除了出现糖尿病抗体外，常合并血清胰酶水平明显变化。

3. **治疗**　虽然 ICIs 致胰腺损伤发生率低，但在所有 ICIs 致内分泌 IRAEs 中最可能导致危及患者生命的严重不良事件发生，因此应指导患者及相关人员了解糖尿病相关症状并定期监测血糖。一旦发生 ICIs 相关糖尿病，必须给予足够重

视和规范化管理，尽量避免发展为急性并发症甚至导致患者死亡。对于不同程度的 ICIs 相关糖尿病处理建议参考表 9-0-6。需要注意的是，糖皮质激素和其他免疫抑制剂治疗不用于 ICIs 相关糖尿病的治疗。

（四）肾上腺

ICIs 致肾上腺损伤导致的原发性肾上腺功能减退少有文献报道，ICIs 单药治疗的发病率低于 1%，CTLA-4 抑制剂与 PD-1 抑制剂联合治疗时发病率可升至 4%～8%，但实际原发性肾上腺功能减退的发生率可能低于该数据。nivolumab 和 avelumab 致原发性肾上腺功能减退的发病中位时间 2.5～4.3 个月，而 pembrolizumab 抗致肾上腺功能减退的发病时间可在用药 5 个月以上。

1. **临床表现**　多数情况下，ICIs 致肾上腺损伤的临床表现缺乏特异性，程度也比较轻微。患者可有发热、乏力、食欲不振、恶心、呕吐、腹痛、色素沉着、体重下降或低血压等，容易被误认为是肿瘤本身或抗肿瘤治疗带来的不适。由于 ICIs 相关垂体炎的发病时间与 ICIs 相关原发性肾上腺功能减退类似，而且垂体炎和肾上腺损伤都可表现为肾上腺功能减退，故临床上需注意区分，对于其他垂体激素轴的临床表现注意问诊和观察。

表 9-0-6　ICIs 治疗相关的 CTCAE-IRAEs 管理建议：糖尿病

分级	CTCAE 描述	治疗建议
1	无症状或轻度症状；空腹血糖 >160mg/dl（8.9mmol/L）；无酮症或 1 型糖尿病实验室证据	可继续免疫治疗，临床密切随访和实验室检测 对新发 2 型糖尿病患者可启动口服药物治疗 如有必要筛选 1 型糖尿病，如既往正常的急性起病或临床考虑酮症可能
2	中度症状；能进行日常生活活动；空腹血糖 >160～250mg/dl（8.9～13.9mmol/L）；酮症或 1 型糖尿病实验室证据（任何血糖水平）	考虑暂缓免疫治疗直到血糖得以控制 对于控制不佳的 2 型糖尿病应调整口服降糖治疗或加用胰岛素治疗 对于 1 型糖尿病应使用胰岛素治疗（或作为默认治疗如果无法确定糖尿病类型） 对于 1 型糖尿病患者应进行紧急内分泌专科咨询；若无内分泌专科，大内科干预或许足够 如果早期门诊患者无法评估或存在酮症酸中毒征象，则考虑 1 型糖尿病可能
3～4	严重症状，医学意义重大或危及生命的后果，不能进行日常生活活动 G3：250～500mg/dl（13.9～27.8mmol/L） G4：>500mg/dl（>27.8mmol/L）	考虑暂缓免疫治疗直到血糖得以控制，毒性症状减轻至分级 1 或更低 对于所有患者均应进行紧急内分泌专科咨询 对于所有患者均应进起始胰岛素治疗 入院治疗，警惕糖尿病酮症酸中毒的发生 对于有症状的患者无论糖尿病分型，或无法就诊于内分泌专科的新发 1 型糖尿病患者

2. 检查 由于 ICIs 对肾上腺的损伤波及束状带和网状带，糖皮质激素和盐皮质激素均可分泌不足，因此最常见的实验室检查结果为电解质紊乱即低血钠和高血钾。因此在使用 ICIs 后应注意监测血清钠、钾水平，对于合并临床症状，即电解质紊乱的患者，需进一步检测晨起皮质醇及促肾上腺皮质激素水平。

除了临床表现外，血液生化学和影像学检查有助于鉴别单纯的 ICIs 致原发性肾上腺功能损伤和垂体炎继发的肾上腺功能减退。比如前者表现为低钠高钾，皮质醇水平的降低和 ACTH 反馈性升高，而后者的 ACTH 低，醛固酮和肾素分泌几无受累，罕见高血钾。抗肾上腺皮质抗体检测对 ICIs 相关原发性肾上腺功能减退的临床意义尚待进一步研究。

影像学上，ICIs 致肾上腺损伤表现为肾上腺双侧增大而边界清晰，而其他病因可出现单侧或双侧肾上腺增大结节状、钙化、正常结构破坏等改变，若考虑与 ICIs 致垂体炎相鉴别，垂体增强 MRI 有助于明确。

3. 治疗 目前认为只要出现 ICIs 相关原发性肾上腺功能减退，无论 CTCAE 严重程度级别如何，均需停用 ICIs，直至患者通过肾上腺激素治疗达到稳定状态后再考虑重启。肾上腺激素的治疗方案依据 CTCAE 严重程度而定，具体见表 9-0-7。

随着临床肿瘤免疫治疗 ICIs 药物的不断使用，相关真实世界的数据累积增加，IRAEs 的发病机制得以逐渐揭示。相信 IRAEs 致内分泌腺体损伤的管理将会更加有效和针对性。由于 IRAEs 可能发生在免疫治疗的任何阶段，甚至在终止免疫治疗后才出现，因此其导致的内分泌损伤可能时长期甚至终生的，对于 IRAEs 应保持时刻警惕，及时发现并处理非常重要。

表 9-0-7 ICIs 治疗相关的 CTCAE-IRAEs 管理建议：原发性肾上腺功能

分级	CTCAE 描述	治疗建议
1	无症状或轻度症状	暂停免疫治疗，直至患者通过治疗达到稳态后再考虑重启 内分泌专科咨询 泼尼松 5～10mg/d 或氢化可的松（上午 10～20mg，下午 5～10mg）口服替代糖皮质激素，部分患者可能同时需要氟氢可的松 0.1mg/d 进行盐皮质激素的替代治疗；根据症状调整剂量
2	中度症状，能进行日常生活活动	暂停免疫治疗，直至患者通过治疗达到稳态后再考虑重启 内分泌专科咨询 门诊患者启始治疗为 2～3 倍的应激剂量（泼尼松 20mg/d 或氢化可的松 20～30mg 上午 /10～20mg 下午）以改善急性症状 在 5～10 天后将应激剂量逐渐降低至维持剂量 维持治疗同 CTCAE1 级处理
3～4	严重症状，医学意义重大或危及生命，不能进行日常生活活动	暂停免疫治疗，直至患者通过治疗达到稳态后再考虑重启 内分泌专科咨询 门诊或急诊处处理补充生理盐水（至少 2L），静脉补充应激剂量的糖皮质激素氢化可的松 100mg 或地塞米松 4mg（若诊断不明需行兴奋试验） 7～14 天后将此应激剂量逐渐降低至维持剂量 维持治疗同 CTCAE1 级处理

（隆　敏　关海霞　郑宏庭）

参 考 文 献

[1] Barroso-Sousa R，Barry WT，Garrido-Castro AC，et al. Incidence of endocrine dysfunction following the use of different immune checkpoint inhibitor regimens: a systematic review and meta-analysis. JAMA Oncol，2018，4（2）: 173-182.

[2] Salama AK，Moschos SJ. Next steps in immuno-oncology: enhancing antitumor effects through appropriate patient selection and rationally designed combination strategies. Ann Oncol，2017，28: 57-74.

[3] Barroso-Sousa R，Ott PA，Hodi FS，et al. Endocrine dysfunction induced by immune checkpoint inhibitors: Practical recommendations for diagnosis and clinical management. Cancer，2018，124（6）: 1111-1121.

[4] Higham CE，Olsson-Brown A，Carroll P et al. Society for Endocrinology Endocrine Emergency Guidance: Acute management of the endocrine complications of checkpoint inhibitor therapy. Endocr Connect，2018，7（7）: G1-G7.

[5] Delivanis DA，Gustafson MP，Bornschlegl S，et al. Pembrolizumab-induced thyroiditis: comprehensive clinical review and insights into underlying involved mechanisms. J Clin Endocrinol Metab，2017，102（8）: 2770-2780.

[6] Chang LS，Barroso-Sousa R，Tolaney SM，et al. Endocrine toxicity of cancer immunotherapy targeting immune checkpoints. Endocr Rev，2019，40（1）: 17-65.

[7] Chalan P，Di Dalmazi G，Pani F，et al. Thyroid dysfunctions secondary to cancer immunotherapy. J Endocrinol Invest，2018，41（6）: 625-638.

[8] Puzanov I，Diab A，Abdallah K，et al. Managing toxicities associated with immune checkpoint inhibitors: consensus recommendations from the Society for Immunotherapy of Cancer（SITC）Toxicity Management Working Group. Journal for immunotherapy of cancer，2017，5（1）: 95.

[9] Brahmer JR，Lachetti C，Schneider BJ，et al. Management of immune-related adverse events in patients treated with immune checkpoint inhibitor therapy: American Society of Clinical Oncology clinical practice guideline. J Clin Oncol，2018，36（17）: 1714-1768.

第十篇　妊娠合并内分泌疾病

第一章　妊娠合并库欣综合征

正常妊娠的特征是许多内分泌系统发生剧烈变化，特别是下丘脑 - 垂体 - 肾上腺轴（HPA）功能的上调。虽然孕产妇和胎儿肾上腺疾病在妊娠期很少见，但如果不及时治疗，肾上腺功能不足或过度均与母体和胎儿的严重不良预后密切相关。因此，了解与妊娠期肾上腺疾病相关的风险并及时给予针对性的管理至关重要。下丘脑 - 垂体 - 肾上腺轴（HPA）的主要调节因子是促肾上腺皮质激素释放激素（corticotropin releasing hormone，CRH）和精氨酸升压素（arginine vaso-pressin，AVP）。

一、妊娠与下丘脑 - 垂体 - 肾上腺轴
（图 10-1-1）

1. **妊娠与 CRH**　在妊娠期间，自孕第 8 周到

第 10 周开始，孕妇体内循环免疫反应性 CRH 水平就呈指数增加至非孕时的 1 000 倍。然而，这种 CRH 的增加并非来自孕妇下丘脑，而是来源于胎盘、蜕膜和胎膜产生的 CRH。在妊娠中观察到的循环 CRH 与母体和胎儿下丘脑 CRH 结构相同，但主要是在胎盘大量合成，特别的是胎盘来源的 CRH 分泌并不具有昼夜节律性。在孕妇的血浆和羊水中存在一种被称为 CRH 结合蛋白（CRHbp）的物质，可通过结合 CRH 降低循环 CRH 的生物活性。在妊娠晚期，CRHbp 的值将会下降到早孕或非妊娠状态的大约三分之一，使得游离的 CRH 水平升高，游离的 CRH 则可进一步刺激母体 ACTH 分泌，导致相对的皮质醇增多症。有趣的是，妊娠晚期血浆 CRH 与 ACTH 或皮质醇水平之间并不存在明显的昼夜节律关系，

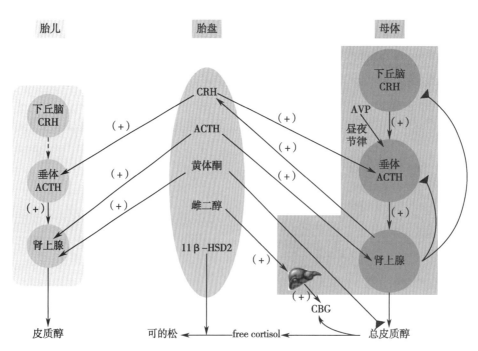

图 10-1-1　妊娠与下丘脑 - 垂体 - 肾上腺轴

CRH：促肾上腺皮质激素释放激素；AVP：精氨酸升压素；ACTH：促肾上腺皮质激素；free cortisol：游离皮质醇；CBG：皮质醇结合球蛋白；11β-HSD2：11β- 羟基类固醇脱氢酶Ⅱ型

这可能是由于妊娠晚期 CRH 主要来源于胎盘，且胎盘分泌的 CRH 不具有昼夜节律性。

2. 妊娠与 ACTH 妊娠期间母体脑垂体体积将增大约三分之一，孕妇血浆 ACTH 水平在整个妊娠期间都会升高，但尚可维持于正常范围内，且母体 ACTH 血浆水平依旧保持着昼夜节性。母体 ACTH 水平的上升是由于游离的胎盘 CRH 的刺激，而维持其昼夜节律性则可能是由于室旁核分泌的 AVP 的调控。

3. 妊娠与皮质醇 由于 ACTH 的刺激，母体肾上腺在怀孕期间逐渐变得肥大，使得皮质醇水平（血清、唾液和尿液）小幅上升，且随着妊娠的进程而增加。早在妊娠 11 周时就可观察到孕妇血皮质醇的增加，血清游离皮质醇增加了大约 1.6 倍，随后孕妇体内总的和游离的血浆皮质醇继续上升，在妊娠晚期达到峰值，分别是非妊娠值的 2 倍和 3 倍，而尿游离皮质醇增加至正常范围的 3 倍。妊娠期间诱导这种相对皮质醇过多的机制，一方面是由于妊娠期间 ACTH 的刺激；另一方面则是因为妊娠期间雌激素水平升高，胎盘雌激素的产生增强了肝脏皮质醇结合球蛋白（cortisol-binding globulin，CBG）的释放，导致皮质醇总浓度增加，皮质醇清除率降低，皮质醇的血浆半衰期较实际上增加了 1 倍。同时，随着黄体酮与 CBG 结合的增加，使得血中游离皮质醇浓度也升高。而唾液皮质醇则是血浆游离皮质醇的另一种衡量方式，唾液皮质醇在妊娠晚期与非妊娠对照相比，增加了 2 倍多。值得注意的是，孕妇皮质醇水平虽然升高，但仍然维持脉冲式分泌，并保持正常的昼夜节律性，这可能与妊娠期间母体 ACTH 水平呈昼夜节律性的脉冲式分泌有关。因此，对于正常女性来说，怀孕虽然是一种短暂的生理上相对皮质醇过多的时期，但临床上却很少有证据表明在正常妊娠期间发生了皮质醇增多症。有趣的是，与糖皮质激素负反馈控制的下丘脑 CRH 不同，体内和体外实验均证实胎盘 CRH 对皮质醇的反应呈正反馈。此外，胎盘 ACTH 受胎盘 CRH 刺激分泌增加，而这种作用无法被妊娠期间升高的皮质醇所抑制。同时，由于高浓度的结合皮质醇和黄体酮水平的升高可导致孕妇体内"皮质醇抵抗"状态，进而使得 HPA 轴的调定点发生改变。

4. 胎儿胎盘单元与皮质醇 胎儿胎盘单元是由胎盘、胎儿和母体肾上腺和胎儿肝脏构成的一个参与类固醇激素合成和代谢的紧密相互作用的内分泌单位，最初由 Diczfalusy 在 1964 年首次提出。胎儿循环 CRH 几乎全部来源于胎盘，妊娠 12 周时即可在胎儿血液中检测到 ACTH。与成人肾上腺相比，胎儿肾上腺是巨大的，并且产生的主要类固醇是脱氢表雄酮硫酸盐（DHEAS），其被肝脏进一步代谢，然后被胎盘用于产生多种雌激素。此外，胎儿肾上腺将胎盘黄体酮转化为皮质醇。胎儿皮质醇的另一个来源则是羊水，其中可的松通过绒毛蜕膜被转化为皮质醇。还应注意胎盘表达 11β- 羟类固醇脱氢酶Ⅱ型（11β-HSD2），它可将皮质醇转化成无生物活性的可的松，从而在妊娠早期保护胎儿免受母体皮质醇增多的侵害。然而，在妊娠晚期，11β-HSD2 活性逆转，有利于子宫中皮质醇的激活，帮助胎儿肺成熟。

二、妊娠合并库欣综合征（图 10-1-2）

库欣综合征（Cushing syndrome，CS）又称为皮质醇增多症，由于高皮质醇血症可干扰正常卵泡的发育、抑制排卵而常常导致不孕。因

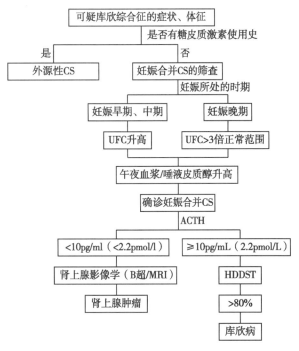

图 10-1-2 妊娠合并 CS 的诊断思路

CS：库欣综合征；UFC：24 小时尿游离皮质醇；ACTH：促肾上腺皮质激素；HDDST：大剂量地塞米松抑制试验；MRI：磁共振成像

此,有关妊娠合并 CS 的病例报道极少。Hunt 和 McConahey 于 1953 年首次报道了妊娠期间发现的 CS 病例。迄今为止,多项研究显示未经治疗的 CS 与包括糖尿病、高血压和先兆子痫等在内的重大孕产妇并发症和不良胎儿结局(如早产和胎儿宫内发育迟缓等)相关。正因为妊娠合并 CS 不论对母体还是胎儿都具有较大的危害,而且妊娠合并 CS 与非 CS 的正常孕妇在临床特征上具有很大重叠性,使得诊断的挑战性和难度明显增加,更需要我们临床医生,尤其是内分泌科与妇产科医师提高警惕。

(一)妊娠合并 CS 的病因

在考虑内源性皮质醇过量之前,应首先排除外源性糖皮质激素使用史。在一般人群中,大多数内源性库欣综合征病例是 ACTH 依赖性的(来自垂体或其他异位肿瘤),而肾上腺腺瘤(肾上腺癌极少见)只占所有 CS 病例的 15%。然而,在妊娠期间,孕妇中 ACTH 非依赖性 CS 的发生率显著增加。自主分泌过量皮质醇的肾上腺皮质肿瘤成为了妊娠合并 CS 最常见的原因(>60%)。有文献报道妊娠合并 CS 中肾上腺腺瘤发病率升高的机制可能为各种激素受体,尤其是黄体生成素(luteinizing hormone,LH)/绒毛膜促性腺激素受体在肾上腺皮质的异位表达以及雌激素依赖性结节性肾上腺增生。还有文献认为孕期与非孕期 CS 发病率的差异是由于 ACTH 依赖性的女性患者往往糖皮质激素和雄激素两者均分泌增多,因此对患者的排卵与生殖影响更大而造成不孕。至于其他少见的妊娠合并库欣综合征的病因则包括了肾上腺皮质癌(10%),与 Carney 综合征相关的库欣综合征(0.8%),ACTH 非依赖性增生(3%)和异位 ACTH 分泌(>1%)等。有趣的是,有报道称妊娠诱发的库欣综合征,在分娩后可自发并完全缓解,有学者推测这可能是由一种妊娠特异的非 ACTH 因子刺激了肾上腺细胞所引发的。此外,还有文献报道胃抑制性多肽受体的异常表达可能是非 ACTH 依赖性皮质醇增多症的原因之一。

(二)妊娠合并库欣综合征的诊断思路

1. 疑诊妊娠合并 CS 的一些临床特点 妊娠期间 CS 的诊断极具挑战性。妊娠合并 CS 的患者大致可分为三类:

(1)在已知 CS 的情况下怀孕;

(2)妊娠期间 CS 复发;

(3)妊娠期间出现类似 CS 的临床特征和并发症的发展(如高血压和糖尿病)。

在上述三种情况下,若妊娠期间进一步出现近端肌肉无力、瘀斑、深紫色皮纹(尤其是位于腹部外侧、腋窝、大腿和乳房)、痤疮、骨质疏松、病理性骨折以及神经精神症状时应当疑诊 CS 的可能。有学者提出当孕妇出现高血压、瘀斑和肌肉无力三联征时,应考虑 CS。大约 70% 的非妊娠 CS 的女性患者伴有多毛症状,但妊娠合并 CS 患者中仅 10% 发生多毛,这可能是因为大多数妊娠合并 CS 病例是良性肾上腺腺瘤,仅仅是单纯皮质醇增多而不伴有雄激素分泌过多。尽管上述临床症状和体征可提供一些有帮助的诊断线索,但确诊仍需要实验室和影像学检查的支持。

2. 妊娠合并 CS 的实验室诊断

(1)皮质醇的测定和评估:由于妊娠期间 HPA 轴发生了显著变化,因此怀孕期间库欣综合征的实验室诊断特别难以确定。这是由于:

1)妊娠期间胎盘雌激素的产生增强了肝脏皮质醇结合球蛋白(CBG)的释放,导致血清总皮质醇浓度增加,皮质醇清除率降低,皮质醇的血浆半衰期较实际上翻了一番。同时,随着黄体酮与 CBG 结合的增加,使得血中游离皮质醇浓度也升高。在妊娠的第二和第三个阶段(妊娠中期和妊娠晚期),孕妇尿游离皮质醇可升高至正常范围上限的 1.6～3 倍。因此,这一时期若尿游离皮质醇(UFC)浓度(≥2 次,非同日)大于正常范围的 3 倍则可被认为是伴有病理性皮质醇增多症。

2)尽管妊娠期间血清和尿皮质醇水平升高,但通常皮质醇分泌仍保持正常的昼夜节律性,这可能与妊娠期间母体 ACTH 水平呈昼夜节律性的分泌有关,而母体 ACTH 昼夜节律性则可能是由于受到下丘脑室旁核细胞分泌的精氨酸升压素(AVP)的调控。因此,对于疑诊妊娠合并 CS 的孕妇建议评估血皮质醇的昼夜节律性,若皮质醇的昼夜节律性丧失有助于确定妊娠期 CS 的诊断。此外,午夜血浆皮质醇浓度亦有助于妊娠合并 CS 的诊断,但遗憾的是,目前尚缺乏妊娠期特定的午夜皮质醇的临界值和切点。

3)唾液皮质醇则是血浆游离皮质醇的另一种衡量方式,午夜唾液皮质醇在妊娠晚期与非妊娠对照相比增加了 2 倍多。一项研究评估了午夜唾液皮质醇在妊娠的参考阈值：孕早期 0.25mg/dl（6.9nmol/L），孕中期 0.26mg/dl（7.2nmol/L），孕晚期 0.33mg/dl（9.1nmol/L），该方法的非妊娠成人夜间唾液皮质醇的参考值为 0.12mg/dl（3.3nmol/L）。总而言之，目前研究表明 UFC 浓度超过正常范围的 3 倍（≥2 次，非同日）和午夜血浆或唾液皮质醇浓度升高的组合可能是妊娠期 CS 筛查和诊断的最佳策略。

（2）ACTH 的测定和评估：一旦妊娠合并 CS 的诊断明确，接下来就需要测定血 ACTH 的水平。在非妊娠人群中，通过测定血浆 ACTH 浓度可区分 ACTH 依赖性和 ACTH 非依赖性皮质醇增多症。然而在妊娠期间，无论是何种病因，ACTH 浓度都可能升高。因此，妊娠期间 ACTH 浓度无法区分病因是定位在垂体还是肾上腺。然而，如果 ACTH 浓度明显受到抑制，则可能不需要进一步的实验室检查，可直接行肾上腺影像学检查。因此，当多次（≥2 次，非同日）测定的血 ACTH < 10pg/ml（< 2.2pmol/L），往往提示为非 ACTH 依赖性 CS，接下来可直接行肾上腺超声检查，若肾上腺超声检查结果为阴性，进一步可行肾上腺 MRI 检查。当血 ACTH≥10pg/ml（2.2pmol/L），可行大剂量地塞米松抑制试验以鉴别非 ACTH 依赖性 CS、库欣病（Cushing disease，CD）以及异位 ACTH 综合征。

（3）内分泌动态试验

1）小剂量地塞米松抑制试验（low dose dexamethasone suppression test，LDDST）：LDDST 在非妊娠人群 CS 的诊断中被广泛采用。为了排除 CS，在 LDDST 后血清皮质醇的浓度应小于 1.8μg/dl（50nmol/L），该切点值的敏感性约 98%～100%。然而如前所述，地塞米松对血浆皮质醇和 UFC 的抑制在妊娠期间减弱。据报道，在非 CS 的妊娠女性中进行 LDDST，抑制后的血皮质醇水平 < 50nmol/L 的妊娠女性的比例不到 40%。另外一项研究显示，在 17 名孕妇中，LDDST 后 CS 血浆皮质醇水平范围为 5.5～54.3μg/dl（152～1 499nmol/L）。由此可见，妊娠期间 LDDST 的抑制率降低，假阳性结果的风险明显增加，因此不建议在疑诊 CS 的妊娠患者进行小剂量地塞米松抑制试验的检查。

2）大剂量地塞米松抑制试验（high dose dexamethasone suppression test，HDDST）：传统的 HDDST 需要口服地塞米松 2mg，每 6 小时 1 次，持续 48 小时，实验过程比较烦琐，因此推荐可选择午夜高剂量（8mg）地塞米松抑制试验替代。一般来说，HDDST 对于非 ACTH 依赖性 CS 患者无抑制作用，而能抑制库欣病患者的血清皮质醇。HDDST 经典的结果判定是：当皮质醇抑制率大于 50% 提示库欣病，此切点的敏感性约 60%～100%，特异性约 65%～100%。有研究显示 HDDST 后血清皮质醇抑制率 > 50% 可见于 78% 的库欣病患者，1/3 的异位 ACTH 综合征（ectopic ACTH syndrome，EAS）患者，但无一例自主肾上腺疾病的患者血清皮质醇抑制率 > 50%。然而，当 HDDST 切点定为皮质醇抑制率 > 80% 时，则仅有库欣病的患者可达到此标准。一项意大利的多中心研究指出 HDDST 皮质醇抑制率 > 80% 作为切点时具有高达 100% 的特异性，EAS 患者很少发现类似的反应。由于 HDDST 诊断准确性有限，有些学者主张放弃该试验，但当 HDDST 与其他非侵入性动态试验（如 CRH 或去氨加压素兴奋试验）或采用 HDDST 皮质醇抑制 > 80% 进行分析时，该试验应该是有意义的。

3）CRH 兴奋试验：在测定 ACTH 水平和 HDDST 后诊断仍然不确定性时可考虑使用 CRH 兴奋试验，该试验的原理是垂体 ACTH 肿瘤仍然对 CRH 的刺激有反应，而肾上腺肿瘤和大多数异位 ACTH 分泌肿瘤却对 CRH 的刺激没有反应。CRH 试验的皮质醇反应敏感性和特异性分别为 91% 和 88%，而 ACTH 反应的敏感性和特异性分别为 93% 和 100%。然而 CRH 属于 FDA 的 C 类药物，建议仅在具备绝对临床指征时才用于妊娠，而且需要注意的是在妊娠晚期，人 CRH（1μg/kg）的血浆 ACTH 的反应降低。

4）去氨加压素刺激试验：CRH 刺激试验的替代方案是去氨加压素刺激试验。在该试验中，皮质醇反应的敏感性为 84%，特异性为 83%，而 ACTH 反应的差异较大，敏感性为 77%，特异性为 73%。因此，使用去氨加压素刺激试验的敏感性和特异性均不如 CRH 兴奋试验。遗憾的是，目前 CRH 兴奋试验与去氨加压素刺激试验，这两种刺激试验都尚未在妊娠期 CS 中进行系统研究，尤其去氨加压素试验尚未有在妊娠女性使用的报道。

3. 影像学检查 关于影像学检查，由于存在电离辐射的风险，计算机断层扫描在妊娠期间是禁忌的。因此，在 ACTH 水平明显抑制（<10pg/ml 或 2.2pmol/L）或在 HDDST 后血浆 ACTH 浓度受到抑制但血清皮质醇无法抑制的情况下，建议进行肾上腺成像评估。肾上腺超声检查是安全的，但对体积较小的肿瘤超声的灵敏度有限。垂体 MRI 应在所有明显 ACTH 依赖性 CS 的患者中进行，对于疑似 EAS 的患者应考虑进行胸部和腹部 MRI 检查。最近的一项共识声明指出，在 HDDST 和 CRH 刺激试验结果明确的前提下，若垂体 MRI 发现超过 6mm 的垂体腺瘤时，可诊断库欣病。然而，考虑到妊娠早期 MRI 检查可能对胎儿存在潜在的不良影响，故垂体 MRI 检查可在妊娠中晚期阶段（妊娠第 32 周后）进行，而在妊娠 12 到 32 周之间，需充分评估 MRI 潜在的未知风险与益处。同时妊娠期间应避免使用钆对比剂。此外，由于妊娠期间垂体生理性肿大，怀孕期间所行的垂体 MRI 可能会出现更多的假阳性结果。还需注意的是，在解释影像结果时，应当考虑到垂体和肾上腺偶发瘤的可能。若垂体 MRI 提示垂体瘤小于 6mm，则可能需行双侧岩下窦静脉取血（bilateral inferior petrosal sinus sampling, BIPSS）。目前仅在 3 例的妊娠患者中报道 BIPSS，因考虑到电离辐射的风险，应该慎重选择 BIPSS 检查以避免不必要的放射和可能的血栓栓塞事件。若需进行 BIPSS，推荐在腹部和胸部铅屏蔽下通过颈静脉进入，以减少透视时胎儿的辐射暴露。

总之，在确诊妊娠合并 CS 的患者中，若低血浆 ACTH 水平应行肾上腺成像。若在临界或升高的 ACTH 的情况下，建议联合 HDDST（午夜 8mg）和 CRH（或去氨加压素）刺激试验以确定 CS 的病因诊断。对于不一致的生化或影像学检查结果的患者，在慎重权衡利弊后可选择 BIPSS。

4. 关于妊娠合并 CS 的母胎并发症 最近一项系统评价报道了 214 例妊娠合并活动性 CS 的母亲和胎儿的预后，其中最常见的孕产妇疾病是高血压（40%～68%）、糖尿病或妊娠糖尿病（25%～37%）、先兆子痫（14%～27%）、骨质疏松症和骨折（5%）、精神疾病（4%）、心力衰竭（3%）、伤口感染（2%）和孕产妇死亡（2%）。

关于新生儿的预后，总体而言在怀孕期间接受治疗的妇女活产率明显提高。妊娠合并 CS 最常见的胎儿并发症是早产，约占 43% 至 66%。其他的并发症包括胎儿宫内发育迟缓（15%～21%）、自然流产或宫内死亡（5%～24%）、呼吸窘迫（14%）、死产（6%）和低血容量（2%）。但很少发生糖皮质激素过量导致胎儿肾上腺轴抑制的报道，这也进一步提示了皮质醇的胎盘降解可保护胎儿免受母体高皮质醇血症的危害。

三、妊娠期 CS 的治疗策略

并非所有活动性 CS 的妊娠患者都接受了针对皮质醇增多症的治疗。部分患者直到妊娠结束时才发现 CS，因此其整个妊娠过程仅仅是接受了合并症（如高血压和糖尿病）的保守治疗。若能及时评估，及时诊断并及时进行针对高皮质醇血症的治疗，母亲和胎儿的预后都能得到改善。

1. 手术治疗 迄今为止，手术治疗仍是妊娠期 CS 中最有效的第一线治疗方案。手术方式主要包括单侧或双侧肾上腺切除术、经蝶窦垂体腺瘤切除术。是否进行手术治疗的考量因素包括高皮质醇血症的严重程度，确诊疾病时所处的妊娠时期以及母胎预后的治疗风险—收益比。针对肾上腺肿瘤（肾上腺腺瘤和癌）的患者进行单侧肾上腺切除术对高皮质醇状态和胎儿活产率均有良好效果。对于大多数妊娠合并 CS（肾上腺肿瘤）的患者，建议在妊娠中期的早期（16～21 周）进行腹腔镜下单侧肾上腺切除术。针对垂体库欣病的孕妇，在妊娠早期和妊娠中期的早期（妊娠 12～29 周）之间进行的垂体手术与较低的母亲和胎儿并发症发生率相关。有时候针对难治性 CD 或严重异位 ACTH 综合征患者需进行双侧肾上腺切除术。无论是肾上腺或垂体手术后都需要使用糖皮质激素进行替代治疗，并且应该持续替代直到下丘脑-垂体-肾上腺轴恢复正常。

2. 药物治疗 如果存在手术禁忌或不愿意接受手术治疗，那么可考虑在妊娠中期或妊娠晚期开始药物治疗，最常用的是类固醇生成抑制剂，特别是美替拉酮（metyrapone，甲吡酮）。文献报道了美替拉酮适用于无法接受手术治疗或准备分娩的妊娠合并 CS 患者的初级药物治疗且耐受性良好。然而，此药是 11β-羟化酶的抑制剂，有可能导致脱氧皮质酮等前体的增加,进而使得高血压恶化和进展成为先兆子痫。此外,美替拉酮可在母乳中排泄,因此哺乳期慎用。除了美替拉酮,酮康唑也在 3 例妊娠合并 CS 的患者中成功使用,但此药是 FDA 中的 C 类,且动物实验提示该药具有抗雄激素的作用和潜在的致畸性,因此仅用于需要紧急内科治疗但不耐受美替拉酮的患者。依托米酯是一类通过静脉输注且常用于麻醉诱导的药物,该药物的亚催眠剂量能够在 12~24 小时内迅速降低类固醇生成,是任何非立即手术且不能服用口服药物的严重皮质醇增多症重症患者的唯一治疗方法,对于库欣综合征伴有急性难治的症状,如呼吸衰竭或严重精神病,这种药物也很有用,并且可以成为其他药物或外科疗法的有效桥梁。可惜的是,依托米酯目前尚无在妊娠合并 CS 的患者中使用的文献报道。其他肾上腺类固醇生成阻滞剂,如氨鲁米特和米托坦,很少使用。这是因为氨鲁米特可诱导胎儿出现男性化,而米托坦可致畸。迄今为止,仅报道了 3 例使用卡麦角林治疗的 CD 病例,亦有文献报道了对甲吡酮不耐受的患者成功使用赛庚啶,但目前尚无公开发表的文献提出在 CS 患者妊娠期间使用帕瑞肽。此外,曾有文献报道了 1 例无法明确病因的妊娠合并 CS 患者接受了垂体放射治疗,但由于放射性和潜在的致畸作用,妊娠期间一般禁忌使用放射治疗。

总之,妊娠合并 CS 系高危妊娠的人群,此高风险的孕妇和胎儿应该接受多学科组成的医学团队的共同监护随访。现有的研究报道了积极治疗妊娠期 CS 能够显著减少早产和流产的发生,增加活率率。然而,也有文献报道即使成功手术也未必能很好地延缓或改变子痫和早产的妊娠不良结局。这可能是由于妊娠合并 CS 在诊断上的迷惑性,造成治疗通常在妊娠晚期才开始进行,并且手术使用糖皮质激素替代过程存在的潜在过量替代。因此,在妊娠前,应积极控制已知 CS 患者的皮质醇增多症,可能合并活动性 CS 的孕妇必须仔细评估。通过垂体或肾上腺手术治疗高皮质醇血症,手术时机优选在妊娠中期(16~21 周),手术后糖皮质激素替代过程应密切随访,尽量避免过量替代治疗。在药物治疗中,大多数经验都来自美替拉酮,其次是酮康唑。

四、关于妊娠合并 CS 患者围手术期、围产期糖皮质激素的替代的现状与困惑

1. 术后最初的缓解 目前尚无针对妊娠人群的确切数据,主要是参照非妊娠人群的术后缓解的数据。术中术后需要监测血钠、血压和血糖。当经蝶骨(TSS)选择性肿瘤切除术后 7 天,晨起血皮质醇(服药前)<138nmol/L(5μg/dl)或尿 UFC<28~56nmol/L(10~20μg/dl);或当单侧肾上腺切除术后,晨起血皮质醇<50nmol/L(1.8μg/dl),可认为 CS 缓解。在术后要注意评估患者糖皮质激素撤退的症状如厌食、恶心、体重下降以及其他非特异性的表现,如疲乏、肌痛、关节痛和皮肤脱屑等,症状的恢复可经历大约 1 年或更久。HPA 轴的恢复时间,在 ACTH 依赖性 CS 患者为术后 6~12 个月,单侧肾上腺切除者则为术后约 18 个月。

2. 术后糖皮质激素的替代 术后糖皮质激素治疗的目的是达到生理剂量的糖皮质激素替代,以改善母亲和胎儿的预后。在孕中期和孕晚期,需要仔细监测和滴定治疗,以避免皮质类固醇过度替代。氢化可的松是妊娠期间慢性替代治疗的首选。

在手术当日,术中和术后可使用糖皮质激素(50~100mg 氢化可的松,静脉注射)每 8 小时 1 次。在接下来的 2 天内(术后第一和第二日),静脉注射氢化可的松剂量逐渐减少至每 8 小时 50mg,之后减少到每 8 小时 25mg。此剂量已提供了糖皮质激素和盐皮质激素的覆盖范围。到术后第三天,大多数患者能够口服替代剂量的氢化可的松。关于是否应持续数周给予超生理替代剂量(正常剂量的 2 倍)以减轻撤退症状(乏力、厌食、肌肉和关节疼痛),目前尚未达成共识。皮质醇的每日生理产生量约为 5~6mg/m^2 体表面积。术后口服糖皮质激素替代疗法是给予氢化可的松 12~15mg/m^2 体表面积或剂量为 15~25mg,通常每天 2 至 3 次给药,早晨在觉醒时给予 50%~66%。如果每天给予 2 次,通常在早晨给药后 6~8 小时第二次给药(如晨起 6:00 给 2/3 全日总替代量,下午 14:00 给 1/3 全日总替代量)。如果每天给予 3 次,则第二剂在清晨剂量后 4~6 小时给予,第三剂在 4~6 小时后给予。直到患者的清晨内源性皮质醇水平以及对外源性 ACTH 的反

应恢复正常。在 HPA 轴恢复之前应让患者佩戴医用手环或随身携带警示卡，并指导其在应激期间增加氢化可的松的剂量，直到垂体 - 肾上腺轴完全恢复。尽量避免使用超生理剂量替代治疗，因为这样可能延长类库欣症状的持续时间。然而，考虑到妊娠特殊的生理变化，在孕晚期氢化可的松剂量可增加约 20%～40%。

3. 妊娠合并 CS 术后围产期的综合管理

（1）分娩期间：在分娩过程中，只要患者能够耐受口服摄入，氢化可的松可增加至平日替代剂量的一倍。进入第二产程后，当宫颈扩张 4cm 或 / 和最后一小时每 5 分钟宫缩一次时，氢化可的松应按照大手术应激量给予，即此时先静脉注射 100mg 氢化可的松，然后每 24 小时给予氢化可的松总量 200mg（或每 6 小时静脉或肌内注射氢化可的松 50mg）直至分娩后。分娩后，氢化可的松可以在 2～4 天内迅速恢复至生理替代剂量。剖宫产者激素替代可参照经阴道分娩的第二产程的剂量给药。

（2）产后管理：一般来说没有必要评估 CS 术后仅接受适当生理性糖皮质激素替代的患者所分娩婴儿的 HPA 轴功能。然而，接受药理剂量糖皮质激素的母亲所生的婴儿需要正式评估 HPA 轴以排除肾上腺皮质功能不全。母乳喂养期间生理性糖皮质激素替代可以继续，因为每升母乳中仅含有被吸收的糖皮质激素剂量的 0.5%。

五、关注妊娠合并CS孕产妇的心理健康

妊娠期妇女的焦虑和 / 或抑郁的发生率增加，加之高糖皮质激素的作用使得妊娠合并 CS 患者的焦虑和抑郁状态发病率更高。与此同时，妊娠合并 CS 患者术后均可能存在不同程度的肾上腺抑制的状态，这亦可能进一步加剧或诱发孕妇的情绪障碍。众所周知，产后抑郁是产后妇女常见的情绪障碍。产后大约第四天，母体 CRH、ACTH 和皮质醇逐渐恢复到孕前水平，但对 CRH 的反应在分娩后几周才恢复。产后妇女肾上腺的抑制方式与 CD 患者成功手术后的早期阶段相似，并在分娩后 12 周逐渐恢复到妊娠前状态。有文献报道肾上腺抑制的这一短暂时期可能与产后妇女的情绪障碍和自身免疫有关。妊娠与分娩、高皮质醇状态与肾上腺抑制以及糖皮质激素替代过程中潜在的过多剂量均成为妊娠合并 CS 孕产妇的围产期焦虑、抑郁等不良情绪状态的影响因素。无论是妊娠期还是产后，母亲的不良情绪均可能对孕产妇和胎儿带来有害的影响。因此，应该积极关注妊娠合并 CS 孕产妇的心理健康，及时评估妊娠合并 CS 患者术后糖皮质激素替代剂量，并在围手术期、术后及围产期适时对孕产妇进行综合性的心理干预和疏导，进一步改善妊娠合并 CS 女性的妊娠结局。

（林　纬）

参 考 文 献

[1] Fadalti M，Pezzani I，Cobellis L，et al. Placental corticotropin-releasing factor. An update. Ann N Y Acad Sci，2000，900（1）: 89-94.

[2] Goland RS，Wardlaw SL，Blum M，et al. Biologically active corticotropin-releasing hormone in maternal and fetal plasma during pregnancy. Am J Obstet Gynecol，1988，159（4）: 884-890.

[3] Sasaki A，Shinkawa O，Margioris AN，et al. Immunoreactive corticotropin-releasing hormone in human plasma during pregnancy，labor，and delivery. J Clin Endocrinol Metab，1987，64（2）: 224-229.

[4] Wadhwa PD，Sandman CA，Chicz-DeMet A，et al. Placental CRH modulates maternal pituitary adrenal function in human pregnancy. Ann N Y Acad Sci，1997，814（1）: 276-281.

[5] Linton EA，Perkins AV，Woods RJ，et al. Corticotropin-releasing hormone-binding protein（CRH-BP）: Plasma levels decrease during the third trimester of normal human pregnancy. J Clin Endocrinol Metab，1993，76（1）: 260-262.

[6] Jeske W，Soszyński P，Rogoziński W，et al. Plasma GHRH，CRH，ACTH，β-endorphin，human placental lactogen，GH and cortisol concentrations at the third trimester of pregnancy. Acta Endocrinol，1989，120（6）: 785-789.

[7] Majzoub JA，Karalis KP. Placental corticotropin-releas-

ing hormone: function and regulation. Am J Obstet Gynecol, 1999, 180(1 Pt 3): S242-246.

[8] Mastorakos G, Ilias I. Maternal and fetal hypothalamic-pituitary- adrenal axes during pregnancy and postpartum. Ann N Y Acad Sci, 2003(1), 997: 136-149.

[9] Behan DP, Linton EA, Lowry PJ. Isolation of the human plasma corticotrophin- releasing factor-binding protein. J Endocrinol, 1989, 122(1): 23-31.

[10] Demey-Ponsart E, Foidart JM, Sulon J, et al. Serum CBG, free and total cortisol and circadian patterns of adrenal function in normal pregnancy. J Steroid Biochem, 1982, 16(2): 165-169.

[11] Jung C, Ho JT, Torpy DJ, et al. A longitudinal study of plasma and urinary cortisol in pregnancy and postpartum. J Clin Endocrinol Metab, 2011, 96(5): 1533-1540.

[12] Carr BR, Parker CR Jr, Madden JD, et al. Maternal plasma adrenocorticotropin and cortisol relationships throughout human pregnancy. Am J Obstet Gynecol, 1981, 139(4): 416-422.

[13] Ohana E, Mazor M, Chaim W, et al. Maternal plasma and amniotic fluid cortisol and progesterone concentrations between women with and without term labor. A comparison. J Reprod Med, 1996, 41(2): 80-86.

[14] Nolten WE, Lindheimer MD, Rueckert PA, et al. Diurnal patterns and regulation of cortisol secretion in pregnancy. J Clin Endocrinol Metab, 1980, 51(3): 466-472.

[15] Karaca Z, Tanriverdi F, Unluhizarci K, et al. Pregnancy and pituitary disorders. Eur J Endocrinol, 2010, 162(3): 453-75.

[16] Schulte HM, Weisner D, Allolio B. The corticotrophin releasing hormone test in late pregnancy: lack of adrenocorticotrophin and cortisol response. Clin Endocrinol, 1990, 33(1): 99-106.

[17] Pivonello R, De Martino MC, Auriemma RS, et al. Pituitary tumors and pregnancy: the interplay between a pathologic condition and a physiologic status. J Endocrinol Invest, 2014, 37(2): 99-112.

[18] Monticone S, Auchus RJ, Rainey WE. Adrenal disorders in pregnancy. Nat Rev Endocrinol, 2012, 8(11): 668-678.

[19] Lindsay JR, Nieman LK. The hypothalamic-pituitary-adrenal axis in pregnancy: Challenges in disease detection and treatment. Endocr Rev, 2005, 26(6): 775-799.

[20] Hunt AB, McConahey CW. Pregnancy associated with diseases of the adrenal glands. Am J Obstet Gynecol, 1953, 66(5): 970-987.

[21] Pickard J, Jochen AL, Sadur CN, et al. Cushing's syndrome in pregnancy. Obstet GynecolSurv, 1990, 45(2): 87-93.

[22] Wallace C, Toth EL, Lewanczuk RZ, et al. Pregnancy-induced Cushing's syndrome in multiple pregnancies. J Clin Endocrinol Metab, 1996, 81(1): 15-21.

[23] Buescher MA, McClamrock HD, Adashi EY. Cushing syndrome in pregnancy. Obstet Gynecol, 1992, 79(1): 130-137.

[24] Lado-Abeal J, Rodriguez-Arnao J, Newell-Price JD, et al. Menstrual abnormalities in women with Cushing's disease are correlated with hypercortisolemia rather than raised circulating androgen levels. J Clin Endocrinol Metab, 1998, 83(9): 3083-3088.

[25] Chui MH, Ozbey NC, Ezzat S, et al. Case Report: Adrenal LH/hCG receptor overexpression and gene amplification causing pregnancy-induced Cushing's syndrome. Endocr Pathol, 2009, 20(4): 256-261.

[26] Wy LA, Carlson HE, Kane P, et al. Pregnancy-associated Cushing's syndrome secondary to a luteinizing hormone/human chorionic gonadotropin receptor-positive adrenal carcinoma. Gynecol Endocrinol, 2002, 16(5): 413-417.

[27] Lacroix A, Ndiaye N, Tremblay J, et al. Ectopic and abnormal hormone receptors in adrenal Cushing's syndrome. Endocr Rev, 2001, 22(1): 75-110.

[28] Close CF, Mann MC, Watts JF, et al. ACTH-independent Cushing's syndrome in pregnancy with spontaneous resolution after delivery: control of the hypercortisolism with metyrapone. Clin Endocrinol(Oxf), 1993, 39(3): 375-379.

[29] Tajika T, Shinozaki T, Watanabe H, et al. Case report of a Cushing's syndrome patient with multiple pathologic fractures during pregnancy. J Orthop Sci, 2002, 7(4): 498-500.

[30] Wallach EE, Mcclamrock HD, Adashi EY. Gestational hyperandrogenism. Fertil Steril, 1992, 57(2): 257-274.

[31] Lekarev O, New MI. Adrenal disease in pregnancy. Best Pract Res Clin Endocrinol Metab, 2011, 25(6): 959-973.

[32] Lindsay JR, Jonklaas J, Oldfield EH, et al. Cushing's syndrome during pregnancy: personal experience and review of the literature. J Clin Endocrinol Metab, 2005, 90(5): 3077-3083.

[33] Lopes LM, Francisco RP, Galletta MA, et al. Determination of nighttime salivary cortisol during pregnancy: comparison with values in non-pregnancy and Cushing's disease. Pituitary, 2016, 19(1): 30-38.

[34] Odagiri E, Ishiwatari N, Abe Y, et al. Hypercortisolism and the resistance to dexamethasone suppression during gestation. Endocrinol Jpn, 1988, 35(5): 685-690.

[35] Abdelmannan D, Aron DC. Adrenal disorders in pregnancy. Endocrinol Metab Clin North Am, 2011, 40(4): 779-794.

[36] Kita M, Sakalidou M, Saratzis A, et al. Cushing's syndrome in pregnancy: report of a case and review of the literature. Hormones(Athens), 2007, 6(3): 242-246.

[37] Lindsay JR, Nieman LK. Adrenal disorders in pregnancy. Endocrinol Metab Clin North Am, 2006, 35(1): 1-20.

[38] Newell-Price J, Trainer P, Besser GM, et al. The diagnosis and differential diagnosis of Cushing's syndrome and pseudo-Cushing's states. Endocr Rev, 1998, 19(5): 647-672.

[39] Bruno OD, Rossi MA, Contreras LN, et al. Nocturnal high-dose dexamethasone sup-pression test in the aetiological diagnosis of Cushing's syndrome. Acta Endocrinol(Copenh), 1985, 109(2): 158-162.

[40] Vilar L, Naves LA, Freitas MC, et al. Endogenous Cushing's syndrome: Clinical and laboratorial features in 73 cases. Arq Bras Endocrinol Metab, 2007, 51(4): 566-574.

[41] Invitti C, Giraldi FP, de Martin M, et al. Diagnosis and management of Cushing's syndrome: results of an Italian multicentre study. Study group of the Italian Society of Endocrinology on the pathophysiology of the hypothalamic- pituitary-adrenal axis. J Clin Endocrinol Metab, 1999, 84(2): 440-448.

[42] Findling JW, Raff H. Cushing's syndrome: Important issues in diagnosis and management. J Clin Endocrinol Metab, 2006, 91(10): 3746-3753.

[43] Nieman LK, Oldfield EH, Wesley R, et al. A simplified morning ovine corticotropin releasing hormone stimulation test for the differential diagnosis of adrenocorticotropin-dependent Cushing's syndrome. J Clin Endocrinol Metab, 1993, 77(5): 1308-1312.

[44] Arnaldi G, Angeli A, Atkinson AB, et al. Diagnosis and complications of Cushing's syndrome: A consensus statement. J Clin Endocrinol Metab, 2003, 88(12): 5593-5602.

[45] Caimari F, Valassi E, Garbayo P, et al. Cushing's syndrome and pregnancy outcomes: a systematic review of published cases. Endocrine, 2017, 55(2): 555-563.

[46] Bronstein MD, Paraiba DB, Jallad RS. Management of pituitary tumors in pregnancy. Nat Rev Endocrinol, 2011, 7(5): 301-310.

[47] Abbassy M, Kshettry VR, Hamrahian AH, et al. Surgical management of recurrent Cushing's disease in pregnancy: a case report. Surg Neurol Int, 2015, 6(Suppl 25): S640-645.

[48] Andreescu CE, Alwani RA, Hofland J, et al. Adrenal Cushing's syndrome during pregnancy. Eur J Endocrinol, 2017, 177(5): K13-20.

[49] Sammour RN, Saiegh L, Matter I, et al. Adrenalectomy for adrenocortical adenoma causing Cushing's syndrome in pregnancy: a case report and review of literature. Eur J Obstet Gynecol Reprod Biol, 2012, 165(1): 1-7.

[50] Blanco C, Maqueda E, Rubio JA, et al. Cushing's syndrome during pregnancy secondary to adrenal adenoma: metyrapone treatment and laparoscopic adrenalectomy. J Endocrinol Invest, 2006, 29(2): 164-167.

[51] Berwaerts J, Verhelst J, Mahler C, et al. Cushing's syndrome in pregnancy treated by ketoconazole: case report and review of the literature. Gynecol Endocrinol, 1999, 13(3): 175-182.

[52] Amado JA, Pesquera C, Gonzalez EM, et al. Sccessful treatment with ketoconazole of Cushing's syndrome in pregnancy. Postgrad Med J, 1990, 66(773): 221-223.

[53] Prebtani AP, Donat D, Ezzat S. Worrisome striae in pregnancy. Lancet, 2000, 355(9216): 1692.

[54] Nieman LK, Biller BM, Findling JW, et al. Treatment of Cushing's Syndrome: An Endocrine Society Clinical Practice Guideline. J Clin Endocrinol Metab, 2015, 100(8): 2807-2831.

[55] Woo I, Ehsanipoor RM. Cabergoline therapy for Cushing disease throughout pregnancy. Obstet Gynecol, 2013, 122(2 Pt 2): 485-487.

[56] Pinette MG, Pan YQ, Oppenheim D, et al. Bilateral inferior petrosal sinus corticotropin sampling with corticotropin-releasing hormone stimulation in a pregnant patient with Cushing's syndrome. Am J Obstet Gynecol, 1994, 171(2): 563-564.

[57] Cabezon C, Bruno OD, Cohen M, et al. Twin pregnancy in a patient with Cushing's disease. Fertil Steril, 1999, 72(2): 371-372.

第二章　妊娠合并甲状腺疾病

第一节　对妊娠期甲状腺疾病的认识

甲状腺疾病是妊娠妇女常见病，不仅涵盖了非妊娠人群所有疾病类型，而且具有其特异性。因为关系到母胎和后代健康，控制不良的妊娠期甲状腺疾病不仅导致妊娠不良结局风险增加，而且能够影响胎儿脑发育，进而导致后代智力障碍，所以受到普遍关注。然而，20 年前，人们并未认识到对妊娠期甲状腺疾病管理的重要性。

一直以来人们认为母体甲状腺激素不能通过胎盘进入胎儿体内，所以不影响胎儿生长发育，特别是脑发育。直到 20 世纪 80 年代末期，荷兰学者 Vulsma T 首次发现患有严重先天性甲减的新生儿脐带血和血清中能够检测到甲状腺素（T_4），并且证实母体甲状腺素有少量可以穿过胎盘，到达胎儿，从而推翻了母体甲状腺激素不能通过胎盘到达胎儿体内的传统观点。

基础研究发现甲状腺激素对胎儿的脑发育至关重要。影响胎儿脑发育的甲状腺激素来源，一方面来自母体，一方面来自胎儿自身。由于胎儿在 12 周形成甲状腺，而甲状腺功能一般在妊娠的 18～20 周形成，所以，影响胎儿脑发育的甲状腺激素在妊娠 12 周之前完全来自母体，12～20 周主要来自母体，20 周之后主要来自胎儿，在分娩前，母体的甲状腺激素仅占 10%。

甲状腺激素在大脑发育过程中具有优先性和 T_4 选择性。在大脑皮质中，T_4 的浓度随着胎儿血清 T_4 浓度的升高而升高，T_3 的浓度也有显著的升高，但胎儿血清 T_3 的浓度一直很低，这说明大脑皮质中的 T_3 不是来自血清，而是在脱碘酶 D_2 作用下由 T_4 转化而来。因此母体内充足的 T_4 才是胎儿大脑正常发育的关键。

基础研究的结果并没有引起临床医生的重视。事实上，早在 40 年前 Evelyn Man 曾经发现对母体甲减不给予治疗会导致后代智力减低，但是该研究没有引起足够的重视。直到 1999 年，Haddow 等学者在《新英格兰医学杂志》发表的研究才使甲状腺学界，妇产科学界和优生学界重新认识母体甲状腺激素对胎儿脑发育的重要作用。研究发现在妊娠期没有得到充分治疗的临床甲减或亚临床甲减的妊娠妇女，其后代在 7～9 岁时的平均智商（IQ）比甲状腺功能正常对照组的后代低 7 分；19% 的儿童 IQ 值低于 85 分，而正常对照只有 5%。给予甲减妊娠妇女左甲状腺素治疗的儿童，平均 IQ 值与对照组后代没有区别。这项研究是突破性的，它的意义在于首次提出了妇女在妊娠前半期患有甲减和亚临床甲减会影响后代的智力。

亚临床甲减和自身免疫性甲状腺炎在女性中常见，临床上症状隐匿、不易发现，因此，其对胎儿神经智力发育的危害引起了国际医学界的高度重视。2004 年 4 月，美国甲状腺学会（ATA）、美国妇产科学会、美国内分泌学会（TES）在美国亚历山大市召开"母体甲状腺功能对妊娠和后代影响"的专题研讨会。来自美国、英国、比利时、西班牙、波兰等国的内分泌科、妇产科、新生儿科的著名专家出席。美国国立卫生研究院、美国疾病预防控制中心（CDC）和美国残疾人联合会的专家也出席了会议。会议认为：应当重视妊娠期甲状腺疾病，启动母体甲状腺功能对妊娠和后代影响的临床流行病学研究，对妊娠妇女开展自身免疫性甲状腺炎和亚临床甲状腺功能减退症的筛查。

进入 21 世纪以来，妊娠和产后与甲状腺疾病方面的研究急剧增加，十余项大样本的临床试验陆续发表，内分泌学、围产医学、优生学、新生儿科、营养学、地方病学等多个学科参与了这个领域的研究。2007 年，TES 联合 4 个国际甲状腺学会和美国临床内分泌医师学会（AACE）颁布了《妊娠期和产后甲状腺疾病管理指南》。2011年，ATA 独立颁布了《妊娠期和产后甲状腺疾病诊断和管理指南》。2017年，ATA 更新了他们的指南。与此同时，欧洲甲状腺学会以及亚洲的一些国家相继出台了妊娠期甲状腺疾病诊治指南。

我国学者积极参与妊娠和产后甲状腺疾病的研究，在妊娠期甲状腺疾病筛查、妊娠期特异甲状腺指标参考值、甲状腺疾病与妊娠和产科并发症、母体亚临床甲状腺激素缺乏与后代神经智力发育、辅助生殖与甲状腺疾病等方面开展了广泛的研究，获得了我国自己的临床资料。2012年中华医学会内分泌学分会和中华医学会围产医学分会联合编撰了中国《妊娠和产后甲状腺疾病诊治指南》。指南在全国进行宣讲，极大地推动了妊娠期甲状腺疾病的规范化诊治。随着中国在该领域研究增多，2018年修订了中国妊娠指南。

第二节　妊娠期甲状腺疾病的患病率

妊娠期甲状腺疾病的患病率受到 TSH 诊断切点值、妊娠期、当地碘营养状况等因素的影响。总体来说，妊娠期亚临床甲减是最常见的甲状腺功能异常。妊娠期临床甲减占 TSH 升高人群的 2.4%，而亚临床甲减占到 97.6%。在碘适量地区采用妊娠特异性的血清 TSH 和 FT_4 参考范围，妊娠前半期甲减的患病率 0.2%～0.9%，亚临床甲减的患病率 2.3%～4.0%。妊娠早期如果采用 2.5mU/L 作为 TSH 的切点值，甲减的患病率没有明显变化，但是亚临床甲减的患病率会增加到 5.05%～27.8%。如果采用统一诊断标准，妊娠早期血清 TSH 升高的患病率高于妊娠中期（14.8% vs 9.2%）。碘摄入量对妊娠期临床甲减的影响不明显，但明显影响亚临床甲减的患病率。采用妊娠特异性 TSH 和 FT_4 诊断标准，高水碘地区亚临床甲减患病率显著高于碘适量地区（20% vs 2.3%）。低 T_4 血症患病率 2.15%。

在碘充足地区，引起临床甲减的最常见原因是自身免疫性甲状腺炎。其他原因包括甲状腺手术和 [131]I 治疗后等。与甲减不同的是，在碘充足地区，亚临床甲减妊娠妇女甲状腺自身抗体（TPO-Ab/TgAb）的阳性率仅有 28%，碘过量和碘

超足量可能是引起亚临床甲减最主要的原因，这主要是因为慢性碘过量导致了血清 TSH 水平普遍升高。

妊娠期甲状腺毒症患病率为 1%，其中临床甲亢占 0.4%，亚临床甲亢占 0.6%。病因主要以 Graves 病为主，占 85%，包括妊娠前和新发 Graves 病；妊娠一过性甲状腺毒症（GTT）占 10%；甲状腺高功能腺瘤、结节性甲状腺肿、甲状腺破坏以及外源甲状腺激素的过量应用等。

TPO-Ab 或 TgAb 在非选择性妊娠妇女中的阳性率为 2%～17%。抗体的阳性率因种族而异。碘摄入量也与妊娠期甲状腺自身抗体阳性相关。

第三节　妊娠期甲状腺激素的变化

内源性甲状腺激素的变化与 hCG 水平、甲状腺储备能力、甲状腺素结合球蛋白（TBG）、TPO-Ab/TgAb、碘营养和铁营养等因素相关。妊娠早期，hCG 开始升高，刺激甲状腺合成及分泌甲状腺激素增多，FT_4 轻度升高，增强了对垂体 TSH 的抑制，导致 TSH 上限较非妊娠状态下降约 20%～30%。

妊娠中晚期，hCG 水平下降，对甲状腺刺激作用减弱，FT_4 逐渐下降。但是，TBG 在妊娠 6 周开始升高，16 周左右达到平台。TBG 使结合型 T_4 增加，总 T_4（TT_4）水平增加，FT_4 减少，甲状腺需要合成更多的甲状腺激素以保证具有生物活性的 T_4 水平。在妊娠中晚期，胎盘 2 型和 3 型脱碘酶活性增加，T_4 转变为 T_3 和 rT_3 增多，也是导致血清 FT_4 水平逐渐下降的原因。

妊娠期母体和胎儿对甲状腺激素的需求增加。健康的妊娠妇女通过下丘脑 - 垂体 - 甲状腺轴的自身调节，可增加内源性甲状腺激素的产生和分泌，以满足母体和胎儿的需求。正常情况下，妊娠期母体对甲状腺激素需要量的增加始于妊娠 4～6 周，以后逐渐升高，直至妊娠 20 周达到稳定状态，持续至分娩，可能需要增加 30% 或更多。

在甲状腺功能减退的情况下，妊娠期甲状腺不能对甲状腺激素需求的增加做出及时的调整，需要额外增加外源补充的左甲状腺素剂量。需要注意的是，TPO-Ab 或 TgAb 都能减弱 hCG 对 FT_4

的刺激作用和对 TSH 的抑制作用。碘作为合成甲状腺激素的原料，中重度碘缺乏导致 FT4 水平下降，碘过量同样能够导致 FT4 水平降低。甲状腺过氧化物酶（TPO）是一种含铁酶，当铁缺乏时影响 TPO 活性，从而影响 T4 合成，FT4 水平降低。上述因素影响 TSH 和 FT4 水平，进而影响外源左甲状腺素的剂量。

第四节　妊娠期甲状腺疾病的诊断标准

如前所述，妊娠期甲状腺疾病的诊断指标受到 hCG、TBG 等因素的影响，参考值范围与普通人群不同。在 2011 年 ATA 妊娠期和产后甲状腺疾病诊治指南中，将诊断妊娠期甲减的 TSH 切点值定义为：妊娠早期为 2.5mU/L，妊娠中、晚期为 3.0mU/L。由于我国既往没有自己的临床数据，所以采用 ATA 推荐的 TSH 切点值诊断妊娠期甲减。妊娠期甲减的患病率与血清 TSH 诊断的切点值密切相关。在妊娠早期如果以 TSH＞2.5mU/L 作为诊断标准，亚临床甲减的患病率高达 27.8%，但是如果采用妊娠特异性的 TSH 参考范围，亚临床甲减的患病率仅为 4%。在妊娠早期以 TSH＞2.5mU/L 诊断的亚临床甲减，在妊娠中期和晚期仅有 30% 和 20.3% 的妇女 TSH＞3.0mU/L。提示 70%~80% 的妊娠妇女在妊娠早期被过度诊断，进而可能导致过度治疗。另外，来自全球 90% 的相关研究发现，妊娠早期血清 TSH 参考范围上限大于 2.5mU/L，如果采用该切点值会显著增加妊娠期临床及亚临床甲减的误诊率。所以，2017 年 ATA 妊娠指南和 2018 版中国妊娠指南均摒弃了 TSH 2.5mU/L 作为妊娠早期甲减诊断的切点值。

毫无疑问，采用妊娠特异性 TSH 参考范围诊断妊娠期甲减是最为准确可靠的方法。调查发现，75% 市级以上医院并没有建立妊娠期甲状腺功能指标参考值。为了方便临床应用，2017 年 ATA 指南建议 4.0mU/L 可以作为妊娠早期 TSH 上限的切点值。之所以推荐 4.0mU/L 为切点，是因为在妊娠早期受 hCG 的影响，TSH 上限通常较普通人群参考范围上限下降 0.5mU/L。在美国普通人群 TSH 参考范围上限通常为 4.5mU/L，故而

得到 TSH 4.0mU/L 的数值。一项来自中国 TSH 参考范围的 Meta 分析，纳入了中国的 11 项研究，包括了 5 种不同的试剂盒、11 629 例妊娠妇女，分析发现，如果简单地将试剂盒提供的血清 TSH 参考范围上限减去 0.5mU/L，得到的 TSH 数值距离 4.0mU/L 差距较大。但进一步分析发现，与每个相应的试剂盒提供的 TSH 参考范围相比，在妊娠早期 TSH 上限下降约 22%。非常巧合的是，试剂盒提供的 TSH 参考范围上限下降 22% 得到的数值和 4.0mU/L 接近。所以，4.0mU/L 也可以作为中国妇女妊娠早期 TSH 上限的切点值，但是不适合妊娠中、晚期。

在更新的中国《妊娠期和产后甲状腺疾病诊治指南》中建议：诊断妊娠期甲减首选妊娠期特异性 TSH 参考范围，如果不能得到 TSH 妊娠特异性参考范围，妊娠早期 TSH 上限的切点值可以通过以下两个方法得到：非妊娠人群 TSH 参考范围上限下降 22% 得到的数值或者 4.0mU/L。

第五节　妊娠期甲减和亚临床甲减

一、妊娠期甲减治疗用药的选择

如前所述，妊娠期母体 T4 而不是 T3 对胎儿脑发育起到关键作用，所以，妊娠期甲减治疗首选左甲状腺素。不建议应用左三碘甲腺原氨酸（L-T3）、T3/T4 联合或干甲状腺片。

人体内源性甲状腺素为左旋结构。合成的左甲状腺素与甲状腺自然分泌的甲状腺素相同，一旦进入血液循环，人体不能够区分内源性或外源性的左甲状腺素。胎盘能转运甲状腺激素，但数量有限。Vulsma 的研究认为母体甲状腺素有 1/3 可以穿过胎盘，到达胎儿。胎盘即存在转运 T4、T3 的转运体 MCT8、OATP1c1，也存在 2 型和 3 型脱碘酶，这样能保证母体通过胎盘转运到胎儿体内的 T3、T4 量是适量的。

二、妊娠期临床甲减的治疗

既往诊断为临床甲减的妇女如果计划怀孕，需要通过左甲状腺素替代治疗将 TSH 和甲状腺激素水平恢复至正常再怀孕。ATA 指南建议孕前血清 TSH 的控制目标是＜2.5mU/L。如果 TSH

控制在 TSH < 1.5mU/L,妊娠早期发生轻度甲减的风险进一步降低。当 TSH < 1.2mU/L 时,在妊娠期间需要增加左甲状腺素剂量的患者比例减少。甲状腺切除术后甲减的患者孕前调整左甲状腺素剂量至正常参考范围的下四分之一,对于维持妊娠期正常的甲状腺功能安全有效。

既往诊断为临床甲减的妇女一旦确诊为妊娠,要及时就诊,检测甲状腺功能和抗体相关指标,以指导左甲状腺素剂量调整。临床甲减的患者,由于甲状腺功能衰竭,hCG 不能刺激甲状腺激素的合成分泌,也不能补充结合型 T_4 的消耗。所以,需要外源增加左甲状腺素的剂量以满足妊娠期对甲状腺激素的需求。指南建议左甲状腺素最简单的增加剂量方法是每周额外增加 2 天的剂量,这种方法能够尽快有效地防止妊娠期发生甲减。但是,有研究发现这种经验性增加剂量法更易引起妊娠早期 TSH 的过度抑制,逐渐调整剂量法可保持妊娠期甲减 TSH 的适当水平。

正在治疗中的甲减妇女,妊娠后左甲状腺素的剂量需要增加 20%~50%。86.5% 的患者妊娠期都要增加左甲状腺素剂量,最佳增量时间在妊娠早期,左甲状腺素每天增加(22.9±9.8)μg。左甲状腺素增加的剂量与甲减的原因有关。由于甲状腺破坏例如甲状腺切除和 ^{131}I 治疗导致的临床甲减需要增加的左甲状腺素剂量多于自身免疫性甲状腺炎导致的甲减。如果达到 TSH 0.5~2.5mU/L 的控制目标,左甲状腺素的最终剂量亚临床甲减为每天(101.0±24.6)μg,临床甲减为每天(136.8±30.4)μg,因消融治疗导致的甲减剂量为每天(159.0±24.6)μg。与孕前左甲状腺素剂量相比,达到最佳 TSH 值的左甲状腺素剂量分别增加了 70%、45% 和 49%。由于甲状腺癌患者血清 TSH 处于被抑制的水平,妊娠期需要增加的左甲状腺素剂量最小。妊娠前的 TSH 水平以及体重等其他因素也可影响妊娠期左甲状腺素调整的速度和程度。

妊娠期确诊的临床甲减,一旦诊断,应立即开始治疗,尽快达到治疗目标。左甲状腺素完全替代剂量可以达到每天 2.0~2.4μg/kg 标准体重,比普通人群临床甲减替代剂量(1.6~1.8μg/kg 标准体重)增加 25%~50%。

三、妊娠期亚临床甲减的治疗时机和左甲状腺素剂量选择

妊娠期未经治疗的亚临床甲减增加不良妊娠结局(如流产、早产、胎盘早剥)的发生风险。随着 TSH 水平升高,流产风险逐渐增加,TPO-Ab 和 / 或 TgAb 阳性进一步增加 TSH > 2.5mU/L 时发生流产的风险。妊娠期未经治疗的亚临床甲减可能导致后代运动发育指数和智力发育指数下降。但是,目前 2 项大型随机对照临床干预研究分别在平均妊娠 13 周和 16 周左右应用左甲状腺素治疗亚临床甲减均没有改善后代的智力。这两项研究存在的共同问题是起始左甲状腺素干预的时间较晚,均在妊娠早期之后。小规模的研究提示,在妊娠 8 周对 TSH > 参考范围上限的亚临床甲减妇女给予不同剂量的左甲状腺素干预,能够使后代的运动发育指数和智力发育指数恢复正常。所以,在左甲状腺素干预治疗亚临床甲减是否能够改善后代智力方面尚需要大样本早期干预的研究。鉴于妊娠早期亚临床甲减对妊娠不良结局和后代的影响,尽管左甲状腺素干预对后代智力的益处证据不足,指南建议根据 TSH 水平、TPO-Ab 和 / 或 TgAb 是否阳性选择不同的治疗方案,详见表 10-2-1。

表 10-2-1 妊娠期是否应用左甲状腺素治疗方案的选择

TSH/(mU·L^{-1})	TPO-Ab/TgAb	左甲状腺素起始剂量/(μg·d^{-1})
> 妊娠参考值上限(4.0)	+/-	50~100
2.5~妊娠参考值上限(4.0)	+	25~50
	-	不治疗
妊娠期参考值下限(0.1)~2.5	+	监测

亚临床甲减左甲状腺素治疗起始剂量建议根据 TSH 水平选择。TSH > 妊娠特异参考值上限,左甲状腺素的起始剂量每天 50μg;TSH > 8.0mU/L,左甲状腺素的起始剂量每天 75μg;TSH > 10mU/L,左甲状腺素的起始剂量每天 100μg。每 2~6 周监测甲状腺功能,根据 TSH 水平调整左甲状腺素剂量。妊娠期临床甲减和亚临床甲减 TSH 控制目标为妊娠期特异性参考范围的下 1/2 或在 2.5mU/L 以下。

第六节　妊娠期低甲状腺素血症

妊娠期低甲状腺素血症（低 T_4 血症）是指血清 FT_4 水平低于妊娠特异参考范围下限，TSH 水平正常。低 T_4 血症与增加大出生体重儿、早产、糖尿病和高血压的风险密切相关。许多研究发现母体单纯低 T_4 血症可导致后代智商下降、语言迟缓、运动功能减退、自闭症和多动症等发生风险增加。但是目前尚缺乏妊娠期低 T_4 血症干预治疗使妊娠妇女和后代智力获益的研究结果。

关于妊娠期低 T_4 血症的诊治，以下两个方面已经明确：第一，诊断依赖妊娠期和试剂盒特异的 FT_4 参考范围。妊娠期由于受到 hCG、TBG 和胎盘 2 型、3 型脱碘酶的影响，FT_4 水平在妊娠早期轻度升高，然后逐渐下降。与普通人群 FT_4 参考范围相比，FT_4 下限在妊娠中期下降约 13%，妊娠晚期下降约 21%。所以，如果采用普通人群 FT_4 参考范围会增加低 T_4 血症的误诊率。第二，查找低 T_4 血症发生的原因。妊娠妇女容易发生碘缺乏和铁缺乏或缺铁性贫血，随着妊娠周龄的增加，发生率随之增加。碘缺乏和铁缺乏均可以导致 FT_4 水平的下降。特别需要注意的是碘过量同样可以导致 FT_4 水平的降低。所以，如果妊娠妇女出现低 T_4 血症，需要查找原因，对因治疗。

妊娠期低 T_4 血症是否给予左甲状腺素干预治疗？因为临床证据不足，国外指南的推荐也不尽相同，中国指南既不推荐也不反对在妊娠早期应用左甲状腺素治疗，可以根据患者的具体情况决定。

第七节　妊娠期甲状腺毒症

妊娠期甲状腺毒症首先要鉴别是甲状腺功能亢进症（甲亢）还是妊娠一过性甲状腺毒症。如果确诊甲亢，需要明确何时启用抗甲状腺药物（ATD）、如何监测甲状腺功能等。

丹麦一项大规模研究发现，妊娠 6～10 周是 ATD 导致出生缺陷的危险窗口期。丙硫氧嘧啶（PTU）相关畸形发生率与甲巯咪唑（MMI）相当（2%～3%），只是程度较轻。所以新指南建议对于既往患有甲亢正在服用 MMI 或 PTU 备孕的妇女，尽量在主要致畸期（妊娠 6～10 周）之前停药。如果妊娠试验阳性，可以暂时停用 ATD，并立即就诊，做相应甲状腺功能和甲状腺自身抗体的检测。停药决定需要考虑到病史、甲状腺肿大小、疗程、孕前 ATD 剂量、最近甲状腺功能结果、TRAb 水平和其他临床因素。停药后，如果 FT_4 正常或接近正常，可以继续停药，但需每 1～2 周做临床评估和 TSH、FT_4 或 TT_4 检测。如果 FT_4 继续维持正常，妊娠中、晚期可每 2～4 周监测甲状腺功能。根据每次评估结果，决定是否继续停药观察。有些患者停药后，甲亢症状加重、FT_4 或 TT_4、T_3 升高明显，建议继续应用 ATD。妊娠早期优先选择 PTU，MMI 为二线选择。如果在妊娠早期之后需要继续 ATD 治疗，妊娠中、晚期 PTU 和 MMI 均可应用。既往建议在妊娠中晚期 PTU 转换为 MMI，主要是担心妊娠妇女肝功能损伤。如果妊娠早期使用 PTU 没有出现药物相关副作用，妊娠中晚期可以继续使用，同时监测肝功能。如果更换 ATD，可能出现甲状腺功能的变化。

第八节　妊娠期甲状腺疾病的筛查

是否对妊娠妇女筛查甲状腺疾病一直存在争议。TES 和 ATA 指南采取对具有甲状腺疾病危险因素的妊娠妇女实施筛查的策略（Case-Finding 筛查策略）。具有甲状腺疾病高危因素的妇女包括甲亢、甲减疾病史或目前有甲状腺功能异常的症状或体征；甲状腺手术史、^{131}I 治疗史或头颈部放射治疗史；自身免疫甲状腺疾病或甲状腺疾病家族史；甲状腺肿；甲状腺自身抗体阳性；1 型糖尿病或其他自身免疫病：如白癜风、肾上腺功能减退症、甲状旁腺功能减退症、萎缩性胃炎、恶性贫血、系统性硬化、系统性红斑狼疮、干燥综合征等；流产史、早产史、不孕史；多次妊娠史（≥2）；肥胖症（BMI>40kg/m²）；年龄大于 30 岁；服用胺碘酮或锂制剂或近期碘对比剂暴露；中重度碘缺乏地区居住史 12 种情况。

研究发现如果妊娠期对甲状腺疾病高危人群进行筛查，会漏诊 30%～80% 甲状腺疾病，特别是 TSH 升高的妇女。鉴于甲状腺功能筛查指标简单、可靠、干预药物（左甲状腺素）经济有效、安全、成本效益比高，中国指南建议国内有条件的医院和妇幼保健部门对妊娠早期妇女开展甲状腺疾病筛查。筛查指标选择血清 TSH、FT₄、TPO-Ab。筛查时机选择在妊娠 8 周以前，最好是在妊娠前筛查。我国免费孕前优生优育检测 14 个项目中就包括了血清 TSH，做到了筛查妊娠期甲状腺疾病的关口前移到孕前。

第九节　不孕与辅助生殖女性甲状腺疾病的管理

随着我国二胎政策的开放，计划生二胎的育龄妇女逐渐增多，其中有很多妇女已经超过了最佳生育年龄。另外，晚婚晚育妇女也增多，而甲状腺疾病的发病女性为多、并随着年龄的增长而增加。所以，越来越多的育龄妇女受到甲状腺疾病的困扰。甲状腺功能异常可以导致不孕，所以，对所有治疗不孕的妇女均应监测血清 TSH。辅助生殖在使用促排卵药物时有可能影响甲状腺功能，在可能的情况下，应在进行控制性超促排卵前和后 1～2 周监测甲状腺功能。对进行控制性超促排卵成功受孕的妇女，推荐对 TSH 升高者进行治疗。对进行控制性超促排卵后未受孕妇女，如果 TSH 轻度升高，应该每 2～4 周监测 TSH，这部分妇女的甲状腺功能可能恢复至正常水平。

在辅助生殖和甲状腺疾病领域，研究少，干预研究的结果也不一致，虽然尚未有足够的证据支持左甲状腺素用于亚临床甲减、甲状腺自身抗体阴性的拟妊娠妇女（未接受辅助生殖）能够提高受孕率，但左甲状腺素的应用能够防止妊娠后亚临床甲减向临床甲减的发展，而低剂量左甲状腺素的治疗（每天 25～50μg）风险较低。所以，国内外指南建议对患有亚临床甲减的不孕拟妊娠妇女给予左甲状腺素治疗。同样，由于没有足够的证据支持甲状腺功能正常 TPO-Ab 阳性的不孕妇女，孕前和孕期给予左甲状腺素的治疗能改善辅助生殖结局，所以，国内外指南建议既往有流产史或复发性流产史进行辅助生殖的不孕妇女应权衡利弊，选择左甲状腺素治疗。左甲状腺素起始剂量为每天 25～50μg。

（单忠艳）

参 考 文 献

[1] Vulsma T, Gons MH, Vijlder JJ, et al. Maternal-fetal transfer of thyroxine in congenital hypothyroidism due to a total organification defect or thyroid agenesis. N Engl J Med, 1989, 321(1): 13.

[2] Fisher DA, Klein AH. Thyroid development and disorders of thyroid function in the newborn. N Engl J Med, 1981, 304(12): 702.

[3] Haddow JE, Palomaki GE, Allan WC, et al. Maternal thyroid deficiency during pregnancy and subsequent neuropsychological development of the child. N Engl J Med, 1999, 55(8): 549-555.

[4] LaFranchi SH, Haddow JE, Hollowell JG. Is thyroid inadequancy during gestation a risk factor for adverse pregnancy and developmental outcomes. Thyroid, 2005, 15(1): 60-71.

[5] Abalovich M, Amino N, Barbour LA, et al. Management of thyroid dysfunction during pregnancy and postpartum: an Endocrine Society Clinical Practice Guideline. J Clin Endocrinol Metab, 2007, 92(8 Suppl): S1-47.

[6] Stagnaro-Green A, Abalovich M, Alexander E, et al. Guidelines of the American Thyroid Association for the diagnosis and management of thyroid disease during pregnancy and postpartum. Thyroid, 2011, 21(10): 1081-1125.

[7] Alexander EK, Pearce EN, Brentet GA. et al. 2017 Guidelines of the American Thyroid Association for the diagnosis and management of thyroid disease during pregnancy and the postpartum. Thyroid, 2017, 27(3): 315-389.

[8] 滕卫平, 段涛, 宁光, 等. 妊娠和产后甲状腺疾病诊治指南. 中华内分泌代谢杂志, 2012, 28(5): 354-371.

[9] 单忠艳, 滕卫平, 刘兴会, 等. 妊娠期和产后甲状腺疾病诊治指南. 中华内分泌代谢杂志, 2019, 35(8): 636-665.

[10] Korevaar T, Pop VJ, Chaker L, et al. Dose Dependency and a Functional Cutoff for TPO-Antibody Positivity

During Pregnancy. J Clin Endocrinol Metab, 2018, 103(2): 778-789.

[11] Hou Y, Liu A, Li J, et al. Different thyroidal responses to human chorionic gonadotropin under different thyroid peroxidase antibody and/or thyroglobulin antibody positivity conditions during the first half of pregnancy. Thyroid, 2019, 29(4): 577-585.

[12] Shi X, Han C, Li C, et al. Optimal and safe upper limits of iodine intake for early pregnancy in iodine-sufficient regions: a cross-sectional study of 7190 pregnant women in China. J Clin Endocrinol Metab, 2015, 100(4): 1630-1638.

[13] Yu X, Shan Z, Li C, et al. Iron deficiency, an independent risk factor for isolated hypothyroxinemia in pregnant and nonpregnant women of childbearing age in China. J Clin Endocrinol Metab, 2015, 100(4): 1594-1601.

[14] Teng X, Shan Z, Li C, et al. Iron deficiency may predict greater risk for hypothyroxinemia: a retrospective cohort study of pregnant women in China. Thyroid, 2018, 28(8): 968-975.

[15] Li C, Shan Z, Mao J, et al. Assessment of thyroid function during first-trimester pregnancy: what is the rational upper limit of serum TSH during the first trimester in Chinese pregnant women. J Clin Endocrinol Metab, 2014, 99(1): 73-79.

[16] Medici M, Korevaar TI, Visser WE, et al. Thyroid function in pregnancy: what is normal. Clin Chem, 2015, 61(5): 704-713.

[17] Gao XT, Li YZ, Li JS, et al. Gestational TSH and FT4 reference intervals in Chinese women: A systematic review and meta-analysis. Front Endocrinol(Lausanne), 2018, 9: 432.

[18] Liu HX, Shan ZY, Li C, et al. Maternal subclinical hypothyroidism, thyroid autoimmunity, and the risk of miscarriage: a prospective cohort study. Thyroid, 2014, 24(11): 1642-1649.

[19] Lazarus JH, Bestwick JP, Channon S, et al. Antenatal thyroid screening and childhood cognitive function. N Engl J Med, 2012, 366(17): 493-501.

[20] Casey BM, Thom EA, Peaceman AM, et al. Treatment of Subclinical Hypothyroidism or Hypothyroxinemia in Pregnancy. N Engl J Med, 2017, 376(9): 815-825.

[21] 薛海波, 李元宾, 滕卫平, 等. 妊娠早期母亲亚临床甲状腺功能减退症对其后代脑发育影响的前瞻性研究. 中华内分泌代谢杂志, 2010, 26(11): 916-920.

[22] Modesto T, Tiemeier H, Peeters RP, et al. Maternal mild thyroid hormone insufficiency in early pregnancy and attention-deficit/hyperactivity disorder symptoms in children. JAMA Pediatr, 2015, 169(9): 838-845.

[23] Laurberg P, Bournaud C, Karmisholt J, et al. Management of Graves' hyperthyroidism in pregnancy: focus on both maternal and foetal thyroid function, and caution against surgical thyroidectomy in pregnancy. Eur J Endocrinol, 2009, 160(1): 1-8.

[24] Vaidya B, Anthony S, Bilous M, et al. Detection of thyroid dysfunction in early pregnancy: universal screening or targeted high-risk case finding. J Clin Endocrinol Metab, 2007, 92(1): 203-207.

[25] Wang H, Gao H, Chi H. Effect of levothyroxine on miscarriage among women with normal thyroid function and thyroid autoimmunity undergoing in vitro fertilization and embryo transfer: a randomized clinical trial. JAMA, 2017, 318(22): 2190-2198.

第十一篇 中西医结合治疗内分泌代谢病

第一章 概 述

内分泌系统涉及人体的多个组织器官，所罹患的疾病种类繁多，病情复杂，诊断精妙。随着科技的发展，现代医学对内分泌与代谢病的认识水平有了极大的提升，在疾病的精准诊断、分型和治疗等方面取得了卓越的成效，显示出无可比拟的优势。但在慢性内分泌代谢病的预防、改善远期预后及结局等领域，进展稍显缓慢。中医药是中华民族优秀文化的灿烂结晶，在多种疾病，尤其是慢性疾病和疑难杂病的综合防治中具有独特的优势。近十年来，中医药、中西医结合治疗内分泌代谢性疾病逐渐走向科学化、规范化和系统化，学术界积极开展循证研究，获得了较多的临床证据，为内分泌代谢性疾病的防治提供了越来越多的可选方案。内分泌代谢疾病，尤其是糖尿病、肥胖、代谢综合征和甲亢等，是现代生活方式诱发疾病的典型代表，采用中西医结合防治举措具有明确的优势。

然而，现代医学对于内分泌代谢性疾病的中西医结合诊疗与以往不尽相同。以糖尿病为例，古人称之为"消渴病"，以"口干、多饮、多尿、消瘦"等"三多一少"为典型临床表现。过去认为，本病病机是"阴虚为本，燥热为标"，治疗则从"上消、中消、下消"分别论治。事实上，现代社会，糖尿病主要以肥胖为特征，"三消论治"并不能包揽全部的糖尿病患者，也无法代表现代糖尿病发展的全过程。所以，糖尿病的治疗以"三消"理论为指导，有其局限性。甲亢在中医体系中被称为"瘿病""瘿气"等，其发生多与情志内伤、饮食及水土失宜、体质因素等相关，中医学将符合颈前喉结两旁肿大为特征，可随吞咽动作上下移动的病诊断为瘿病。可见这样的疾病诊断与分类已不符合时代的需求，在此诊断基础上建立的治疗方案亦有待商榷。故需建立一套新的诊断、治疗体系，为内分泌代谢性疾病的合理处置提供帮助。本篇重点探讨内分泌代谢性疾病的中西医结合诊疗思路和基本原则。

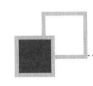

第二章　内分泌代谢性疾病的中西医结合诊断思路

内分泌代谢性疾病的管理需遵循"诊断 - 评估 - 治疗 - 随访 - 改进"五位一体原则。

现代医学对于疾病的诊断具有十分清晰的思维模式，其具体内容包括三个方面，即诊断依据、诊断标准及诊断步骤。

诊断依据由患者的典型病史、临床特点和辅助检查统合而来；诊断标准的设立，首先需要确立关键参考指标，如糖尿病的血糖、甲亢的甲状腺激素谱、肥胖的体重指数或腰围等，在此基础上，再根据公认的标准确定某种疾病的存在；诊断步骤是现代医学不断发展和进步的综合体现，涉及到：①确定疾病的存在；②确定疾病的分型；③评估疾病的严重度和 / 或活动度；④判断疾病的预后等。

除此之外，在实施治疗之前，尚需评估治疗措施的适宜性、安全性、经济性，以及治疗方案的可及性和患者对治疗的依从性。

传统中医根据"望、闻、问、切"资料，四诊合参，确立证型之后，即可辨证施治。现代医学传承了这一精髓，通过"望、触、叩、听、问"这一异曲同工的方法，综合分析，确定病型的类别，再采取相应的治疗措施。

通观现代医学模式的变迁，恰好反映了中西医结合诊治策略的独特魅力，也使得内分泌代谢性疾病的诊断思路得到进一步完善。

应该说，完整的疾病诊断需要统合"六辨"的资料和数据。

1. **辨体**　医学注重人文，关注患病的个体，而不仅仅是疾病本身。事实上，人与自然是一个整体，互相之间存在密切关系。人的体质、年龄、性别等个体差异对疾病的发生、发展、转归均有明显的影响。故现代中西医结合诊疗过程中，需特别强调辨体（辨人）的重要性。如青年体质强健，正气旺盛；老年患者，则因生理功能减退，无论是糖尿病，还是甲亢，其发病特点、临床表现和治疗举措亦不尽相同。

2. **辨症**　辨症即辨别患者的症状和体征，根据"望、闻、问、切"或"望、触、叩、听、问"获取的资料，明确临床表现的特征，以便后续"辨病""辨证""辨机"之参考。如高代谢综合征、甲状腺肿大、突眼、局限性黏液性水肿等，对甲亢的病因和分型诊断至关重要。倘若出现"多尿、多饮、多食、消瘦"的表现，则提示糖尿病可能较大。

3. **辨指标**　有了辨症的资料，尚无法确诊大多数内分泌代谢性疾病。因为现代医学更加关注辅助检查，后者是疾病诊断和鉴别诊断最重要的依据。中医学将甲状腺结节、甲亢及甲状腺功能减退（甲减）等所有以甲状腺肿大为特征表现的疾病统称为"瘿病"，这显然不符合当今社会的疾病诊断要求。故必须根据指标学的不同，明确甲状腺疾病类型。传统的仅仅依靠症状、体征来进行疾病诊断的时代已一去不复返。一切的诊断必须建立在精准的临床指标基础上。例如，对于甲亢而言，TSH 降低，FT_3 和 / 或 FT_4 升高，是原发性甲亢的诊断标准；对于 Graves 病（GD），则还需伴有 TSH 受体抗体（TRAb）阳性等其他指标作为诊断依据。糖尿病诊断、分型等更是完全依赖辅助检查指标，包括血糖及糖化血红蛋白水平。并且，评估糖尿病治疗的反应及是否有效，亦需通过检验指标加以判定。故现代中西医结合专家尤其需要辨别指标学的异常。

4. **辨病**　即首先确定是什么疾病，并明确病因，辨别疾病的类型。现代医学对疾病的认识全面、透彻，而中医对甲亢、糖尿病等疾病的病名及诊断概念相对模糊，故临床应用时，需按照现代医学的疾病命名及诊断标准来辨病。

有了辨体、辨症、辨指标三大基础，内分泌代谢性疾病的诊断就变得较为简单。比如，现代医学中,甲亢的诊断标准:①临床高代谢的症状和体征;②甲状腺体征:甲状腺肿或甲状腺结节,少数病例无甲状腺肿;③血清激素水平:TSH降低,FT_3和/或FT_4升高。T_3型甲亢时,仅FT_3升高;垂体性甲亢TSH不降低或升高。基于上述临床思维,甲亢的病因诊断也迎刃而解。

同样,对于糖尿病,目前主要按照世界卫生组织(1999)以及美国糖尿病协会(ADA,2019)的诊断标准,明确是否为糖尿病以及糖尿病的类型。以往认为,糖尿病仅指消渴病,但《中国2型糖尿病防治指南(2017年版)》提出,糖尿病分为脾瘅和消瘅两大类型。脾瘅为肥胖体型患者,以过食肥甘、久坐少动为始动因素,以中满内热为核心病机,包括大部分的2型糖尿病。消瘅为消瘦体型患者,多以先天不足、情志怫郁或卫分郁热为始动因素,以气分热盛为核心病机,包括1型糖尿病及部分2型糖尿病转为消渴者。

5. 辨机 辨机即辨别疾病的病因病机,亦即现代医学所指的发病机制。如目前GD甲亢的病因及发病机制不明,主要以遗传易感性为背景,在感染、精神创伤等因素作用下,诱发体内自身免疫系统异常,导致疾病的发生与发展。中医学认为,本病的发生主要与先天体质因素、情志内伤、饮食及水土失宜等相关。糖尿病的病因和发病机制甚为复杂,至今尚未明了。目前主要归因于胰岛素抵抗,胰岛β细胞功能受损所致的胰岛素相对或绝对缺乏,其中,涉及遗传、自身免疫、糖毒性、脂毒性、胰岛淀粉素沉积等多个方面。

此外,辨机还包括辨别疾病的动态之机,即区别疾病处于早、中、晚哪个时段。例如,现代中西医结合学者认为,糖尿病的病机演变基本按"郁、热、虚、损"四个阶段发展。"郁"代表疾病早期,此期多数患者没有明显症状,但有多食少动的生活习惯,多有超重。郁久化热,涉及胃、肝、肺、肠,表现为消谷善饥(胃热)、口苦易怒(肝热)、大渴引饮(肺热)、大便秘结(肠热)。"虚"的阶段代表疾病的发展,是临床最常见的阶段。"损"阶段代表疾病的终末。该阶段相当于糖尿病慢性并发症期。这一时期存在络损(微血管病变),脉损(大血管病变),导致脏腑器官损伤。这阶段的关键是瘀血,损伤脉络。郁—热—虚—损四个阶段,因郁而热,热耗而虚,由虚及损。

6. 辨证 按现代西医学的思路,上面的"五辨"已经相当全面。但是,每一疾病、每一病型、不同个体之间,临床表现并非完全一致,这就涉及到疾病诊断的最后一个环节,即辨证。

广义而言,辨证包含辨别疾病的症状、体征以及辨别疾病的证候类型。不过,辨证重点关注的还是患者的证候,其过程主要是根据疾病的临床表现,通过"望、闻、问、切"等获取患者的相关临床特征,最终总结而得疾病的基本证候。同一疾病,在疾病发展过程中,有多种多样的表现,故可出现同一疾病、不同证候。不同疾病,因体质因素或其他原因,在发展过程中,也可能呈现同样的证候,治疗时需灵活论治。

上述"六辨"包含了"诊断依据、诊断标准、诊断步骤"涉及的所有环节,由此确保了内分泌代谢性疾病诊断思维的慎密性、科学性和完整性。

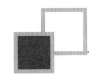

第三章 内分泌代谢性疾病的中西医结合防治

纵然现代医学发生了突飞猛进的进步，但疾病治疗的总体格局并没有太多的变化，即药物疗法、放射治疗和手术。

近年来，国内外均聚焦于内分泌代谢性疾病的早期预防、全程管理和综合治疗，尤其强调三因制宜、标本兼治、病证结合和证机兼顾的原则。鉴于生活方式改变是大多数内分泌代谢性疾病发生发展的关键因素。因此，需要倡议全生命周期的健康生活方式。

1. 防治原则

（1）三级预防：中医强调"治未病"，即"未病先防、既病防变、愈后防复"，这就是"三级预防"。

"未病先防"即疾病的一级预防，是指疾病未发生之前，采取各种预防措施，通过提高机体的抗病能力以及防止病邪侵入人体，从而防止疾病的发生。平素生活起居中，注意情绪稳定，防止过度劳累，减少环境内分泌干扰物的接触，或可预防甲状腺疾病的发生。通过饮食、运动、戒烟、限酒等多种生活方式干预，即可达到预防糖尿病的目的。一项随机、双盲、多中心、安慰剂对照的前瞻性临床研究显示，针对糖尿病前期气阴两虚证人群，在生活方式干预基础上，加用天芪降糖胶囊12个月，可降低糖尿病发生风险32.1%。与现代医学的一级预防目标一致，即控制2型糖尿病的危险因素，预防2型糖尿病的发生。

"既病防变"归属二级预防的范畴，是指疾病发生后，早期诊断、早期治疗，防止疾病的进展，使疾病在早期阶段即被控制，或得以治愈，以减轻对人体的伤害。事实上，既病防变包括了早期诊治和控制传变，这涵盖了现代医学的二级预防及三级预防。对于糖尿病患者而言，早发现、早诊断和早治疗，在已诊断的患者中预防糖尿病并发症的发生，延缓已发生的糖尿病并发症的进展、降低致残率和死亡率，并改善患者的生存质量。

"愈后防复"是疾病初愈时，采取适当的调养方法及善后治疗，防止因过度劳累、复感新邪、饮食失宜、不良情志刺激或用药不当等因素而复发。

（2）三因制宜：在三级预防基础上，遣方用药还需遵循"三因制宜"原则。

因时制宜，即根据季节气候的不同来制定治疗用药的原则。春夏时节，气候逐渐变热，甲亢常易加重或者患者感觉更加不适，故夏季时可根据情况适当调整药物种类和剂量。高血压和血糖控制，亦受季节和气候的影响，春夏秋冬的治疗方案不尽相同。

因地制宜，即根据不同的地域环境来制定治疗用药的原则。由于地域环境的不同，某些疾病的发生与地域密切相关，如地方性甲状腺肿、克山病等，故治疗时需针对疾病不同的本质，选择适宜的治疗方法。

因人制宜，即根据人年龄、性别、体质、生活习惯等不同特点来制定治疗用药的原则。因先天体质因素的不同，治疗用药必须重视体质状态。体质强壮者，用药量宜重，体质羸弱者，用药量宜轻。甲亢儿童、孕妇以及老年患者的症状有所不同，故治疗用药时也须综合考量，最终制订治疗方案。糖尿病患者，亦需根据年龄、体重、习性等因素，确定治疗方案。

（3）三管齐下：中西医结合区别于纯西医的关键要素之一就是药物选择上多了一个"弹药库"，即中医药，也就是说，现代中西医结合专业人员提倡"三管齐下"的药用原则，即根据患者情况，合理选择化学药、生物药和中医药三种制剂。化学药物在疾病治疗中具有举足轻重的地位。大多数临床用药均属化学药物范畴，典型的抗甲状腺药物，如甲巯咪唑等化学药是目前国内治疗甲亢的首选药物。生物药，如胰岛素、胰高血糖素样肽-1受体激动剂（GLP-1RA）等在糖尿病的治疗中占据半壁江山；重组人生长激素更是治疗生长激素缺乏症不可或缺的生物制剂。中医药则包括传统的单味中药、中药提取物、中草药复方等内治疗法，以及中医针灸、推拿、拔罐、刮痧、穴位贴敷、溻渍等多种外治法。上述治疗方式三管齐下、共同配合、相互补充，由此获得最大化的治疗成效。

（4）病证结合：在以上"三个三"基础上，现代中西医结合强调病证结合，既重视辨证也重视辨病。病是疾病的连续动态发展过程，证则是具体的人和具体的时相内该病特殊本质的反应，证反映了疾病自然进程中的不同阶段。病证结合，一方面辨病能够把握疾病发展的总体规律，强调整体观念；另一方面，辨证能够对个体的证候进行分析和辨识，实现了个体化治疗的需求。中医学中"泄泻"与"水肿"是两种不同疾病，但在发展过程中均能见到怕冷、乏力、小便清长、夜尿多等症状，辨证可辨为肾阳虚证。故治疗中因相似证候均选择温补肾阳，但因为病种差异，治疗又有所不同，前者还需固涩止泻，后者还需化气利水。这种病证结合的诊治思路，可实现有效性和个体化的双重目标。

（5）证机兼顾：疾病的治疗不仅需要病与证的完美结合，还需要证与机的全面统筹。过去，中医学主要强调辨证论治。现代医学发展至今，中医学也随之不断进步，过分强调辨证的时代已一去不复返，更多的中医人也发现辨别发病机制及疾病发展的动态之机，确立证候类型，明确疾病的核心病机，在此基础上处方用药更符合临床需求。证机兼顾，是根据疾病自身发展规律，从中西医临床角度，分析疾病的基本特征，挖掘核心病机，确立针对该核心病机的治则及治法，通过"辨机施治"，最终遣方用药。再经临床反复论证、修订，使治疗从个体走向群体。

（6）标本缓急：除了病证结合、证机结合之外，还需重视"标本缓急"这一治则，也就是"急则治标，缓则治本，标本兼治"。一般而言，原发病为本，继发病为标；复杂疾病或危重病中，常有标本主次不同，需考虑标本缓急。倘若标病急重，如不立即救治，则可危及生命或影响疾病治疗，故需"先治其标"。慢性病，标病不急，或病程较长，则需从疾病根本治疗，即"缓则治本"。"标本同治"是标病和本病均急或标病和本病均缓时所采用的原则。如糖尿病的治疗，针对胰岛素抵抗者，给予胰岛素增敏剂，提高胰岛素敏感性。对于胰岛 β 细胞功能受损，胰岛素相对缺乏者，给予胰岛素或胰岛素促泌剂等治疗，这即是"缓则治本"。但当出现糖尿病急性并发症时，则需紧急解决标病，故此时需"急则治标"。而症情平稳时，则宜标本同治，相得益彰。

（7）扶正祛邪：与"标本缓急"同样具有举足轻重地位的是"扶正祛邪"。中医言"正气存内，邪不可干"。假如机体自身抵抗力强，即使受到一些外界致病因素的刺激，也可不发病或者发病轻，而机体抵抗力弱，则极易发病，且病情相对较重。所谓"扶正"，即增强人体对疾病的抵抗力和对体内体外环境的适应力；"祛邪"，即祛逐致病因素。正虚为主应以补虚为主，佐以祛邪，邪盛为主应以祛邪为主，佐以补虚。两者最终都能达到治愈疾病、恢复健康的目的。

（8）正治反治：最后，中西医结合在上述治则基础上，应用"正治反治"的原则，发挥治病求本的作用。正治是逆其证候性质而治的一种常用治疗方法，主要适用于疾病的现象和本质相一致的病证，比如"虚者补之"，用补益药物治疗虚损，类似于现代医学中腺体功能减退时予以激素的补充替代治疗。"实则泻之"，用祛邪药物治疗实证出现的实象。反治是顺从疾病假象而治的一种治疗方法，适用于疾病的现象和本质不完全一致的病证。在疾病发展过程中，寒病见热象，热病反而见寒象，虚病见实象，实病反而见虚象。但究其实质，仍然是治病求本，针对病本而治。比如，通常闭阻不通的证候多见于实证，需用通利之法，但有一些闭塞不通的虚证，实际是因正虚而导致胸腹满闷、二便不通的真虚假实证，如"脾虚腹胀"，常常需通过健脾益气等补益之法治疗。简言之，正治、反治实际是治病求本治疗思想的具体体现。

2. 治疗举措 内分泌代谢性疾病有其具体治疗原则，总体来说，腺体功能亢进的治疗包括：①切除或破坏产生激素的腺体；②抑制或阻断激素的合成与分泌；③清除循环中过量的激素；④拮抗激素对靶组织、靶器官和靶细胞的作用。以甲亢为例，可以选择根治性的治疗方法如放射性 ^{131}I

治疗，亦可选择手术治疗，通过近全切除、全切除甲状腺等措施根治甲亢。也可选择抗甲状腺药物、β受体拮抗剂、碘制剂、锂制剂、糖皮质激素治疗，抑制或阻断激素的合成与分泌，拮抗激素对靶组织、靶器官和靶细胞的作用。抑或是血浆置换等方式清除循环中过量的甲状腺激素。

内分泌腺体功能减退的治疗原则：①激素替代治疗；②激素促泌剂；③激素降解抑制剂；④激素增敏剂；⑤器官移植和细胞治疗；⑥基因工程等。以糖尿病为例，胰岛素缺乏的患者，尤其是1型糖尿病，给予胰岛素替代治疗；而胰岛素相对缺乏的2型糖尿病患者，予以磺脲类或非磺脲类胰岛素促泌剂或者是GLP-1类似物或受体激动剂等。鉴于肠促胰岛素很快被二肽基肽酶（DPP4）降解，故又催生了DPP4抑制剂等激素降解抑制剂。更进一步，如胰岛功能几乎丧失的患者，也可选择器官移植和细胞治疗，如胰腺移植、胰岛细胞移植、干细胞治疗等。

总体而言，内分泌代谢性疾病的治疗措施可以归纳为如下五个方面：

（1）生活方式干预：生活方式干预是内分泌代谢性疾病的基础治疗手段，包括饮食、运动、行为、吸烟、睡眠等。对患者进行个体化评估，调整饮食总能量、饮食结构及餐次分配比例，规律运动，有利于肥胖及2型糖尿病等代谢性疾病患者控制代谢性指标及降低体重，减少心血管危险因素。戒烟有助于改善代谢指标、降低血压和白蛋白尿。行为干预，如服药行为、自我管理行为等有助于提高代谢性疾病的治疗效果。保持充足的睡眠时间以及睡眠质量也是改善代谢性疾病的一大重要手段。

（2）药物治疗：在生活方式干预基础上，内分泌代谢性疾病通常需联合药物治疗。启动药物治疗前，需根据患者的临床实际情况，评估即将采用的治疗方法的适宜性、安全性、有效性、该治疗方法的可及性、经济性以及患者对该法的依从性、反应性。以甲亢为例，其药物治疗包括大家最为熟知的抗甲状腺药物（antithyroid drug, ATD）、β受体拮抗剂、锂制剂、糖皮质激素、碘制剂及中医药，各种药物通过不同作用机制，发挥重要的治疗甲亢的作用。

（3）放射疗法：除常规的药物治疗，放射疗法也是内分泌代谢性疾病的又一大治疗手段。甲亢患者在ATD治疗失败或不耐受时，或患者不愿接受ATD、甲亢术后复发、自主高功能腺瘤等，可选择根治性的治疗方法如放射性^{131}I治疗。同样，立体定位放射治疗对于一些垂体瘤患者具有非常重要的作用。

（4）手术治疗：手术治疗是内分泌代谢性疾病的又一选择。垂体瘤除催乳素瘤外，均建议手术治疗。甲亢患者如伴有压迫症状或重度甲状腺肿大、长期药物治疗控制欠佳、TSH受体抗体滴度非常高、甲状腺结节性甲状腺肿伴甲亢或伴有恶性结节等情况，可通过近全切除、全切除等根治甲亢。近年来，代谢性手术也越发受到关注，肥胖的成人2型糖尿病，建议采用生活方式及药物治疗，血糖仍然控制欠佳者，则可选择这类手术。

（5）中医疗法：中医疗法主要包括中医内治法及中医外治疗法。中医药或中西药联用治疗糖尿病也取得了良好的效果。针对单独应用二甲双胍血糖尚未达标患者开展的一项多中心随机双盲平行对照的临床研究显示，二甲双胍联合津立达颗粒使用3个月，可使空腹血糖降低1.34mmol/L，HbA$_{1C}$降低0.92%，提高胰岛素敏感性、改善胰岛素抵抗，还可明显改善口渴、乏力等症状。国内学者积极探索中医经方对2型糖尿病的治疗效果。研究发现，葛根芩连汤及大柴胡汤具有显著的治疗效果。对224例初发2型糖尿病患者的多中心、随机、双盲、剂量平行对照临床研究中，葛根芩连汤高、中剂量组治疗3个月可显著降低患者血糖，改善患者肠道菌群的数量及结构，增加肠道有益菌群，降低有害菌群。对480例初发2型糖尿病（肝胃郁热）患者的多中心、随机双盲、安慰剂平行对照临床研究中，大柴胡汤加减方（糖敏灵丸）治疗12周后，可使空腹血糖降低0.8mmol/L，2小时餐后血糖降低2.7mmol/L，HbA$_{1c}$降低1.03%，显著降低体重、体重指数、腰围，还可明显改善口苦、咽干、便秘、腹部胀满、乏力等症状。提示未来中西医结合之路，前景值得期待。

中医外治法包括针灸、推拿、拔罐、刮痧、穴位贴敷、溻渍等多种外治疗法，尤以针灸在国内外广受认可。研究发现，采用针灸治疗糖尿病患者，可以有效降低糖化血红蛋白以及随机血糖水平；艾灸联合穴位埋线还可降低空腹胰岛素水平，增加胰岛素敏感性。针灸尤其是穴位电针通过下调胆固醇合成的选择性激活剂 SREBP-2，可有效降低总胆固醇、甘油三酯、低密度脂蛋白胆固醇的水平，升高高密度脂蛋白胆固醇水平，改善脂代谢异常。不仅如此，针灸，无论是电针、耳针、体针针刺均可减轻体重，耳针通过降低瘦素水平，升高胃饥饿素水平，降低体重。提示针灸等外治疗法在代谢性疾病的治疗中发挥重要作用，今后或许可进一步挖掘中医外治疗法的潜能。

3. **随访与改进** 任何疾病，无论是甲亢这类可以治愈的疾病，抑或糖尿病等慢性病，在治疗中或治愈后，都需要进行定期随访，并适时调整治疗思路和治疗方案。甲亢的治疗需根据临床症状、体格检查情况及甲状腺功能进行药物剂量调整，并需监测治疗中是否存在药物不良反应，故需进行定期的疾病随访。对于糖尿病等慢性病亦然，确定治疗方案后，更需持续随访，定期监测血糖水平，了解患者对治疗的反应性，判断患者的依从性，确认治疗的有效性及安全性，以此不断改进、提高疗效，以期延缓疾病进程，防治疾病并发症，从而达到"相对健康，绝对快乐"的目标。

第四章 中西医结合防治内分泌代谢病的前景

时代的进步和现代医学的快速发展为中医及中西医结合学科带来了巨大的机遇和挑战。传统的中医辨证论治是中医药的优势，但对疾病完整性及全面性的认识仍有欠缺。

首先，中西医结合防治内分泌代谢病呼唤新型疾病命名体系。中医的许多病名朴素、直观，但较为笼统，且缺乏规范，依靠"四诊"得到的诊断也相对模糊，故对疾病发展的全过程缺乏有效、完整的认识。如现代医学对"甲状腺功能亢进症""甲状腺功能减退症""甲状腺结节"等病的认识已经相当完善，而中医传统病名无法与之良好对应，将上述所有甲状腺疾病均归属为"瘿病"一类，显然这令众多后世医者迷惑。再者，过去的命名体系中，也有将"甲状腺功能减退症"命名为水肿，这是中医命名体系中常见的命名方法，即以症状命名。"水肿"既可见于甲状腺功能减退，也可见于肾病、心衰，然而，这几种疾病在本质上存在巨大差异，但中医病名却无法体现这些疾病间的差异。故中医传统的病名体系已不适应现代医学的发展需求，亟须进一步提高与改善。

其次，单纯、过度、片面追求辨证论治，阻碍中西医结合发展。辨证论治具有显著的优势，但也存在其局限性：第一，证的同一性掩盖病的差异性，故易忽略辨病论治、审因论治、对症治疗等其他辨证模式，使治疗缺乏对病的针对性，束缚临床疗效发挥。第二，传统依赖四诊合参的辨证论治，如不能与微观实验室指标结合，将影响疾病的诊断与治疗。在现代中西医结合体系下，运用现代检测技术常常能够在疾病的初期发现特异性指标的异常，此刻患者仅仅以指标异常而就诊，却无明显症状，临床可能无证可辨，或因患者的自我感觉、表述能力以及医生的经验不同，对同一种病情所获取的信息不同，可能影响辨证的结果。因为单纯依赖症状辨证的体系，此时并不

适用，现代医学检测及分析手段客观、直观，故将现代检测技术纳入当前中西医结合的辨证论治体系中，有利于促进中西医结合医学的发展。第三，辨证论治最终指向客观证型与治疗方法。但证型缺乏标准化、客观化、规范化是目前中西医结合的通病，使现代研究中缺乏治疗和评价的同质性。故中西医结合的发展，必须以循证医学为纽带，建立科学的中医证型信息库，建立中医科学的评价标准及切实可行的中西医结合疗效评价体系。

近年来，中医、西医学者正以巨大的热情，不遗余力地探索中西医结合之路，积极提高中西医结合诊疗疾病的水平。中医学者探索了一种从宏观态势上把握疾病辨治规律的临床处方策略。提倡参照现代医学的疾病框架，以现代医学病名为基础，在现代病理生理研究成果的基础上，按照中医和中西医结合的思维，对疾病进行分期，重新思考疾病每个时期的核心病机，在诊断准确、辨证合理的前提下，寻找改善疾病本身、改善临床症状、改善临床指标的特效药物。审视疾病发展的全过程，关注预防理念，重视疾病病因和病机，启动全程管理，综合施治，由此改善治疗效果和预后。

得益于现代药理学研究成果，很多中药改善指标的作用得到了科学证实，如葛根芩连汤有良好的循证依据证明其有很好的降糖效应，红曲降血脂、雷公藤抑制免疫。如此，既有中医理论指导，又可充分借鉴现代中药药理结果，使药物的选择上更具针对性与科学性。最终，在辨病基础上，积极消除病因，改善预后，在辨证、辨病、辨体前提下，把握疾病不同阶段的核心病机，兼顾辨证论治、辨因施治与辨机施治，合理选择药物，评估指标变化，提高治疗的靶向性和准确性，并将治未病理论贯穿疾病治疗全程。这不但丰富了

中西医结合诊治疾病的思路，有效地提高临床思维水平，也推动了中西医的互补和结合。

慢病时代的到来，为中医发展创造了历史机遇，时代更迭，疾病多样，科技日新，中医不能故步自封，中医的发展必须搭建中西汇通的桥梁，与时俱进、创新治法、提高疗效。中医的发展，最欠缺的是创新，当今时代，中西医结合需在中医思维基础上，创新中医理论，引领中医实践，提高临床疗效。今后，中西医结合需突破固有框架，在治疗思路上创新，在研究方法上突破，在科学研究上下功夫，才能真正推动中医进步，推动整个医学进步，乃至推动中医学真正走向世界。

（刘 超 相萍萍）

参 考 文 献

[1] 陈家伦. 临床内分泌学. 上海：上海科学技术出版社，2011.

[2] 陈灏珠. 实用内科学. 北京：人民卫生出版社，2015.

[3] 刘超，狄福松，唐伟. 内分泌和代谢性疾病诊断流程. 北京：科学出版社，2007.

[4] Ross DS, Burch HB, Cooper DS, et al. 2016 American Thyroid Association guidelines for diagnosis and management of hyperthyroidism and other causes of thyrotoxicosis. Thyroid, 2016, 26(10): 1343-1421.

[5] 中华医学会糖尿病分会. 中国 2 型糖尿病防治指南（2017 版）. 中华糖尿病杂志，2018，10(1): 4-64.

[6] 中华医学会内分泌学分会. 中国甲状腺疾病诊治指南：甲状腺功能亢进症. 中华内科杂志，2007，46(10): 876-882.

[7] 仝小林. 糖尿病中医防治标准（草案）. 北京：科学出版社，2014.

[8] 仝小林. 维新医集：仝小林中医新论. 上海：上海科学技术出版社，2015.

[9] American Diabetes Association. Standards of Medical Care in Diabetes-2019.Diabetes Care, 2019, 42(Suppl 1): S182-S183.

[10] Lian F, Li G, Chen X, et al. Chinese herbal medicine Tianqi reduces progression from impaired glucose tolerance to diabetes: a double-blind, randomized, placebo-controlled, multicenter trial. J Clin Endocrinol Metab, 2014, 99(2): 648-655.

[11] Lian F, Tian J, Chen X, et al. The efficacy and safety of Chinese herbal medicine jinlida as add-on medica-tion in type 2 diabetes patients ineffectively managed by metformin monotherapy: a double-blind, randomized, placebo-controlled, multicenter trial. PLoS One, 2015, 10(6): e0130550.

[12] Xu J, Lian F, Zhao L, et al. Structural modulation of gut microbiota during alleviation of type 2 diabetes with a Chinese herbal formula. ISME J, 2015, 9(3): 552-562.

[13] Tong XL, Wu ST, Lian FM, et al. The safety and effectiveness of TM81, a Chinese herbal medicine, in the treatment of type 2 diabetes: a randomized double-blind placebo-controlled trial. Diabetes Obes Metab, 2013, 15(5): 448-454.

[14] Chen C, Liu J, Sun M, et al. Acupuncture for type 2 diabetes mellitus: A systematic review and meta-analysis of randomized controlled trials. Complement Ther Clin Pract, 2019, 36: 100-112.

[15] Kumar R, Mooventhan A, Manjuath K. Immediate effect of needling at CV-12(Zhongwan)acupuncture point on blood glucose level in patients with type 2 diabetes mellitus: apilot randomized placebo-controlled trial. J Acupunct Meridian Stud, 2017, 10(4): 240e244.

[16] Belivani M, Dimitroula C, Katsiki N, et al. Acupuncture in the treatment of obesity: a narrative review of the literature. Acupunct Med, 2013, 31(1): 88-97.

[17] Chen Z, Wang Y, Wang R, et al. Efficacy of acupuncture for treating opioid use disorder in adults: a systematic review and meta-analysis. Evid Based Complement Alternat Med, 2018, 2: 3724708.

第十二篇　肠道菌群与内分泌代谢病

第一章　肠道菌群与2型糖尿病

如前述章节所述，2型糖尿病作为一个慢性高发的代谢性疾病，临床表现高度异质性，其确切的发病机制迄今未能达成共识。在人类历史的进程中，2型糖尿病的发病几乎是在二战后70年迅猛增长，从发达国家开始蔓延到发展中国家。改革开放至今，短短30余年中国2型糖尿病发病增加了10倍。因而，有学者认为，这么短时间内，环境因素的改变可能远超于基因改变对人体代谢的影响。然而下一个问题接踵而至，环境因素必须通过宿主的反应发挥影响，那么是何环节影响了代谢表型？

著名糖尿病专家Defronzo教授2009年Banting奖获奖演说中将其著名的糖尿病发病"三重奏"的学说：肝脏、脂肪及胰腺的代谢紊乱，扩展到了"八重奏"，认为在体内参与糖代谢调控的关键器官有8个，而其中肠道是不可或缺的最重要部分。当然促成他改良假说的主要动因是基于肠道激素治疗的药物，比如胰高血糖素样肽1（GLP-1）激动剂、二肽基肽酶4（DPP4）抑制剂等在2型糖尿病肥胖的治疗中取得令人瞩目的疗效。然而与此同时，另外一个突破就是发现减肥/胃肠改道手术不仅能够有效减重，还能有效降糖，甚至可以使不少患者无口服药或胰岛素注射情况下血糖维持正常很长一段时间，得到糖尿病的"治愈"状态，这是前所未有的。世界各地的科学家均纷纷踏入肠道的研究领域，意图揭开减肥手术治疗糖尿病的神秘机制。然而，迄今各项研究表明，肠道激素或者营养热量摄入减少似乎都很难解释手术能有如此显著的降糖作用。

一、肠道菌群与2型糖尿病发生相关

随着二代测序技术的兴起，高通量测序的普及，人们对寄生在自己肠道内的共生菌的认识有了数量级的提升。不同于传统的微生物研究方式，高通量测序可以找到之前难以在体外培养的物种，同时通过生物信息学方法对其进行生物学分类以及简单的功能注释。从2010年第一个人肠道共生菌基因集发表到现在，越来越多的数据得到积累，已从1兆达到100兆字节的数据量，更多的新物种被发现。令中国学界骄傲的是，世界上第一篇研究肠道共生菌和2型糖尿病相关性的论文以深圳华大基因为主导发表于2012年的 Nature。研究发现，相对于肥胖患者的肠道菌群，2型糖尿病与正常对照的肠道比较，共生菌群也有显著失衡，但是总体差异较小。覃俊杰等在相关横断面研究中找到了在糖尿病患者和正常受试者中各显著富集的物种。由于当时数据量还很有限，很多物种尚无分类信息，但是在有注释信息的物种中，他们发现几个梭菌属的物种，AKK以及一些条件致病菌的丰度升高与糖尿病发病正相关；而一些产丁酸为主的罗氏菌以及粪杆菌属（Faecalibacterium）的丰度与糖尿病呈负相关。而细菌的产甲烷、硫化氢、支链氨基酸作用在2型糖尿病患者中增强，产丁酸能力、肠道黏膜保护能力下降。之后几年，又有研究在欧洲人群中进行比较，对性别和用药做了甄别。比较重要的发现是，欧洲女性糖尿病患者中2型糖尿病相关物种乳杆菌上升，而且不少之前所发现的与2型糖尿病正相关的共生菌标志，可能是服用二甲双胍所导致的变化。因而，从相关角度虽然与极端肥胖患者的肠道菌群差异不可同日而语，科学家似乎还是找到了若干和2型糖尿病发生相关的肠道共生菌变化特征。

二、肠道菌群可能参与的2型糖尿病病理生理机制

有关肠道共生菌促进2型糖尿病的机制有假设认为，肠道共生菌短链脂肪酸、次级胆汁酸的生成，保护或损伤黏膜屏障因子、H_2S生成，氧

化还原状态维持等均参与宿主的代谢调控,细菌主要通过其次级代谢产物、菌体组成以及毒力因子(与宿主模式受体结合)、肠腔内无氧环境维持等参与宿主代谢调控。Cani 课题组早在 2007 年就提出革兰氏阴性菌外壁成分脂多糖(LPS)会进入宿主循环造成内毒素血症,与模式识别 Toll 样受体 TLR4 结合后,可促进广泛低度的慢性炎症,即可促进胰岛素抵抗的发生,最终导致代谢紊乱。这一假设也在肠道共生菌群宏基因组的研究中得到进一步证实,继而更多地参与胰岛素抵抗的细菌分子信号被发现,比如 Karlsson 等发现普雷沃菌(prevotella)具备支链氨基酸的合成能力,而拟杆菌(bacteroides)具备摄取支链氨基酸的能力,两个物种在胰岛素抵抗的患者里面一个升高,一个下降,最终导致宿主循环支链氨基酸水平升高,支链氨基酸长期激活宿主胰岛素敏感组织的 mTOR 信号系统,对胰岛素信号产生反馈性抑制导致胰岛素抵抗。而肠道菌群代谢芳香族氨基酸产生的吲哚类物质可能通过结合芳香烃类受体保护肠道黏膜屏障,促进肠道 GLP-1 分泌改善胰岛素抵抗和糖代谢。这些研究与 2010 年美国 Framinghan 队列 12 年随访研究的发现一致:血支链氨基酸及芳香族氨基酸水平是 2 型糖尿病发生的关键危险因素。此外,新近研究又发现更多肠道共生菌代谢的其他氨基酸的中间产物也参与 2 型糖尿病的发生发展,比如组氨酸来源的咪唑丙酸(imidazole propionate)可发挥类似支链氨基酸的作用,慢性激活 mTOR 信号系统抑制胰岛素受体后信号,促进胰岛素抵抗。肠道菌群产生庞大的次级代谢物,蕴含了比人体内更多的 G 蛋白偶联受体的配体,是一个非常有潜力的 GPCR 配体筛选库。因此,包括 2012 年研究中假设与 2 型糖尿病发病相关的几条代谢通路在内,越来越多的与肠道共生菌相关的 2 型糖尿病病理生理机制正被逐一验证或发现。然而,阐明肠道菌群这一锅"杂烩汤"如何调制宿主代谢相关分子机制,如何厘清各种共生菌成分互作关系及与宿主的生态系统平衡维持的机制,仍是该领域研究的难点。

三、有关肠道菌群与 2 型糖尿病发生因果关联的几点思考

随着代谢组学和高通量测序技术的进步,肠道共生菌研究热潮经久不退,然而肠道共生菌与 2 型糖尿病的因果关系仍有几点需审慎思考。

(1)作为 2 型糖尿病发病核心的机制,目前尚未见在菌群相关机制参与 2 型糖尿病中胰岛功能不可逆的衰退病理生理机制的线索。不少研究已经证明婴幼儿时期肠道菌群稳态失常与机体先天免疫系统的建立及 1 型糖尿病发病有关。最近发现,肠道菌群通过影响宿主肠道的先天免疫细胞对 β 细胞自身的防御机制进行远程调控而实现 β 细胞的免疫耐受,因而肠道共生菌介导 1 型糖尿病发生的因果关系似乎得到验证。然而,对于 2 型糖尿病,目前仍然未能在肠道菌群中找到确切的信号,菌群 - 胰岛远程调控的线路图尚不完整。

(2)最近以色列维兹曼研究所的 Eran Elinav 团队利用多种动物模型发现高血糖本身,通过破坏肠道黏膜屏障具备很强的重塑肠道菌群的作用。因而质疑目前在糖尿病患者体内发现的肠道共生菌群的差异是否源自体内高血糖。

(3)目前还有大量研究去探索宿主基因,环境改变肠道菌群生态位的因果关系。比如包括 Eran Elinav 团队在内,发现在跨地域超过 1 000 例受试者的宿主基因和肠道宏基因组的关联分析中,宿主可导致乳糖不耐受的乳糖酶基因多态性位点与肠道共生菌的特征相关性最强,提示是否长期乳制品摄入的多寡与肠道菌群的关系比较密切。因而,所谓的菌群影响代谢,很有可能是以宿主基因—饮食习惯—菌群—代谢紊乱这样的一种方式传递。

总之,无论肠道共生菌在因果链上的位置如何,其参与 2 型糖尿病的发生发展的重要作用已被广泛承认。而在大型队列研究,筛选包括肠道菌群在内的多组学标志物预测 2 型糖尿病发病、判断疗效、精准治疗靶点的研究已成为该领域研究下一个最受关注的热点。

四、肠道菌群或可成为开展 2 型糖尿病精准治疗的契机

一方面,在人们还在研究肠道共生菌失调与 2 型糖尿病关系的时候,不断有研究发现,常用的口服降糖药物,阿卡波糖、二甲双胍甚至 DDP4 抑制剂均能显著改变患者的肠道菌群,其强度几乎掩盖了 2 型糖尿病本身带来的肠道菌群的变

化。而代谢手术、饮食治疗改善血糖甚至短暂治愈2型糖尿病的作用也与其改变肠道菌群的变化密切相关。治疗糖尿病的中药有效成分小檗碱也先后在动物实验中被证明可抑制肠道菌群的丰度和物种，改善短链脂肪酸生成，部分改善宿主代谢。而上海交通大学的赵立平教授，也在几项小规模的临床研究中，先后证明中药汤剂以及阿卡波糖＋膳食治疗通过肠道共生菌发挥作用，有效治疗代谢性疾病。然而，现在还未明确找到2型糖尿病治疗的靶向物种。主要原因在于目前肠道共生菌群的分析，还主要以种水平为主，而体外培养都是菌株为单位。从泛基因组研究的进展来看，同一种物种水平下的不同菌株的代谢活动、生物行为可以迥然不同。目前，更深更高通量的测序以及正在迅速建立和累积的人肠道共生菌菌株库，正在为将来的菌株水平分析逐渐铺平道路，从而将候选物种分析精确到菌株水平。此外，遵循感染性疾病中发现病原菌的科赫法则，要证明肠道共生菌变化与药物疗效的因果关系，仍然需要在体外培养的共生菌种接种动物模型，诱导表型。然而，体外培养菌株目前还十分有限，同时无菌小鼠模型的不普及、不生理，这些均为开展相关研究需逾越的障碍。

另外一方面，宏基因组研究先驱 Peer Bork 尝试利用无监督聚类的方法对不同人肠道内细菌的物种种类和丰度进行分类，结果发现人的肠道共生菌群的确可以根据标志性高丰度菌的不同分为2～3类，不同主导物种代表不同的生态环境，比如热带雨林、沼泽、沙漠，虽然风貌不同但各有各的生态平衡。肠型与疾病模型之间的关系似乎如血型和疾病易感性一样，有点"玄妙莫测"。在上海交通大学医学院瑞金医院的一项研究中，科研人员发现不同肠型的初发2型糖尿病患者对于口服降糖药物阿卡波糖的反应有很大差别。在降糖效果并无差别的情况下，具备拟杆菌肠型的患者服用阿卡波糖后，胰岛素抵抗显著改善，但是普氏菌肠型的患者则未见明显改善。拟杆菌肠型的其他降糖外获益也要比普氏肠型的患者多。无独有偶，在一项肿瘤免疫治疗的研究中，科学家发现不同肠型的患者对于免疫治疗的反应依赖于这些患者治疗前的肠道共生菌群组分，即肠型。因而，无论从代谢还是免疫角度，可能不同肠道菌群构成与宿主会建立不同的对话系统，导致了对代谢和免疫治疗反应的差异。虽然目前尚无特异的生理或分子生物学机制来解释为何不同肠型会产生不同的药物反应，但是不同肠型分类主要来源于不同的主导物种。上海交通大学医学院附属瑞金医院在自然人群和初发2型糖尿病患者的研究中发现，不同肠型的患者血液、粪便中的短链脂肪酸及次级胆汁酸组分和比例（肠道菌群转化排到肠腔内初级胆汁酸的产物）出现显著差异，差异幅度远高于其他表型数据。因而，从短链脂肪酸和次级胆汁酸，这两个我们最为熟知且含量比较高的菌群次级代谢物的差别来看，不同肠型所代表的不同菌群生态也有各自特征性的代谢信号，通过不同的对话机制维持宿主的代谢稳态。因此，在用药起始阶段，如果能建立2型糖尿病患者预测疗效的肠道菌群特征指标，选择适合患者的治疗方案，将有可能显著提高2型糖尿病的控制率。

小结：作为连接环境和宿主因素的桥梁，肠道菌群在宿主免疫、代谢相关的生理活动中扮演重要角色。对于代谢病领域是一个全新的角度，有望成为解答不少代谢相关难题的钥匙。然而短短十余年时间，我们还不够对其进行深入的了解，可以预期将来会有更多研究拓展我们对肠道菌群及代谢稳态调节机制的认识，使其有望成为开发2型糖尿病新药靶标的新领域。

（王卫庆 顾燕云）

参 考 文 献

[1] Defronzo RA. Banting Lecture. From the triumvirate to the ominous octet: a new paradigm for the treatment of type 2 diabetes mellitus. Diabetes, 2009, 58（4）: 773-795.

[2] Qin J, Li R, Raes J, et al. A human gut microbial gene catalogue established by metagenomic sequencing. Nature, 2010, 464（7285）: 59-65.

[3] Li J, Jia H, Cai X, et al. An integrated catalog of reference genes in the human gut microbiome. Nat Biotech-

nol，2014，32（8）：834-841.

[4] Qin J，Li Y，Cai Z，et al. A metagenome-wide association study of gut microbiota in type 2 diabetes. Nature，2012，490（7418）：55-60.

[5] Forslund K，Hildebrand F，Nielsen T，et al. Disentangling type 2 diabetes and metformin treatment signatures in the human gut microbiota. Nature，2015，528（7581）：262-266.

[6] Liu R，Hong J，Xu X，et al. Gut microbiome and serum metabolome alterations in obesity and after weight-loss intervention. Nature medicine，2017，23（7）：859-868.

[7] Cani PD，Amar J，Iglesias MA，et al. Metabolic endotoxemia initiates obesity and insulin resistance. Diabetes，2007，56（7）：1761-1772.

[8] Pedersen HK，Gudmundsdottir V，Nielsen HB，et al. Human gut microbes impact host serum metabolome and insulin sensitivity. Nature，2016，535（7612）：376-81.

[9] Dodd D，Spitzer MH，Van Treuren W，et al. A gut bacterial pathway metabolizes aromatic amino acids into nine circulating metabolites. Nature，2017，551（7682）：648-652.

[10] Natividad JM，Agus A，Planchais J，et al. Impaired Aryl Hydrocarbon Receptor Ligand Production by the Gut Microbiota Is a Key Factor in Metabolic Syndrome. Cell Metab，2018，28（5）：737-749.e734.

[11] Wang TJ，Larson MG，Vasan RS，et al. Metabolite profiles and the risk of developing diabetes. Nat Med，2011，17（4）：448-453.

[12] Koh A，Molinaro A，Ståhlman M，et al. Microbially produced imidazole propionate impairs insulin signaling through mTORC1. Cell，2018，175（4）：947-961.e17.

[13] Cohen LJ，Esterhazy D，Kim SH，et al. Commensal bacteria make GPCR ligands that mimic human signalling molecules. Nature，2017，549（7670）：48-53.

[14] Chen H，Nwe PK，Yang Y，et al. A forward chemical genetic screen reveals gut microbiota metabolites that modulate host physiology. Cell，2019，177（5）：1217-1231.e18.

[15] Vatanen T，Franzosa EA，Schwager R，et al. The human gut microbiome in early-onset type 1 diabetes from the TEDDY study. Nature，2018，562（7728）：589-594.

[16] Miani M，Le Naour J，Waeckel- Enée E，et al. Gut Microbiota-Stimulated Innate Lymphoid Cells Support beta-Defensin 14 Expression in Pancreatic Endocrine Cells，Preventing Autoimmune Diabetes. Cell Metab，2018，28（4）：557-572.

[17] Thaiss CA，Levy M，Grosheva I，et al. Hyperglycemia drives intestinal barrier dysfunction and risk for enteric infection. Science，2018，359（6382）：1376-1383.

[18] Gu Y，Wang X，Li J，et al. Analyses of gut microbiota and plasma bile acids enable stratification of patients for antidiabetic treatment. Nat Commun，2017，8（1）：1785.

[19] Wu H，Esteve E，Tremaroli V，et al. Metformin alters the gut microbiome of individuals with treatment-naive type 2 diabetes，contributing to the therapeutic effects of the drug. Nat Med，2017，23（7）：850-858.

[20] Sun L，Xie C，Wang G，et al. Gut microbiota and intestinal FXR mediate the clinical benefits of metformin. Nat Med，2018，24（12）：1919-1929.

[21] Zhang X，Zhao Y，Zhang M，et al. Structural changes of gut microbiota during berberine-mediated prevention of obesity and insulin resistance in high-fat diet-fed rats. PLoS One，2012，7（8）：e42529.

[22] Xu J，Lian F，Zhao L，et al. Structural modulation of gut microbiota during alleviation of type 2 diabetes with a Chinese herbal formula. ISME J，2015，9（3）：552-562

[23] Zhao L，Zhang F，Ding X，et al. Gut bacteria selectively promoted by dietary fibers alleviate type 2 diabetes. Science，2018，359（6380）：1151-1156.

[24] Zou Y，Xue W，Luo G，et al. 1，520 reference genomes from cultivated human gut bacteria enable functional microbiome analyses. Nat Biotechnol，2019，37（2）：179-185.

[25] Forster SC，Kumar N，Anonye BO，et al. A human gut bacterial genome and culture collection for improved metagenomic analyses. Nat Biotechnol，2019，37（2）：186-192.

[26] Browne HP，Forster SC，Anonye BO，et al. Culturing of 'unculturable' human microbiota reveals novel taxa and extensive sporulation. Nature，2016，533（7604）：543-546.

[27] Costea PI，Hildebrand F，Manimozhiyan A，et al. Enterotypes in the landscape of gut microbial community composition. Nat Microbiol，2018，3（1）：8-16

[28] Vetizou M，Pitt JM，Daillere R，et al. Anticancer immunotherapy by CTLA-4 blockade relies on the gut microbiota. Science，2015，350（6264）：1079-1084.

[29] Wu GD，Chen J，Hoffmann C，et al. Linking long-term dietary patterns with gut microbial enterotypes. Science，2011，334（6052）：105-108.

第二章　肠道菌群与肥胖

肥胖症是由遗传和环境因素共同作用导致的复杂性疾病。近年研究发现，寄居于人体肠道内的肠道菌群，亦可作为一个重要的环境因素，调节人体能量代谢和肥胖发生。人体肠道菌群大约包含 1 000 多种，绝大部分为厌氧菌，主要由 5 个门组成：拟杆菌门、厚壁菌门、放线菌门、变形菌门和疣微菌门。其中，拟杆菌门和厚壁菌门占到90%。肠道微生态系含有超过千万的基因，而且随着研究的深入，数目还在增多，重量可达 1.5～2kg，种类繁多。肠道微生态系统庞大的基因数目及编码基因与人体自身基因的差异，使得肠道菌群能够执行多种人体自身不能进行的代谢活动，如处理食物中的多糖，影响能量代谢相关宿主基因的活性、调节免疫等，使得它对代谢性疾病发生的贡献不容忽视。

一、肠道菌群与肥胖相关

大量研究表明，肥胖人群肠道菌群结构和功能较正常体重人群发生明显改变。早在 2006 年，美国华盛顿大学 Jeffrey I. Gordon 研究团队报道，与体重正常人群相比，在肥胖人群的肠道菌群中，拟杆菌门/厚壁杆菌门的比例明显下降，肠道菌群多样性降低。随着测序技术的发展，深度鸟枪法二代测序和宏基因组关联分析能够在更加精细的水平探究肠道菌群功能、种属变化与疾病的关系，2013 年，Chatelier 和 Cotillard 两个团队利用宏基因组测序分别分析了丹麦和法国人群肠道菌群改变，发现肥胖人群肠道菌群的基因数目显著下降，并且，那些表现为肠道菌群低基因数目的个体与高基因数目的个体相比，更容易发生肥胖、胰岛素抵抗、脂代谢紊乱及慢性炎症。2017 年，来自瑞金医院的王卫庆团队研究进一步分析了中国年轻肥胖人群的肠道菌群改变，证明中国汉族肥胖人群肠道菌群的多样性和基因数目亦显著降

低，并且肥胖人群肠道菌群代谢碳水化合物的功能通路显著增强，筛选出一系列肥胖人群显著改变的菌种，主要来自拟杆菌属、阿克曼氏菌属的细菌。而肠道菌群的这些变化，在饮食控制或者减重手术后，会出现一定程度的恢复。这些研究均表明，肠道菌群紊乱与肥胖发生关系密切。

二、肠道菌群与肥胖的因果联系

肠道菌群改变与肥胖发生是否存在直接因果关系，肠道菌群如何调节宿主的能量代谢？早在2004 年，Jeffrey I. Gordon 实验室将肠道菌群整体移植入无菌小鼠体内可以显著增加小鼠全身脂肪含量以及胰岛素抵抗，促进单糖在肠道内的吸收，说明肠道菌群是促进能量摄取和储存的重要因素。进而，该实验室通过整体粪便移植将胖瘦不同的双胞胎粪便分别移植入无菌小鼠体内，发现接受肥胖个体粪便移植的受体小鼠体重增加显著，这种现象在与接受个体粪便移植的受体小鼠共饲养后改善。此外，有研究显示，接受胃旁路减重手术的患者，体重下降同时，肠道菌群明显改变，而将术后粪便移植给无菌小鼠亦可减少受体小鼠的脂肪含量。这些研究结果提示从整体水平而言肠道菌群对肥胖发生具有直接促进作用，是肥胖发生的新致病因素。

三、肠道调节肥胖可能机制

1. 肠道菌群与能量吸收　碳水化合物是人体能量的重要来源，人体自身有限的水解酶不能水解复杂的碳水化合物和植物性多糖，如菊粉、木聚糖等，它们在结肠中被肠道微生物酵解而产生能量，供给人体和微生物的生理活动需要，同时代谢产生短链脂肪酸。作为肠道菌群水解多糖产生的终末产物，短链脂肪酸是细胞代谢等生命活动的重要能量物质。据估计，在发达国家，短

链脂肪酸提供给我们的能量占人类基本能量需要的6%～10%。

Jeffrey I. Gordon 实验室最早发现，尽管无菌鼠相比常规饲养的存在肠道菌群的小鼠食物摄入量更多，其体重反而更低，结肠的短链脂肪酸水平也偏低；而 ob/ob 肥胖小鼠的肠道菌群比瘦小鼠能够获取更多的能量，同时产生更多的短链脂肪酸。短链脂肪酸作为重要的功能底物被宿主所利用，可能是肠道菌群促进能量吸收的潜在原因之一。

短链脂肪酸包括醋酸盐、丁酸盐和丙酸盐。其中，丁酸盐是结肠上皮细胞代谢活动非常重要的能量物质，美国加利福尼亚的 Donohoe 教授及其同事在实验中发现无菌小鼠的结肠上皮呈现出严重能量缺失的表型。同时，三羧酸循环中的关键酶基因表达降低。醋酸盐和丙酸盐大部分被肝脏摄取利用，作为脂质合成和糖异生的能量底物。丙酸盐对胰岛素敏感性的调节也有一定作用。Ye 课题组在高脂喂养的小鼠饲料中加入一定剂量的丁酸盐，可以上调腺苷酸环化酶和 p38MAPK 的活性，增加骨骼肌和棕色脂肪中的线粒体功能和生物合成，提高产热和脂肪酸氧化，增加胰岛素敏感性，阻止高脂诱导的胰岛素抵抗和肥胖发生。

短链脂肪酸不但能调节能量供应，还能影响哺乳动物结肠上皮细胞的基因表达。目前发现，短链脂肪酸至少可以作为两种 G 蛋白偶联受体的配体来调节基因表达，主要是 GPR41 和 GPR43。短链脂肪酸与 GPR43 结合，调节中性粒细胞抑制炎症反应。调节 GLP-1 产生，改善胰岛素的分泌，发挥抗血糖失衡作用。短链脂肪酸作为 GPR41 的配体，它们的结合可以促进瘦素的表达。瘦素是一种由脂肪细胞分泌的激素，通过作用于在下丘脑表达的瘦素受体，以及与五羟色胺的交互作用影响食欲，进而调节能量平衡。同时这种结合也促进酪酪肽（PYY）的表达，PYY 是由回肠及结肠 L 细胞分泌的一种由 36 个氨基酸组成的短肽。PYY 表达增加会抑制胃排空，减缓肠道转运速率，增加能量的获取和肝脏的脂肪生成。GPR41 敲除的小鼠 PYY 表达下降，肠道转运速率明显增加，同时对食物中复杂性多糖的水解及能量获得减少。这些研究表明，肠道菌群水

解产物短链脂肪酸，作为 GPR41 和 GPR43 的配体，通过影响 PYY 和瘦素的表达，调控食欲和能量的活动，进而影响肥胖的发生发展。

2. 肠道菌群与甘油三酯　肠道菌群下调小肠上皮细胞产生的分泌蛋白——禁食诱导脂肪因子（fasting-induced adipose factor, FIAF）的表达。FIAF 是脂蛋白脂肪酶（lipoprotein lipase, LPL）的抑制因子，而 LPL 能催化脂肪酸从脂蛋白上释放进入脂肪组织中进行甘油三酯的合成。肠道菌群下调 FIAF，LPL 含量增高，甘油三酯在血中的清除率上升，血甘油三酯含量下降，同时甘油三酯在脂肪组织和肝脏的沉积增多。此外，Fredrik-Bäckhed 课题组发现肠道菌群能影响卵磷脂的种类、数量。卵磷脂是生物膜的重要组成部分，能维持膜通透性，在膜介导的细胞信号转导过程中也扮演了重要角色。实验发现，无菌小鼠植入普通级小鼠的肠道菌群，其血液和肝脏中的卵磷脂（16∶0/18∶1）上升，而卵磷脂（16∶0/18∶1）是 PPARα 的激动剂。PPARα 可以促脂肪酸氧化、脂质转运、生糖、生酮，重要的是，还可以刺激 LPL 的表达，促进甘油三酯在肝脏和脂肪组织的沉积。肝脏碳水化合物反应元件结合蛋白（carbohydrate responsive element binding protein, ChREBP）和固醇调节元件结合蛋白 -1（sterol regulatory element binding protein-1, SREBP-1）以脂肪酸生物合成过程中的两个关键酶 ACC1 和 FAS 为作用靶点，介导肝细胞脂肪生成对葡萄糖和胰岛素的应答，促进肝脏甘油三酯的合成，并将摄入的热量以脂肪组织的形式沉积。而肠道菌群在调节 *ChREBP* 和 *SREBP-1* 基因表达上发挥一定作用。

3. 肠道菌群与食欲调控　食欲和能量摄入受由下丘脑和孤束核（nucleus of the solitary tract, NTS）控制，这两个脑区针对不同营养状态接受和整合神经及内分泌信号维持能量稳态。下丘脑弓状核（arcuate nucleus, ARC）和 NTS 能够表达肠道激素（GLP-1、PYY、胃促生长素和 CCK）受体，接受肠道激素的调控，同时亦能够接受来自胃肠道的神经信号。

（1）短链脂肪酸：如前所述，肠道菌群产生的短链脂肪酸能够结合肠道 L 细胞的 GPR41 和 GPR43 受体，促进肠道激素 GLP-1 和 PYY 的分泌，而这两类激素能够降低中枢食欲，延缓胃排

空，降低体重。研究表明，增加膳食纤维的摄入能够增加 GLP-1 和 PYY 水平，降低胃促生长素水平，降低食欲。直接给予动物或者人体短链脂肪酸摄入亦可出现降低食欲的效果。

（2）胆汁酸：胆汁酸是肠道菌群代谢的另一类代谢物，肝脏合成的初级胆汁酸在肠道菌群一系列酶的作用下，经过水解、7α- 脱羟基等反应转化为次级胆汁酸，人体最主要的两种次级胆汁酸即脱氧胆酸（DCA）和石胆酸（LCA），分别由胆酸（CA）和鹅脱氧胆酸（CDCA）转化而来。目前已知大部分肠道共生菌包括拟杆菌（bacteroide）、梭菌（clostridium）、乳杆菌（Lactobacillus）、双歧杆菌（bifidobacterium）、李斯特菌（Listeria）等具有胆盐水解酶作用，而 Clostridium、Eubacterium 等具有 7α- 脱羟基作用，是次级胆汁酸生成的主要菌属。近年研究也表明，胆汁酸及其受体也参与调节肠道 L 细胞 GLP-1 分泌。体外细胞水平实验证明次级胆汁酸 LCA、DCA 以及 TDCA、TLCA 均可通过 TGR5 促进 GLP-1 分泌。体内水平也有研究发现 TGR5 特异激动剂 INT-777 激活 TGR5 能够增加细胞内钙浓度，促进肠道上皮 L 细胞释放 GLP-1，改善机体糖代谢。FXR 的作用则与此相反，Trabelsi 等发现肠道 FXR 的激活可抑制 L 细胞 GLP-1 的产生和分泌；并且 FXR 基因敲除出现了 GLP-1 水平的显著升高和糖代谢改善。这些研究表明胆汁酸及其受体也是肠道 GLP-1 调节的重要因素，可能对于肠道菌群调节中枢食欲具有贡献。

（3）肠菌成分：肠道菌群除了能够通过产生的代谢物调节食欲，亦可通过细菌自身组分影响食欲，比如伴侣蛋白 ClpB，其存在于一些常驻细菌或致病菌种，发挥类似于 α-MSH 作用。亦有报道表明肠道菌群可调节神经递质的水平，参与多种神经系统疾病的发生，其中也包含调节食欲的神经递质，比如参与食物奖赏系统的多巴胺。

4. 肠道菌群与能量消耗　能量摄入和能量消耗的平衡是调节体重和肥胖的重要生理过程。肠道菌群除了能够影响能量吸收和摄入，亦可参与能量消耗的调节。

（1）肠道菌群与白色脂肪棕色化：暴露于低温环境或者接受 β₃ 肾上腺素受体激动剂处理后可以促进白色脂肪组织向棕色脂肪组织转变（白色脂肪棕色化），产热耗能增加，达到减重和代谢获益的目的。研究表明，将接受冷刺激的小鼠粪便移植给受体小鼠后，受体小鼠脂肪组织棕色化相关基因表达显著上调，表型上出现体重的减轻和代谢获益。提示冷刺激或可以调节重构肠道菌群组成，促进白色脂肪棕色化，驱动利用储备的能量，进而达到减重目的。此外，利用抗生素将肠道菌群去除后，小鼠白色脂肪棕色化能力亦显著增强，能量消耗增加。这些结果均表明，肠道菌群对于白色脂肪棕色化和能量消耗具有重要调节作用。

（2）胆汁酸与棕色脂肪活性：棕色脂肪是机体产热的重要组织。胆汁酸作为细菌代谢产物，除了如前所述的调节肠道激素作用，亦能够结合其受体 FXR 或者 TGR5 起到调节棕色脂肪活性作用。Auwerx 团队最早发现胆汁酸或 TGR5 激动剂激活 TGR5 后能够增加细胞内环腺苷酸（cAMP）水平，增加 Dio2 基因表达及其编码蛋白脱碘酶 D₂ 水平，进而促进甲状腺素 T₄ 向 T₃ 转化，增加棕色脂肪组织活性和能量消耗，改善肥胖以及胰岛素抵抗。

四、靶向肠道菌群的治疗展望

基于肠道菌群及其代谢产物对于能量平衡的调节作用，靶向肠道菌群的干预手段对于肥胖治疗具有重要的应用前景。

1. 新型益生元、益生菌　益生元和益生菌是调节肠道菌群的两个重要方法。益生元是一种膳食补充剂，通常是一些不被消化的食物成分，能够被肠道菌群所发酵，增加有益菌的生长，寻找能够增加具有降低体重作用的细菌或代谢物含量的益生元可能是未来膳食干预减肥的一个安全方法。以往动物水平研究表明葡萄籽提取物原花青素可改善高脂饮食导致的肠道菌群失调，减轻肥胖小鼠内脏脂肪堆积、并改善脂肪组织巨噬细胞浸润和炎症反应；其改善代谢的效应在抗生素清除肠道菌群后完全消失，提示原花青素通过调节肠道菌群改善肥胖及代谢性炎症作用，是肥胖干预的潜在益生元。益生菌研究方面，以往传统的益生菌对于肥胖的改善作用被证明是十分有限的，而目前基础研究发现的一些新的肠道细菌比如 Akkermansia muciniphila、Bacteroides thetaio-

taomicron 等，具有减轻体重、降低脂肪含量的作用，是未来益生菌干预肥胖的新的候选菌株。目前对于肠道菌种的功能还所知甚少，未来通过完成肠道细菌的功能注释，能够发现更多的候选菌株用于药物研发。

2. 粪便移植　将健康供体粪便移植入受体肠道对于治疗艰难梭菌感染已经取得了非常成功的效果。在肥胖治疗方面，也有两项研究报道了粪便移植的效果，移植 6 周后能够改善肥胖患者的肝脏胰岛素敏感性。然而，目前粪便移植仍然存在许多待解决的问题，如健康供体选择的问题、疗效和长期的代谢获益问题等，都需要大量的研究来证明。

3. 减重手术　减重手术是治疗重度肥胖的比较长期有效的手段，大量研究已经证明，减重手术能够重塑肠道菌群，恢复肠道菌群的基因多样性和基因数目，并且已有动物实验证明术后肠道菌群移植能够降低宿主脂肪含量。然而手术毕竟是有创的治疗方法，是否能够通过手术后重塑的肠道菌群筛选有效的候选菌株用于减肥，可能是未来进行益生菌筛选的一个方向。

（王卫庆）

参 考 文 献

[1] Li J, Jia H, Cai X, et al. An integrated catalog of reference genes in the human gut microbiome. Nat Biotechnol, 2014, 32（8）: 834-841.

[2] Turnbaugh PJ, Ley RE, Mahowald MA, et al. An obesity-associated gut microbiome with increased capacity for energy harvest. Nature, 2006, 444（7122）: 1027-1031.

[3] Turnbaugh PJ, Hamady M, Yatsunenko T, et al. A core gut microbiome in obese and lean twins. Nature, 2009, 457（7228）: 480-484.

[4] Le CE, Nielsen T, Qin J, et al. Richness of human gut microbiome correlates with metabolic markers. Nature, 2013, 500（7464）: 541-546.

[5] Cotillard A, Kennedy SP, Kong LC, et al. Dietary intervention impact on gut microbial gene richness. Nature, 2013, 500（7464）: 585-588.

[6] Liu R, Hong J, Xu X, et al. Gut microbiome and serum metabolome alterations in obesity and after weight-loss intervention. Nat Med, 2017, 23（7）: 859-868.

[7] Bäckhed F, Ding H, Wang T, et al. The gut microbiota as an environmental factor that regulates fat storage. Proc Natl Acad Sci U S A, 2004, 101（44）: 15718-15723.

[8] Ridaura VK, Faith JJ, Rey FE, et al. Gut microbiota from twins discordant for obesity modulate metabolism in mice. Science, 2013, 341（6150）: 1241214.

[9] Liou AP, Paziuk M, Luevano JM, et al. Conserved shifts in the gut microbiota due to gastric bypass reduce host weight and adiposity. Sci Transl Med, 2013, 5（178）: 178ra41.

[10] Tremaroli V, Karlsson F, Werling M, et al. Roux-en-Y gastric bypass and vertical banded gastroplasty induce long-term changes on the human gut microbiome contributing to fat mass regulation. Cell Metab, 2015, 22（2）: 228-238.

[11] Conterno L, Martinelli F, Tamburini M, et al. Measuring the impact of olive pomace enriched biscuits on the gut microbiota and its metabolic activity in mildly hypercholesterolaemic subjects. Eur J Nutr, 2019, 58（1）: 63-81.

[12] Martens EC, Lowe EC, Chiang H, et al. Recognition and degradation of plant cell wall polysaccharides by two human gut symbionts. PLoS Biol, 2011, 9（12）: e1001221.

[13] Donohoe DR, Garge N, Zhang X, et al. The microbiome and butyrate regulate energy metabolism and autophagy in the mammalian colon. Cell Metab, 2011, 13（5）: 517-526.

[14] Gao Z, Yin J, Zhang J, et al. Butyrate improves insulin sensitivity and increases energy expenditure in mice. Diabetes, 2009, 58（7）: 1509-1517.

[15] Davie JR. Inhibition of histone deacetylase activity by butyrate. J Nutr, 2003, 133（7）: 2485S-2493S.

[16] Maslowski KM, Vieira AT, Ng A, et al. Regulation of inflammatory responses by gut microbiota and chemoattractant receptor GPR43. Nature, 2009, 461（7268）: 1282-1286.

[17] Sina C, Gavrilova O, Förster M, et al. G protein-coupled receptor 43 is essential for neutrophil recruitment

during intestinal inflammation. J Immunol, 2009, 183 (11): 7514-7522.

[18] Tolhurst G, Heffron H, Lam YS, et al. Short-chain fatty acids stimulate glucagon-like peptide-1 secretion via the G-protein-coupled receptor FFAR2. Diabetes, 2012, 61 (2): 364-371.

[19] Velagapudi VR, Hezaveh R, Reigstad CS, et al. The gut microbiota modulates host energy and lipid metabolism in mice. J Lipid Res, 2010, 51 (5): 1101-1112.

[20] Psichas A, Sleeth ML, Murphy KG, et al. The short chain fatty acid propionate stimulates GLP-1 and PYY secretion via free fatty acid receptor 2 in rodents[J]. Int J Obes (Lond), 2015, 39 (3): 424-429.

[21] Cani PD, Dewever C, Delzenne NM. Inulin-type fructans modulate gastrointestinal peptides involved in appetite regulation (glucagon-like peptide-1 and ghrelin) in rats. Br J Nutr, 2004, 92 (3): 521-526.

[22] Delzenne NM, Cani PD, Daubioul C, et al. Impact of inulin and oligofructose on gastrointestinal peptides. Br J Nutr, 2005, 93 (Suppl 1): S157-161.

[23] Cani PD, Neyrinck AM, Maton N, et al. Oligofructose promotes satiety in rats fed a high-fat diet: involvement of glucagon-like Peptide-1. Obes Res, 2005, 13 (6): 1000-1007.

[24] Lin HV, Frassetto A, Kowalik EJ, et al. Butyrate and propionate protect against diet-induced obesity and regulate gut hormones via free fatty acid receptor 3-independent mechanisms. PLoS One, 2012, 7 (4): e35240.

[25] Chambers ES, Viardot A, Psichas A, et al. Effects of targeted delivery of propionate to the human colon on appetite regulation, body weight maintenance and adiposity in overweight adults. Gut, 2015, 64 (11): 1744-1754.

[26] Li Z, Yi CX, Katiraei S, et al. Butyrate reduces appetite and activates brown adipose tissue via the gut-brain neural circuit. Gut, 2018, 67 (7): 1269-1279.

[27] Ridlon JM, Kang DJ, Hylemon PB. Bile salt biotransformations by human intestinal bacteria. J Lipid Res, 2006, 47 (2): 241-259.

[28] Jia W, Xie G, Jia W. Bile acid-microbiota crosstalk in gastrointestinal inflammation and carcinogenesis. Nat Rev Gastroenterol Hepatol, 2018, 15 (2), 111-128.

[29] Katsuma S, Hirasawa A, Tsujimoto G. Bile acids promote glucagon-like peptide-1 secretion through TGR5 in a murine enteroendocrine cell line STC-1. Biochem Biophys Res Commun, 2005, 329 (1): 386-390.

[30] Brighton CA, Rievaj J, Kuhre RE, et al. Bile Acids Trigger GLP-1 Release Predominantly by Accessing Basolaterally Located G Protein-Coupled Bile Acid Receptors. Endocrinology, 2015, 156 (11): 3961-3970.

[31] Thomas C, Gioiello A, Noriega L, et al. TGR5-mediated bile acid sensing controls glucose homeostasis[J]. Cell Metab, 2009, 10 (3): 167-177.

[32] Trabelsi MS, Daoudi M, Prawitt J, et al. Farnesoid X receptor inhibits glucagon-like peptide-1 production by enteroendocrine L cells. Nat Commun, 2015, 6: 7629.

[33] Tennoune N, Chan P, Breton J, et al. Bacterial ClpB heat-shock protein, an antigen-mimetic of the anorexigenic peptide α -MSH, at the origin of eating disorders. Transl Psychiatry, 2014, 4 (10): e458.

[34] Breton J, Tennoune N, Lucas N, et al. Gut commensal E. coli proteins activate host satiety pathways following nutrient-induced bacterial growth. Cell Metab, 2016, 23 (2): 324-334.

[35] Chevalier C, Stojanović O, Colin DJ, et al. Gut microbiota orchestrates energy homeostasis during cold. Cell, 2015, 163 (6): 1360-1374.

[36] Ziętak M, Kovatcheva-Datchary P, Markiewicz LH, et al. Altered microbiota contributes to reduced diet-induced obesity upon cold exposure. Cell Metab, 2016, 23 (6): 1216-1223.

[37] Suárez-Zamorano N, Fabbiano S, Chevalier C, et al. Microbiota depletion promotes browning of white adipose tissue and reduces obesity. Nat Med, 2015, 21 (12): 1497-1501.

[38] Watanabe M, Houten SM, Mataki C, et al. Bile acids induce energy expenditure by promoting intracellular thyroid hormone activation. Nature, 2006, 439 (7075): 484-489.

[39] Thomas C, Gioiello A, Noriega L, et al. TGR5-mediated bile acid sensing controls glucose homeostasis. Cell Metab, 2009, 10 (3): 167-177.

[40] Liu W, Zhao S, Wang J, et al. Grape seed proanthocyanidin extract ameliorates inflammation and adiposity by modulating gut microbiota in high-fat diet mice. Mol Nutr Food Res, 2017, 61 (9).

[41] Everard A, Belzer C, Geurts L, et al. Cross-talk between Akkermansia muciniphila and intestinal epithelium controls diet-induced obesity. Proc Natl Acad Sci U S A, 2013, 110 (22): 9066-9071.

[42] Plovier H, Everard A, Druart C, et al. A purified membrane protein from Akkermansia muciniphila or the pasteurized bacterium improves metabolism in obese and diabetic mice. Nat Med, 2017, 23（1）: 107-113.

[43] Zhao S, Liu W, Wang J, et al. Akkermansia muciniphila improves metabolic profiles by reducing inflammation in chow diet-fed mice. J Mol Endocrinol, 2017, 58（1）: 1-14.

[44] Liu R, Hong J, Xu X, et al. Gut microbiome and serum metabolome alterations in obesity and after weight-loss intervention. Nat Med, 2017, 23（7）: 859-868.

[45] Kootte RS, Levin E, Salojärvi J, et al. Improvement of Insulin Sensitivity after Lean Donor Feces in Metabolic Syndrome Is Driven by Baseline Intestinal Microbiota Composition. Cell Metab, 2017, 26（4）: 611-619.e6.

[46] Vrieze A, Van Nood E, Holleman F, et al. Transfer of intestinal microbiota from lean donors increasesinsulin sensitivity in individuals with metabolic syndrome. Gastroenterology, 2012, 143（4）: 913-916.e17.

中英文名词对照索引

登录中华临床影像库步骤

▎公众号登录 >>

> 扫描二维码
> 关注"临床影像库"公众号

> 点击"影像库"菜单
> 进入中华临床影像库首页

临床影像库
中华临床影像库内容涵盖国内近百家大
型三甲医院临床影像诊断中所能见… ˅

7位朋友关注

___关注公众号___

影像库

▎网站登录 >>

> 输入网址 medbooks.ipmph.com/yx
> 进入中华临床影像库首页

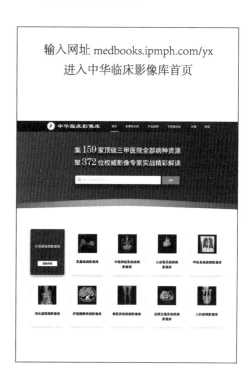

进入中华临床影像库首页

注册或登录

PC端点击首页"兑换"按钮
移动端在首页菜单中选择"兑换"按钮

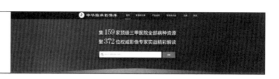

输入兑换码,点击"激活"按钮
开通中华临床影像库的使用权限

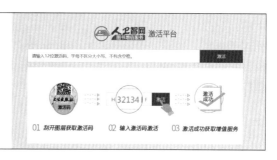

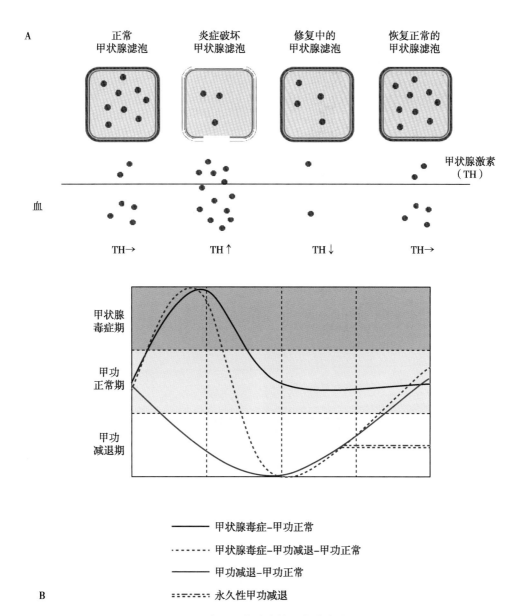

图 3-4-3　产后甲状腺炎的甲状腺功能改变

A. 产后甲状腺炎典型甲状腺功能改变成因示意图; B. 产后甲状腺炎患者可能出现的甲状腺功能变化示意图

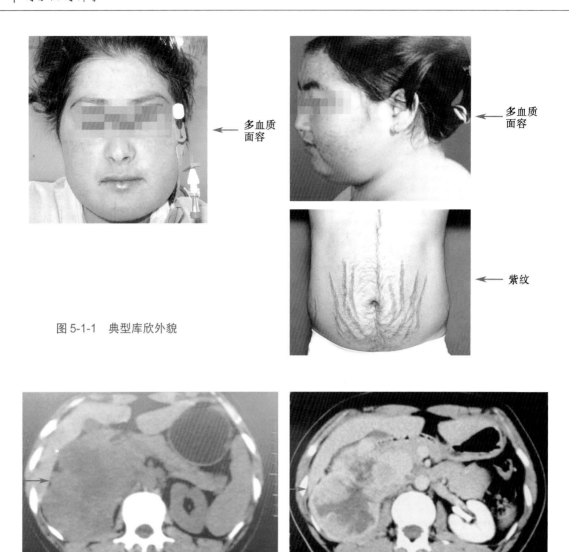

图 5-1-1 典型库欣外貌

图 5-1-2 肾上腺皮质癌 CT 表现

A. 平扫见右侧肾上腺一巨大不规则形肿块,密度欠均匀;B. 增强后右侧肾上腺肿块呈明显不均匀性强化,局部与肝脏分界欠清

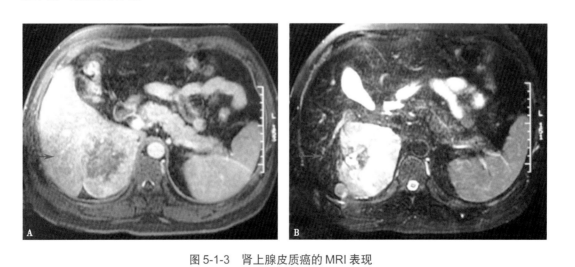

图 5-1-3 肾上腺皮质癌的 MRI 表现

A. T_1 加权成像见巨大不规则形肿块,肿块信号强度不均匀,呈低于肝实质的低信号;B. T_2 加权成像则为显著高信号

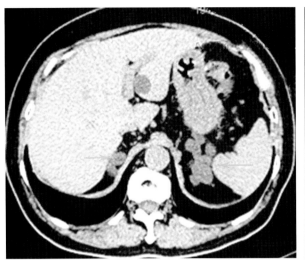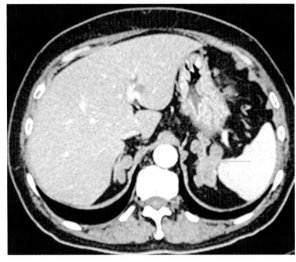

图 5-1-4　PBMAH 的肾上腺 CT 表现

CT 扫描可见双侧肾上腺显著增大，可见多个大结节，正常肾上腺组织被扭曲，呈典型"生姜样"或"葡萄样"改变

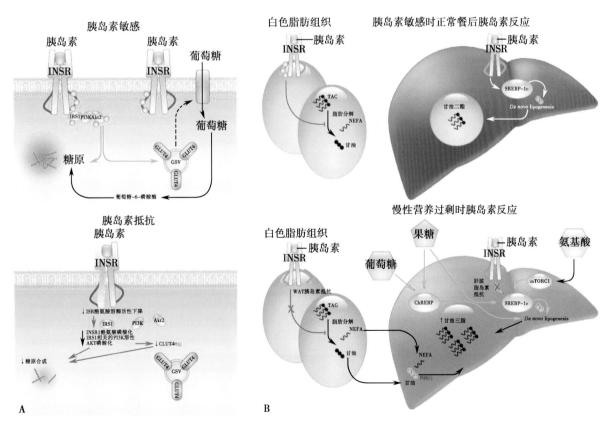

图 7-1-2　外周组织的胰岛素抵抗的发生机制

A. 肌肉组织胰岛素敏感和抵抗时的胰岛素反应；B. 非酒精性脂肪肝的发病机制。

INSR：胰岛素受体；PI3K：磷脂酰肌醇 3- 激酶；Akt：蛋白激酶 B；GLUT4：葡萄糖转运蛋白 4；GSV：GLUT4 存储囊泡；

TAG：甘油三酯；De novo lipogenesis：脂肪从头合成；WAT：白色脂肪组织；NEFA：非酯化脂肪酸。

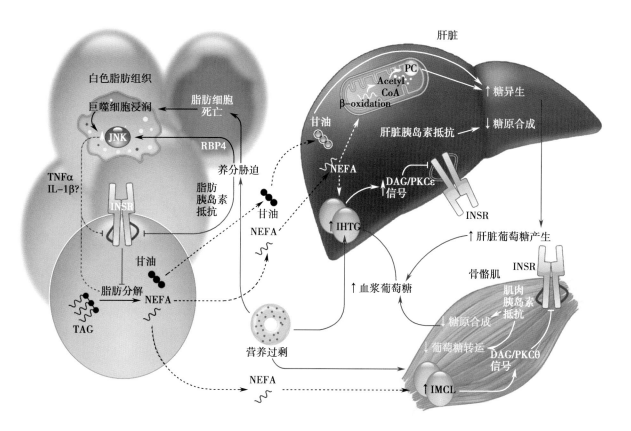

图 7-1-3 慢性营养过剩导致胰岛素抵抗的机制

JNK：c-Jun 氨基端激酶；TAG：甘油三酯；NEFA：非酯化脂肪酸；RBP4：视黄醇结合蛋白 4；INSR：胰岛素受体；IHTG：肝内甘油三酯；IMCL：肌内脂质。

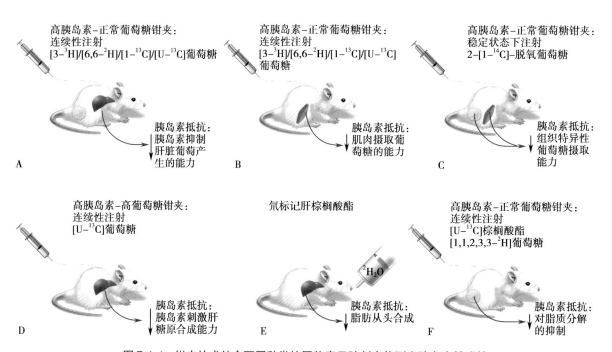

图 7-1-4 钳夹技术结合不同种类的同位素示踪剂在体测定胰岛素敏感性

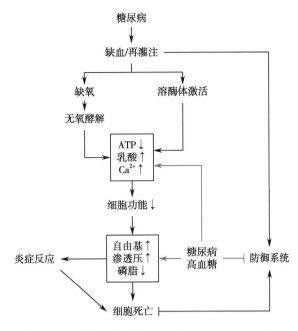

图 7-1-8　糖尿病加重心肌缺血 / 再灌损伤的可能机制

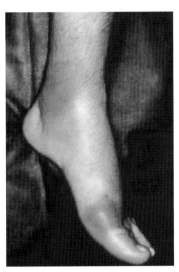

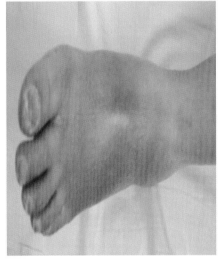

图 7-8-8　急性痛风性关节炎受累关节的表现

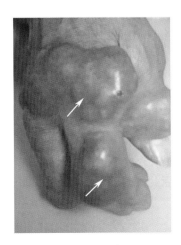

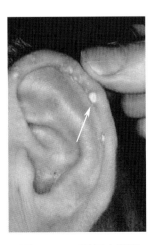

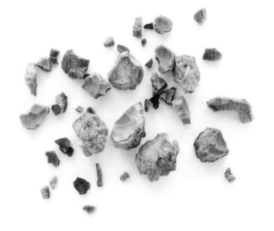

图 7-8-9　手痛风石　　　　图 7-8-10　耳郭痛风石　　　　图 7-8-11　尿酸性肾结石

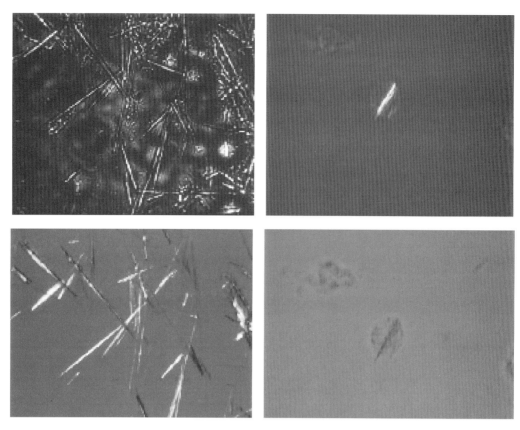

图 7-8-12 普通光及偏振光显微镜下尿酸单钠晶体

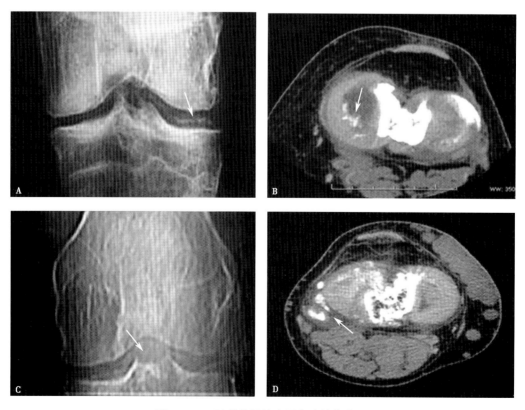

图 7-8-13 膝关节假性痛风和膝关节痛风

A. 膝关节假性痛风,半月板钙化线,边缘锐利;B. 半月板内见斑片状、条状钙化;C. 膝关节痛风,关节间隙略增宽;D. 半月板表面见高密度的尿酸盐沉积,并与周围软组织内痛风结节相延续。

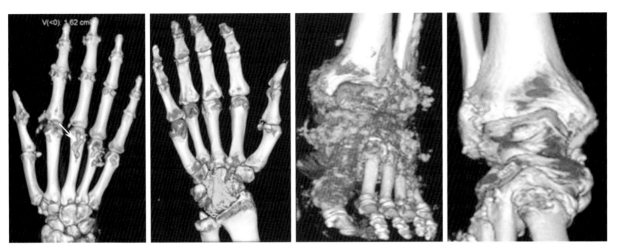

图 7-8-18　痛风双源 CT 表现

清晰显示手足关节尿酸盐晶体所在部位、大小、面积（绿色部分）

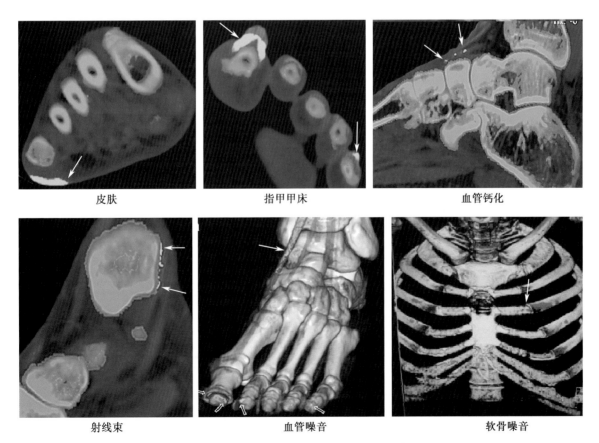

| 皮肤 | 指甲甲床 | 血管钙化 |
| 射线束 | 血管噪音 | 软骨噪音 |

图 7-8-19　双源 CT 尿酸盐晶体假阳性所在部位

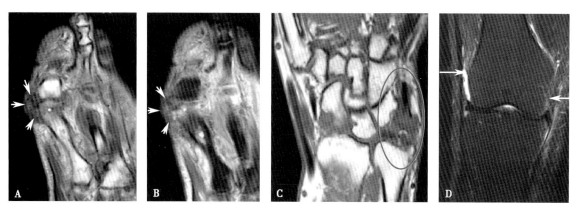

图 7-8-21　痛风 MRI 表现

A. 关节旁软组织肿胀；B. 第一跖趾关节内侧骨髓水肿；C. 尺侧腕伸肌肌腱表面的痛风石侵蚀尺骨茎突；D. 关节腔内可见积液（左侧箭头），右膝关节周围软组织略肿胀（右侧箭头）。

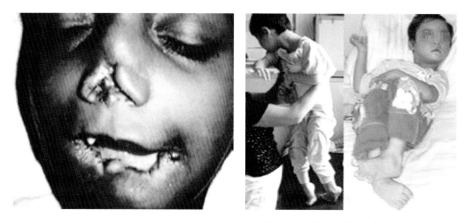

图 7-8-26　Lesch-Nyhan 综合征自毁容貌及神经系统改变

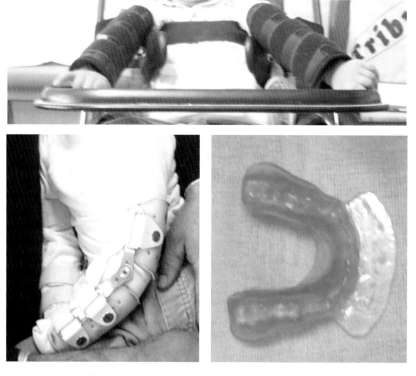

图 7-8-27　Lesch-Nyhan 综合征的约束治疗方法